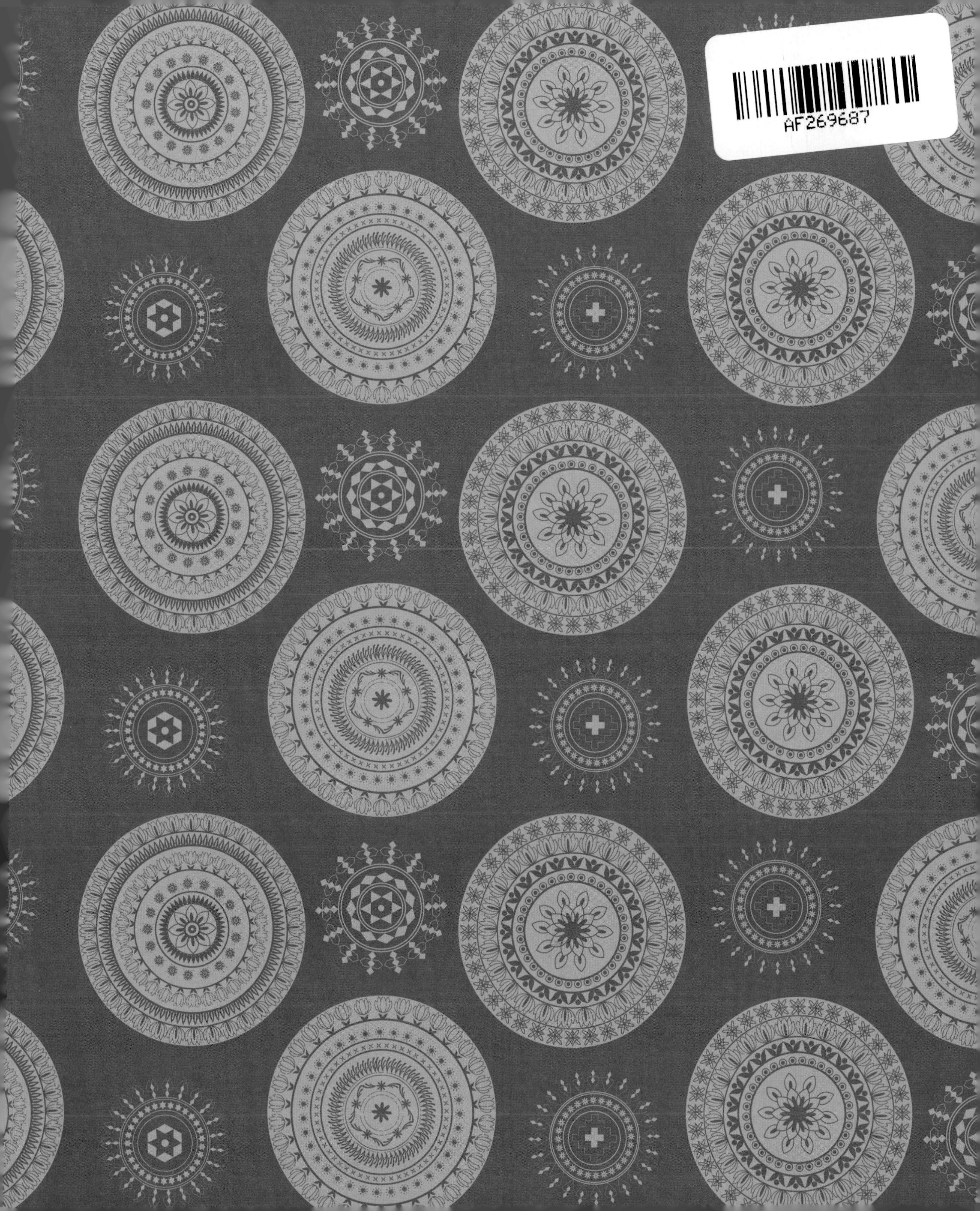

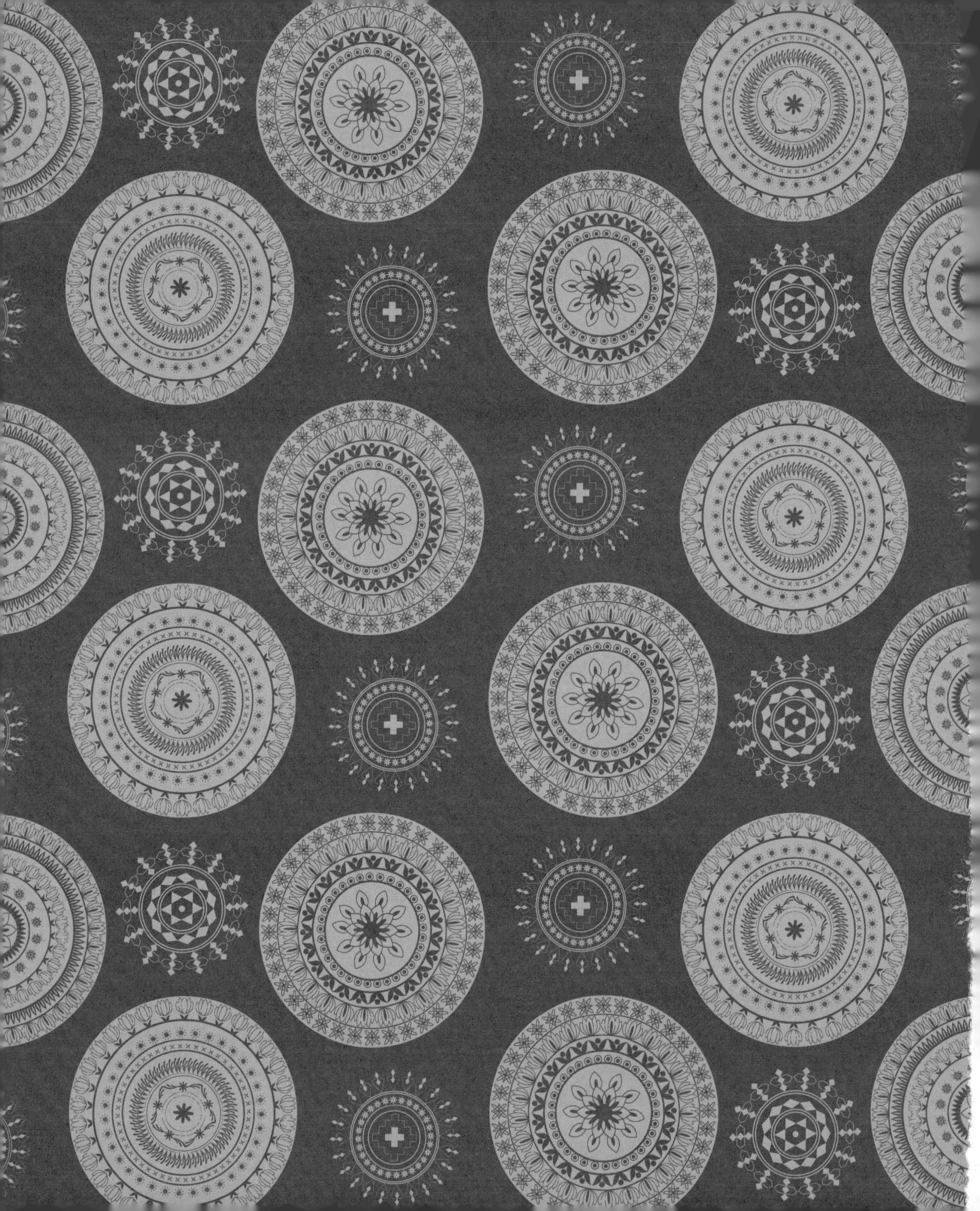

2100
ASANAS

Si este libro le ha interesado y desea que le mantengamos informado de nuestras publicaciones, escríbanos indicándonos qué temas son de su interés (Astrología, Autoayuda, Ciencias Ocultas, Artes Marciales, Naturismo, Espiritualidad, Tradición…) y gustosamente le complaceremos.

Puede consultar nuestro catálogo en www.edicionesobelisco.com

Los editores no han comprobado la eficacia ni el resultado de las recetas, productos, fórmulas técnicas, ejercicios o similares contenidos en este libro. Instan a los lectores a consultar al médico o especialista de la salud ante cualquier duda que surja. No asumen, por lo tanto, responsabilidad alguna en cuanto a su utilización ni realizan asesoramiento al respecto.

Colección Salud y Vida natural
2100 ASANAS, TODAS LAS POSTURAS DEL YOGA
Daniel Lacerda

1.ª edición: enero de 2020
2.ª edición: enero de 2024

Título original: *2,100 Asanas, The Complete Yoga Poses*

Traducción: *Manuel Manzano*
Maquetación: *Natàlia Campillo*
Corrección: *M.ª Ángeles Olivera*
Diseño de cubierta: *Christopher Lin & Hachette Book Group Inc., 2015*
Sobre una fotografía de: *Daniel Lacerda*

© 2015, Mr. Yoga, Inc.
© Fotografías, 2015 Daniel Lacerda & Mr. Yoga, Inc.
Publicado por Hachette Book Group Inc.
(Reservados todos los derechos)
© 2020, Ediciones Obelisco, S. L.
(Reservados los derechos para la presente edición)

Edita: Ediciones Obelisco, S. L.
Collita, 23-25. Pol. Ind. Molí de la Bastida
08191 Rubí - Barcelona - España
Tel. 93 309 85 25 - Fax 93 309 85 23
E-mail: info@edicionesobelisco.com

ISBN: 978-84-9111-532-8
Depósito Legal: B-24.840-2019

Printed in India

2100 ASANAS

Todas las posturas del yoga

Daniel Lacerda

FUNDADOR DE MR. YOGA, INC.

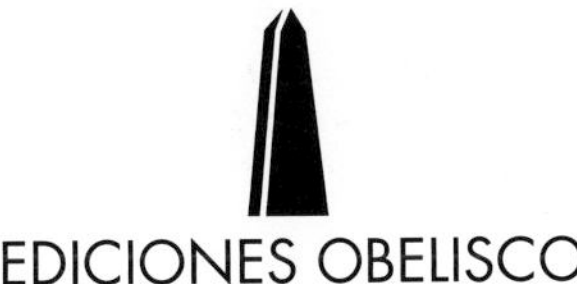

EDICIONES OBELISCO

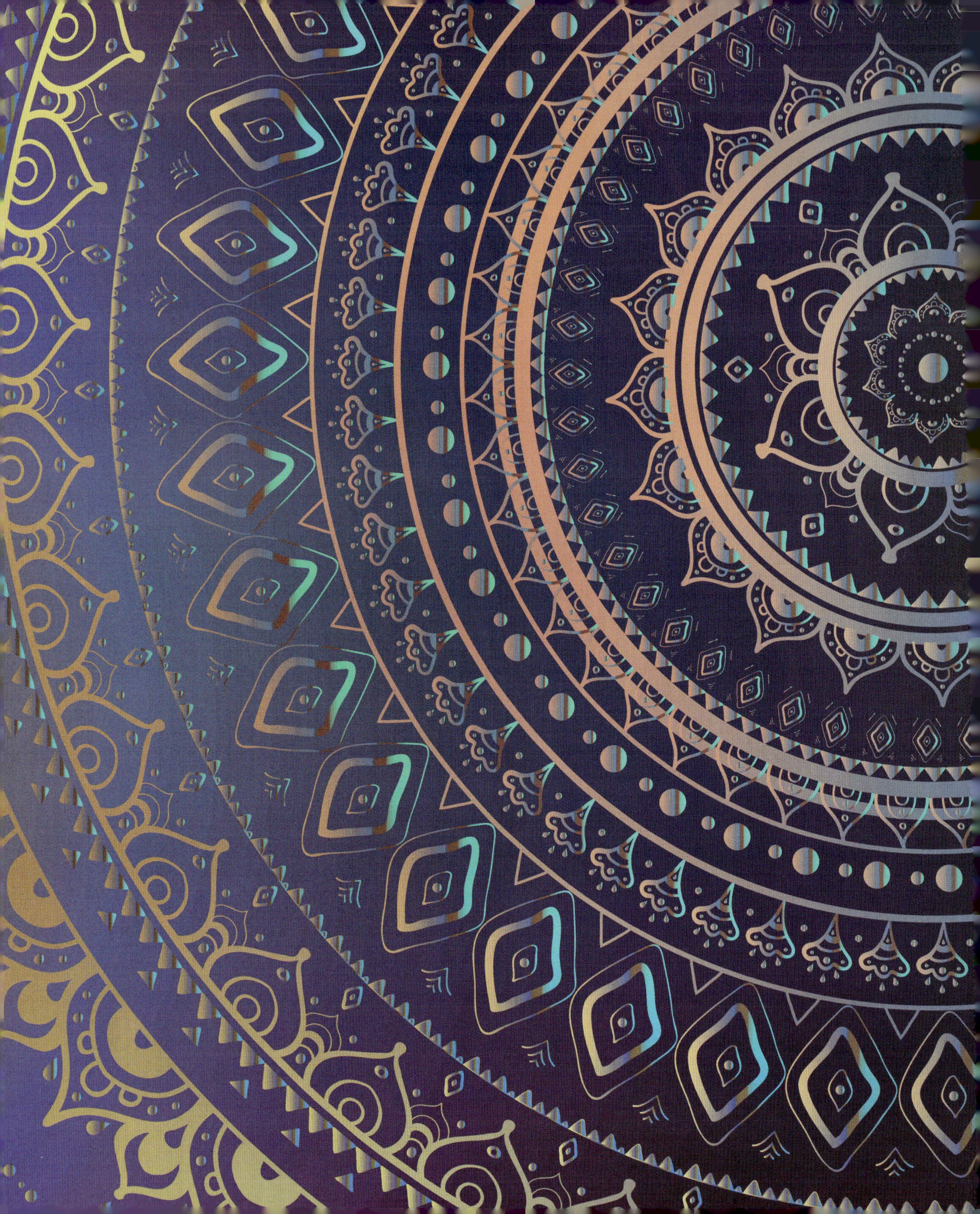

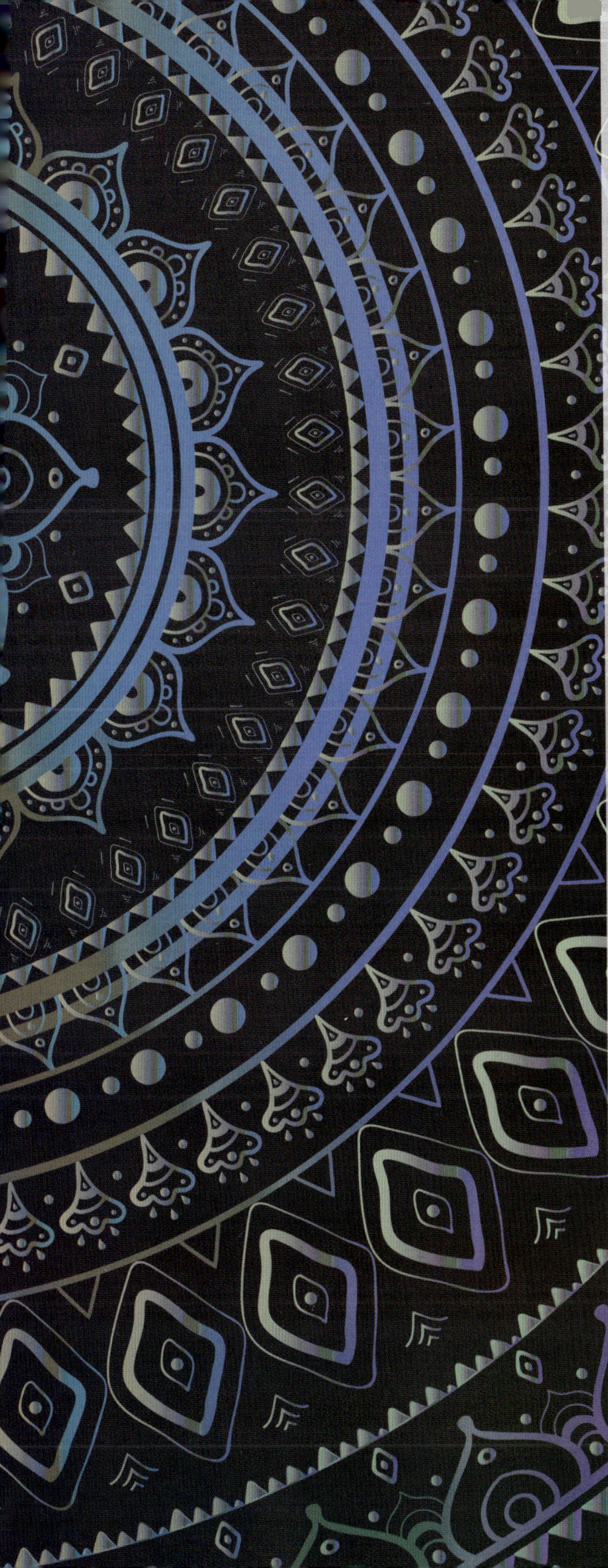

ÍNDICE

UN MENSAJE DE MR. YOGA

Oración inicial

Om

Para la resolución pacífica
de la naturaleza ilusoria de la existencia
    dualista,
me posé ante los pies de loto de los gurús,
¿Quién me recuerda que la luz que busco
    está dentro de mí?
Llevando la quietud a la cascada del ego
    en la mente
contemplo la alegría despierta de mi
    propia alma.
Veo la verdad del puro resplandor
y en realidad somos lo mismo.
A los gurús despiertos del pasado,
    presente y futuro,
yo saludo

Om

Daniel Lacerda, Mr. Yoga

El objetivo final del yoga es la autorrealización. No necesitas ir a la cima de la montaña para encontrarla o pagar a un maestro para que te muestre el camino. Hay monedas que podemos intercambiar que son mucho más valiosas que el dinero: amabilidad, abnegación, cumplir una parte de un bien mayor. Tampoco necesitas mirar fuera de ti. Si tienes una mente abierta, un deseo sincero de aprender y aplicar ese conocimiento a diario y el compromiso de seguir adelante con lo que has comenzado, puedes lograr la autorrealización.

La autorrealización es el conocimiento de que los seres sensibles estamos interconectados y que lo que pensamos, decimos y hacemos afecta a quienes nos rodean. Cargados con el peso de las presiones y demandas que existen fuera de nosotros, de nuestros trabajos, facturas, deseo de estatus y posturas materiales, lo olvidamos. La autorrealización es la capacidad de liberarse de estas demandas y saber que la verdadera felicidad proviene de la realización de nuestro propio potencial y de elevar a quienes nos rodean sin la idea del beneficio personal. Dedicarte a la práctica regular del yoga puede ayudarte a regresar a este lugar.

El yoga es, de hecho, una excelente forma de ejercicio que conlleva muchos beneficios físicos inmediatos y a largo plazo, desde una mayor flexibilidad hasta músculos y huesos más fuertes. Sin embargo, el yoga no se trata solo de moverse a través de las posturas. La atención plena juega un papel esencial en cualquier práctica de yoga. Si se realiza correctamente, el yoga calma la mente de todos los pensamientos que distraen del mundo exterior (*chittavritti*, que significa «charla mental»), llevándote a un lugar de paz interior. A su vez, ser consciente de tus pensamientos te permitirá estar atento y verdaderamente conectado con tu cuerpo, completando así el ciclo de salud mental y física que te permitirá disfrutar de todas las cosas maravillosas que te ofrece la vida.

Durante los últimos once años he dedicado mi vida al yoga, impartiendo un promedio de veinticinco clases siete días de la semana. Lo he hecho para marcar una diferencia en las vidas de mis estudiantes. Ahora es un placer compartir esta pasión y dedicación contigo.

¡Namasté!

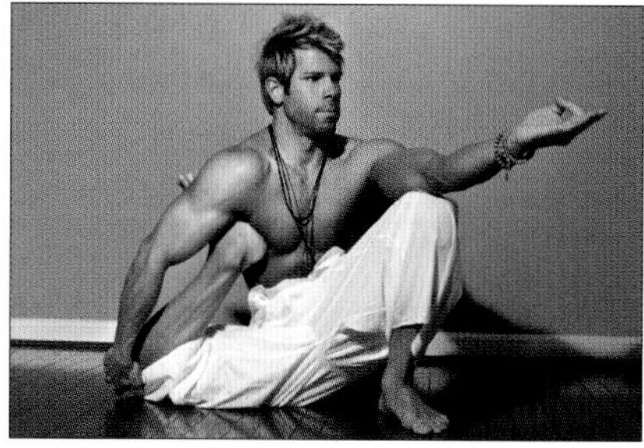

UNA HISTORIA DEL YOGA

La mayoría de nosotros conocemos el yoga como un conjunto de posturas realizadas en un gimnasio o en un estudio de yoga. La mayoría de los estilos de yoga que se practican en la actualidad se inventaron en el último cuarto del siglo xx y están muy lejos de las raíces del yoga o no tienen un linaje auténtico.

Si realmente queremos examinar las raíces del yoga, tenemos que volver a la cultura Harrapan, que data de hace 3.500 años, cuando el yoga era una práctica meditativa. De acuerdo con algunos, alrededor de 1500 a.C., la cultura Harrapan mermó debido a la invasión aria. Los bárbaros de Normandía introdujeron el sistema de castas y aplicaron un conjunto de rituales religiosos que involucraban la práctica de sacrificios de sangre. Junto con estas prácticas religiosas, llegaron las sagradas escrituras llamadas *Vedas*, un gran cuerpo de textos espirituales originados en la India. La palabra «yoga» fue mencionada por primera vez en el más antiguo de los *Vedas*, el *Rig veda*. Se refería al concepto de disciplina.

Avancemos hasta 800 a.C.: Los *Upanishads*, una colección de textos que contienen algunos de los conceptos más antiguos del hinduismo, prescribieron el método para alcanzar la iluminación estudiando con un maestro y dedicando la vida a la práctica del yoga. Los *Upanishads* delinearon dos caminos hacia la iluminación: *karma yoga* (dedicación desinteresada al servicio de los demás) y *jnana yoga* (estudio intenso de los escritos espirituales). Alrededor del siglo III a.C., el *Maitrayaniya upanishad* prescribió un proceso de seis pasos para la iluminación, que incluía el dominio del *pranayama* (control de la respiración), *pratyaharia* (retiro del sentido), *dhyana* (meditación), *dharana* (concentración en un solo punto), *tarka* (autorreflexión), y *samadhi* (absorción absoluta) para unir el *atman* (espíritu del individuo) con el Brahman (espíritu universal o fuente de creación). La sílaba sagrada *om* apareció en este *Upanishad* particular como un símbolo de unión entre la mente y la respiración.

Aproximadamente al mismo tiempo que se introdujo el *Maitrayaniya upanishad*, el *Bhagavad gita* adquirió prominencia. Esta escritura se combinó con cuentos mitológicos que luego se convirtieron en una célebre colección de relatos, el *Mahabharata*. En el *Bhagavad gita* se describieron tres métodos de devoción: *karma yoga*, *jnana yoga* y *bhakti yoga* (devoción).

Recopilados alrededor del 400 a.C. por Patanjali, los *Yoga Sutras* introdujeron el óctuple camino a la práctica del yoga, que se considera el manual de yoga clásico y la base de muchas de las prácticas actuales de yoga, en particular del *ashtanga yoga*. Abordo más información acerca de este óctuple camino en el apartado *Las ocho ramas del yoga*, que incluye *yama* (autocontrol) *niyama* (autodepuración mediante autocontrol y disciplina), *asana* (postura), *pranayama* (control de la respiración), *pratyahara* (retiro de los sentidos), *dharana* (concentración en un punto), *dhyana* (meditación) y *samadhi* (absorción total). Alrededor del siglo IV, surgió el *tantra yoga*. Esta nueva forma de yoga celebraba el cuerpo físico como un vehículo para la iluminación. La filosofía detrás del *tantra yoga* se puede resumir en la idea de unir todas las dualidades dentro de un cuerpo humano (por ejemplo, hombre y mujer; bien y mal), lo que le dio al *tantra* una reputación muy sexual. Sin embargo, esto es un malentendido común, ya que las prácticas del *tantra* se extienden mucho más allá de la sexualidad.

El *hatha yoga* se introdujo en el siglo X a.C. Combinó lo físico y la intención consciente de usar posturas corporales, o práctica de *asanas*, y el control de la respiración mediante el *pranayama* para alcanzar el objetivo de la autorrealización.

En el siglo XIV, se introdujeron los *Yoga upanishads*. Uno de estos textos sagrados, el *Tejo bindu upanishad*, agregó siete partes más importantes de la práctica de yoga además de las ocho de Patanjali. Eran las siguientes: mula *bandha* (bloqueo de raíz), equilibrio, visión no perturbada, *tyaga* (abandono), *mauua* (quietud), *desha* (espacio) y *kala* (tiempo).

No fue hasta el siglo XX cuando el yoga adquirió popularidad en Europa occidental y América del Norte. Swami Sivananda Saraswati fue uno de los primeros yoguis en viajar fuera de India para difundir las enseñanzas del yoga en Occidente. Estableció centros de yoga en Norteamérica, y el discurso de apertura que pronunció en el Festival de Woodstock en 1969 se hizo célebre. Sin embargo, T. Krishnamacharya es posiblemente el padre de la práctica del yoga con la que los occidentales están familiarizados en la actualidad. En la década de 1930, comenzó a enseñar a sus estudiantes las vigorosas secuencias de yoga de Mysore que enfatizan la fuerza y la capacidad atlética. A los estudiantes solo se les permitía aprender la siguiente y más desafiante postura después de haber comprendido la anterior a la perfección. Sus tres estudiantes más prominentes e influyentes son Pattabhi Jois, Iyengar e Indra Devi. Pattabhi Jois estableció el *ashtanga yoga*. Es uno de los tipos más populares de yoga practicado en Occidente. Iyengar tuvo éxito al crear sus propias secuencias de posturas de yoga, que se caracterizaron por un enfoque en la alineación del cuerpo y el uso de varios accesorios. Indra Devi es considerada la primera yoguini famosa (maestra de yoga). Krishnamacharya también educó a su hijo Desikachar en el yoga. Ingeniero de formación, Desikachar vio un gran valor en el yoga nada más graduarse en la universidad. Desikachar desarrolló el *vinyoga*, que es un enfoque más terapéutico y menos intenso de la práctica física, en comparación con el estilo *ashtanga*.

El siglo XXI nos presenta una variedad infinita de «estilos» o «marcas» de yoga, como *bikram yoga*, *power yoga*, *kundalini yoga* y muchos más. Es importante tener la mente abierta, probar tantos estilos y enfoques como sea posible, y descubrir cuál es el que brinda los mejores resultados para alcanzar tus objetivos físicos y espirituales. No hay una manera incorrecta de lograr la autorrealización. Solo asegúrate de ser consciente, paciente, práctico y consistente en tu práctica.

Una nota sobre el nombre de las posturas:

Una de las maneras en que la distancia de las raíces del yoga se expresa en la cultura occidental es en el nombre de las posturas. «Sentado hacia delante», «Postura del águila» y «Postura del delfín», por ejemplo, son todas traducciones imprecisas del nombre sánscrito original. *Garudasana*, por ejemplo, es ampliamente conocida como postura de águila, pero tradicionalmente esta postura fue nombrada por su dedicación a Garuda, que es una deidad hindú, representada como mitad hombre y mitad águila. Él es el conductor de Vishnu, que es parte de la Santísima Trinidad en el hinduismo. Conocer esta historia agrega una nueva dimensión a nuestra comprensión del significado, a la profundidad filosófica y a la esencia de la postura, y puede, a su vez, enriquecer nuestra práctica.

Las posturas que se incluyen en este libro están identificadas por sus nombres en español y en sánscrito. El nombre en español es una traducción directa del sánscrito, que a veces difiere del nombre occidental más común, que también se proporciona en las notas. Para una traducción literal de cada parte del nombre sánscrito, puedes consultar el glosario al final del libro. La intención es proporcionarte toda la información posible sobre el nombre de la postura y su historia, por lo que no importa qué estilo de yoga practiques porque tendrás la explicación más completa de los nombres de las posturas.

LAS OCHO RAMAS DEL YOGA

Los *Yoga sutras*, también conocidos como *Las ocho ramas* (*ashtanga*) de *Raja* (Rey) yoga, fueron el primer sistema de yoga completamente desarrollado y registrado. Creado por Patanjali alrededor del año 400 a. C., este sistema influye en gran parte del yoga que se practica hoy. Aunque la mayoría de los sutras se centraron originalmente en la atención plena, el yoga que se practica en Occidente hoy en día parece centrarse más en el cuerpo. Parece que en algún punto del camino comenzamos a practicar el movimiento del yoga de manera aislada de sus filosofías originales.

Para aquellos interesados en integrar verdaderamente la atención plena del yoga en su movimiento, recomiendo que lean las ocho ramas del yoga en su totalidad y las digieran muy lentamente. Tómate tiempo para reflexionar sobre cada pieza para que puedas implementarla tanto en tu práctica como en tu vida diaria. La sabiduría está en el hacer. El siguiente, sin embargo, es un resumen útil de *Las ocho ramas del yoga*, que te presentará los conceptos básicos de la filosofía. Una comprensión profunda de la filosofía y de la historia del yoga mejorará en gran medida los beneficios de tu práctica y te abrirá el camino hacia la atención plena y la realización personal.

Hay una maravillosa lección de budismo que se aplica aquí.

Una vez, un rey muy viejo fue a ver a un anciano ermitaño que vivía en el nido de un pájaro en lo alto de un árbol. Le preguntó al ermitaño: «¿Cuál es la enseñanza budista más importante?». El ermitaño respondió: «No hagas el mal, haz solo el bien. Purifica tu corazón». El rey esperaba escuchar una explicación larga y detallada. Protestó: «¡Incluso un niño de cinco años puede entender eso!». «Sí –respondió el sabio– pero incluso un hombre de ochenta años puede no hacerlo».

Tu mayor obstáculo para la autorrealización eres tú. Como se dice en el *Bhagavad gita*, «La mente es inquieta y difícil de controlar, pero puede ser entrenada mediante la práctica constante (*abhyasa*) y la libertad del deseo (*vairagya*). A un hombre que no puede controlar su mente le resultará difícil alcanzar esta comunión divina; pero el hombre autocontrolado puede lograrlo si se esfuerza y dirige su energía por los medios correctos».

Las ocho ramas del yoga de Pantanjali te ayudarán a realizar el trabajo de base necesario para llegar al buen camino, pero debes decidir enfrentarte a tus problemas en sus raíces. Leer y comprender no es suficiente. Si deseas obtener todos los beneficios de la experiencia del yoga, implementa las ramas en todos los aspectos de tu vida. Debes vivirlas, respirarlas e incluir al planeta y a sus habitantes en las lecciones que aprenderás a continuación.

La primera y la segunda ramas, *yama* y *niyama*, forman tu base. Con ellas se establece la conciencia y la realización. *Yama* y *niyama* ponen las bases para que todo venga. Un estudiante serio debe estar atento a cada rama, ya que cada una de ellas necesita una reflexión constante. A medida que te comprometas con su estudio y práctica, tu comprensión de cada rama se profundizará con el tiempo. En nuestro mundo que perpetúa la gratificación instantánea, muchas personas tomarán atajos e irán directamente a las posturas de yoga. Otros irán directamente a la meditación y descuidarán la salud física. Recomiendo comenzar con las dos primeras ramas de Pantanjali. Tu práctica será más profunda y satisfactoria si practicas las dos primeras ramas a un nivel alto. Si las dos primeras ramas no se practican a un nivel competente, el resto de las ramas se realizarán a un nivel más superficial y menos efectivo.

PRIMERA RAMA: *yama* (autocontrol)

El objetivo de la primera rama es ser una persona ética y moral, y mejorar tu relación con el mundo exterior. Estos valores son tan importantes hoy en día como lo fueron hace siglos. Las *yamas*, como se las conoce, no están destinadas a ser una camisa de fuerza moral, sino a ayudar a desarrollar una mayor conciencia del lugar que ocupas el mundo. No es una coincidencia que ésta sea la primera rama de la práctica. Al tomar medidas para transformar nuestro mundo interior, nuestro mundo exterior se convierte en un reflejo total de este esfuerzo. Hay cinco *yamas*:

1. *Ahimsa:* **no violencia.** Reemplaza los pensamientos, el habla y las acciones perjudiciales por la bondad amorosa hacia ti y hacia los demás.

2. *Satya:* **la verdad debe expresarse en pensamiento, palabra y acción.** Sé honesto en tus pensamientos, palabras y acciones hacia ti mismo y hacia los demás.

3. *Asteya:* **no robar y no codiciar.** Frena los deseos por cosas que no son tuyas. Comparte la belleza de tus pensamientos, palabras, acciones y pertenencias materiales para elevar a los demás en lugar de robarlas y acumularlas para ti.

4. *Brahmacharya:* **abstinencia de las relaciones sexuales cuando no estás casado, practicar la monogamia y no tener pensamientos sexuales sobre otra persona que no sea el cónyuge.** Se cree que una vida basada en el celibato y en los estudios espirituales realizados mediante el libre albedrío aumentan la energía y el entusiasmo por la vida. El celibato puede parecer un objetivo poco realista hoy en día, pero puede ayudar a recordar que la *brahmacharya* también tiene que ver con la monogamia. Cuando la *brahmacharya* se realiza plenamente en el matrimonio, las vidas sexuales de ambos miembros de la pareja mejoran porque el nivel de confianza y devoción profundiza su conexión. Es importante que la actividad sexual sea una expresión basada en el más alto nivel de respeto mutuo, amor, desinterés y sabiduría.

5. *Aparigraha:* **no posesividad o no avaricia.** Reemplaza el hábito de atesorar por el de compartir. No cojas sin dar algo a cambio. Si quieres algo, trabaja por ello. Esto genera aprecio por lo que tienes. Esto ayuda a minimizar el deseo insaciable de consumir sin cesar. Un apetito que no es disciplinado sabiamente conduce a la mala salud personal, a la deuda financiera, a la mala reputa-

ción y a la destrucción de los recursos naturales del planeta. El lema del dios griego Apolo «Nada en exceso. Todas las cosas con moderación» es una excelente manera de describir la *aparigraha*.

SEGUNDA RAMA: **niyama** (autopurificación por autolimitación y disciplina)

La segunda rama ayuda a refinar tu camino espiritual. La disciplina y el autocontrol llevan a una vida más ordenada y productiva. Desde la perspectiva de los antiguos textos del yoga, la vida es extremadamente corta y debemos aprovecharla al máximo mientras podamos. Esta rama nos da orientación. Hay cinco *niyamas*:

1. *Shaucha:* **pureza de cuerpo y mente.** Cuando desarrollas la *shaucha* (limpieza), se eliminan los pensamientos nocivos que conducen a las malas palabras y al cuerpo enfermo. La pureza comienza en tu mente. El discurso y la acción la siguen. Por lo tanto, la segunda rama te alecciona a que adquieras el hábito de consumir alimentos y estímulos mentales que apoyan el bienestar para ti y para el medio ambiente (la humanidad y el planeta). Esto permitirá que los hábitos destructivos (odio, avaricia y engaño) se disuelvan.

2. *Santosha:* **estar contento con lo que uno tiene.** Cuando logras la *santosha* (satisfacción), los lazos con el mundo material se rompen y se establece la paz y la felicidad auténticas en tu interior. La falta de satisfacción a menudo se basa en una percepción distorsionada de lo que uno tiene frente a lo que tienen los demás. Avanzas en el camino hacia la autorrealización cuando puedes estar contento con tu suerte, ya estés sentado en un trono de oro o en uno de tierra.

3. *Tapas:* **autodisciplina, a veces asociada con la austeridad, y poder conquistar el cuerpo y la mente mediante el control mental.** *Tapas* significa literalmente «calor» o «brillo». Se refiere a un deseo ardiente de lograr el objetivo a pesar de los obstáculos que puedan aparecer por el camino. El compromiso de alcanzar una meta, sin importar cuán desafiante se vuelva, construye el carácter. Sin embargo, ten en cuenta que el nivel más alto de *tapas* es completar tu objetivo sin una motivación egoísta. Cuando se logran las *tapas*, la pereza se supera y la fuerza de voluntad se desarrolla para un uso futuro.

4. *Svadhyaya:* **autoestudio que conduce a la introspección y a un mayor despertar del alma y a la fuente de la creación; tradicionalmente se estudia a través de las escrituras védicas.** La *svadhyaya* (autoestudio) conduce a un mayor despertar de tu verdadero potencial, a la raíz de tu lugar en este mundo, y te conduce a vivir en armonía con la Tierra y todos sus habitantes.

5. *Ishvara pranidhana:* **entrega a Dios.** Cuando aceptas que todas las cosas provienen de un poder superior, el orgullo y el comportamiento egocéntrico se convierten en humildad y devoción. Esto fortalece la práctica de todas las ramas que conducen al *samadhi* (la octava rama). *Asana* y *pranayama* son las ramas tercera y cuarta, y se relacionan con la salud y la longevidad, lo que nos permite más tiempo para lograr el objetivo final del yoga, la autorrealización o la iluminación. La tercera y cuarta ramas son importantes, ya que preparan el cuerpo para la meditación, que será la clave para calmar tu mente y descubrir tu verdadero potencial.

TERCERA RAMA: *asana* (postura)

Aquí surge una pregunta: si Gandhi es uno de los mejores yoguis de nuestro tiempo, ¿eso significa que puede tocarse los dedos de los pies o poner el pie detrás de la cabeza? La respuesta es que no importa. La capacidad de Gandhi para realizar las *asanas* tenía muy poco que ver con lo que él contribuyó al mundo como un gran yogui. Lo mismo se aplica a ti. Con la práctica de las *asanas* se trata tanto de entrenar la mente como el cuerpo. La forma en que abordas tu práctica de las *asanas* es a menudo un reflejo de cómo enfocas la vida. ¿Mantienes una sensación de paz y calma cuando se presenta un desafío?

¿Identificas lo imposible en las tareas más pequeñas, haciendo que todo sea posible a través del compromiso y la reflexión en cada una de las partes? ¿Superas las limitaciones que percibes por ti mismo o aceptas el apoyo de los demás?

Tu práctica de las posturas de yoga debe caracterizarse por dos componentes: estabilidad (*sthira*) y facilidad (*sukha*). Concentrarte en el sonido de tu respiración (*ujjayi*, la técnica de respiración más comúnmente practicada en yoga, consulta la página 709) puede brindarte estabilidad. Si pierdes el aliento, lo más probable es que estés presionando demasiado; alivia la postura y deja que ésta se adapte a la respiración.

No existe la postura perfecta; deja que las posturas vengan como los pasos de un baile. Al igual que en el baile, cuando nos enfocamos demasiado en la mecánica, nos olvidamos de la posibilidad de disfrutar de la música. Si bien los mecanismos de alineación son importantes para evitar lesiones, nunca debes olvidar el objetivo final. Siente cómo la música de la vida fluye a través de ti mientras realizas cada postura y tu cuerpo aprenderá los movimientos de manera natural. Hay posturas más que suficientes para mantenerte ocupado durante el resto de tu vida, así que deja de lado la ambición y disfruta del viaje. La incorporación de una combinación de curvas hacia delante, flexiones, giros e inversiones en tu sesión de yoga es óptima para la salud.

Recuerda también que las *asanas* ayudan a preparar la mente y el cuerpo para la meditación, aliviando la tensión y protegiendo el cuerpo de las perturbaciones al purificar el sistema nervioso.

CUARTA RAMA: *pranayama* (control de la respiración)

La palabra «espíritu» procede del latín *spiritus*, que significa «aliento».

La respiración y la mente están interconectadas. La respiración profunda, rítmica y fluida energizará y calmará la mente y el cuerpo. La respiración rápida, irregular y forzada produce una mente caótica y perturbada. Una mente calmada te dará el espacio mental para tomar mejores decisiones y una vida en la que tomarás el control en lu-

gar de sentirte como una víctima de las circunstancias.

Respirar adecuadamente es fundamental para nuestra propia existencia. Tu cerebro se alimenta de sangre oxigenada, que se suministra con cada inhalación. Si no puedes llevar oxígeno a tu cuerpo, tendrás una muerte cerebral después de unos pocos minutos. Por otro lado, la exhalación adecuada ayuda a expulsar el dióxido de carbono. Si tu capacidad para exhalar estuviera dañada, quizá morirías debido a la acumulación tóxica de dióxido de carbono y veneno. El estrés tiende a afectar negativamente los patrones de respiración, lo que contribuye a una cadena de efectos que causan desgaste en los sistemas nervioso e inmunitario de tu cuerpo. De hecho, el 90 % de las enfermedades están relacionadas con el estrés y, por esta razón, la atención para respirar adecuadamente es, de hecho, una cuestión de vida o muerte.

QUINTA RAMA: *pratyahara* (sentido del abandono)

Nuestra percepción de la realidad está sobre todo influenciada por nuestra experiencia sensorial: lo que vemos, sentimos, oímos, tocamos y saboreamos.

Pratyahara se refiere a la retirada de los sentidos de los objetos externos y de nuestra necesidad moderna de gratificación constante de los estímulos sensoriales. Nuestras mentes son constantemente captadas para evaluar toda la información que proporcionan los sentidos. La evaluación implica categorizar lo que se ha percibido; a menudo, nos aferramos a lo que consideramos que es deseable, rechazamos lo

que creemos que es indeseable e ignoramos lo que para nosotros es neutro. *Pratyahara* da a nuestras mentes un momento para descansar y nos enseña a no aferrarnos a las cosas que disfrutamos y a evitar lo indeseable.

Cuando arrojas una piedra a un estanque, tu reflejo se distorsiona por las ondulaciones resultantes. Tu mente funciona de la misma manera: cada pensamiento crea una onda que distorsiona la capacidad de ver tu verdadero yo con claridad. Interrumpido constantemente por estas ondas, empiezas a creer que la reflexión distorsionada es lo que en realidad eres. Practicar la *pratyahara* calma la mente, permitiéndote verte con claridad.

SEXTA RAMA: *dharana* (concentración en un solo punto)

Asanas, *pranayamas* y *pratyahara* nos ayudan a prepararnos para la meditación.

Cuando la mente pasa de experimentar pensamientos dispersos al azar a una concentración en un solo punto, puede encontrar una absorción completa en el momento presente. Al practicar la concentración en un solo punto, despejamos la mente de todos los pensamientos que nos distraen. Puedes lograrlo enfocando tu respiración, contando, recitando mantras u observando la llama de una vela o una imagen. Como estamos constantemente empeñados en revivir recuerdos pasados o vivir con anticipación lo que está por venir, es muy raro que vivamos el momento presente. Es incluso menos común tener en cuenta el momento presente con una mente calmada y enfocada. Sin embargo, esto es crucial cuando se trata de lograr la autorrealización. ¡El poder está en el ahora!

SÉPTIMA RAMA: **dhyana** (meditación)

Del mismo modo que hay muchos tipos diferentes de posturas de yoga, hay muchas maneras de meditar. La meditación es una forma de contemplación interna que te permite acceder a un estado mental que ha trascendido el ego. Éste es un estado de conciencia pura del momento presente que está libre de juicio. Toda meditación conduce a un estado de plena conciencia que no discrimina ni categoriza las cosas de una manera dualista, es decir, la percepción de lo que es bueno y lo que es malo, lo bello y lo feo, lo agradable y lo desagradable, etc. Cuando examinamos las razones que hay detrás de tales juicios, encontramos que muchas de estas creencias se basan en el comportamiento aprendido, pueden variar de una cultura a otra y no tienen una realidad fija o concreta. Con una reflexión constante y una mente abierta, podemos corregir nuestras percepciones sesgadas. Desarrollarás esa parte de ti llamada el «observador». Una vez que te bases en una mediación asentada regular, es importante avanzar hacia una mediación en movimiento a lo largo de tu vida diaria.

OCTAVA RAMA: *samadhi* (absorción total)

Samadhi ocurre cuando la mente analítica se vuelve ausente y está en armonía con el objeto de la meditación.

El objeto de la meditación puede ser cualquier cosa en la que te estés enfocando en tu meditación que se utiliza para lograr la concentración en un solo punto. La palabra *om*, una deidad o la llama de una vela son ejemplos de objetos de meditación. La absorción total implica la sensación de unidad con toda la creación, disolviendo todas las líneas entre el acto de la meditación y el objeto sobre el que se medita.

Es la absorción en el momento presente (*amanaska*) donde se trasciende el pensamiento dualista. Muchos se equivocan al creer que el *samadhi* es el objetivo final del yoga. Es solo un estado de ánimo temporal en el que ingresamos basándonos en las condiciones que hemos fomentado para respaldarlo. Es útil recordar que cada momento de tu vida te brinda la oportunidad de practicar las ocho ramas. ¡Aprende a tu propio ritmo, pero mantente enfocado, consistente y disfruta del viaje!

LA RESPIRACIÓN *UJJAYI*

La respiración es un elemento esencial de toda práctica de yoga. Al enfocarse en la respiración, un yogui puede permanecer en el momento presente. Dado que la respiración es neutra, un yogui no busca evitarla ni está ansioso por perseguirla. La respiración adecuada y continua ayuda a despejar la mente de pensamientos que distraen y a permanecer en el momento presente con la concentración en un solo punto.

La respiración profunda y consciente también ralentiza el ritmo cardíaco y activa la respuesta nerviosa parasimpática, que alivia el sistema nervioso y permite que los músculos se relajen y se mantengan fuertes en las posturas de yoga basadas en la fuerza. Mantener una respiración profunda y fluida ayudará a transformar tu práctica de yoga en una meditación en movimiento.

Ujjayi pranayama es una de las técnicas de respiración más utilizadas en todas las prácticas de yoga. *Ujjayi* significa «victorioso» en sánscrito. Al practicar esta técnica de respiración, un yogui crea lo que puede describirse como el «sonido del océano» en la parte posterior de la garganta al apretar suavemente la glotis (la abertura entre las cuerdas vocales en la garganta). Tu objetivo es crear un sonido de respiración entrecortada en la parte posterior de la garganta. ¡El sonido a menudo se compara con el sonido que Darth Vader produce al respirar! Para practicar la respiración *ujjayi*, primero siéntate en una postura cómoda. Inhala por la nariz y, al exhalar, imagina que estás tratando de empañar un vaso. Intenta inhalar con el mismo sonido. Una vez que sientas que comprendes la técnica de la respiración *ujjayi*, sella tus labios para evitar que la garganta se seque. (Una garganta seca generalmente lleva a toser y a beber agua, lo que te distrae de tu práctica de yoga). Inhala y exhala por la nariz, mientras mantienes la sensación en la garganta de tratar de empañar un vaso.

Usa la respiración para facilitar las posturas:

- Mantén tu respiración profunda y rítmica.

- Si tu respiración se vuelve entrecortada o limitada, es muy probable que te estés esforzando innecesariamente. En ese caso, debes relajar la postura y recuperar una postura que potencie una respiración suave y fluida.

- El cuerpo se levanta y se alarga al inhalar. Por ejemplo, levántate desde una inclinación curvada hacia delante hasta la postura de la montaña durante la inhalación, utilizando la inhalación para alargar las extremidades del cuerpo y la columna vertebral. Usa las exhalaciones para profundizar en la postura.

LOS BANDHAS

Bandha significa «bloqueo». Tradicionalmente se creía que los *bandhas* regulaban el flujo de energía vital (*prana*) en todo el cuerpo. En la práctica del yoga contemporáneo, los *bandhas* tienen un propósito más práctico. Son contracciones o «bloqueos del cuerpo» que se implementan para ayudar a corregir la postura o ayudar a alinearse correctamente.

Hay tres *bandhas* principales: *mula bandha*, *uddiyana bandha* y *jalandhara bandha*. La combinación de los tres *bandhas* se llama *maha bandha*, o el «gran bloqueo».

Mula bandha se refiere a la activación del músculo perineo que se encuentra entre los genitales y el ano. *Mula* significa «raíz»; por lo tanto, *mula bandha* se traduce como «bloqueo de la raíz». Cuando este *bandha* esté activado, sentirás un suave tirón en la parte interna de los muslos, similar a lo que sientes cuando tratas de detener el flujo de la orina.

Uddiyana bandha significa «volar / subir». Para activar este *bandha*, emplaza el movimiento tres dedos por debajo del ombligo metiendo los músculos abdominales inferiores ligeramente hacia adentro y hacia arriba. Esto hará que la pelvis se incline ligeramente hacia delante con una acción hacia arriba, protegiendo la zona lumbar y fortaleciendo los abdominales inferiores.

Mula y *uddiyana bandhas* deben realizarse a lo largo de la práctica del yoga. Juntos, ayudan a corregir la postura y crean una alineación adecuada, lo que reducirá la posibilidad de lesiones.

Jalandara bandha es un bloqueo de barbilla. Para practicar este bloqueo, lleva la barbilla hacia el hueso de la clavícula mientras mantienes la columna vertebral en postura vertical y mueves los omóplatos hacia abajo por la espalda. Este *bandha* rara vez se usa, pero se puede encontrar cuando se participa en la *dandasana*, en la postura del báculo.

LOS *DRISHTIS*

Los *drishtis* son los puntos de observación de la meditación en los que te debes centrar al realizar las posturas. Están diseñados para ayudar con la alineación adecuada, así como para fortalecer el enfoque en el momento presente. Mientras practicamos, miramos a nuestro alrededor, nos comparamos con otros en la sala o miramos el reloj. Esto elimina los aspectos internos de la práctica. *Drishtis* está destinado a ayudarte a mirar hacia adentro.

Son los siguientes:
1. *Nasagrai* o *nasagre* (nariz)
2. *Bhrumadhye* o *ajna chakra* (tercer ojo, entre las cejas)
3. *Nabhi*, *nabhicakre* o *nabi chakra* (ombligo)
4. *Hastagrai* o *hastagre* (manos)
5. *Padayoragrai* o *padayoragre* (dedos / pies)
6. *Parshva drishti* (hacia la derecha)
7. *Parshva drishti* (hacia la izquierda)
8. *Angushtamadhye* o *angushta ma dyai* (pulgares)
9. *Urdhva* o *antara drishti* (hacia el cielo)

Los drishtis pueden ser complicados de comprender al principio. Sin embargo, hay pautas generales para la mirada. Todo se reduce a dejar que tus ojos sigan la dirección del estiramiento. Por ejemplo, en las flexiones hacia atrás miramos nuestro tercer ojo para permitir que la cabeza gire hacia atrás y profundizar en la inclinación hacia atrás. Del mismo modo, en inclinaciones curvadas hacia delante, como *Paschimottanasana* (postura de estiramiento intenso occidental), observamos los dedos para alargar la columna vertebral. El propósito de *drishtis* no es que cruces los ojos; es una forma de enfocar con suavidad sin mirar fijamente.

CÓMO ABORDAR LAS POSTURAS DE YOGA

Las posturas de yoga proporcionan mucho más que un ejercicio físico. Al realizarlas se construye el carácter. Enfrentarte a tus miedos y desafíos que se extienden más allá de tu zona de confort con un sentido de paz, tranquilidad y ecuanimidad psicológica te ayudará a superar tus limitaciones autopercibidas.

Encuentro útil pensar en cada postura de yoga como en una oración que haces con tu cuerpo. Mientras realizas la postura, concéntrate en lo que es bueno en tu vida con un sentimiento de gratitud. Ser uno con tu mente y cuerpo en este lugar de gracia te ayuda a trascender el ego, lo que a su vez te permite acercarte al objetivo final del yoga, que es la iluminación.

Consejos universales para la alineación

- Incluye *mula* y *uddhiyana bandhas*.

- Incluye la respiración *ujjayi* y mantén la respiración consciente durante toda la sesión de yoga. Si tu respiración se resiente, entonces afloja un poco.

- Mantén el pecho abierto y los omóplatos bajos.

- Alarga el cuerpo y las extremidades al inhalar, profundiza la postura en la exhalación.

- Evita movimientos bruscos y descontrolados durante las posturas que se basan en la flexibilidad.

- Cuadra las caderas.

- No dejes que la rodilla pase al tobillo al realizar cualquier tipo de embestida.

- En las posturas de tabla y en la mayoría de los equilibrios de brazos, los hombros deben estar justo a la altura de las yemas de los dedos.

- Incluso si tienes un nivel intermedio o avanzado, comienza con las modificaciones para principiantes a fin de garantizar la forma adecuada y obtener la sangre necesaria para el músculo seleccionado como calentamiento.

Consejos universales para la flexibilidad

- Mantén la flexibilidad durante un mínimo de 30 a 90 segundos.

- Estírate hasta el límite de la comodidad y la estimulación sin esforzarte.

- No te estires demasiado hasta el punto de sentir dolor; tus músculos se tensarán para protegerse y tu flexibilidad disminuirá.

RELAJACIÓN Y MEDITACIÓN

Relajación
Postura del cadáver (*shavasana*)
(Shava en sánscrito significa «cadáver»)

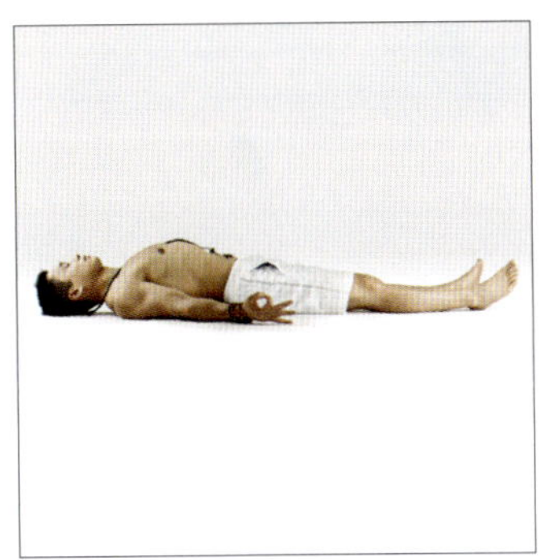

Después de una práctica intensiva de varias *asanas*, la postura final de yoga en reposo, la postura del cadáver, o *shavasana*, ayuda a profundizar la conexión entre nuestro cuerpo físico y nuestra mente, y permite preparar ambos para la meditación. Se puede pensar en *shavasana* como en un despertar, dándonos el tiempo para contemplar la pregunta «Si muriera hoy, ¿estaría completamente satisfecho con lo que he logrado en esta vida?». ¿Has vivido con tu máximo potencial? ¿Has reconocido del todo a las personas en tu vida que son de gran importancia para ti? ¿Podrías irte sin arrepentimientos?

1. Túmbate boca arriba, con los omóplatos metidos, con las piernas separadas. Relaja los brazos y deja que las palmas miren hacia el techo. Deja que los dedos se doblen de manera natural. Relaja el cuerpo en una postura neutra y cómoda.

2. Cierra los ojos. Deja que la mandíbula se separe con naturalidad mientras relajas todo el cuerpo como si te hundieras en el suelo. Libera toda la tensión de tu cuerpo.

3. Sin dejar que la mente divague, concéntrate en tu respiración para alcanzar un estado profundo de relajación consciente, tanto física como mentalmente.

Meditación
Postura fácil (*sukhasana*), Postura de loto sentada (*padmasana*)

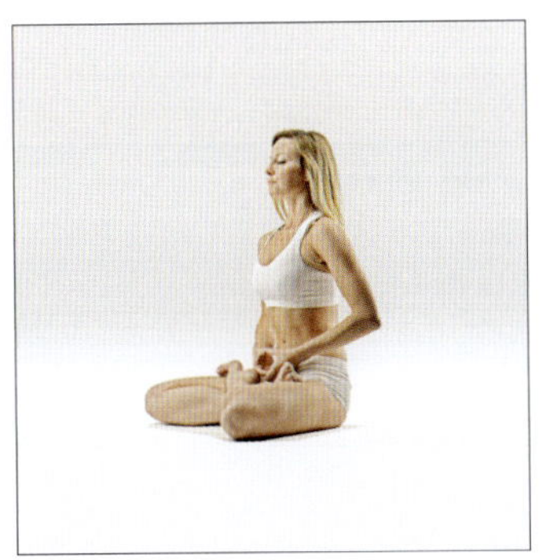

1. Comienza en la postura del báculo (*dandasana*) con las dos piernas extendidas delante de ti. Asienta los huesos de los glúteos y estírate para alargar las piernas y la columna vertebral.

2. Siéntate en una postura con las piernas cruzadas que sea cómoda. Puedes sentarte en una silla, en la postura fácil (*sukhasana*), en medio loto (*ardha padmasana*) o en loto completo (*padmasana*). Presiona los huesos de los glúteos contra el suelo mientras te estiras a través de la columna vertebral. Levanta la coronilla hacia el cielo. Coloca una mano encima de la otra y haz que los pulgares se toquen ligeramente. Cierra con suavidad los ojos. Realiza la meditación zen del aliento curativo 1: 4: 2 de la siguiente manera:

Inhala contando hasta 4 y siente cómo se expande tu abdominal inferior a medida que lo empujas hacia afuera. Sostén y retén el aire en los pulmones mientras cuentas hasta 16. Exhala mientras cuentas hasta 8, apretando el ombligo hacia la columna vertebral. Visualiza los números a medida que vas contando. Esto ayudará a desarrollar lo que se denomina «concentración en un punto». Tu respiración debe ser tan ligera que no altere a una pluma. Cada cuenta debe durar un segundo.

Después de realizar 10 ciclos de respiración, se termina el ejercicio. En una práctica de yoga auténtica, no se puede permitir que el ego se entrometa en el proceso. No «realices» los ejercicios como si estuvieras frente a un jurado. Éste es tu viaje personal. Explora y exprésate mientras obtienes maravillosos beneficios físicos y mentales. Esta técnica de respiración se llama respiración abdominal y debe mantenerse durante toda la práctica del yoga.

UN BREVE RESUMEN DE LOS CHAKRAS

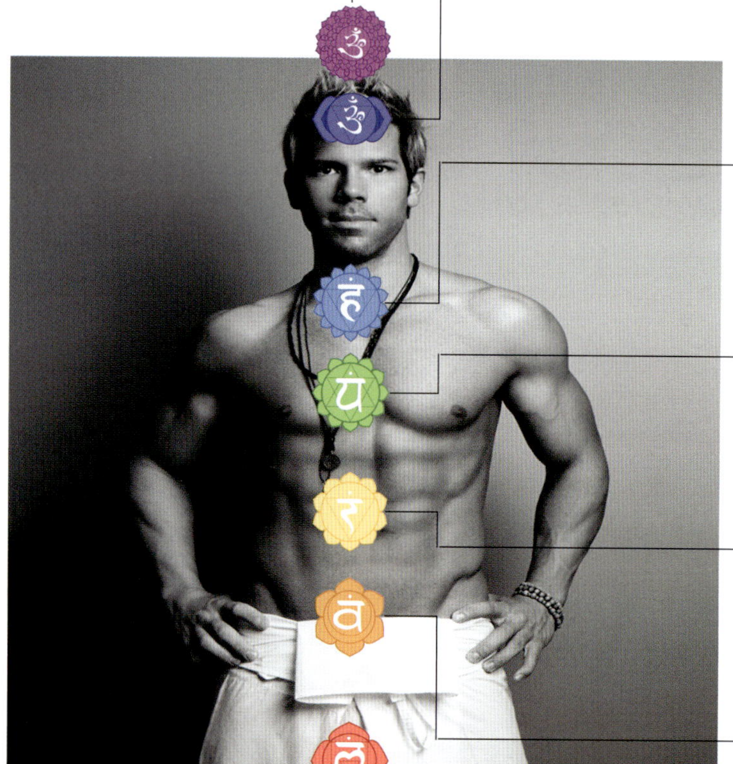

7.º *Chakra* **de la corona** / mil pétalos o rueda del rayo / *sahasrara chakra*
Ubicación: justo por encima de la coronilla.
Color: abarca todos los colores.
Sílaba semilla del mantra: abarca todos los sonidos.

6.º *Chakra* **del tercer ojo** / rueda de la regla o del mando / *ajna chakra*
Ubicación: en medio de la frente, entre las cejas.
Color: añil.
Sílaba semilla del mantra: *om.*

5.º *Chakra* **de la garganta** / rueda especialmente pura / *vishuddha chakra*
Ubicación: garganta.
Color: turquesa o azul.
Sílaba semilla de mantra: *ham.*

4.º *Chakra* **del corazón** / rueda de la no afectación o sonido singular / *anahata chakra*
Ubicación: dentro del centro del pecho.
Color: verde.
Sílaba semilla de mantra: *yam.*

3.º *Chakra* **del plexo solar** o *navel chakra* / rueda de la ciudad joya / *manipura chakra*
Ubicación: plexo solar.
Color: amarillo.
Sílaba semilla del mantra: *ram.*

2.º *Chakra* **Sacro** / rueda basada en uno mismo / *chakra svadhisthana*
Ubicación: sacro.
Color: naranja.
Sílaba de semilla del mantra: *vam.*

1.º *Chakra* **de la raíz** o rueda de la raíz / *muladhara chakra*
Ubicación: base de la columna vertebral.
Color: carmesí.
Sílaba de semilla de mantra: *lam.*

Elemento: la realidad de toda verdad.
Número de pétalos: 1.000 (simbólico de ilimitado).
Enfoque: el desapego del ego y la naturaleza ilusoria del mundo material, alcanzando la meta del yoga (autorrealización).

Elemento: la mente universal.
Número de pétalos: 12.
Enfoque: la intuición, la toma de decisiones y la entrega del intelecto egocéntrico en favor de alcanzar la sabiduría no dualista.

Elemento: éter / espacio.
Número de pétalos: 16.
Enfoque: autoexpresión y comunicación.

Elemento: aire.
Número de pétalos: 12.
Enfoque: paz, amor y empatía.

Elemento: fuego.
Número de pétalos: 10.
Enfoque: poder, voluntad y autoestima.

Elemento: agua.
Número de pétalos: 6.
Enfoque: emociones, deseos y creatividad.

Elemento: tierra.
Número de pétalos: 4.
Enfoque: supervivencia física, autoconservación y seguridad.

En sánscrito, la palabra *chakra* se puede traducir como «rueda» o «giro». En la interpretación yóguica, los chakras se basan en el concepto de vórtice y se representan visualmente como una flor de loto.

Según diversas prácticas espirituales del yoga oriental, como el hinduismo y el budismo tántrico, los chakras se describen como ruedas o anillos de energía que se encuentran en el cuerpo sutil (no físico); la culminación de la mente, la inteligencia y el ego, que influyen en el cuerpo físico denso. Dentro de este cuerpo sutil hay canales de energía llamados *nadis* que transportan la fuerza vital o energía vital (*prana*). El *nadi* principal que corre a través de los *chakras* se llama *sushumna* (*brahma*) *nadi*. El *sushumna* se une a otros dos *nadis* importantes (*ida* y *pingala*), juntos en el primer y el séptimo chakras. Se cree que el diámetro de un *nadi* singular no es mayor que una milésima parte del ancho de un cabello y se ubica a lo largo de la columna vertebral.

Existen varias opiniones sobre cuántos chakras hay, pero en general se acepta que los chakras giran en un movimiento «similar a una rueda» para atraer energía vital que crea un equilibrio entre el cuerpo espiritual y el físico.

El primer registro conocido de los chakras se remonta a los antiguos *Vedas* (1700 a. C.). El modelo de chakra más popular utilizado hoy en día se basa en dos textos indios: *Shat-cakra-nirupana*, escrito por un yogui bengalí llamado Purnananda Swami en 1577, y el *Padaka-panchaka*, escrito en el siglo x.

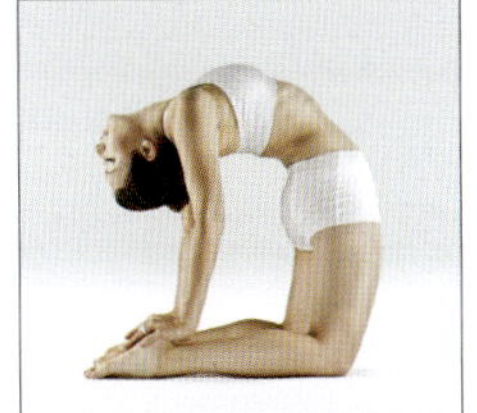

Los chakras se activan de las siguientes maneras:

Al estirar, se abre el área donde se encuentra el chakra. Por ejemplo, el chakra de la garganta se puede activar en la postura del camello (*ushtrasana*). La cabeza se inclina hacia atrás para que haya un estiramiento en la parte frontal de la garganta.

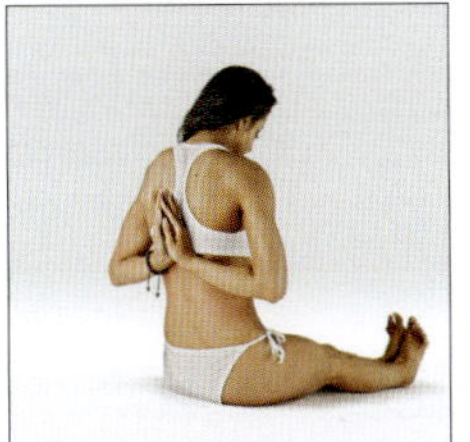

Aplicando presión física en el área donde se encuentra el chakra. El chakra de la garganta, por ejemplo, se puede activar en la postura del báculo (*dandasana*). El bloqueo de la barbilla (*jaladhara bandha*) se activa llevando la barbilla al hueso de la clavícula, por lo que se aplica presión en el área de la garganta.

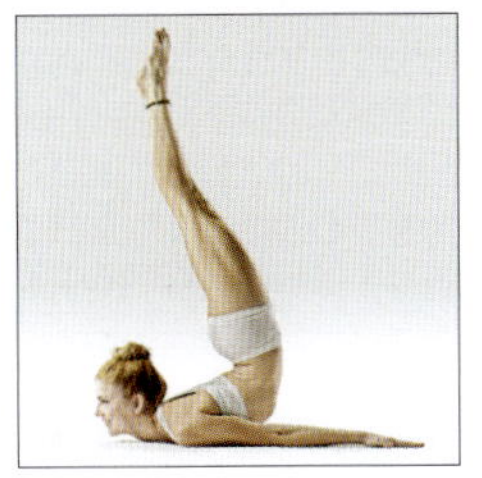

Al combinar los dos métodos anteriores, el chakra de la garganta se activa en la versión completa de postura invertida de la langosta (*viparita chalabhasana*). La cabeza se curva hacia atrás, creando un estiramiento en la parte frontal de la garganta. Al mismo tiempo, el área de la garganta se presiona contra el suelo, por lo que se ejerce presión física en esa área.

CONDICIÓN	POSTURAS BENEFICIOSAS	POSTURAS A DESARROLLAR CON PRECAUCIÓN

---

1. Dolor de cabeza y migraña

Muchas veces son causados por la tensión y el estrés. En yoga respiramos profundamente y nos relajamos. La práctica del yoga estira los músculos de la parte superior del cuerpo, libera endorfinas (una hormona que hace que nos sintamos bien) y relaja la mente. Ayuda a liberar la tensión al aumentar el flujo de sangre a los músculos, haciendo que el sistema nervioso esté menos agitado y reduciendo la posibilidad de sufrir dolor de cabeza o migraña.

Evitar las posturas que añadan peso o presión en la cabeza y el cuello. Si sufres migrañas, evita las posturas que aumenten drásticamente el flujo de sangre a la cabeza. Si tus migrañas son severas, evita practicar posturas y acuéstate en un cuarto oscuro.

Inclinación hacia delante sentada. Ej.: postura de ambas manos en los tobillos y cabeza en las rodillas (*dwi hasta kulpa janu shirshasana*), p. 328. Las posturas curvadas hacia delante y sentadas liberan la tensión en los isquiotibiales y en la parte baja de la espalda y ayudan a prevenir los dolores de cabeza causados por la tensión en las piernas y en la parte baja de la espalda.

Torsión sentada. Ej.: Postura de la media raíz del señor de los peces (*Ardha mula matsyendrasana*), p. 283. Las posturas de torsión sentadas pueden ayudar a prevenir los dolores de cabeza causados por la tensión en la espalda superior e inferior.

Ej.: postura de la mano de la postura dedicada a Garuda en la postura del niño (*hasta garudasana en balasana*), p. 417. Esta postura de la mano ayuda a estirar los hombros y puede prevenir los dolores de cabeza causados por la tensión en los músculos de la parte superior de la espalda.

Ej.: posición de las manos de la postura de la cara de vaca en la postura del ángulo enlazado (*hasta garudasana en baddha konasana*), p. 286. Cualquier postura con esta posición de las manos ayuda a estirar los tríceps, los hombros y los manguitos rotadores, y puede ayudar a prevenir los dolores de cabeza causados por la tensión en los brazos y en los músculos de los hombros.

Inversiones. Ej.: postura de la pluma de pavo real (*picha mayurasana*), p. 526, postura del rey Palomo con una sola pierna 1, versión B, por encima de la cabeza 5 (*pada eka pada raja kapotasana 1 B en shirshasana 5*), p. 542, y posición de las piernas de la postura dedicada a Garuda en postura del cuerpo entero con las manos entrelazadas con apoyo (*pada garudasana en baddha hasta salamba sarvangasana*), también conocida como posición sobre los hombros, p. 555. Evita las inversiones intensas que requieran mucha fuerza, ya que aumentan la frecuencia cardíaca y el flujo de sangre a la cabeza y pueden desencadenar dolores de cabeza o migrañas.

Curva hacia atrás con los pies y cabeza en el suelo. Ej.: postura del puente (*setu bandhasana*), p. 677. Evite las posturas que presionen la cabeza y el cuello, ya que pueden desencadenar dolores de cabeza o migrañas.

---

2. Túnel carpiano

Para ayudar a prevenir o aliviar el síndrome del túnel carpiano mediante el yoga deberás practicar posturas que fortalezcan y estiren los músculos flexores del antebrazo, que son los músculos en el lado interior del antebrazo. Dependiendo de la gravedad de la lesión, es posible que desees comenzar con posturas que pongan menos peso en la articulación de la muñeca.

Posturas que fortalecen la muñeca sin forzarla. Ej.: postura del báculo (*dandasana*), p. 303. Estirar y fortalecer suavemente la muñeca y los músculos del antebrazo puede ayudar a prevenir o a reducir el síndrome del túnel carpiano.

Posturas con las manos en la postura invertida de la oración. Ej.: posición del loto oculto (*gupta padmasana*), p. 570, y postura invertida de la oración de la montaña (*viparita namaskar tadasana*), p. 25. Estas posturas ayudan a estirar las muñecas, los antebrazos, los hombros, el pecho y los manguitos rotadores. Liberar la tensión de estas áreas es útil.

Posturas que tienen las manos en posturas de oración (anjali mudra). Ej.: postura del viento liberado de pie en oración con torsión (*parivritta namaskar stiti utthita vayu muktyasana*), p. 46. Estirar las muñecas y los músculos del antebrazo puede potenciar la circulación sanguínea y disminuir la tensión en el área.

Posturas con las manos entrelazadas, con las palmas hacia afuera. Ej.: postura de la montaña con las manos entrelazadas hacia arriba (*tadasana urdhva baddha hastasana*), p. 26. Estas posturas ayudan a estirar los músculos de los antebrazos que están tensos en la mayoría de las personas que sufre de síndrome del túnel carpiano.

Equilibrio de brazos en el suelo con ambos pies alzados. Ej.: postura de la grulla (*bakasana*), p. 510. Estas posturas tienen todo el peso corporal apoyado en las muñecas, lo que ejerce una gran tensión en el túnel carpiano y pueden empeorar drásticamente los síntomas.

Inclinaciones hacia atrás con las manos y los pies en el suelo. Ej.: postura del arco hacia arriba (*urdhva dhanurasana*), p. 496, y postura salvaje (*chamatkarasana*), p. 498. Estas posturas son muy malas para las muñecas.

Inclinaciones hacia atrás con los brazos rectos. Ej.: postura del perro boca arriba (*urdhva mukha shvanasana*), p. 587. Estas posturas ejercen presión sobre las articulaciones de la muñeca.

NOTAS ADICIONALES: hay algunas opciones para evitar la presión en las muñecas mientras practicas la postura del perro boca arriba (*urdhva mukha shvanasana*), p. 587, o la posición del perro boca abajo (*adho mukha shvanasana*), p. 116. Si adviertes que estas posturas afectan al túnel carpiano, deja caer las rodillas al suelo y gira las manos 45 grados hacia afuera para eliminar la presión sobre el nervio. También puedes experimentar colocando accesorios (una esterilla de yoga enrollada, un libro delgado o una tabla inclinada) debajo de la base de las palmas de las manos para cambiar el peso a los nudillos y los dedos para reducir la compresión de la muñeca.

3. Asma

El yoga puede ayudarte a ser consciente de tus patrones de respiración y liberar la tensión del cuello, la parte superior de la espalda, el pecho y los hombros. Concéntrate en hacer respiraciones completas. Dado que uno de los síntomas del asma son las respiraciones cortas y poco profundas, desarrollar el control de la respiración ayudará al cuerpo a obtener el oxígeno necesario y ayudará a calmarlo.

Algunas posturas pueden ser extenuantes para el sistema respiratorio y podrían causar ataques de asma. Se recomienda que te marques el ritmo tú mismo, aumentando gradualmente la temperatura de tu cuerpo y enfriándola. El aire frío puede contraer los bronquios y causar un ataque de asma. El aire caliente y húmedo puede causar deshidratación y también puede causar un ataque de asma. Busca una habitación con una temperatura agradable.

Posturas sobre las manos y las rodillas. Ej.: pasar de la postura del tigre (*vyaghrasana*), p. 427, a la postura del tigre sin apoyo (*niralamba vyaghrasana*), p. 432. Muchas personas que sufren asma tienen tensión en la parte superior de la espalda y del pecho por toser durante los ataques de asma. La combinación de flexiones suaves de la espalda con suaves flexiones hacia delante estira suavemente el tórax, la parte superior de la espalda y el cuello, lo que puede ayudar a reducir los síntomas del asma empeorado por la tensión en esas áreas.

Inclinaciones hacia atrás. Ej.: postura del pez (*matsyasana*), p. 672. Las flexiones suaves ayudan a abrir los hombros del pecho y la parte delantera, y mejoran la calidad de la respiración.

Variaciones de la postura del león. Ej.: postura del león dedicada a un avatar de Vishnu en la postura de la guirnalda (*narasimhasana en malasana*), p. 238. Las variaciones de la postura del león pueden ayudar a liberar la tensión en la garganta, el cuello y la mandíbula porque «ruges» como un león en estas posturas. También pueden ayudar a expulsar el aire viciado de los pulmones.

Meditación sentada enfocada en la respiración. Ej.: postura del loto (*padmasana*), p. 263. Llevar la atención a la respiración y desarrollar el control puede ser útil durante un ataque de asma y puede ayudar a prevenir el ataque.

Inversiones. Ej.: postura del pino 5 (*shirshasana* 5), p. 541. Las inversiones ayudan a potenciar el movimiento adecuado del diafragma durante una espiración. Como la mayoría del cuerpo está al revés, la gravedad trabaja con la exhalación, no contra ella.

Inversiones sobre los hombros. Ej.: postura de presión de la oreja (*karnapidasana*), p. 562. Pueden comprimir el cuello y el pecho, especialmente cuando las rodillas están flexionadas hacia la cabeza. Esta compresión restringe la respiración y puede causar un ataque de asma.

Posturas flexionadas sobre la barbilla y el pecho. Ej.: postura de la langosta invertida (*viparita shalabhasana*), p. 612. Estas posturas comprimen la garganta y restringen la respiración, pueden provocar un ataque de asma.

Posturas curvadas hacia delante sentadas. Ej.: postura de estiramiento intenso occidental (*paschimottanasana*), p. 304. Estas posturas comprimen los pulmones y restringen la respiración, y pueden provocar un ataque de asma.

Posturas cardio-intensas. Ej.: postura del cocodrilo (*nakrasana*), p. 451. Las posturas que requieren mucha fuerza y que son exigentes para el sistema cardiovascular pueden causar dificultad para respirar y falta de aire, y pueden provocar un ataque de asma.

Inclinaciones hacia atrás intensas. Ej.: postura del pequeño rayo (*laghuvajrasana*), p. 480. Estas posturas pueden estimular y provocar dificultad para respirar si se tiene asma. Se recomienda comenzar con flexiones de la espalda suaves y avanzar lentamente hacia las más profundas, según cómo sientas el cuerpo.

Equilibrio de brazos con ambos pies levantados. Ej.: postura desigual de medio descanso dedicada a Ashtavakra (*vishama ardha shayana ashtavakrasana*), p. 518. Estos tipos de posturas requieren mucha fuerza y resistencia y pueden provocar dificultades para respirar.

4. Dolor de cuello

La combinación de estiramientos suaves y movimientos de fortalecimiento puede abrir músculos tensos en el cuerpo, aumentando la flexibilidad del cuello y reequilibrando los músculos posturales. Los movimientos simples y lentos lubricarán el cuello y aumentarán su rango de movimiento. Es necesario mantener cada postura durante 30 a 90 segundos.

Si bien es importante fortalecer y estirar los músculos del cuello, si ya tienes un problema de cuello, es mejor no agravarlo. Las posturas que son más extenuantes para el cuello son las que soportan la mayor parte del peso del cuerpo por encima de la cabeza o sobre el cuello.

Posturas de estiramientos de cuello sentadas. Ej.: postura fácil con estiramiento de cuello (*sukhasana*), p. 258. Estirar los músculos del cuello puede ayudar a prevenir o a reducir el dolor de cuello.

Posturas de torsiones sentadas. Ej.: postura dedicada a Bharadvaja 1 (*bharadvajasana* 1), p. 343. Las posturas de torsiones sentadas aumentan el movimiento de la parte superior de la espalda y el cuello.

Posturas sobre las manos y las rodillas. Ej.: a partir de la postura del tigre (*vyaghrasana*), modificación de rodilla hacia la frente, p. 429 pasar a la postura del tigre, también conocida como postura del gato curvado, p. 432. Curvar la espalda y luego inclinarla hacia atrás en una suave flexión puede ayudar a fortalecer los músculos del cuello y estirar la parte frontal del cuello (en perro curvado) y la parte posterior del cuello (en gato curvado).

Postura de las manos de la postura dedicada a Garuda. Ej.: postura de las manos de la postura dedicada a Garuda en la postura del héroe (*hasta garudasana en virasana*), p. 338. Cualquier postura con esta posición de las manos ayuda a estirar los hombros, la parte superior de la espalda y la espalda y puede ayudar a prevenir el dolor de cuello provocado por la tensión de los músculos de la parte superior de la espalda.

Inversiones completas. Ej.: postura invertida de una sola pierna del rey Palomo 1, versión B, apoyada en la cabeza 5 (*parivritta pada eka pada raja kapotasana* 1 B en *shirshasana* 5), p. 542, postura de cuerpo entero sin apoyo con una pierna (*eka pada niralamba sarvangasana*), también conocida como postura sobre los hombros, p. 554 Las inversiones completas con la cabeza en el suelo ejercen presión sobre el cuello, ya que la mayoría del peso corporal tiende a descansar por encima de la cabeza o el cuello. Si tienes una lesión en el cuello, es mejor evitar esta postura.

Inclinaciones hacia atrás con los pies y la cabeza en el suelo. Ej.: postura invertida del arco sobre los dedos de los pies (*viparita prapada dhanurasana*), también conocida como Postura del arco sobre pies y cabeza (*shirsha dhanurasana*) p. 489. Las inclinaciones hacia atrás con la cabeza y los pies en el suelo requieren mucha fuerza en el cuello y deben evitarse si se tienen lesiones de cuello o molestias.

5. Presión arterial alta

Si crees que puedes tener hipertensión arterial o ya sabes que la tienes, es recomendable que hables con tu médico. Practicar yoga puede ayudar a controlar la presión arterial, ya que combina los beneficios de la meditación, la relajación muscular y el ejercicio de entrenamiento de fuerza. Cuando practiques posturas de yoga, asegúrate de poder respirar de manera cómoda y profunda. Si tienes alguna dificultad para respirar, sal de la postura y descansa o realiza una versión más fácil de ésta. Si la dificultad para respirar persiste, consulta a tu médico de inmediato.

Inclinaciones hacia atrás sentadas. Ej.: postura del loto con las manos entrelazadas (*baddha hasta padmasana*), p. 264. Las posturas en las que se realizan inclinaciones hacia atrás sentadas abren suavemente el tórax y mejoran el flujo de oxígeno a los pulmones. Liberan la tensión en el pecho y en los músculos de los hombros, a menudo causadas por el estrés y el encorvamiento frente a un ordenador a diario. Esto puede ayudar a disminuir la presión arterial alta como resultado del estrés.

Torsiones sentadas. Ej.: postura fácil invertida (*parivritta sukhasana*), p. 258. Las posturas de torsiones sentadas ayudan a liberar la tensión de la parte superior de la espalda y desintoxican el cuerpo. Esto puede ayudar a disminuir la presión arterial alta como resultado de la tensión en la parte superior de la espalda.

Inclinaciones frontales en decúbito supino. Ej.: postura reclinada con ambas manos en una sola pierna (*supta dwi hasta padasana*), p. 695. Las posturas frontales en decúbito supino estiran los isquiotibiales sin aumentar la presión sanguínea, a diferencia de las curvaturas hacia delante, en las que la cabeza está debajo del corazón. Esto puede ayudar a disminuir la presión arterial alta como resultado de la tensión muscular de la parte inferior de la espalda y las piernas.

Inversiones. Ej.: postura de los pies separados hacia afuera con estiramiento intenso 2 (*prasarita padottanasana* 2), p. 111 y postura de la grulla en la posición preparatoria sobre la cabeza 5 (*bakasana* en *shirshasana* 5 preparatoria), p. 543. Si se tiene presión arterial alta que no está controlada, se deben evitar las inversiones. Son posturas muy estimulantes. Aumentan el flujo sanguíneo y la frecuencia cardíaca, generando presión en los vasos sanguíneos del cerebro, que puede hacer que la presión arterial aumente mucho y rápidamente.

Posturas en estocada hacia delante con la rodilla estirada hacia atrás. Ej.: postura en estocada con torsión del hijo de Anjani (*lord Hanuman*) con las manos en oración (*parivritta anjaneyasana namaskar*), p. 190. Estas posturas pueden requerir mucha fuerza en la parte inferior del cuerpo. Pueden elevar la frecuencia cardíaca y aumentar la presión arterial.

Postura de equilibrio de brazos con ambos pies elevados. Ej.: posición de piernas de la postura de la cara de vaca en la postura del columpio (*pada gomukhasana* en *lolasana*) p. 508. Estas posturas son exigentes para la parte superior del cuerpo y pueden aumentar la frecuencia cardíaca.

Inclinaciones con las manos y los pies en el suelo. Ej.: Postura del báculo invertida con ambas piernas elevadas (*utthita dwi pada viparita dandasana*), p. 497. Posturas como estas pueden elevar la presión arterial al aumentar la frecuencia cardíaca.

6. Menstruación

En la menstruación, las contracciones uterinas pueden causar calambres dolorosos en la parte inferior del abdominal y en la zona lumbar. El yoga puede ayudar a liberar endorfinas. Estira la parte inferior del cuerpo y la espalda para ayudar a liberar el dolor. Las inclinaciones hacia delante abren las zonas internas de las caderas y las torsiones suaves pueden ayudar a aliviar los síntomas de la menstruación.

Algunos opinan que las inversiones pueden causar la congestión de los vasos sanguíneos del útero, lo que puede aumentar el flujo sanguíneo y debe evitarse durante la menstruación. Por otro lado, el libro de B. K. S Iyengar *The Path to Holistic Health* recomienda inversiones durante la regla para reducir el flujo sanguíneo. Debes escuchar a tu propio cuerpo y juzgar en consecuencia.

Posturas de apertura de cadera en decúbito supino. Ej.: postura universal del diamante que todo lo abarca (*vishvavajrasana*), p. 681. Las posturas como ésta abren las caderas y las ingles y permiten que la zona lumbar de la columna vertebral descanse, lo que puede ayudar a aliviar el malestar menstrual.

Sentadillas bajas. Ej. postura de la guirnalda con agarre de una pierna (*eka pada baddha malasana*), p. 239. Practica posturas como ésta para estirar las ingles, el pecho y los músculos de los hombros. Liberar la tensión de esas áreas puede ayudar a aliviar el malestar menstrual.

Posturas de apertura de las caderas sentadas. Ej.: postura preparatoria del rey Palomo con una sola pierna 1 (*eka pada raja kapotasana 1* preparatoria), p. 370. Posturas como ésta ayudan a abrir las caderas y estirar la parte inferior del abdominal, lo que puede ayudar a aliviar el malestar menstrual debido a la tensión en esa área.

Posturas de inclinación hacia atrás sobre las rodillas. Ej.: postura del camello (*ushtrasana*), p. 475. Posturas como ésta pueden ayudar a estirar la parte inferior del abdominal y liberar la tensión de esa región, lo que puede ayudar a aliviar el malestar menstrual.

Posturas de torsión suaves sentadas. Ej.: postura preparatoria del señor de los peces fácil (*sukha matsyendrasana* preparatoria), p. 309. Las torsiones sentadas estimulan los órganos internos y pueden ayudar a aliviar los síntomas de la menstruación.

Equilibrio de brazos con las manos y los pies en el suelo. Ej.: postura del báculo sobre las cuatro extremidades (*chaturanga dandasana*), p. 451. Las posturas de este tipo son muy exigentes para la parte superior y la parte central del cuerpo, y pueden empeorar los síntomas de la menstruación debido a un entrenamiento excesivo.

Equilibrio de brazos con ambos pies elevados. Ej.: postura dedicada a Galava, variación con una sola pierna (*eka pada galavasana*), p. 514. Estas posturas requieren mucha fuerza y pueden empeorar los síntomas de la menstruación debido al entrenamiento excesivo.

Sentadillas altas. Ej.: postura feroz sobre las puntas de los pies (*prapada utkatasana*), p. 209. Las posturas de este tipo son exigentes para las piernas y el torso, y pueden empeorar los síntomas de la menstruación debido al entrenamiento excesivo.

Posturas de curvatura de manos y pies. Ej.: postura de la perdiz (*kapinjalasana*) p. 462. Las curvaturas intensas ejercen mucha presión porque el trabajo se realiza de manera intensa sobre el cuerpo entero. Pueden empeorar los síntomas de la menstruación debido al entrenamiento excesivo.

7. Embarazo

No practiques posturas de yoga vigorosas como las *vinyasas,* en las que se salta. Saltar es peligroso durante el embarazo. Evita las clases de yoga que puedan aumentar peligrosamente tu temperatura corporal general o causarte deshidratación. Después de dar a luz, ten cuidado cuando te estires. Los niveles de relaxina (la hormona que afloja los músculos y las articulaciones para adaptar el organismo al parto) en el cuerpo todavía pueden ser altos, lo que aumenta el peligro de lesiones debido al estiramiento excesivo. Si has dado a luz por cesárea, asegúrate de que la herida esté curada correctamente. Evita realizar torsiones o flexiones intensas, ya que pueden interferir en la cicatrización de la herida.

Posturas de apertura de caderas interiores sentadas. Ej.: postura del héroe con las rodillas separadas (*prasarita janu virasana*), p. 343. Posturas como ésta estiran las caderas internas sin comprimir el abdominal.

Sentadillas con las piernas separadas. Ej.: postura del sello de mano del loto en la postura con las manos elevadas dedicada a la diosa Kali (*padma mudra urdhva hasta kalyasana*), p. 99. Las sentadillas con las piernas separadas fortalecen los cuádriceps (la parte frontal de los muslos), los isquiotibiales (la parte posterior de los muslos) y los glúteos (las nalgas) sin ejercer presión sobre el abdominal.

Inclinaciones laterales de pie. Ej.: postura del ángulo lateral extendida (*utthita parshva konasana*), p. 135. Las inclinaciones laterales de pie extienden los lados del torso y bajan la espalda mientras fortalecen las piernas sin ejercer presión sobre el abdominal.

Posturas sobre las manos y las rodillas. Ej.: postura del tigre (*vyaghrasana*) p. 427. Las posturas sobre las manos y las rodillas se pueden realizar durante el embarazo porque no comprimen el abdominal.

Flexiones suaves sobre las rodillas. Ej.: postura del medio camello (*ardha ushtrasana*) p. 476. Las flexiones suaves se pueden practicar durante el embarazo, ya que no comprimen el abdominal.

Inversiones. Ej.: postura del descanso (*shayanasana*), p. 528. No hagas inversiones en las que tu corazón esté por encima de tu cabeza más allá del primer trimestre. Poner el cuerpo al revés crea presión sobre los órganos internos y puede dañar al feto en desarrollo.

Torsiones curvadas hacia delante. Ej.: postura occidental de inclinación intensa con torsión con agarre con dos manos (*dwi hasta parivritta paschimottanasana*), p. 306. No realices ninguna curvatura hacia delante o torsión que comprima el abdomen.

Posturas centrales. Ej.: postura del barco invertida (*parivritta navasana*) p. 397. No hagas posturas vigorosas que compriman el abdominal.

Posturas en decúbito prono. Ej.: postura dedicada a Siddhar Konganar (*eka pada konganarasana*), p. 597. Evita las posturas pronas ya que ejercen mucha presión sobre el abdomen.

Posturas en decúbito supino en las que la espalda está plana en el suelo. Ej.: posición de las piernas cruzadas en la postura de la cara de vaca (*supta pada gomukhasana*), p. 679. Las posturas en decúbito supino con la espalda plana en el suelo eliminan la curvatura natural de la zona lumbar de la columna vertebral que está presente durante el embarazo y puede comprimir al feto y a la placenta.

Inclinaciones hacia atrás intensas. Ej.: postura de la paloma con una sola pierna (*eka pada kapotasana*), p. 483. Las curvaturas intensas crean demasiado estiramiento en el abdomen.

---

8. Menopausia

Los síntomas comunes de la menopausia, como los sofocos y los cambios de humor, pueden aliviarse con la práctica regular de posturas de yoga. Concéntrate en las posturas que abren el área pélvica y en la mediación para ayudar a controlar el estrés.

Evita practicar yoga caliente y evita el esfuerzo excesivo. Ambas cosas pueden desencadenar los síntomas de la menopausia. Se recomienda evitar los saludos solares intensos, ya que pueden aumentar la temperatura corporal y provocar sofocos.

Inclinaciones hacia atrás suaves en postura decúbito supino. Ej.: Postura del puente de cuerpo entero (*Setu bandha sarvangasana*), p. 658. Las flexiones suaves abren el área del pecho y el corazón. Pueden ayudar a equilibrar la presión arterial y las secreciones hormonales, así como aliviar los cambios de humor y los sofocos.

Posturas de apertura de caderas en postura decúbito supino. Ej.: Postura reclinada de piernas flexionadas y enlazadas (*Supta baddha konasana*), p. 674. Estas posturas abren el pecho, el corazón y el área pélvica. El flujo sanguíneo aumenta en el área pélvica y en los órganos reproductivos, lo que puede ayudar a equilibrar las funciones hormonales. Estas posturas pueden ayudar a aliviar la presión arterial alta, los dolores de cabeza y los problemas respiratorios.

Posturas de apertura de muslos en postura decúbito supino. Ej.: Postura del héroe reclinada (*Supta virasana*), p. 692. Posturas como esta pueden ayudar a mejorar la circulación sanguínea en la región ovárica y estimular los órganos pélvicos, lo que puede ayudar a equilibrar las funciones hormonales y aliviar los síntomas de la menopausia.

Inclinaciones hacia atrás sobre manos y pies. Ej.: postura del arco con una sola pierna sobre los dedos del pie (*prapada eka hasta urdhva dhanurasana*), p. 497. Posturas como éstas pueden ser demasiado agotadoras para la parte superior del cuerpo (brazos y hombros). Pueden elevar la temperatura corporal y provocar sofocos.

Posturas centrales. Ej.: postura del barco (*navasana*), p. 391. Evita las posturas vigorosas de yoga, ya que crean demasiada tensión alrededor de los órganos abdominales y pueden empeorar los síntomas de la menopausia.

Torsiones de pie. Ej.: postura de ángulo lateral con torsión (*parivritta parshva konasana*) p. 141. Evita las torsiones intensas, ya que crean demasiada compresión alrededor de los órganos internos del torso, lo que puede empeorar los síntomas de la menopausia.

Inversiones. Ej.: postura del pino 1 (*shirshasana 1*), p. 534. Evita las inversiones completas, ya que aumentan el flujo de sangre a los órganos internos del torso e incrementan la frecuencia cardíaca, lo que puede causar sofocos.

Posturas de pie

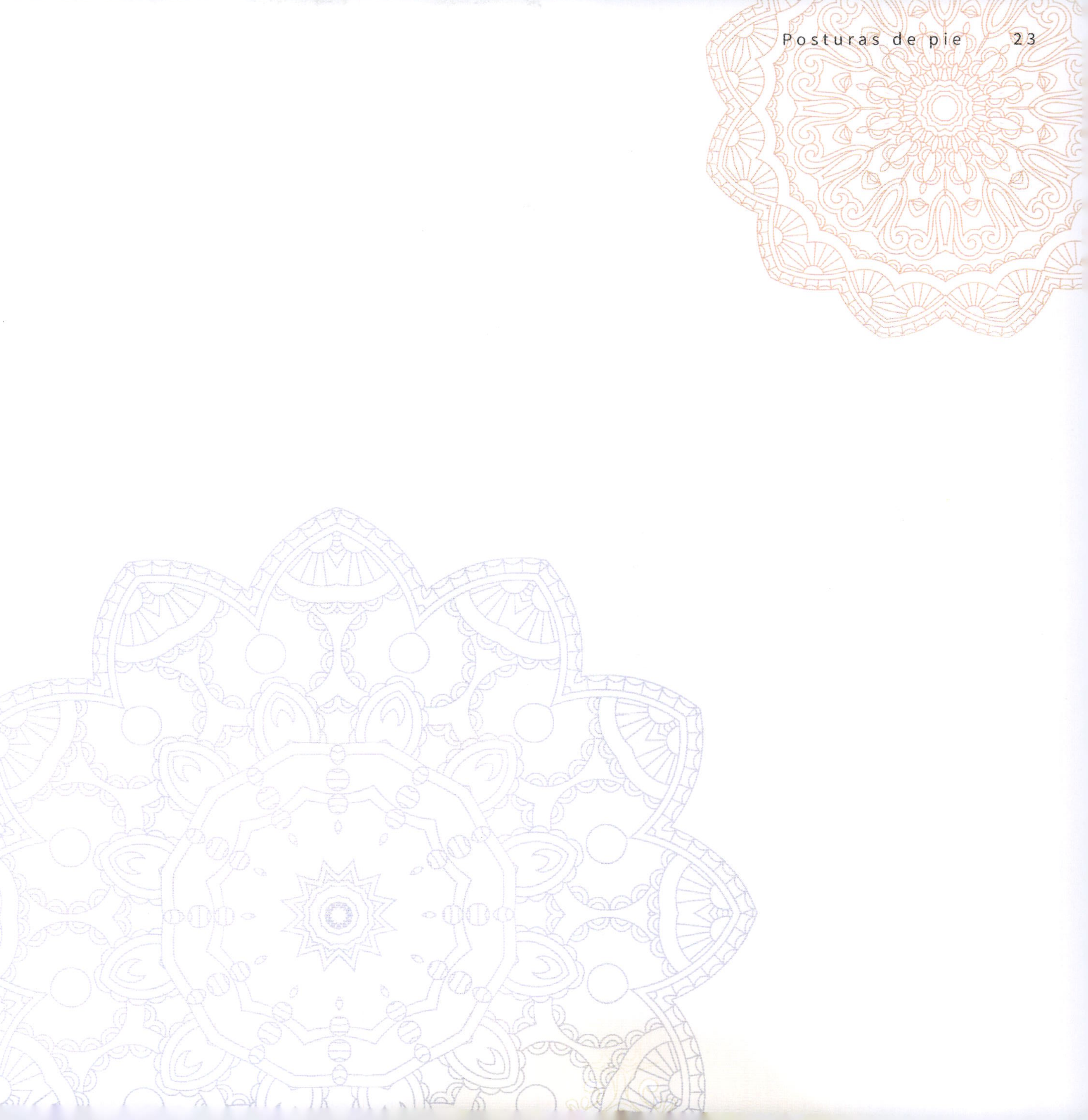

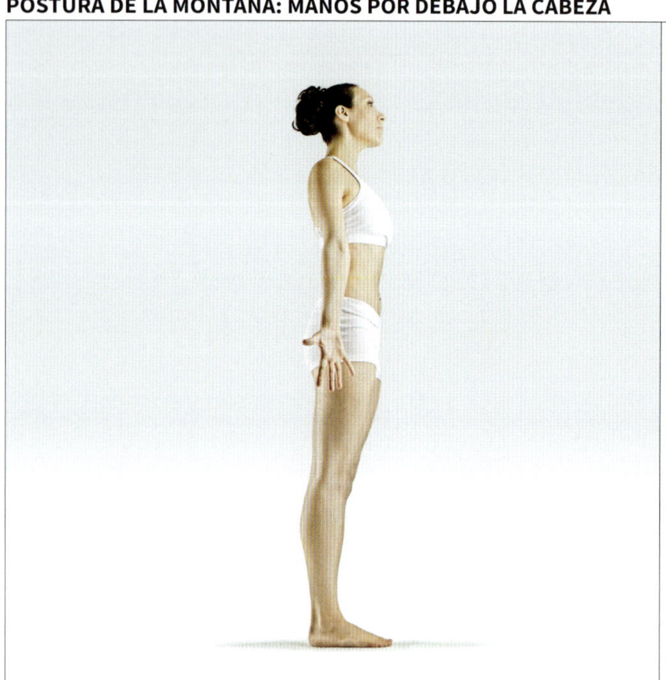

Postura de la montaña

Tadasana

También conocida como: postura estable constante
y estado de equilibrio *(samasthiti).*
Modificación: palmas con torsiones hacia delante.
Tipo de postura: de pie.
Punto de *drishti*: *nasagral* o *nasagre* (narlz).

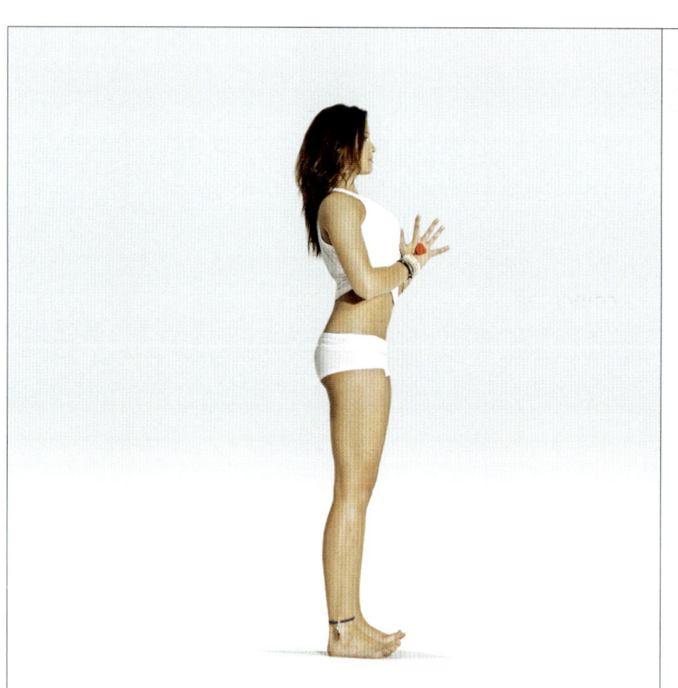

Postura de la montaña
con las manos en oración

Tadasana namaskar

Modificación: manos en *anjali mudra* (manos en oración),
pies hacia delante, dedos levantados.
Tipo de postura: de pie.
Punto de *drishti*: *nasagrai* o *nasagre* (nariz).

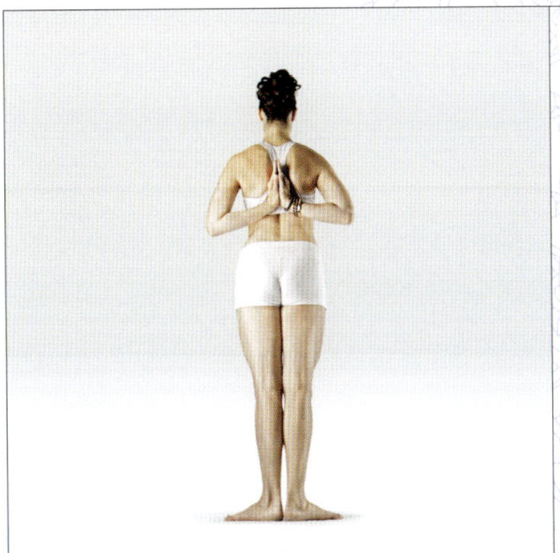

Postura invertida de la montaña con las manos en oración

Viparita namaskar tadasana

También conocida como: postura del pingüino y postura de la montaña con las manos en oración por la espalda *(paschima namaskara tadasana)*.

Modificación: pies hacia fuera.

Tipo de postura: de pie.

Punto de *drishti*: *nasagrai* o *nasagre* (nariz).

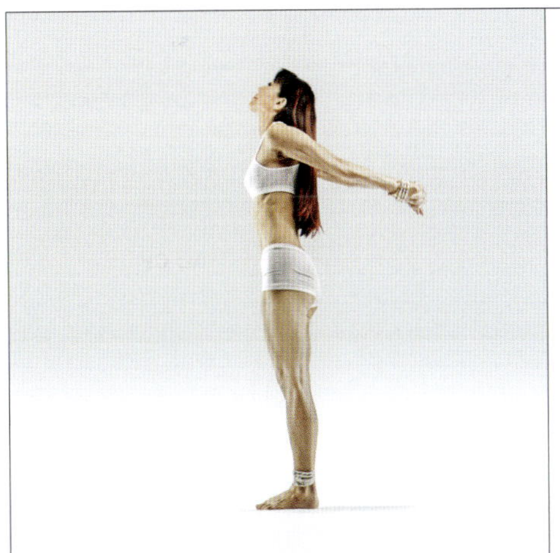

Postura de la montaña con las manos entrelazadas en la espalda

Baddha hasta tadasana

Tipo de postura: de pie.

Punto de *drishti*: *bhrumadhye* o *ajna chakra* (tercer ojo, entre las cejas).

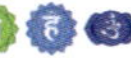

POSTURA DE LA MONTAÑA: MANOS POR ENCIMA DE LA CABEZA Y MODIFICACIONES DE LA DANZA *TANDAVA* Y *LASYA*

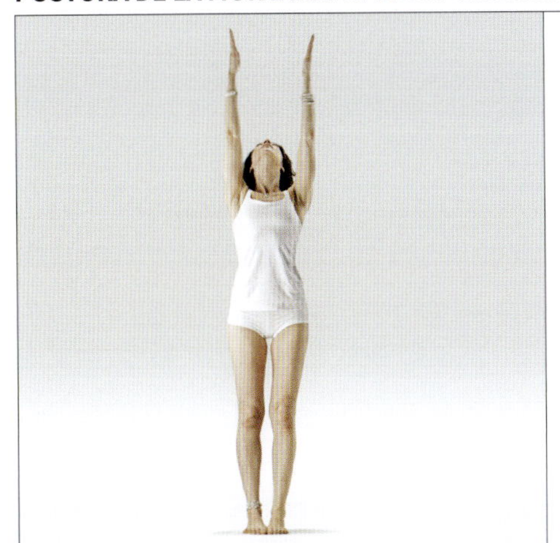

Postura del saludo hacia arriba

Urdhva hastasana

También conocida como: postura de volcán.

Modificación: brazos separados la anchura de los hombros.

Tipo de postura: de pie, flexión de la espalda suave.

Punto de *drishti*: *angushtamadhye* o *angushta ma dyai* (pulgares).

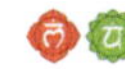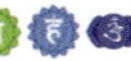

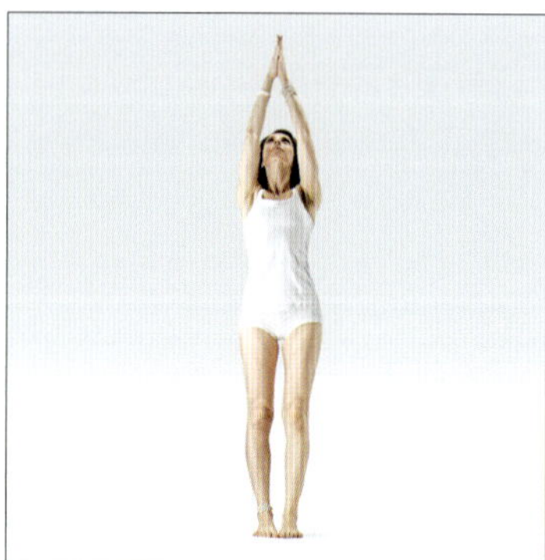

Postura del saludo hacia arriba

Urdhva hastasana

También conocida como: postura de volcán.
Modificación: palmas presionadas juntas.
Tipo de postura: de pie, flexión de la espalda suave.
Punto de *drishti*: *angushtamadhye* o *angushta ma dyai* (pulgares).

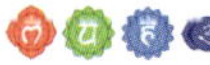

Postura de la montaña con las manos levantadas y entrelazadas

Tadasana urdhva baddha hastasana

También conocida como: postura de la montaña (*parvatasana*).
Tipo de postura: de pie.
Punto de *drishti*: *nasagrai* o *nasagre* (nariz).

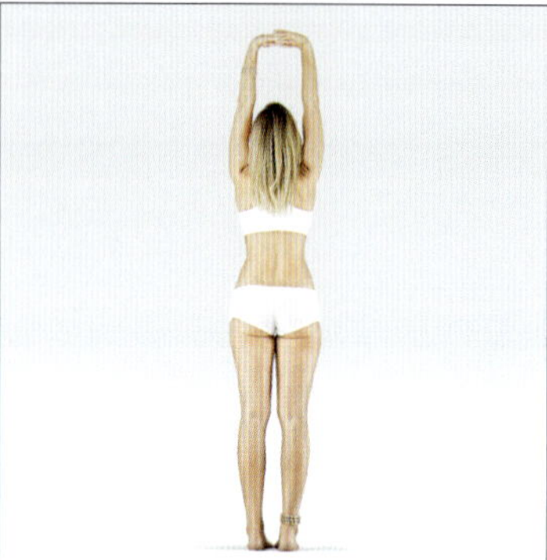

Postura de la montaña

Tadasana

Modificación: apertura de hombros, versión intensa.
Tipo de postura: de pie.
Punto de *drishti*: *parshva drishti* (hacia la derecha), *parshva drishti* (hacia la izquierda).

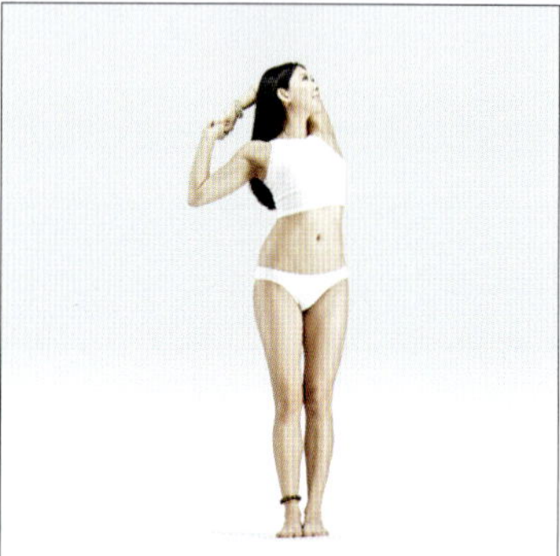

Postura inspirada en la danza de Parvati

Lasyasana

Modificación: ambas piernas rectas; una pierna extendida hacia delante con el talón levantado; un brazo por encima de la cabeza e inclinado en dirección al suelo, el otro brazo se eleva hacia el cielo; curvatura profunda.
Tipo de postura: de pie, flexión hacia atrás.
Punto de *drishti*: *bhrumadhye* o *ajna chakra* (tercer ojo, entre las cejas).

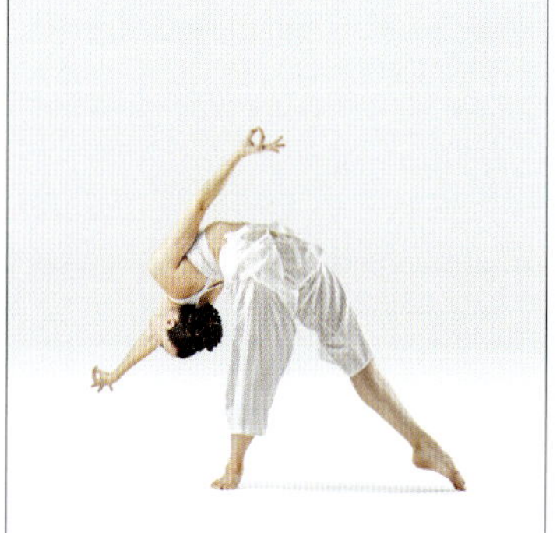

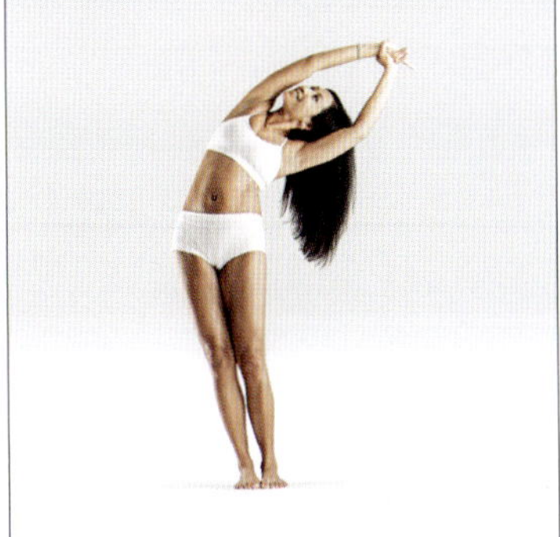

Postura creciente de pie

Indudalasana
Modificación: agarrar la muñeca de la mano superior.
Tipo de postura: de pie, inclinación lateral.
Punto de *drishti*: *urdhva* o *antara drishti* (hacia el cielo).

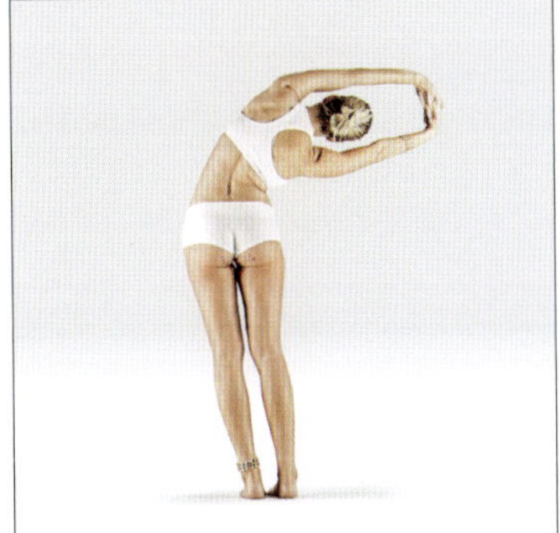

Postura de la montaña inclinada lateral con la manos entrelazadas y elevadas

Parshva tadasana urdhva baddha hastasana
También conocida como: postura de flexión lateral *(parshva bhangi)*.
Tipo de postura: de pie, inclinación lateral.
Punto de *drishti*: *nasagrai* o *nasagre* (nariz).

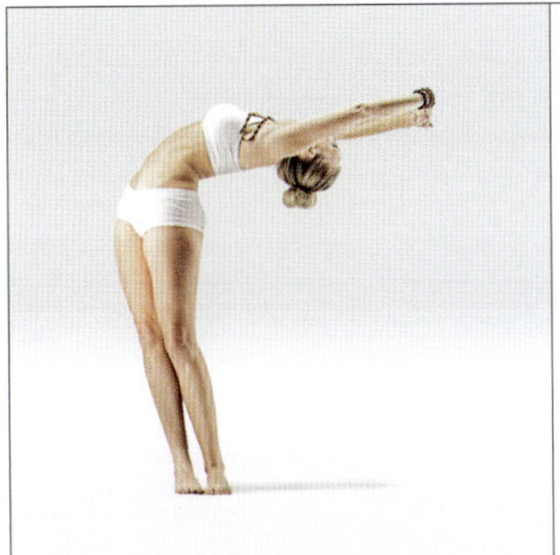

Postura de la montaña inclinada hacia atrás en torsión con las manos entrelazadas y elevadas

Parivritta urdhva tadasana urdhva baddha hastasana
También conocida como: postura de flexión lateral *(parshva bhangi)*.
Tipo de postura: de pie, inclinación lateral, flexión hacia atrás.
Punto de *drishti*: *angushtamadhye* o *angushta ma dyai* (pulgares).

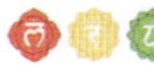

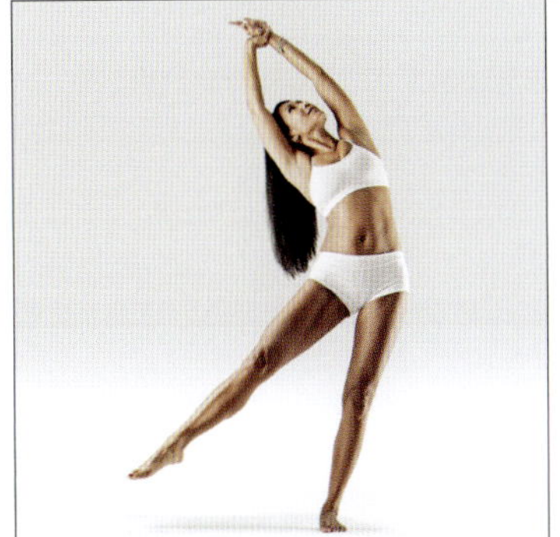

Postura creciente de pie con una pierna elevada

Eka pada indudalasana
Modificación: agarrar la muñeca de la mano superior.
Tipo de postura: equilibrio con una pierna de pie, inclinación lateral.
Punto de *drishti*: *urdhva* o *antara drishti* (hacia el cielo).

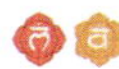

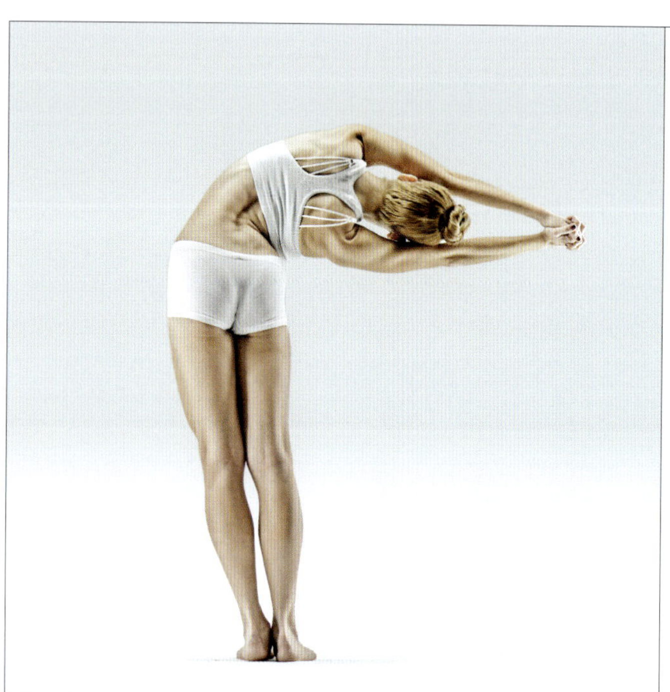

Postura de estiramiento lateral

Parshvasana

Modificación: dedos entrelazados, palmas juntas.
Tipo de postura: de pie, inclinación lateral.
Punto de *drishti*: *nasagrai* o *nasagre* (nariz), *urdhva* o *antara drishti* (hacia el cielo).

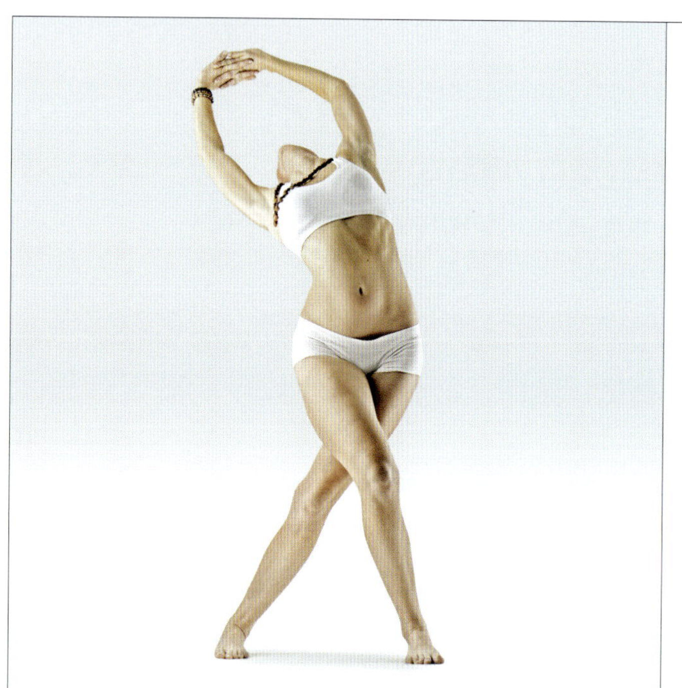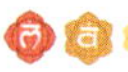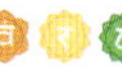

Postura inspirada en el vigoroso ciclo de la vida de Shiva

Tandavasana

Modificación: talones apoyados en el suelo, piernas cruzadas, brazos por encima de la cabeza.
Tipo de postura: de pie, inclinación lateral, flexión hacia atrás.
Punto de *drishti*: *angushtamadhye* o *angushta ma dyai* (pulgares).

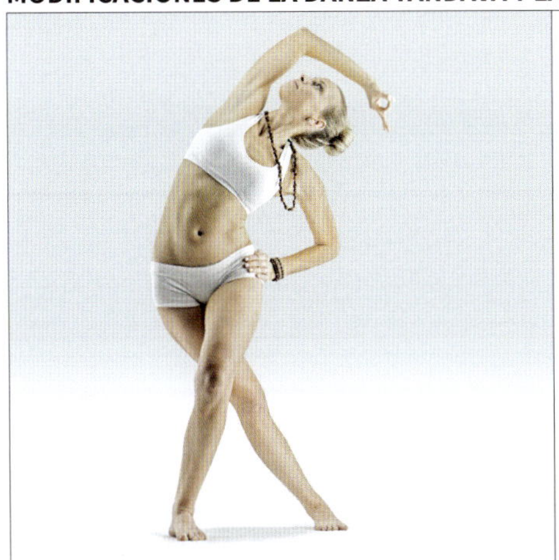

Postura inspirada en la graciosa danza de Parvati

Lasyasana

Modificación: piernas cruzadas, rodillas flexionadas; una mano en la cadera, el otro brazo flexionado por encima de la cabeza.

Tipo de postura: de pie, inclinación lateral.

Punto de *drishti*: *urdhva* o *antara drishti* (hacia el cielo).

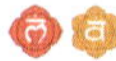 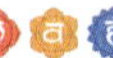

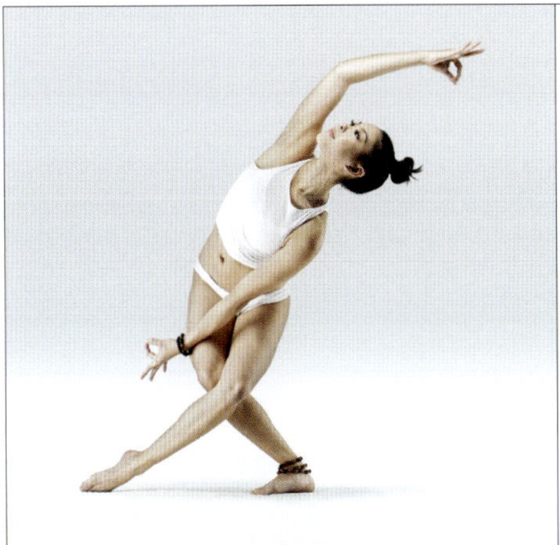

Postura inspirada en la graciosa danza de Parvati

Lasyasana

Modificación: tobillo de la pierna delantera estirado, ambas rodillas flexionadas, piernas cruzadas, un brazo hacia la rodilla opuesta y el otro brazo por encima de la cabeza.

Tipo de postura: de pie, inclinación lateral.

Punto de *drishti*: *urdhva* o *antara drishti* (hacia el cielo).

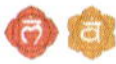

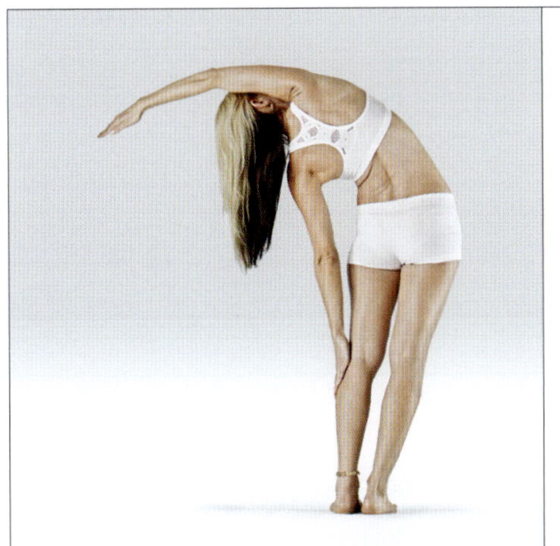

Postura de estiramiento lateral con una sola mano

Eka hasta parshvasana

Modificación: un brazo por encima de la cabeza, la otra mano deslizándose por la pierna.

Tipo de postura: de pie, inclinación lateral.

Punto de *drishti*: *urdhva* o *antara drishti* (hacia el cielo).

1.

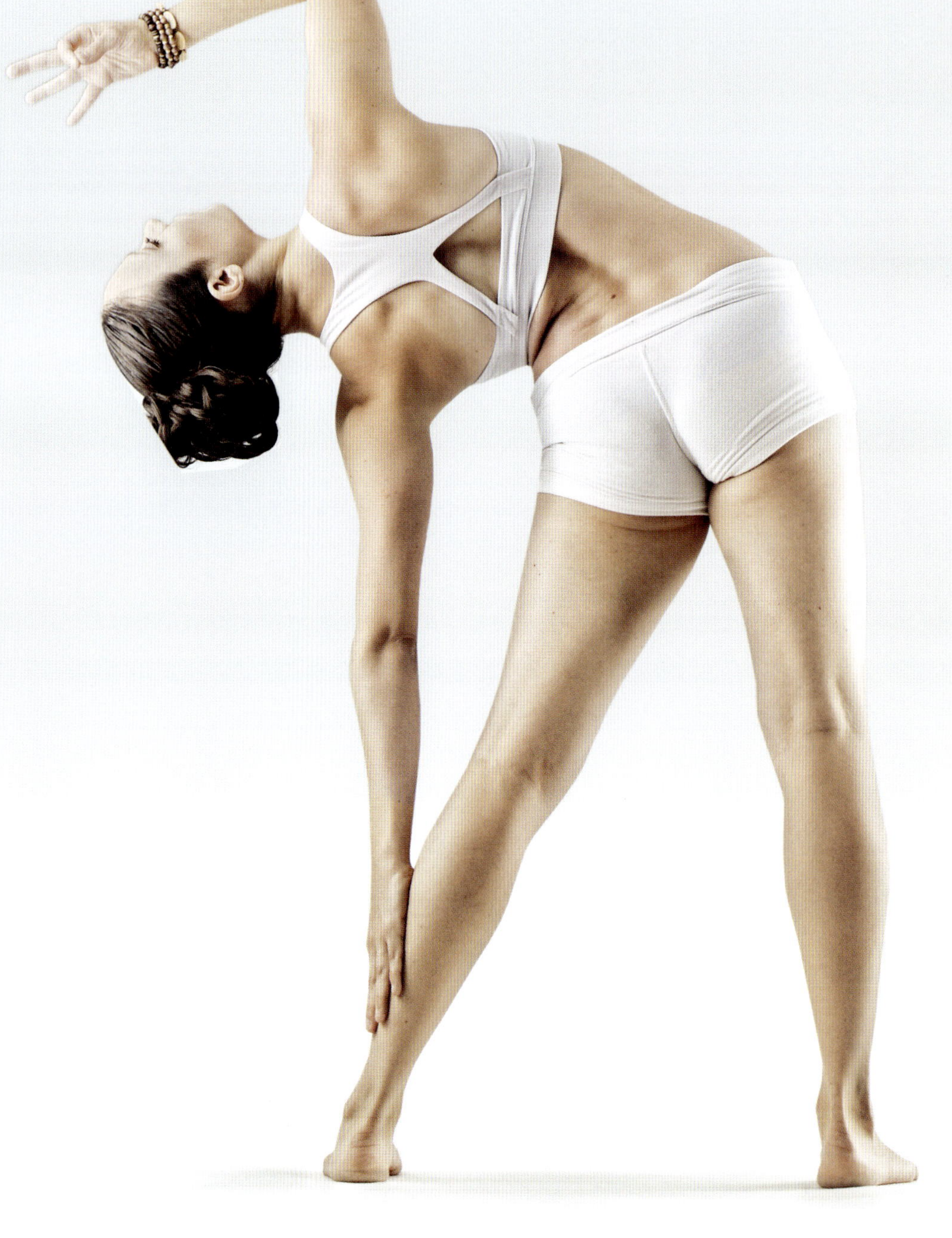

Postura de la palmera bamboleante

Tiryak tala-vrikshasana
Tipo de postura: de pie, inclinación lateral.
Punto de *drishti*: *hastagrai* o *hastagre* (manos).

Modificación: codo del brazo superior flexionado.
1. Versión suave.
2. Versión intensa.

Tiryak = horizontalmente, de lado, oblicuamente, a través
Tala-vrikshasana = palmera

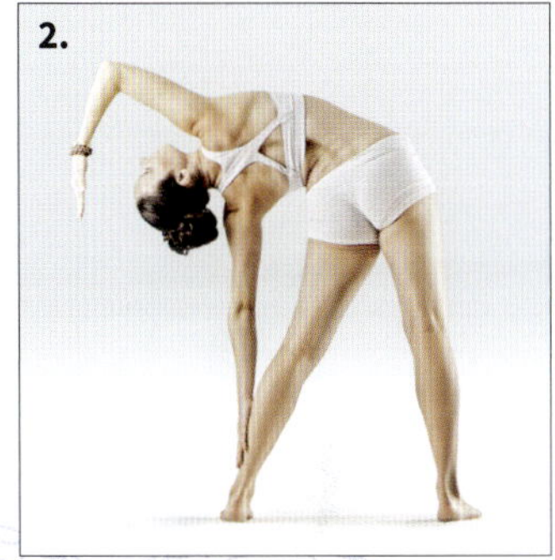

Cómo realizar la postura:

1. Comienza en la postura de la montaña (*tadasana*). Realiza *mula bandha, uddhiyana bandha* y la respiración *ujjayi*.

2. Inhala; coloca los pies ligeramente más separados que la distancia entre los hombros, con los dedos de los pies mirando hacia delante y los pies paralelos entre sí. Expande el pecho y mantén ambos brazos rectos hacia los lados, paralelos al suelo.

3. Exhala a medida que te inclinas hacia el lado izquierdo, dejando caer la mano izquierda hacia el lado del muslo izquierdo o hasta la espinilla izquierda. (Evita ejercer presión sobre la articulación de la rodilla). Coloca el brazo derecho por encima de la cabeza y flexiónalo por el codo hasta que la mano esté a la altura de la cara.

4. Inhala mientras giras el pecho hacia el cielo; no lo colapses hacia delante. Siente el estiramiento profundo en el lado derecho de tu torso mientras miras hacia tu mano derecha (postura 1).

5. En tu próxima exhalación, trata de alcanzar tu brazo derecho sobre tu cabeza con las puntas de los dedos apuntando hacia el suelo (postura 2).

6. Mantén la postura durante al menos 30 segundos y hasta 90 para recibir todos los beneficios del estiramiento. Exhala mientras liberas la postura. Inhala mientras presionas fuertemente con ambos pies para subir.

7. Exhala, vuelve a la postura de la montaña (*tadasana*) y repite todos los movimientos por el lado izquierdo.

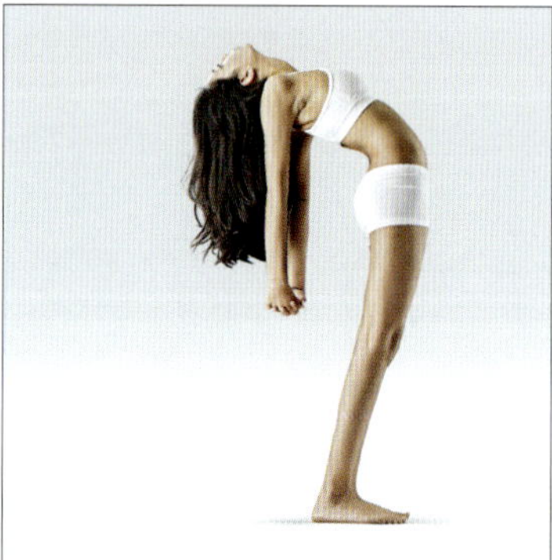

Postura de la langosta creciente con las manos entrelazadas a la espalda

Baddha hasta utthita stiti shalabhasana
También conocida como: *baddha hasta utthita nindra shalabhasana.*
Tipo de postura: de pie, flexión hacia atrás.
Punto de *drishti*: *bhrumadhye* o *ajna chakra* (tercer ojo, entre las cejas).

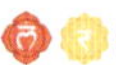  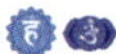

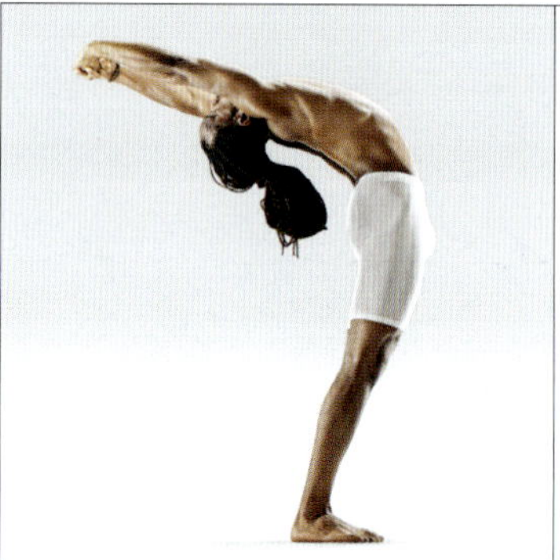

Postura del saludo al sol con las manos entrelazadas levantadas

Surya namaskarasana urdhva baddha hastasana
Tipo de postura: de pie, flexión hacia atrás.
Punto de *drishti*: *angushtamadhye* o *angushta ma dyai* (pulgares).

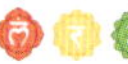  

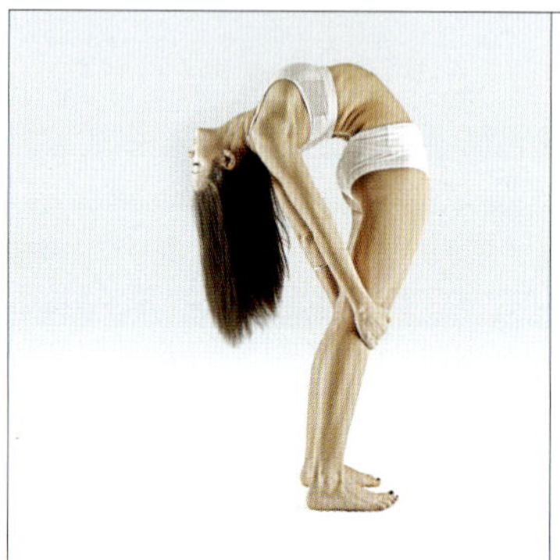

Postura de la cobra creciente de pie

Utthita stiti bhujangasana
También conocida como: *utthita nindra bhujangasana.*
Modificación: dedos de los pies hacia abajo, manos en la parte delantera de las rodillas.
Tipo de postura: de pie, flexión hacia atrás.
Punto de *drishti*: *bhrumadhye* o *ajna chakra* (tercer ojo, entre las cejas).

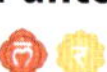  

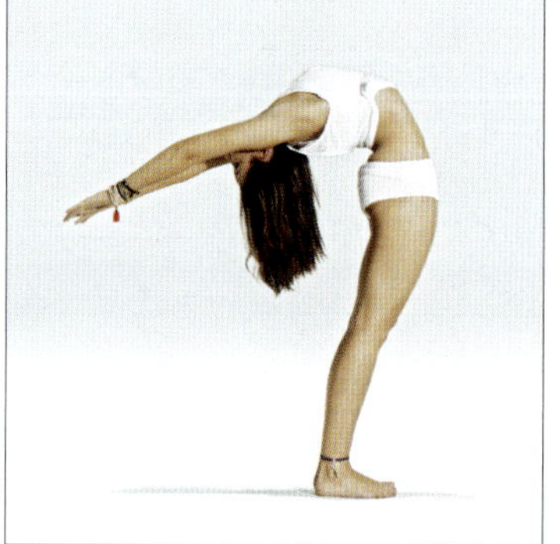

Postura del saludo al sol

Surya namaskarasana
Modificación: palmas hacia arriba.
Tipo de postura: de pie, flexión hacia atrás.
Punto de *drishti*: *angushtamadhye* o *angushta ma dyai* (pulgares).

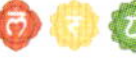 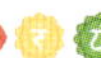 

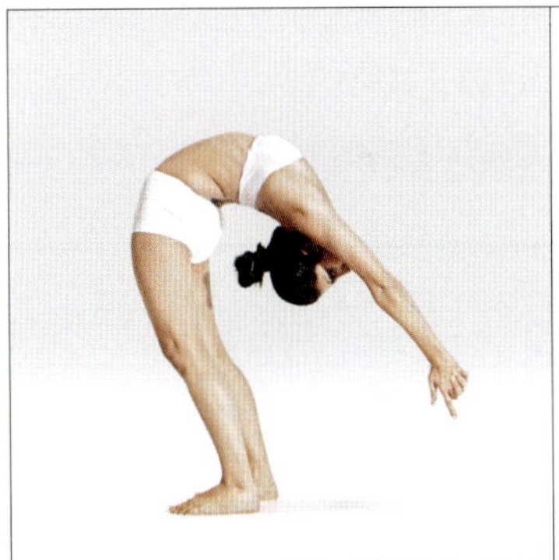

Postura del saludo al sol

Surya namaskarasana
Modificación: dedos entrelazados, puntas de los dedos índices hacia fuera.
Tipo de postura: de pie, flexión hacia atrás.
Punto de *drishti*: *angushtamadhye* o *angushta ma dyai* (pulgares).

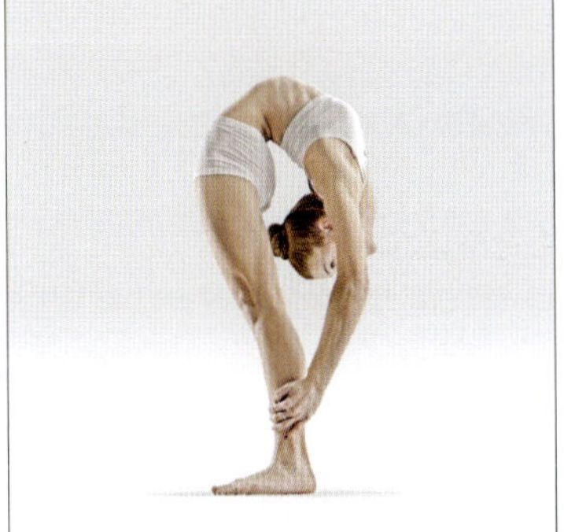

Postura de flexión intensa del torso hacia atrás

Tiryang mukhottanasana
También conocida como: postura de la rueda completa *(purna chakrasana)*.
Modificación: agarre de las espinillas.
Tipo de postura: de pie, flexión hacia atrás.
Punto de *drishti*: *bhrumadhye* o *ajna chakra* (tercer ojo, entre las cejas).

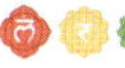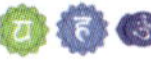

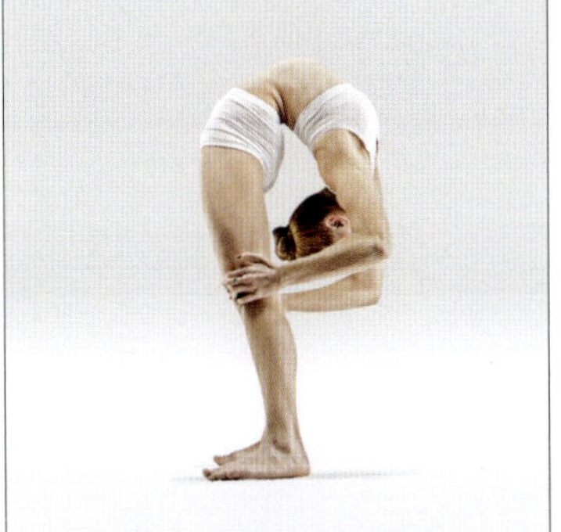

Postura de flexión intensa del torso hacia atrás

Tiryang mukhottanasana
Modificación: agarre de la parte delantera de las rodillas.
Tipo de postura: de pie, flexión hacia atrás.
Punto de *drishti*: *bhrumadhye* o *ajna chakra* (tercer ojo, entre las cejas).

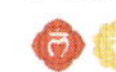

INCLINACIÓN HACIA ATRÁS DE PIE Y CON LAS RODILLAS FLEXIONADAS

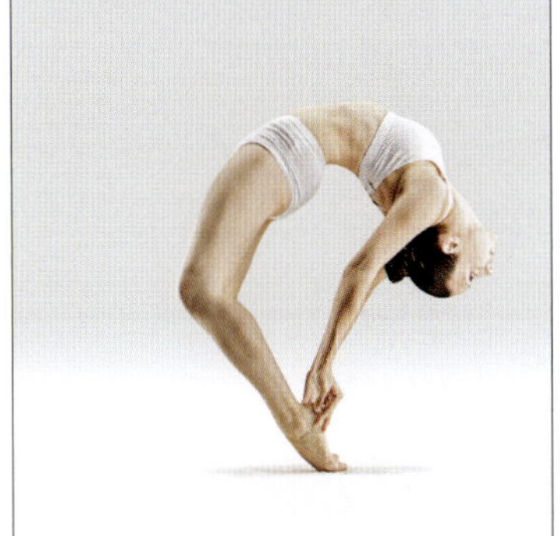

Postura de flexión intensa hacia atrás sobre las puntas de los pies

Stiti urdhva mukgattana kulpa dhanurasana
También conocida como: *nindra urdhva mukgattana kulpa dhanurasana*.
Modificación: manos en los talones.
Tipo de postura: de pie, flexión hacia atrás, en equilibrio.
Punto de *drishti*: *bhrumadhye* o *ajna chakra* (tercer ojo, entre las cejas).

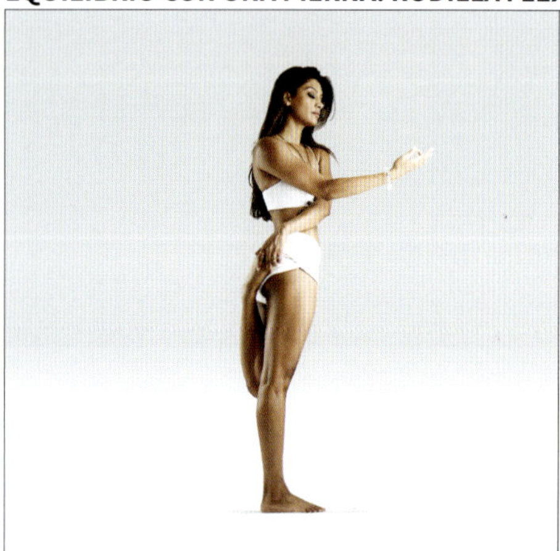

Postura de la rana sobre un pie con la mano sosteniendo la pierna

Eka hasta pada utthita stiti eka pada bhekasana

También conocida como: *eka hasta pada utthita nindra eka pada bhekasana.*
Modificación: agarre del pie, brazo flexionado hacia delante, pie contra los glúteos.

Tipo de postura: equilibrio de pie sobre una sola pierna, agarre de pie.
Punto de *drishti*: *hastagrai* o *hastagre* (manos).

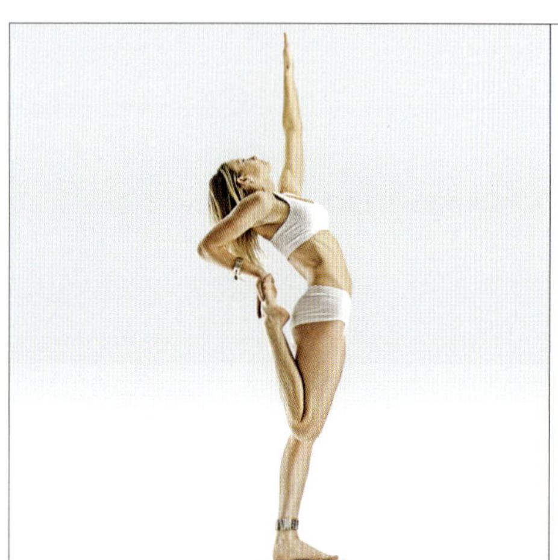

Postura del señor de la danza

Natarajasana

Modificación: una mano sostiene el pie contra los glúteos.
Tipo de postura: equilibrio de pie sobre una sola pierna, flexión hacia atrás.
Punto de *drishti*: *hastagrai* o *hastagre* (manos).

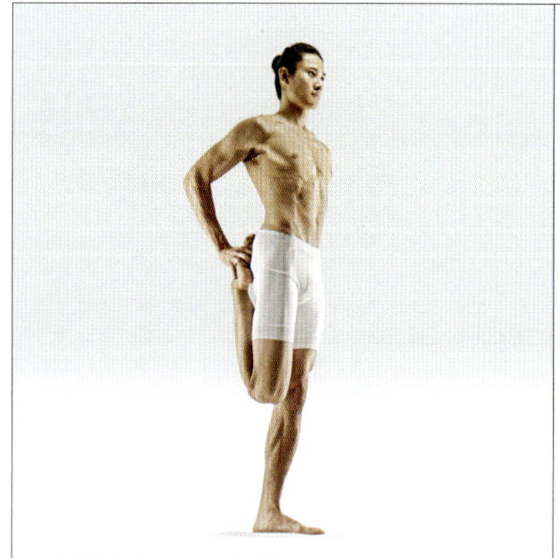

Postura de la rana con ambas manos sosteniendo el pie levantado

Dwi hasta pada utthita stiti eka pada bhekasana

También conocida como: *dwi hasta pada utthita nindra eka pada bhekasana.*
Tipo de postura: equilibrio de pie sobre una sola pierna.
Punto de *drishti*: *nasagrai* o *nasagre* (nariz).

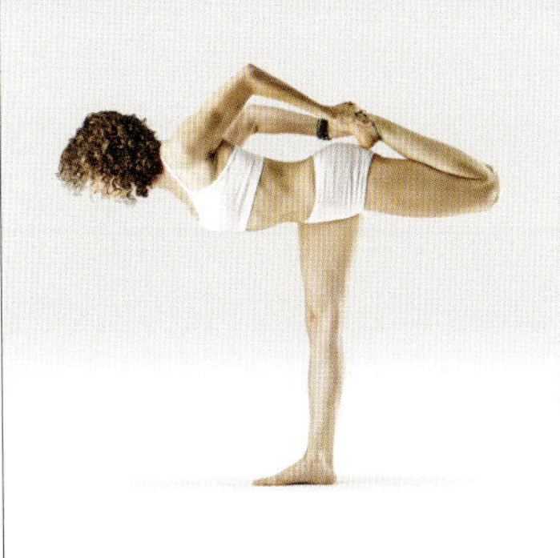

Postura de inclinación hacia delante con respecto al señor de la danza

Nantum natarajasana

Modificación: inclinación hacia delante, ambas manos sujetan el talón contra el glúteo de la misma pierna.

Tipo de postura: equilibrio de pie sobre una sola pierna, inclinación hacia delante.

Punto de *drishti*: *nasagrai* o *nasagre* (nariz).

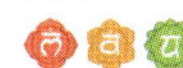

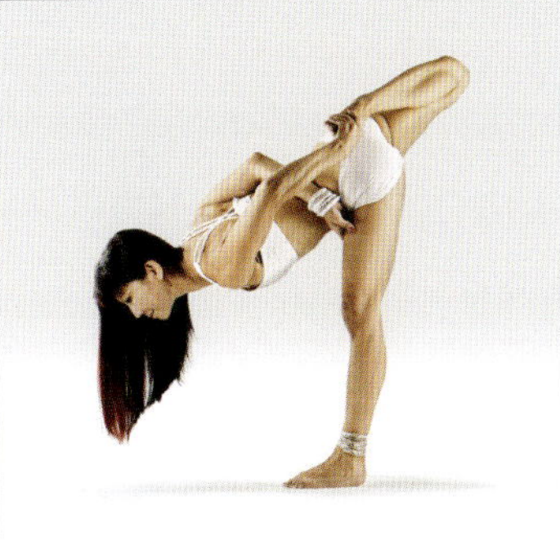

Postura de inclinación intensa hacia delante con respecto al señor de la danza

Ardha baddha nantum natarajasana

Modificación: agarre del pie trasero con la mano opuesta.

Tipo de postura: equilibrio de pie sobre una sola pierna, inclinación hacia delante.

Punto de *drishti*: *nasagrai* o *nasagre* (nariz).

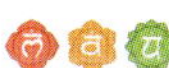

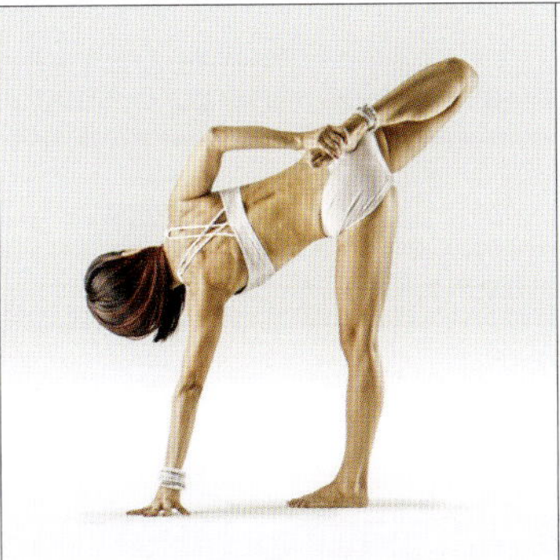

Postura preparatoria de la media luna inclinada

Ardha chandrachapasana **preparatoria**

Modificación: agarre del pie por detrás con la mano del mismo lado.

Tipo de postura: equilibrio sobre una sola pierna, inclinación hacia delante con torsión.

Punto de *drishti*: *urdhva* o *antara drishti* (hacia el cielo).

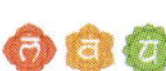

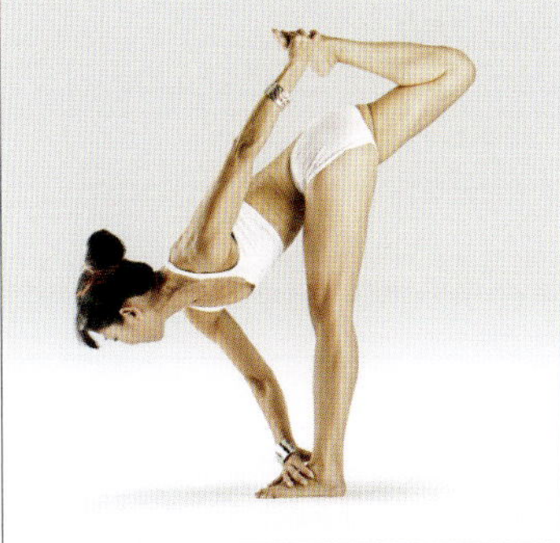

Postura de la media luna con la mano en el pie

Hasta pada parivritta ardha chandrachapasana

También conocida como: postura del señor de la danza modificada *(natarajasana)*.

Tipo de postura: equilibrio de pie sobre una sola pierna, inclinación hacia delante, torsión.

Punto de *drishti*: *parshva drishti* (hacia la derecha), *parshva drishti* (hacia la izquierda).

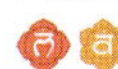

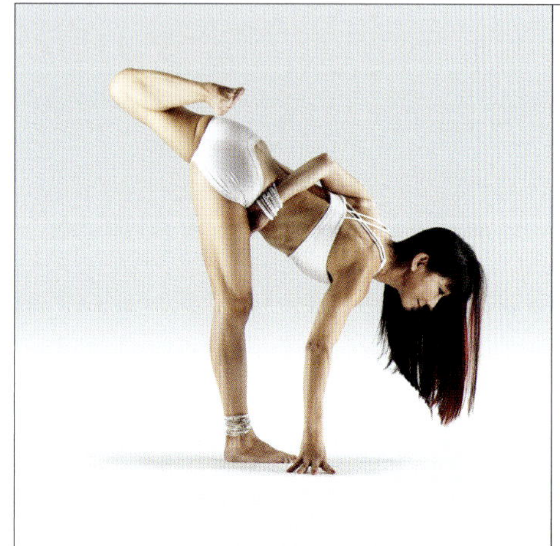

Postura preparatoria de inclinación intensa sobre una pierna

Ardha baddha niralamba baddha eka pada uttanasana **preparatoria**

También conocida como: postura preparatoria del señor de la danza modificada (*natarajasana* preparatoria) y postura preparatoria de equilibrio hacia delante sobre una sola pierna.

Modificación: una mano apoyada en el suelo.

Tipo de postura: equilibrio de pie sobre una sola pierna, inclinación hacia delante, torsión.

Punto de *drishti*: *hastagrai* o *hastagre* (manos), *nasagrai* o *nasagre* (nariz).

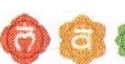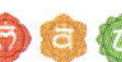

EQUILIBRIO DE UNA PIERNA: RODILLA FLEXIONADA, TALÓN HACIA EL HUESO DEL GLÚTEO, INCLINACIÓN EXTREMA HACIA DELANTE

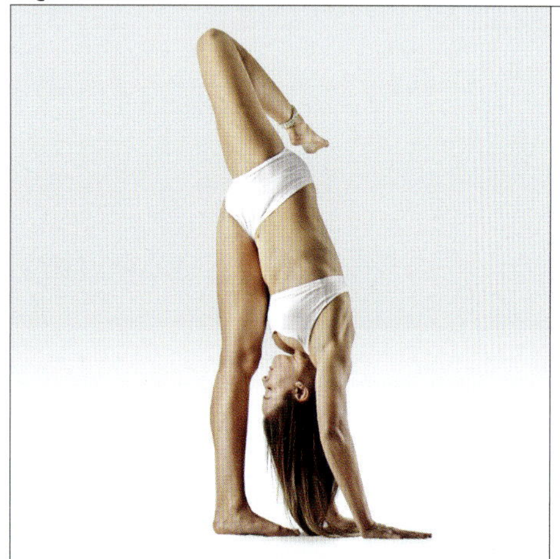

Postura preparatoria con una pierna hacia arriba flexionada

Urdhva prasarita ekapadasana **preparatoria**

Modificación: pierna flexionada, talón hacia los glúteos, ambas palmas apoyadas en el suelo.

Tipo de postura: equilibrio de pie sobre una sola pierna, inclinación extrema hacia delante.

Punto de *drishti*: *padayoragrai* o *padayoragre* (dedos/pies), *nasagrai* o *nasagre* (nariz).

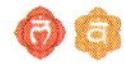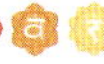

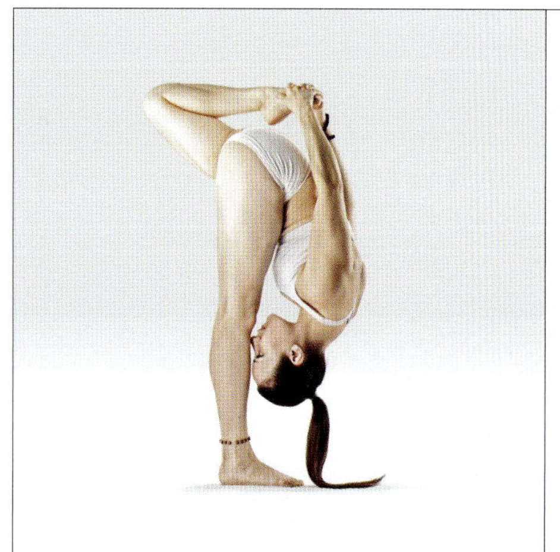

Postura de equilibrio sobre una pierna con inclinación extrema hacia delante

Niralamba baddha eka pada uttanasana

También conocida como: inclinación completa hacia delante en equilibrio sobre una sola pierna, con agarre del pie con ambas manos.

Tipo de postura: equilibrio de pie sobre una sola pierna, inclinación hacia delante.

Punto de *drishti*: *nasagrai* o *nasagre* (nariz).

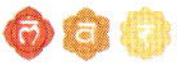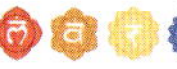

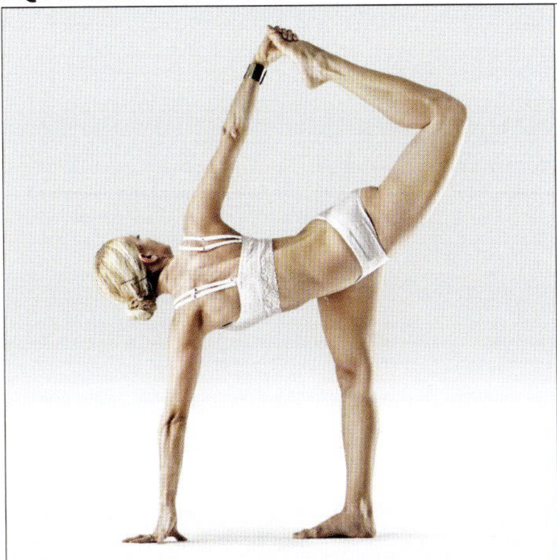

Postura de la media luna con torsión

Parivritta ardha chandrachapasana

Tipo de postura: equilibrio de pie sobre una sola pierna, flexión hacia atrás, inclinación hacia delante, torsión.

Punto de *drishti*: *urdhva* o *antara drishti* (hacia el cielo), *padhayoragrai* o *padayoragre* (dedos/pies), *hastagrai* o *hastagre* (manos).

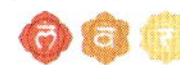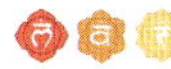

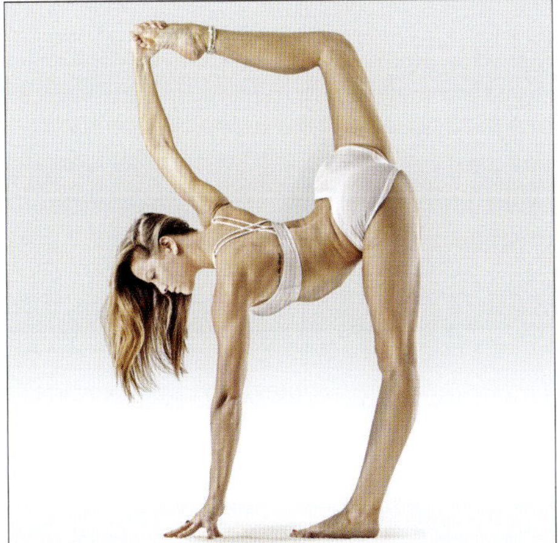

Postura dedicada al yogui Gitananda

Gitanandasana

También conocida como: postura del señor de la danza modificada (*natarajasana*).

Modificación: pie alejado de la cabeza.

Tipo de postura: equilibrio de pie sobre una sola una pierna, flexión hacia atrás, inclinación hacia delante.

Punto de *drishti*: *hastagrai* o *hastagre* (manos).

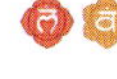

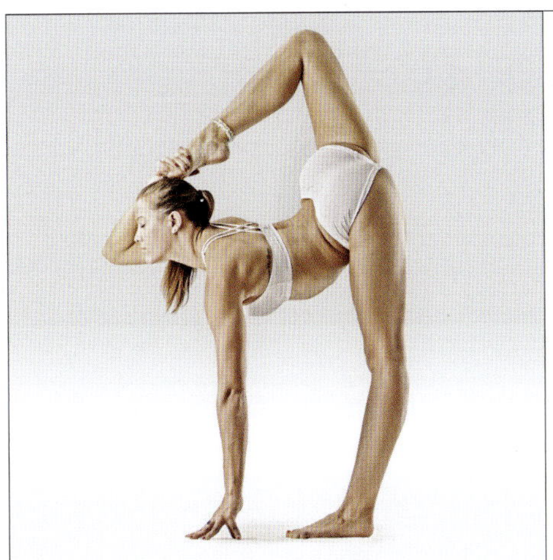

Postura dedicada al yogui Gitananda

Gitanandasana

También conocida como: postura del señor de la danza modificada (*natarajasana*).

Modificación: pie contra la cabeza.

Tipo de postura: equilibrio de pie sobre una sola una pierna, flexión hacia atrás, inclinación hacia delante.

Punto de *drishti*: *bhrumadhye* o *ajna chakra* (tercer ojo, entre las cejas).

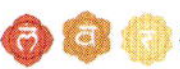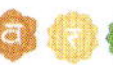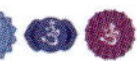

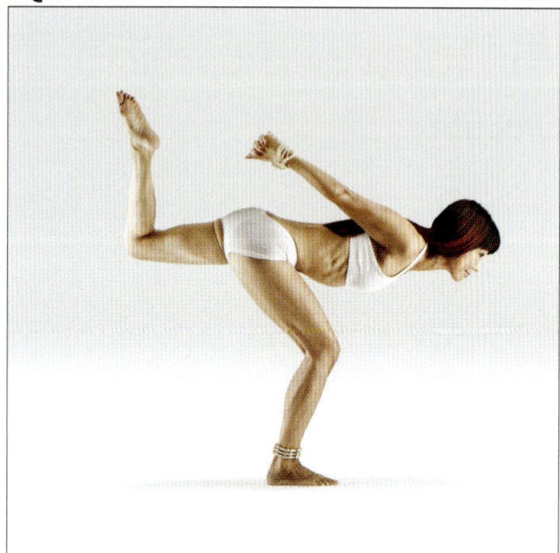

Postura del árbol caído

Patan vrikshasana

Modificación: ambas rodillas flexionadas.

Tipo de postura: equilibrio de pie sobre una sola pierna, inclinación hacia delante.

Punto de *drishti*: *nasagrai* o *nasagre* (nariz), *bhrumadhye* o *ajna chakra* (tercer ojo, entre las cejas).

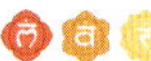  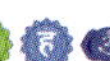

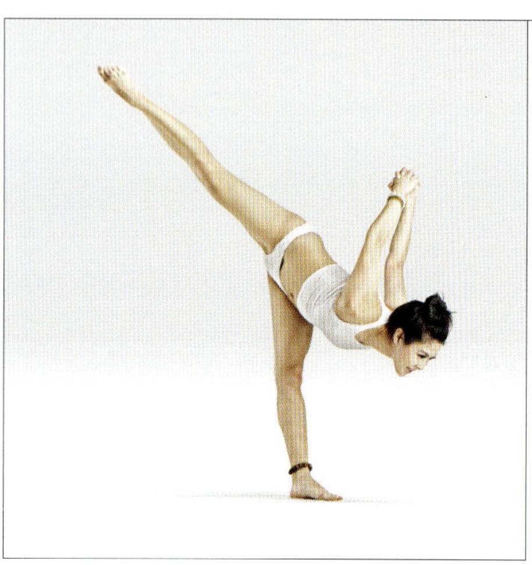

Postura del árbol caído

Patan vrikshasana

Modificación: ambas piernas rectas.

Tipo de postura: equilibrio de pie sobre una pierna, inclinación hacia delante.

Punto de *drishti*: *nasagrai* o *nasagre* (nariz), *bhrumadhye* o *ajna chakra* (tercer ojo, entre las cejas).

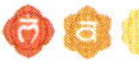  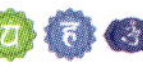

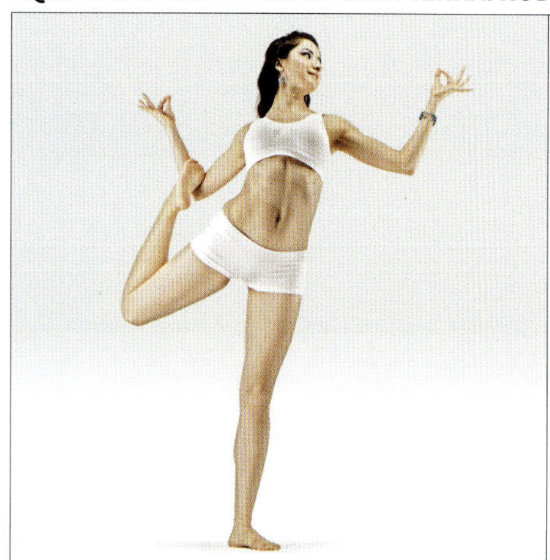

Postura preparatoria del señor de la danza

Natarajasana preparatoria

Modificación: pie en la corva del codo, brazos abiertos hacia los lados, codos flexionados.

Tipo de postura: equilibrio de pie sobre una sola pierna, flexión hacia atrás.

Punto de *drishti*: *hastagrai* o *hastagre* (manos).

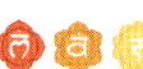  

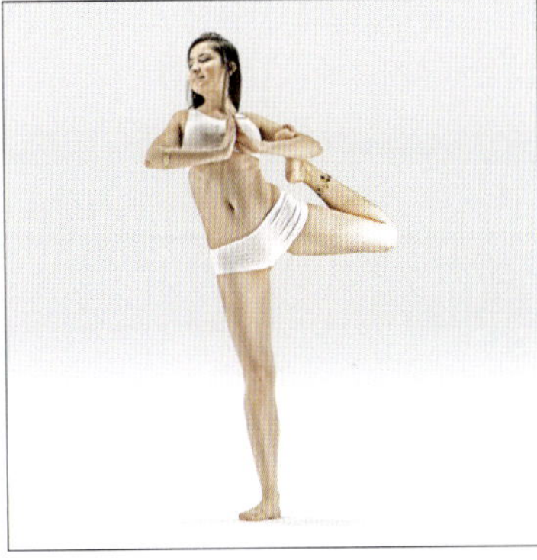

Postura del señor de la danza en oración

Namaskar natarajasana

Modificación: pie en la corva del codo.

Tipo de postura: equilibrio de pie sobre una sola pierna, flexión hacia atrás.

Punto de *drishti*: *parshva drishti* (hacia la derecha), *parshva drishti* (hacia la izquierda).

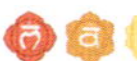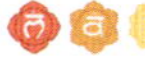

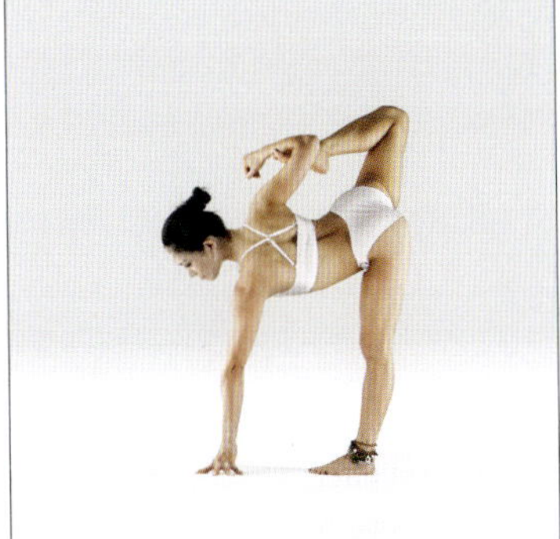

Postura del señor de la danza en oración

Ardha Chandrachapasana **preparatoria**

Modificación: pie en la corva del codo.

Tipo de postura: equilibrio de pie sobre una sola pierna, flexión hacia atrás, inclinación hacia delante.

Punto de *drishti*: *hastagrai* o *hastagre* (manos).

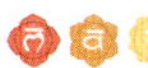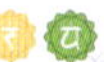

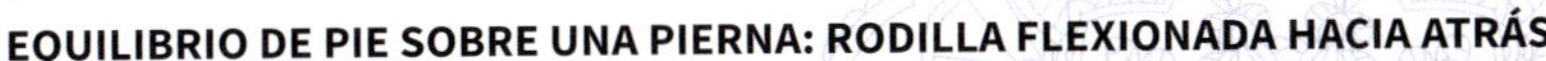

EQUILIBRIO DE PIE SOBRE UNA PIERNA: RODILLA FLEXIONADA HACIA ATRÁS

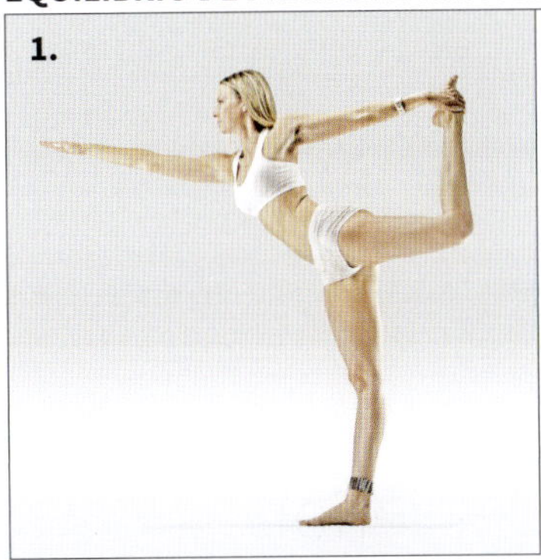

Postura del señor de la danza

Natarajasana

También conocida como: postura del bebé bailarín *(bala natarajasana)*.

Modificación: agarre del pie con la mano del mismo lado a la altura de la cabeza, rodilla flexionada.

1. Muslo paralelo al suelo.

2. Muslo a 45 grados del suelo, media inclinación hacia delante.

Tipo de postura: equilibrio de pie sobre una sola pierna, flexión hacia atrás.

Punto de *drishti*: *hastagrai* o *hastagre* (manos).

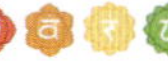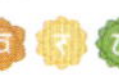

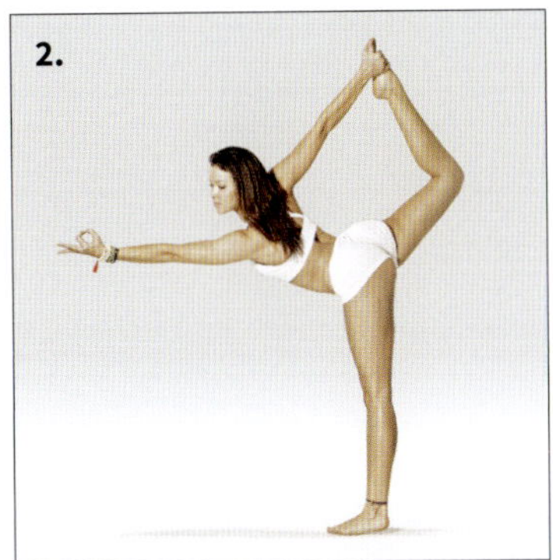

1.

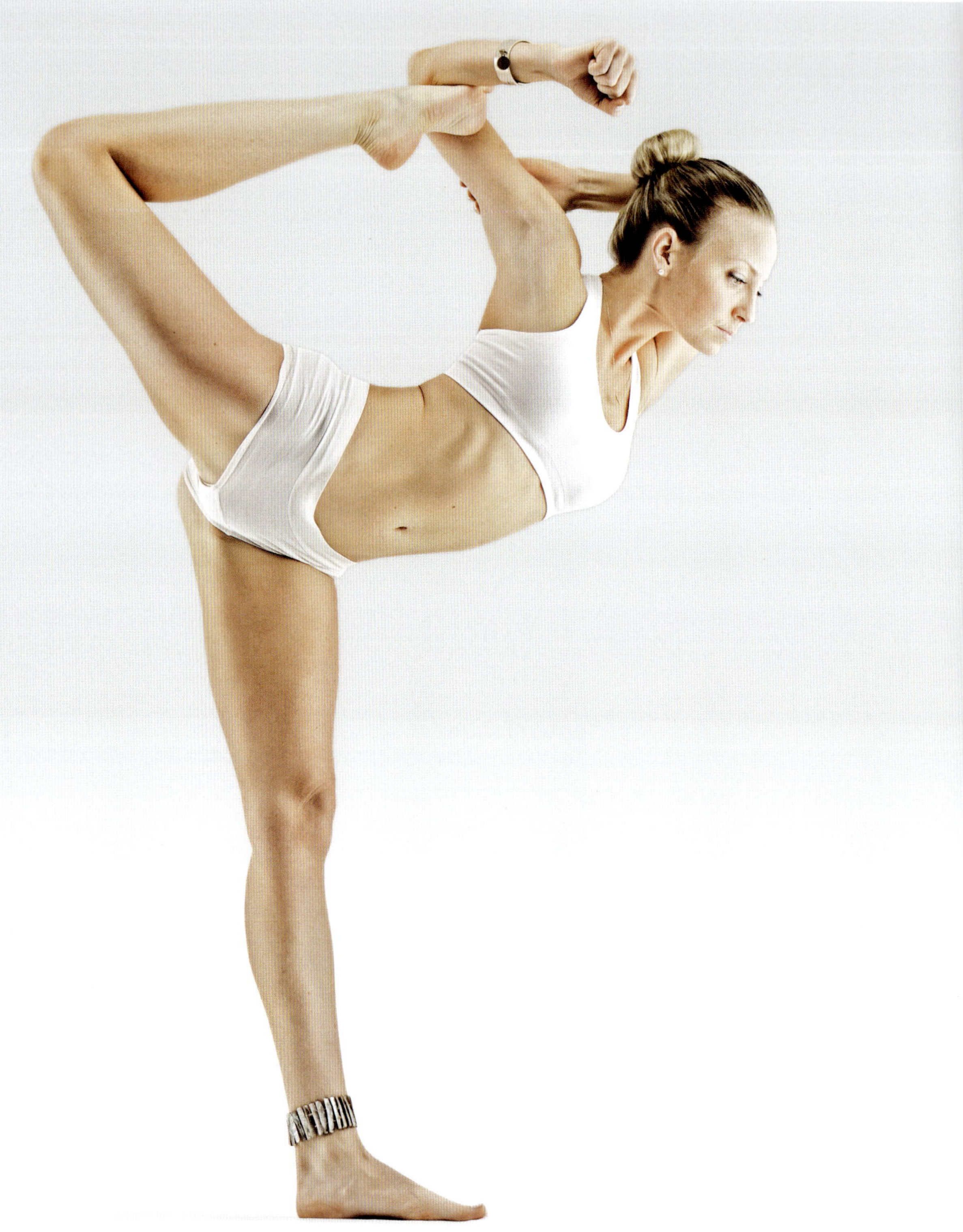

Postura de la mano de la postura de la sirena con inclinación con respecto al
señor de la danza

Hasta naginyasana* en *nantum natarajasana

Tipo de postura: equilibrio de pie sobre una pierna, flexión hacia atrás, inclinación hacia delante.
Punto de *drishti*: *nasagrai* o *nasagre* (nariz) o *bhrumadhye* o *ajna chakra* (tercer ojo, entre las cejas).

hasta = mano
naga = gran serpiente mitológica
nantum = inclinarse con respecto
Nataraj = nombre de Shiva como bailarina cósmica

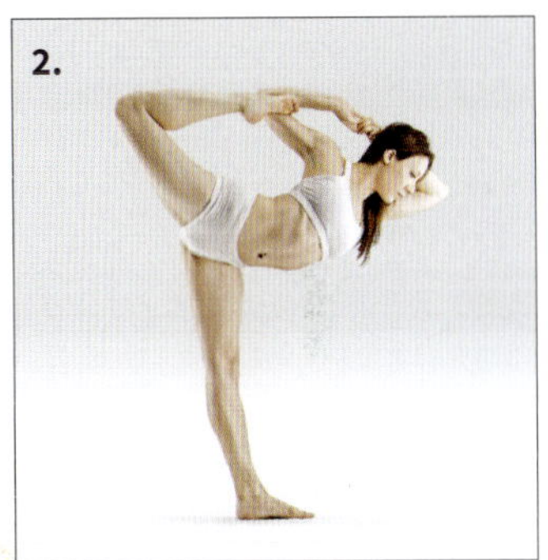

2.

Cómo realizar la postura:

1. Comienza en la postura de la montaña *(tadasana)*. Realiza *mula bandha, uddhiyana bandha,* con respiración *ujjayi.*

2. Inhala y descansa el peso sobre el pie izquierdo. Exhala mientras flexionas la rodilla derecha, te agarras el pie derecho con la mano derecha y colocas el talón derecho contra el hueso del glúteo derecho. Mantén una pierna extendida y apoyada con fuerza en el suelo y la otra elevada y flexionada por la rodilla ejerciendo presión en los músculos frontales del muslo (cuádriceps). Mantén las rodillas juntas.

3. En la siguiente exhalación, empieza a llevar el pie derecho hacia atrás y hacia el cielo, mientras inclinas el torso hacia delante.

4. Espira mientras llevas el pie derecho a la corva del codo derecho y flexionas el brazo derecho para mantener el pie en su lugar.

5. Inhala mientras alcanzas tu brazo izquierdo frente a ti. Exhala, dobla el codo izquierdo y agarra la mano derecha con la mano izquierda (postura 2). Esta es la postura del brazo en la postura de la sirena *(hasta naginyasana).*

6. Para profundizar el estiramiento de los hombros, en la siguiente exhalación comienza a deslizar hacia abajo la mano derecha por el antebrazo izquierdo. Toma primero el codo izquierdo y luego avanza hacia tu tríceps izquierdo (postura 1).

7. Mantén la postura durante al menos 30 segundos y hasta 90 para aprovecharte de todos los beneficios del estiramiento. Exhala a medida que liberas la postura, regresa a la postura de la montaña *(tadasana)* y repite todos los movimientos en el lado derecho.

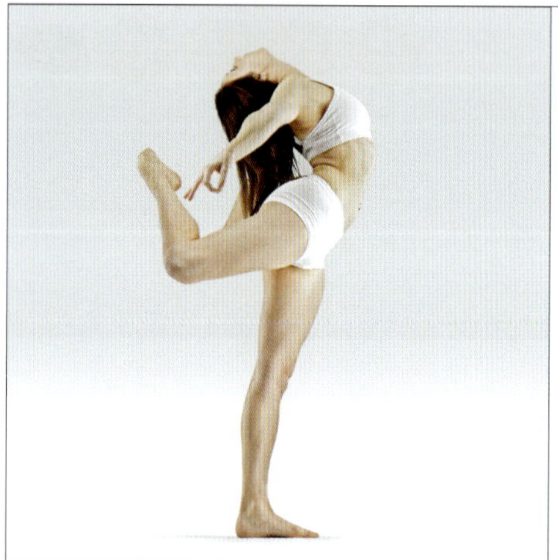

Postura del señor de la danza con el corazón abierto

Anahata chakra natarajasana

Modificación: rodilla flexionada, brazos abiertos a los lados, pie hacia la cabeza.

Tipo de postura: equilibrio de pie sobre una sola pierna, flexión hacia atrás.

Punto de *drishti*: *bhrumadhye* o *ajna chakra* (tercer ojo, entre las cejas).

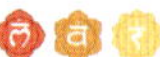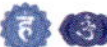

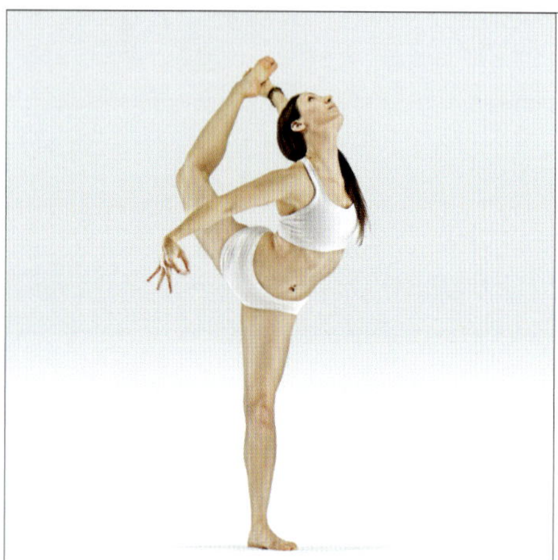

Postura del señor de la danza

Natarajasana

Modificación: agarre del pie con la mano opuesta a la altura de la cabeza con la rodilla flexionada hacia atrás.

Tipo de postura: equilibrio de pie sobre una sola pierna, flexión hacia atrás.

Punto de *drishti*: *bhrumadhye* o *ajna chakra* (tercer ojo, entre las cejas).

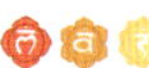

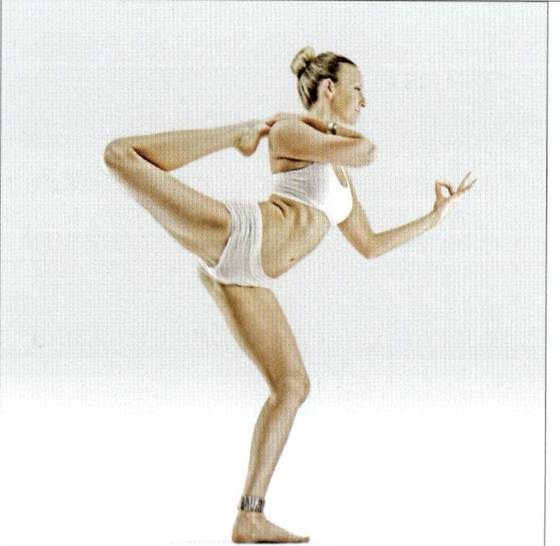

Postura del señor de la danza

Natarajasana

Modificación: de pie sobre la pierna flexionada, talón en el suelo, agarre del pie del mismo lado hasta llevarlo al hombro.

Tipo de postura: equilibrio de pie sobre una sola pierna, flexión hacia atrás.

Punto de *drishti*: *hastagrai* o *hastagre* (manos).

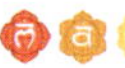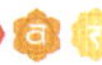

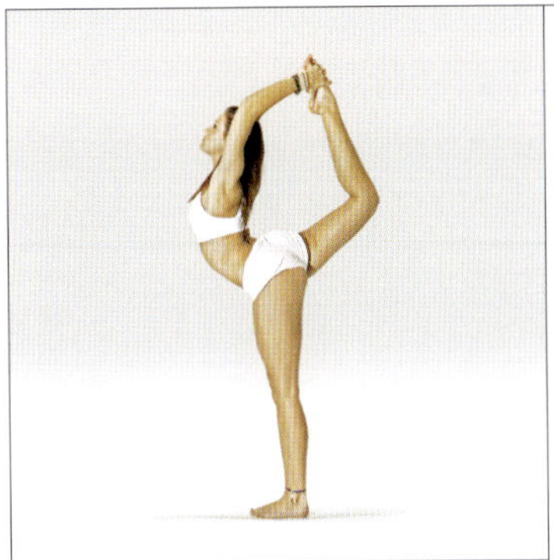

Postura del señor de la danza

Natarajasana

También conocida como: postura del señor de la danza 1 (*natarajasana* 1).
Modificación: agarre del pie con ambas manos por encima de la cabeza.
Tipo de postura: equilibrio de pie sobre una sola pierna, flexión hacia atrás.
Punto de *drishti*: *bhrumadhye* o *ajna chakra* (tercer ojo, entre las cejas).

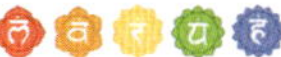

EQUILIBRIO SOBRE UNA PIERNA: AGARRE DE LA RODILLA POR DETRÁS

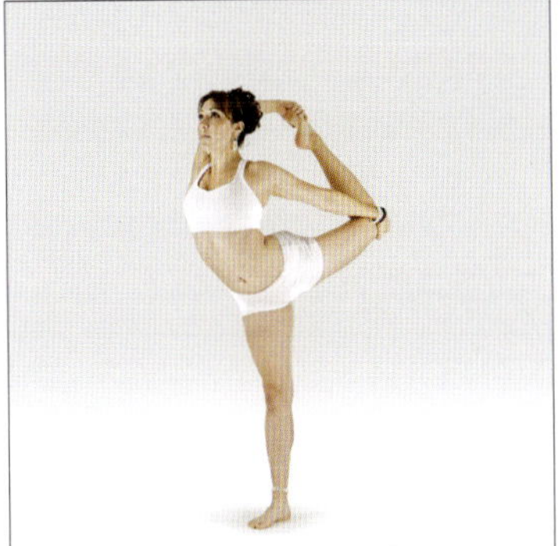

Postura del señor de la danza con agarre

Baddha natarajasana

También conocida como: postura de yogui Yogananda *(yoganandasana)*.
Modificación: agarre de la rodilla con la mano del mismo lado, agarre del pie con la mano opuesta, pie separado de la cabeza.
Tipo de postura: equilibrio de pie sobre una sola pierna, flexión hacia atrás.
Punto de *drishti*: *bhrumadhye* o *ajna chakra* (tercer ojo, entre las cejas).

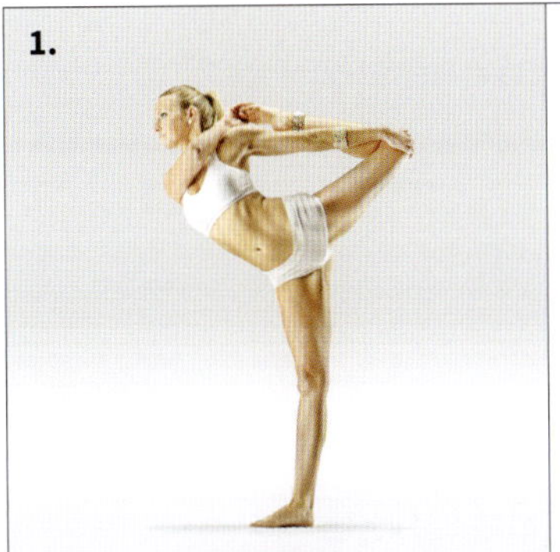

1.

Postura del señor de la danza con agarre

Baddha natarajasana

Modificación: agarre de la rodilla con la mano del mismo lado, el otro brazo cruzado por delante del cuello con agarre del pie.
1. Por el lado izquierdo.
2. Por el lado derecho.
Tipo de postura: equilibrio de pie sobre una sola pierna, flexión hacia atrás.
Punto de *drishti*: *bhrumadhye* o *ajna chakra* (tercer ojo, entre las cejas), *nasagrai* o *nasagre* (nariz).

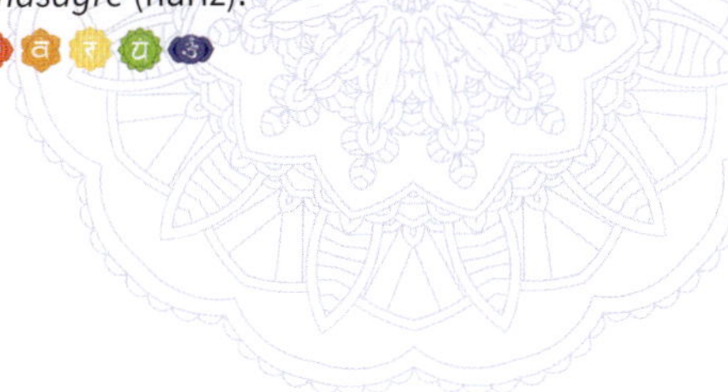

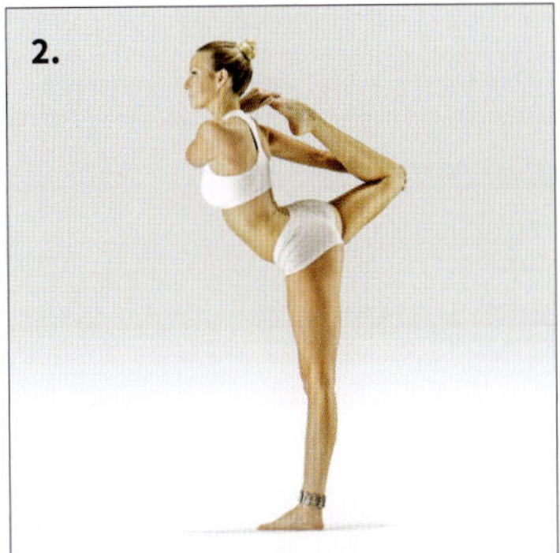

2.

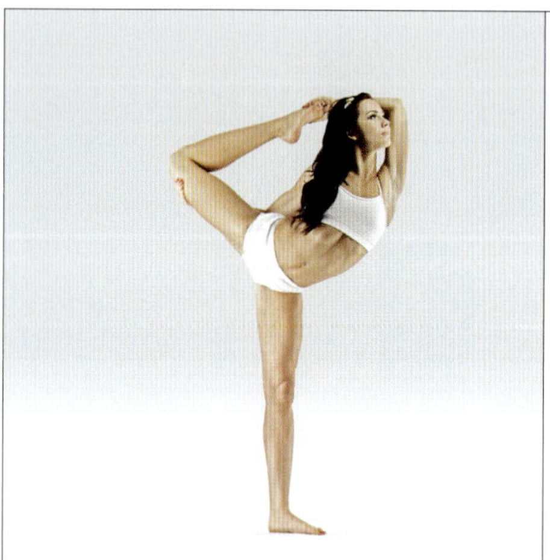

Postura del señor de la danza con agarre

Baddha natarajasana

También conocida como: postura de yogui Yogananda *(Yoganandasana).*
Modificación: agarre con la mano de la parte interior del muslo del mismo lado del cuerpo, agarre del pie con la otra mano, pie separado de la cabeza.
Tipo de postura: equilibrio de pie sobre una sola pierna, flexión hacia atrás.
Punto de *drishti*: *bhrumadhye* o *ajna chakra* (tercer ojo, entre las cejas).

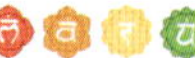

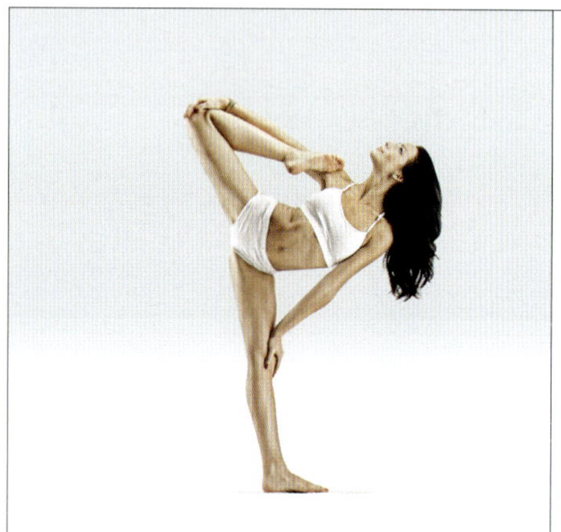

Postura del señor de la danza con apoyo de la mano en la rodilla del mismo lado

Salamba parshva hasta janu natarajasana

Tipo de postura: equilibrio de pie sobre una sola pierna, inclinación hacia delante, torsión.
Punto de *drishti*: *urdhva* o *antara drishti* (hacia el cielo).

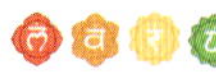

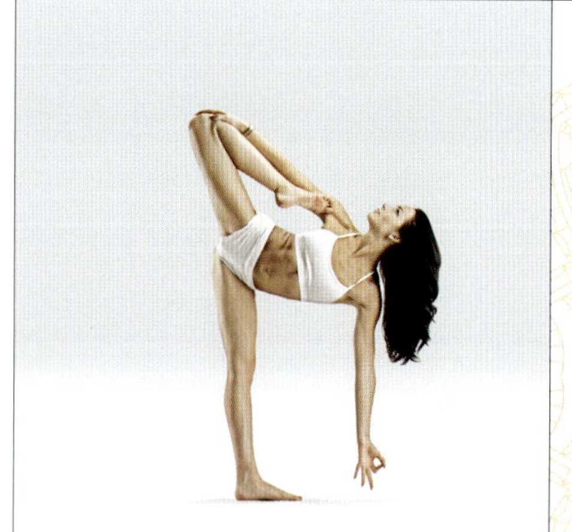

Postura del señor de la danza con la mano sujetando la rodilla del mismo lado del cuerpo y sin apoyo

Niralamba parshva hasta janu natarajasana

Tipo de postura: equilibrio de pie sobre una sola pierna, inclinación hacia delante, torsión.
Punto de *drishti*: *urdhva* o *antara drishti* (hacia el cielo).

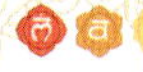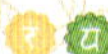

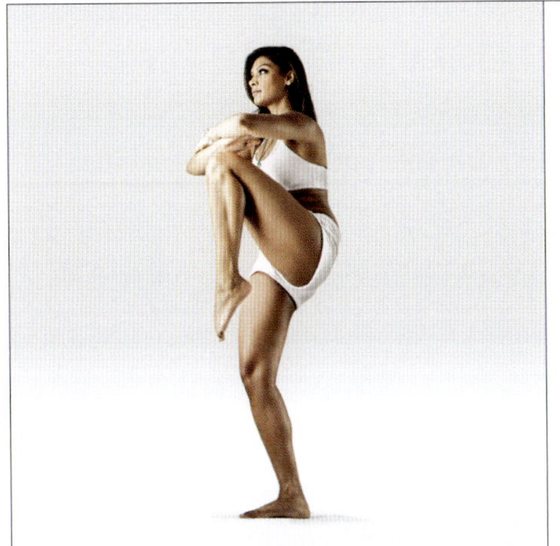

Postura preparatoria de la liberación del viento con la mano flexionada

Baddha hasta utthita stiti vayu muktyasana preparatoria

También conocida como: *baddha hasta utthita nindra vayu muktyasana preparatoria.*

Modificación: rodilla de la pierna apoyada flexionada, puntas de los dedos hacia dentro a la altura de la rodilla, brazos paralelos al suelo, rodilla de la pierna levantada contra el antebrazo.

Tipo de postura: equilibrio de pie sobre una sola pierna.

Punto de *drishti*: *nasagrai* o *nasagre* (nariz).

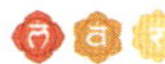

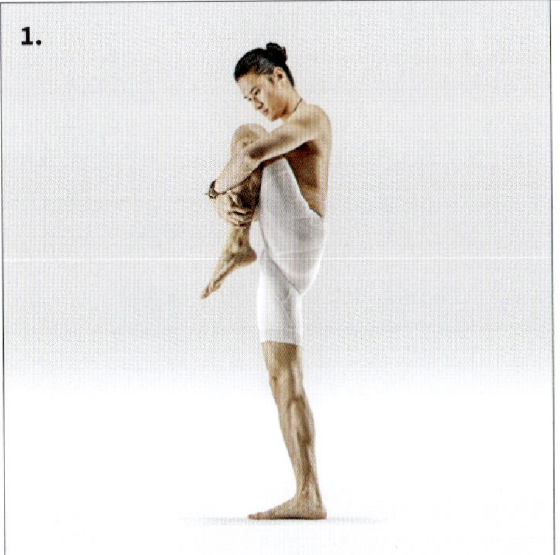

Postura preparatoria de pie sobre una pierna con la rodilla de la otra pierna hacia la barbilla

Stiti utthita eka pada chibi janu shirshasana preparatoria

También conocida como: *nindra utthita eka pada chibi janu shirshasana preparatoria.*

Modificación: 1. Brazos envueltos alrededor de la espinilla.

2. Dedos entrelazados sobre la espinilla.

Tipo de postura: equilibrio de pie sobre una sola pierna, inclinación hacia delante.

Punto de *drishti*: *nasagrai* o *nasagre* (nariz).

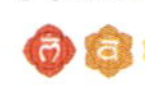

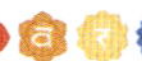

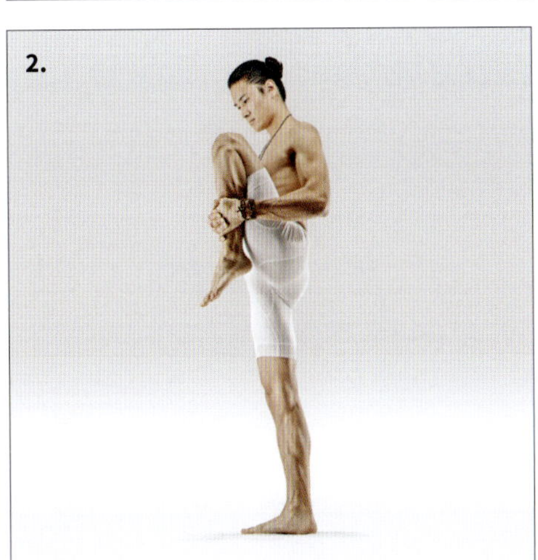

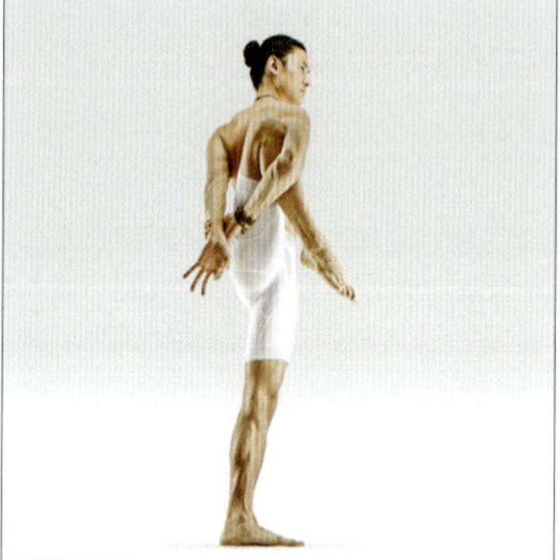

Postura de la liberación del viento de pie

Stiti utthita vayu muktyasana

También conocida como: *nindra utthita vayu muktyasana* y postura de pie dedicada a marichi *(nindra marichyasana)*.

Modificación: de pie, recto.

Tipo de postura: equilibrio de pie sobre una sola pierna, rodilla flexionada con sujeción de brazos entrelazados, torsión.

Punto de *drishti*: *nasagrai* o *nasagre* (nariz).

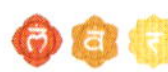

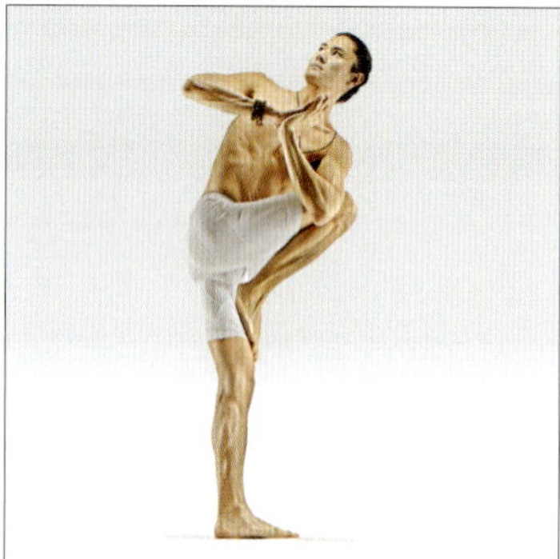

Postura de la liberación del viento de pie en oración con torsión

Parivritta namaskar stiti utthita vayu muktyasana

También conocida como: *parivritta namaskar nindra utthita vayu muktyasana.*

Modificación: manos en *anjali mudra* (manos en oración).

Tipo de postura: equilibrio de pie sobre una sola pierna, inclinación hacia delante, torsión.

Punto de *drishti*: *urdhva* o *antara drishti* (hacia el cielo).

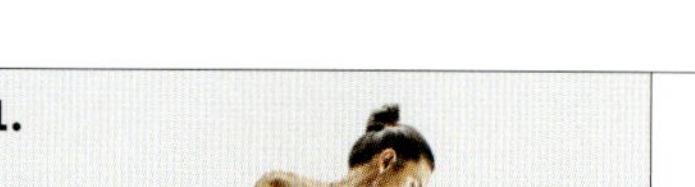

Postura de la liberación del viento de pie en oración con torsión

Parivritta baddha stiti utthita vayu muktyasana

También conocida como: *parivritta baddha nindra utthita vayu muktyasana.*

Modificación: agarre alrededor de la parte posterior del muslo.

1. Pie en la rodilla.

2. Pie separado de la rodilla.

Tipo de postura: equilibrio de pie sobre una sola pierna, inclinación hacia delante, torsión, agarre.

Punto de *drishti*: *nasagrai* o *nasagre* (nariz).

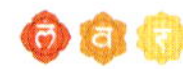

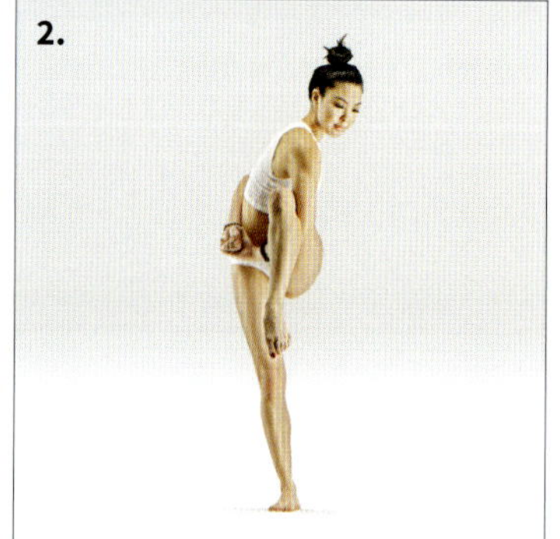

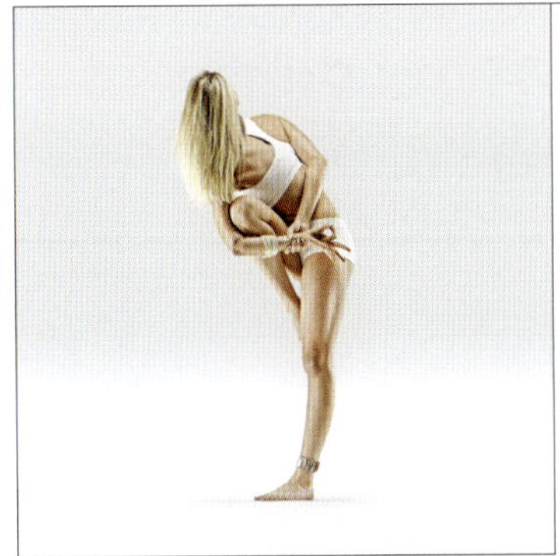

Postura de la liberación del viento con torsión y agarre

Parivritta baddha stiti utthita vayu muktyasana

También conocida como: *parivritta baddha nindra utthita vayu muktyasana*.

Modificación: ambos brazos envolviendo la espinilla.

Tipo de postura: equilibrio de pie sobre una pierna, inclinación hacia delante, torsión, agarre.

Punto de *drishti*: *urdhva* o *antara drishti* (hacia el cielo).

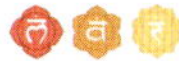

EQUILIBRIO SOBRE UNA PIERNA: AMBAS RODILLAS FLEXIONADAS, CON AGARRE Y TORSIÓN

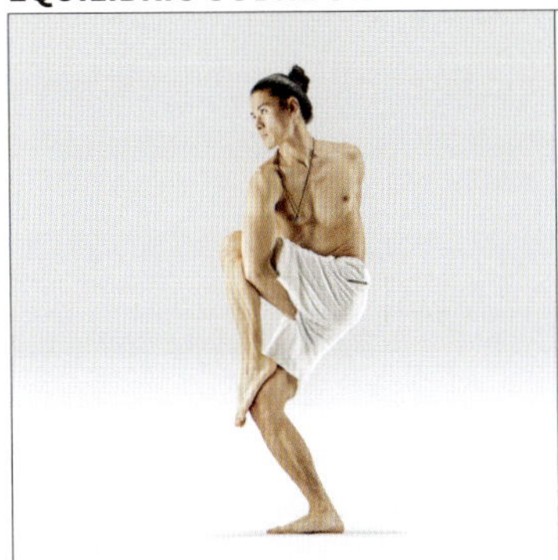

Postura preparatoria de la liberación del viento de pie

Parivritta baddha stiti utthita vayu muktyasana **preparatoria**

También conocida como: *parivritta baddha nindra utthita vayu muktyasana* preparatoria.

Modificación: un pie apoyado sobre la rodilla, el otro en el suelo y la pierna flexionada.

Tipo de postura: equilibrio de pie sobre una pierna, inclinación hacia delante, torsión, agarre.

Punto de *drishti*: *bhrumadhye* o *ajna chakra* (tercer ojo, entre las cejas).

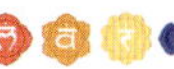

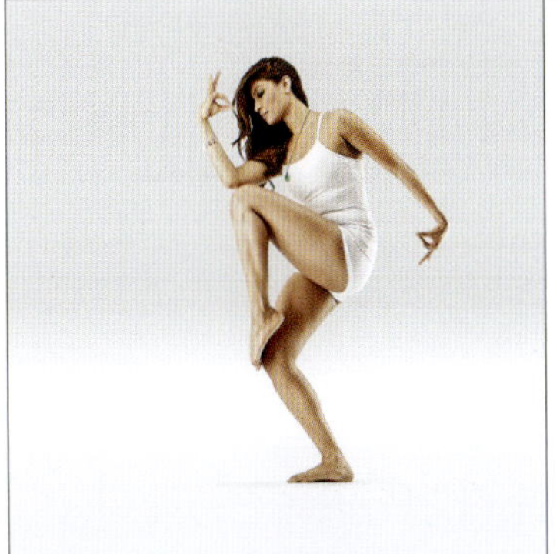

Postura inspirada en el vigoroso ciclo de la vida de Shiva

Tandavasana

Modificación: rodilla contra el codo opuesto, pie apoyado en la rodilla contraria, pierna apoyada en el suelo flexionada, talón plano.

Tipo de postura: equilibrio de pie sobre una pierna, inclinación hacia delante, torsión.

Punto de *drishti*: *nasagrai* o *nasagre* (nariz), *hastagrai* o *hastagre* (manos).

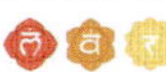

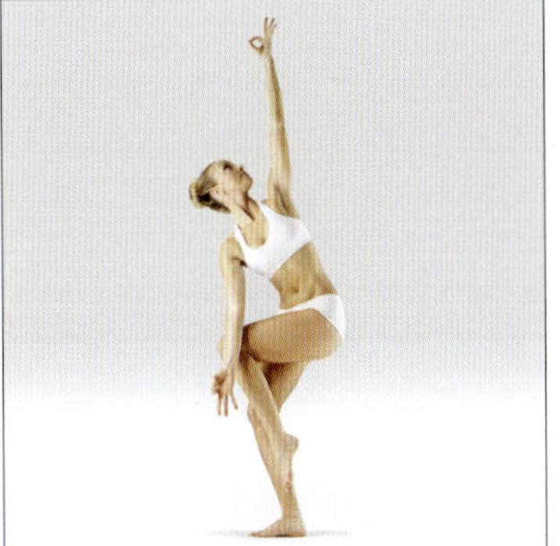

Postura inspirada en el vigoroso ciclo de la vida de Shiva

Tandavasana

Modificación: ambos brazos rectos, un antebrazo en la rodilla opuesta, el otro brazo recto hacia el cielo, ambas rodillas flexionadas.

Tipo de postura: equilibrio de pie sobre una pierna, inclinación hacia delante, torsión.

Punto de *drishti*: *hastagrai* o *hastagre* (manos).

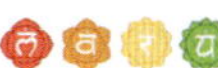

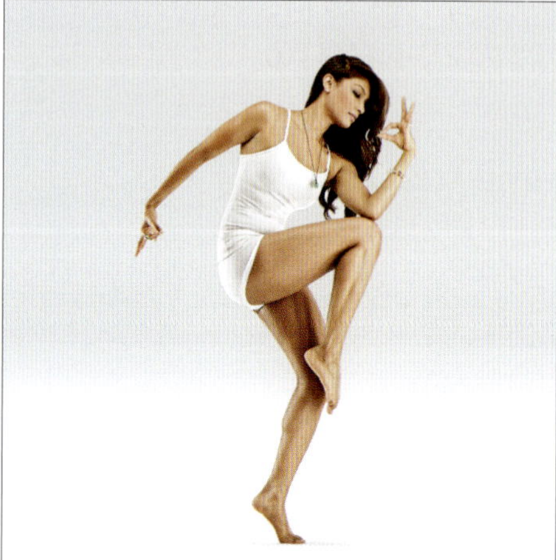

Postura sobre los dedos del pie inspirada en el vigoroso ciclo de la vida de Shiva

Prapada tandavasana

Modificación: rodilla contra el codo opuesto, pie apoyado en la rodilla, la otra pierna apoyada en el suelo y flexionada.

Tipo de postura: equilibrio de pie sobre una sola pierna, inclinación hacia delante, torsión.

Punto de *drishti*: *nasagrai* o *nasagre* (nariz), *hastagrai* o *hastagre* (manos).

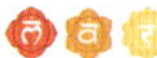

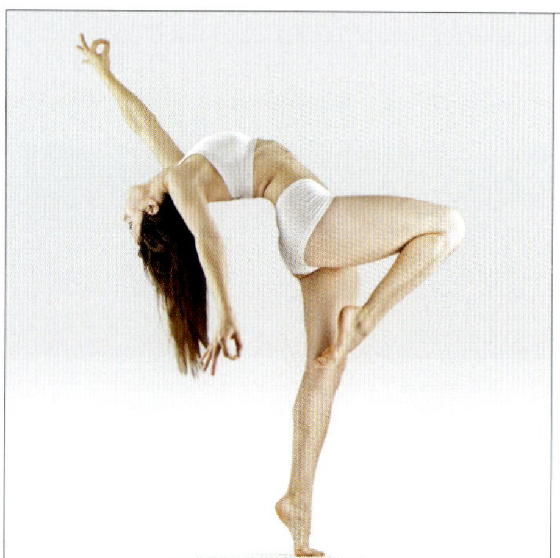

Postura sobre los dedos del pie inspirada en la graciosa danza de Parvati

Prapada lasyasana

Modificación: flexión intensa hacia atrás, un brazo elevado hacia el cielo, el otro brazo extendido hacia el suelo, pierna derecha de pie, rodilla opuesta flexionada, pie en el interior de la rodilla de la pierna opuesta.

Tipo de postura: equilibrio de pie sobre una sola pierna, flexión hacia atrás.

Punto de *drishti*: *bhrumadhye* o *ajna chakra* (tercer ojo, entre las cejas), *hastagrai* o *hastagre* (manos).

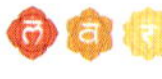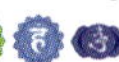

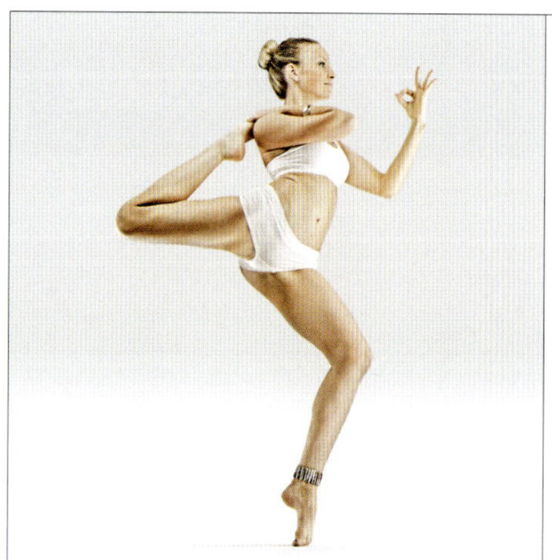

Postura del señor de la danza sobre las puntas de los dedos del pie con agarre de la punta del otro pie

Uttana kulpa prapada natarajasana

También conocida como: postura sobre las puntas de los dedos del pie inspirada en la graciosa danza de Parvati *(prapada lasyasana)*.

Modificación: pierna de pie flexionada, dedos enroscados debajo, agarre por debajo de la cabeza, pie hacia el hombro.

Tipo de postura: equilibrio de pie sobre una sola pierna, flexión hacia atrás.

Punto de *drishti*: *hastagrai* o *hastagre* (manos).

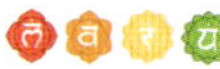

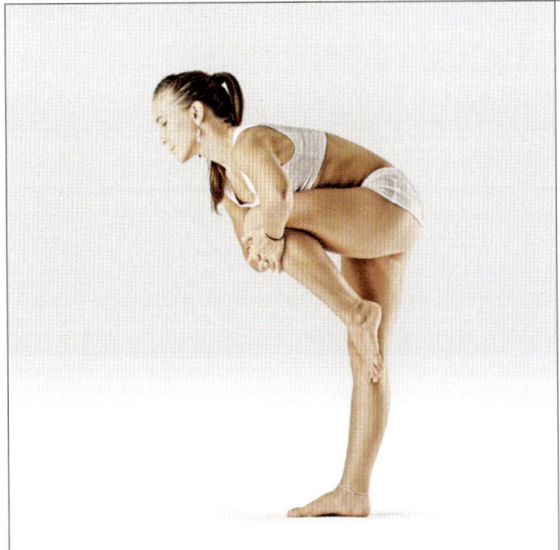

Posturas preparatorias 1 y 2 de la liberación del viento con inclinación intensa

Ardha stiti vayu muktyuttonasana preparatoria 1 y 2

También conocida como: *ardha nindra vayu muktyuttonasana* y postura de la liberación del viento de pie con media inclinación hacia delante.

Modificación: dedos entrelazados en la rodilla, media inclinación hacia delante.

Tipo de postura: equilibrio de pie sobre una pierna, inclinación hacia delante.

Punto de *drishti*: *nasagrai* o *nasagre* (nariz).

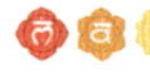

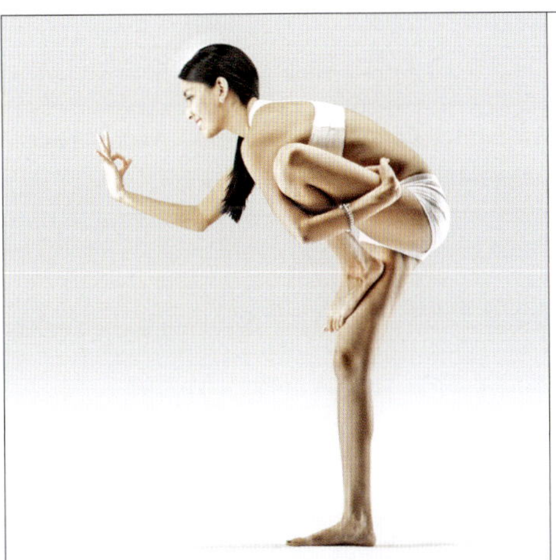

Postura de media liberación del viento con inclinación intensa hacia delante con agarre de pierna con una mano

Eka hasta baddha ardha stiti vayu muktyuttonasana

También conocida como: *eka hasta baddha ardha nindra vayu muktyuttonasana* y liberación del viento con agarre de una mano y media inclinación hacia delante

Modificación: agarre alrededor de la espinilla, palma de la mano hacia la caja torácica, pie apoyado en el muslo de la pierna apoyada en el suelo.

Tipo de postura: equilibrio de pie sobre una sola pierna, inclinación hacia delante, agarre.

Punto de *drishti*: *hastagrai* o *hastagre* (manos).

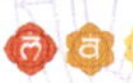

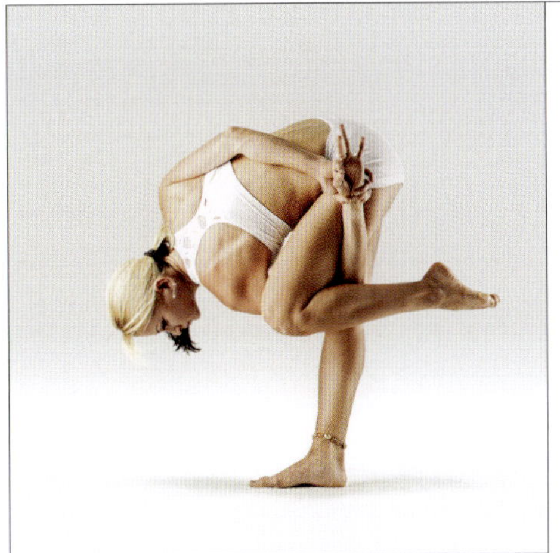

Postura de la liberación del viento de pie con inclinación intensa 1

Stiti vayu muktyuttonasana 1

También conocida como: *nindra vayu muktyuttonasana* y liberación del viento con inclinación hacia delante 1.

Modificación: barbilla separada de la espinilla, agarre por el interior del muslo.

Tipo de postura: equilibrio de pie sobre una sola pierna, inclinación hacia delante, agarre.

Punto de *drishti*: *padayoragrai* o *padayoragre* (dedos/pies).

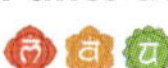

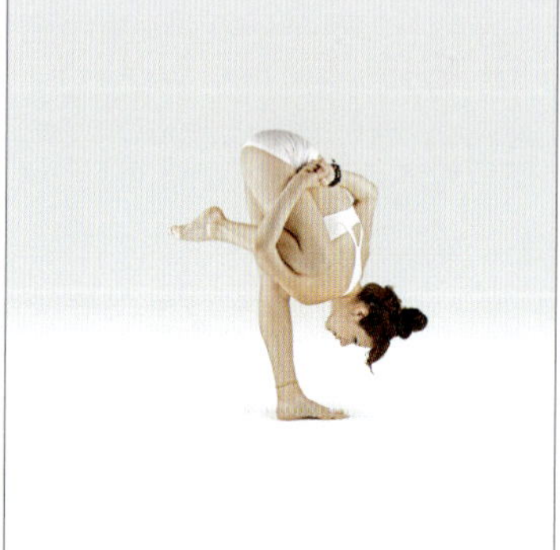

Postura de la liberación del viento de pie con inclinación intensa 2

Stiti vayu muktyuttonasana 2

También conocida como: *nindra vayu muktyuttonasana* y postura de pie dedicada al sabio Marichi *(nindra marichyasana)* y liberación del viento completamente curvada hacia delante.

Modificación: barbilla separada de la espinilla, agarre alrededor de la espinilla.

Tipo de postura: equilibrio de pie sobre una sola pierna, inclinación hacia delante, agarre.

Punto de *drishti*: *padhayoragrai* o *padayoragre* (dedos/pies).

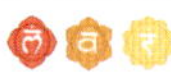

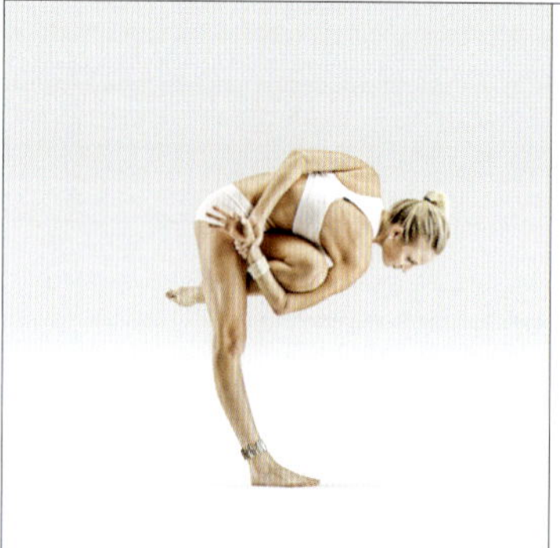

Postura de la liberación del viento de pie con inclinación intensa y torsión

Parivritta ardha stiti vayu muktyuttonasana

También conocida como: *parivritta ardha nindra vayu muktyuttonasana* y postura de la liberación del viento de pie con media inclinación hacia delante.

Tipo de postura: equilibrio de pie sobre una pierna, inclinación hacia delante, torsión, agarre.

Punto de *drishti*: *padayoragrai* o *padayoragre* (dedos/pies).

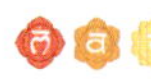

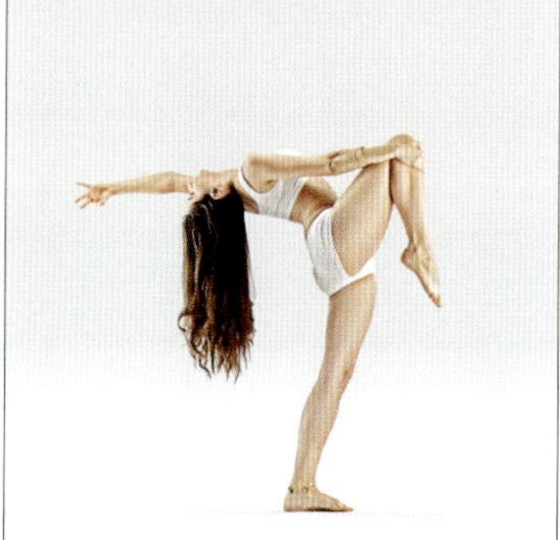

Postura de la mano en la rodilla inspirada en la graciosa danza de Parvati

Hasta janu lasyasana

Modificación: brazo extendido por encima de la cabeza y paralelo al suelo.

Tipo de postura: equilibrio de pie sobre una sola pierna, flexión hacia atrás.

Punto de *drishti*: *bhrumadhye* o *ajna chakra* (tercer ojo, entre las cejas), *hastagrai* o *hastagre* (manos).

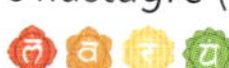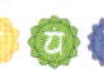

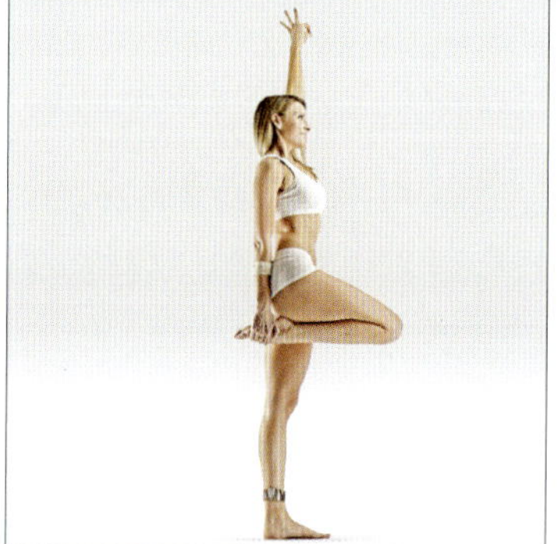

Postura del héroe sobre una pierna

Stiti eka pada virasana

También conocida como: *nindra eka pada virasana* y postura del rayo con una pierna de pie *(nindra eka pada vajrasana)*.

Modificación: agarre del pie con la mano, talón contra los glúteos, espinilla paralela al suelo, el otro brazo elevado hacia el cielo.

Tipo de postura: equilibrio de pie sobre una sola pierna.

Punto de *drishti*: *nasagrai* o *nasagre* (nariz).

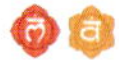

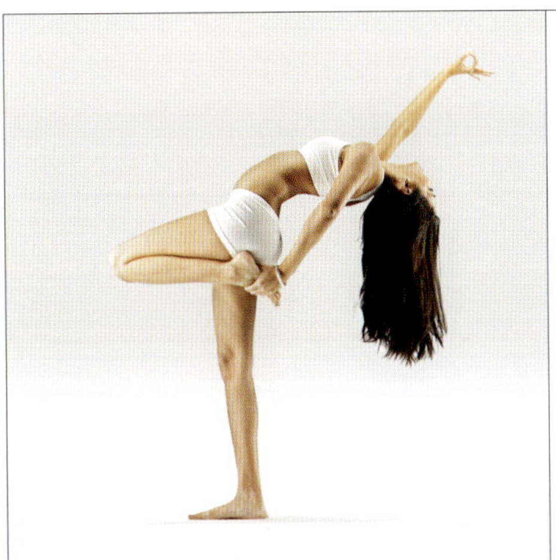

Postura de la mano en el pie inspirada en la graciosa danza de Parvati

Hasta pada lasyasana

Modificación: brazo extendido hacia arriba por encima de la cabeza hasta alcanzar el cielo.

Tipo de postura: equilibrio de pie sobre una sola pierna, flexión hacia atrás.

Punto de *drishti*: *bhrumadhye* o *ajna chakra* (tercer ojo, entre las cejas), *hastagrai* o *hastagre* (manos).

   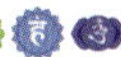

EQUILIBRIO SOBRE UNA PIERNA: RODILLA FLEXIONADA, RODILLAS ALINEADAS, INCLINACIÓN HACIA DELANTE

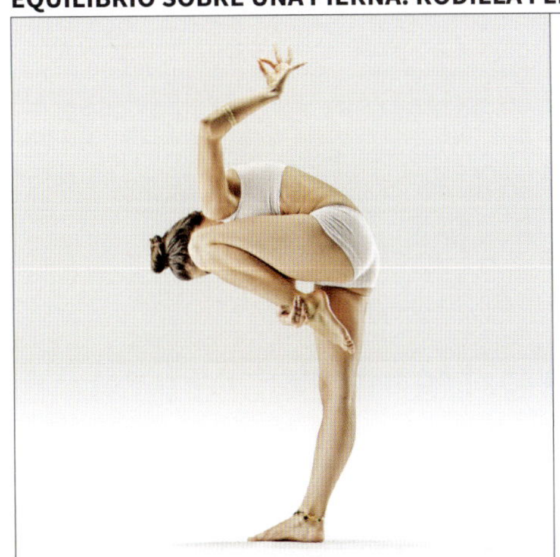

Postura de liberación del viento con mano en el tobillo e inclinación intensa

Hasta kulpha ardha stiti vayu muktyuttonasana

También conocida como: *hasta kulpha ardha nindra vayu muktyuttonasana* y postura de la liberación del viento con la rodilla en la oreja con inclinación intensa *(janu karna ardha nindra vayu muktyuttonasana)* y postura de la liberación del viento con la mano en el tobillo e inclinación hacia delante.

Modificación: agarre del tobillo con una mano, rodilla hasta la sien, el otro brazo elevado hacia el cielo, codo flexionado.

Tipo de postura: equilibrio de pie sobre una pierna, inclinación hacia delante.

Punto de *drishti*: *nasagrai* o *nasagre* (nariz).

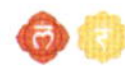

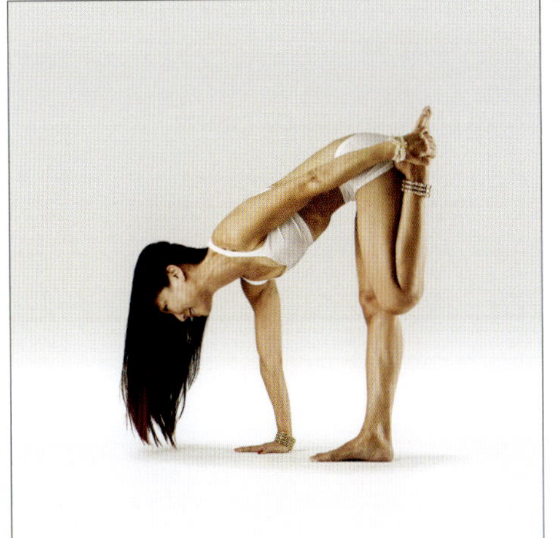

Postura de la mano en el pie sobre una pierna con inclinación intensa

Hasta pada eka pada ardha uttanasana

También conocida como: postura de la mano en el pie con media inclinación hace delante.

Modificación: mano en el pie del mismo lado, talón contra el hueso del glúteo, la otra palma de la mano apoyada en el suelo.

Tipo de postura: equilibrio de pie sobre una pierna, inclinación hacia delante.

Punto de *drishti*: *nasagrai* o *nasagre* (nariz), *bhrumadhye* o *ajna chakra* (tercer ojo, entre las cejas).

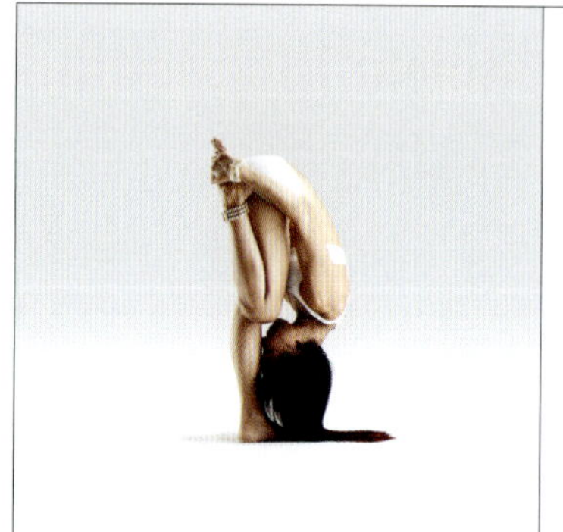

Postura de la mano en el pie sobre una pierna con inclinación extrema

Hasta pada eka pada uttanasana

También conocida como: postura de la mano en el pie sobre una sola pierna con inclinación completa hacia delante.

Modificación: mano en el pie del mismo lado, talón en el glúteo, palma opuesta en el suelo.

Tipo de postura: equilibrio de pie sobre una sola pierna, inclinación hacia delante.

Punto de *drishti*: *nasagrai* o *nasagre* (nariz).

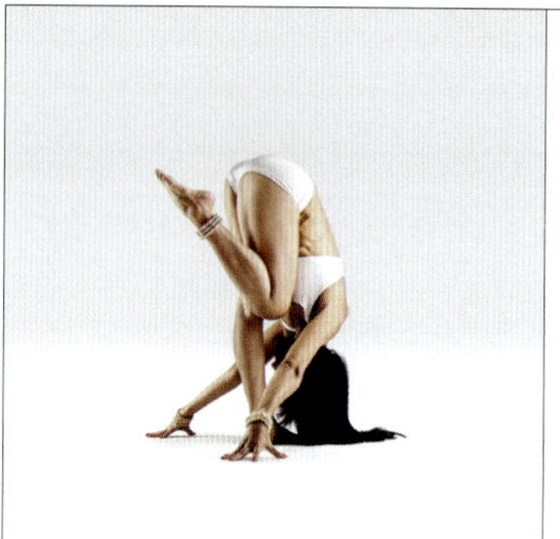

Postura de inclinación extrema sobre una pierna 1

Eka pada uttanasana 1

También conocida como: inclinación completa hacia delante con una sola pierna 1.

Modificación: pierna flexionada, talón hacia el hueso del glúteo, rodillas juntas, puntas de los dedos con las manos apoyadas en el suelo, brazos extendidos más allá del pie.

Tipo de postura: equilibrio de pie sobre una sola pierna, inclinación hacia delante.

Punto de *drishti*: *nasagrai* o *nasagre* (nariz).

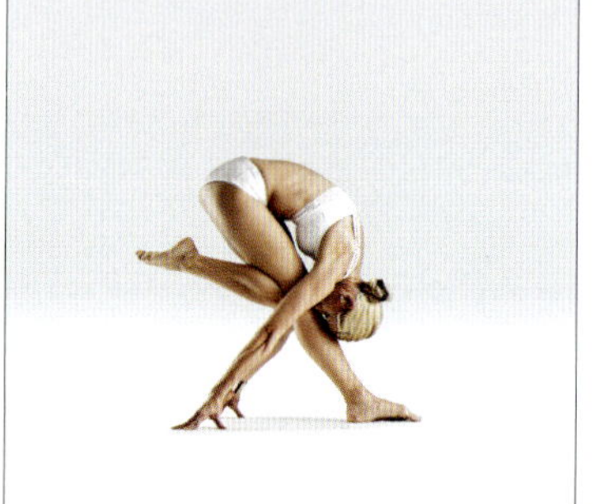

Postura de inclinación extrema sobre una pierna 2

Eka pada uttanasana 2

También conocida como: inclinación completa hacia delante sobre una sola pierna 2.

Modificación: pierna flexionada, talón hacia el hueso del glúteo, rodillas juntas, puntas de los dedos de las manos apoyadas en el suelo, brazos extendidos más allá del pie.

Tipo de postura: equilibrio de pie sobre una sola pierna, inclinación hacia delante.

Punto de *drishti*: *nasagrai* o *nasagre* (nariz).

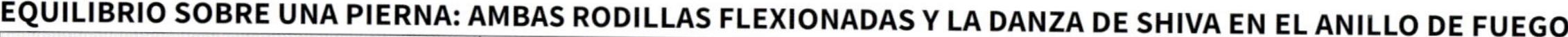

EQUILIBRIO SOBRE UNA PIERNA: AMBAS RODILLAS FLEXIONADAS Y LA DANZA DE SHIVA EN EL ANILLO DE FUEGO

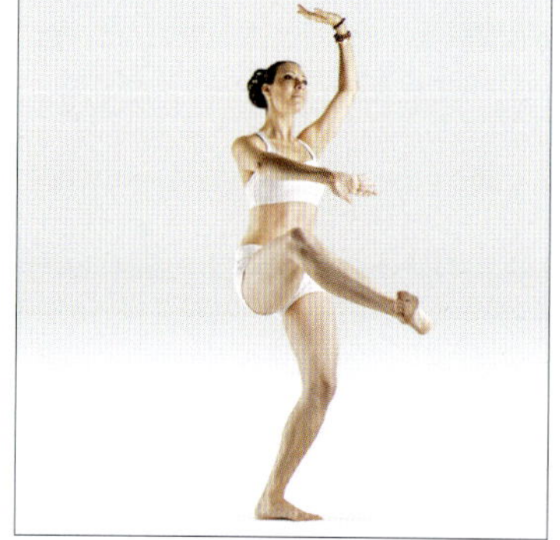

Postura inspirada en el vigoroso ciclo de la vida de Shiva

Tandavasana

Modificación: ambas rodillas flexionadas, ambos codos flexionados.

Tipo de postura: equilibrio de pie sobre una sola pierna.

Punto de *drishti*: *nasagrai* o *nasagre* (nariz).

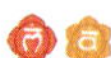

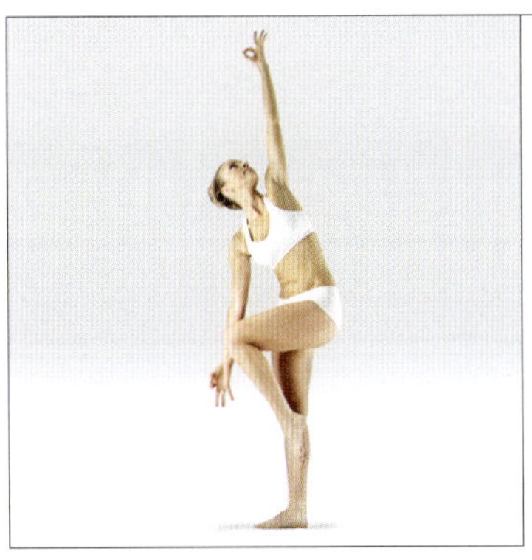

Postura inspirada en el vigoroso ciclo de la vida de Shiva

Tandavasana

Modificación: pierna apoyada recta, la otra rodilla flexionada, pie hacia el interior de la rodilla, un antebrazo en la rodilla opuesta, el otro brazo extendido hacia el cielo.
Tipo de postura: equilibrio de pie sobre una sola pierna, torsión.
Punto de *drishti*: *hastagrai* o *hastagre* (manos).

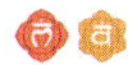

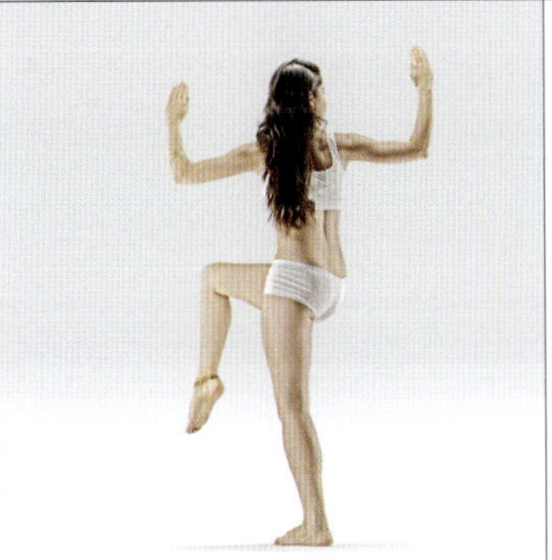

Postura inspirada en el vigoroso ciclo de la vida de Shiva

Tandavasana

Modificación: pierna derecha levantada, rodilla flexionada 90 grados, ambos codos flexionados, puntas de los dedos elevadas al cielo, torsión hacia el exterior del cuerpo.
Tipo de postura: equilibrio de pie sobre una sola pierna, torsión.
Punto de *drishti*: *parshva drishti* (hacia la derecha), *parshva drishti* (hacia la izquierda).

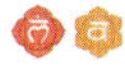

EQUILIBRIO SOBRE UNA PIERNA DE PIE: RODILLA FLEXIONADA HACIA EL LADO

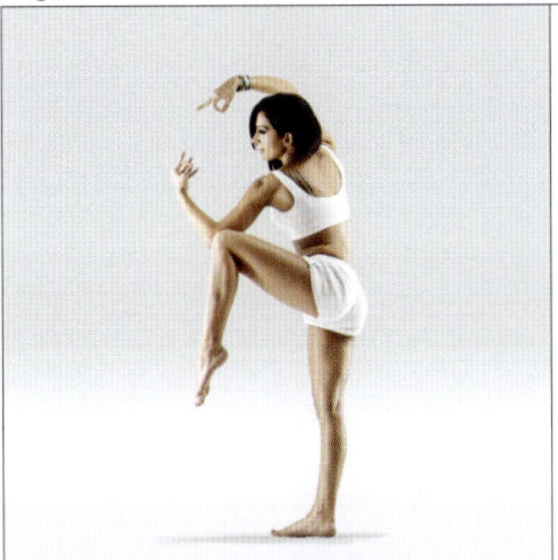

Postura inspirada en el vigoroso ciclo de la vida de Shiva

Tandavasana

Modificación: rodilla contra el tríceps del mismo lado, ambos codos flexionados, un brazo flexionado por encima de la cabeza.
Tipo de postura: equilibrio de pie sobre una sola pierna, inclinación lateral.
Punto de *drishti*: *hastagrai* o *hastagre* (manos).

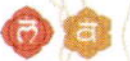

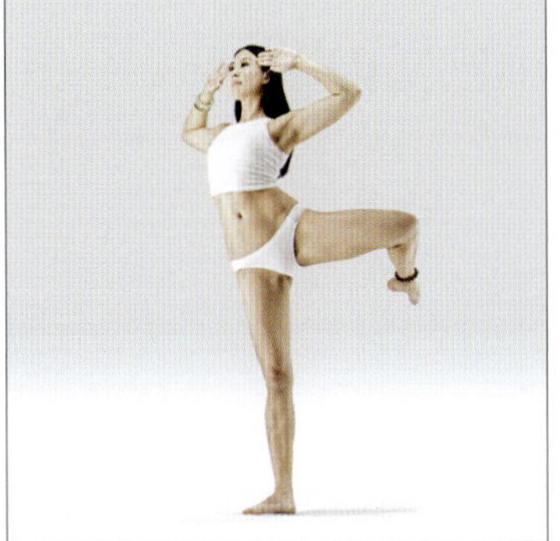

Postura inspirada en el vigoroso ciclo de la vida de Shiva

Tandavasana

Modificación: pierna derecha erguida, la otra rodilla flexionada, dedos de los pies apuntando hacia fuera de la cabeza, yemas de los dedos de las manos en las sienes.
Tipo de postura: equilibrio de pie sobre una sola pierna.
Punto de *drishti*: *nasagrai* o *nasagre* (nariz).

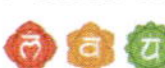

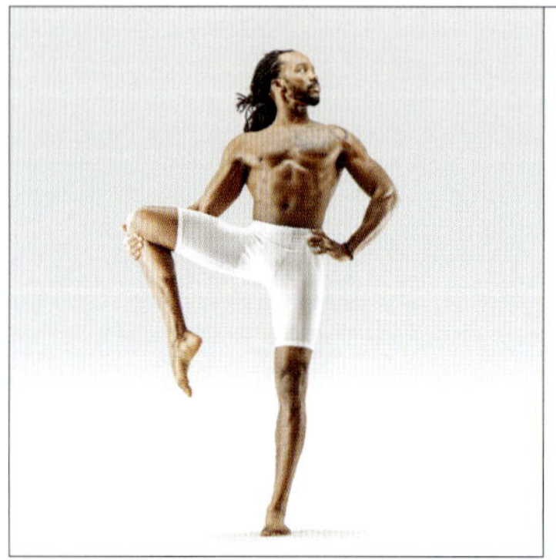

Postura extendida de la mano hasta el dedo gordo del pie 2

Utthita hasta padangushtasana 2 preparatoria

También conocida como: postura extendida de la mano hasta el dedo gordo del pie 2 (*utthita hasta padangushtasana 2* preparatoria).

Modificación: rodilla flexionada.

Tipo de postura: equilibrio de pie sobre una sola pierna.

Punto de *drishti*: *parshva drishti* (hacia la derecha), *parshva drishti* (hacia la izquierda).

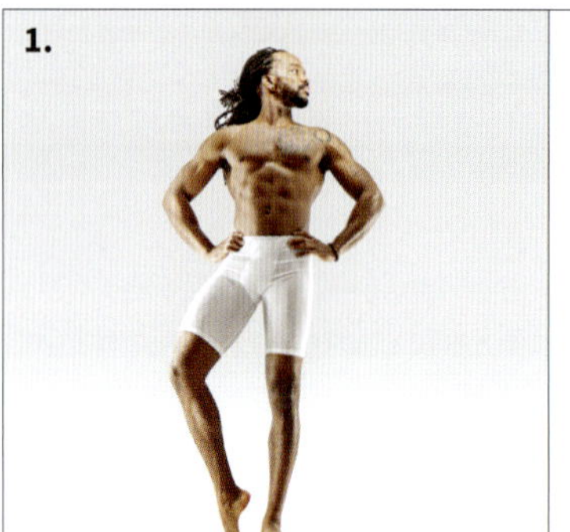

Postura del árbol fácil modificada

Sukha vrikshasana

Modificación: manos en las caderas.

1. Dedos de los pies flexionados contra el suelo.

2. Pie contra la pantorrilla opuesta.

Tipo de postura: equilibrio de pie sobre una sola pierna.

Punto de *drishti*: *parshva drishti* (hacia la derecha), *parshva drishti* (hacia la izquierda).

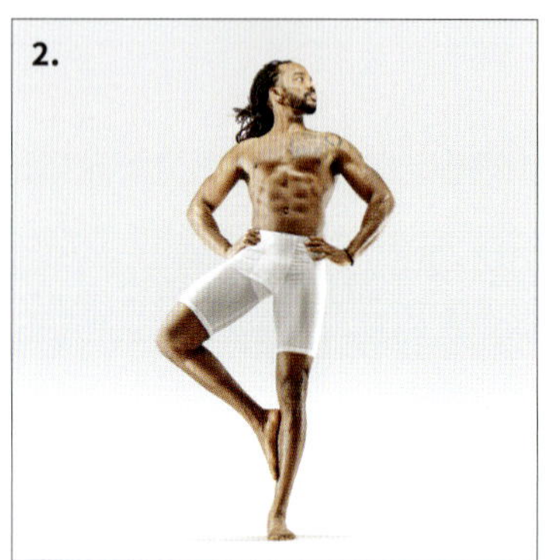

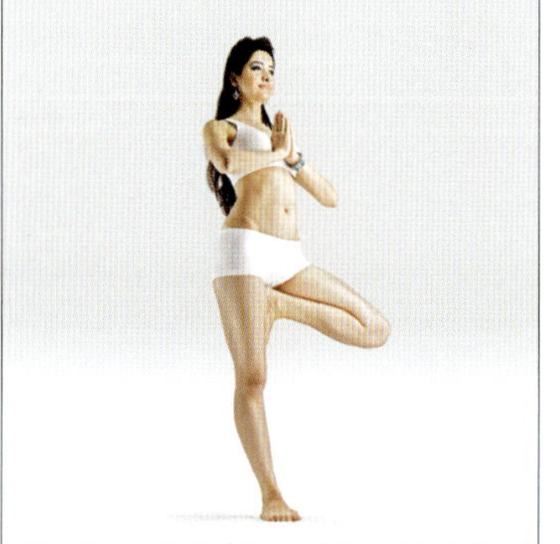

Postura del árbol con las manos en oración

Vrikshasana namaskar

Tipo de postura: equilibrio de pie sobre una sola pierna.

Punta *Drishti*: *angushtamadhye* o *angushta ma dyai* (pulgares), *nasagrai* o *nasagre* (nariz).

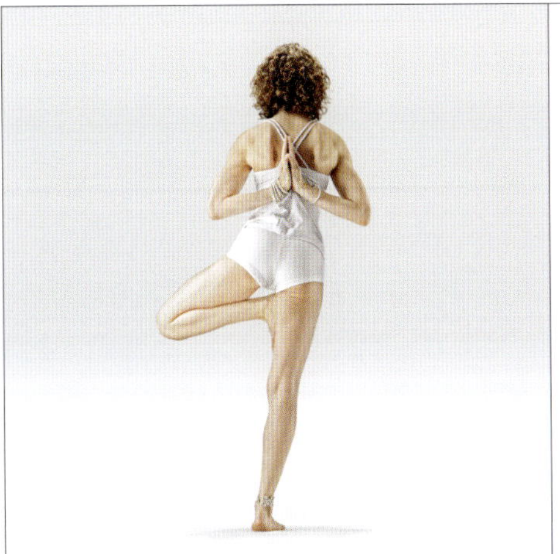

Postura del árbol con las manos en oración invertida

Viparita namaskar vrikshasana

También conocida como: postura del árbol en oración a la espalda *(paschima namaskara vrikshasana)*.

Tipo de postura: equilibrio de pie sobre una sola pierna.

Punto de *drishti*: *nasagrai* o *nasagre* (nariz).

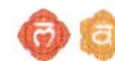

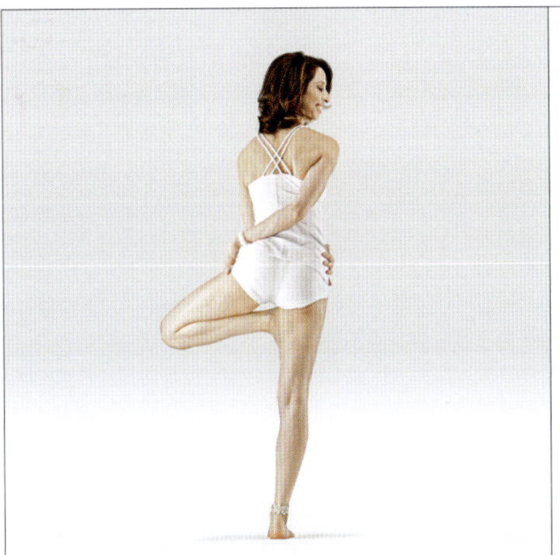

Postura del medio árbol envuelto y con torsión

Parivritta ardha baddha vrikshasana

Tipo de postura: equilibrio de pie sobre una sola pierna, torsión.

Punto de *drishti*: *parshva drishti* (hacia la derecha), *parshva drishti* (hacia la izquierda).

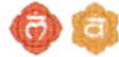

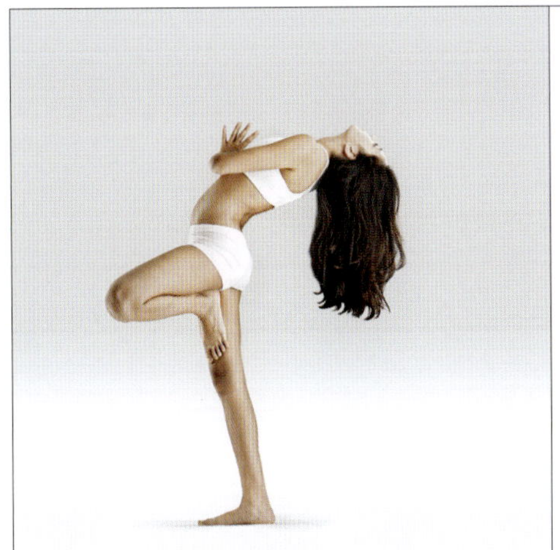

Postura del árbol con las manos en oración

Vrikshasana namaskar

Modificación: inclinación hacia atrás.

Tipo de postura: equilibrio de pie sobre una sola pierna, flexión hacia atrás.

Punto de *drishti*: *bhrumadhye* o *ajna chakra* (tercer ojo, entre las cejas).

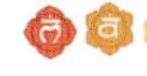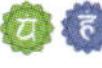

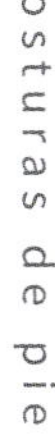

1.

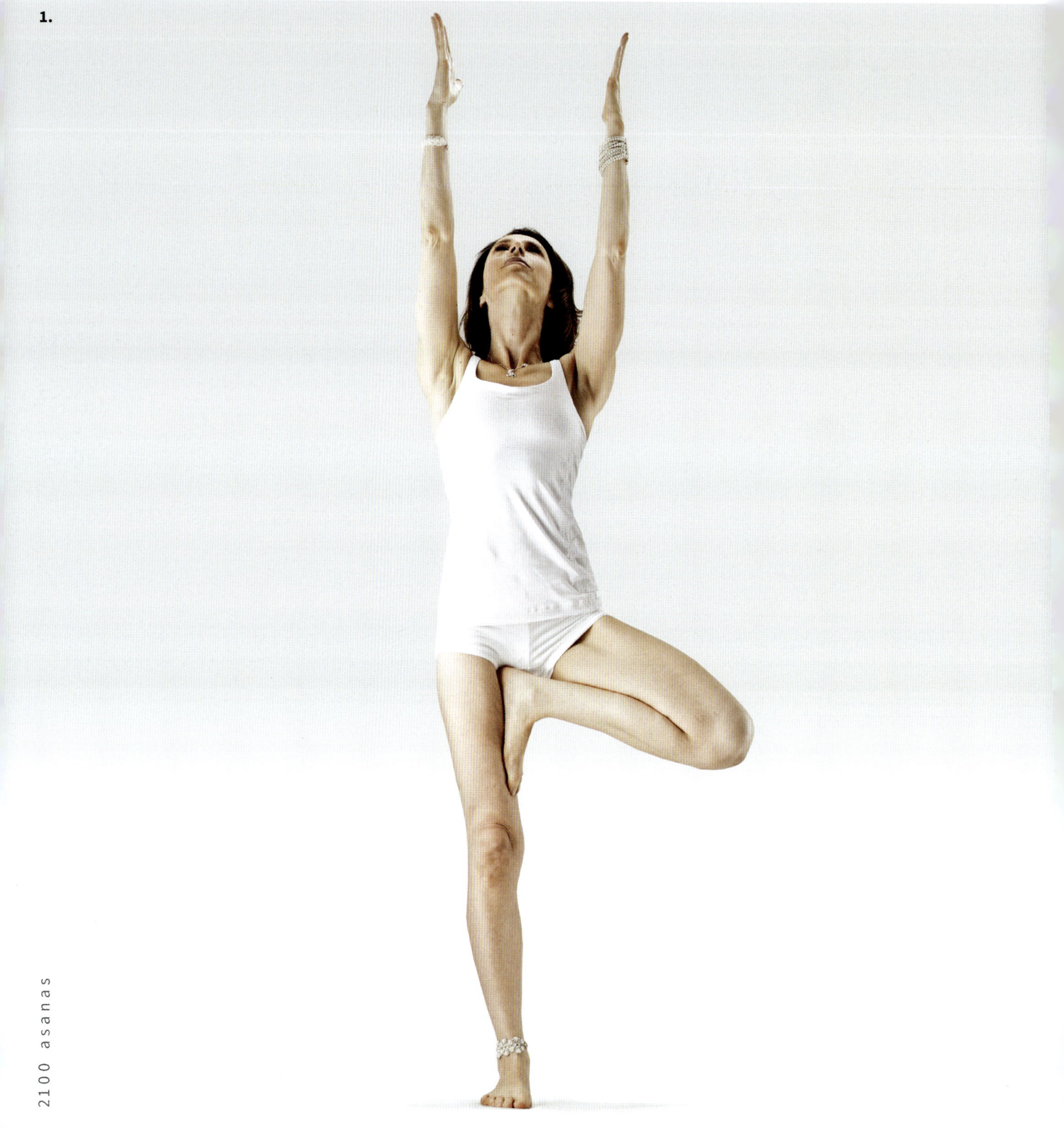

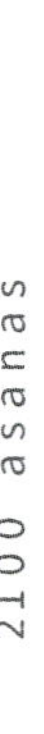

Postura del árbol 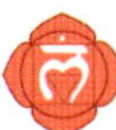   

Vrikshasana

También conocida como: postura del árbol con las manos hacia arriba *(urdhva hasta vrikshasana)* o postura dedicada al sabio real Bhagiratha *(bhagirathasana).*

Tipo de postura: equilibrio de pie sobre una pierna, flexión suave de la espalda.

Punto de *drishti*: *angusthamadhye* o *angustha ma dyai* (pulgares).

Modificación: brazos extendidos por encima de la cabeza.
1. Brazos a lo ancho de los hombros.
2. Brazos a lo ancho de hombros, cabeza inclinada hacia atrás.
3. Palmas de las manos juntas.
4. Palmas de las manos juntas, cabeza inclinada hacia atrás.

vriksha = árbol

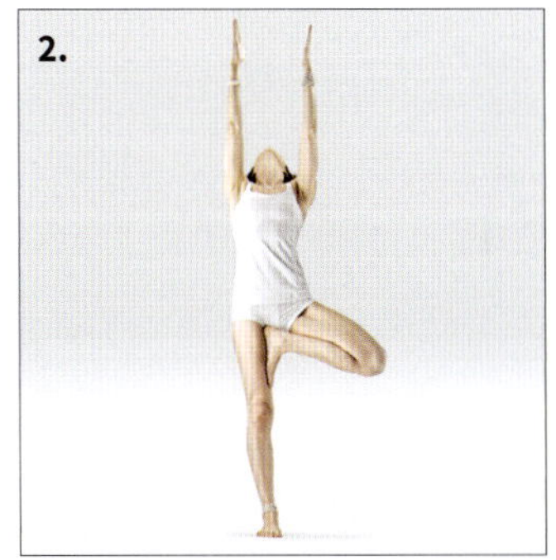
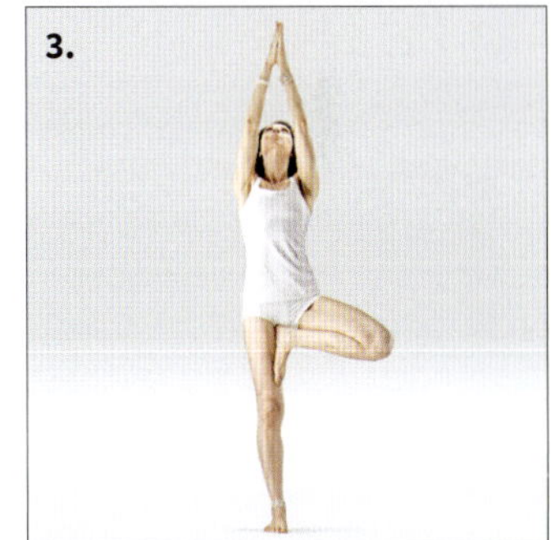
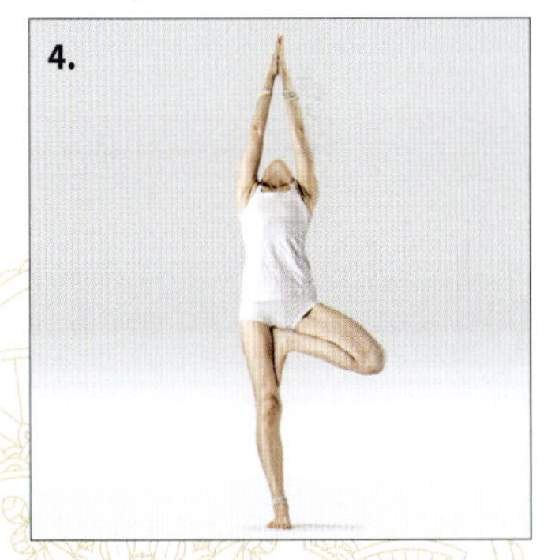

Cómo realizar la postura:

1. Comienza en la postura de la montaña *(tadasana)*. Realiza *mula bandha, uddhiyana bandha* y la respiración *ujjayi*. Fija la mirada en un punto fijo en el suelo, ya que te ayudará a encontrar y mantener tu equilibrio.

2. Inhala y descansa el peso sobre el pie derecho. Exhala mientras doblas la rodilla izquierda y la sacas hacia el lado izquierdo, abriendo el interior de la cadera izquierda. Mantén las caderas niveladas y paralelas al suelo. Mantén el abdominal inferior implicado para evitar la compresión (el arco) en la parte inferior de la espalda.

3. Espira mientras colocas la planta del pie izquierdo en el músculo de la pantorrilla izquierda. Asegúrate de que los dedos del pie izquierdo apunten hacia el suelo.

4. En la siguiente exhalación, agarra el tobillo izquierdo con la mano izquierda y desliza el pie izquierdo hasta la parte interior del muslo izquierdo, manteniendo los dedos del pie izquierdo apuntando hacia el suelo. Evita presionar la rodilla derecha. Asegúrate de mantener la rodilla izquierda hacia un lado mientras abres el interior de la cadera izquierda.

5. Inhala mientras extiendes ambos brazos sobre tu cabeza, con las yemas de los dedos apuntando hacia el cielo. Mantenlos rectos y separados al ancho de los hombros. Asegúrate de extender el cuello y mantener los omóplatos hacia atrás.

6. Espira y lleva la mirada a los pulgares (postura 1). Puedes experimentar inclinando la cabeza completamente hacia atrás, sintiendo el estiramiento de la parte frontal de tu cuello (postura 2).

7. Si tus hombros están abiertos, el cuello está estirado y la respiración no resulta limitada, puedes juntar las palmas de las manos y mirarte los pulgares (postura 3). Con las manos presionadas, también puedes mover la cabeza hacia atrás y sentir el estiramiento de la parte frontal del cuello (postura 4).

8. Mantén la POSTURA de 30 a 90 segundos. Exhala a medida que liberas la postura, regresa a la postura de la montaña *(tadasana)* y repite los movimientos con el otro lado.

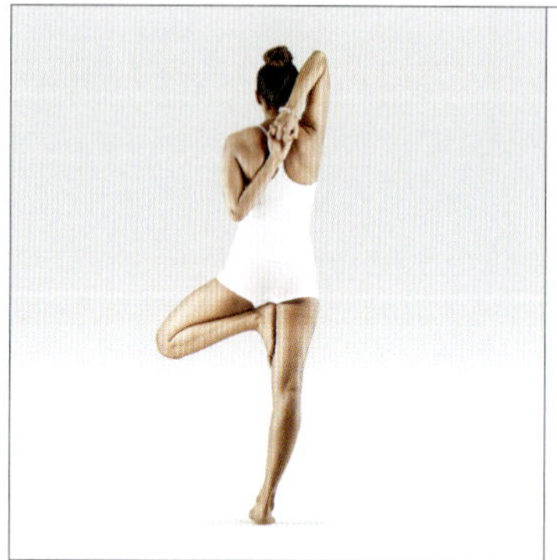

Posición de las manos de la postura de la cara de vaca en la postura del árbol

Hasta gomukhasana **en** *vrikshasana*

Modificación: brazos en *gomukhasana*.

Tipo de postura: equilibrio de pie sobre una sola pierna.

Punto de *drishti*: *nasagrai* o *nasagre* (nariz).

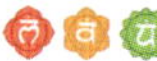

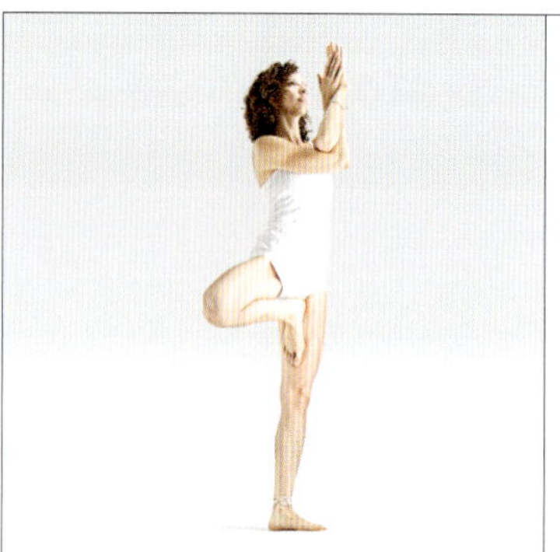

Postura de las manos de la postura dedicada a Garuda en la postura del árbol

Hasta garudasana **en** *vrikshasana*

Tipo de postura: equilibrio de pie sobre una sola pierna.

Punto de *drishti*: *angushtamadhye* o *angushta ma dyai* (pulgares).

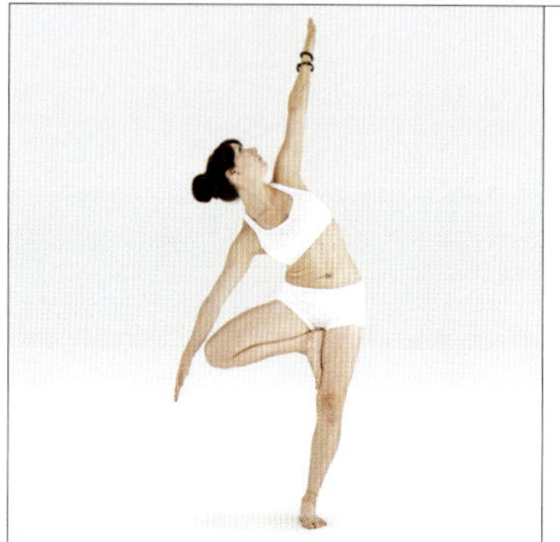

Postura del árbol lateral

Parshva vrikshasana

Modificación: flexión lateral hacia la rodilla flexionada.

Tipo de postura: equilibrio de pie sobre una sola pierna, inclinación lateral.

Punto de *drishti*: *hastagrai* o *hastagre* (manos).

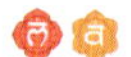

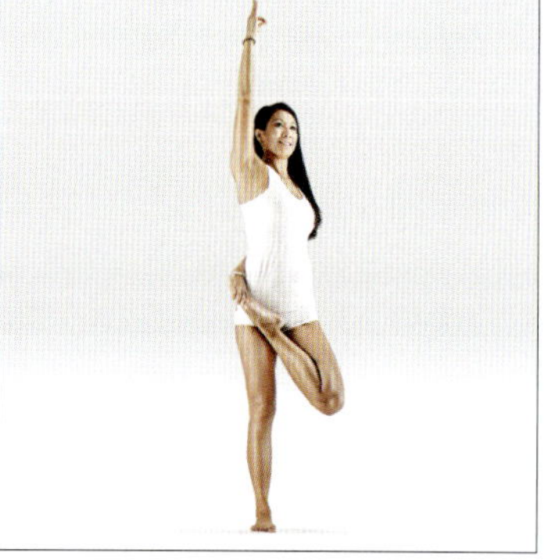

Postura del árbol en medio loto con un brazo extendido hacia arriba

Urdhva eka hasta ardha baddha padma vrikshasana

Tipo de postura: equilibrio de pie sobre una sola pierna, agarre.

Punto de *drishti*: *nasagrai* o *nasagre* (nariz).

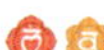

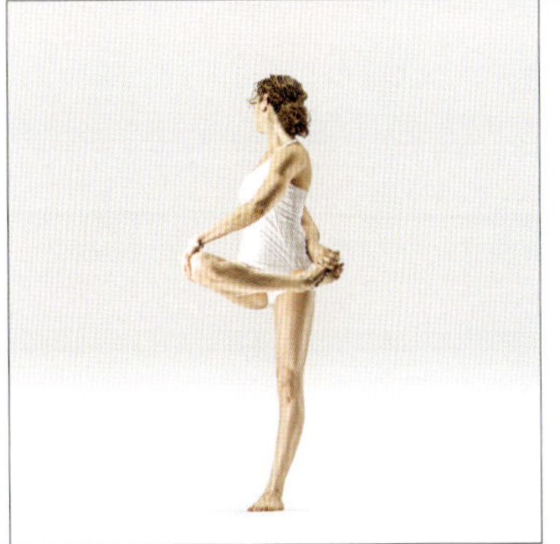

Postura del árbol en medio loto con torsión

Parivritta ardha baddha padma vrikshasana

Tipo de postura: equilibrio de pie sobre una sola pierna, torsión, agarre.
Punto de *drishti*: *parshva drishti* (hacia la derecha), *parshva drishti* (hacia la izquierda).

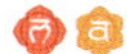

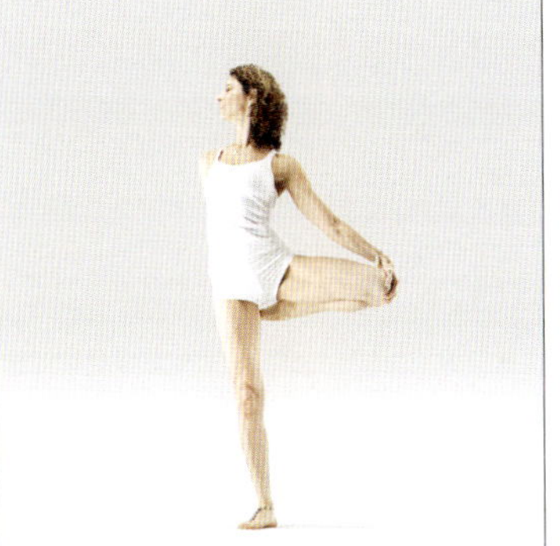

Postura del árbol con mano en el pie y mano en la rodilla

Hasta pada hasta janu vrikshasana

Modificación: agarre de la rodilla con la mano, rodilla flexionada hacia el exterior.
Tipo de postura: equilibrio de pie sobre una sola pierna.
Punto de *drishti*: *parshva drishti* (hacia la derecha), *parshva drishti* (hacia la izquierda).

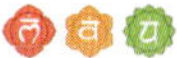

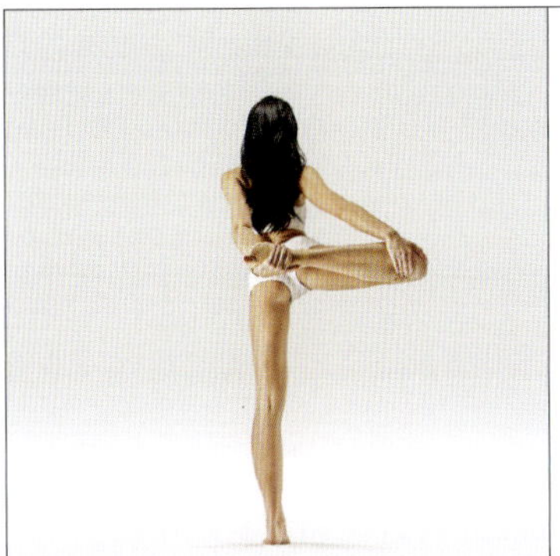

Postura del árbol con la mano en la rodilla

Hasta pada hasta janu vrikshasana

Modificación: flexión hacia atrás, agarre de rodilla y tobillo con las manos, rodilla hacia fuera, mirando hacia delante.
Tipo de postura: equilibrio de pie sobre una sola pierna, flexión hacia atrás.
Punto de *drishti*: *nasagrai* o *nasagre* (nariz).

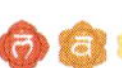  

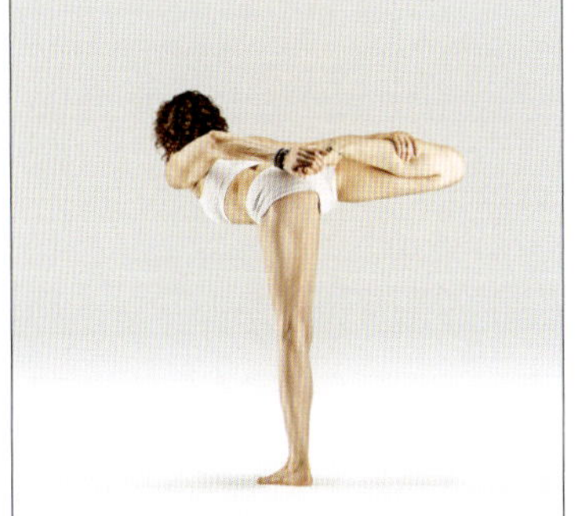

Postura del árbol caído con la mano en la rodilla

Hasta pada hasta janu patan vrikshasana

Modificación: agarre del pie y de la espinilla con las manos, rodilla hacia el exterior.
Tipo de postura: equilibrio de pie sobre una sola pierna, inclinación hacia delante.
Punto de *drishti*: *nasagrai* o *nasagre* (nariz).

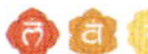 

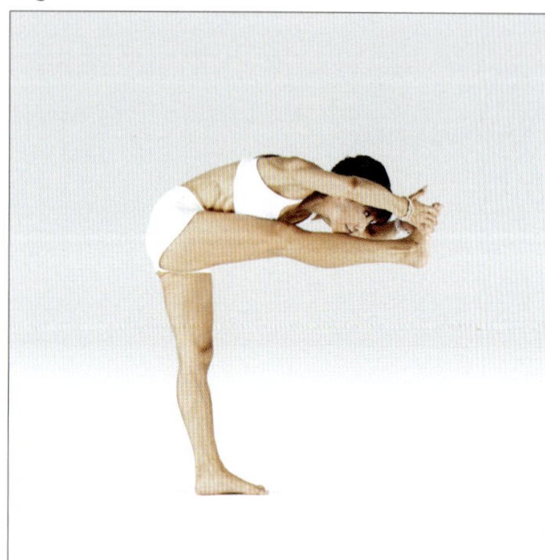

Postura de ambas manos en el pie

Dwi hasta padasana

También conocida como: postura de la pierna levantada y de la espalda estirada (*utthita eka pada paschimottanasana*) y postura de pie con la cabeza en la rodilla *(dandayamana-janushirasana).*

Modificación: barbilla en la espinilla.

Tipo de postura: equilibrio de pie sobre una sola pierna, inclinación hacia delante.

Punto de *drishti*: *bhrumadhye* o *ajna chakra* (tercer ojo, entre las cejas), *padayoragrai* o *padayoragre* (dedos/pies).

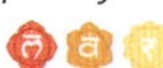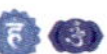

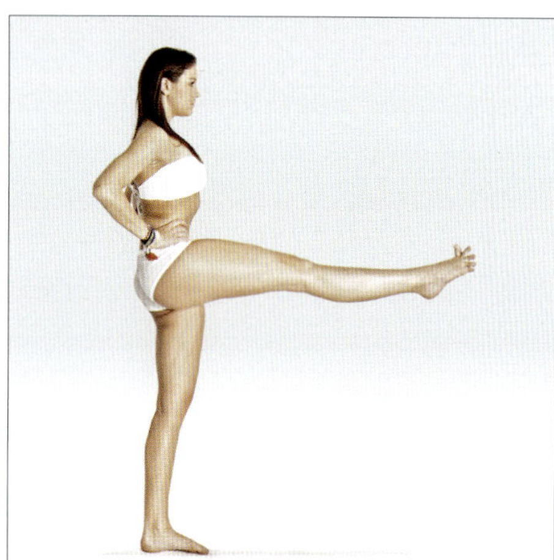

Postura del pie extendido

Utthita ekapadasana

También conocida como: postura de la mano extendida hasta el dedo gordo del pie d *(utthita hasta padangushtasana d*; pertenece al sistema de yoga *ashtanga).*

Modificación: manos en las caderas.

Tipo de postura: equilibrio de pie sobre una sola pierna.

Punto de *drishti*: *padayoragrai* o *padayoragre* (dedos/pies).

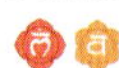

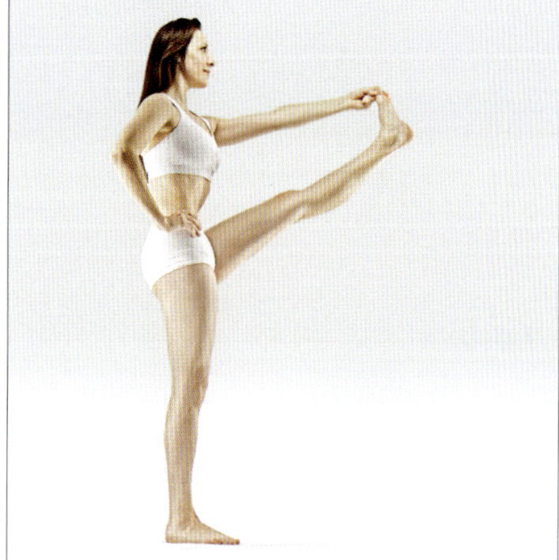

Postura de la mano extendida hasta el dedo gordo del pie 1

Utthita hasta padangushtasana 1

También conocida como: postura de la mano extendida hasta el dedo gordo del pie A *(utthita hasta padangushtasana A).*

Modificación: pierna levantada delante del cuerpo.

Tipo de postura: equilibrio de pie sobre una sola pierna.

Punto de *drishti*: *padayoragrai* o *padayoragre* (dedos/pies).

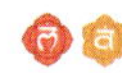

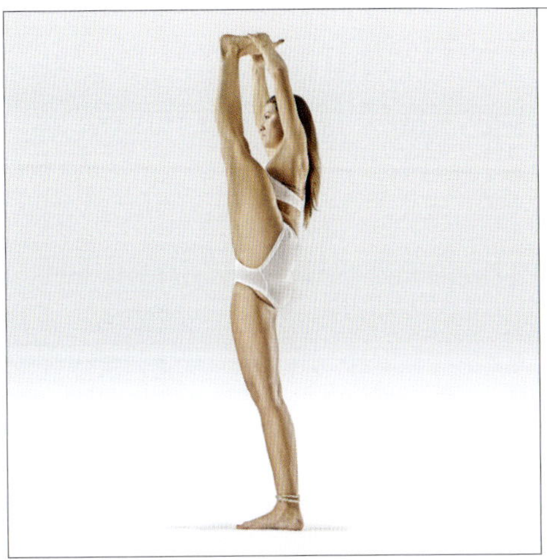

Postura extendida dedicada a Trivikrama: conquistador de los tres mundos (Vishnu)

Utthita trivikramasana

También conocida como: postura extendida de estiramiento de la mano hasta el pie *(utthita hastha pada uttanasana)*.
Modificación: rodilla separada del hombro.
Tipo de postura: equilibrio de pie sobre una sola pierna.
Punto de *drishti*: *nasagrai* o *nasagre* (nariz).

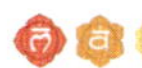

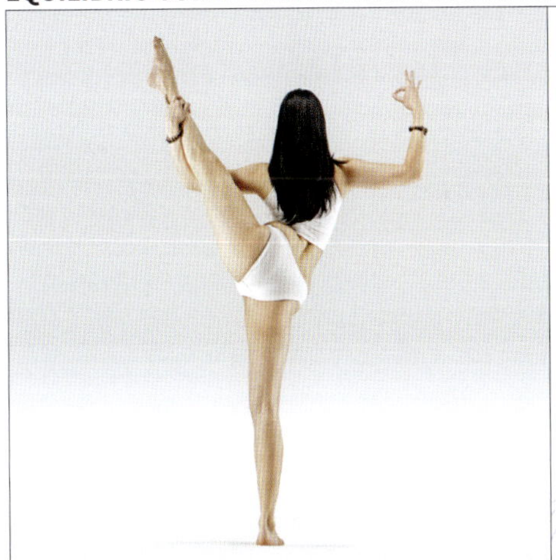

Postura dedicada a Trivikrama: conquistador de los tres mundos (Vishnu)

Trivikramasana

También conocida como: postura de la pierna al lado dedicada a Trivikrama: conquistador de los tres mundos (Vishnu) *(parshva pada trivikramasana)*.
Modificación: brazo envolviendo la pierna del mismo lado.
Tipo de postura: equilibrio de pie sobre una sola pierna.
Punto de *drishti*: *nasagrai* o *nasagre* (nariz).

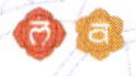

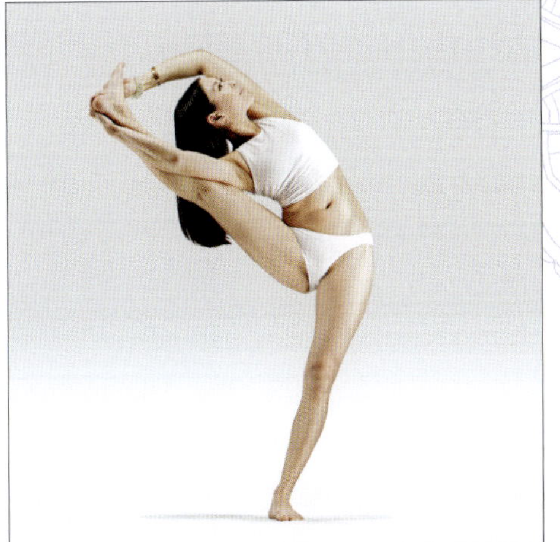

Postura del reloj de sol creciente

Utthita stiti surya yantrasana

También conocida como: *utthita nindra surya yantrasana*.
Modificación: inclinación lateral.
Tipo de postura: equilibrio de pie sobre una sola pierna, inclinación lateral, torsión.
Punto de *drishti*: *urdhva* o *antara drishti* (hacia el cielo).

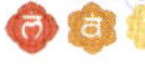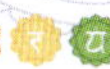

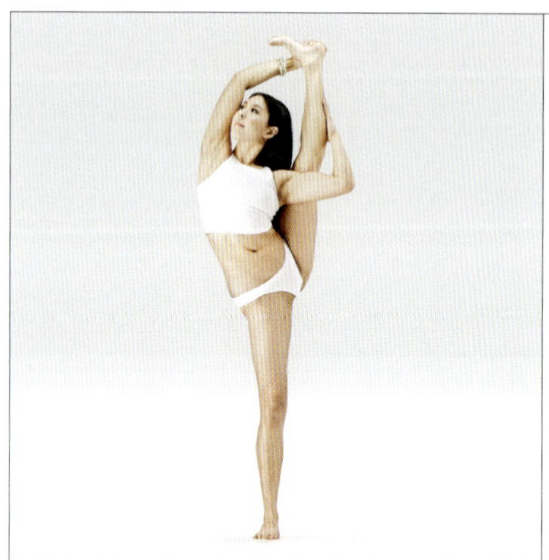

Postura dedicada a Trivikrama: conquistador de los tres mundos (Vishnu)

Trivikramasana

También conocida como: postura de la pierna al lado dedicada a Trivikrama: conquistador de los tres mundos (Vishnu) *(parshva pada trivikramasana).*

Modificación: ambas manos agarradas a la pierna, con el hombro contra la parte posterior de la rodilla, mirando hacia un lado.

Tipo de postura: equilibrio de pie sobre una sola pierna, torsión.

Punto de *drishti*: *urdhva* o *antara arishti* (hacia el cielo).

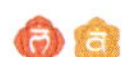

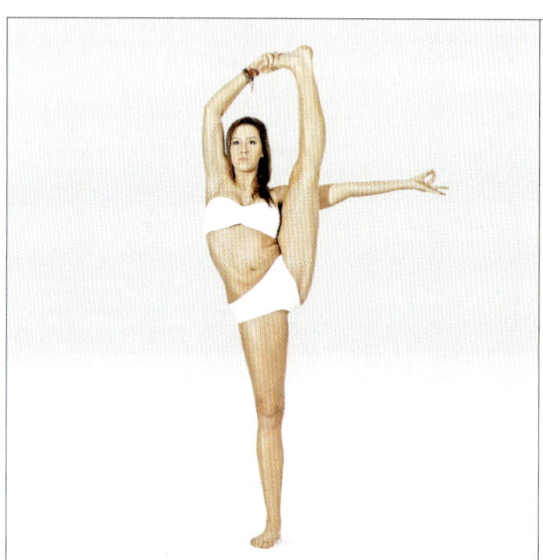

Postura dedicada a Trivikrama: conquistador de los tres mundos (Vishnu)

Trivikramasana

También conocida como: postura de la pierna al lado dedicada a Trivikrama: conquistador de los tres mundos (Vishnu) *(parshva pada trivikramasana).*

Modificación: una mano agarrando el pie opuesto, con el hombro en la rodilla, el otro brazo extendido hacia un lado, mirando hacia delante.

Tipo de postura: equilibrio de pie sobre una sola pierna.

Punto de *drishti*: *nasagrai* o *nasagre* (nariz).

EQUILIBRIO SOBRE UNA PIERNA: PIERNA EXTENDIDA HACIA EL LADO Y TORSIÓN

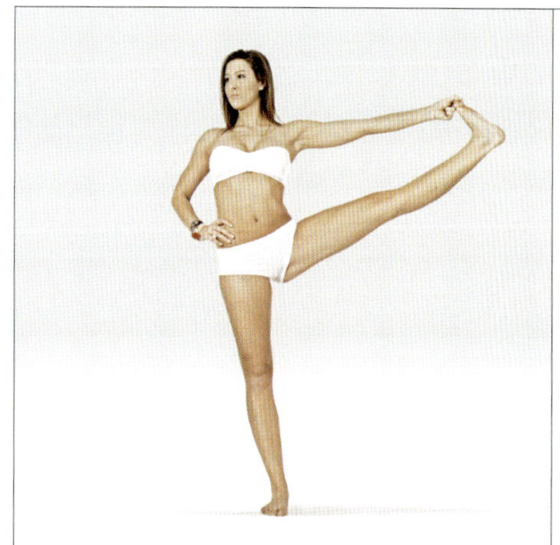

Postura de la mano extendida hasta el dedo gordo del pie 2

Utthita hasta padangushtasana 2

También conocida como: postura de la mano extendida hasta el dedo gordo del pie B *(utthita hasta padangushtasana B)* y postura preparatoria de pierna extendida a un lado *(utthita parshvasahita preparatoria).*

Tipo de postura: equilibrio de pie sobre una sola pierna.

Punto de *drishti*: *parshva drishti* (hacia la derecha), *parshva drishti* (hacia la izquierda).

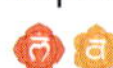

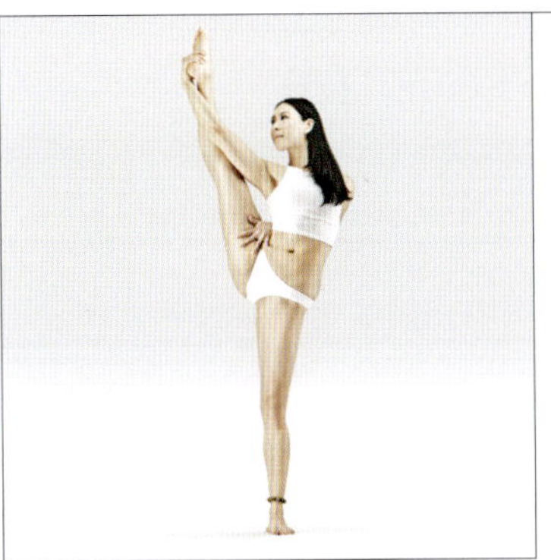

Posición de medio agarre dedicada a Trivikrama: conquistador de los tres mundos

Ardha baddha trivikramasana

También conocida como: postura de medio agarre de la pierna hacia el lado dedicada a Trivikrama: conquistador de los tres mundos (Vishnu) *(parshva pada ardha baddha trivikramasana)*.

Modificación: un brazo envuelve la pierna del mismo lado, el otro brazo pasa por detrás de la espalda hasta el interior del muslo.

Tipo de postura: equilibrio de pie sobre una sola pierna, torsión.

Punto de *drishti*: *padayoragrai* o *padayoragre* (dedos/pies).

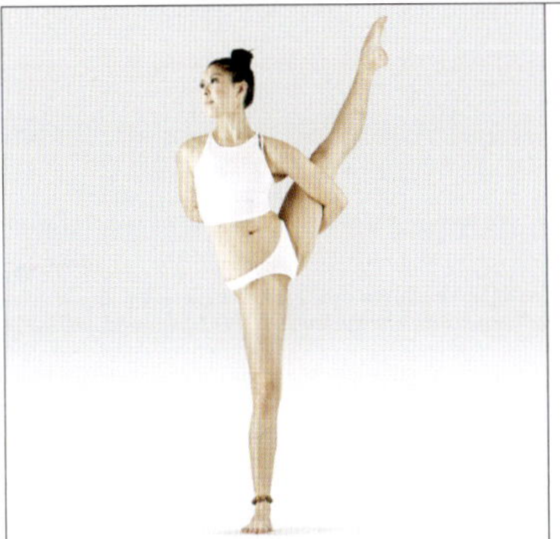

Postura del ave del paraíso

Svarga dvijasana

Tipo de postura: equilibrio de pie sobre una sola pierna, torsión.

Punto de *drishti*: *parshva drishti* (hacia la derecha), *parshva drishti* (hacia la izquierda).

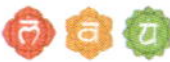

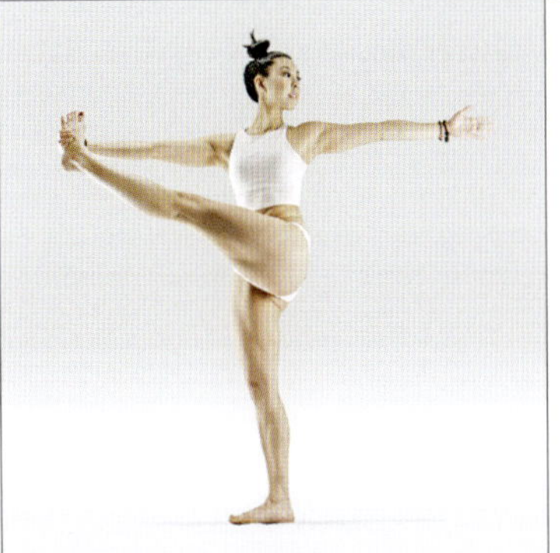

Postura de la mano extendida hasta el pie extendido con torsión

Parivritta utthita pada hastasana

También conocida como: postura de la mano en el dedo gordo del pie *(parivritta hasta padangushtasana)*.

Tipo de postura: equilibrio de pie sobre una sola pierna, torsión.

Punto de *drishti*: *angushtamadhye* o *angushta ma dyai* (pulgares).

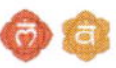

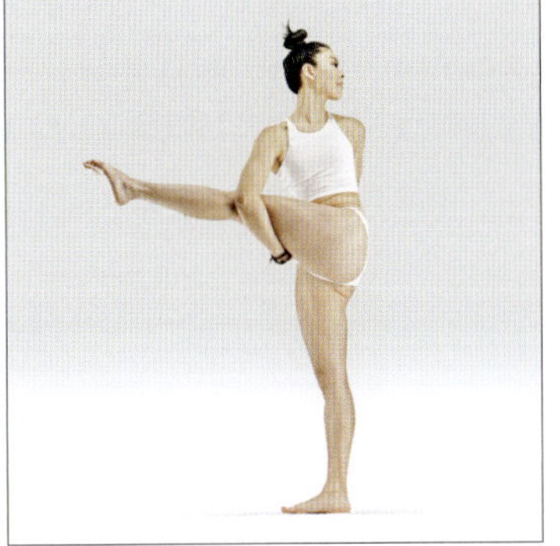

Postura del ave del paraíso con torsión

Parivritta svarga dvijasana

También conocida como: postura de agarre de la pierna levantada *(utthita parivritta baddha padasana)*.

Tipo de postura: equilibrio de pie sobre una sola pierna, torsión, agarre.

Punto de *drishti*: *parshva drishti* (hacia la derecha), *parshva drishti* (hacia la izquierda).

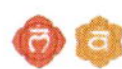

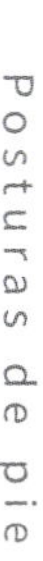

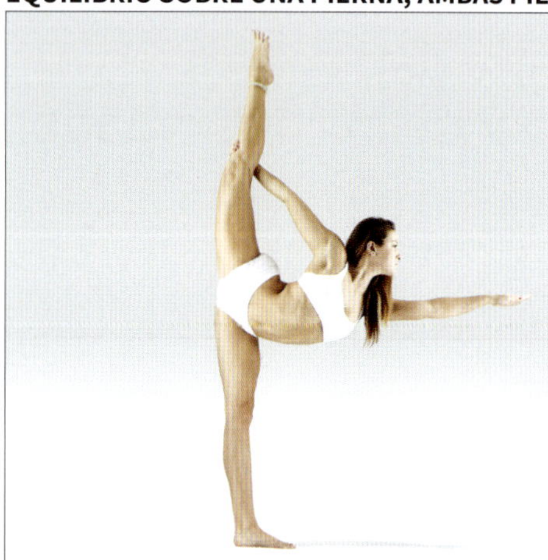

Postura del señor de la danza

Natarajasana

Modificación: agarre de la rodilla con la mano del mismo lado por encima de la cabeza y con ambas piernas rectas.

Tipo de postura: equilibrio de pie sobre una sola pierna, flexión hacia atrás.

Punto de *drishti*: *hastagrai* o *hastagre* (manos).

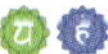

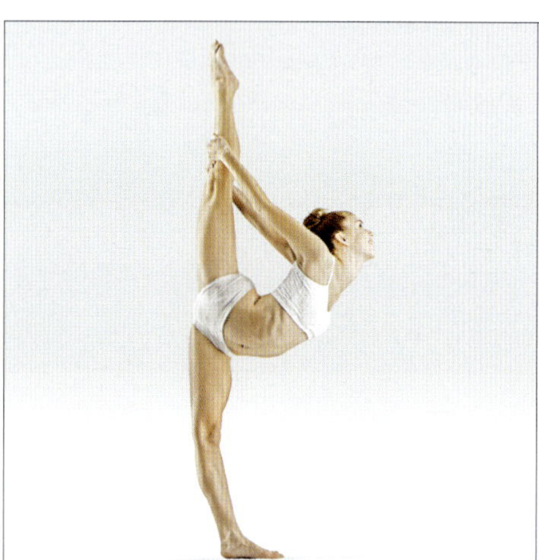

Postura dedicada al yogui Yogananda

Yoganandasana

También conocida como: postura dedicada a Vishnu Devananda *(vishnu devanandasana).*

Modificación: ambas piernas rectas y una elevada, agarre de la pantorrilla con ambas manos por encima de la cabeza.

Tipo de postura: equilibrio de pie sobre una sola pierna, flexión hacia atrás.

Punto de *drishti*: *bhrumadhye* o *ajna chakra* (tercer ojo, entre las cejas).

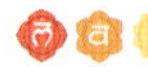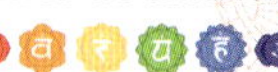

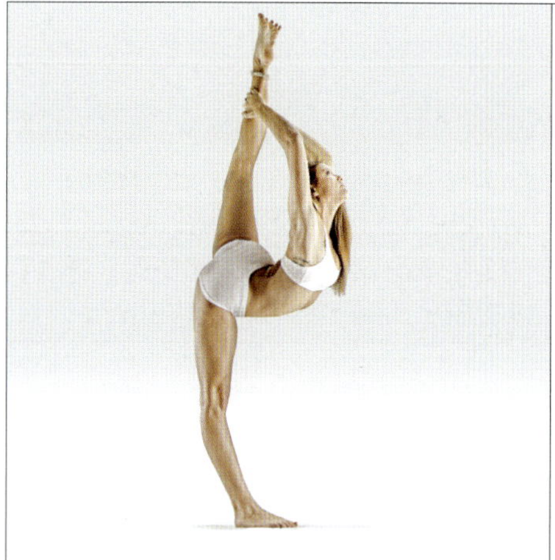

Postura del yogui Sivananda

Sivanandasana

Modificación: agarre de la espinilla.

Tipo de postura: equilibrio de pie sobre una sola pierna, flexión hacia atrás.

Punto de *drishti*: *bhrumadhye* o *ajna chakra* (tercer ojo, entre las cejas).

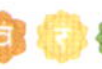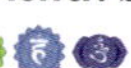

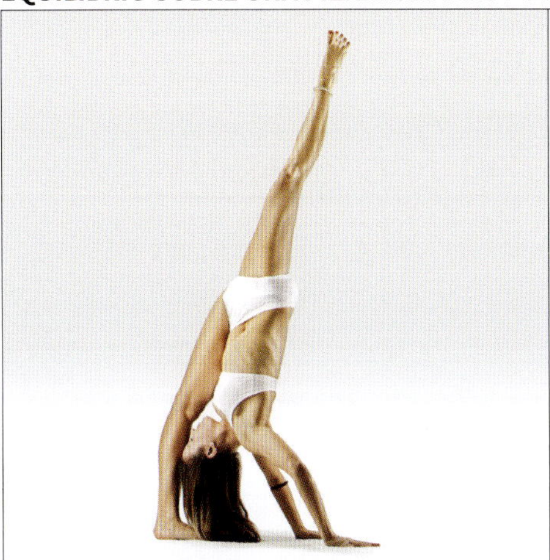

Postura dedicada al sabio Sundaranandar

Sundaranandarasana

Modificación: palmas de las manos apoyadas en el suelo, frente contra la espinilla.

Tipo de postura: de pie, inclinación hacia delante.

Punto de *drishti*: *nasagrai* o *nasagre* (nariz).

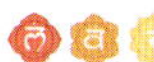

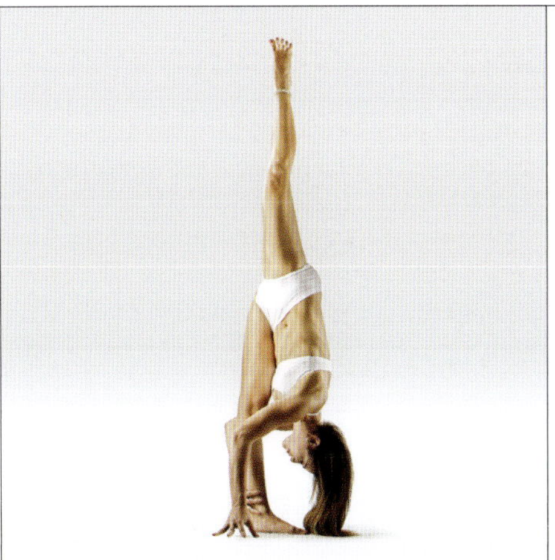

Postura de una pierna extendida hacia arriba

Urdhva prasarita ekapadasana

Modificación: agarre del tobillo con la mano del mismo lado, los dedos de la otra mano apoyados en el suelo, separados de la espinilla.

Tipo de postura: equilibrio de pie sobre una sola pierna, inclinación hacia delante.

Punto de *drishti*: *padayoragrai* o *padayoragre* (dedos/pies) o *nasagrai* o *nasagre* (nariz).

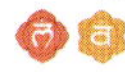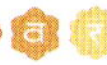

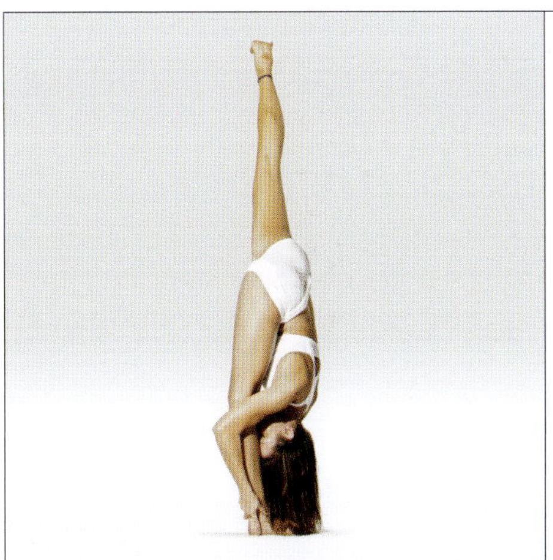

Postura de una pierna extendida hacia arriba

Urdhva prasarita ekapadasana

Modificación: agarre del tobillo con ambas manos, frente contra la espinilla.

Tipo de postura: equilibrio de pie sobre una sola pierna, inclinación hacia delante.

Punto de *drishti*: *nasagrai* o *nasagre* (nariz) si el mentón toca la espinilla.

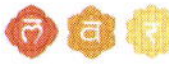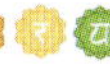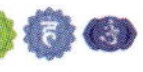

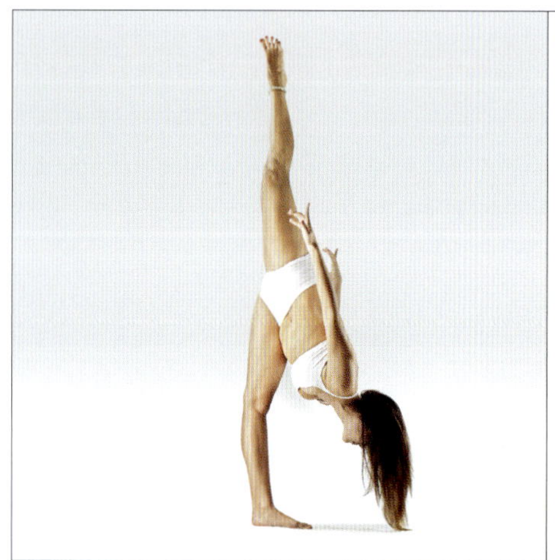

Postura de una pierna extendida hacia arriba sin apoyo

Niralamba urdhva prasarita ekapadasana

Modificación: brazos rectos a lo largo de los lados del torso, yemas de los dedos hacia el cielo.

Tipo de postura: equilibrio de pie sobre una sola pierna, inclinación hacia delante.

Punto de _drishti_: _nasagrai_ o _nasagre_ (nariz), _padayoragrai_ o _padayoragre_ (dedos de los pies/pies), _bhrumadhye_ o _ajna chakra_ (tercer ojo, entre las cejas).

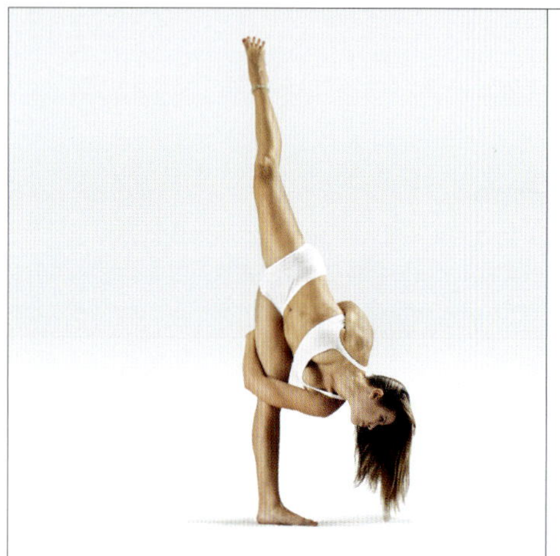

Postura de una pierna extendida hacia arriba sin apoyo y con agarre

Baddha niralamba urdhva prasarita ekapadasana

Tipo de postura: equilibrio de pie sobre una sola pierna, inclinación hacia delante, agarre.

Punto de _drishti_: _nasagrai_ o _nasagre_ (nariz), _padayoragrai_ o _padayoragre_ (dedos de los pies/pies), _bhrumadhye_ o _ajna chakra_ (tercer ojo, entre las cejas).

EQUILIBRIO SOBRE UNA PIERNA: PIERNA EXTENDIDA HACIA EL LADO: MEDIA INCLINACIÓN HACIA DELANTE

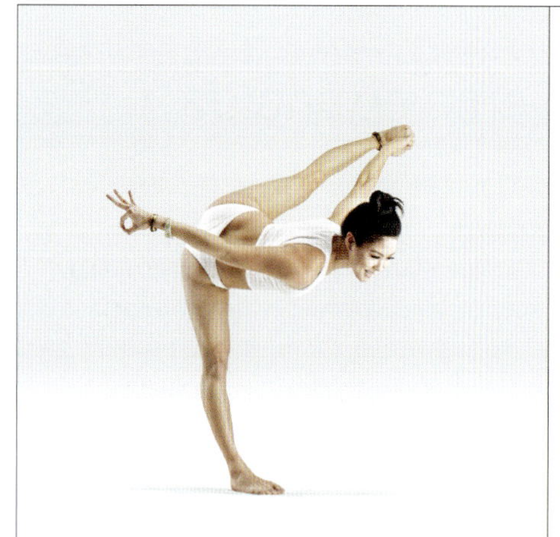

Postura de extensión de la mano hasta el dedo gordo del pie con respecto 2

Nantum utthita hasta padangushtasana 2

Modificación: flexión hacia delante, agarre del dedo gordo del pie con la pierna levantada, el otro brazo extendido hacia el lado en paralelo al suelo.

Tipo de postura: equilibrio de pie sobre una sola pierna, inclinación hacia delante.

Punto de _drishti_: _nasagrai_ o _nasagre_ (nariz).

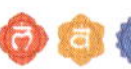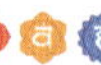

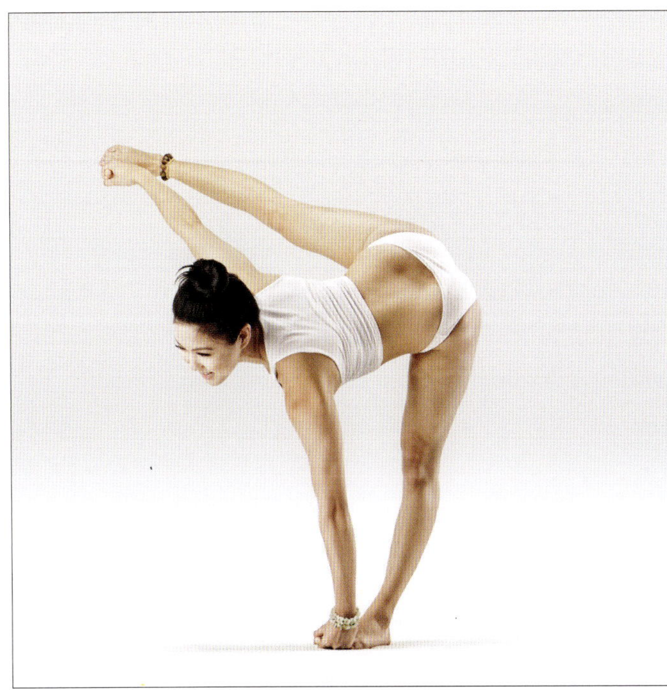

Postura de extensión de ambas manos hasta ambos dedos gordos de los pies con respecto 2

Nantum utthita dwi hasta padangushtasana 2

Modificación: flexión hacia delante, agarre de los dedos gordos con ambas manos, pierna levantada más arriba que la cadera.

Tipo de postura: equilibrio de pie sobre una sola pierna, inclinación hacia delante.

Punto de *drishti*: *nasagrai* o *nasagre* (nariz).

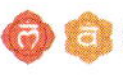

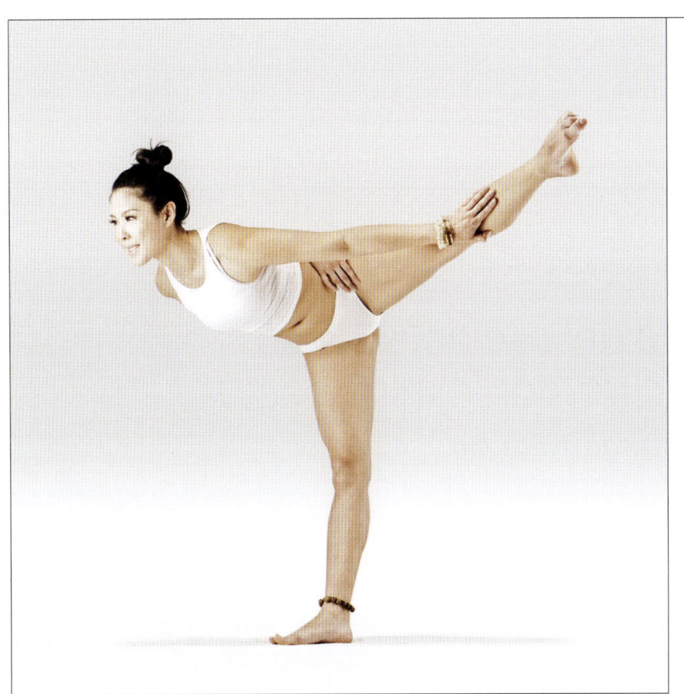

Postura de media extensión de la mano hasta la pierna con respecto

Nantum ardha baddha hasta padasana

Modificación: media inclinación hacia delante.

Tipo de postura: equilibrio de pie sobre una sola pierna, inclinación hacia delante, agarre.

Punto de *drishti*: *bhrumadhye* o *ajna chakra* (tercer ojo, entre las cejas).

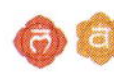

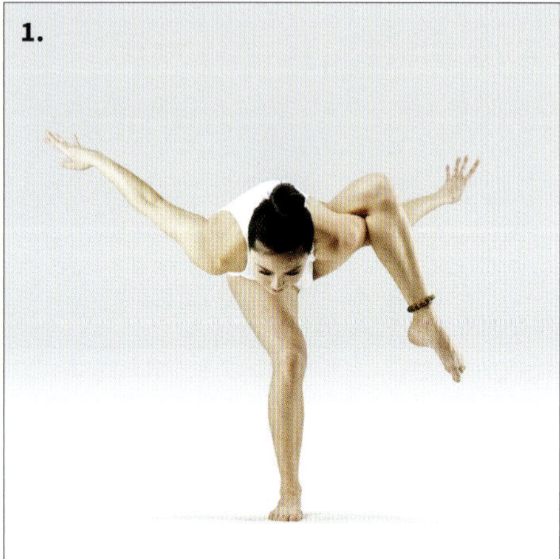

1.

Postura preparatoria del ave del paraíso con inclinación hacia delante con respecto

Nantum svarga dvijasana **preparatoria**

Modificación: 1. Pierna de pie flexionada, la otra rodilla en la parte posterior del hombro con la pierna flexionada.

2. Pierna de pie flexionada, la otra rodilla en la parte posterior del hombro con la pierna extendida.

Tipo de postura: equilibrio de pie sobre una sola pierna, inclinación hacia delante.

Punto de *drishti*: *nasagrai* o *nasagre* (nariz).

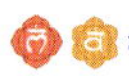

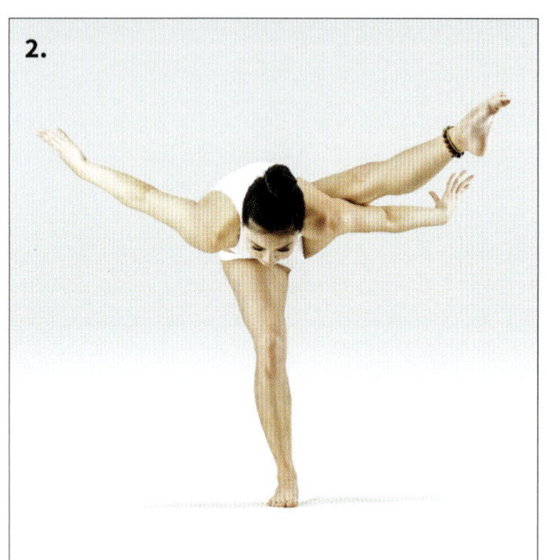

2.

Postura del ave del paraíso con inclinación con respecto

Nantum svarga dvijasana

Modificación: media inclinación hacia delante.

Tipo de postura: equilibrio de pie sobre una sola pierna, inclinación hacia delante, agarre.

Punto de *drishti*: *nasagrai* o *nasagre* (nariz).

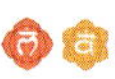 

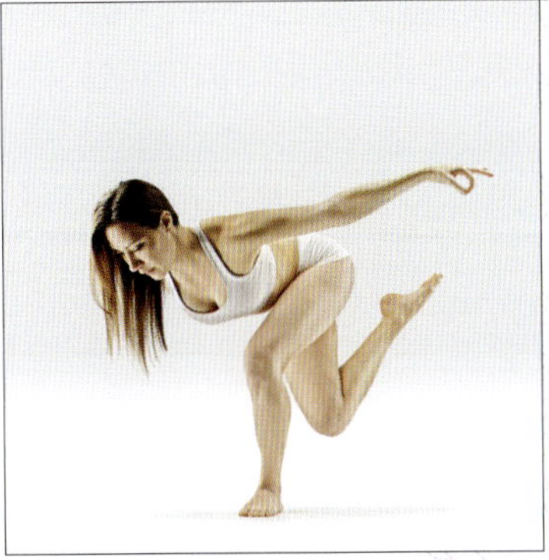

Postura del pájaro Benu 2

Benvasana 2

Modificación: ambas rodillas flexionadas, el pecho hacia el cuádriceps, los brazos abiertos hacia los lados.

Tipo de postura: equilibrio de pie sobre una sola pierna, inclinación hacia delante.

Punto de *drishti*: *nasagrai* o *nasagre* (nariz).

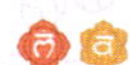

EQUILIBRIO SOBRE UNA PIERNA: UNA PIERNA EXTENDIDA HACIA ATRÁS, MANOS APOYADAS EN EL SUELO

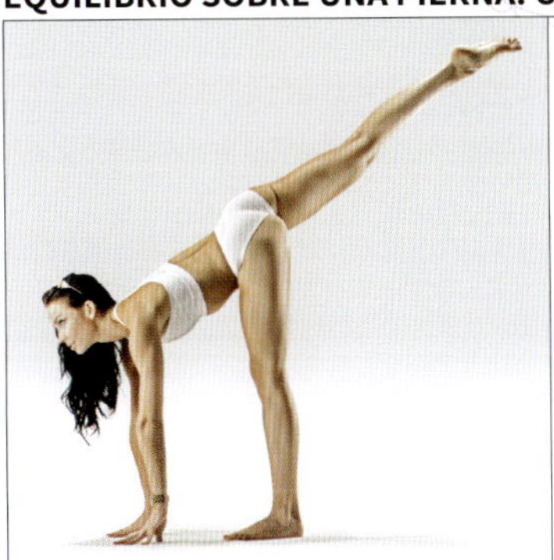

Postura de pierna extendida hacia arriba

Ardha urdhva prasarita ekapadasana

También conocida como: postura preparatoria de la pierna extendida hacia arriba *(urdhva prasarita ekapadasana preparatoria)*, y postura preparatoria del guerrero 3 *(virabhadrasana* preparatoria 3).

Modificación: yemas de los dedos de las manos apoyadas en el suelo.

Tipo de postura: de pie, inclinación hacia delante.

Punto de *drishti*: *bhrumadhye* o *ajna chakra* (tercer ojo, entre las cejas).

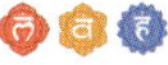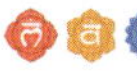

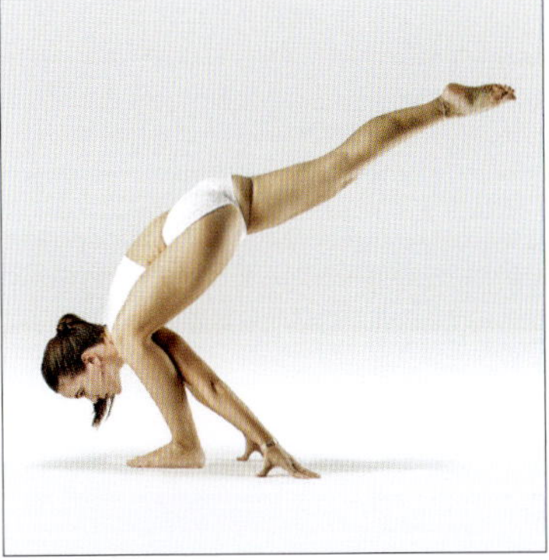

Postura preparatoria de una pierna extendida hacia arriba

Urdhva prasarita ekapadasana preparatoria

Modificación: pierna de pie flexionada, hombro hacia atrás de la rodilla, brazos extendidos hacia atrás.

Tipo de postura: de pie, inclinación hacia delante.

Punto de *drishti*: *bhrumadhye* o *ajna chakra* (tercer ojo, entre las cejas).

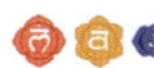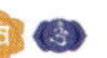

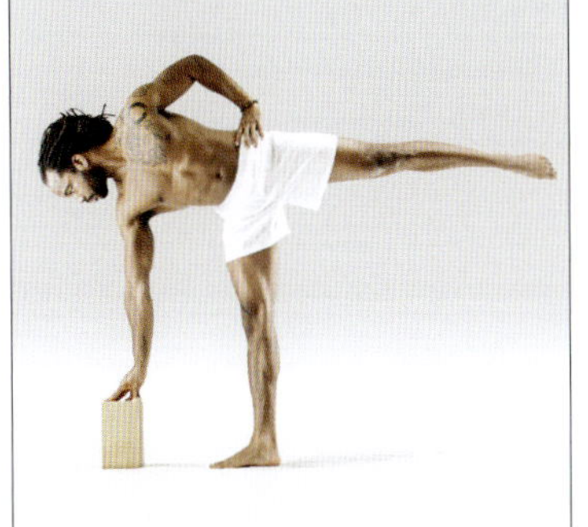

Postura preparatoria de la media luna

Ardha chandrasana preparatoria

Modificación: con apoyo en el bloque de yoga, mano en la cadera.

Tipo de postura: equilibrio de pie sobre una sola pierna, inclinación hacia delante.

Punto de *drishti*: *hastagrai* o *hastagre* (manos).

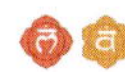

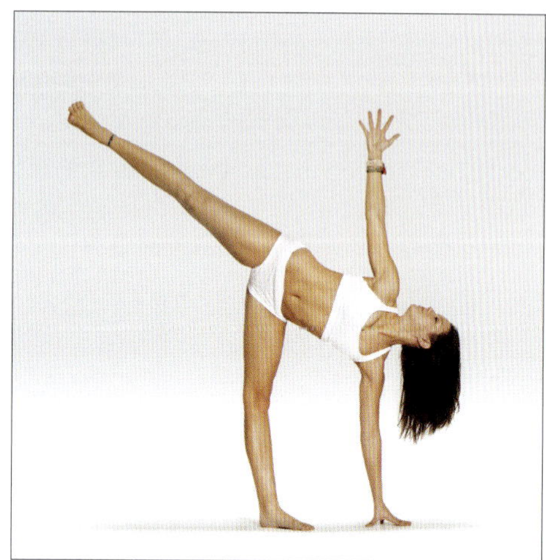

Postura de la media luna

Ardha chandrasana

Tipo de postura: equilibrio de pie sobre una sola pierna, inclinación hacia delante.

Punto de *drishti*: *angushtamadhye* o *angushta ma dyai* (pulgares).

EQUILIBRIO SOBRE UNA PIERNA: UNA PIERNA EXTENDIDA HACIA ATRÁS: UNA O AMBAS MANOS APOYADAS EN EL SUELO

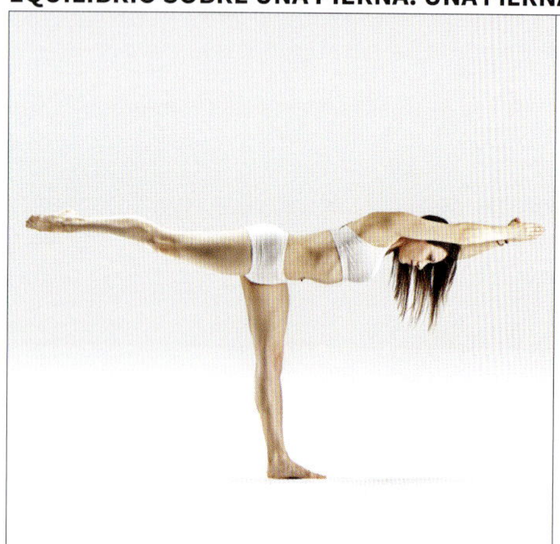

Postura del guerrero 3

Virabhadrasana 3

También conocida como: postura del pájaro A (*dikasana* A).

Tipo de postura: equilibrio de pie sobre una sola pierna *dikasana*, inclinación hacia delante.

Punto de *drishti*: *nasagrai* o *nasagre* (nariz).

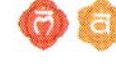

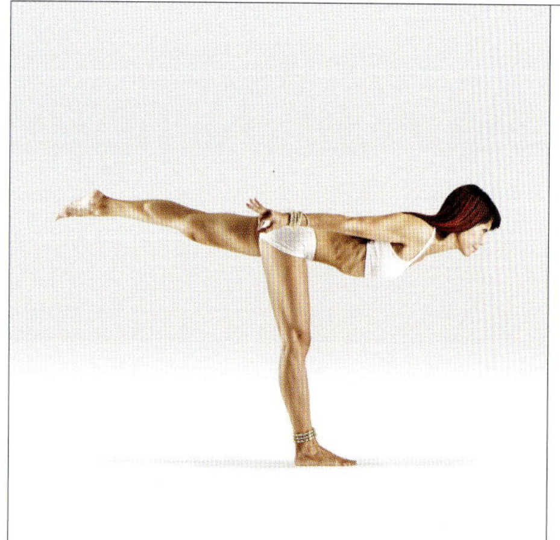

Postura del guerrero 3

Virabhadrasana 3

También conocida como: postura del pájaro B (*dikasana* B).

Modificación: brazos extendidos hacia atrás y paralelos al suelo.

Tipo de postura: equilibrio de pie sobre una sola pierna, inclinación hacia delante.

Punto de *drishti*: *nasagrai* o *nasagre* (nariz).

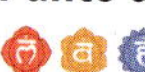

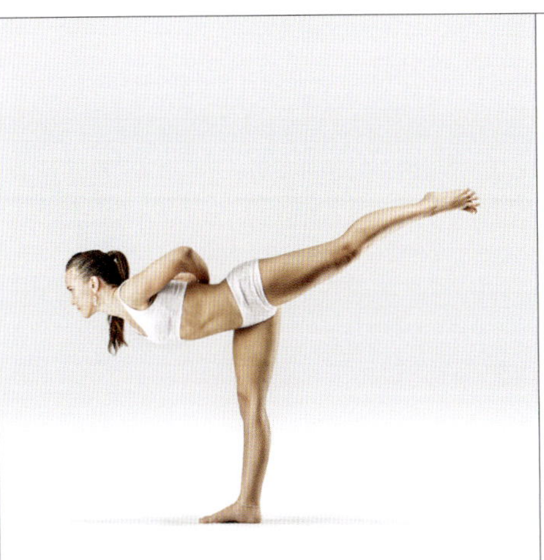

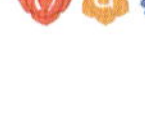

Postura del guerrero 3 en oración invertida

Viparita namaskar virabhadrasana 3

También conocida como: postura del guerrero 3 en oración por la espalda (*paschima namaskara virabhadrasana* 3).

Tipo de postura: equilibrio de pie sobre una sola pierna, inclinación hacia delante.

Punto de *drishti*: *nasagrai* o *nasagre* (nariz).

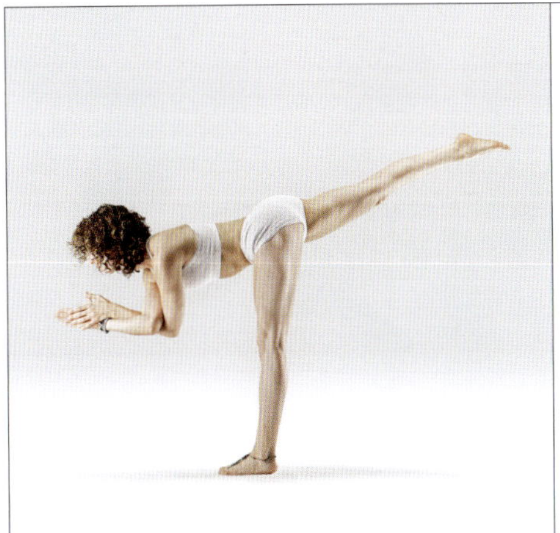
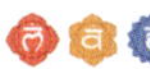

Postura de las manos en la postura dedicada a Garuda en guerrero 3

Hasta garudasana en *virabhadrasana* 3

Tipo de postura: equilibrio de pie sobre una sola pierna, inclinación hacia delante.

Punto de *drishti*: *angushtamadhye* o *angushta ma dyai* (pulgares).

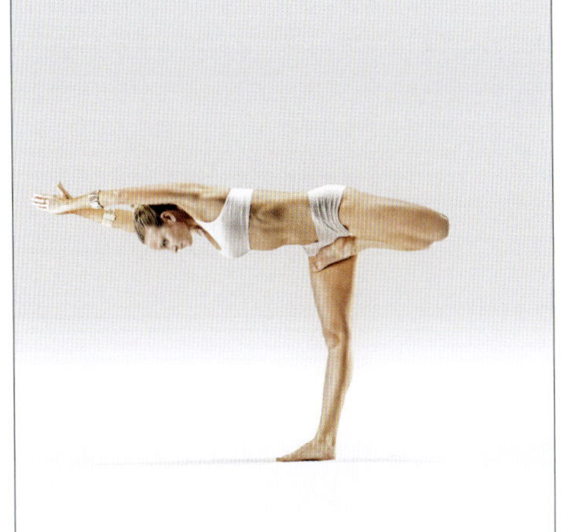

Postura del guerrero 3 en medio loto

Ardha padma virabhadrasana 3

Tipo de postura: equilibrio de pie sobre una sola pierna, inclinación hacia delante.

Punto de *drishti*: *nasagrai* o *nasagre* (nariz).

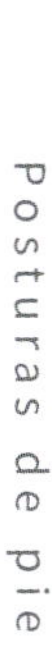

1.

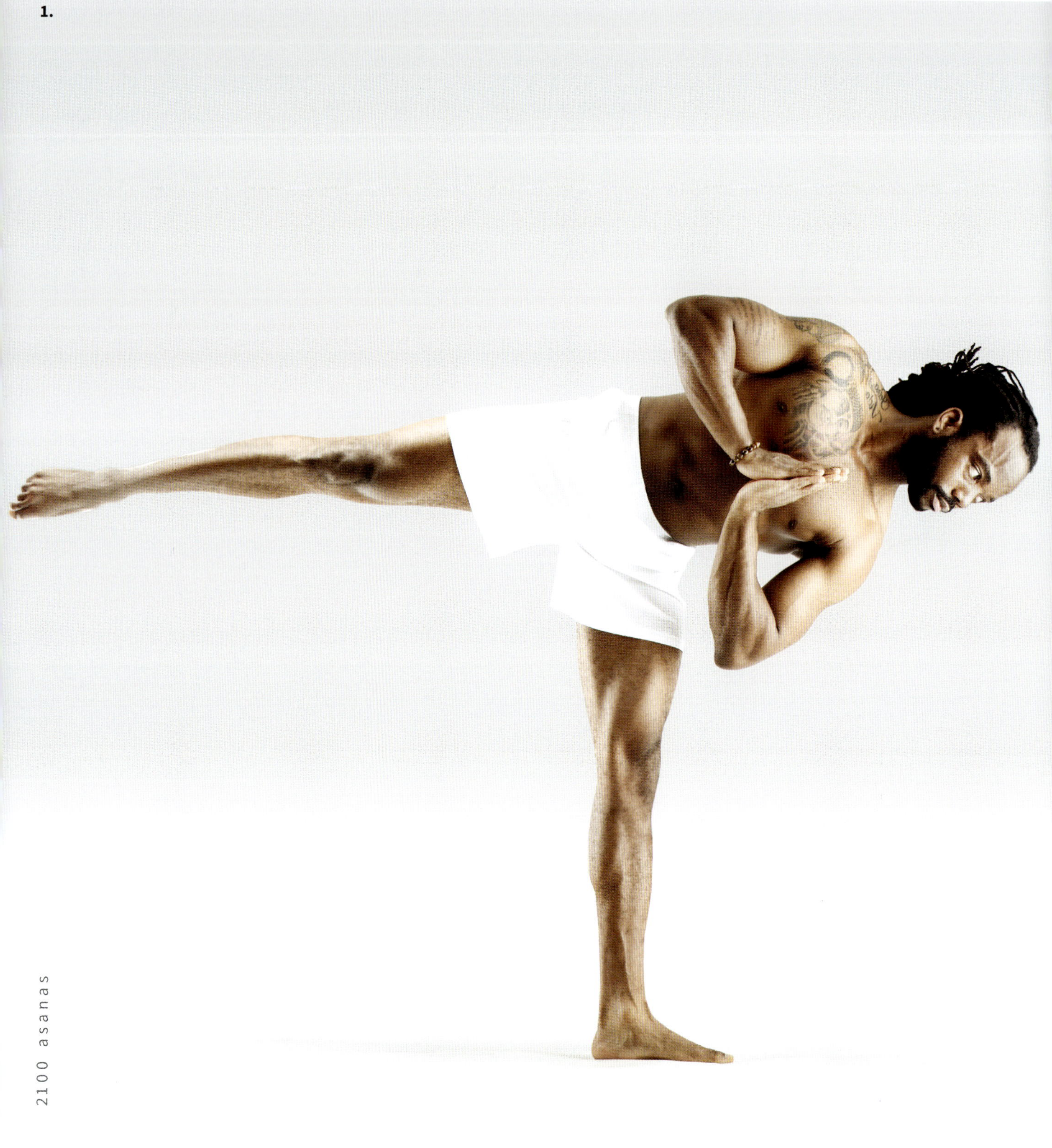

Postura de la media luna
con las manos en oración

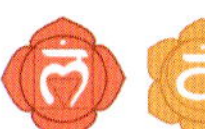

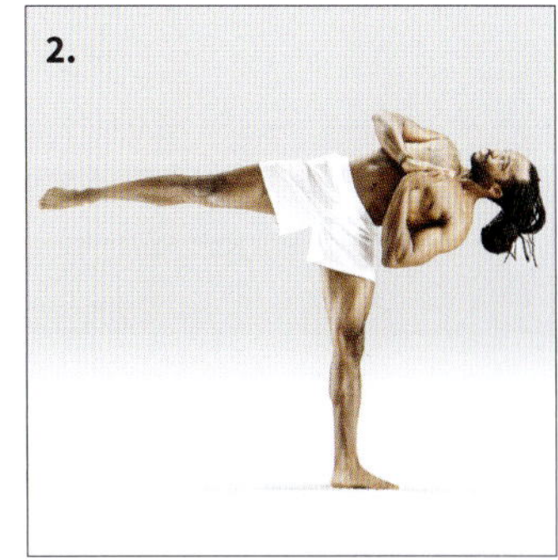

Ardha chandrasana namaskar
Tipo de postura: equilibrio de pie sobre una sola pierna, inclinación hacia delante.
Punto de *drishti*: 1. *nasagrai* o *nasagre* (nariz), *bhrumadhye* o *ajna chakra* (tercer ojo, entre las cejas).
2. *urdhva* o *antara drishti* (hacia el cielo).

Modificación:
1. Mirando hacia abajo.
2. Mirando hacia el cielo.

ardha = medio
chandra = luna
namaskar = saludo con las manos en *anjali mudra* (manos en oración)

Cómo realizar la postura:

1. Empieza en la postura del triángulo extendido *(utthita trikonasana)* con el pie izquierdo delante y la mano izquierda hacia el suelo separada del pie izquierdo (ya sea con la punta de los dedos o con la palma de la mano apoyada en el suelo). Realiza *mula bandha*, *uddhiyana banda* y la respiración *ujjayi*.

2. Exhala mientras deslizas la palma de la mano izquierda hacia el frente y flexionas la rodilla izquierda. Experimenta con la distancia para encontrar tu equilibrio.

3. Inhala y levanta el pie derecho del suelo hasta que la pierna derecha quede paralela al suelo. Mantenla recta y separada de la cabeza. Endereza la pierna izquierda sobre la que te apoyas.

4. Espira y gira el pecho hacia un lado para que los hombros queden uno encima del otro.

5. En la siguiente exhalación, levanta el brazo izquierdo del suelo y coloca las manos en oración en el centro del pecho.

6. Puedes encontrar un punto de observación en el suelo que no se mueva para ayudar a mantener el equilibrio (postura 1) o desafiarte mirando hacia el cielo (postura 2).

7. Mantén la postura durante al menos 30 segundos y hasta 90 para recibir todos los beneficios del estiramiento. Espira, baja el pie derecho hacia el suelo, vuelve a la postura del triángulo extendido *(utthita trikonasana)* y repite todos los movimientos por el otro lado.

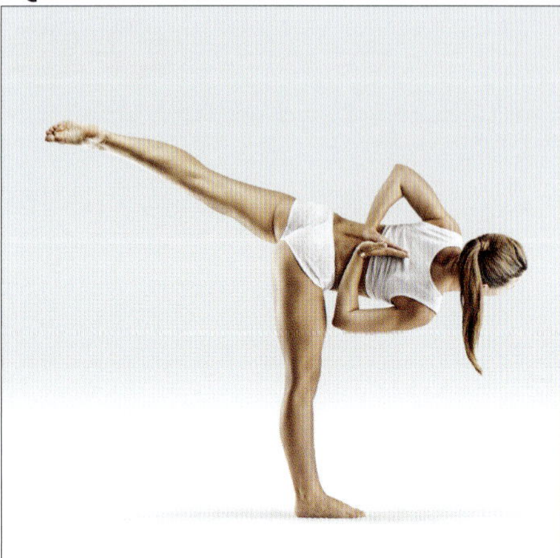

Postura de la media luna en oración invertida

Viparita namaskar ardha chandrasana

También conocida como: postura de la media luna con oración por la espalda *(paschima namaskara ardha chandrasana).*

Tipo de postura: equilibrio de pie sobre una sola pierna, inclinación hacia delante.

Punto de *drishti*: *nasagrai* o *nasagre* (nariz).

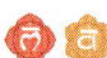

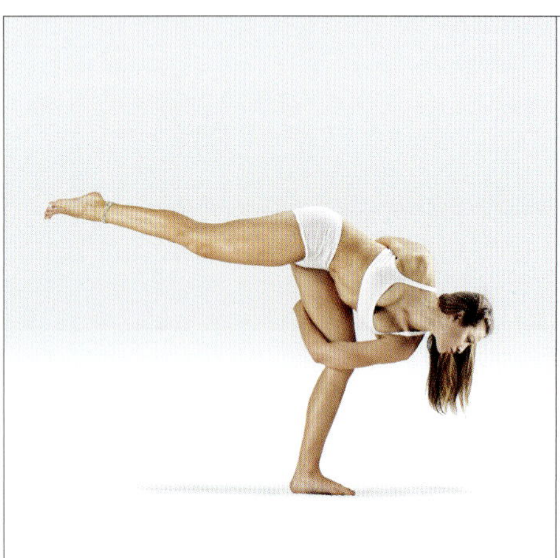

Postura de la media luna

Baddha ardha chandrasana

Tipo de postura: equilibrio de pie sobre una sola pierna, inclinación hacia delante, agarre.

Punto de *drishti*: *nasagrai* o *nasagre* (nariz) o *padayoragrai* o *padayoragre* (dedos/pies).

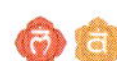

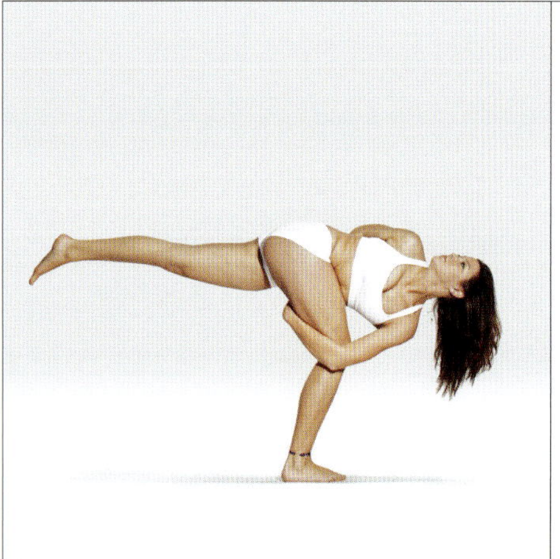

Postura de la media luna con agarre y torsión

Parivritta baddha ardha chandrasana

Modificación: mirando al cielo.

Tipo de postura: equilibrio de pie sobre una sola pierna, inclinación hacia delante, torsión, agarre.

Punto de *drishti*: *urdhva* o *antara drishti* (hacia el cielo).

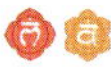

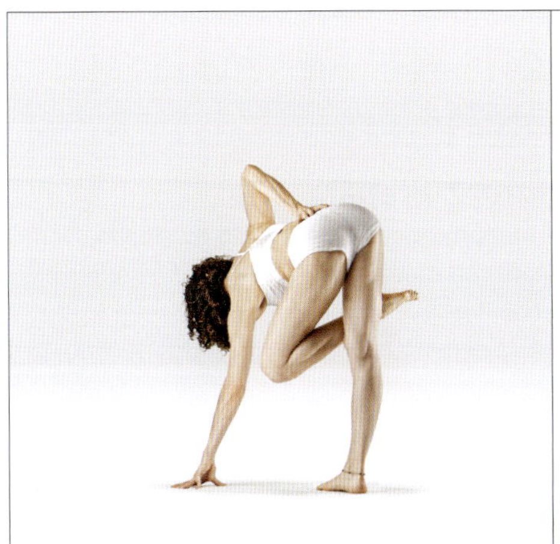

Postura del medio leño en la postura preparatoria de la media luna

***Ardha agnistambhasana* en *ardha chandrasana* preparatoria**

Modificación: pie en la parte superior de la rodilla, palma hacia la parte inferior de la espalda.

Tipo de postura: equilibrio de pie sobre una sola pierna, inclinación hacia delante.

Punto de *drishti*: *hastagrai* o *hastagre* (manos).

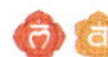

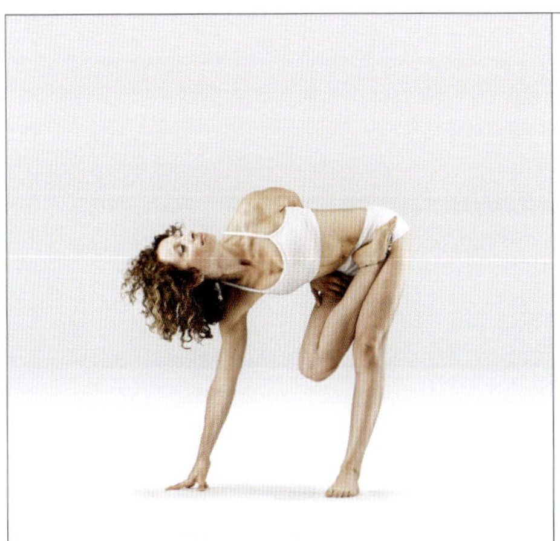

Postura del medio loto con agarre en la postura preparatoria media luna

***Ardha baddha padma ardha chandrasana* preparatoria**

Modificación: brazo detrás de la espalda, unido al interior del muslo de la pierna en medio loto.

Tipo de postura: equilibrio de pie sobre una sola pierna, inclinación hacia delante, torsión, agarre.

Punto de *drishti*: *urdhva* o *antara drishti* (hacia el cielo).

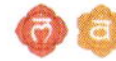

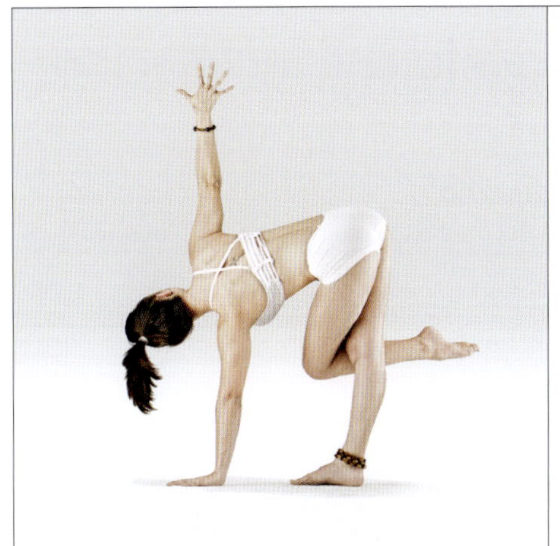

Postura de la pierna de la media postura de la cara de vaca en la postura preparatoria de la media luna

***Pada ardha gomukhasana* en *ardha chandrasana* preparatoria**

También conocida como: postura de la cara de vaca con una sola pierna en la preparación de la postura de la media luna *(eka pada gomukhasana en ardha chandrasana preparatoria)*.

Tipo de postura: equilibrio de pie sobre una sola pierna, inclinación hacia delante, torsión.

Punto de *drishti*: *hastagrai* o *hastagre* (manos).

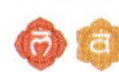

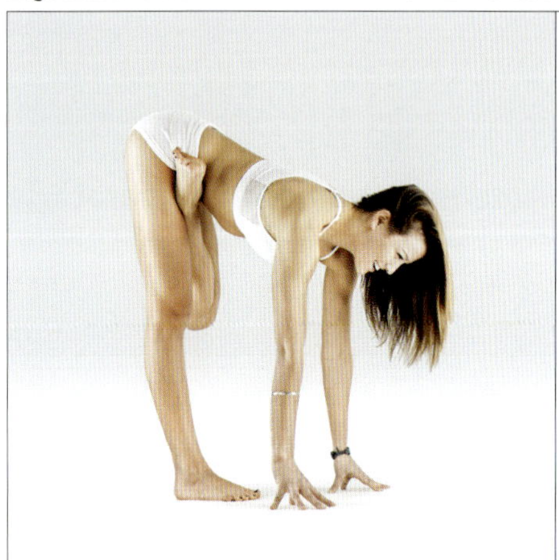

Postura preparatoria del medio loto con inclinación intensa

Ardha baddha padmottanasana **preparatoria**

También conocida como: postura preparatoria del medio loto con inclinación hacia delante y postura del medio loto con media inclinación *(prdha padma ardha uttanasana)* y postura del medio loto curvada hacia delante.

Modificación: media inclinación hacia delante, yemas de los dedos de ambas manos en el suelo.

Tipo de postura: de pie, inclinación hacia delante.

Punto de *drishti*: *bhrumadhye* o *ajna chakra* (tercer ojo, entre las cejas), *nasagrai* o *nasagre* (nariz).

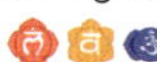

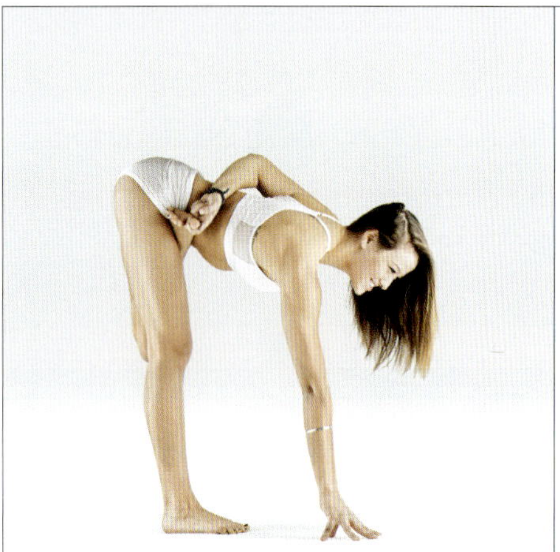

Postura preparatoria del medio loto con inclinación intensa

Ardha baddha padmottanasana **preparatoria**

También conocida como: postura del medio loto con media inclinación hacia delante.

Modificación: media inclinación hacia delante.

Tipo de postura: equilibrio de pie sobre una sola pierna, inclinación hacia delante, agarre.

Punto de *drishti*: *bhrumadhye* o *ajna chakra* (tercer ojo, entre las cejas), *nasagrai* o *nasagre* (nariz).

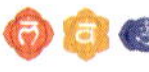
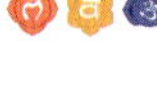

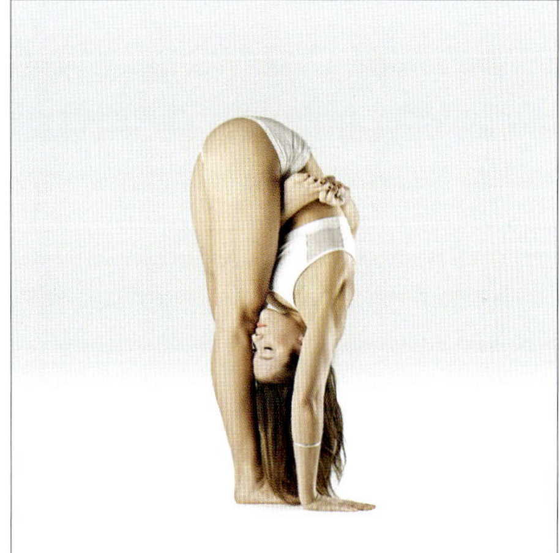

Postura del medio loto con inclinación intensa

Ardha baddha padmottanasana

También conocida como: postura del medio loto con inclinación completa hacia delante.

Tipo de postura: equilibrio de pie sobre una sola pierna, inclinación hacia delante, agarre.

Punto de *drishti*: *nasagrai* o *nasagre* (nariz).

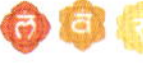
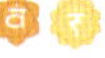

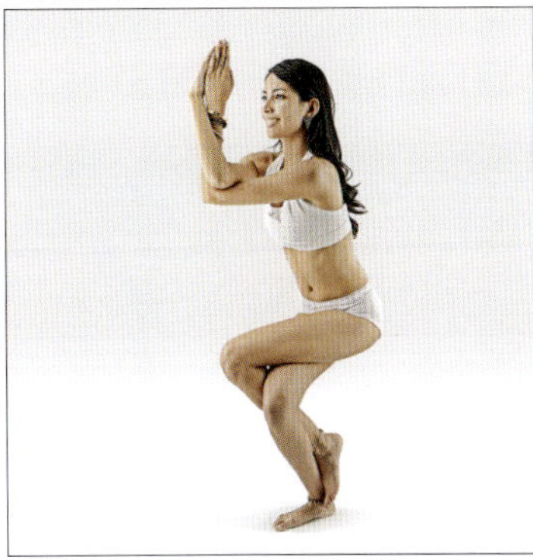

Postura dedicada a Garuda

Garudasana

También conocida como: postura del águila.
Modificación: manos entrelazadas delante, postura baja.
Tipo de postura: equilibrio de pie sobre una sola pierna.
Punto de *drishti*: *angushtamadhye* o *angushta ma dyai* (pulgares).

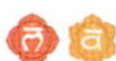

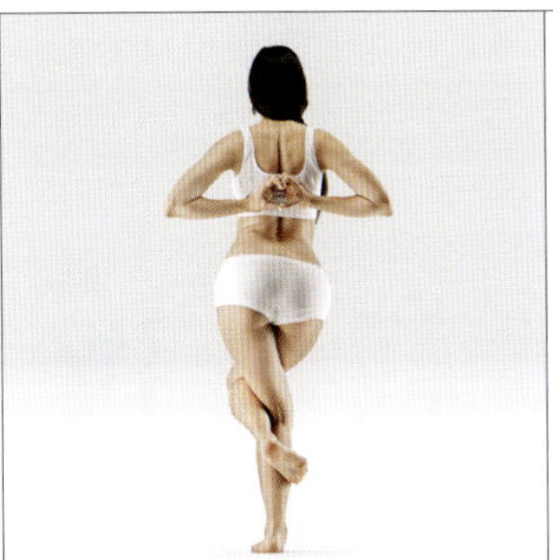

Sello del chakra del corazón invertido en pie de la postura dedicada a Garuda

Viparita anahata chakra mudra **en** *pada garudasana*

También conocida como: sello del chakra del corazón inverso en la postura de la pierna en la postura del águila.
Tipo de postura: equilibrio de pie sobre una sola pierna.
Punto de *drishti*: *nasagrai* o *nasagre* (nariz).

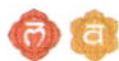

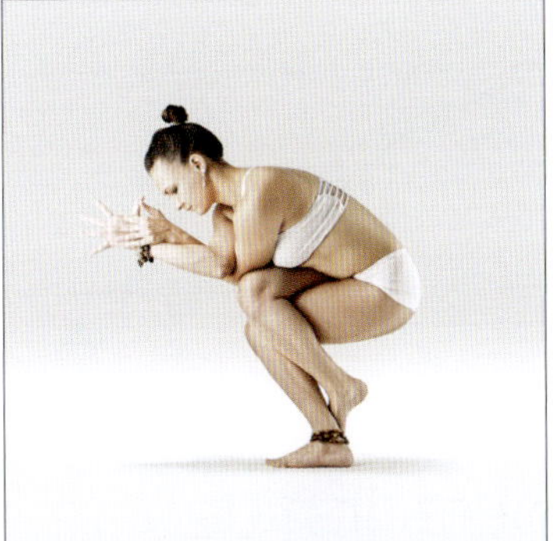

Postura dedicada a Garuda

Garudasana

También conocida como: postura del águila.
Modificación: codos en las rodillas.
Tipo de postura: equilibrio de pie sobre una sola pierna, inclinación hacia delante.
Punto de *drishti*: *angushtamadhye* o *angushta ma dyai* (pulgares).

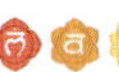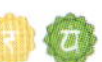

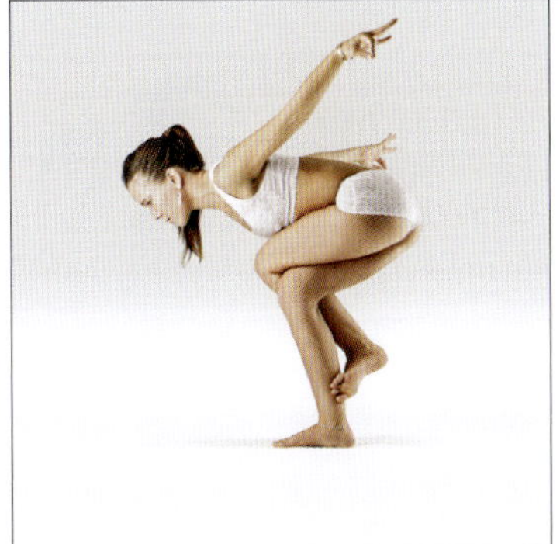

Postura de las piernas en la postura dedicada a Garuda

Pada garudasana

También conocida como: postura de la pierna en la postura del águila.
Modificación: brazos rectos hacia los lados detrás de la espalda.
Tipo de postura: equilibrio de pie sobre una sola pierna, inclinación hacia delante.
Punto de *drishti*: *nasagrai* o *nasagre* (nariz).

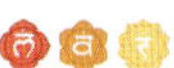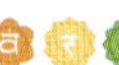

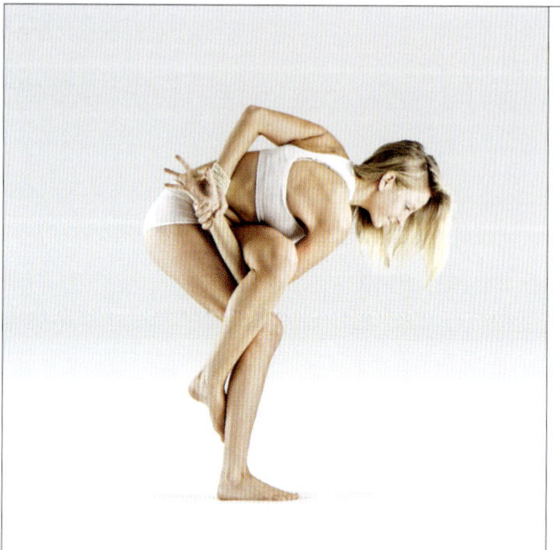

Postura de las piernas entrelazadas con torsión en la postura dedicada a Garuda

Parivritta baddha pada garudasana

También conocida como: postura de las piernas entrelazadas en la postura del águila.

Tipo de postura: equilibrio de pie sobre una sola pierna, inclinación hacia delante, torsión, agarre.

Punto de *drishti*: *nasagrai* o *nasagre* (nariz).

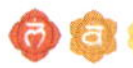

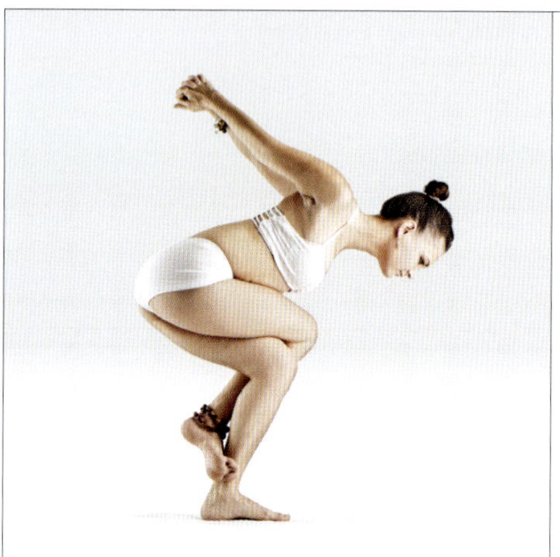

Postura de piernas y manos entrelazadas en la postura dedicada a Garuda

Baddha hasta pada garudasana

También conocida como: postura de las piernas entrelazadas en la postura del águila.

Tipo de postura: equilibrio de pie sobre una sola pierna, inclinación hacia delante.

Punto de *drishti*: *nasagrai* o *nasagre* (nariz).

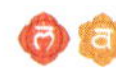

SENTADILLAS SOBRE UNA PIERNA: TORSIÓN

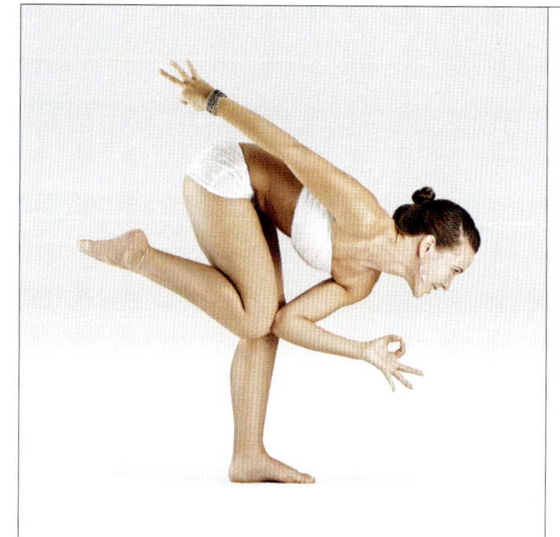

Postura de la media liberación del viento con torsión con estiramiento intenso

Parivritta ardha stiti vayu muktyuttonasana

También conocida como: *parivritta ardha nindra vayu muktyuttonasana* y postura de la liberación del viento con media inclinación hacia delante.

Modificación: rodillas juntas, codo en la rodilla opuesta, el otro brazo extendido hacia atrás.

Tipo de postura: equilibrio de pie sobre una pierna, inclinación hacia delante.

Punto de *drishti*: *bhrumadhye* o *ajna chakra* (tercer ojo, entre las cejas), *nasagrai* o *nasagre* (nariz).

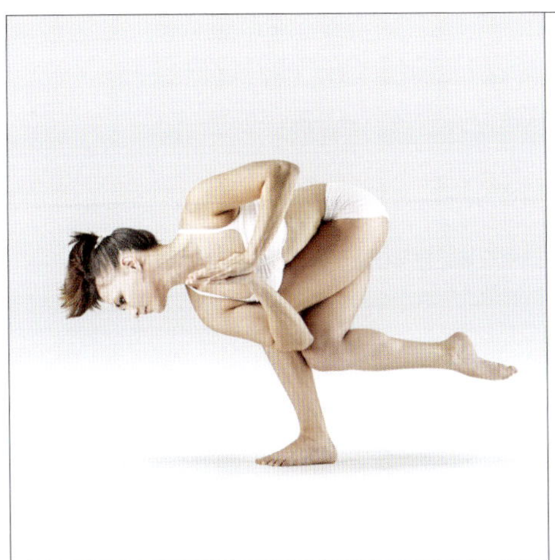

Postura de la media liberación del viento con torsión con estiramiento intenso y manos en oración

Parivritta ardha stiti vayu muktyuttonasana namaskar

También conocida como: *parivritta ardha nindra vayu* muktyuttonasana *namaskar* y postura de la liberación del viento invertida con media inclinación hacia delante con las manos en oración.

Modificación: pierna trasera cruzada por la pierna delantera.

Tipo de postura: equilibrio de pie sobre una sola pierna, inclinación hacia delante, torsión.

Punto de *drishti*: *nasagrai* o *nasagre* (nariz).

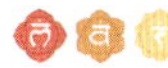

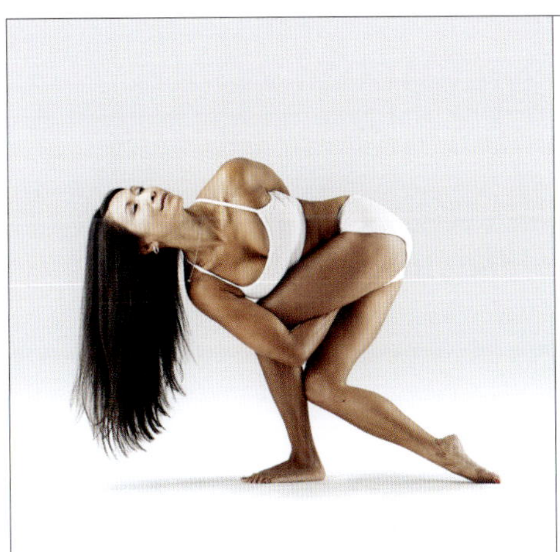

Postura de la liberación del viento con torsión con estiramiento intenso

Baddha parivritta ardha stiti vayu muktyuttonasana

También conocida como: *baddha parivritta ardha nindra vayu muktyuttonasa* y postura de la liberación del viento invertida con media inclinación hacia delante.

Tipo de postura: equilibrio de pie sobre una sola pierna, inclinación hacia delante, torsión, agarre.

Punto de *drishti*: *urdhva* o *antara drishti* (hacia el cielo).

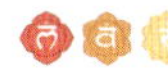

SENTADILLAS SOBRE UNA PIERNA: RODILLAS ALINEADAS, TALÓN HACIA EL HUESO DEL GLÚTEO, AGARRE DEL TOBILLO

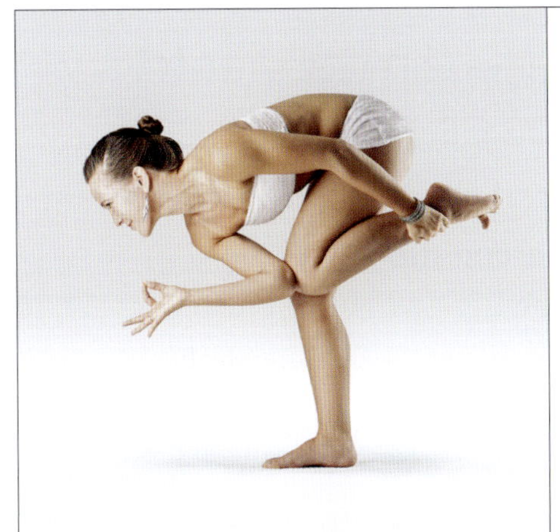

Postura de la liberación del viento con torsión, con la mano en el pie e inclinación intensa

Parivritta eka hasta pada ardha stiti vayu muktyuttonasana

También conocida como: *parivritta eka hasta pada ardha nindra vayu muktyuttonasana* y postura de la liberación del viento con torsión, con la mano en el pie y media inclinación.

Modificación: rodillas juntas, codo en la otra rodilla, agarre del tobillo con la otra mano.

Tipo de postura: equilibrio de pie sobre una pierna, inclinación hacia delante.

Punto de *drishti*: *bhrumadhye* o *ajna chakra* (tercer ojo), *nasagrai* o *nasagre* (nariz).

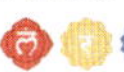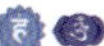

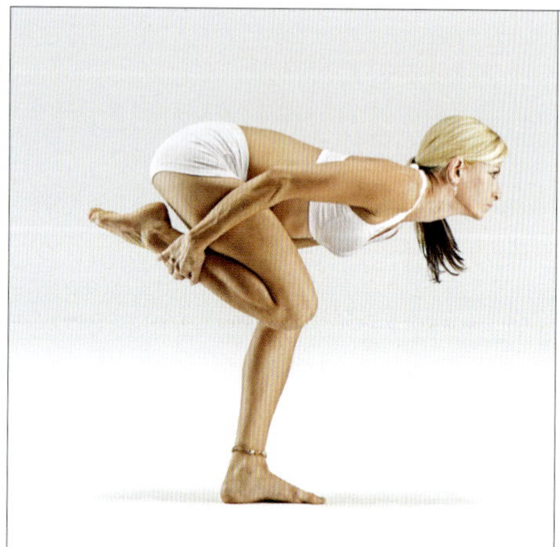

Postura de la liberación del viento con ambas manos en el pie e inclinación intensa

Dwi hasta pada ardha stiti vayu muktyuttonasana

También conocida como: *dwi hasta pada ardha nindra vayu muktyuttonasana.*

Tipo de postura: equilibrio de pie sobre una sola pierna, inclinación hacia delante.

Punto de *drishti*: *bhrumadhye* o *ajna chakra* (tercer ojo, entre las cejas).

 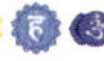

SENTADILLAS SOBRE UNA PIERNA: RODILLAS ALINEADAS, TALÓN CONTRA EL HUESO DEL GLÚTEO

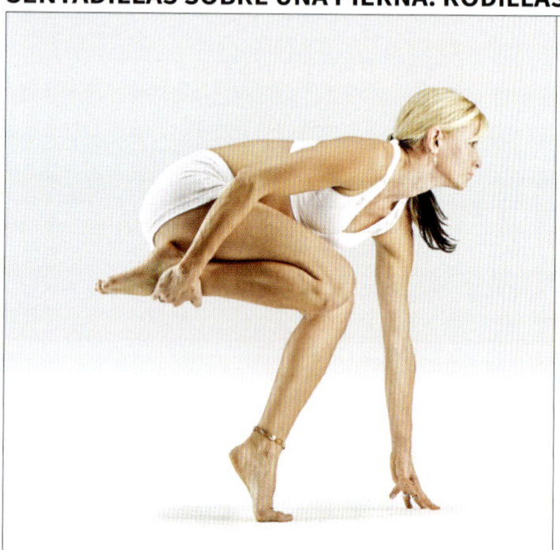

Postura de la liberación del viento con la mano en el tobillo y estiramiento intenso

Eka hasta pada prapada ardha stiti vayu muktyuttonasana

También conocida como: *eka hasta pada prapada ardha nindra vayu muktyuttonasana.*

Tipo de postura: equilibrio de pie sobre una sola pierna, inclinación hacia delante.

Punto de *drishti*: *bhrumadhye* o *ajna chakra* (tercer ojo, entre las cejas).

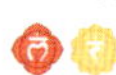 

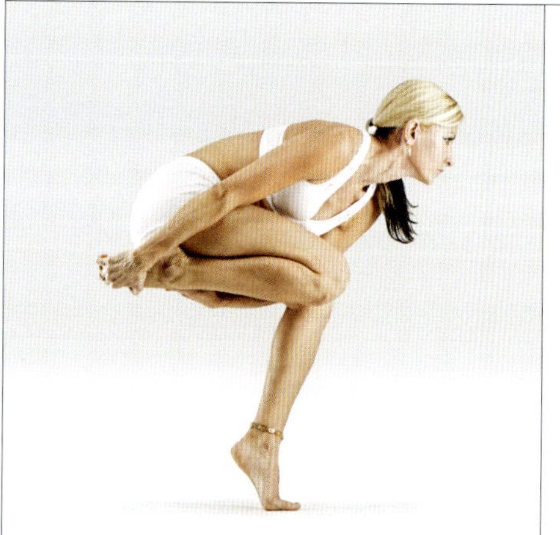

Postura de la liberación del viento con ambas manos en el tobillo con estiramiento intenso

Dwi hasta pada prapada ardha stiti vayu muktyuttonasana

También conocida como: *dwi hasta pada prapada ardha nindra vayu muktyuttonasana.*

Tipo de postura: equilibrio sobre una sola pierna, inclinación hacia delante.

Punto de *drishti*: *bhrumadhye* o *ajna chakra* (tercer ojo, entre las cejas).

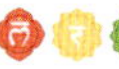 

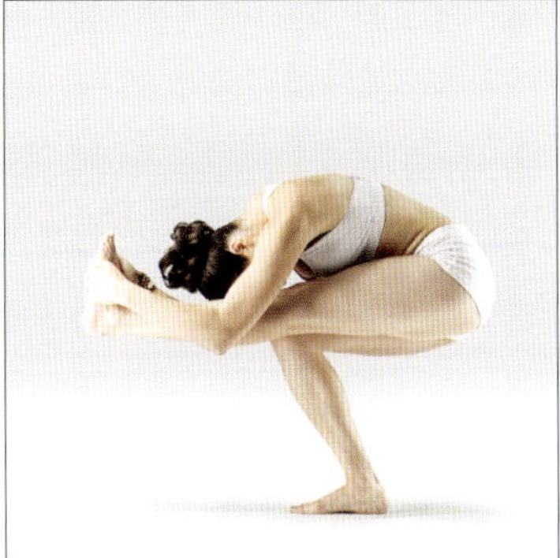

Postura sobre una pierna dedicada al yogui Shankara

Eka pada shankarasana

Modificación: frente en la espinilla.

Tipo de postura: equilibrio de pie sobre una sola pierna, inclinación hacia delante.

Punto de *drishti*: *nasagrai* o *nasagre* (nariz).

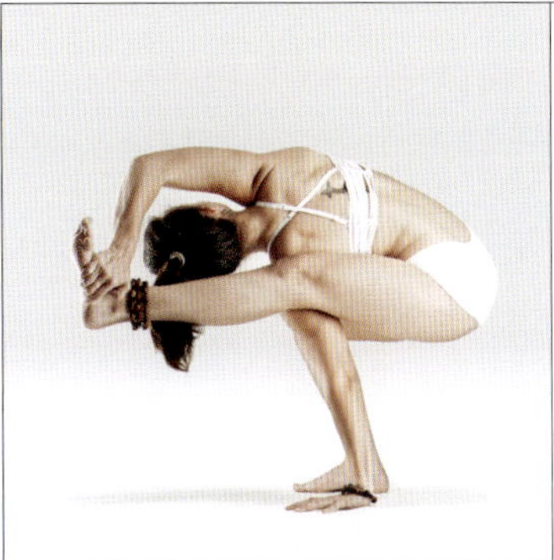

Postura sobre una pierna con torsión dedicada al yogui Shankara

Parivritta eka pada shankarasana

Modificación: torsión hacia el interior de la pierna.

Tipo de postura: equilibrio de pie sobre una sola pierna, inclinación hacia delante, torsión, inclinación lateral.

Punto de *drishti*: *urdhva* o *antara drishti* (hacia el cielo).

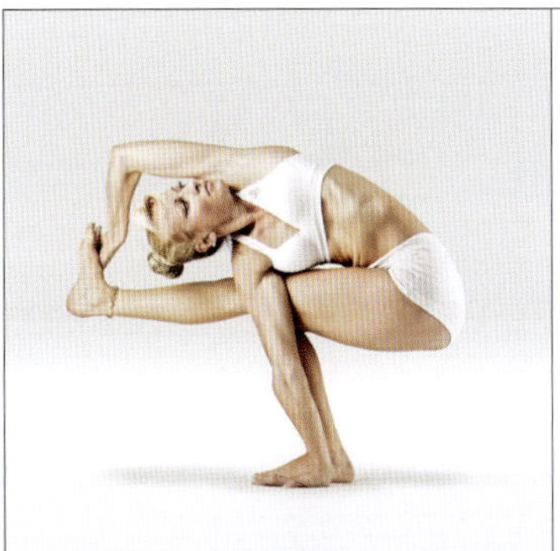

Postura sobre una pierna con torsión dedicada al yogui Shankara

Parivritta eka pada shankarasana

Modificación: torsión hacia el exterior de la pierna.

Tipo de postura: equilibrio de pie sobre una sola pierna, inclinación hacia delante, torsión, inclinación lateral.

Punto de *drishti*: *urdhva* o *antara drishti* (hacia el cielo).

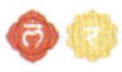

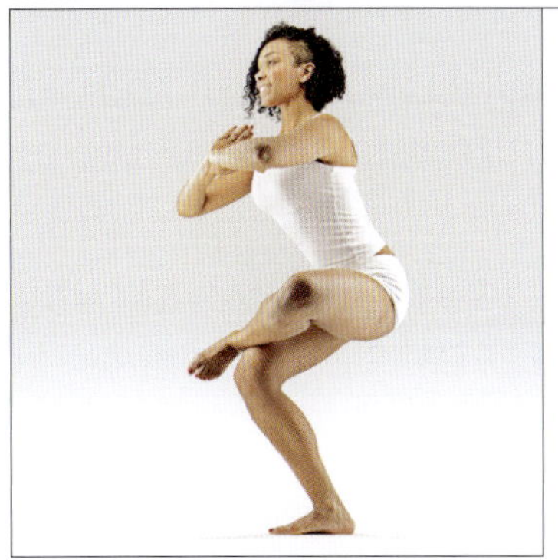

Postura feroz sobre una pierna 1

Eka pada utkatasana 1

También conocida como: postura feroz con una sola pierna en oración *(eka pada namaskar utkatasana)*.

Modificación: manos en *Anjali mudra* (manos en oración).

Tipo de postura: equilibrio de pie sobre una sola pierna.

Punto de *drishti*: *bhrumadhye* o *ajna chakra* (tercer ojo), *nasagrai* o *nasagre* (nariz).

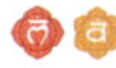

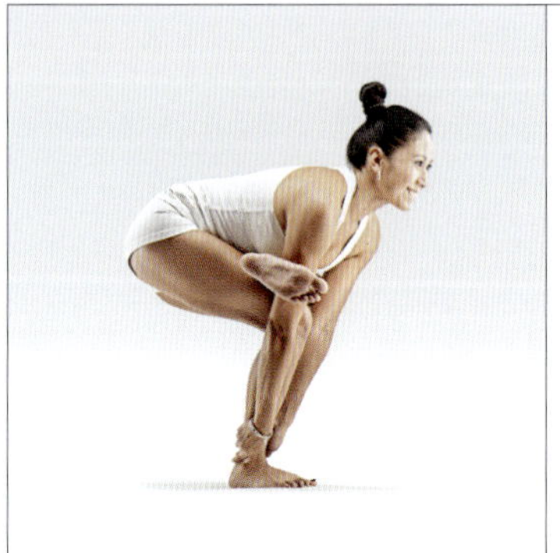

Postura feroz sobre una pierna 2

Eka pada utkatasana 2

También conocida como: postura feroz con las manos en los tobillos de una sola pierna *(dwi hasta kulpa eka pada utkatasana)*.

Modificación: ambas manos en un tobillo.

Tipo de postura: equilibrio de pie sobre una sola pierna, inclinación hacia delante.

Punto de *drishti*: *bhrumadhye* o *ajna chakra* (tercer ojo, entre las cejas), *nasagrai* o *nasagre* (nariz).

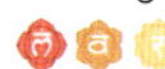 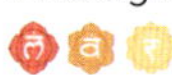

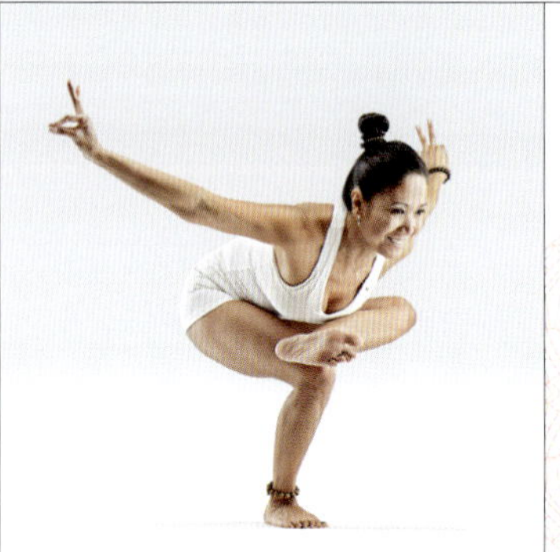

Postura feroz sobre una pierna 3

Eka pada utkatasana 3

También conocida como: postura feroz sobre una sola pierna con los brazos extendidos *(prasarita hasta eka pada utkatasana)*.

Modificación: brazos extendidos hacia los lados, inclinación hacia delante.

Tipo de postura: equilibrio de pie sobre una sola pierna, inclinación hacia delante.

Punto de *drishti*: *bhrumadhye* o *ajna chakra* (tercer ojo, entre las cejas), *nasagrai* o *nasagre* (nariz).

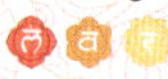  

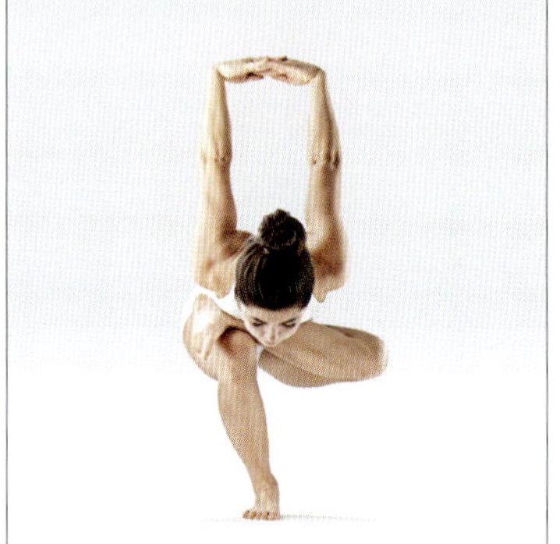

Postura feroz sobre una pierna 4

Eka pada utkatasana 4

También conocida como: postura feroz sobre una sola pierna con las manos entrelazadas *(baddha hasta eka pada utkatasana)*.

Modificación: manos entrelazadas detrás, brazos levantados, inclinación hacia delante.

Tipo de postura: equilibrio de pie sobre una sola pierna, inclinación hacia delante.

Punto de *drishti*: *bhrumadhye* o *ajna chakra* (tercer ojo), *nasagrai* o *nasagre* (nariz).

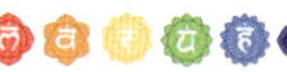

SENTADILLAS SOBRE UNA PIERNA: MEDIO LOTO

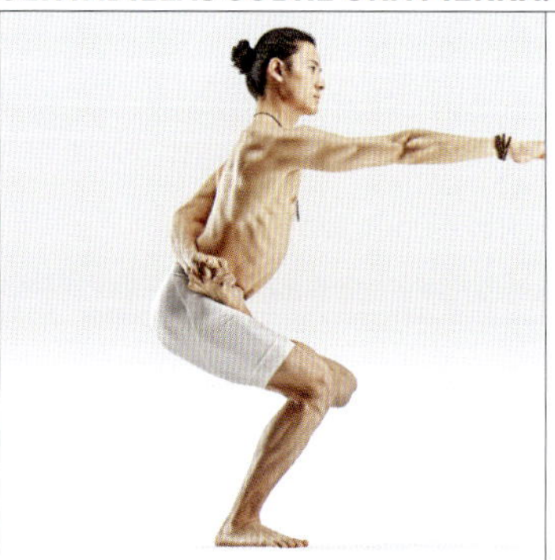

Postura feroz en la media postura del loto

Ardha baddha padma utkatasana

Modificación: caderas bajas.

Tipo de postura: equilibrio de pie sobre una sola pierna, agarre.

Punto de *drishti*: *hastagrai* o *hastagre* (manos).

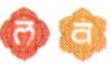

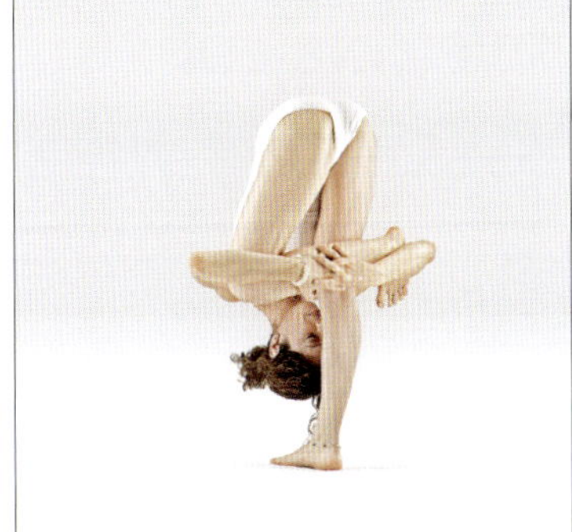

Postura de la cuna con inclinación intensa

Hindolasana en *uttanasana*

También conocida como: postura de la cuna con inclinación completa hacia delante.
Modificación: pie detrás de la rodilla de la pierna que está de pie.
Tipo de postura: equilibrio de pie sobre una sola pierna, inclinación hacia delante.
Punto de *drishti*: *nasagrai* o *nasagre* (nariz).

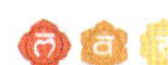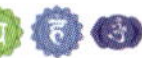

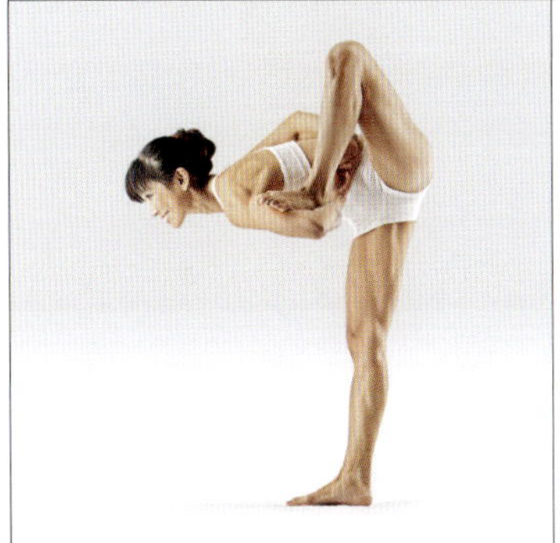

Postura del báculo yóguico de pie con agarre

Stiti baddha yoganandasana

También conocida como: *nindra baddha yoganandasana*.
Tipo de postura: equilibrio de pie sobre una sola pierna, inclinación hacia delante.
Punto de *drishti*: *nasagrai* o *nasagre* (nariz).

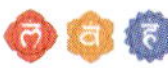

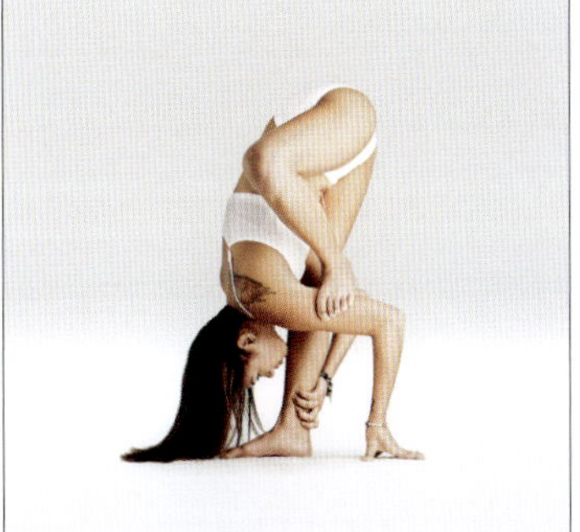

Postura del báculo de pie
con inclinación intensa

Yogadananda uttanasana

También conocida como: postura del báculo yóguico con inclinación completa.
Tipo de postura: equilibrio de pie sobre una sola pierna, inclinación hacia delante.
Punto de *drishti*: *padayoragrai* o *padayoragre* (dedos/pies), *nasagrai* o *nasagre* (nariz).

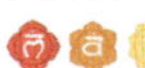

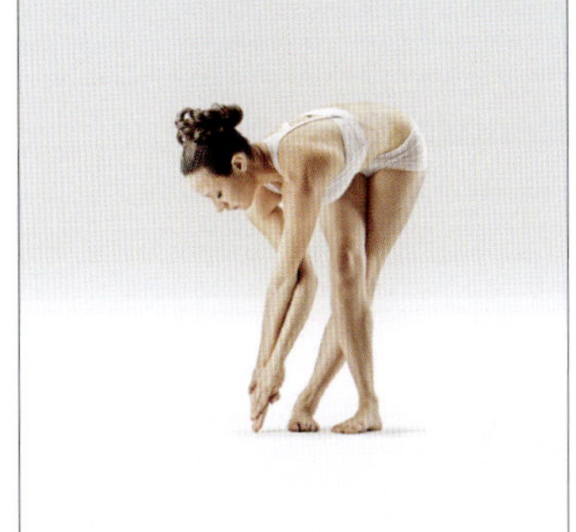

Posición de las manos de la postura
dedicada a Garuda en la postura
de media inclinación intensa a un lado

Hasta garudasana en *parshva ardha uttanasana*

También conocida como: posición de las manos de la postura dedicada a Garuda con media inclinación hacia delante y a un lado y las piernas cruzadas.
Modificación: piernas cruzadas.
Tipo de postura: de pie, inclinación hacia delante, torsión.
Punto de *drishti*: *hastagrai* o *hastagre* (manos).

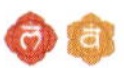

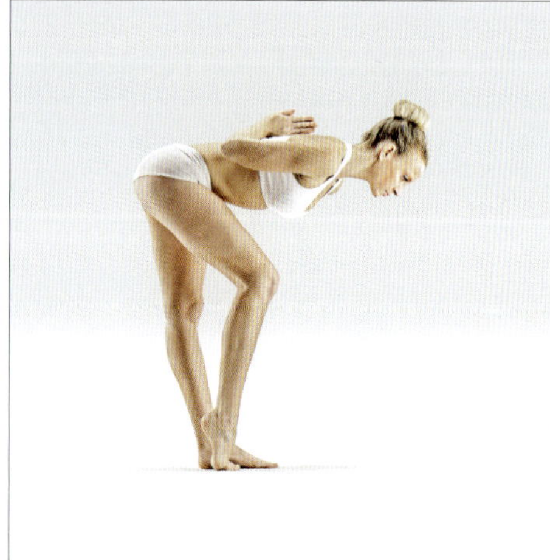

Postura de la oración invertida con las piernas desiguales con medio estiramiento intenso

Viparita namaskar vishama pada ardha uttanasana

También conocida como: postura de la oración por la espalda con las piernas desiguales con medio estiramiento intenso *(paschima namaskara vishama pada ardha uttanasana)* y postura de la oración invertida con las piernas desiguales y media inclinación hacia delante.

Tipo de postura: de pie, inclinación hacia delante.

Punto de *drishti*: *nasagrai* o *nasagre* (nariz).

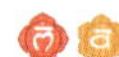

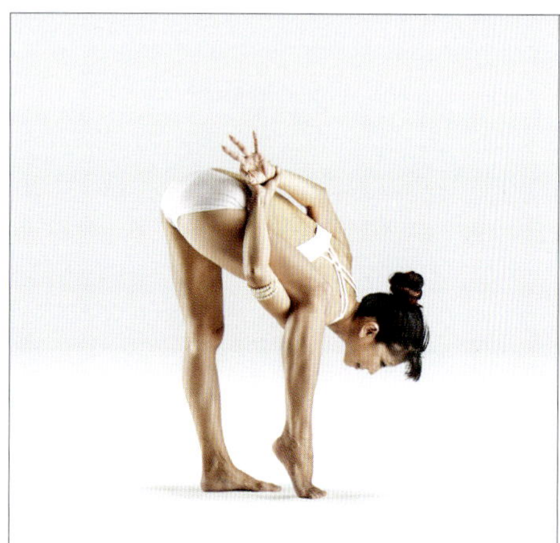

Postura de medio estiramiento intenso con las piernas desiguales

Baddha vishama pada ardha uttanasana

También conocida como: postura de media inclinación hacia delante con las con las piernas desiguales.

Tipo de postura: de pie, inclinación hacia delante, agarre.

Punto de *drishti*: *padayoragrai* o *padayoragre* (dedos/pies).

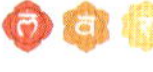 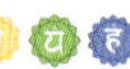

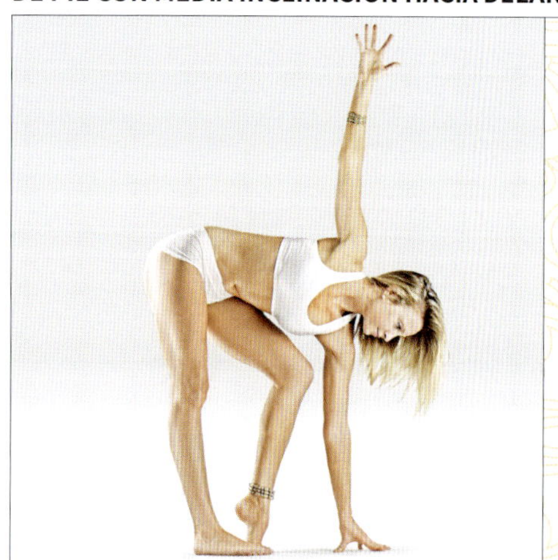

Postura de torsión con las piernas desiguales con medio estiramiento intenso

Parivritta vishama pada ardha uttanasana

También conocida como: postura de las piernas desiguales con torsiones con media inclinación hacia delante.

Modificación: yemas de los dedos de las manos apoyadas contra el suelo, la otra mano abierta hacia el cielo, mirando hacia abajo.

Tipo de postura: de pie, inclinación hacia delante, torsión.

Punto de *drishti*: *hastagrai* o *hastagre* (manos).

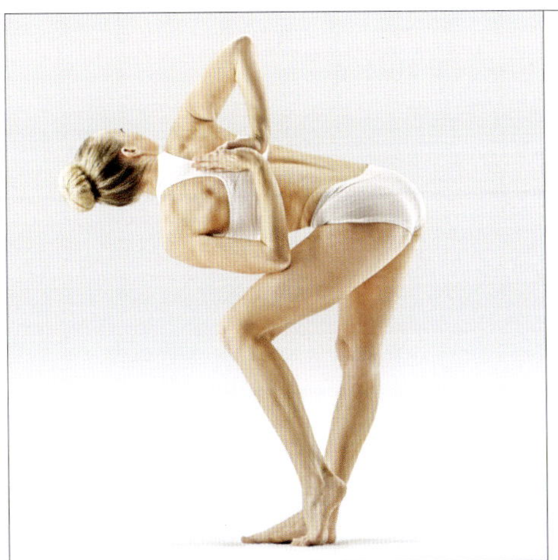

Postura de torsión invertida con las piernas desiguales con medio estiramiento intenso

Viparita namaskar parivritta vishama pada ardha uttanasana

También conocida como: postura invertida con las piernas desiguales con los brazos en oración por la espalda con medio estiramiento intenso *(paschima namaskara ardha parivritta uttanasana)* y postura de la oración invertida con las piernas desiguales y medio estiramiento intenso hacia delante.

Tipo de postura: de pie, inclinación hacia delante, torsión.

Punto de *drishti*: *urdhva* o *antara drishti* (hacia el cielo).

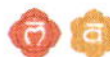

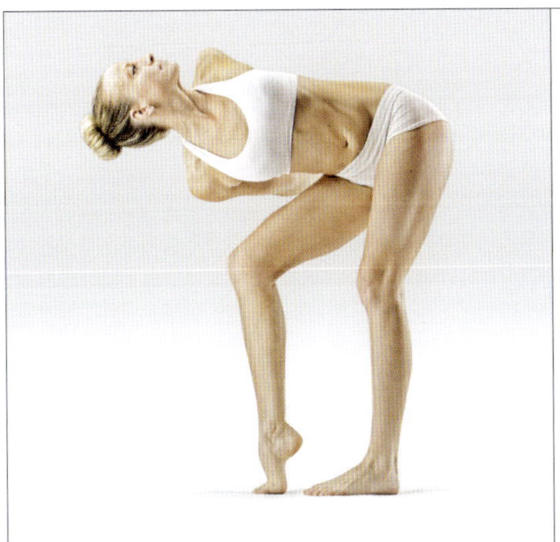

Postura invertida de las piernas desiguales con las manos entrelazadas y medio estiramiento intenso

Baddha hasta parivritta vishama pada ardha uttanasana

También conocida como: postura invertida de las manos entrelazadas con las piernas desiguales y media inclinación hacia delante.

Tipo de postura: de pie, inclinación hacia delante, torsión.

Punto de *drishti*: *urdhva* o *antara drishti* (hacia el cielo).

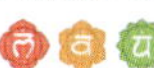

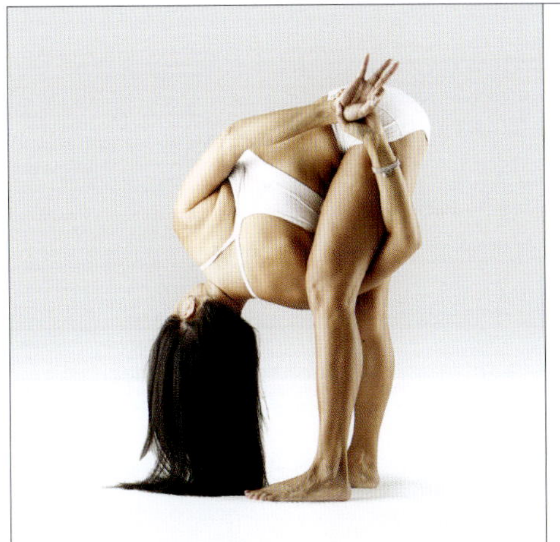

Postura invertida del medio estiramiento intenso

Baddha parivritta ardha uttanasana

También conocida como: postura invertida de inclinación hacia delante entrelazada.

Tipo de postura: de pie, inclinación hacia delante, torsión, agarre.

Punto de *drishti*: *urdhva* o *antara drishti* (hacia el cielo).

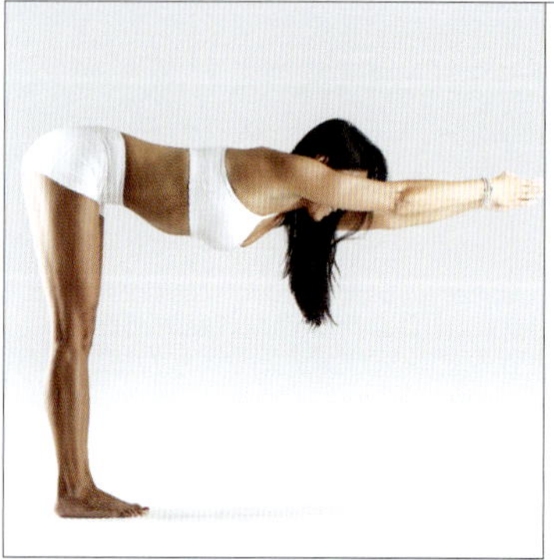

Postura de los brazos extendidos con medio estiramiento intenso

Utthita hasta ardha uttanasana

También conocida como: postura de media inclinación hacia delante con los brazos extendidos.

Modificación: palmas de las manos presionadas juntas.

Tipo de postura: de pie, inclinación hacia delante.

Punta de *drishti*: *angushtamadhye* o *angushta ma dyai* (pulgares), *nasagrai* o *nasagre* (nariz).

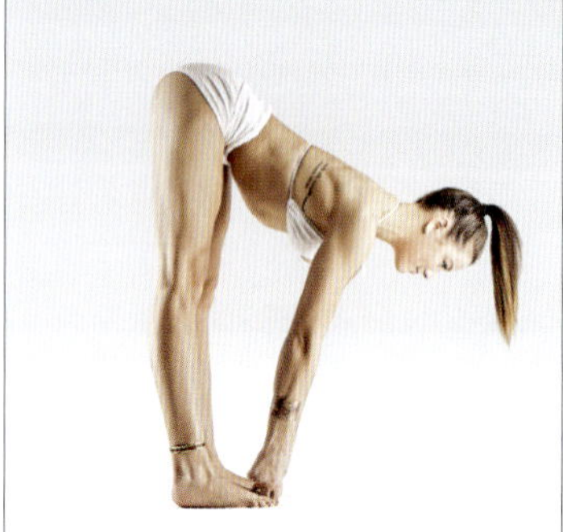

Postura del medio dedo gordo del pie

Ardha padangushtasana

Tipo de postura: de pie, inclinación hacia delante.

Punto de *drishti*: *nasagrai* o *nasagre* (nariz).

Postura de medio estiramiento intenso lateral

Parshva ardha uttanasana

También conocida como: postura de la media inclinación lateral hacia delante.

Modificación: dedos entrelazados, palmas de las manos apoyadas en el suelo junto al borde exterior del pie.

Tipo de postura: de pie, inclinación hacia delante, inclinación lateral, torsión.

Punto de *drishti*: *hastagrai* o *hastagre* (manos).

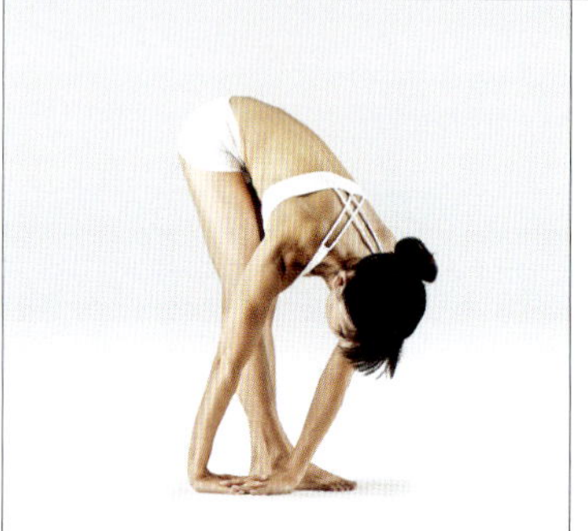

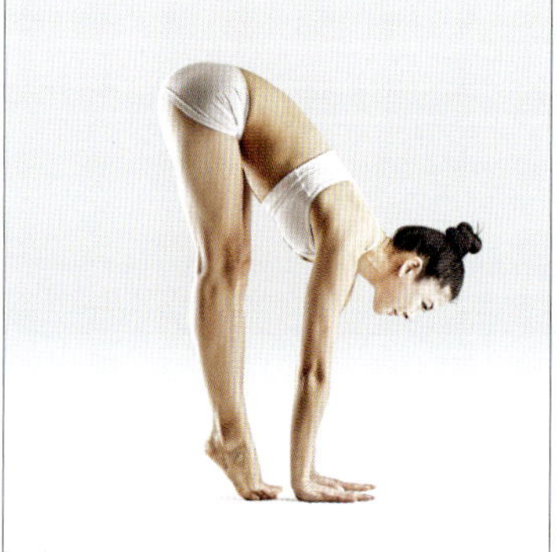

Postura de medio estiramiento intenso de puntillas

Prapada ardha uttanasana

También conocida como: postura preparatoria del árbol caído con media inclinación hacia delante sobre los dedos del pie *(adho mukha vrikshasana preparatoria)*.

Tipo de postura: de pie, inclinación hacia delante.

Punto de *drishti*: *angushtamadhye* o *angushta ma dyai* (pulgares).

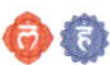

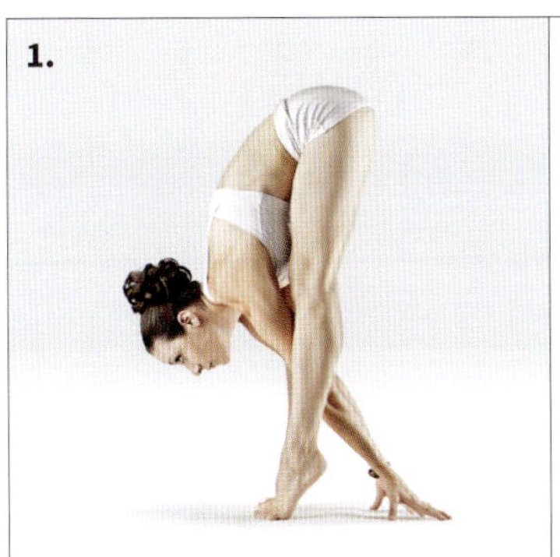

Postura de estiramiento intenso de puntillas

Prapada uttanasana

También conocida como: postura de inclinación completa de puntillas.

Modificación: brazos rectos y apuntado hacia atrás metidos entre las piernas rectas.

1. Cabeza hacia arriba.

2. Frente hacia las espinillas.

Tipo de postura: de pie, inclinación hacia delante.

Punto de *drishti*: 1. *bhrumadhye* o *ajna chakra* (tercer ojo, entre las cejas).

2. *nasagrai* o *nasagre* (nariz).

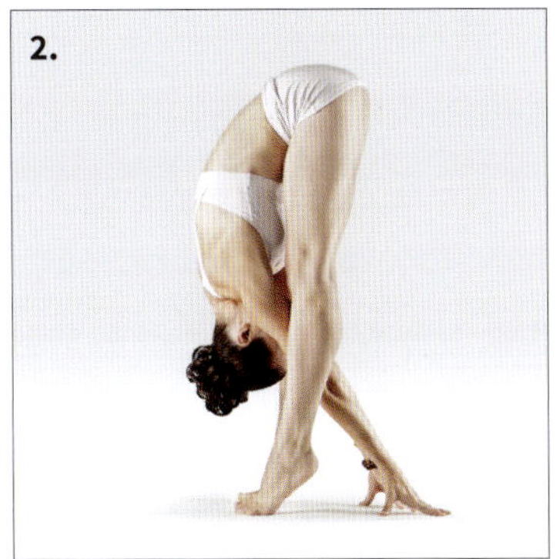

INCLINACIÓN COMPLETA HACIA DELANTE: «PUNTAS DE BALLET»

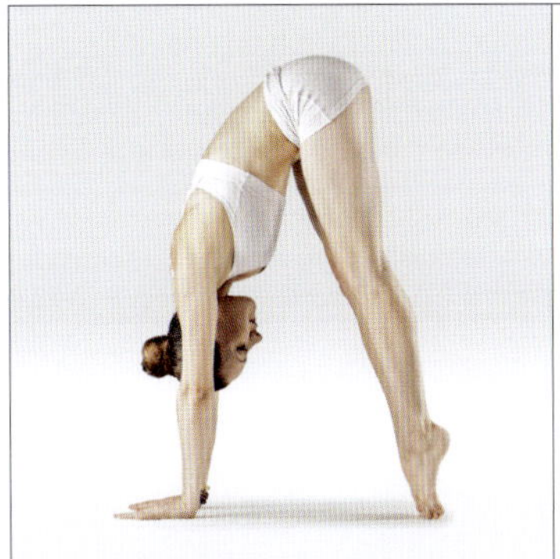

Postura de estiramiento intenso con estiramiento de los tobillos 1

Uttana kulpa uttanasana 1

También conocida como: postura de inclinación hacia delante con estiramiento intenso de los tobillos.

Modificación: piernas juntas.

Tipo de postura: de pie, inclinación hacia delante.

Punto de *drishti*: *nasagrai* o *nasagre* (nariz).

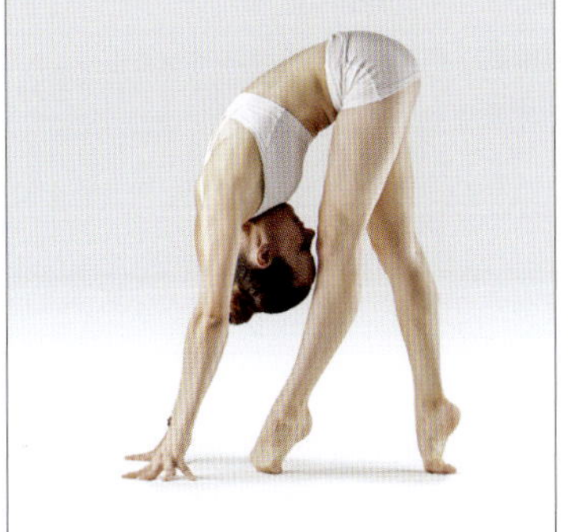

Postura de estiramiento intenso con estiramiento de los tobillos 2

Uttana kulpa uttanasana 2

También conocida como: postura de inclinación hacia delante con estiramiento intenso de los tobillos.

Modificación: piernas abiertas en tijera.

Tipo de postura: de pie, inclinación hacia delante.

Punto de *drishti*: *nasagrai* o *nasagre* (nariz).

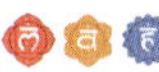

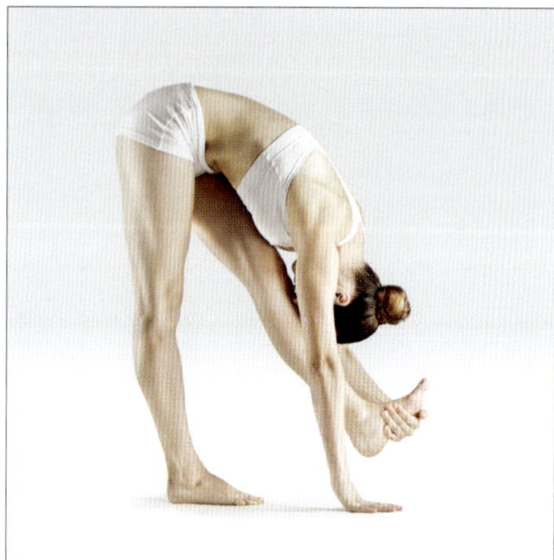

Postura de estiramiento intenso con una mano extendida hasta el pie 1

Utthita eka hasta pada uttanasana **1**

También conocida como: postura de estiramiento completo hacia delante con una mano extendida hasta el pie 1

Modificación: agarre con la mano del pie del mismo lado.

Tipo de postura: equilibrio de pie sobre una sola pierna, inclinación hacia delante.

Punto de *drishti*: *nasagrai* o *nasagre* (nariz).

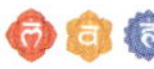

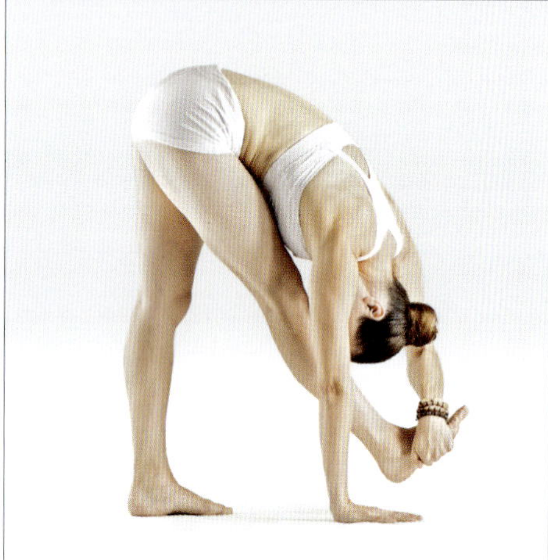

Postura de estiramiento intenso con una mano extendida hasta el pie 2

Utthita eka hasta pada uttanasana **2**

También conocida como: postura de estiramiento completo con una mano extendida hasta el pie 2

Modificación: agarre del pie con la mano del lado opuesto.

Tipo de postura: equilibrio de pie sobre una pierna, inclinación hacia delante.

Punto de *drishti*: *nasagrai* o *nasagre* (nariz).

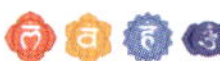
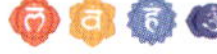

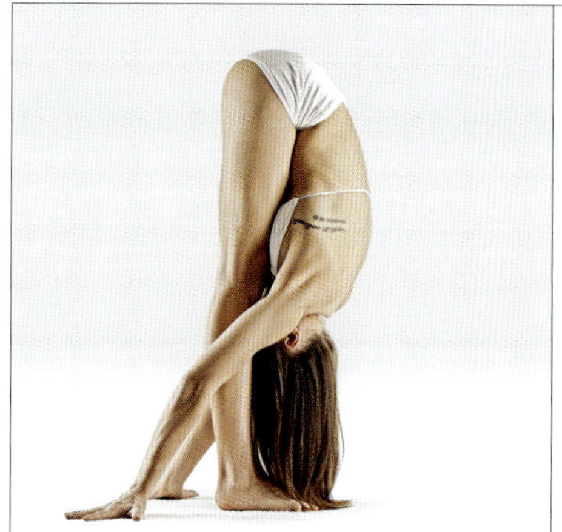

Postura de estiramiento intenso

Uttanasana

También conocida como: inclinación completa hacia delante.

Modificación: palmas apoyadas en el suelo, dedos apuntando hacia atrás.

Tipo de postura: de pie, inclinación hacia delante.

Punto de *drishti*: *nasagrai* o *nasagre* (nariz).

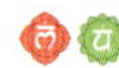

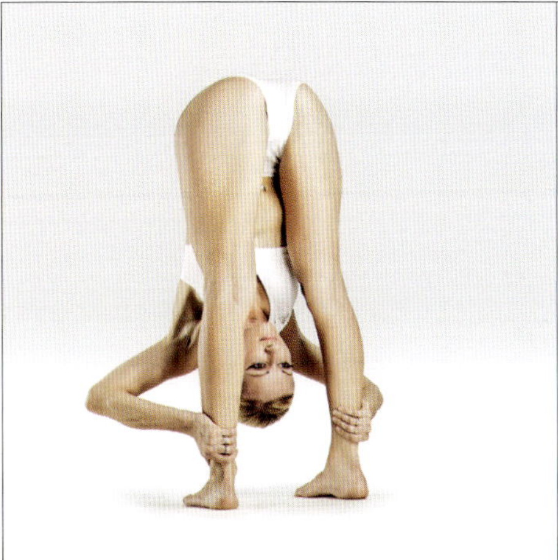

Postura de estiramiento intenso

Uttanasana

También conocida como: postura de la tortuga de pie con inclinación completa hacia delante *(nindra kurmasana).*

Modificación: pies separados la altura de las caderas, agarre de las pantorrillas con las manos, codos flexionados hacia fuera.

Tipo de postura: de pie, inclinación hacia delante.

Punto de *drishti*: *nasagrai* o *nasagre* (nariz).

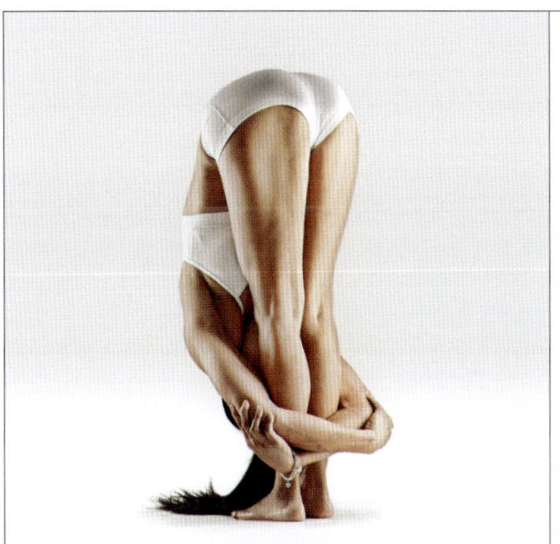

Postura de estiramiento intenso

Uttanasana

También conocida como: postura de inclinación intensa hacia delante con agarre de codos *(baddha padahastasana).*

Modificación: agarre de los codos por detrás de las pantorrillas.

Tipo de postura: de pie, inclinación hacia delante.

Punto de *drishti*: *nasagrai* o *nasagre* (nariz).

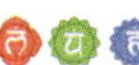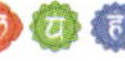

INCLINACIÓN COMPLETA HACIA DELANTE: AGARRE DE PIES

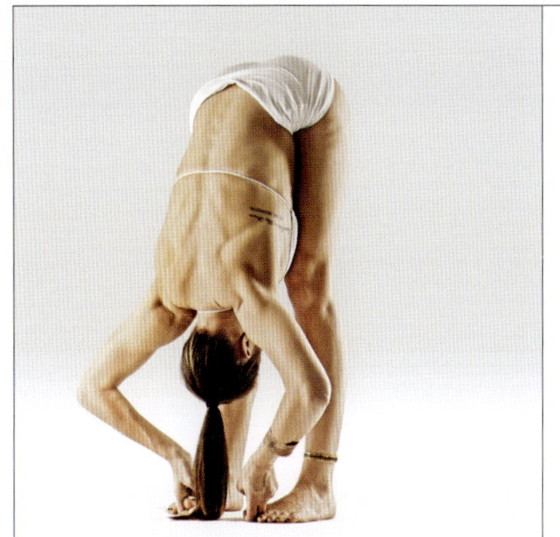

Postura de los dedos gordos del pie

Padangushtasana

Tipo de postura: de pie, inclinación hacia delante.

Punto de *drishti*: *nasagrai* o *nasagre* (nariz).

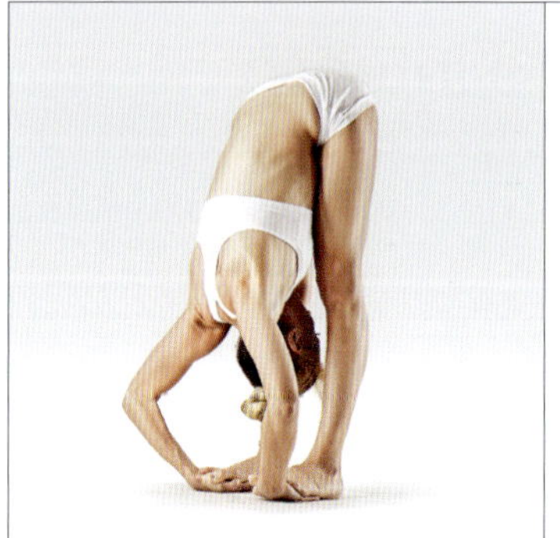

Postura de las manos bajo los pies

Pada hastasana

Tipo de postura: de pie, inclinación hacia delante.
Punto de *drishti*: *nasagrai* o *nasagre* (nariz).

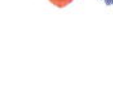

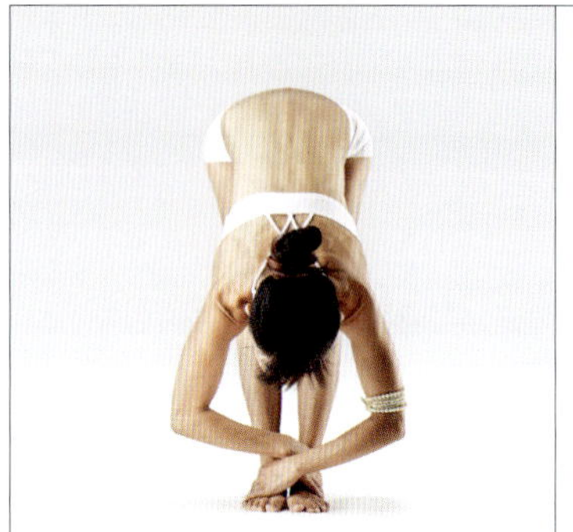

Postura de estiramiento intenso

Uttanasana

También conocida como: postura de inclinación completa hacia delante.
Modificación: brazos cruzados, agarre de los bordes exteriores de los pies, media inclinación hacia delante.
Tipo de postura: de pie, inclinación hacia delante.
Punto de *drishti*: *padayoragrai* o *padayoragre* (dedos/pies) o *nasagrai* o *nasagre* (nariz).

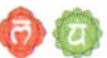

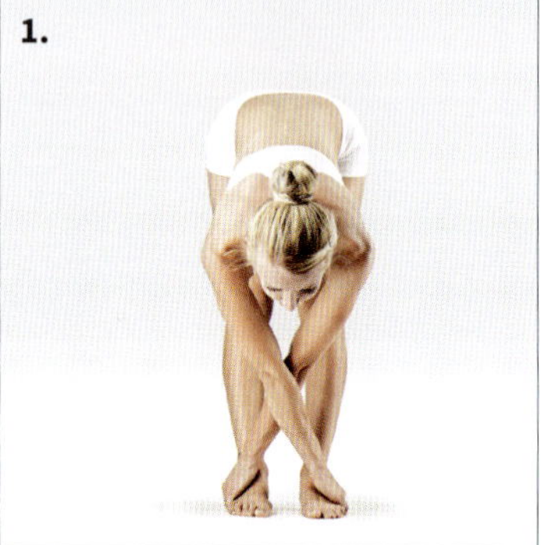

1.

Postura de inclinación hacia delante

Uttanasana

También conocida como: postura modificada de la inclinación completa con las manos en los pies *(pada hastasana).*
Modificación: pies separados la altura de las caderas, brazos cruzados agarrando con las manos los bordes exteriores de los pies, codos rectos.
1. Media inclinación hacia delante.
2. Inclinación completa hacia delante.
Tipo de postura: de pie, inclinación hacia delante.
Punto de *drishti*: 1. *padayoragrai* o *padayoragre* (dedos/pies).
2. *nasagrai* o *nasagre* (nariz).

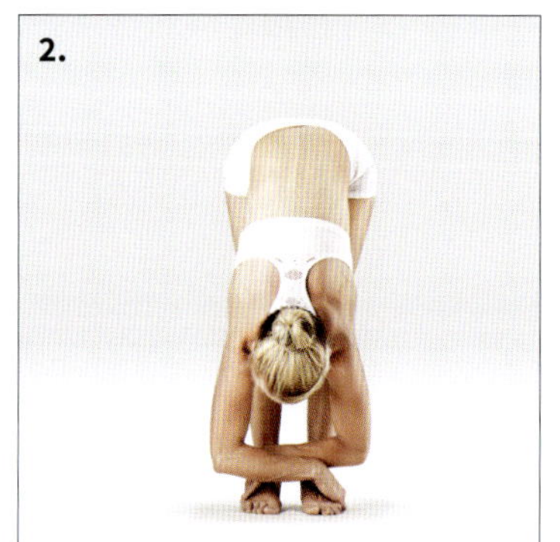

2.

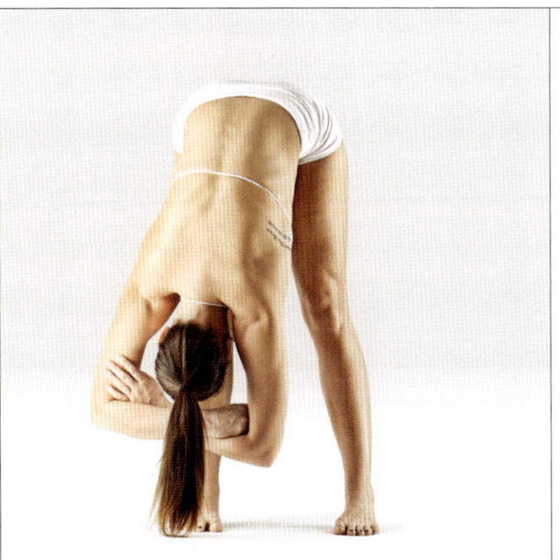

Postura de estiramiento intenso

Uttanasana

También conocida como: inclinación completa hacia delante.
Modificación: agarre de los tríceps, balanceo de lado a lado.
Tipo de postura: de pie, inclinación hacia delante, inclinación lateral.
Punto de *drishti*: *nasagrai* o *nasagre* (nariz).

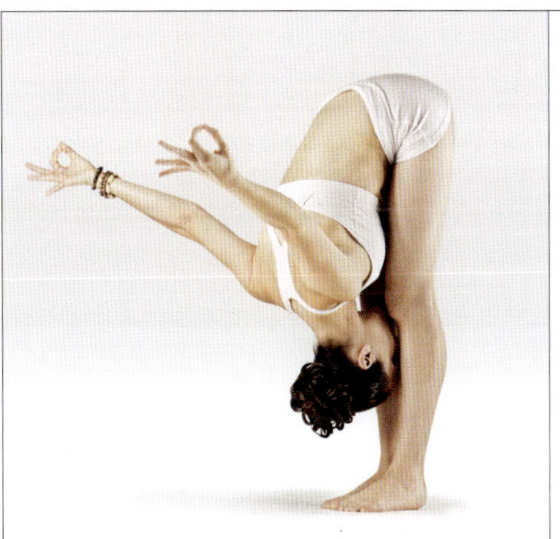

Postura de estiramiento intenso

Uttanasana

También conocida como: postura de inclinación completa y estiramiento hacia delante sin apoyo *(niralamba uttanasana)*.
Modificación: brazos rectos hacia la espalda y hacia los lados, frente contra las espinillas.
Tipo de postura: de pie, inclinación hacia delante.
Punto de *drishti*: *nasagrai* o *nasagre* (nariz).

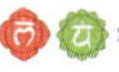

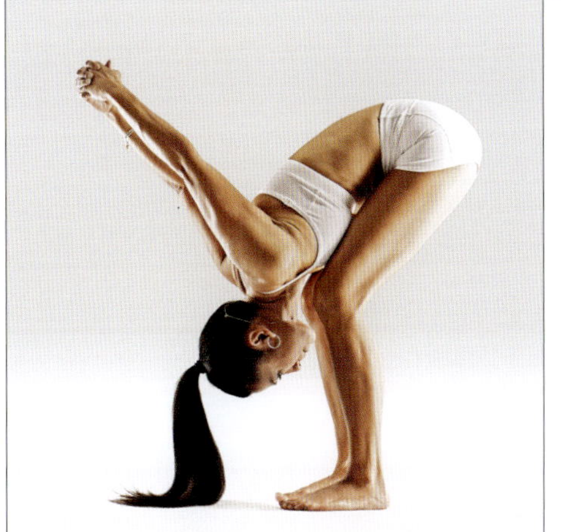

Postura de inclinación modificada con las manos extendidas hacia delante

Baddha hasta uttanasana

También conocida como: postura de estiramiento hacia delante sin apoyo con las manos completamente extendidas hacia delante *(niralamba uttanasana)*.
Modificación: rodillas flexionadas, torso contra el cuádriceps.
Tipo de postura: de pie, inclinación hacia delante.
Punto de *drishti*: *nasagrai* o *nasagre* (nariz).

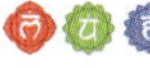

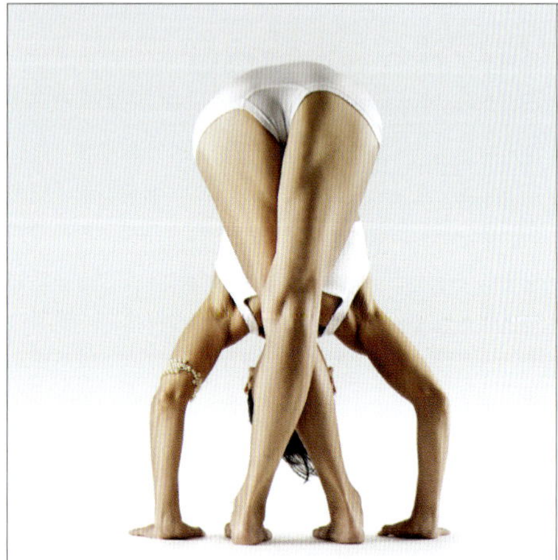

Postura de estiramiento intenso

Uttanasana

También conocida como: postura de inclinación completa hacia delante con las piernas cruzadas.

Modificación: piernas cruzadas, frente contra las espinillas, manos apoyadas en el suelo y alineadas a los pies, codos flexionados.

Tipo de postura: de pie, inclinación hacia delante.

Punto de *drishti*: *nasagrai* o *nasagre* (nariz).

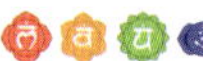

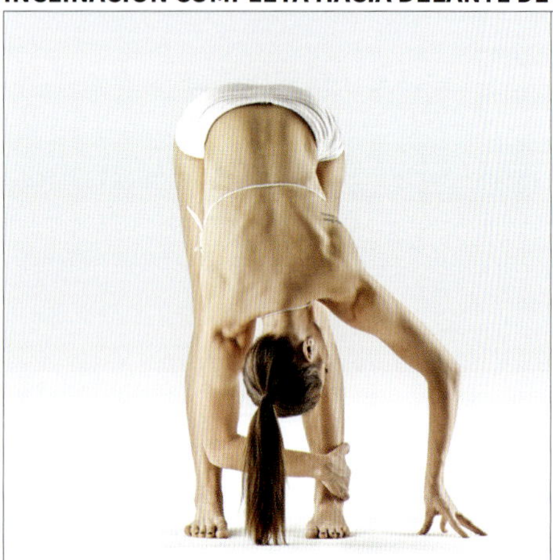

Postura de estiramiento lateral intenso

Parshva uttanasana

También conocida como: postura de inclinación hacia delante completa lateral.

Modificación: agarre del tobillo con la mano opuesta, yemas de los dedos de la otra mano apoyadas en el suelo.

Tipo de postura: de pie, inclinación hacia delante, torsión.

Punto de *drishti*: *parshva drishti* (hacia la derecha), *parshva drishti* (hacia la izquierda).

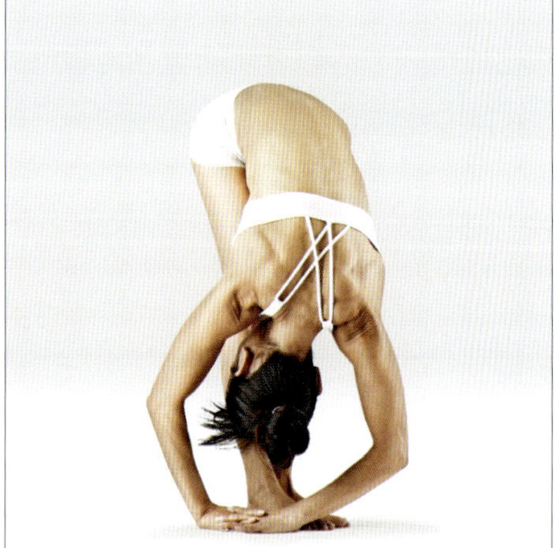

Postura de estiramiento lateral intenso

Parshva uttanasana

También conocida como: postura de inclinación completa hacia delante y postura de estiramiento hacia delante lateral *(parshva bhaga uttanasana)*.

Modificación: dedos entrelazados, palmas de las manos apoyadas en el suelo al lado del borde exterior del pie.

Tipo de postura: de pie, inclinación hacia delante, torsión.

Punto de *drishti*: *nasagrai* o *nasagre* (nariz).

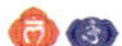

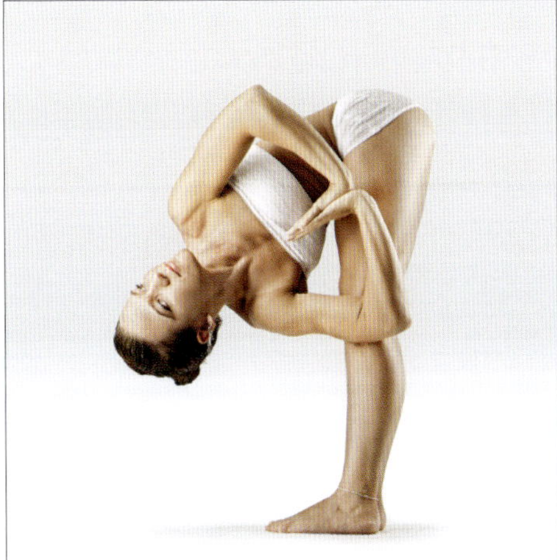

Postura de oración con estiramiento invertido intenso

Parivritta uttana anjalyiasana

También conocida como: postura de oración con inclinación completa hacia delante y torsión.

Tipo de postura: de pie, inclinación hacia delante, torsión.

Punto de *drishti*: *urdhva* o *antara drishti* (hacia el cielo).

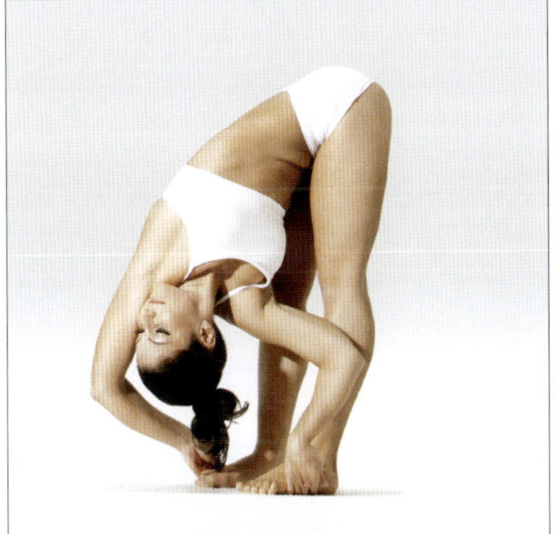

Postura invertida de estiramiento intenso

Parivritta uttanasana

También conocida como: postura invertida de inclinación hacia delante completa.

Modificación: agarre del borde exterior de los pies con las manos, pies separados el ancho de las caderas.

Tipo de postura: de pie, inclinación hacia delante, torsión.

Punto de *drishti*: *urdhva* o *antara drishti* (hacia el cielo).

INCLINACIÓN COMPLETA HACIA DELANTE: TORSIONES, PIES LIGERAMENTE MÁS SEPARADOS QUE LAS CADERAS

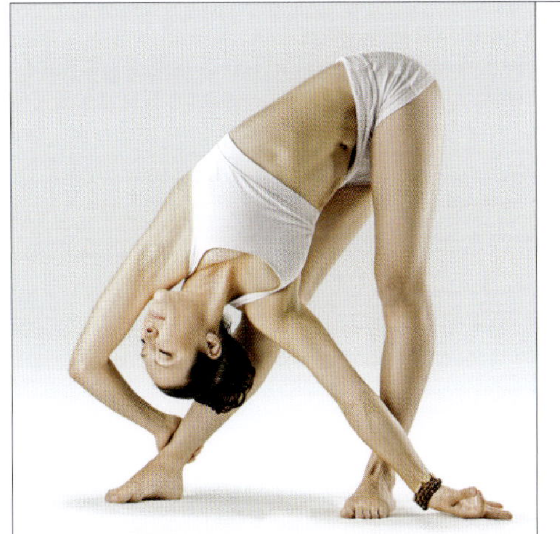

Postura invertida de estiramiento

Parivritta uttanasana

También conocida como: Inclinación invertida completa hacia delante.

Modificación: pies separados, agarre del tobillo con una mano, el dorso de la otra mano apoyado en el suelo por detrás del otro pie.

Tipo de postura: de pie, inclinación hacia delante, torsión.

Punto de *drishti*: *urdhva* o *antara drishti* (hacia el cielo).

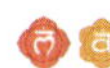

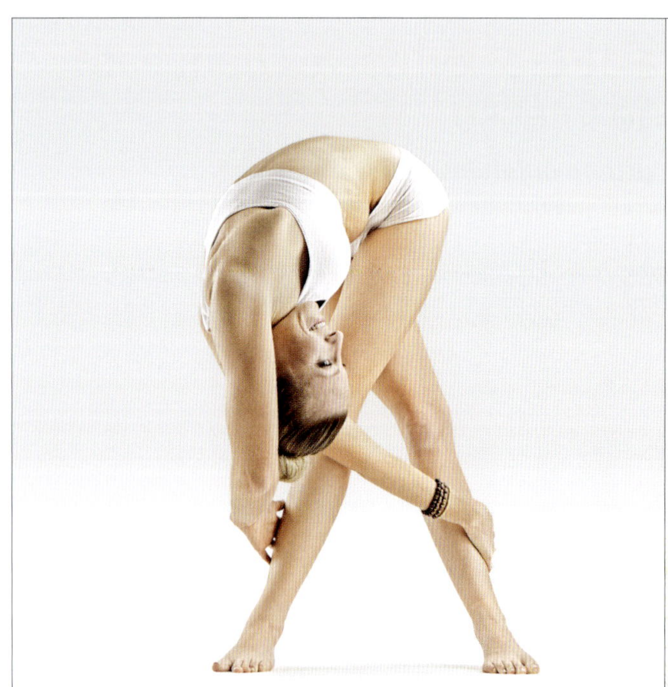

Postura invertida de estiramiento

Parivritta uttanasana

También conocida como: postura invertida de inclinación completa con las piernas cruzadas.

Modificación: pies separados, piernas cruzadas, pies planos en el suelo.

Tipo de postura: de pie, inclinación hacia delante, torsión.

Punto de *drishti*: *urdhva* o *antara drishti* (hacia el cielo).

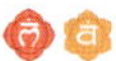

INCLINACIONES COMPLETAS HACIA DELANTE: AGARRES

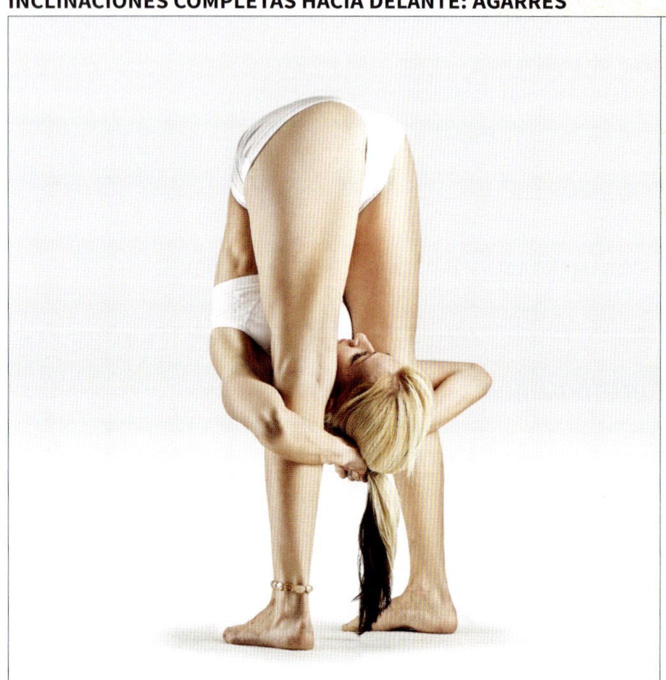

Postura de la luciérnaga 2 A

Tittibhasana **2A**

También conocida como: postura de la cigüeña con estiramiento intenso modificada *(uttanasana)* y postura de la cabeza sostenida por las manos entre las rodillas *(Utthita baddha hasta janu shirshasana)*.

Modificación: brazos alrededor de las piernas, dedos entrelazados detrás de la cabeza.

Tipo de postura: de pie, inclinación hacia delante, agarre.

Punto de *drishti*: *nasagrai* o *nasagre* (nariz).

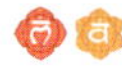

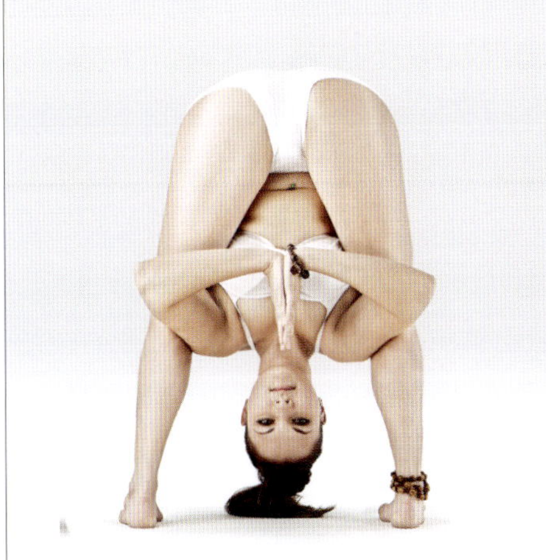

Postura de la luciérnaga 2 B

Tittibhasana 2B

También conocida como: postura invertida de la luciérnaga en oración *(viparita tittibha anjali asana).*

Modificación: manos en *Anjali mudra* (manos en oración).

Tipo de postura: de pie, inclinación hacia delante.

Punto de *drishti*: *nasagrai* o *nasagre* (nariz).

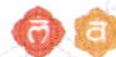

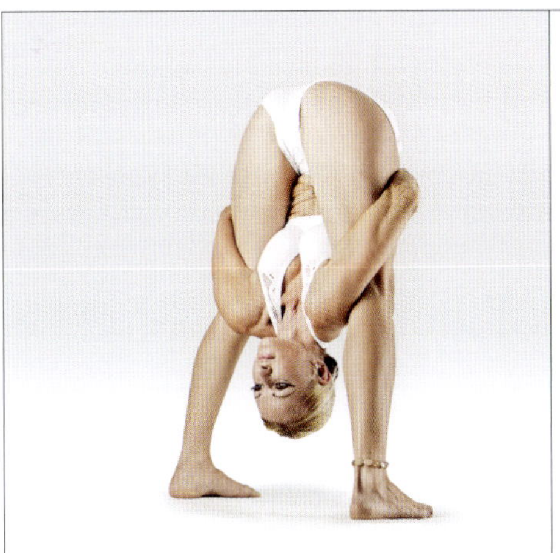

Postura completa de la luciérnaga 2

Paripurna tittibhasana 2

También conocida como: postura de la luciérnaga B *(tittibhasana B),* postura de la luciérnaga invertida *(viparita tittibhasana)* y postura de la luciérnaga de pie modificada *(utthita tittibhasana)* y postura de la luciérnaga entrelazada y postura de la tortuga de pie *(nindra kurmasana).*

Modificación: manos entrelazadas.

Tipo de postura: de pie, inclinación hacia delante, agarre.

Punto de *drishti*: *nasagrai* o *nasagre* (nariz).

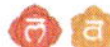

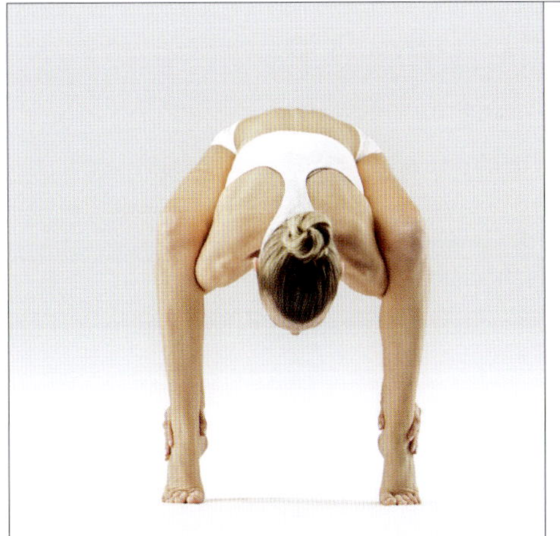

Postura preparatoria de la luciérnaga 3 A

Tittibhasana 3A preparatoria

Modificación: manos en los tobillos, talones levantados.

Tipo de postura: de pie, inclinación hacia delante.

Punto de *drishti*: *nasagrai* o *nasagre* (nariz).

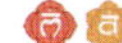

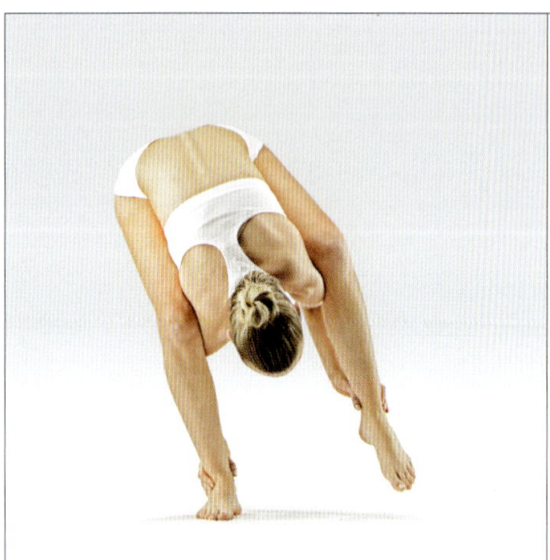

Postura de la luciérnaga 3 A

Tittibhasana 3A

También conocida como: postura preparatoria de la luciérnaga C *(tittibhasana C preparatoria)*.
Modificación: manos en los tobillos, un pie levantado.
Tipo de postura: equilibrio de pie sobre una sola pierna, inclinación hacia delante.
Punto de *drishti*: *nasagrai* o *nasagre* (nariz).

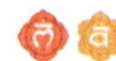

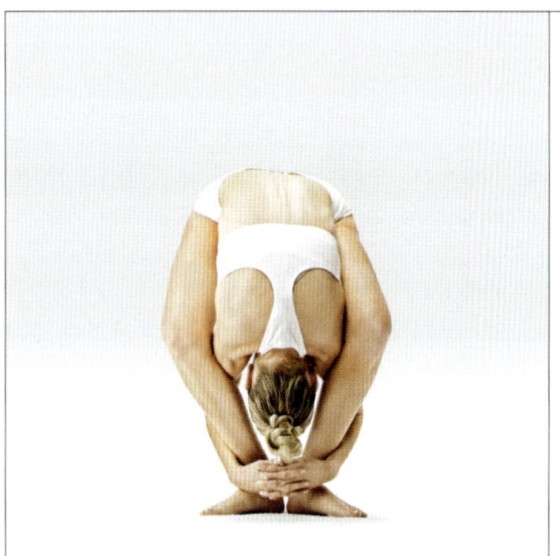

Postura de la luciérnaga 4 A

Tittibhasana 4A

También conocida como: postura de luciérnaga D *(tittibhasana D)* y postura de la luciérnaga de pie *(utthita tittibhasana)*.
Modificación: dedos entrelazados delante de los tobillos.
Tipo de postura: de pie, inclinación hacia delante, agarre.
Punto de *drishti*: *nasagrai* o *nasagre* (nariz).

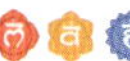 

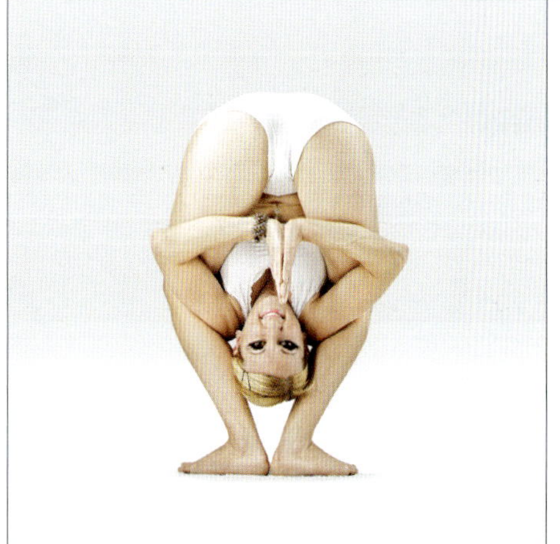

Postura de la luciérnaga 4 B

Tittibhasana 4B

También conocida como: postura invertida de oración entre ambas piernas *(viparita dwi pada anjaliasana)*.
Modificación: manos en *Anjali mudra* (manos en oración).
Tipo de postura: de pie, inclinación hacia delante.
Punto de *drishti*: *bhrumadhye* o *ajna chakra* (tercer ojo, entre las cejas).

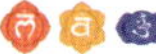

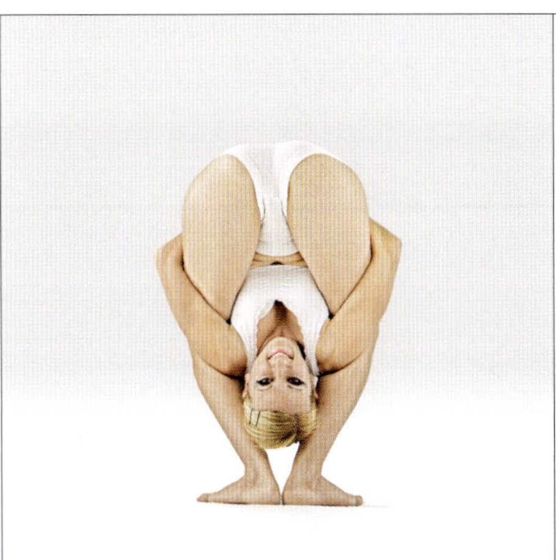

Postura completa de la luciérnaga 4

Paripurna tittibhasana 4

También conocida como: postura invertida con agarre de piernas *(Viparita dwipada baddhasana).*

Modificación: manos entrelazadas.

Tipo de postura: de pie, inclinación hacia delante, agarre.

Punto de *drishti*: *bhrumadhye* o *ajna chakra* (tercer ojo, entre las cejas).

PIERNAS SEPARADAS: COLUMNA VERTEBRAL RECTA, TORSIONES

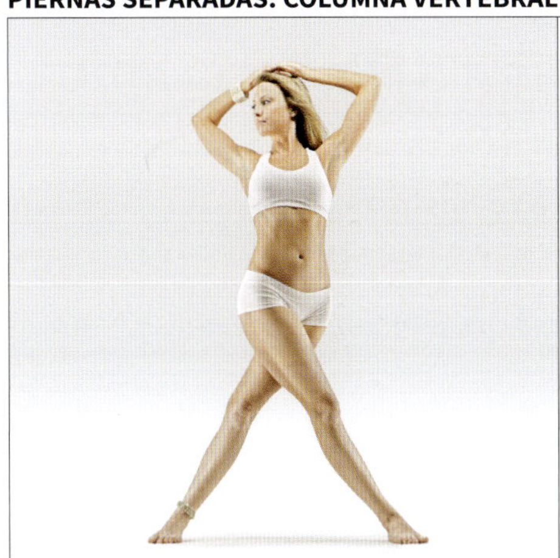
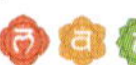

Postura del libro de pie

Grantadara

También conocida como: *chikkyasana.*

Modificación: Postura de las manos en la cabeza, palmas hacia arriba, torso girado a un lado.

Tipo de postura: de pie, torsión.

Punto de *drishti*: *parshva drishti* (hacia la derecha), *parshva drishti* (hacia la izquierda).

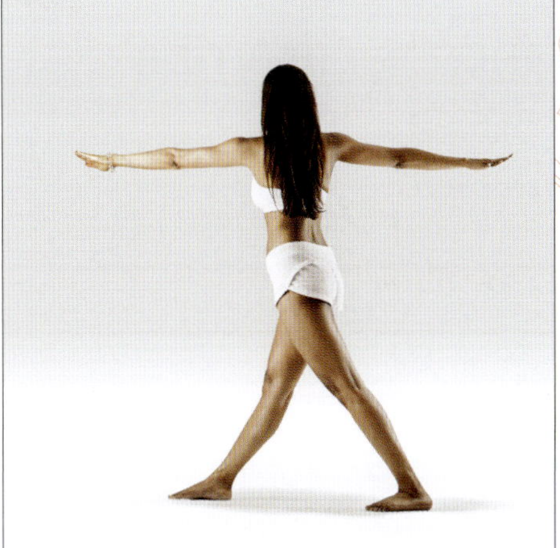
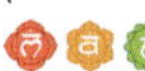

Postura de la montaña con las piernas abiertas y los pies vueltos

Parivritta prasarita pada tadasana

Modificación: brazos rectos hacia los lados.

Tipo de postura: de pie, torsión.

Punto de *drishti*: *parshva drishti* (hacia la derecha), *parshva drishti* (hacia la izquierda).

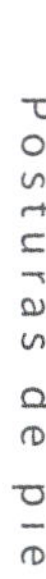

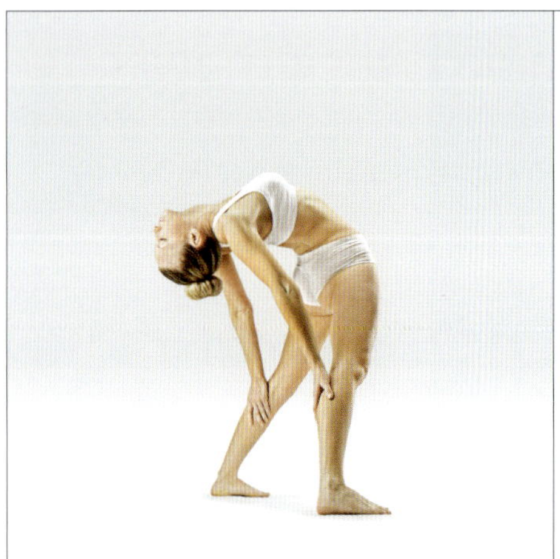

Postura de la montaña con las piernas abiertas en serie de sucesión del héroe

Prasarita pada tadasana **en** *vira parampara*

Modificación: flexión de la espalda hacia atrás, manos en los músculos de las pantorrillas.

Tipo de postura: de pie, flexión hacia atrás.

Punto de *drishti*: *bhrumadhye* o *ajna chakra* (tercer ojo, entre las cejas).

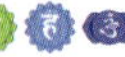

PIERNAS SEPARADAS: BRAZOS POR ENCIMA DE LA CABEZA

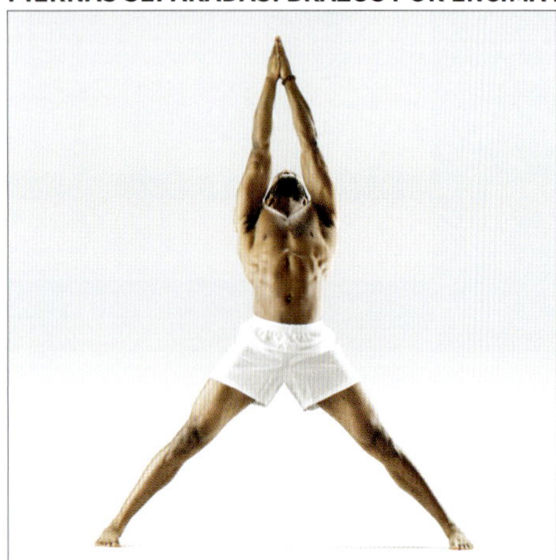

Postura fácil de las manos hacia arriba con los pies separados

Sukha prasarita pada urdhva hastasana

También conocida como: parte de la serie de sucesión del héroe *(vira parampara)*.

Modificación: palmas juntas, mirando hacia arriba.

Tipo de postura: de pie, flexión suave de la espalda.

Punto de *drishti*: *angushtamadhye* o *angushta ma dyai* (pulgares).

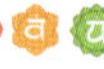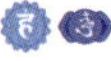

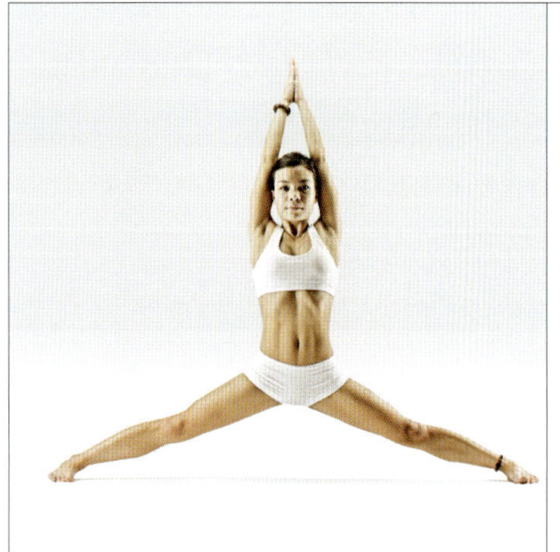

Postura de las manos hacia arriba con los pies muy separados

Prasarita pada urdhva hastasana

También conocida como: postura del ángulo equilátero *(sama konasana)*.

Modificación: piernas extremadamente abiertas, palmas de las manos juntas, mirada hacia delante.

Tipo de postura: de pie.

Punto de *drishti*: *nasagrai* o *nasagre* (nariz).

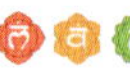

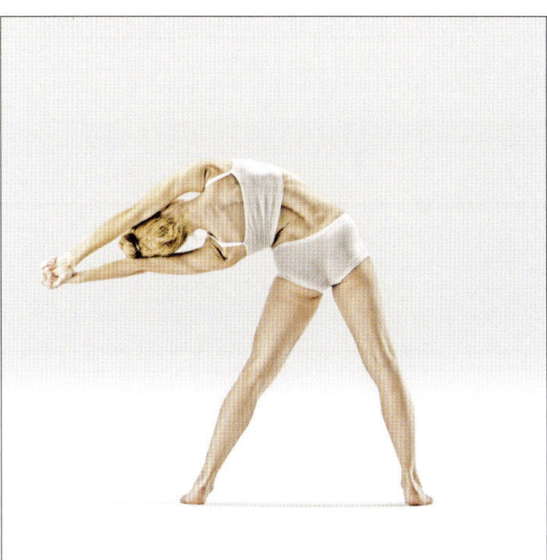
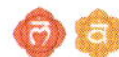

Postura del triángulo

Konasana

También conocida como: postura del triángulo *(konasana).*
Modificación: dedos de las manos entrelazadas, palmas juntas, inclinación lateral.
Tipo de postura: de pie, inclinación lateral.
Punto de *drishti*: *urdhva* o *antara drishti* (hacia el cielo), *nasagrai* o *nasagre* (nariz).

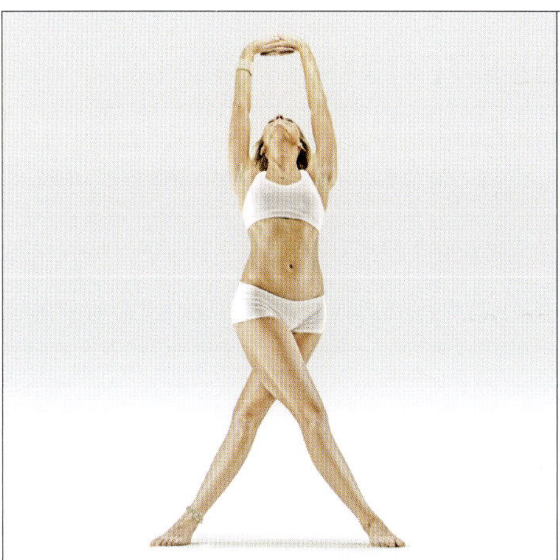
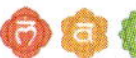

Postura del libro de pie con las manos hacia arriba

Grantadara urdhva baddha hastasana

También conocida como: *chikkiasana urdhva baddha hastasana.*
Modificación: dedos entrelazados, palmas de las manos hacia arriba, mirando hacia arriba.
Tipo de postura: de pie.
Punto de *drishti*: *angushtamadhye* o *angushta ma dyai* (pulgares).

SENTADILLAS KALI: CADERAS HACIA ABAJO: BRAZOS POR ENCIMA DE LA CABEZA

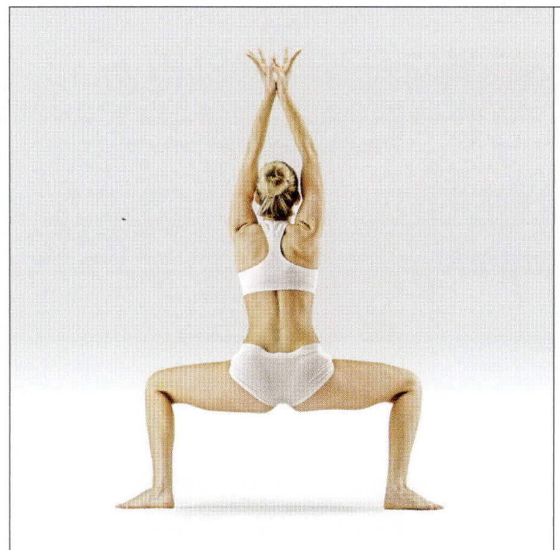
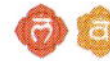

Postura del sello de mano del loto en la postura con las manos elevadas dedicada a la diosa Kali

Padma mudra urdhva hasta kalyasana

Modificación: talones apoyados en el suelo, brazos extendidos hacia el cielo, puntas de los dedos abiertas.
Tipo de postura: de pie.
Punto de *drishti*: *nasagrai* o *nasagre* (nariz).

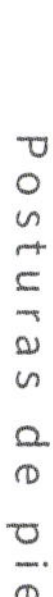

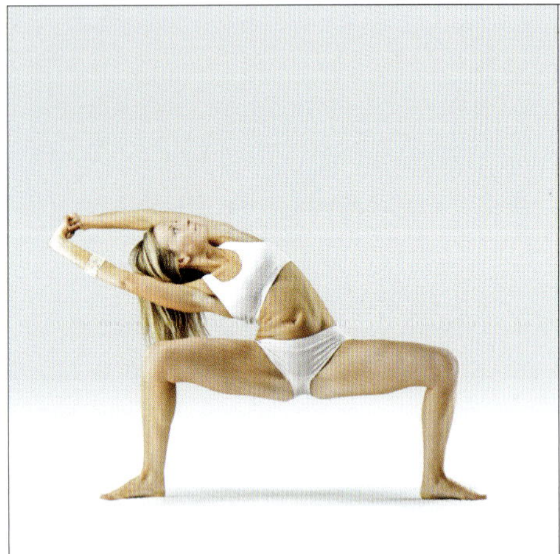

Postura de las manos inclinadas a un lado dedicada a la diosa Kali

Parshva baddha hasta kalyasana
Modificación: inclinación lateral, dedos entrelazados.
Tipo de postura: de pie, inclinación lateral.
Punto de *drishti*: *urdhva* o *antara drishti* (hacia el cielo).

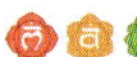
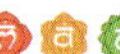

SENTADILLAS KALI: TALONES APOYADOS EN EL SUELO, BRAZOS A LA ALTURA DE LA CABEZA

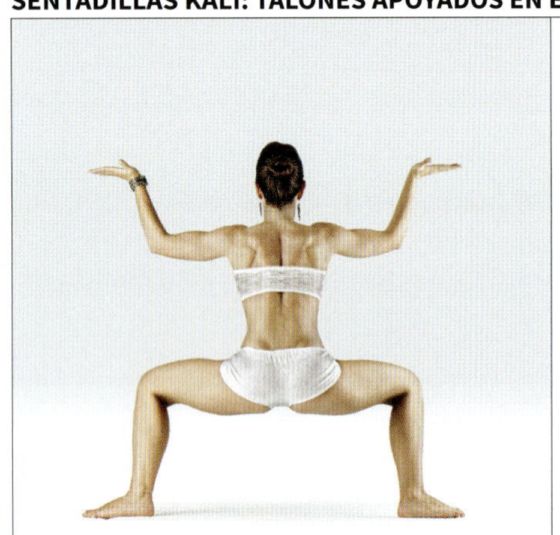

Postura dedicada a la diosa Kali

Kalyasana
Modificación: codos flexionados, palmas de las manos hacia el cielo, talones planos.
Tipo de postura: de pie.
Punto de *drishti*: *nasagrai* o *nasagre* (nariz).

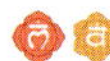

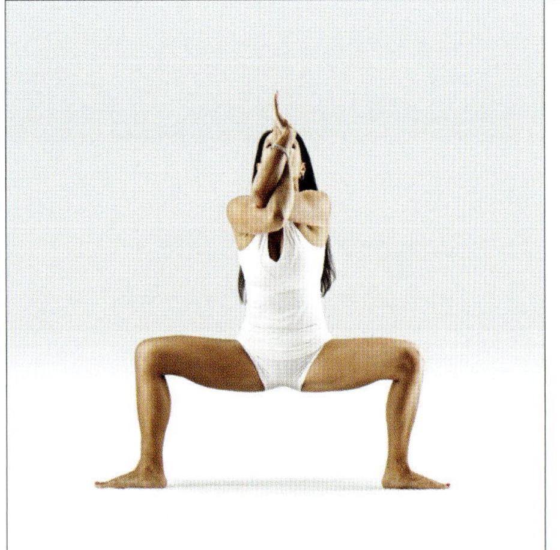

Postura de las manos de la postura dedicada a Garuda en la postura dedicada a la diosa Kali

Hasta garudasana en *kalyasana*
Tipo de postura: de pie.
Punto de *drishti*: *angushtamadhye* o *angushta ma dyai* (pulgares).

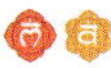

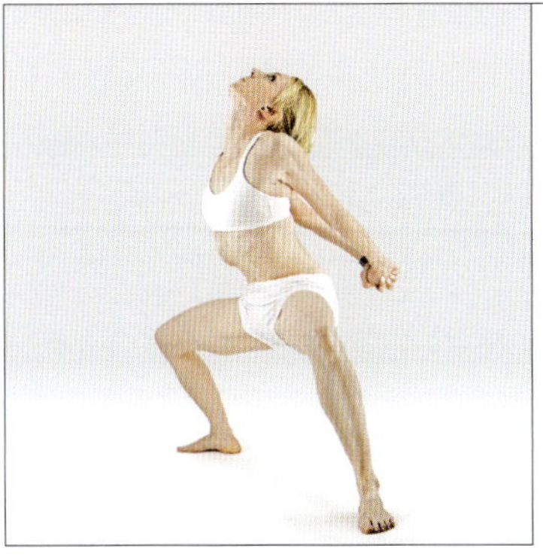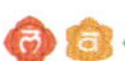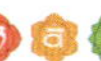

Postura de las manos entrelazadas dedicada a la diosa Kali

Baddha hasta kalyasana

Modificación: cabeza hacia atrás, talones hacia abajo.
Tipo de postura: de pie, flexión hacia atrás.
Punto de *drishti*: *bhrumadhye* o *ajna chakra* (tercer ojo, entre las cejas).

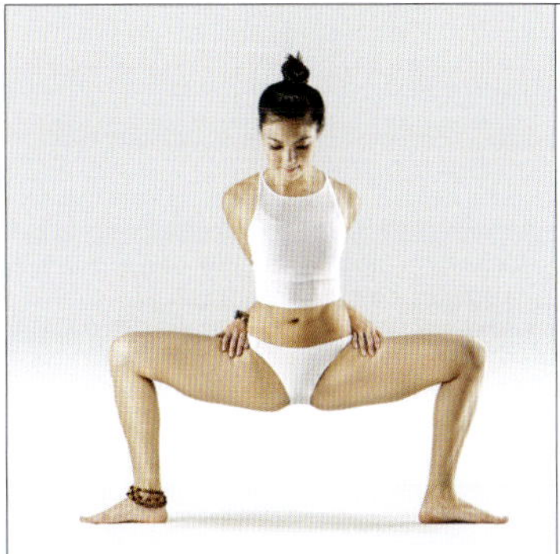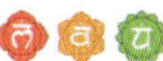

Postura de agarre dedicada a la diosa Kali

Baddha kalyasana

Tipo de postura: de pie, agarre.
Punto de *drishti*: *nasagrai* o *nasagre* (nariz).

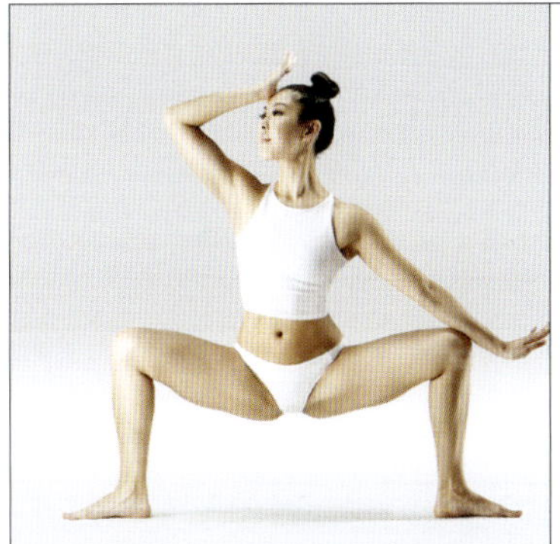

Postura dedicada a la diosa Kali

Kalyasana

Modificación: palma de una mano contra la frente, el otro antebrazo contra la rodilla del mismo lado.
Tipo de postura: de pie.
Punto de *drishti*: *parshva drishti* (hacia la derecha), *parshva drishti* (hacia la izquierda).

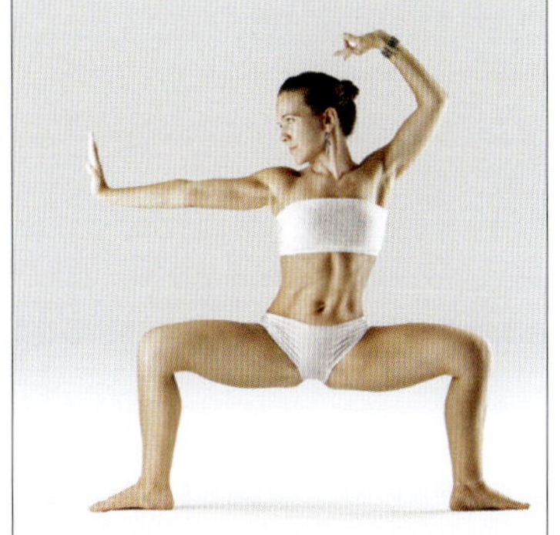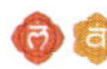

Postura dedicada a la diosa Kali

Kalyasana

Modificación: un brazo recto y paralelo al suelo, el otro brazo flexionado hacia arriba, con la palma mirando hacia arriba.
Tipo de postura: de pie.
Punto de *drishti*: *hastagrai* o *hastagre* (manos).

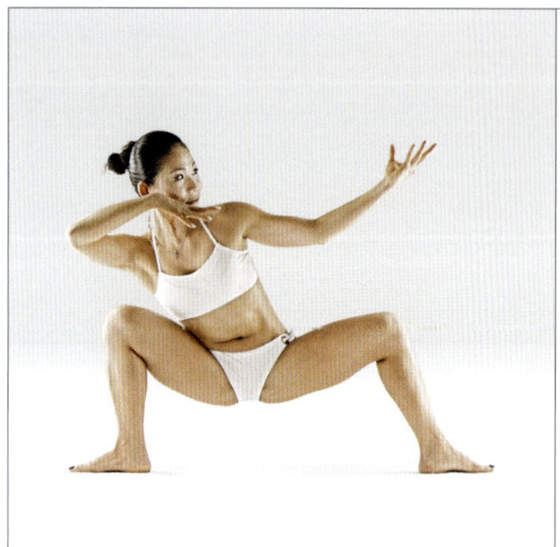

Postura lateral dedicada a la diosa Kali

Parshva kalyasana

Modificación: inclinación hacia un lado, un brazo flexionado con el dorso de la mano contra la cara, el otro codo ligeramente flexionado, con la palma de la mano hacia arriba mirando hacia la cara.

Tipo de postura: de pie, inclinación lateral.

Punto de *drishti*: *hastagrai* o *hastagre* (manos).

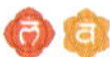

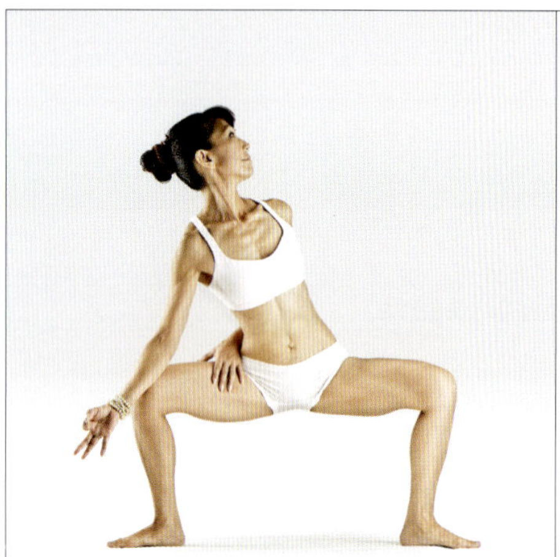

Postura de media inclinación lateral dedicada a la diosa Kali

Parshva ardha baddha kalyasana

Modificación: antebrazo en la rodilla del mismo lado.

Tipo de postura: de pie, inclinación lateral, agarre.

Punto de *drishti*: *urdhva* o *antara drishti* (hacia el cielo).

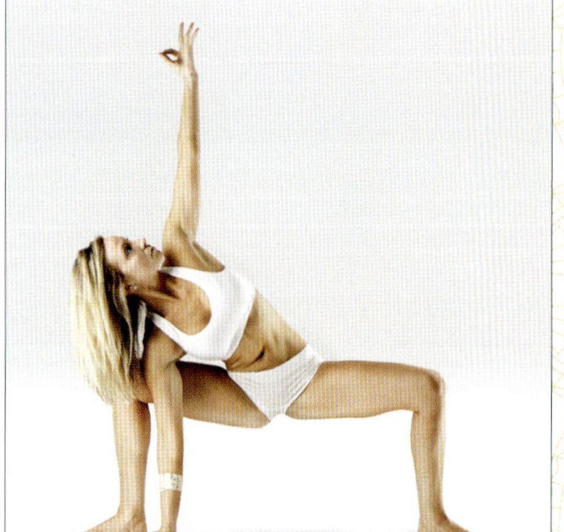

Postura lateral dedicada a la diosa Kali

Parshva kalyasana

Modificación: una palma de la mano apoyada en el suelo, el otro brazo extendido hacia el cielo.

Tipo de postura: de pie, inclinación lateral.

Punto de *drishti*: *hastagrai* o *hastagre* (manos).

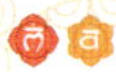

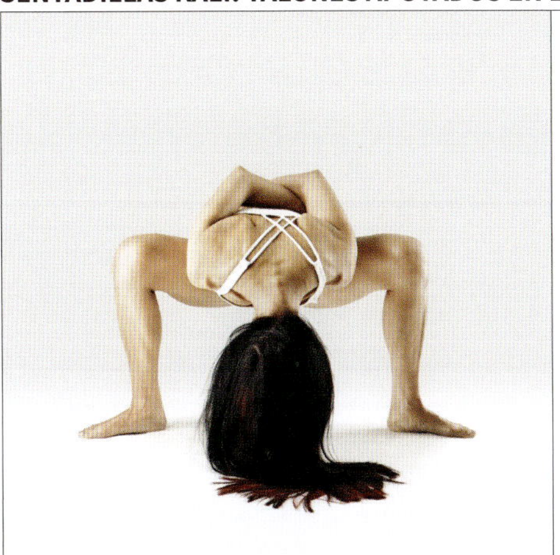

Postura de inclinación dedicada a la diosa Kali

Baddha kalyasana

Modificación: inclinación intensa hacia delante.

Tipo de postura: de pie, inclinación hacia delante, agarre.

Punto de *drishti*: *nasagrai* o *nasagre* (nariz).

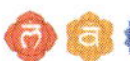

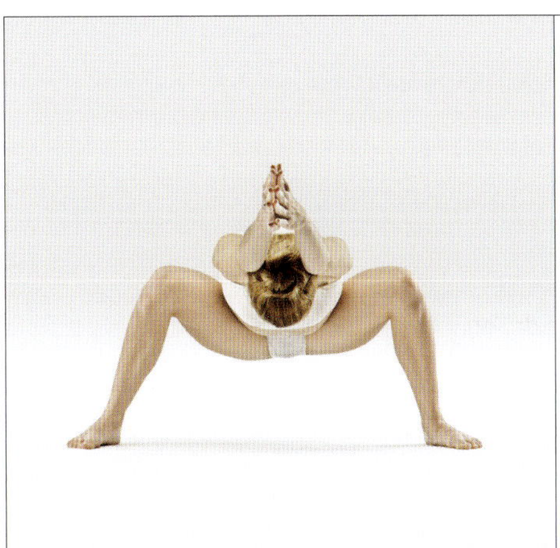

Postura dedicada a la diosa Kali

Kalyasana

Modificación: inclinación hacia delante, brazos rectos y paralelos al suelo, palmas de las manos juntas.

Tipo de postura: de pie, inclinación hacia delante.

Punto de *drishti*: *nasagrai* o *nasagre* (nariz).

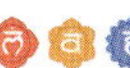

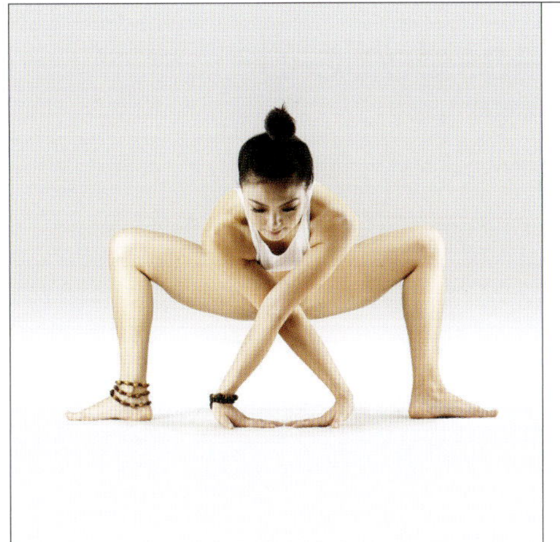

Postura dedicada a la diosa Kali

Kalyasana

Modificación: inclinación hacia delante, brazos cruzados, palmas de las manos en el suelo.

Tipo de postura: de pie, inclinación hacia delante.

Punto de *drishti*: *nasagrai* o *nasagre* (nariz).

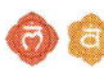

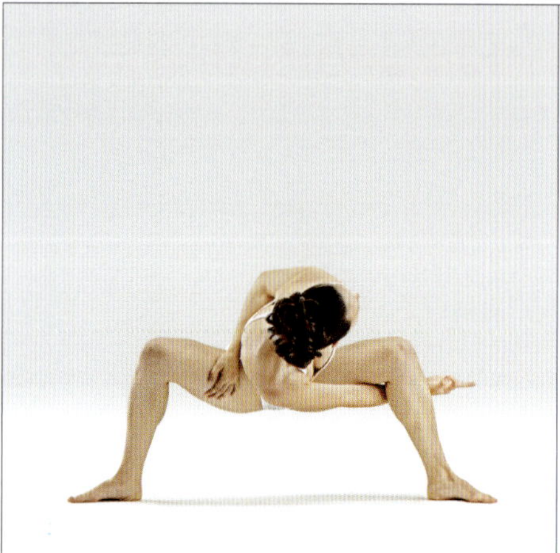

Postura de media inclinación con torsión dedicada a la diosa Kali

Parivritta ardha baddha kalyasana
Modificación: brazo bajo la pierna opuesta.
Tipo de postura: de pie, inclinación hacia delante, torsión, agarre.
Punto de *drishti*: *urdhva* o *antara drishti* (hacia el cielo).

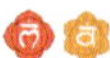

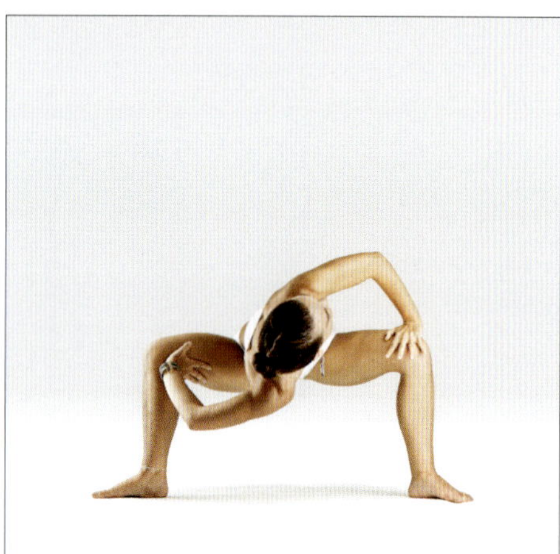

Postura invertida dedicada a la diosa Kali

Parivritta kalyasana
Modificación: manos en las rodillas.
Tipo de postura: de pie, inclinación hacia delante, torsión.
Punto de *drishti*: *urdhva* o *antara drishti* (hacia el cielo).

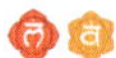

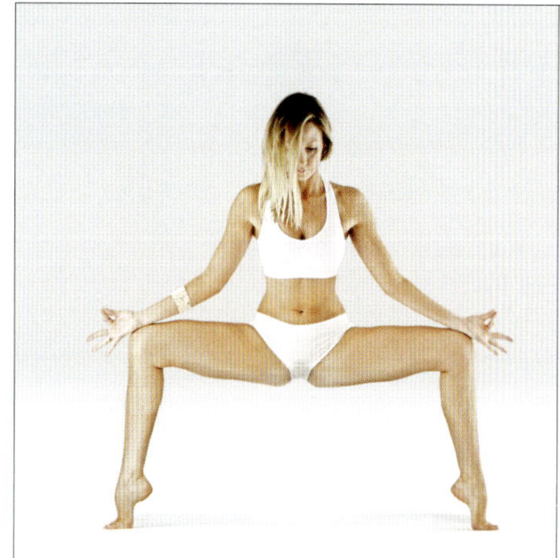

Postura de puntillas dedicada a la diosa Kali

Prapada kalyasana
Modificación: cabeza inclinada ligeramente hacia abajo, codos flexionados, dorso de las manos sobre las rodillas.
Tipo de postura: de pie.
Punto de *drishti*: *nasagrai* o *nasagre* (nariz).

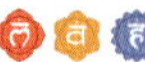

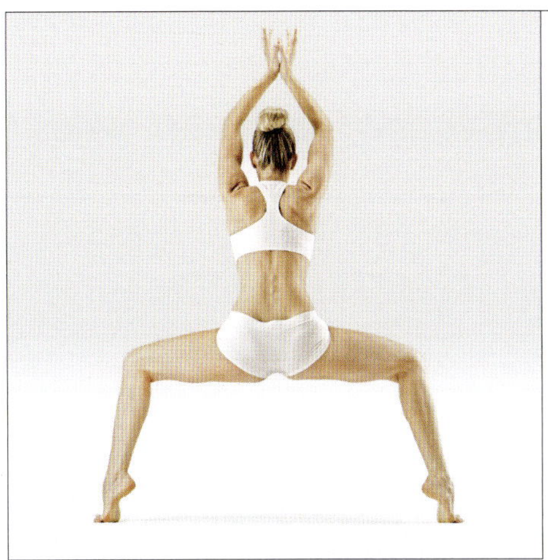
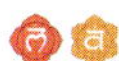

Postura del sello de mano del loto en la postura de puntillas con los brazos extendidos hacia arriba dedicada a la diosa Kali

Padma mudra* en *urdhva hasta prapada kalyasana
Tipo de postura: de pie.
Punto de *drishti*: *nasagrai* o *nasagre* (nariz).

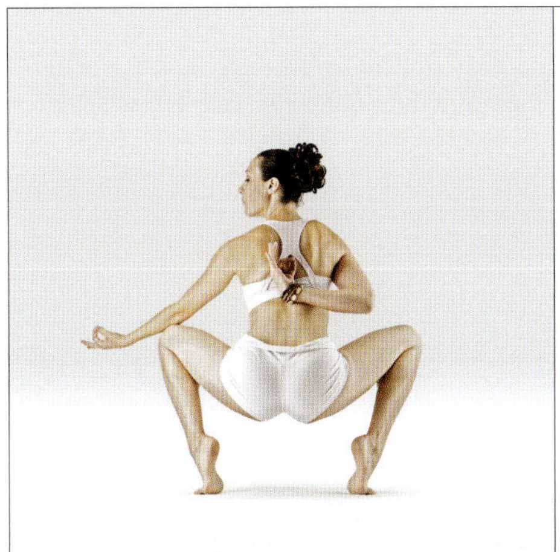
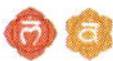

Postura de puntillas dedicada a la diosa Kali

Prapada kalyasana
Modificación: una mano detrás de la espalda en oración invertida, el otro codo en la rodilla.
Tipo de postura: de pie.
Punto de *drishti*: *hastagrai* o *hastagre* (manos).

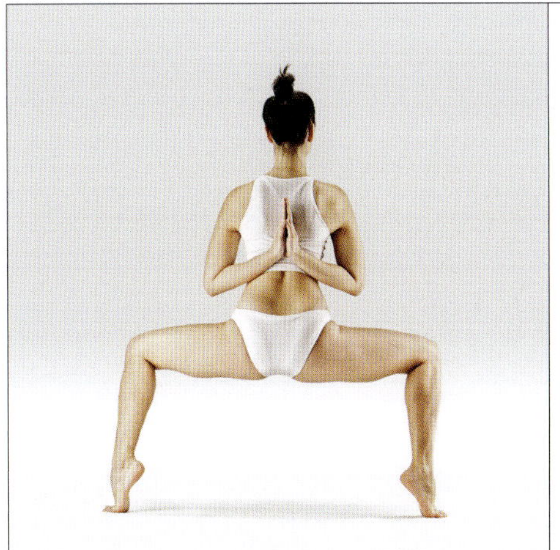
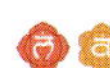

Postura de puntillas en oración invertida dedicada a la diosa Kali

Viparita namaskar prapada kalyasana
También conocida como: postura de puntillas con los brazos en oración por la espalda dedicada a la diosa kali (*paschima namaskar prapada kalyasana*).
Tipo de postura: de pie.
Punto de *drishti*: *nasagrai* o *nasagre* (nariz).

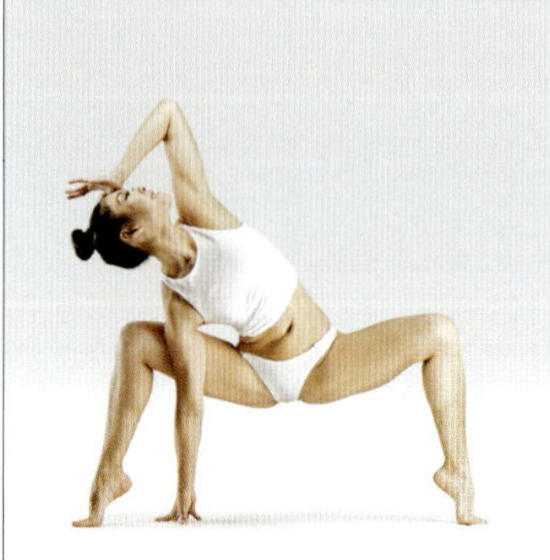

Postura lateral de puntillas dedicada a la diosa Kali

Parshva prapada kalyasana

Modificación: una palma en la frente, las puntas de los dedos de la otra mano apoyados en el suelo.

Tipo de postura: de pie, inclinación lateral.

Punto de *drishti*: *urdhva* o *antara drishti* (hacia el cielo).

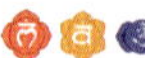

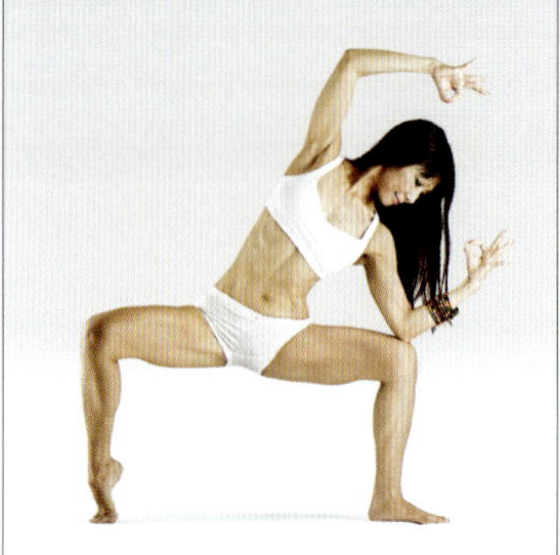

Postura lateral de puntillas sin apoyo dedicada a la diosa Kali

Parshva vishama prapada kalyasana

Modificación: inclinación lateral.

Tipo de postura: de pie, inclinación lateral.

Punto de *dristhi*: *padhayoragrai* o *padayoragre* (dedos/pies).

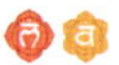

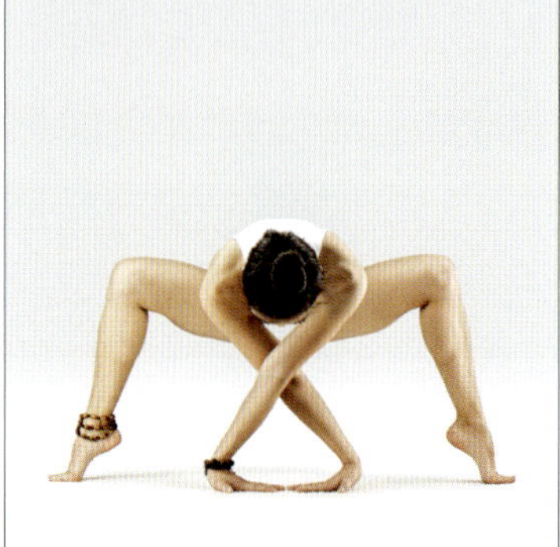

Postura de puntillas dedicada a la diosa Kali

Prapada kalyasana

Modificación: inclinación hacia delante, brazos cruzados, palmas de las manos apoyadas en el suelo, yemas de los dedos apuntando entre sí.

Tipo de postura: de pie, inclinación hacia delante.

Punto de *drishti*: *hastagrai* o *hastagre* (manos).

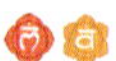

Postura de puntillas dedicada a la diosa Kali

Prapada kalyasana

Modificación: inclinación hacia delante, brazos cruzados, palmas de las manos apoyadas en el suelo, yemas de los dedos apuntando a sentidos opuestos.

Tipo de postura: de pie, inclinación hacia delante.

Punto de *drishti*: *nasagrai* o *nasagre* (nariz).

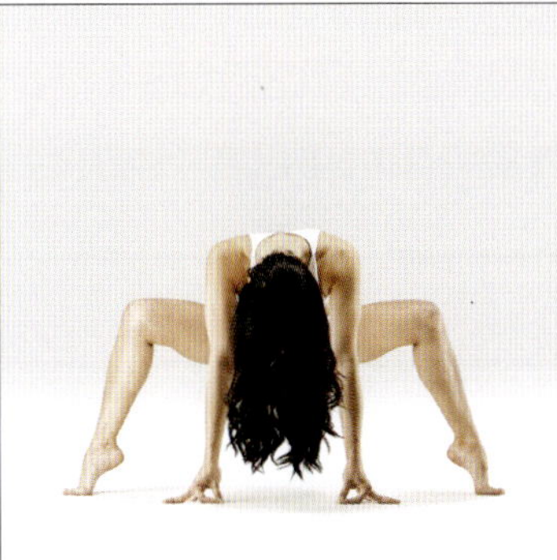
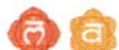

Postura de puntillas dedicada a la diosa Kali

Prapada kalyasana

Modificación: inclinación hacia delante, palmas de las manos apoyadas en el suelo, puntas de los dedos apuntando a sentidos opuestos.

Tipo de postura: de pie, inclinación hacia delante.

Punto de *drishti*: *hastagrai* o *hastagre* (manos).

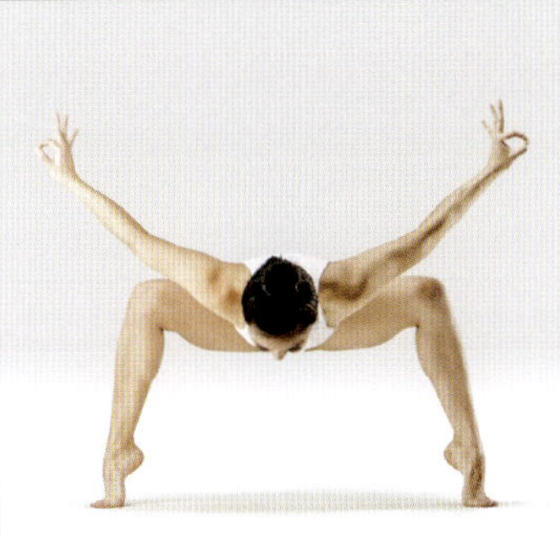
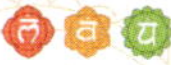

Postura de puntillas dedicada a la diosa Kali

Prapada kalyasana

Modificación: inclinación hacia delante, brazos abiertos y extendidos.

Tipo de postura: de pie, inclinación hacia delante.

Punto de *drishti*: *nasagrai* o *nasagre* (nariz).

SENTADILLAS KALI: TALONES APOYADOS EN EL SUELO, AGARRES

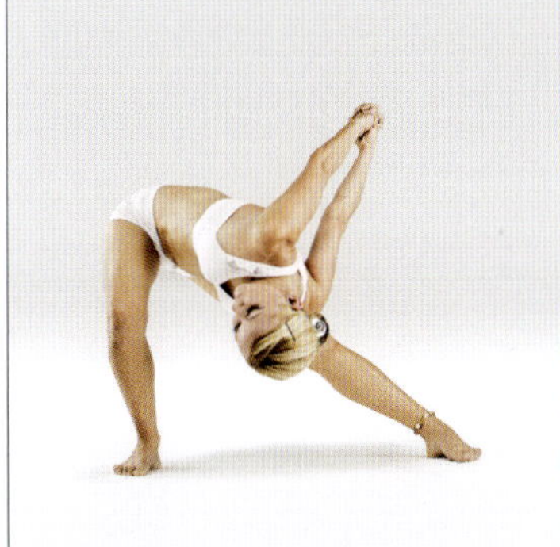
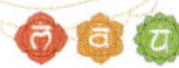

Postura de torsión lateral y media inclinación con los brazos extendidos y las manos entrelazadas dedicada a la diosa Kali

Utthita parshva parivritta baddha hasta ardha kalyasana

Tipo de postura: de pie, inclinación hacia delante, torsión.

Punto de *drishti*: *urdhva* o *antara drishti* (hacia el cielo).

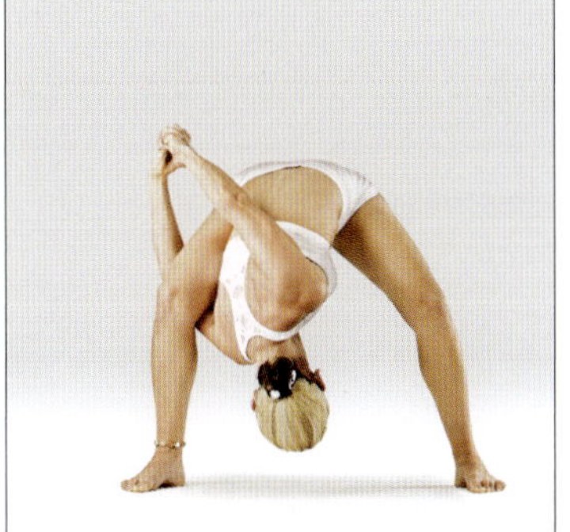
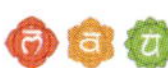

Postura de las manos entrelazadas dedicada a la diosa Kali

Baddha hasta kalyasana

Modificación: manos entrelazadas debajo de la pierna, talones apoyados en el suelo.

Tipo de postura: de pie, inclinación hacia delante, agarre.

Punto de *drishti*: *nasagrai* o *nasagre* (nariz).

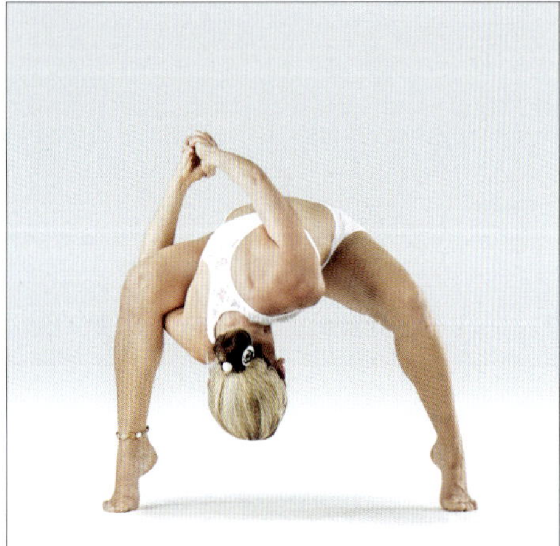

Postura de puntillas con las manos entrelazadas dedicada a la diosa Kali

Prapada baddha hasta kalyasana

Modificación: manos entrelazadas debajo de la pierna.
Tipo de postura: de pie, inclinación hacia delante, agarre.
Punto de *drishti*: *nasagrai* o *nasagre* (nariz).

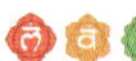 

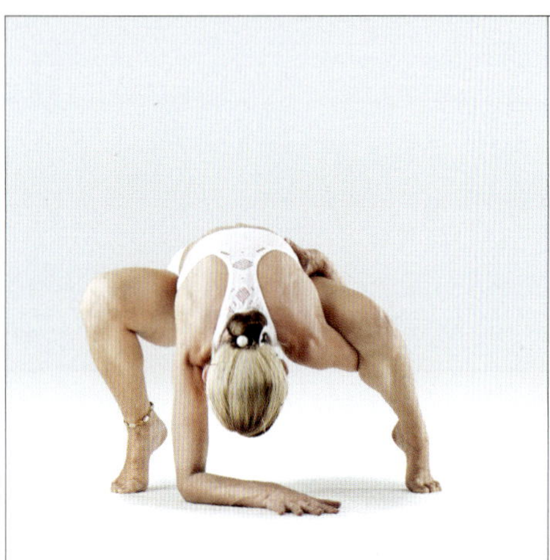

Postura de puntillas con media inclinación dedicada a la diosa Kali

Prapada ardha baddha kalyasana

Modificación: un brazo agarra la pierna por debajo, la palma de la mano contra el torso, el antebrazo puesto apoyado en el suelo.
Tipo de postura: de pie, inclinación hacia delante, agarre.
Punto de *drishti*: *nasagrai* o *nasagre* (nariz), *angushtamadhye* o *angushta ma dyai* (pulgares).

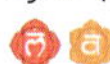

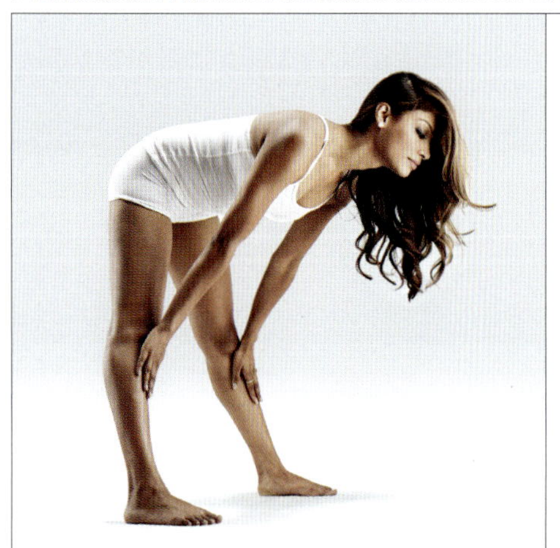

Media postura de los pies separados con estiramiento intenso

Ardha prasarita padottanasana

También conocida como: postura de los pies separados con media inclinación hacia delante.
Modificación: piernas rectas, manos sobre las espinillas.
Tipo de postura: de pie, inclinación hacia delante.
Punto de *drishti*: *nasagrai* o *nasagre* (nariz).

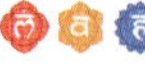

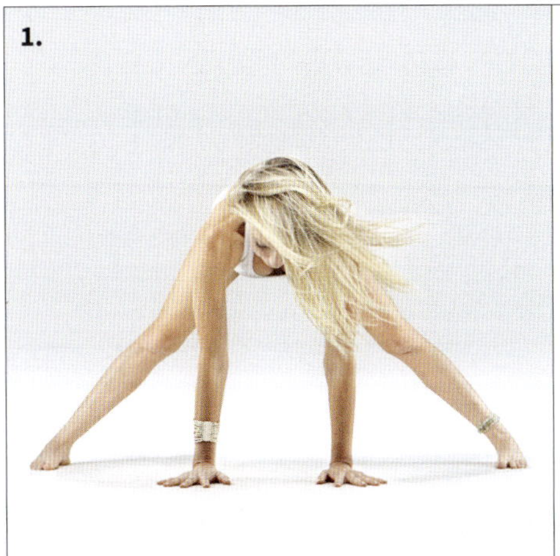

1.

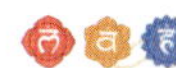

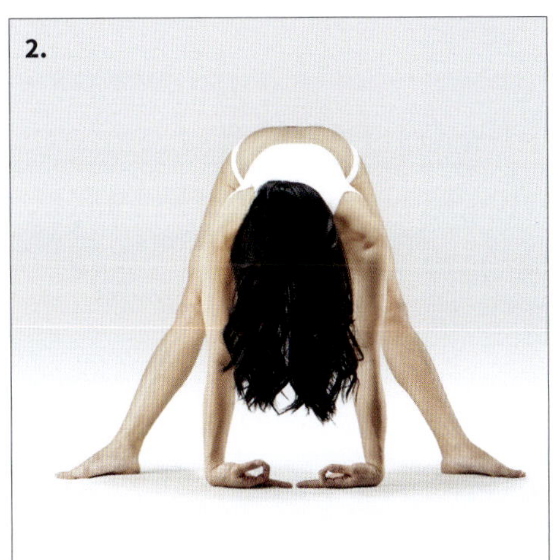

2.

Postura de estiramiento intenso con media apertura de pies

Ardha prasarita padottanasana

También conocida como: postura de los pies separados con media inclinación hacia delante.

Modificación: 1. Dedos de los pies apuntando hacia delante, palmas apoyadas contra el suelo.

2. Dedos apuntando ligeramente hacia fuera, dorsos de las manos apoyados en el suelo, puntas de los dedos apuntando unas a otras.

Tipo de postura: de pie, inclinación hacia delante.

Punto de *drishti*: *hastagrai* o *hastagre* (manos).

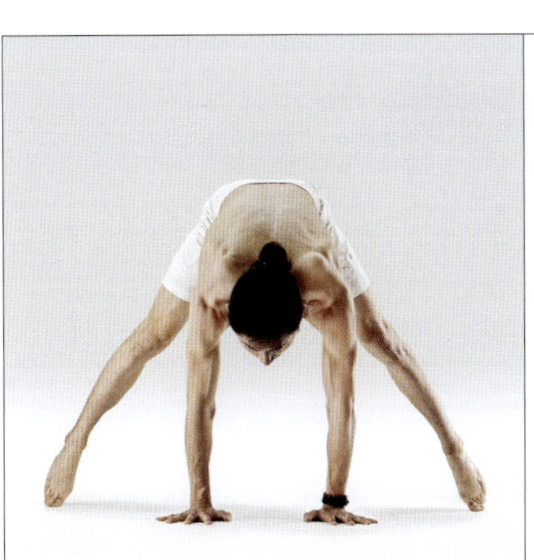

Postura de estiramiento intenso con media apertura con los pies de puntillas

Prapada ardha prasarita padottanasana

También conocida como: postura de los dedos de los pies separados con media inclinación hacia delante.

Modificación: puntas de los dedos apuntando hacia delante, talones levantados, palmas de las manos apoyadas en el suelo.

Tipo de postura: de pie, inclinación hacia delante.

Punto de *drishti*: *hastagrai* o *hastagre* (manos).

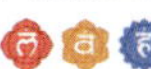

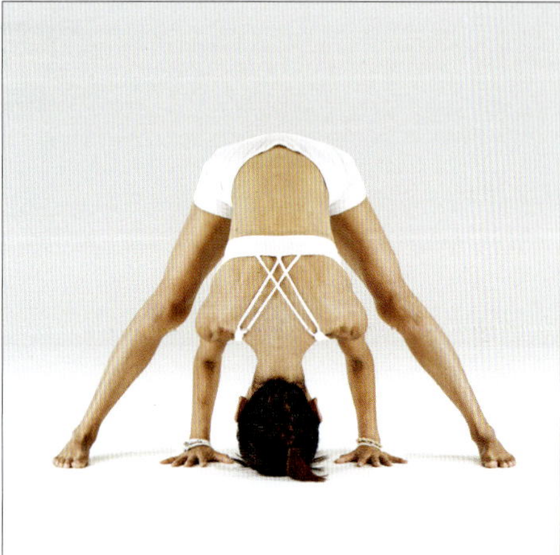

Postura de estiramiento intenso con los pies separados hacia fuera 1

Prasarita padottanasana 1

También conocida como: postura de los pies separados hacia fuera con estiramiento intenso A (*prasarita padottanasana A*), y postura de los pies extendidos hacia fuera con inclinación completa hacia delante A.

Modificación: palmas de las manos apoyadas en el suelo, codos flexionados 90 grados.

Tipo de postura: de pie, inclinación hacia delante.

Punto de *drishti*: *nasagrai* o *nasagre* (nariz).

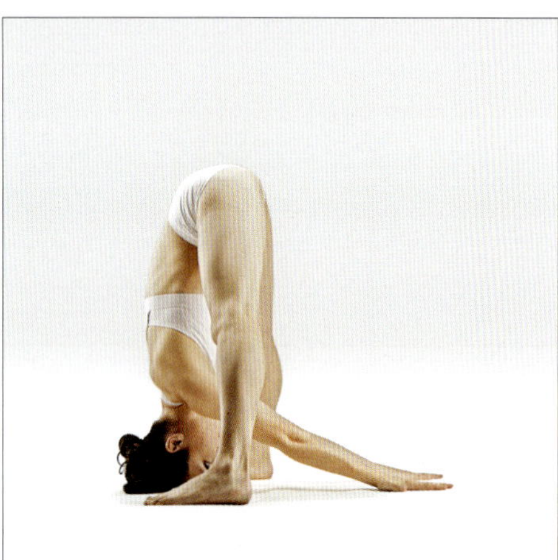
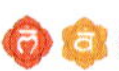

Postura de estiramiento intenso con los pies separados hacia fuera 1

Prasarita padottanasana 1

También conocida como: postura de los pies separados hacia fuera con inclinación intensa A *(prasarita padottanasana A)* y postura de los pies separados hacia fuera con inclinación completa hacia delante A.

Modificación: brazos rectos, palmas de las manos apoyadas en el suelo, yemas de los dedos apuntando en sentido opuesto a la cabeza.

Tipo de postura: de pie, inclinación hacia delante.

Punto de *drishti*: *hastagrai* o *hastagre* (manos).

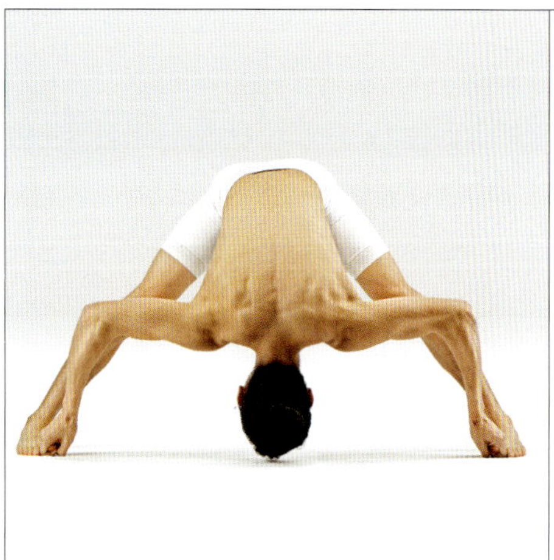
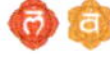

Postura de estiramiento intenso con los pies separados hacia fuera 4

Prasarita padottanasana 4

También conocida como: postura de los pies separados hacia fuera con estiramiento intenso D (*prasarita padottanasana D*) y postura de las manos en los dedos gordos de los pies extendidos con inclinación completa hacia delante *(hasta padangushta prasarita padottanasana).*

Tipo de postura: de pie, inclinación hacia delante.

Punto de *drishti*: *nasagrai* o *nasagre* (nariz).

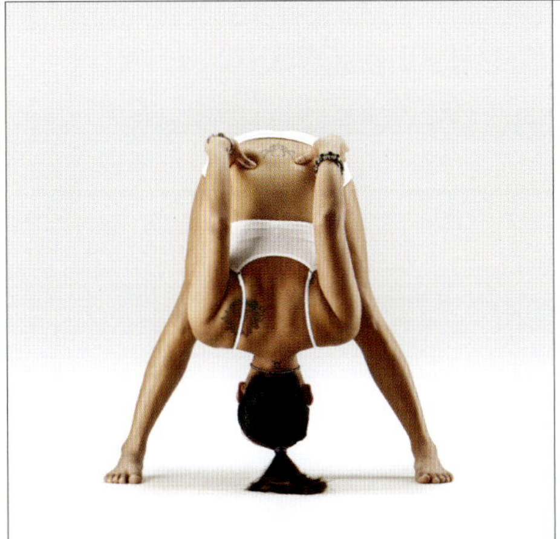

Postura de estiramiento intenso con los pies separados hacia fuera 2

Prasarita padottanasana 2

También conocida como: postura de los pies separados hacia fuera con estiramiento intenso B *(prasarita padottanasana B)* y postura de los pies separados hacia fuera con inclinación completa hacia delante.

Tipo de postura: de pie, inclinación hacia delante.

Punto de *drishti*: *nasagrai* o *nasagre* (nariz).

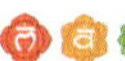 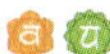

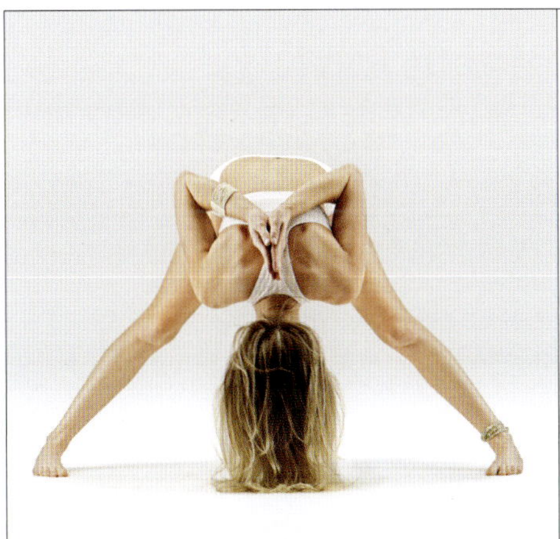

Postura de estiramiento intenso con los pies separados hacia fuera 5

Prasarita padottanasana 5

También conocida como: postura de los pies separados con las manos en oración invertida con inclinación completa hacia delante *(Viparita namaskar prasarita padottanasana).*

Tipo de postura: de pie, inclinación hacia delante.

Punto de *drishti*: *nasagrai* o *nasagre* (nariz).

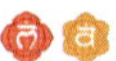 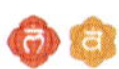

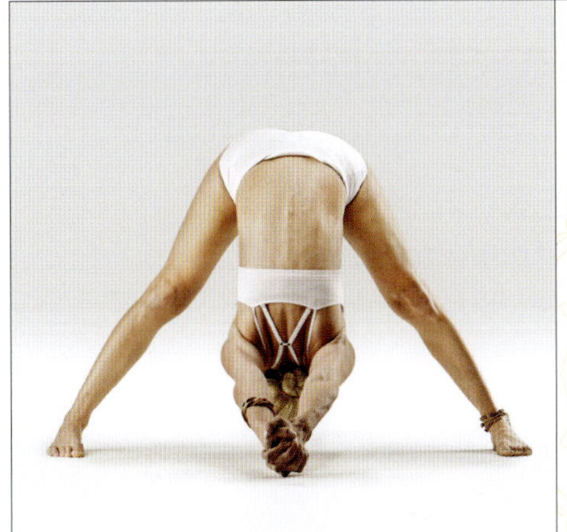

Postura de estiramiento intenso con los pies separados hacia fuera 3

Prasarita padottanasana 3

También conocida como: postura de los pies separados hacia fuera con estiramiento intenso C *(prasarita padottanasana C)* y postura de los pies separados hacia fuera con inclinación completa hacia delante y postura de las manos entrelazadas hacia delante con las piernas separadas *(baddha hasta prasarita padottanasana).*

Tipo de postura: de pie, inclinación hacia delante.

Punto de *drishti*: *nasagrai* o *nasagre* (nariz).

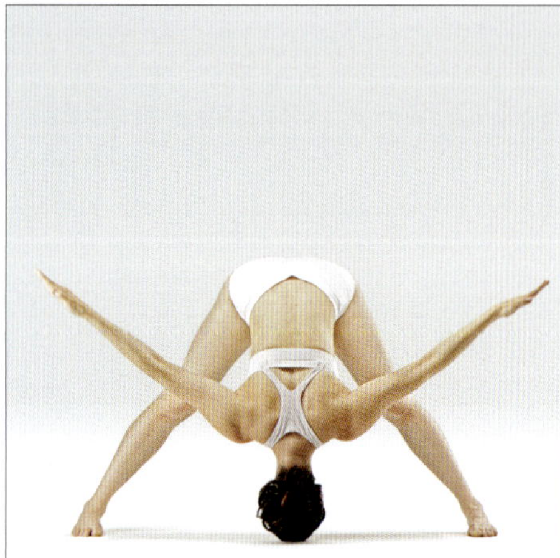
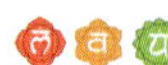

Postura de estiramiento intenso con los pies separados hacia fuera 6

Prasarita padottanasana 6

También conocida como: postura de los pies extendidos hacia fuera con inclinación completa hacia delante 6.

Tipo de postura: de pie, inclinación hacia delante.

Punto de *drishti*: *nasagrai* o *nasagre* (nariz).

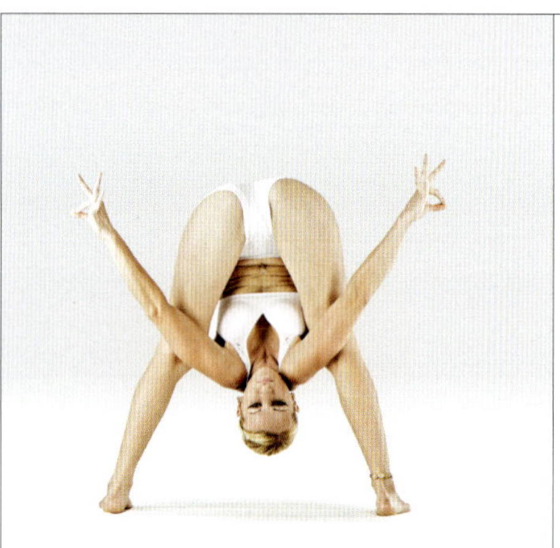
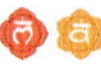

Postura de estiramiento intenso con los pies separados hacia fuera 7

Prasarita padottanasana 7

También conocida como: postura de los pies extendidos hacia fuera con inclinación completa hacia delante 7.

Tipo de postura: de pie, inclinación hacia delante.

Punto de *drishti*: *nasagrai* o *nasagre* (nariz).

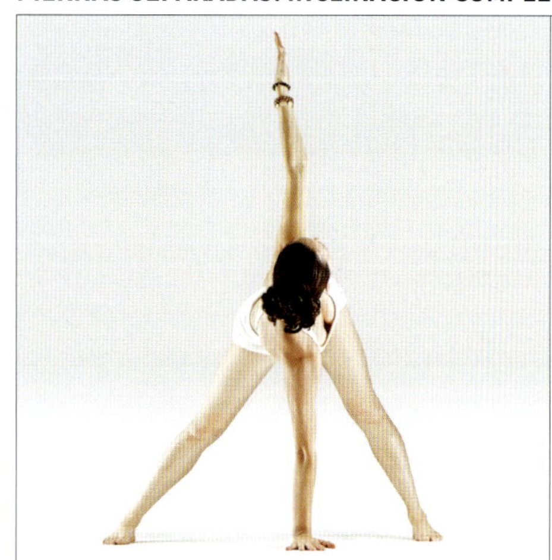
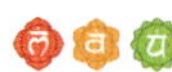

Postura de estiramiento intenso con los pies separados hacia fuera con torsión

Parivritta ardha prasarita padottanasana

También conocida como: postura de los pies separados hacia fuera con media inclinación hacia delante.

Modificación: palmas de las manos apoyadas en el suelo.

Tipo de postura: de pie, inclinación hacia delante, torsión.

Punto de *drishti*: *angushtamadhye* o *angushta ma dyai* (pulgares).

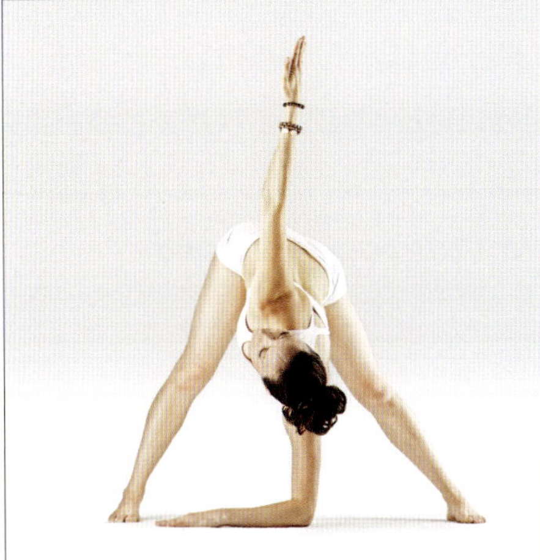

Postura de estiramiento intenso con los pies separados hacia fuera con torsión

Parivritta ardha prasarita padottanasana

También conocida como: postura de los pies separados hacia fuera con media inclinación hacia delante.

Modificación: antebrazo apoyado en el suelo.

Tipo de postura: de pie, inclinación hacia delante, torsión.

Punto de *drishti*: *angushtamadhye* o *angushta ma dyai* (pulgares).

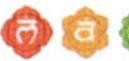

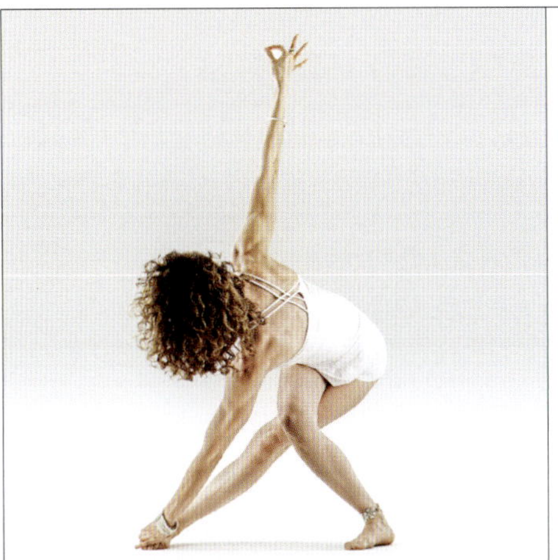

Postura de estiramiento intenso con los pies separados hacia fuera invertida en homenaje y con torsión

Parivritta namasya prasarita padottanasana

También conocida como: postura invertida en homenaje con los pies separados hacia fuera con inclinación hacia delante.

Modificación: piernas cruzadas, mano en el pie de detrás, el otro brazo extendido hacia el cielo.

Tipo de postura: de pie, inclinación hacia delante, torsión.

Punto de *drishti*: *hastagrai* o *hastagre* (manos).

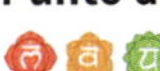

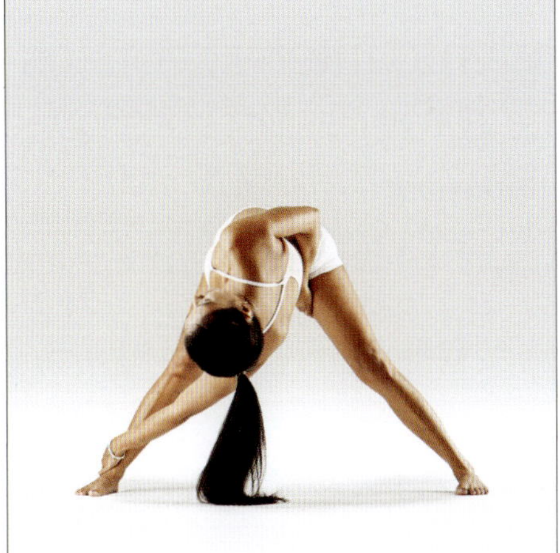

Postura de estiramiento intenso con los pies separados hacia fuera con torsión

Baddha parivritta prasarita padottanasana

También conocida como: postura de los pies separados hacia fuera con inclinación completa hacia delante.

Modificación: brazo estirado, mirada hacia arriba.

Tipo de postura: de pie, inclinación hacia delante, torsión, agarre.

Punto de *drishti*: *urdhva* o *antara drishti* (hacia el cielo).

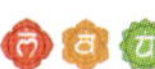

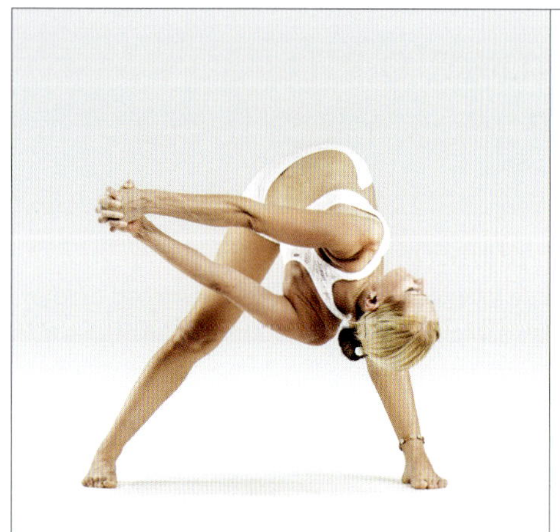

Postura de estiramiento intenso con los pies separados hacia fuera con torsión y con las manos entrelazadas

Baddha hasta parivritta prasarita padottanasana

También conocida como: postura con torsión de los pies separados hacia fuera y las manos entrelazadas con inclinación completa hacia delante.

Tipo de postura: de pie, inclinación hacia delante, torsión.

Punto de *drishti*: *urdhva* o *antara drishti* (hacia el cielo).

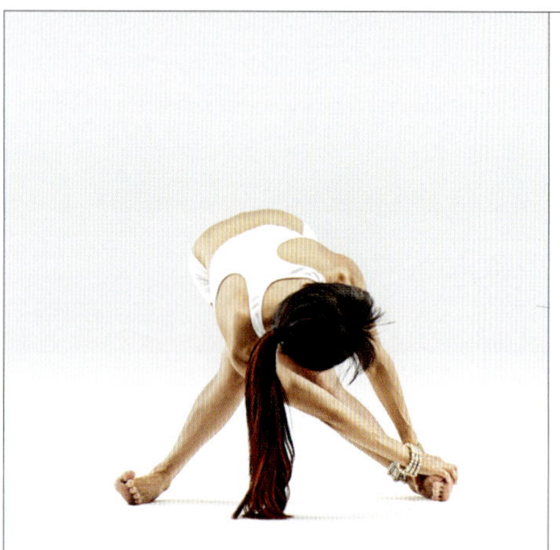

Postura de estiramiento intenso con los pies separados hacia fuera con torsión y con las manos entrelazadas

Parivritta namasya prasarita padottanasana

Modificación: bordes exteriores de los pies apoyados en el suelo, piernas cruzadas, inclinación hacia delante, ambas manos en el pie de detrás.

Tipo de postura: de pie, inclinación hacia delante, torsión.

Punto de *drishti*: *urdhva* o *antara drishti* (hacia el cielo).

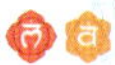

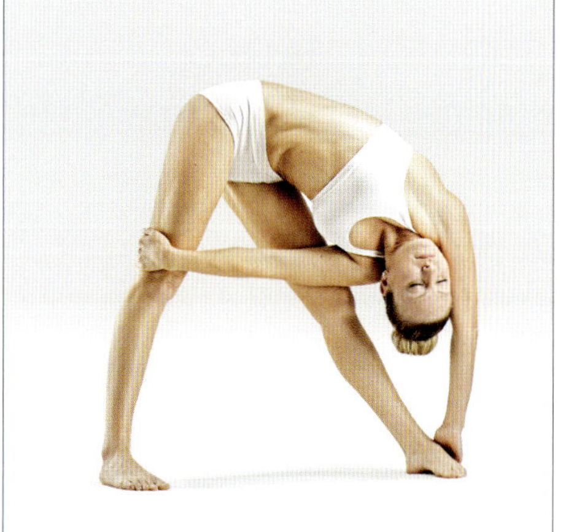

Postura de estiramiento intenso con los pies separados hacia fuera con torsión

Parivritta prasarita padottanasana

También conocida como: postura de los pies separados hacia fuera con inclinación completa hacia delante.

Modificación: agarre de rodilla y pie.

Tipo de postura: de pie, inclinación hacia delante, inclinación lateral, torsión.

Punto de *drishti*: *urdhva* o *antara drishti* (hacia el cielo).

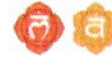

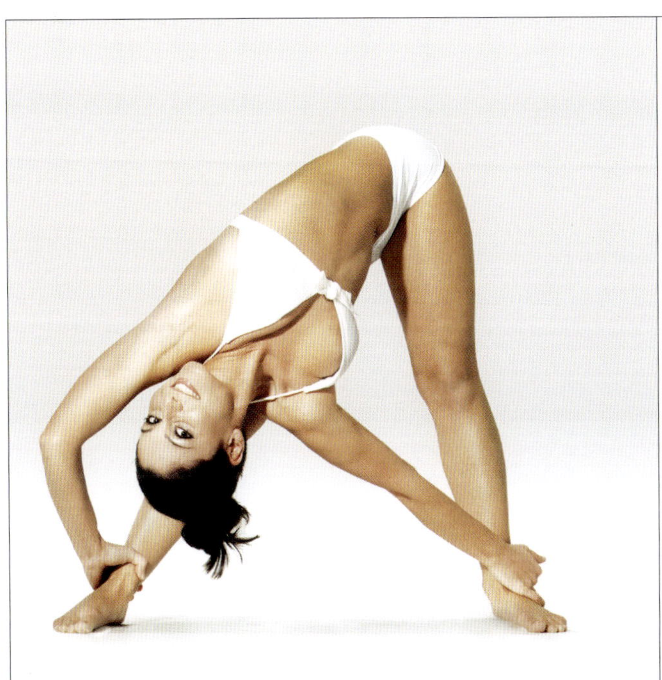

Postura de estiramiento intenso con los pies separados hacia fuera con torsión

Parivritta prasarita padottanasana

También conocida como: postura de los pies separados hacia fuera con inclinación completa hacia delante.

Modificación: agarre de tobillos

Tipo de postura: de pie, inclinación hacia delante, inclinación lateral, torsión

Punto de *drishti*: *urdhva* o *antara drishti* (hacia el cielo).

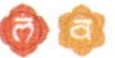

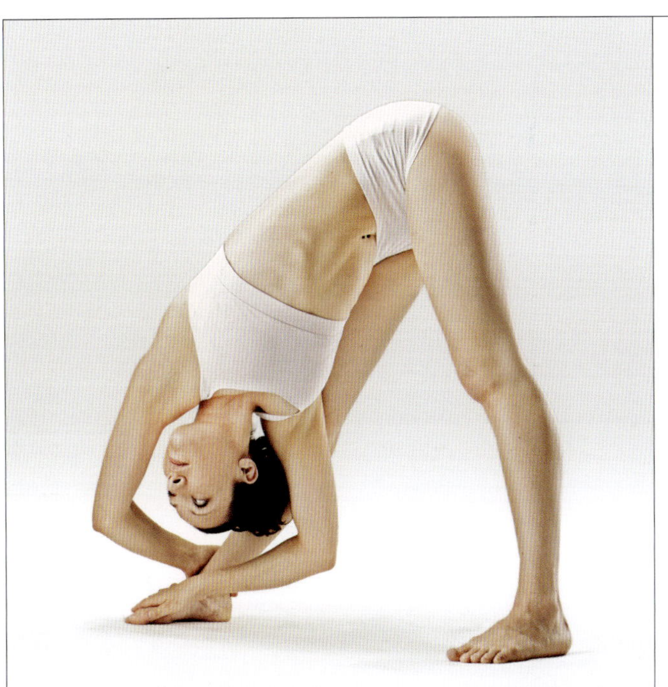

Postura de estiramiento intenso con un pie separado hacia el lado con torsión

Parivritta parshva prasarita padottanasana

También conocida como: postura con torsión de pie separado hacia el lado con inclinación completa hacia delante.

Modificación: agarre del pie con ambas manos.

Tipo de postura: de pie, inclinación hacia delante, torsión.

Punto de *drishti*: *urdhva* o *antara drishti* (hacia el cielo).

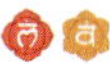

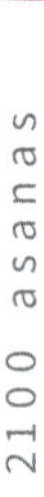

Postura del perro boca abajo

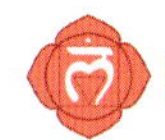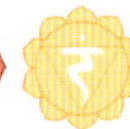

Adho mukha shvanasana

Tipo de postura: de pie, inclinación hacia delante.
Punto de *drishti*: *nasagrai* o *nasagre* (nariz).

Cómo realizar la postura:

1. Comienza recostándote sobre el estómago con todo el cuerpo plano sobre el suelo. Coloca las palmas de las manos en el suelo, en la parte inferior de tus costillas, con las yemas de los dedos hacia delante y los codos hacia dentro. Realiza *mula bandha, uddhiyana bandha y* la respiración *ujjayi*.

2. Exhala a medida que implicas tu centro y levantas el torso del suelo, y estira los brazos, adoptando una clara forma de V invertida con los huesos de los glúteos levantados hacia el cielo. Los pies deben estar alineados con los huesos de los glúteos y las manos deben estar separadas la anchura de los hombros.

3. Trata de mantener las piernas lo más rectas posible mientras presionas los talones contra el suelo. Debes sentir un estiramiento profundo en la parte posterior de los muslos (los isquiotibiales) y en los músculos de la pantorrilla.

4. Inhala a medida que estiras la columna vertebral, manteniendo el cuello estirado y los omóplatos abiertos. Intenta no curvar la zona lumbar, manteniéndola extendida. Exhala mientras presionas moviendo el pecho hacia los muslos. Debes sentir un estiramiento profundo en la parte posterior de los hombros.

5. Puedes mantener la cabeza separada del suelo (postura 1) o apoyar la frente en el suelo (postura 2) si tus hombros están abiertos.

6. Mantén la postura durante al menos 30 segundos y hasta 90 para recibir todos los beneficios del estiramiento.

7. Para salir de la postura, inhala mientras te meces en la postura de la tabla, y exhala mientras doblas los codos en la postura del báculo sobre las cuatro extremidades *(Chaturanga dandasana)* y baja hasta el suelo hasta la postura de inicio.

Modificación:
1. Cabeza separada del suelo.
2. Frente contra el suelo.

adho = hacia abajo
mukha = cara
shvana = perro

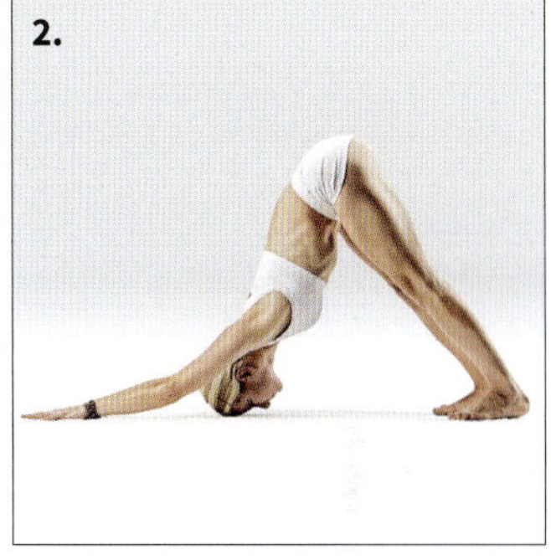

2.

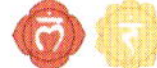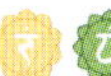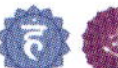

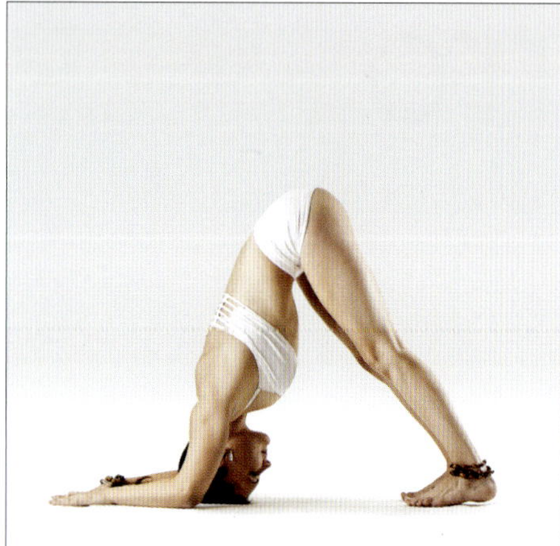

Postura boca abajo con la cabeza apoyada dedicada a Makara

Adho mukha shirsha makarasana

Tipo de postura: inclinación hacia delante, invertida, centro.
Punto de *drishti*: *bhrumadhye* o *ajna chakra* (tercer ojo, entre las cejas).

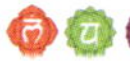

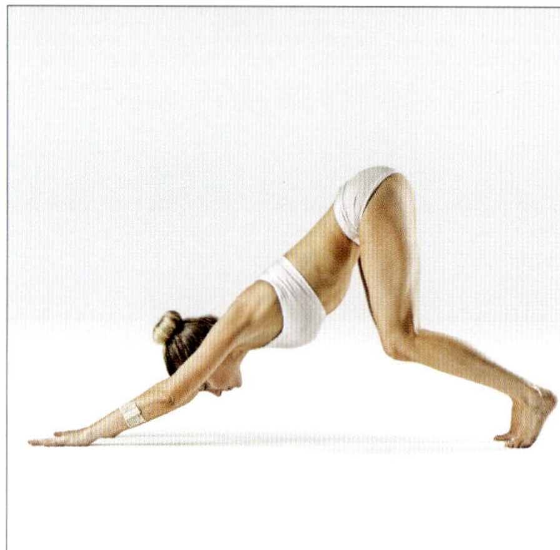

Postura del perro boca abajo

Adho mukha shvanasana

Modificación: rodillas flexionadas, talones levantados.
Tipo de postura: de pie, inclinación hacia delante.
Punto de *drishti*: *nasagrai* o *nasagre* (nariz).

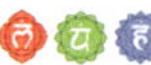 

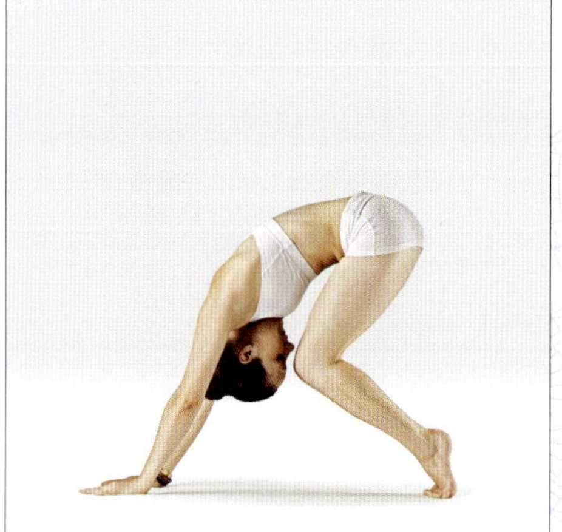

Postura del perro boca abajo

Adho mukha shvanasana

Modificación: rodillas flexionadas, talones levantados, columna vertebral en la postura del gato recostado, frente hacia las rodillas.
Tipo de postura: de pie, inclinación hacia delante.
Punto de *drishti*: *nasagrai* o *nasagre* (nariz).

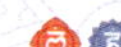

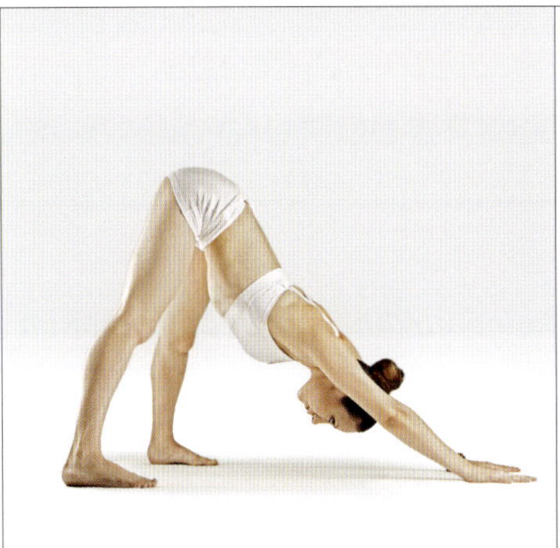

Postura del perro boca abajo con los pies separados

Prasarita pada adho mukha shvanasana

Modificación: talones apoyados en el suelo, palmas de las manos apoyadas en el suelo.

Tipo de postura: de pie, inclinación hacia delante.

Punto de *drishti*: *nasagrai* o *nasagre* (nariz).

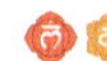 

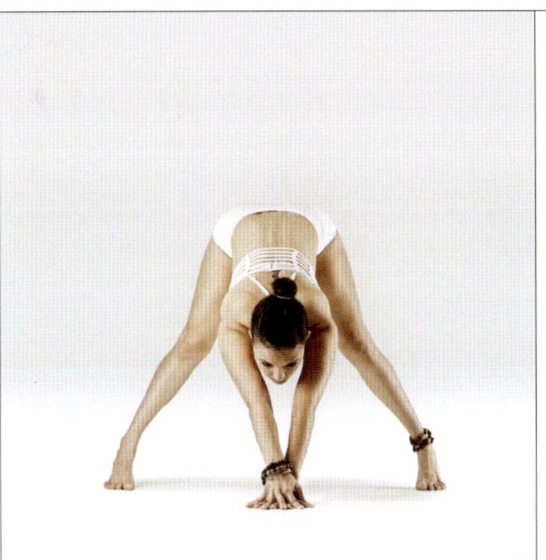

Postura del perro boca abajo con los pies separados de puntillas

Prapada prasarita pada adho mukha shvanasana

Modificación: una palma de la mano encima de la otra, puntas de los dedos apoyadas en el suelo, cabeza encima de los brazos.

Tipo de postura: de pie, inclinación hacia delante.

Punto de *drishti*: *hastagrai* o *hastagre* (manos), *nasagrai* o *nasagre* (nariz).

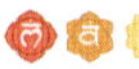 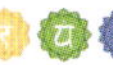

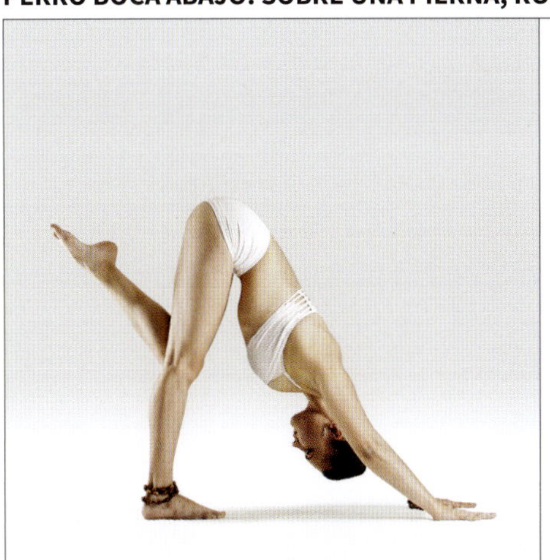

Postura del perro boca abajo con una pierna

Eka pada adho mukha shvanasana

Modificación: pierna flexionada, rodillas juntas.

Tipo de postura: de pie, inclinación hacia delante.

Punto de *drishti*: *padayoragrai* o *padayoragre* (dedos/pies).

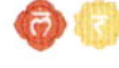 

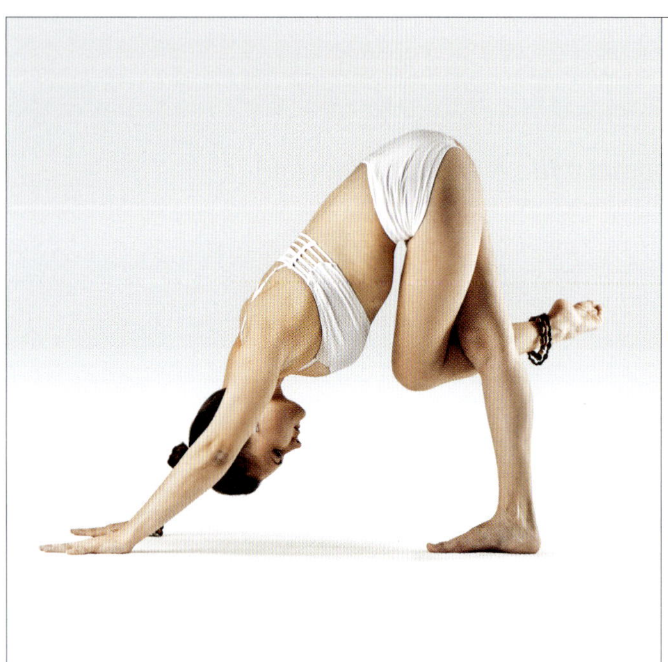

Postura de las piernas de la media postura de la cara de vaca en la postura del perro boca abajo

Pada ardha gomukhasana en *adho mukha shvanasana*

También conocida como: postura de las piernas de la postura de la cara de vaca sobre una sola pierna en la postura del perro boca abajo *(eka pada gomukhasana en adho mukha shvanasana)*.

Tipo de postura: de pie, inclinación hacia delante.

Punto de *drishti*: *padayoragrai* o *padayoragre* (dedos/pies).

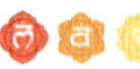

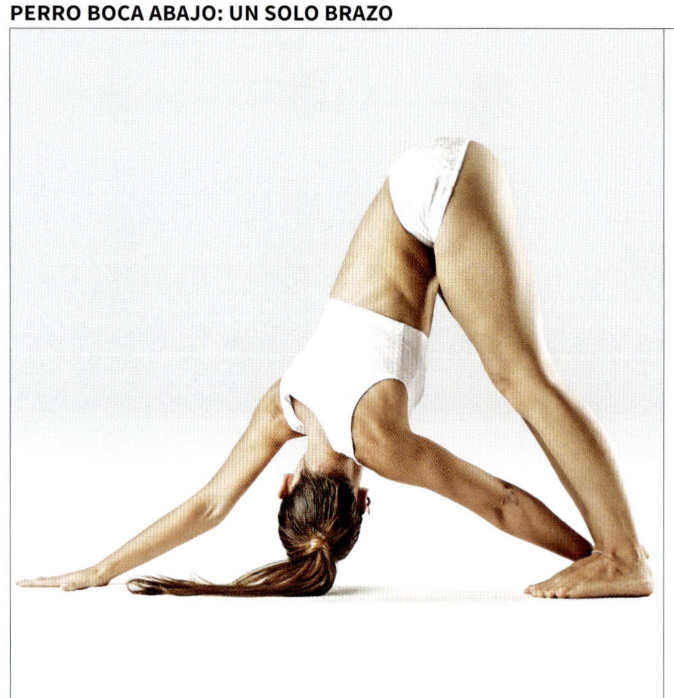

Postura del perro boca abajo con torsión

Parivritta adho mukha shvanasana

Tipo de postura: de pie, inclinación hacia delante, torsión.

Punto de *drishti*: *urdhva* o *antara drishti* (hacia el cielo).

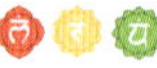

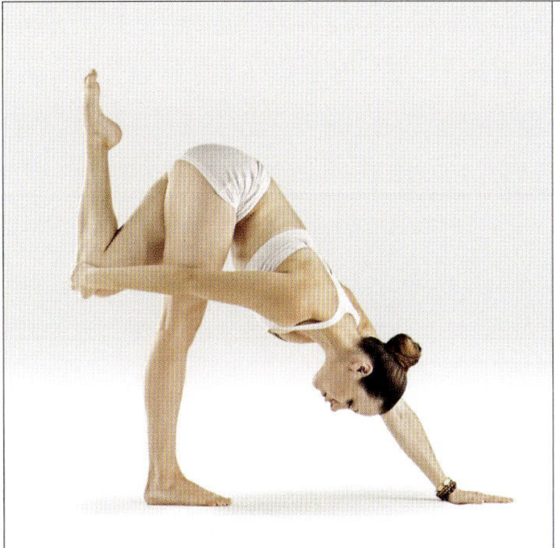

Postura del perro boca abajo con una pierna con mano en rodilla

Hasta janu eka pada adho mukha shvanasana

Modificación: agarre de la rodilla con la mano opuesta.

Tipo de postura: equilibrio de pie sobre una pierna, inclinación hacia delante.

Punto de *drishti*: *padayoragrai* o *padayoragre* (dedos/pies).

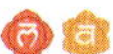

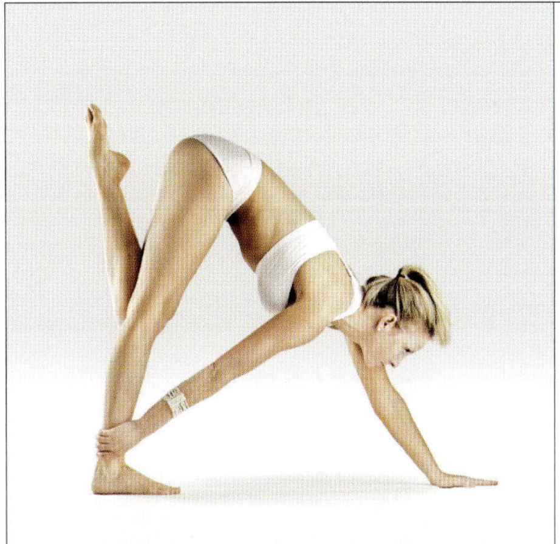

Postura del perro boca abajo con una pierna con mano en el tobillo 1

Hasta kulpa eka pada adho mukha shvanasana **1**

Modificación: agarre con la mano del tobillo del mismo lado, pierna de atrás flexionada, rodillas juntas.

Tipo de postura: equilibrio de pie sobre una sola pierna, inclinación hacia delante.

Punto de *drishti*: *angushtamadhye* o *angushta ma dyai* (pulgares).

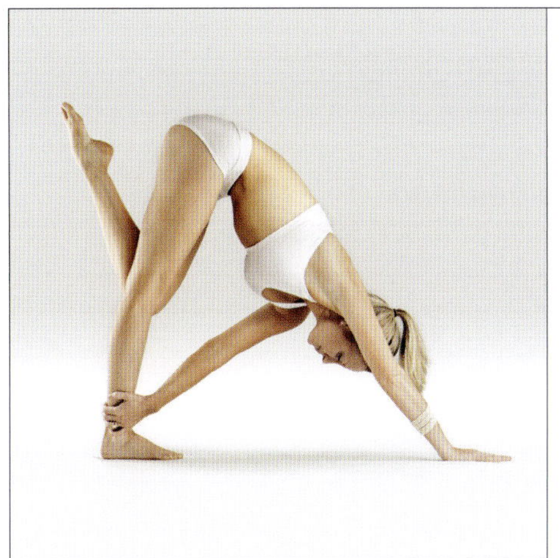

Postura del perro boca abajo con una pierna con mano en el tobillo 2

Hasta kulpa eka pada adho mukha shvanasana **2**

Modificación: agarre con la mano del tobillo del lado opuesto, pierna de atrás flexionada, rodillas juntas.

Tipo de postura: equilibrio de pie sobre una sola pierna, inclinación hacia delante.

Punto de *drishti*: *angushtamadhye* o *angushta ma dyai* (pulgares)

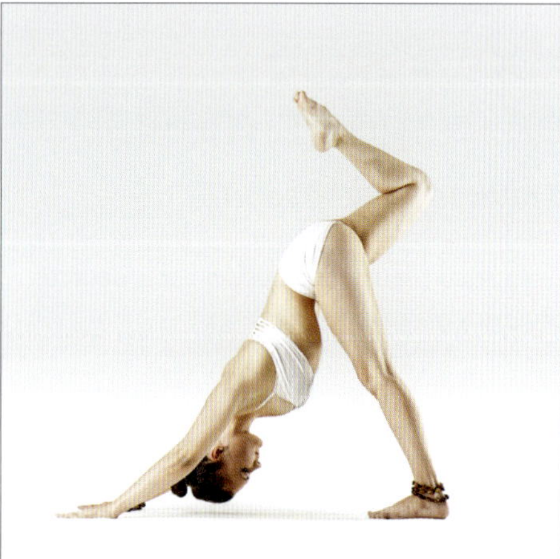

Postura del perro boca abajo con una pierna

Eka pada adho mukha shvanasana

Modificación: rodilla flexionada.

Tipo de postura: de pie, inclinación hacia delante.

Punto de *drishti*: *nasagrai* o *nasagre* (nariz).

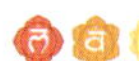 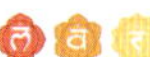

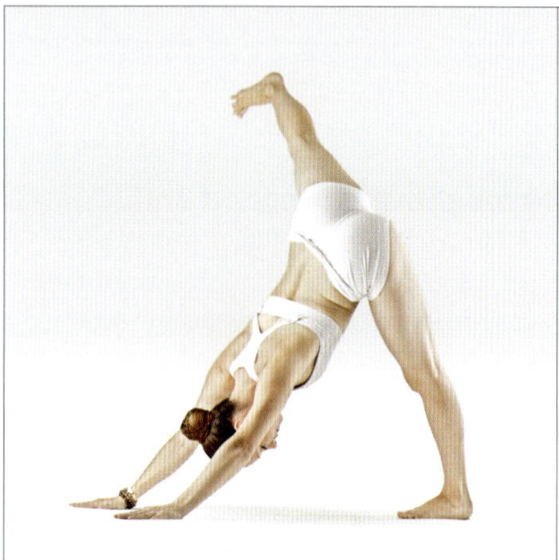

Postura del perro boca abajo con una pierna hacia el lado

Parshva eka pada adho mukha shvanasana

Tipo de postura: de pie, inclinación hacia delante.

Punto de *drishti*: *nasagrai* o *nasagre* (nariz).

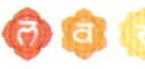 

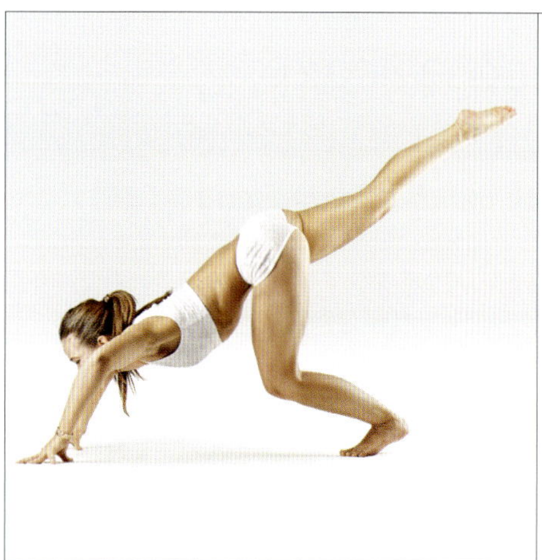

Postura del perro boca abajo con una pierna

Eka pada adho mukha shvanasana

También conocida como: postura del perro boca abajo de cara sobre una sola pierna con presión en los hombros.

Modificación: una pierna extendida en línea con la espalda, la otra rodilla flexionada, codos flexionados, punta de los dedos del pie apoyadas en el suelo.

Tipo de postura: de pie, inclinación hacia delante.

Punto de *drishti*: *angushtamadhye* o *angushta ma dyai* (pulgares).

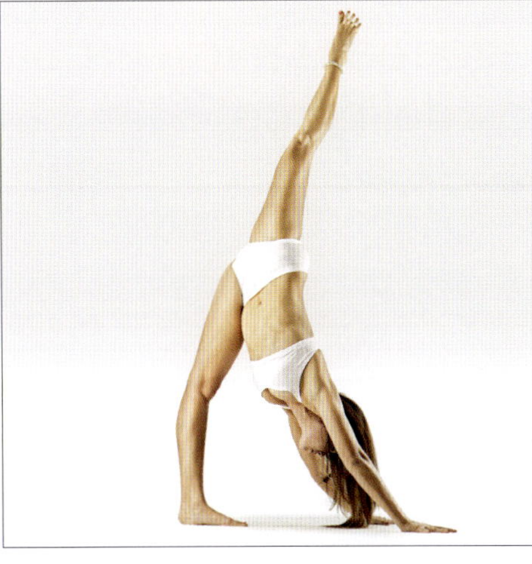

Postura del perro boca abajo con una pierna

Eka pada adho mukha shvanasana

También conocida como: postura del perro boca abajo con una pierna levantada hacia arriba *(utthita eka pada adho mukha shvanasana).*
Modificación: pierna de detrás recta y extendida hacia el cielo.
Tipo de postura: de pie, inclinación hacia delante.
Punto de *drishti*: *angushtamadhye* o *angushta ma dyai* (pulgares).

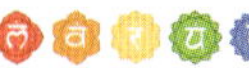

PERRO BOCA ABAJO: TORSIONES

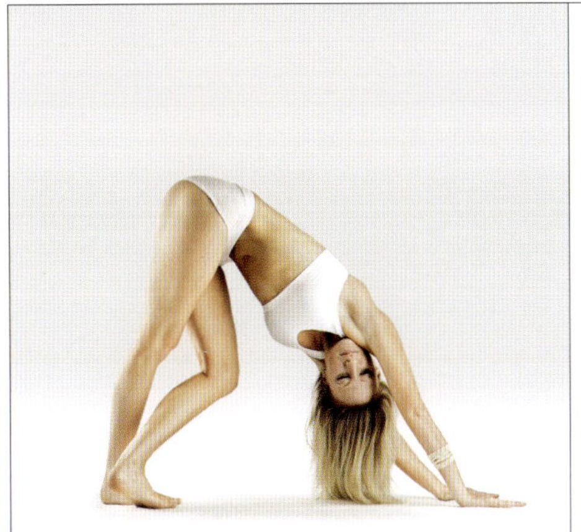

Postura del perro boca abajo con las piernas desiguales con torsión 1

Vishama pada parivritta adho mukha shvanasana 1

Modificación: una rodilla flexionada, un pie cruzado.
Tipo de postura: de pie, inclinación hacia delante, torsión.
Punto de *drishti*: *urdhva* o *antara drishti* (hacia el cielo).

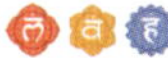

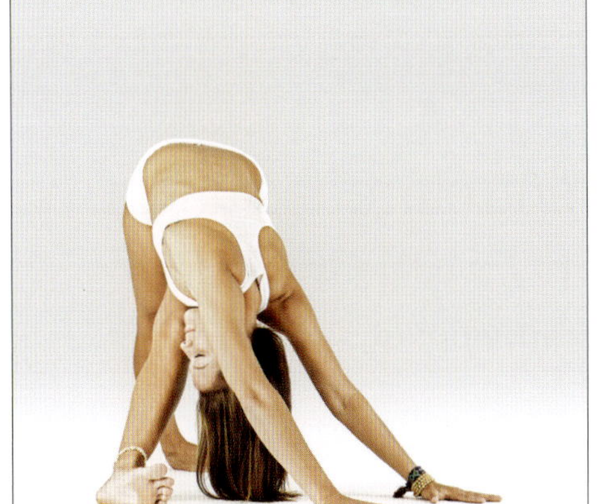

Postura del perro boca abajo con las piernas desiguales con torsión 2

Vishama pada parivritta adho mukha shvanasana 2

Modificación: ambas piernas rectas, una pierna cruzada por delante.
Tipo de postura: de pie, inclinación hacia delante, torsión.
Punto de *drishti*: *parshva drishti* (hacia la derecha), *parshva drishti* (hacia la izquierda).

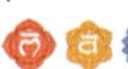

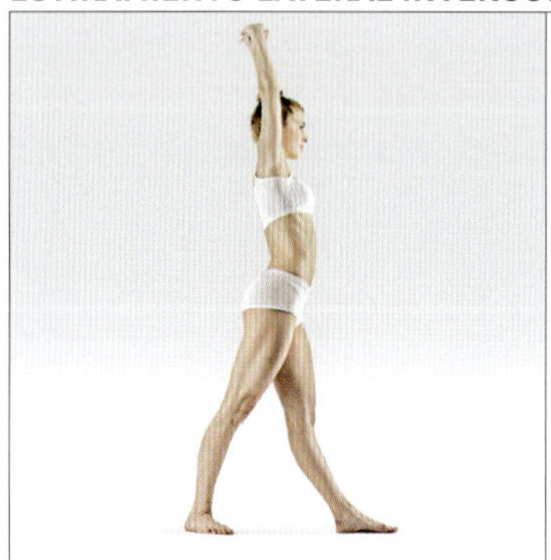

Postura de las manos agarradas hacia arriba en las series de sucesión del héroe

Urdhva baddha hastasana **en** *vira parampara*

Modificación: brazos hacia el cielo, dedos entrelazados, columna vertebral recta.

Tipo de postura: de pie.

Punto de *drishti*: *nasagrai* o *nasagre* (nariz).

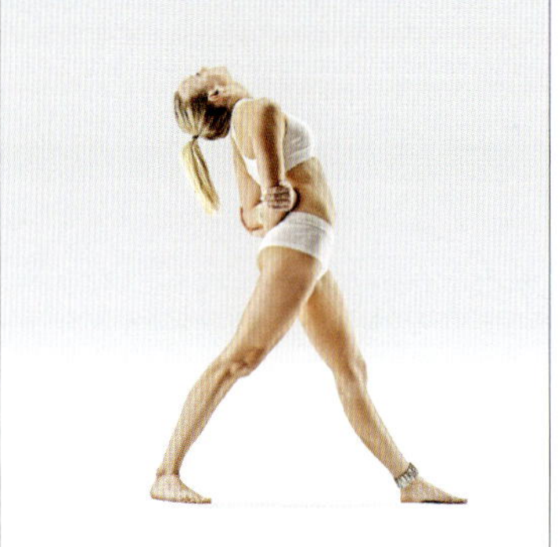

Postura de las manos agarradas en las series de sucesión del héroe

Baddha hastasana **en** *vira parampara*

Modificación: agarre de los tríceps por la espalda.

Tipo de postura: de pie, flexión hacia atrás.

Punto de *drishti*: *bhrumadhye* o *ajna chakra* (tercer ojo, entre las cejas).

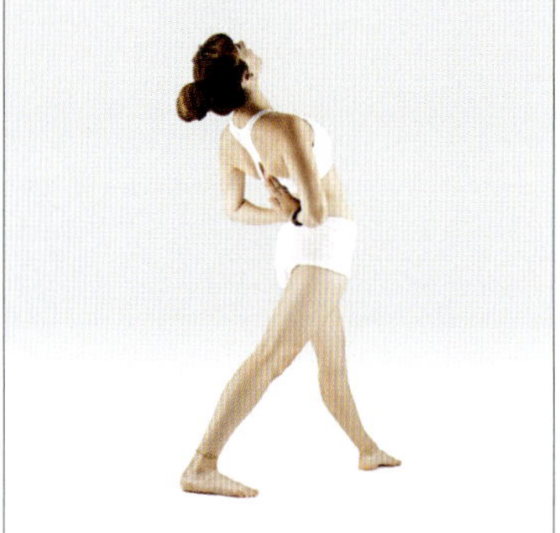

Postura de la oración invertida en las series de sucesión del héroe

Viparita namaskarasana **en** *vira parampara*

También conocida como: postura de oración por la espalda en las series de sucesión del héroe *(paschima namaskara en vira parampara)*.

Tipo de postura: de pie, flexión hacia atrás.

Punto de *drishti*: *bhrumadhye* o *ajna chakra* (tercer ojo, entre las cejas).

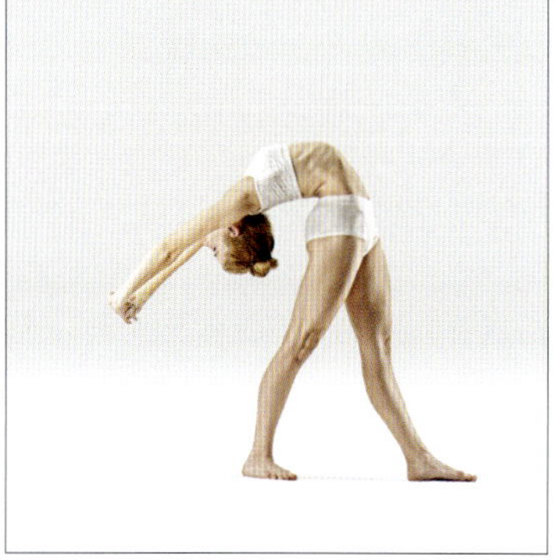

Postura de las manos entrelazadas hacia atrás en las series de sucesión del héroe

Urdhva baddha hastasana **en** *vira parampara*

Modificación: inclinación profunda hacia atrás.

Tipo de postura: de pie, flexión hacia atrás.

Punto de *drishti*: *bhrumadhye* o *ajna chakra* (tercer ojo, entre las cejas), *angusthamadhye* o *angustha ma dyai* (pulgares).

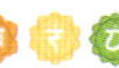

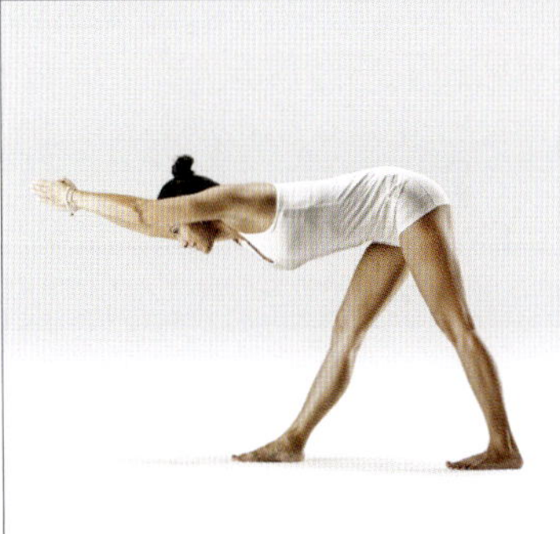

Postura preparatoria de estiramiento lateral intenso

Parshvottanasana preparatoria

Modificación: brazos extendidos hacia delante, palmas de las manos juntas.

Tipo de postura: de pie, inclinación hacia delante.

Punto de *drishti*: *nasagrai* o *nasagre* (nariz).

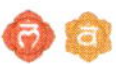 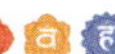

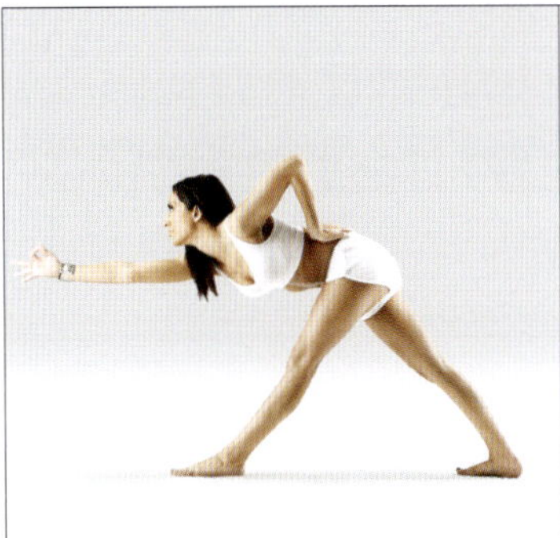

Postura preparatoria de estiramiento lateral intenso

Parshvottanasana preparatoria

Modificación: una mano hacia la parte inferior de la espalda, un brazo extendido hacia delante y paralelo al suelo.

Tipo de postura: de pie, inclinación hacia delante.

Punto de *drishti*: *bhrumadhye* o *ajna chakra* (tercer ojo, entre las cejas), *hastagrai* o *hastagre* (manos).

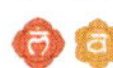  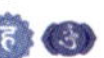

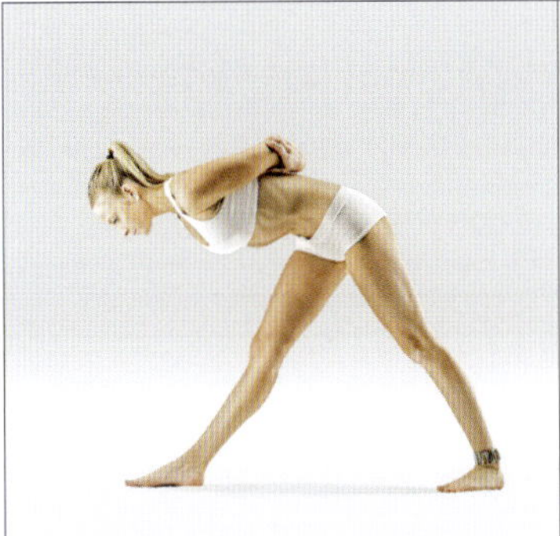

Postura preparatoria de estiramiento lateral intenso

Parshvottanasana preparatoria

Modificación: agarre del tríceps por la espalda.

Tipo de postura: de pie, inclinación hacia delante.

Punto de *drishti*: *padayoragrai* o *padayoragre* (dedos/pies).

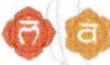

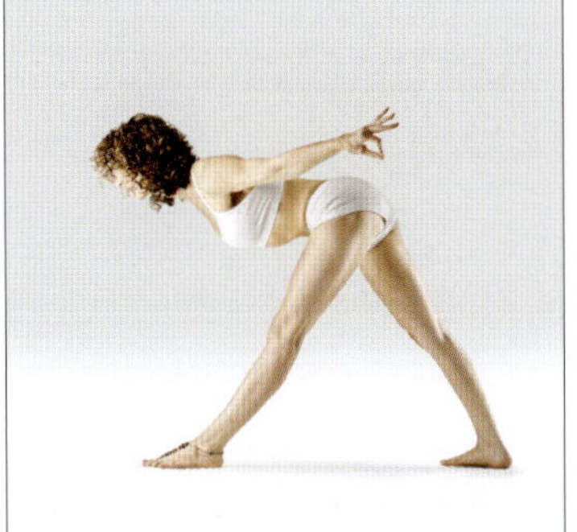

Postura preparatoria de estiramiento lateral intenso

Parshvottanasana preparatoria

Modificación: brazos abiertos a los lados.

Tipo de postura: de pie, inclinación hacia delante.

Punto de *drishti*: *nasagrai* o *nasagre* (nariz).

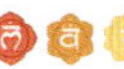 

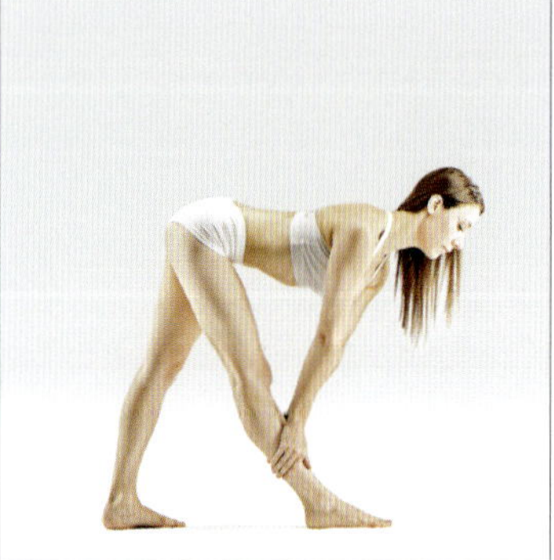

Postura preparatoria de estiramiento lateral intenso

Parshvottanasana **preparatoria**

Modificación: ambas manos sobre la espinilla de la pierna delantera.
Tipo de postura: de pie, inclinación hacia delante.
Punto de *drishti*: *padhayoragrai* o *padayoragre* (dedos/pies).

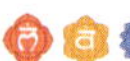

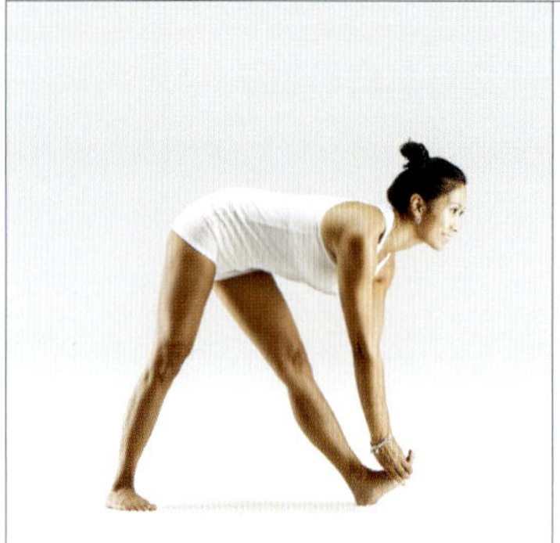

Postura de estiramiento lateral intenso con ambas manos extendidas hasta el pie

Utthita dwi hasta pada parshvottanasana

Modificación: dedos del pie delantero flexionados y levantados del suelo.
Tipo de postura: de pie, inclinación hacia delante.
Punto de *drishti*: *nasagrai* o *nasagre* (nariz), *bhrumadhye* o *ajna chakra* (tercer ojo, entre las cejas).

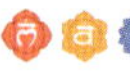 

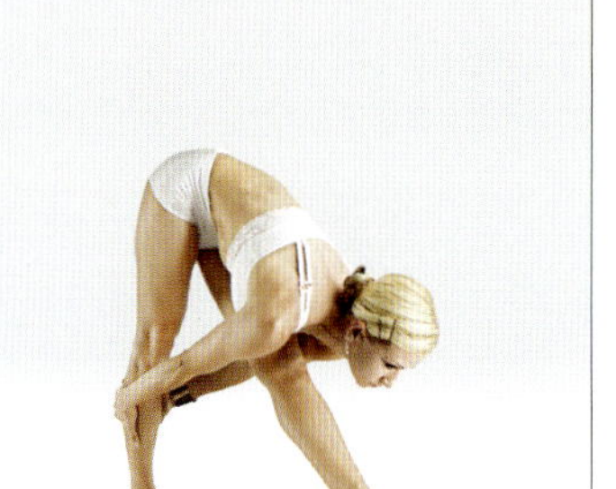

Postura de estiramiento lateral intenso

Parshvottanasana

Modificación: agarre de la pantorrilla de la pierna trasera con ambas manos.
Tipo de postura: de pie, inclinación hacia delante.
Punto de *drishti*: *padayoragrai* o *padayoragre* (dedos/pies).

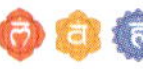 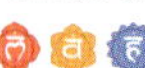

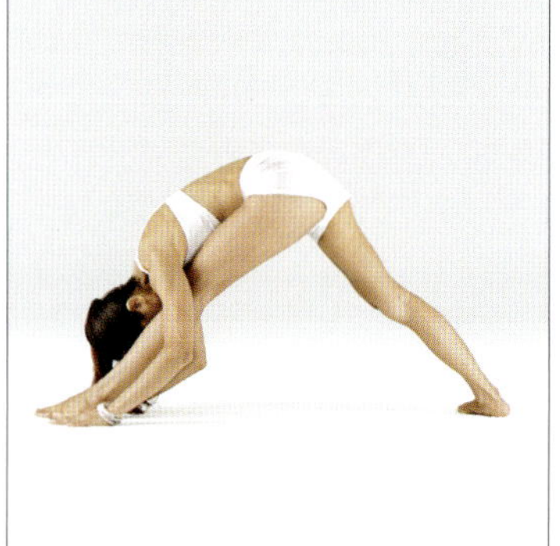

Postura preparatoria de estiramiento lateral intenso

Parshvottanasana **preparatoria**

Modificación: palmas de las manos apoyadas en el suelo a cada lado del pie delantero.
Tipo de postura: de pie, inclinación hacia delante.
Punto de *drishti*: *nasagrai* o *nasagre* (nariz).

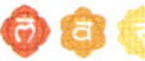 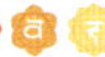

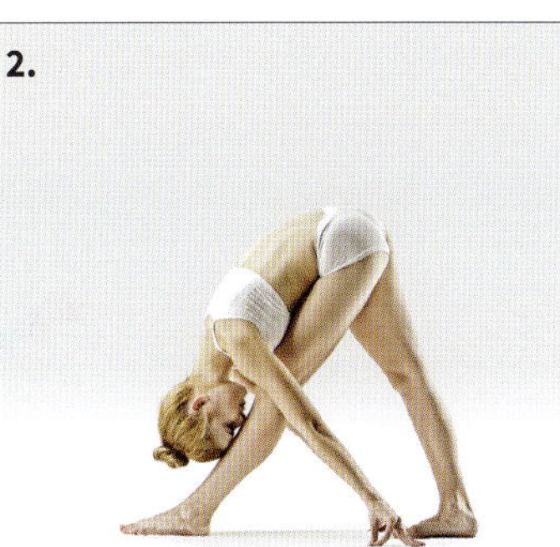

Postura preparatoria de estiramiento lateral intenso

Parshvottanasana **preparatoria**

También conocida como: series de sucesión del héroe *(vira parampara).*
Modificación: brazos extendidos hacia atrás, puntas de los dedos apoyadas en el suelo.
1. Barbilla en la espinilla.
2. Frente en la espinilla.
Tipo de postura: de pie, inclinación hacia delante.
Punto de *drishti*: *padayoragrai* o *padayoragre* (dedos/pies), *nasagrai* o *nasagre* (nariz).

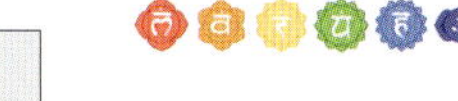

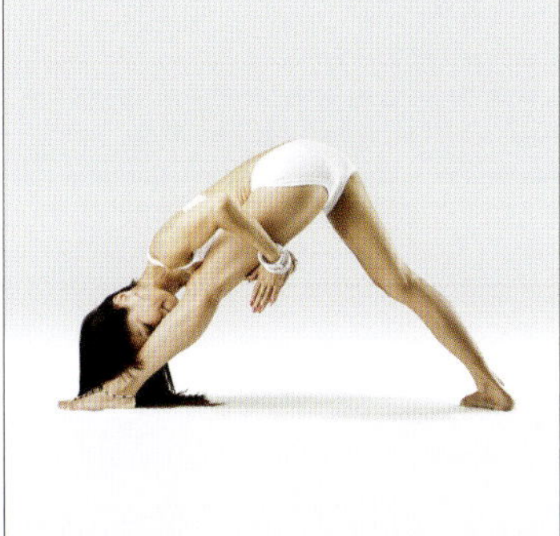

ESTIRAMIENTO LATERAL INTENSO: INCLINACIÓN MÁXIMA HACIA DELANTE, MANOS EN ORACIÓN Y EN ORACIÓN INVERTIDA Y ATRÁS

Postura preparatoria de estiramiento lateral intenso

Parshvottanasana **preparatoria**

Modificación: manos en *anjali mudra* (Manos en oración), brazos alrededor de la pierna delantera.
Tipo de postura: de pie, inclinación hacia delante.
Punto de *drishti*: *nasagrai* o *nasagre* (nariz).

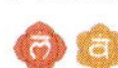

Postura con torsión de estiramiento lateral intenso

Parivritta parshvottanasana

Modificación: manos en *anjali mudra* (manos en oración), brazos alrededor de la pierna delantera, torsión.
Tipo de postura: de pie, inclinación hacia delante, torsión.
Punto de *drishti*: *urdhva* o *antara drishti* (hacia el cielo).

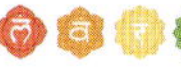

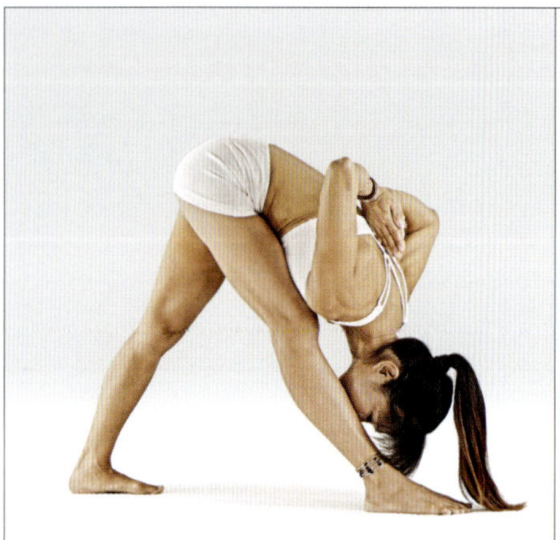

Postura de estiramiento lateral intenso

Parshvottanasana

También conocida como: postura de oración inversa con estiramiento lateral intenso *(viparita namaskar parsvottanasana)* y postura de oración por la espalda con estiramiento lateral intenso *(paschima namaskara parshvottanasana)*.

Tipo de postura: de pie, inclinación hacia delante.

Punto de *drishti*: *nasagrai* o *nasagre* (nariz).

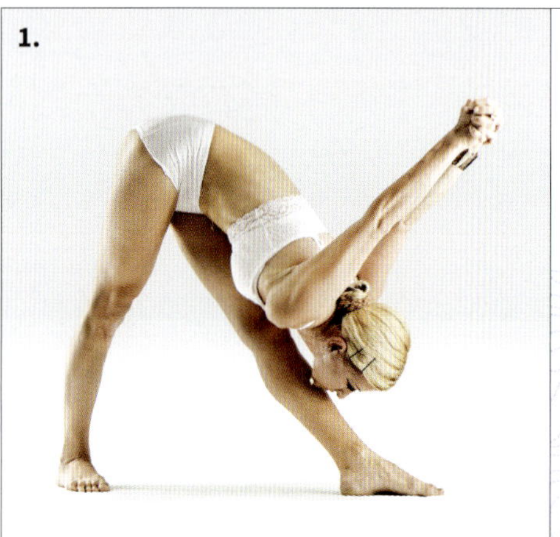
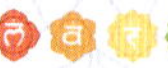

1.

Postura de inclinación intensa con las manos entrelazadas

Baddha hasta parshvottanasana

Modificación: ambas piernas rectas.

Tipo de postura: de pie, inclinación hacia delante.

Punto de *drishti*: *padayoragrai* o *padayoragre* (dedos/pies), *nasagrai* o *nasagre* (nariz).

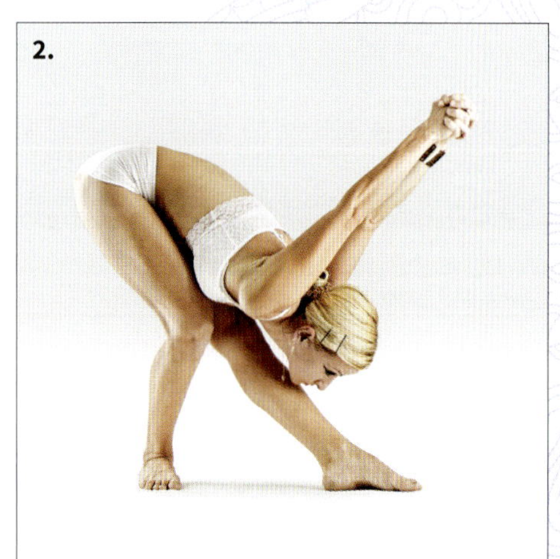

2.

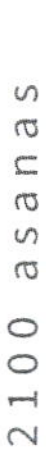

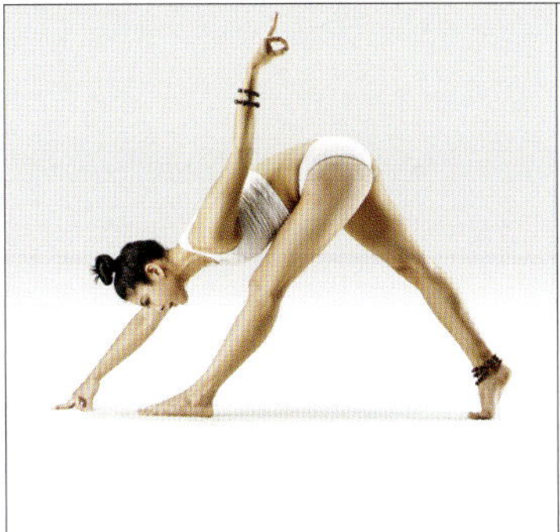

Postura de estiramiento intenso con las piernas desiguales de puntillas

Vishama pada prapada parshvottanasana

Modificación:

1. Un brazo extendido hacia atrás y hacia el cielo; el otro brazo estirado hacia delante, las puntas de los dedos hacia el suelo.

2. Ambos brazos extendidos hacia delante, las puntas de los dedos en el suelo.

Tipo de postura: de pie, inclinación hacia delante.

Punto de *drishti*: *padayoragrai* o *padayoragre* (dedos/pies).

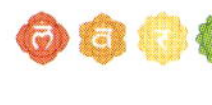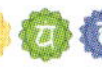

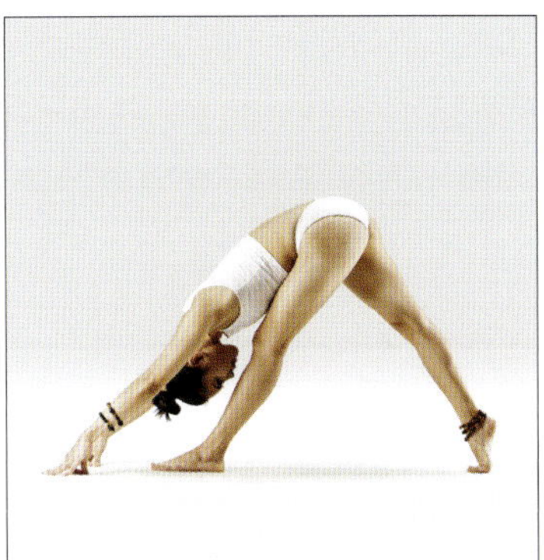

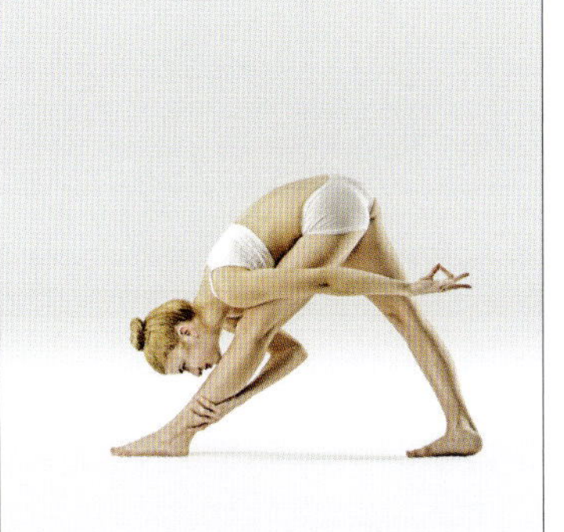

Postura preparatoria de estiramiento lateral intenso

Parshvottanasana **preparatoria**

Modificación: brazo opuesto alrededor de la pantorrilla delantera, barbilla en la espinilla.

Tipo de postura: de pie, inclinación hacia delante.

Punto de *drishti*: *padayoragrai* o *padayoragre* (dedos/pies).

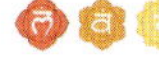

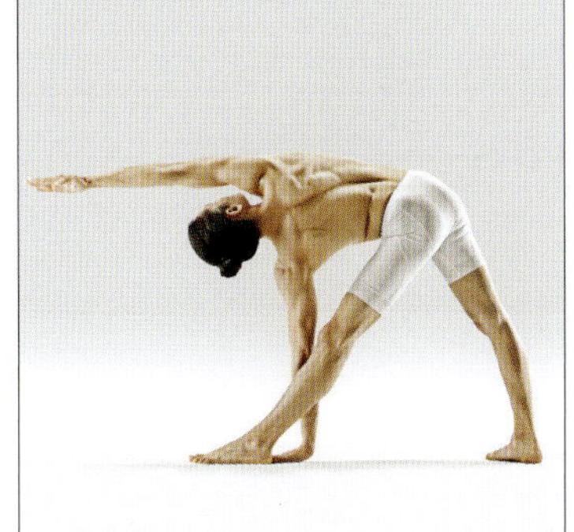

Postura de triángulo lateral extendida

Utthita parshva trikonasana

Modificación: brazo superior paralelo al suelo.

Tipo de postura: de pie, inclinación hacia delante, inclinación lateral.

Punto de *drishti*: *hastagrai* o *hastagre* (manos).

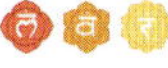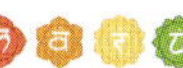

1.

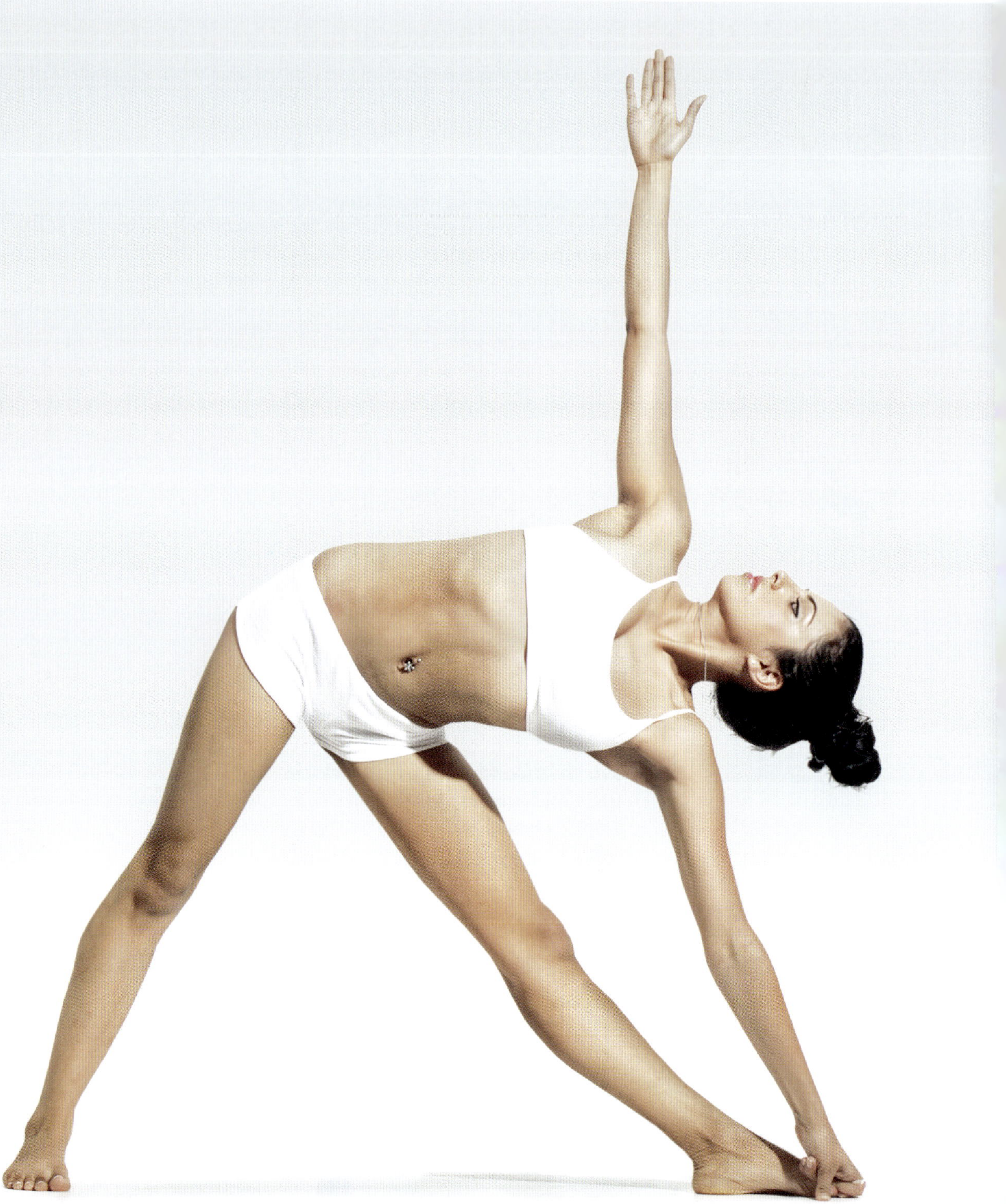

Postura del triángulo extendida

Utthita trikonasana

Tipo de postura: de pie, inclinación hacia delante, inclinación lateral.

Punto de *drishti*: *angusthamadhye* o *angustha ma dyai* (pulgares).

Cómo realizar la postura:

1. Comienza en la postura de la montaña *(tadasana)*. Realiza *mula bandha, uddhiyana bandha y* la respiración *ujjayi*.

2. Inhala y separa los pies aproximadamente la distancia de los codos con los dedos de los pies mirando hacia delante y los pies paralelos entre sí. Expande el pecho y mantén los brazos rectos hacia los lados, paralelos al suelo.

3. Mantén las piernas fuertes y rectas al implicar los cuádriceps y tirar de las rodillas hacia arriba. Gira el pie izquierdo 90 grados hacia la izquierda. Gira el pie derecho lo más cerca posible de 45 grados a la izquierda.

4. En la siguiente exhalación, extiende la mano hacia la izquierda todo lo que puedas y déjala caer hacia la espinilla izquierda (o pie izquierdo o hacia el suelo, ya sea por dentro o por fuera del pie izquierdo).

5. Levanta el brazo derecho hacia el cielo y mírate el pulgar derecho (el punto *drishti*). Asegúrate de que el pecho no descienda hacia el suelo alargando ambos brazos, agarrando el dedo gordo del pie izquierdo con el dedo índice y el dedo corazón y el pulgar por la parte superior, y recuéstate hacia atrás lo suficiente para que los hombros queden alineados.

6. Mantén la postura durante al menos 30 segundos y hasta 90 para recibir todos los beneficios del estiramiento. Exhala mientras liberas la postura. Inhala mientras presionas fuertemente en ambos pies para subir.

7. Exhala, regresa a la postura de la montaña *(tadasana)* y repite todos los movimientos por el otro lado.

Modificación:
1. Mirada hacia delante.
2. Mirada hacia atrás.

utittha = extendido
tri = tres
kona = ángulo

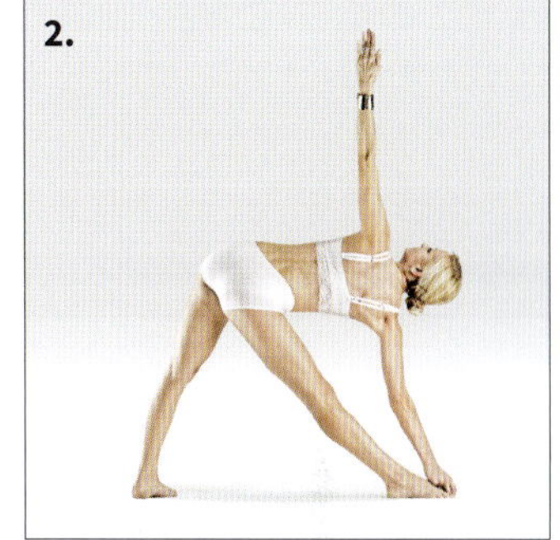

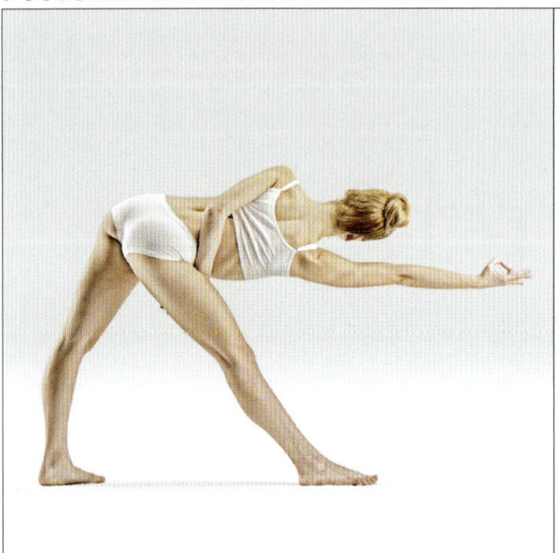

Postura del triángulo extendida con media inclinación

Ardha baddha utthita trikonasana

Tipo de postura: de pie, inclinación hacia delante, inclinación lateral, agarre.
Punto de *drishti*: *nasagrai* o *nasagre* (nariz).

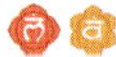

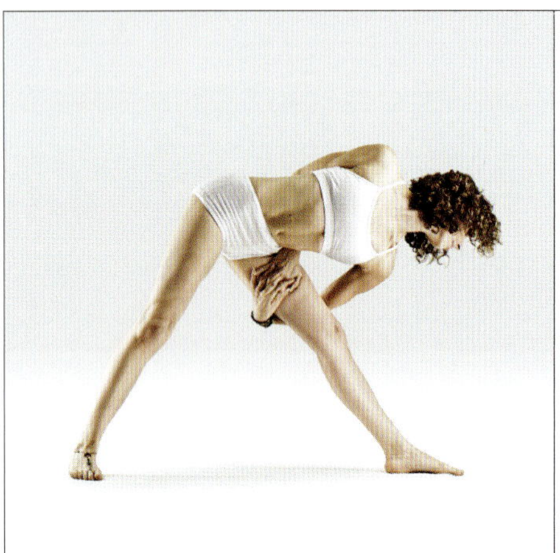

Postura del triángulo extendida con inclinación

Baddha utthita trikonasana

Modificación: dedos entrelazados en el interior del muslo.
Tipo de postura: de pie, inclinación hacia delante, estiramiento lateral, agarre.
Punto de *drishti*: *padayoragrai* o *padayoragre* (dedos/pies).

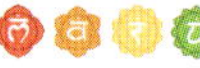
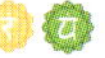

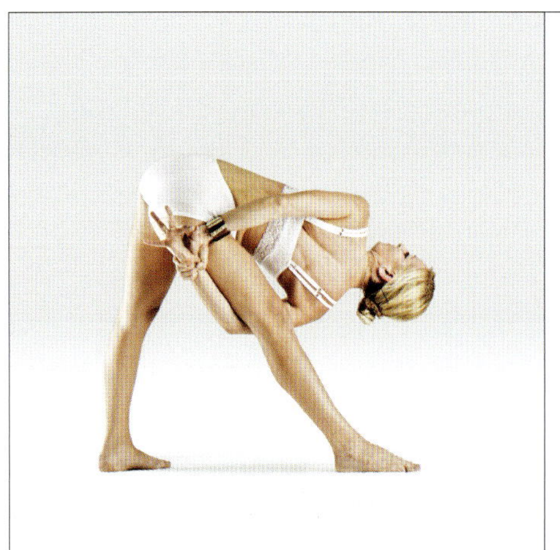

Postura del triángulo extendida con inclinación

Baddha utthita trikonasana

Tipo de postura: de pie, inclinación hacia delante, estiramiento lateral, agarre, torsión.
Punto de *drishti*: *urdhva* o *antara drishti* (hacia el cielo).

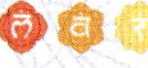
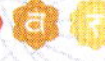

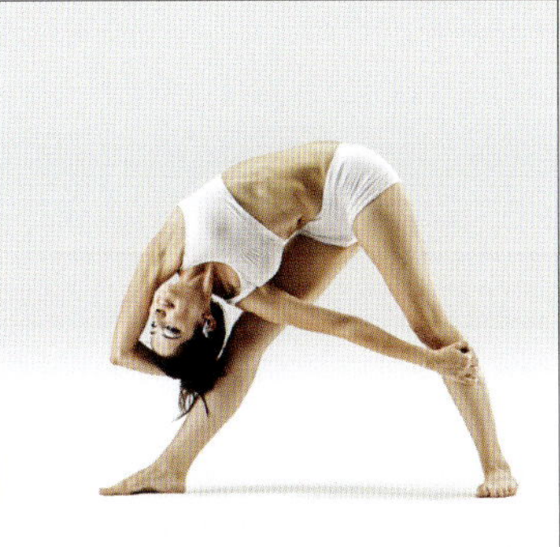

Postura del triángulo extendida lateral con torsión

Parivritta parshva utthita trikonasana

Modificación: agarre de ambas espinillas.

Tipo de postura: de pie, inclinación hacia delante, estiramiento lateral, torsión.

Punto de *drishti*: *urdhva* o *antara drishti* (hacia el cielo).

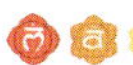 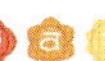

POSTURA DEL TRIÁNGULO: CON TORSIÓN Y CON AGARRE

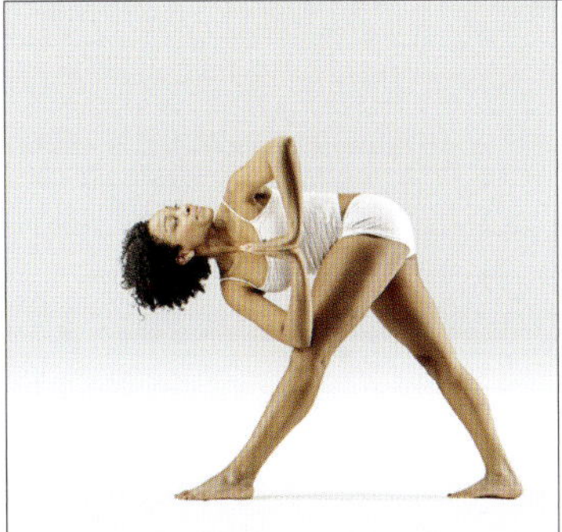

Postura del triángulo con torsión

Parivritta trikonasana

También conocida como: postura de estiramiento lateral intenso *(parivritta parshvottanasana).*

Modificación: manos en *anjali mudra* (manos en oración).

Tipo de postura: de pie, inclinación hacia delante, torsión.

Punto de *drishti*: *urdhva* o *antara drishti* (hacia el cielo).

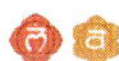

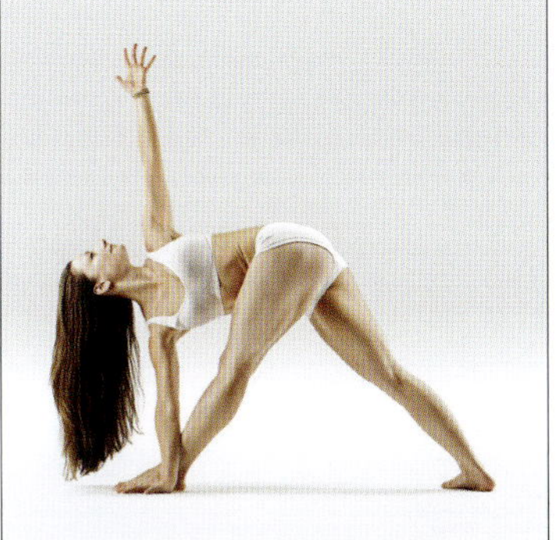

Postura del triángulo con torsión

Parivritta trikonasana

Tipo de postura: de pie, inclinación hacia delante, torsión.

Punto de *drishti*: *angushtamadhye* o *angushta ma dyai* (pulgares).

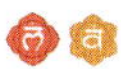

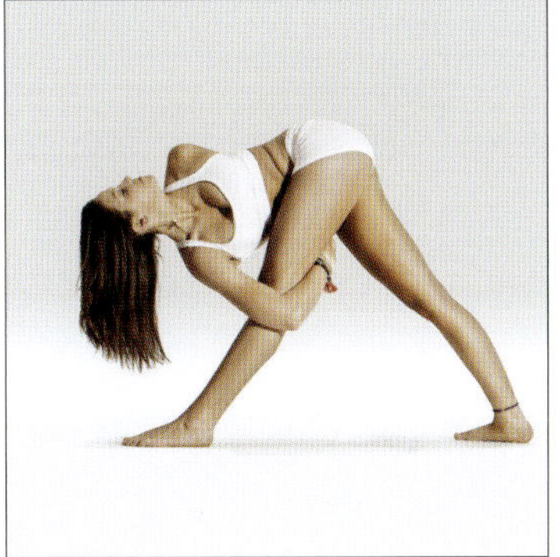

Postura del triángulo con torsión y con agarre

Parivritta baddha trikonasana

También conocida como: postura de ángulo con torsión con agarre de pierna *(baddha pada parivritta konasana).*

Tipo de postura: de pie, inclinación hacia delante, torsión, agarre.

Punto de *drishti*: *urdhva* o *antara drishti* (hacia el cielo).

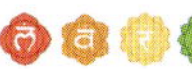

1.

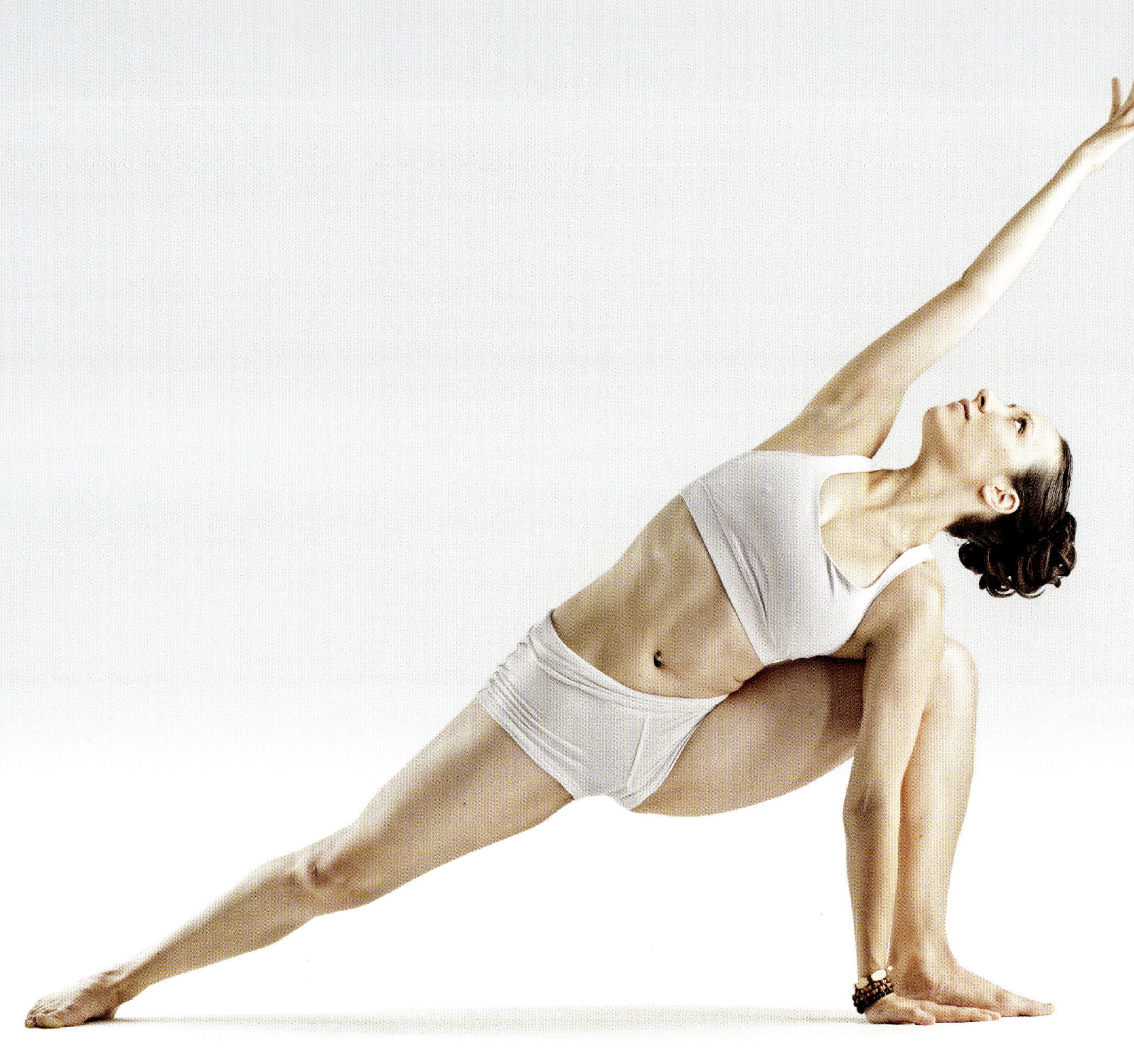

Postura del ángulo lateral extendida

Utthita parshva konasana
Tipo de postura: de pie, inclinación lateral.
Punto de *drishti*: *hastagrai* o *hastagrahe* (manos).

Cómo realizar la postura:

1. Comienza en la postura de la montaña *(tadasana)*. Realiza *mula bandha*, *uddhiyana bandha* y la respiración *ujjayi*.

2. Inhala y separa los pies la distancia de las muñecas, con los dedos de los pies hacia delante y los pies paralelos entre sí. Expande el pecho y mantén los brazos rectos hacia los lados y paralelos al suelo.

3. Mantén las piernas fuertes y rectas al implicar los cuádriceps y tirar de las rodillas hacia arriba. Gira el pie izquierdo 90 grados hacia la izquierda. Gira el pie derecho hacia la izquierda tanto como te sea posible para tratar de llegar a los 45 grados.

4. Espira y dobla la rodilla izquierda hasta que el muslo izquierdo esté paralelo al suelo, entrando en la postura del guerrero 2 *(virabhadrasana 2)*.

5. En la exhalación, inclínate hacia la izquierda y coloca el codo izquierdo en el muslo izquierdo. Extiende el brazo derecho por encima de la cabeza y gira el pecho hacia un lado hasta que el hombro derecho esté alineado con el hombro izquierdo.

6. Puedes experimentar llevando la palma de la mano izquierda al suelo por la parte interna del muslo izquierdo o por la parte externa de la pierna.

7. Mantén la postura durante al menos 30 segundos y hasta 90 para recibir todos los beneficios del estiramiento. Exhala mientras liberas la postura. Inhala mientras presionas fuertemente ambos pies para subir.

8. Espira, regresa a la postura de la montaña *(tadasana)* y repite todos los movimientos por el lado derecho.

Modificación:
1. Brazo hacia el interior del muslo.
2. Codo en el muslo.
3. Brazo hacia el exterior del muslo.

utthita = extendido, levantado, elevado
parsva = lado
kona = ángulo

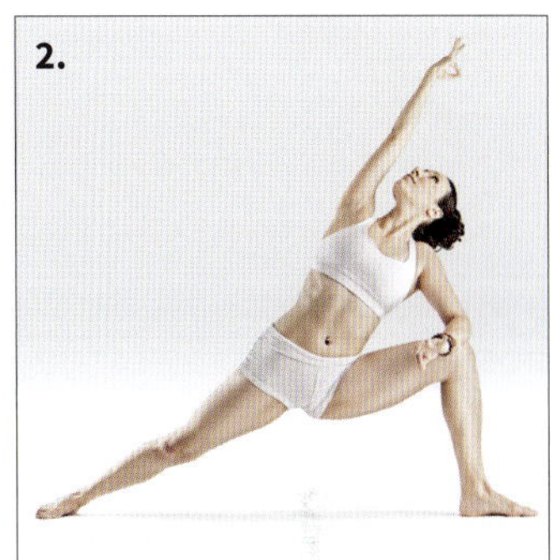

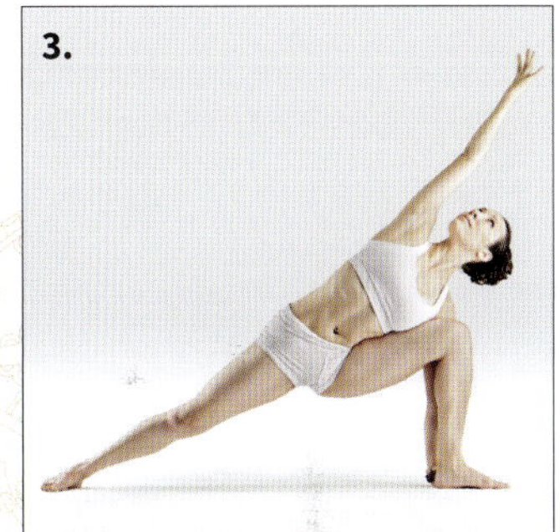

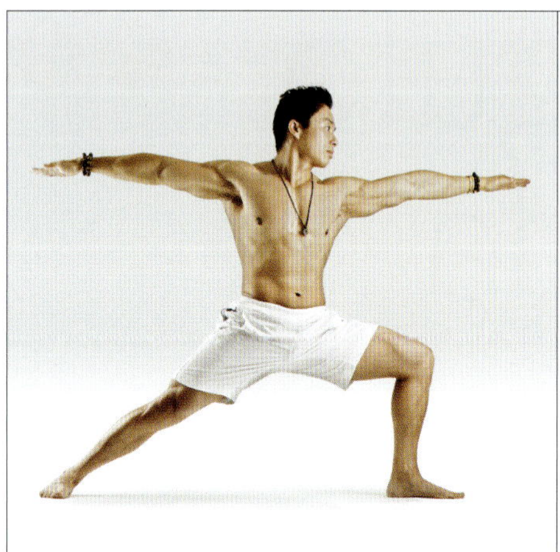

Postura del guerrero 2

Virabhadrasana **2**
También conocida como: media postura del ángulo lateral *(ardha parshva konasana).*
Tipo de postura: de pie.
Punto de *drishti*: *hastagrai* o *hastagre* (manos).

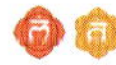

POSTURA DEL ÁNGULO LATERAL

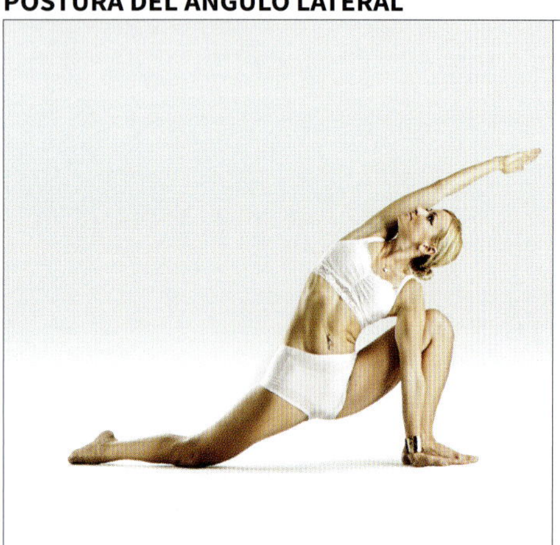

Postura preparatoria del ángulo lateral extendida

Utthita parshva konasana **preparatoria**
Modificación: rodilla trasera contra el suelo, palma de la mano contraria con el suelo por el interior de la pierna delantera.
Tipo de postura: de pie, estiramiento lateral.
Punto de *drishti*: *urdhva* o *antara drishti* (hacia el cielo).

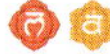

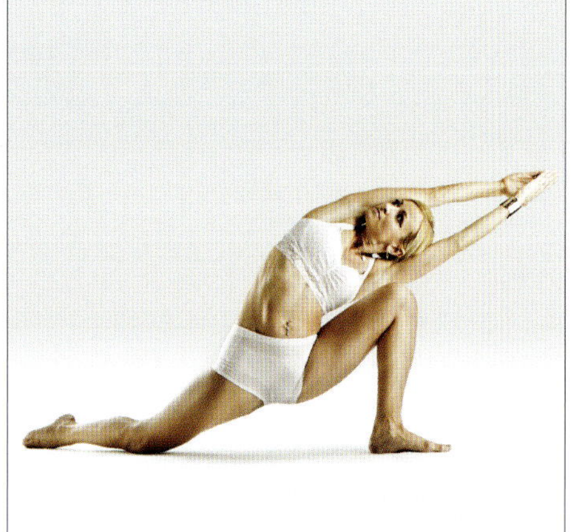

Postura preparatoria del ángulo lateral con ambos brazos extendidos

Dwi hasta utthita parshva konasana **preparatoria**
Modificación: rodilla trasera apoyada en el suelo.
Tipo de postura: de pie, inclinación lateral.
Punto de *drishti*: *urdhva* o *antara drishti* (hacia el cielo).

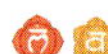

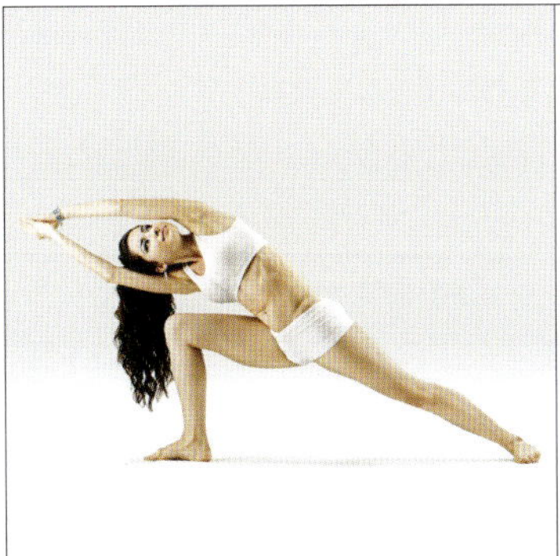
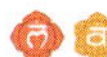

Postura del ángulo lateral con ambos brazos extendidos

Dwi hasta utthita parshva konasana

Modificación: rodilla trasera apoyada en el suelo.

Tipo de postura: de pie, inclinación lateral.

Punto de *drishti*: *urdhva* o *antara drishti* (hacia el cielo).

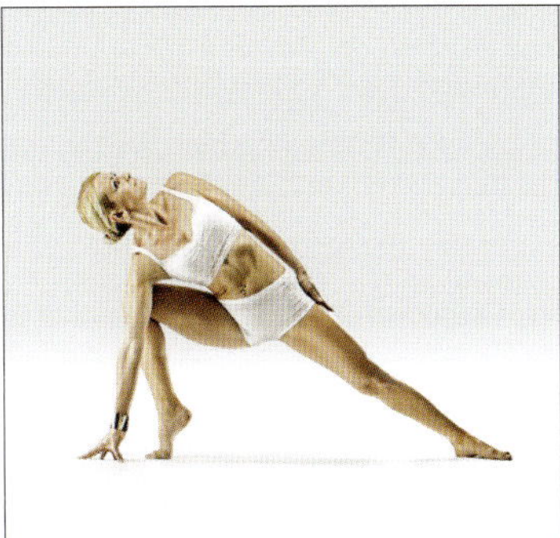
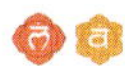

Postura preparatoria del ángulo extendida sobre la punta de los dedos

Prapada utthita parshva konasana **preparatoria**

Modificación: talón del pie delantero levantado, puntas de los dedos de la mano apoyadas en el suelo por la parte interna de la pierna, el otro brazo apoyado contra el lado del torso.

Tipo de postura: de pie, inclinación lateral.

Punto de *drishti*: *urdhva* o *antara drishti* (hacia el cielo).

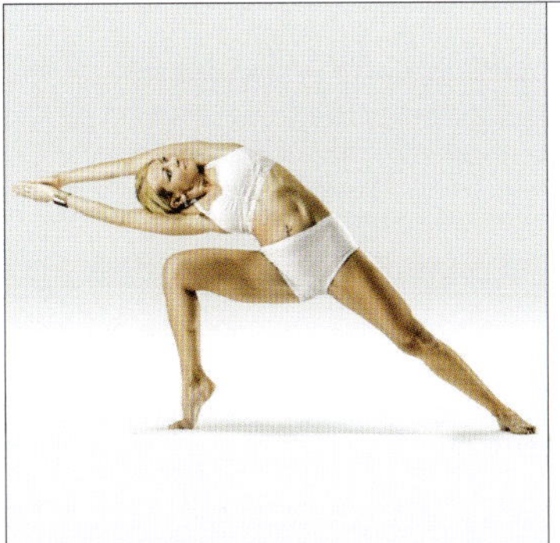
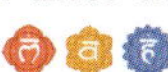

Postura preparatoria del ángulo sobre la punta de los dedos con brazos extendidos

Prapada dwi hasta utthita parshva konasana

Modificación: rodilla trasera separada el suelo.

Tipo de postura: de pie, inclinación lateral.

Punto de *drishti*: *urdhva* o *antara drishti* (hacia el cielo).

POSTURA DEL ÁNGULO LATERAL: AGARRE

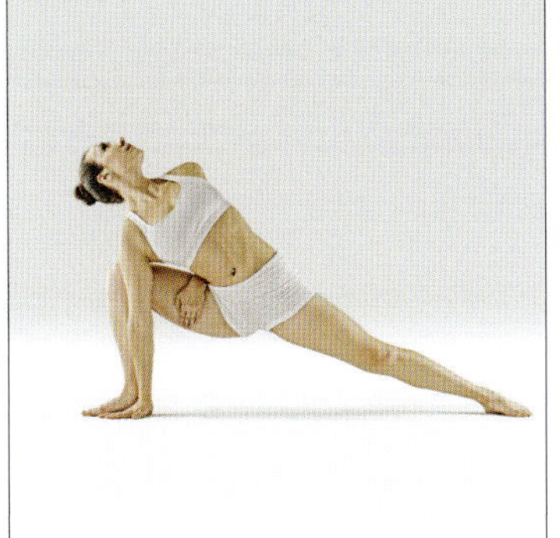
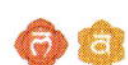

Postura del ángulo lateral extendida con medio agarre

Ardha baddha utthita parshva konasana

Modificación: mano apoyada en el suelo por el interior de la pierna delantera.

Tipo de postura: de pie, inclinación lateral, agarre.

Punto de *drishti*: *urdhva* o *antara drishti* (hacia el cielo).

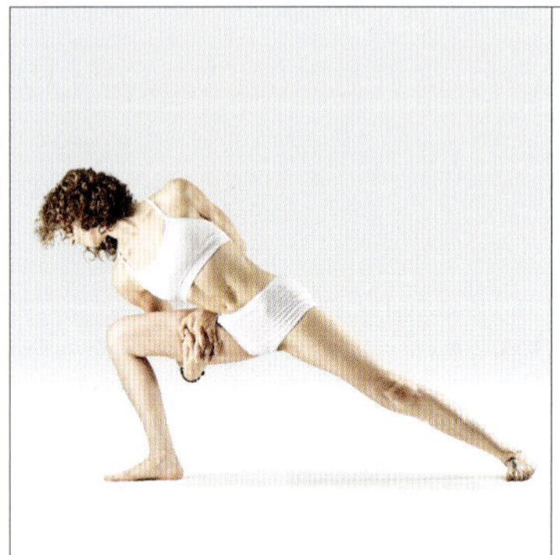

Postura del ángulo lateral extendida con agarre

Baddha utthita parshva konasana

Modificación: dedos entrelazados en el interior del muslo delantero.
Tipo de postura: de pie, inclinación lateral, agarre.
Punto de *drishti*: *padayoragrai* o *padayoragre* (dedos/pies).

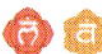

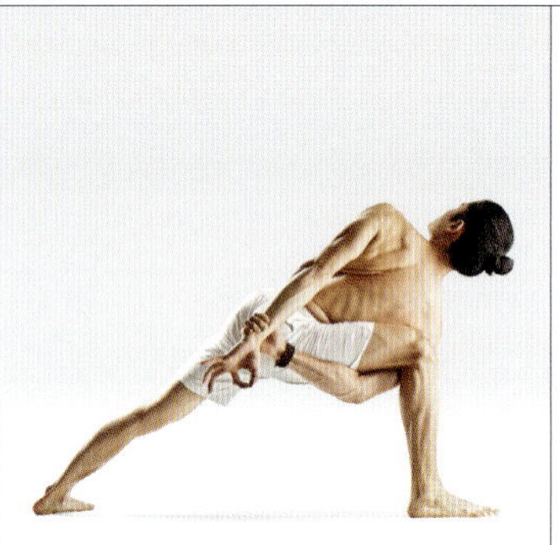

Postura del ángulo lateral extendida con agarre

Baddha utthita parshva konasana

También conocida como: postura de ángulo lateral con los brazos unidos *(baddha hasta parshva konasana).*
Tipo de postura: de pie, inclinación lateral, agarre, torsión.
Punto de *drishti*: *urdhva* o *antara drishti* (hacia el cielo).

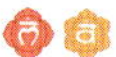

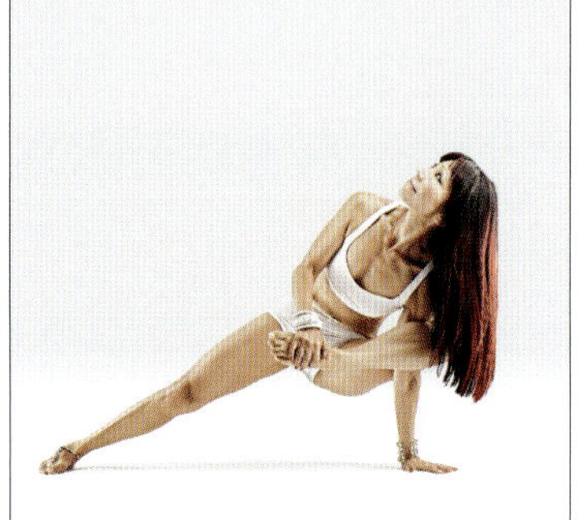

Postura preparatoria dedicada a Vishvamitra

Vishvamitrasana **preparatoria**

Modificación: rodilla flexionada alrededor del tríceps, agarre del pie.
Tipo de postura: de pie, equilibrio del brazo.
Punto de *drishti*: *urdhva* o *antara drishti* (hacia el cielo).

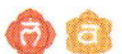

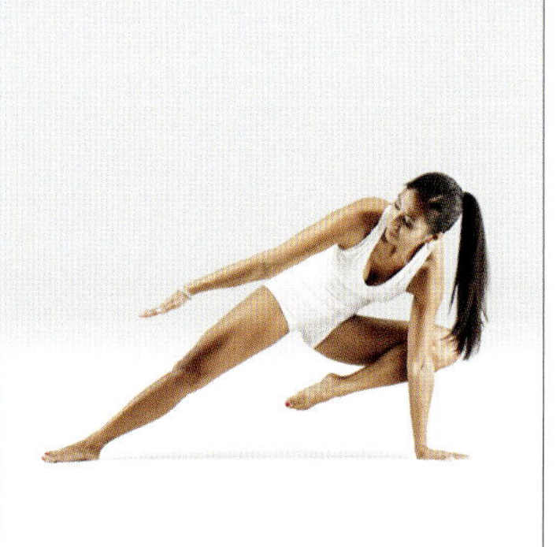

Postura preparatoria dedicada a Vishvamitra

Vishvamitrasana **preparatoria**

Modificación: rodilla flexionada, espinilla contra el tríceps.
Tipo de postura: de pie, equilibrio sobre el brazo.
Punto de *drishti*: *hastagrai* o *hastagre* (manos), *padayoragrai* o *padayoragre* (dedos/pies).

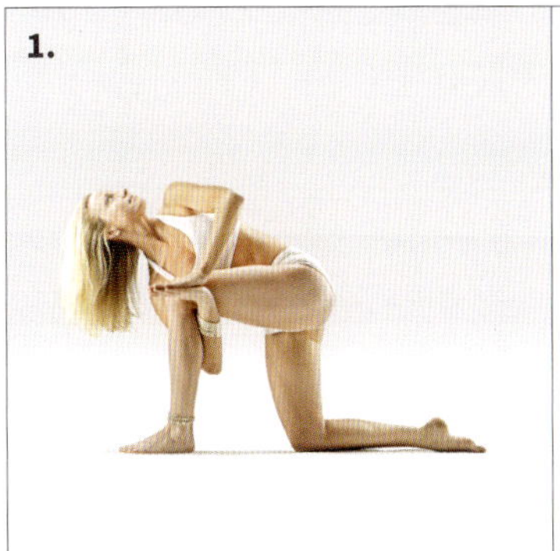
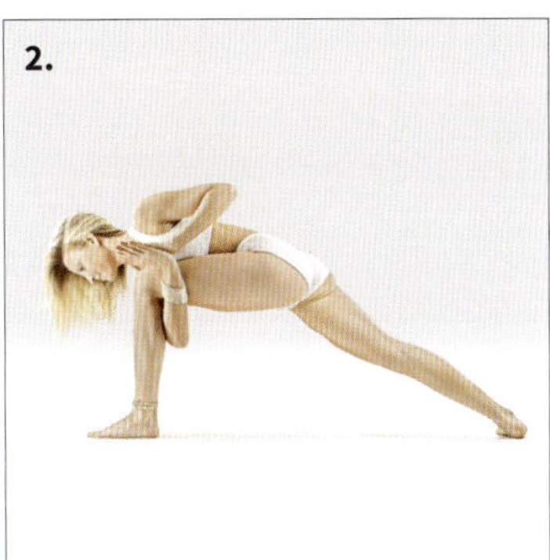

Postura preparatoria del ángulo lateral con torsión

Parivritta parshva konasana **preparatoria**

Modificación: un brazo debajo de la pierna, manos en *anjali mudra* (manos en oración).

1. Rodilla trasera apoyada en el suelo, mirada hacia el cielo.

2. Rodilla trasera separada del suelo, mirada hacia abajo.

Tipo de postura: de pie, torsión.

Punto de *drishti*: 1. *urdhva* o *antara drishti* (hacia el cielo).

2. *padayoragrai* o *padayoragre* (dedos/pies).

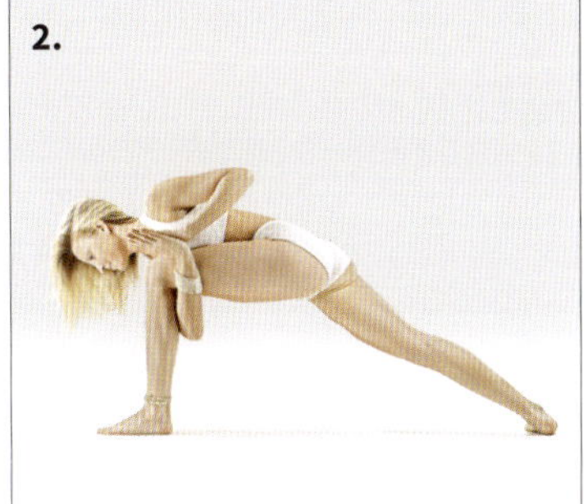

Postura preparatoria del ángulo lateral con torsión

Parivritta parshva konasana **preparatoria**

Modificación: manos en *anjali mudra* (manos en oración).

1. Rodilla trasera apoyada en el suelo, mirada hacia el cielo.

2. Rodilla trasera separada del suelo, mirada hacia el cielo.

Tipo de postura: de pie, torsión.

Punto de *drishti*: *urdhva* o *antara drishti* (hacia el cielo).

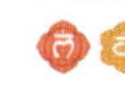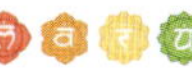

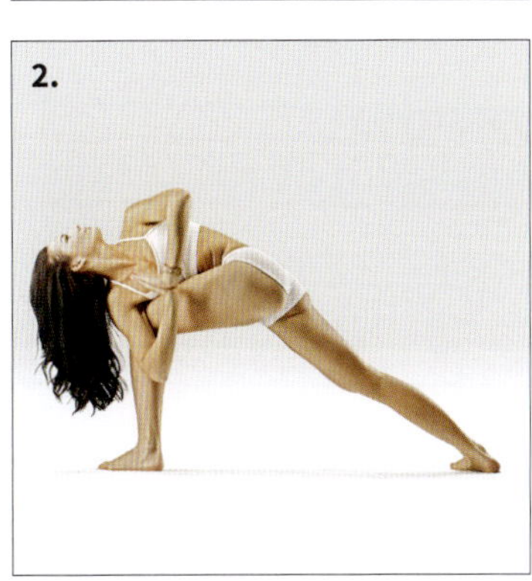

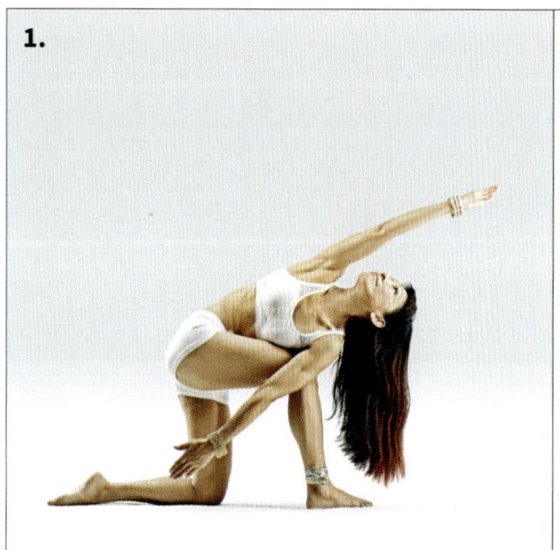

Postura del ángulo lateral con torsión con ambas manos libres

Dwi mukta hasta parivritta parshva konasana

Modificación: mano inferior separada del suelo, yemas de los dedos apuntando en direcciones opuestas.

1. Rodilla trasera apoyada en el suelo.
2. Rodilla trasera separada del suelo.

Tipo de postura: de pie, torsión, inclinación lateral.

Punto de *drishti*: *hastagrai* o *hastagre* (manos).

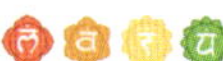

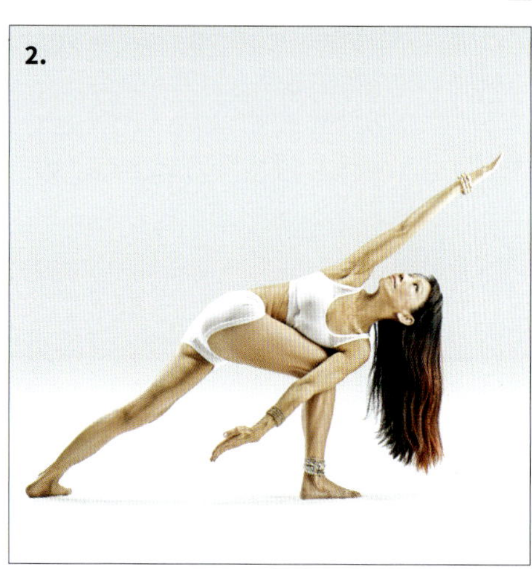

Postura preparatoria del ángulo lateral con torsión

Parivritta parshva konasana preparatoria

Modificación: palma de una mano apoyada en el suelo, la otra palma en la zona lumbar.

Tipo de postura: de pie, torsión, inclinación lateral.

Punto de *drishti*: *hastagrai* o *hastagre* (manos) o *padhayoragrai* o *padayoragre* (dedos de los pies/pies).

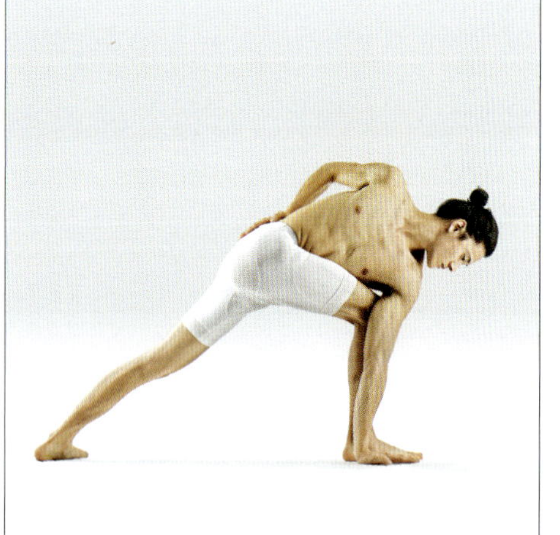

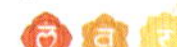

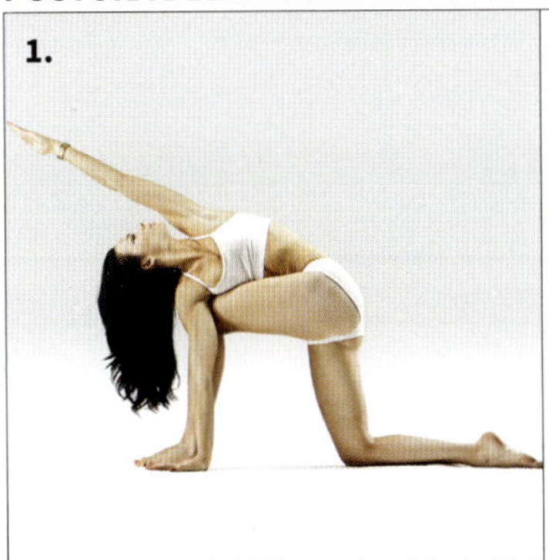

Postura de ángulo lateral con torsión

Parivritta parshva konasana

Modificación: 1. Palma de la mano apoyada en el suelo, rodilla trasera apoyada en el suelo.

2. Palma de la mano apoyada en el suelo, rodilla trasera separada del suelo.

Tipo de postura: de pie, torsión, inclinación lateral.

Punto de *drishti*: *hastagrai* o *hastagre* (manos).

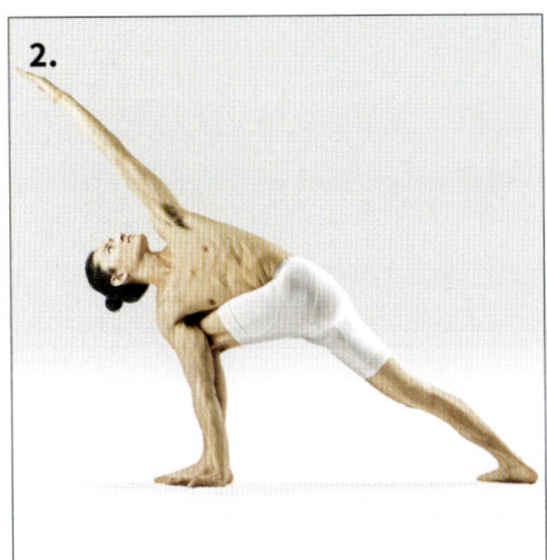

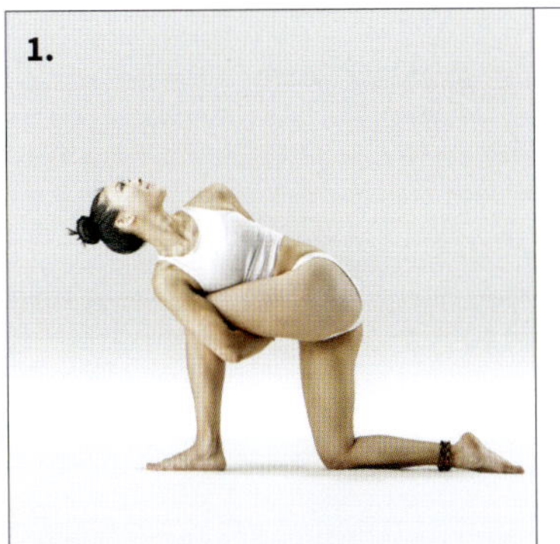

Postura de ángulo lateral con agarre

Baddha parivritta parshva konasana

También conocida como: postura preparatoria de ángulo lateral con agarre de manos *(baddha hasta parivritta parshva konasana preparatoria)*.

Modificación: 1. Rodilla trasera apoyada en el suelo.

2. Rodilla trasera separada del suelo.

Tipo de postura: de pie, torsión, agarre.

Punto de *drishti*: *urdhva* o *antara drishti* (hacia el cielo).

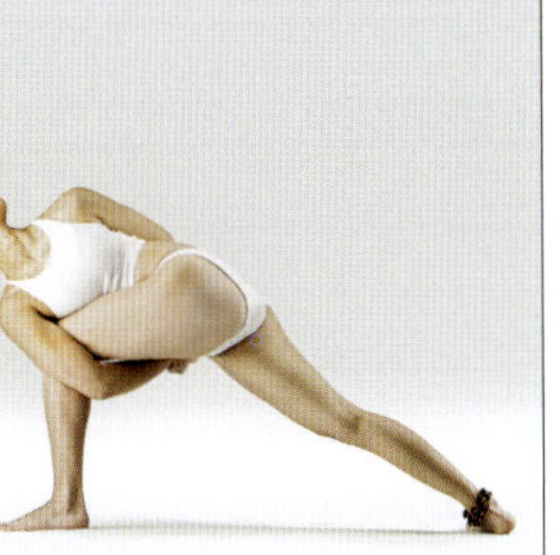

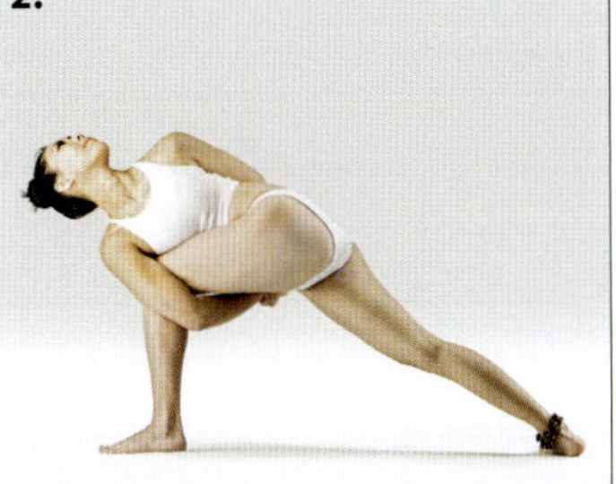

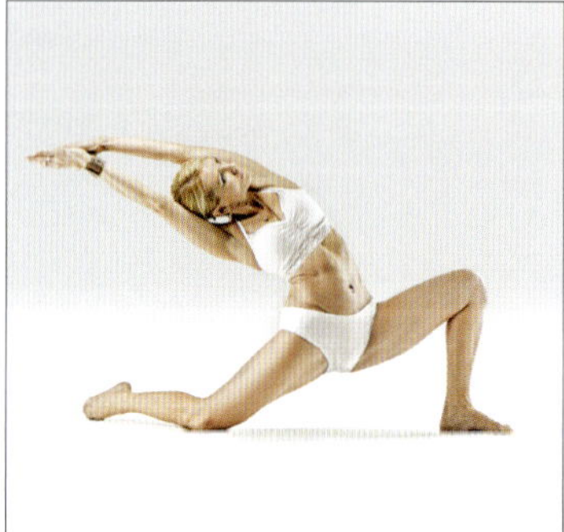

Postura preparatoria del guerrero con ambos brazos extendidos

Dwi hasta utthita viparita virabhadrasana **preparatoria**

Modificación: rodilla trasera apoyada en el suelo, brazos rectos, palmas de las manos juntas.

Tipo de postura: de pie, flexión hacia atrás, inclinación lateral.

Punto de *drishti*: *urdhva* o *antara drishti* (hacia el cielo).

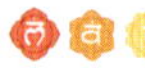

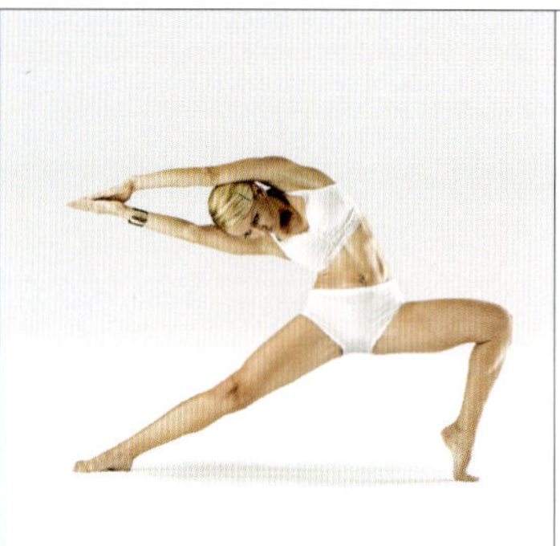

Postura del guerrero invertida con ambos brazos extendidos y sobre los dedos del pie

Prapada dwi hasta utthita viparita virabhadrasana

Modificación: brazos rectos, palmas de las manos juntas.

Tipo de postura: de pie, flexión hacia atrás, inclinación lateral.

Punto de *drishti*: *bhrumadhye* (tercer ojo, entre las cejas) o *hastagrai* o *hastagre* (manos).

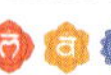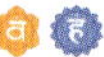

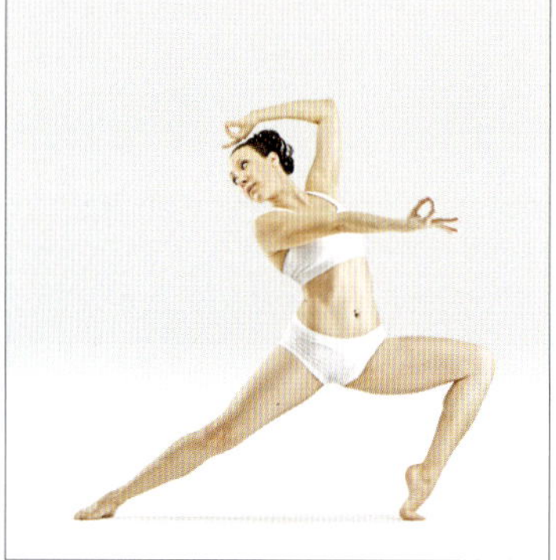

Postura del guerrero lateral con torsión sobre los dedos del pie

Parivritta parshva prapada viparita virabhadrasana

Modificación: talón delantero levantado, un brazo extendido hacia delante y paralelo al suelo, el otro codo flexionado, con la palma de la mano hacia arriba, la otra mano en la coronilla.

Tipo de postura: de pie, flexión hacia atrás, torsión, inclinación lateral.

Punto de *drishti*: *parshva drishti* (hacia la derecha), *parshva drishti* (hacia la izquierda).

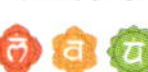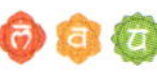

Postura del guerrero invertida sobre los dedos del pie

Prapada viparita virabhadrasana

Modificación: talón delantero levantado, ambos codos flexionados, un brazo por encima de la cabeza, el otro brazo delante del torso.

Tipo de postura: de pie, flexión hacia atrás.

Punto de *drishti*: *hastagrai* o *hastagre* (manos).

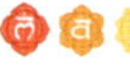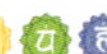

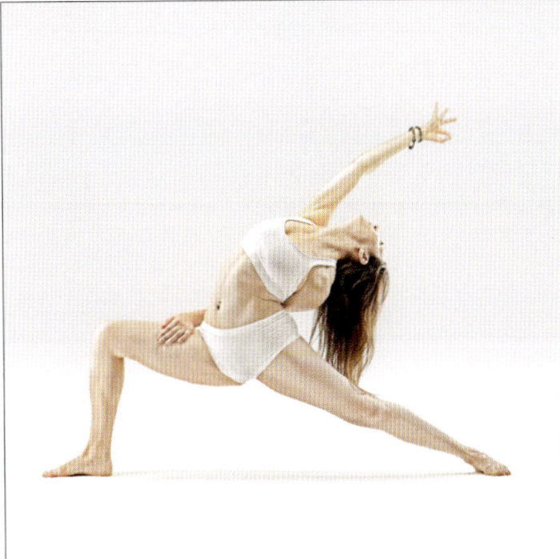

Postura del guerrero invertida con medio agarre

Ardha baddha viparita virabhadrasana

Tipo de postura: de pie, flexión hacia atrás, agarre.
Punto de *drishti*: *hastagrai* o *hastagre* (manos).

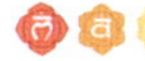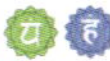

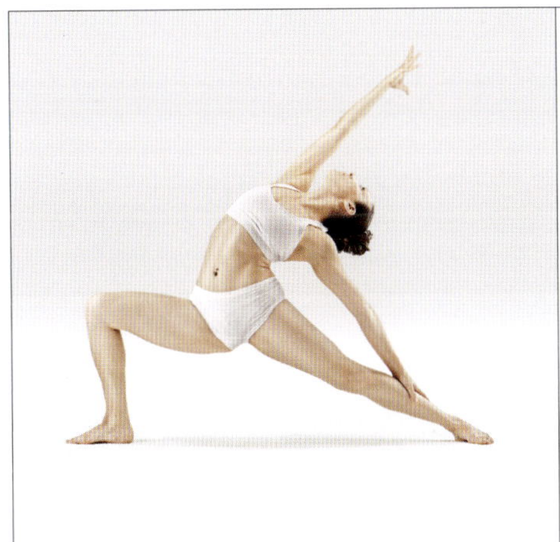

Postura del guerrero invertida

Viparita virabhadrasana

También conocida como: postura del guerrero 2 invertida *(viparita virabhadrasana 2).*
Modificación: mano en la pantorrilla de la pierna trasera, postura baja.
Tipo de postura: de pie, flexión hacia atrás.
Punto de *drishti*: *hastagrai* o *hastagre* (manos).

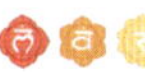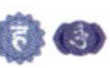

GUERRERO 1

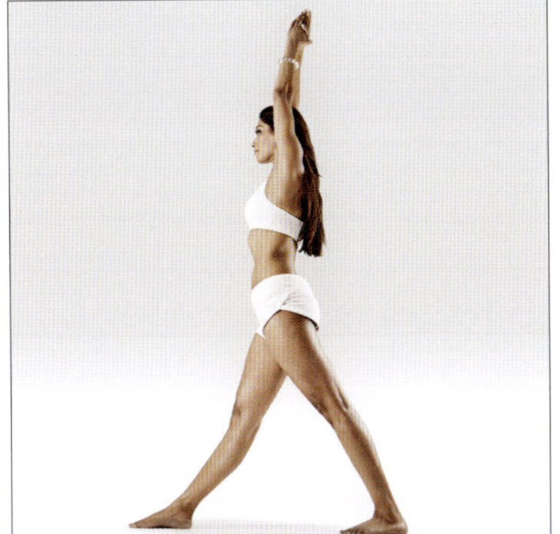

Postura preparatoria del guerrero 1

Virabhadrasana 1 preparatoria

Modificación: ambas piernas extendidas, palmas de las manos juntas.
Tipo de postura: de pie.
Punto de *drishti*: *nasagrai* o *nasagre* (nariz).

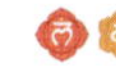

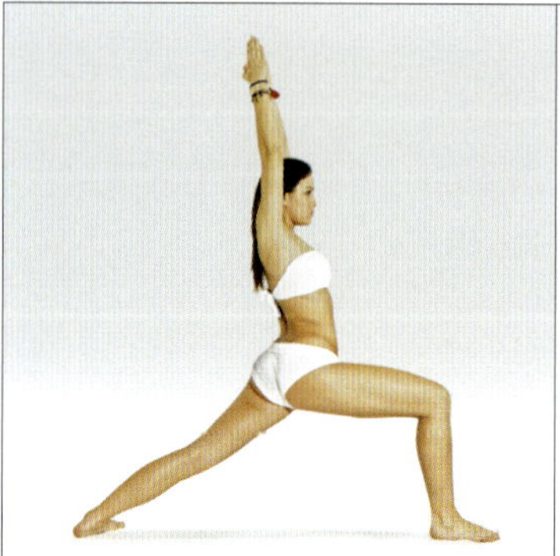

Postura del guerrero 1

Virabhadrasana 1

También conocida como: postura del guerrero con los brazos levantados
(urdhva hasta veerasana), serie de sucesión de héroes *(vira parampara)*.
Tipo de postura: de pie.
Punto de *drishti*: *nasagrai* o *nasagre* (nariz).

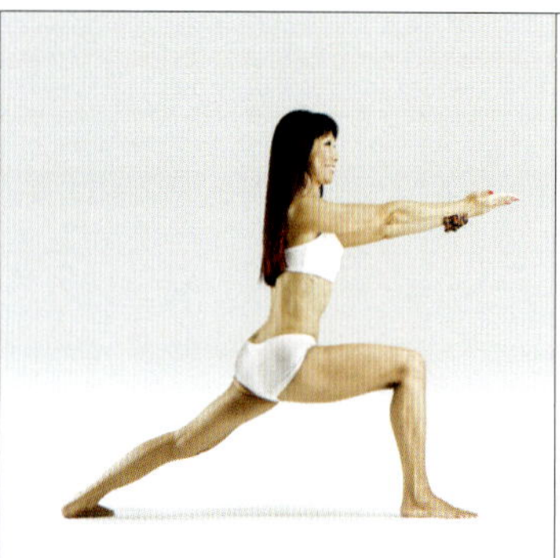

Postura del guerrero 1

Virabhadrasana 1

Modificación: brazos hacia delante y paralelos al suelo, palmas mirando hacia el cielo.
Tipo de postura: de pie.
Punto de *drishti*: *hastagrai* o *hastagre* (manos).

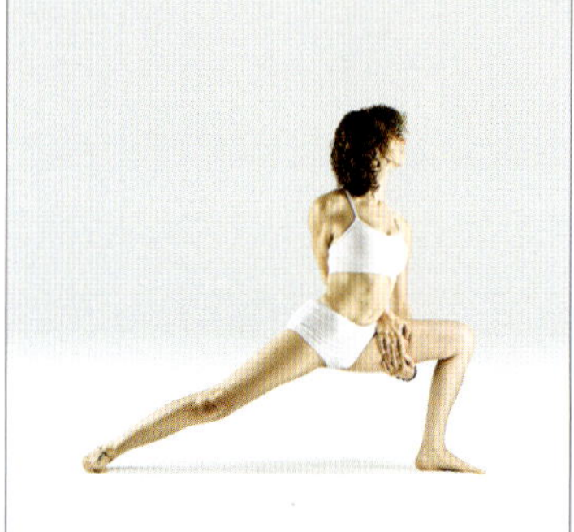

Postura del guerrero 1 con agarre

Baddha virabhadrasana 1

Modificación: dedos entrelazados en el interior del muslo delantero.
Tipo de postura: de pie, agarre.
Punto de *drishti*: *nasagrai* o *nasagre* (nariz).

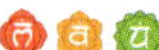

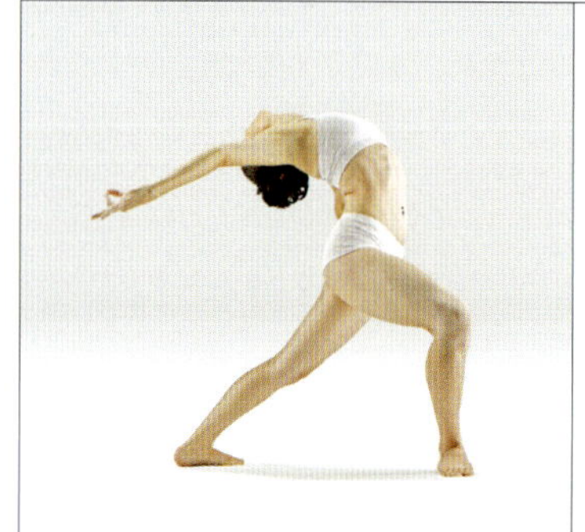

Postura del guerrero 1

Virabhadrasana 1

Modificación: brazos hacia atrás por encima de la cabeza y abiertos hacia los lados,
pierna delantera abierta hacia fuera, flexión profunda.
Tipo de postura: de pie, flexión hacia atrás.
Punto de *drishti*: *bhrumadhye* o *ajna chakra* (tercer ojo, entre las cejas).

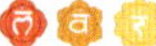

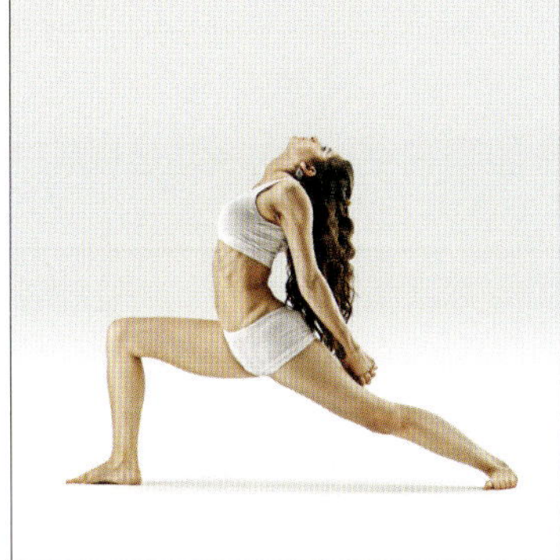

Postura del guerrero con el chakra del corazón abierto y agarre de manos

Anahata chakra baddha hasta virabhadrasana

Tipo de postura: de pie, flexión hacia atrás.

Punto de *drishti*: *bhrumadhye* o *ajna chakra* (tercer ojo, entre las cejas).

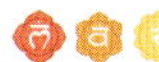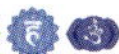

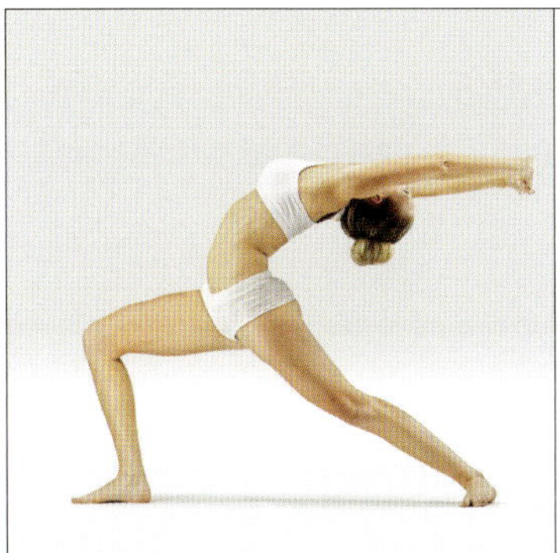

Postura del guerrero con las manos entrelazadas y elevadas hacia atrás

Urdhva baddha hastasana en *virabhadrasana* 1

Modificación: estiramiento profundo de brazos hacia atrás y dedos entrelazados.

Tipo de postura: de pie, flexión hacia atrás.

Punto de *drishti*: *hastagrai* o *hastagre* (manos).

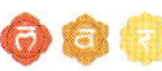

GUERRERO 1: INCLINACIÓN HACIA DELANTE, A UN LADO

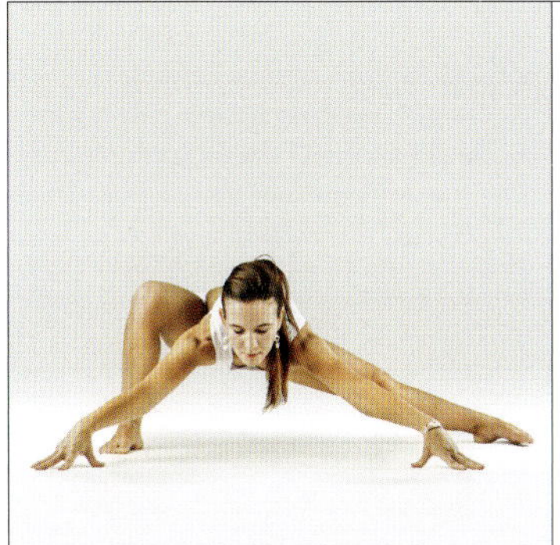

Postura del ángulo lateral con las manos extendidas

Prasarita hasta parshva konasana

También conocida como: postura del perro en postura baja.

Tipo de postura: de pie, inclinación hacia delante.

Punto de *drishti*: *nasagrai* o *nasagre* (nariz).

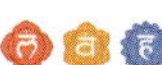

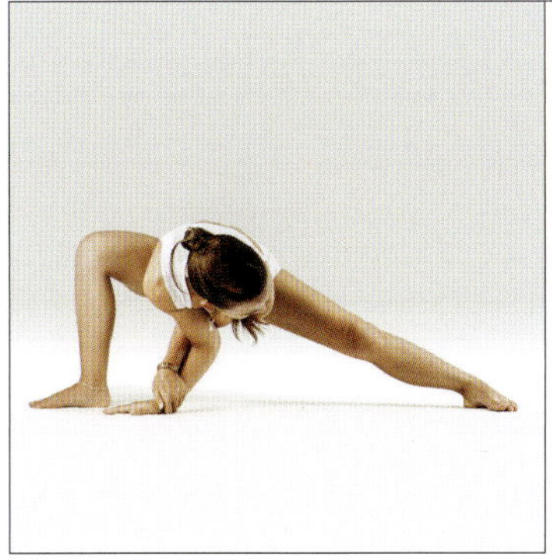

Posición de las manos de la postura dedicada a Garuda en la postura de ángulo lateral

Hasta garudasana en *parshva konasana*

Tipo de postura: de pie, inclinación hacia delante.

Punto de *drishti*: *padayoragrai* o *padayoragre* (dedos/pies).

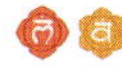

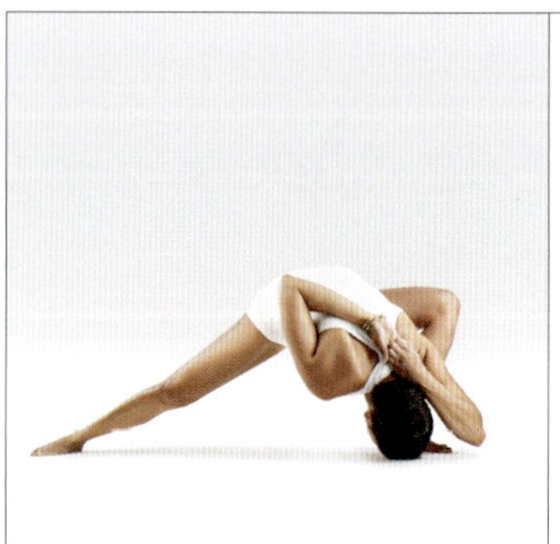

Posición de las manos de la postura de la cara de vaca en la postura de ángulo lateral

Hasta gomukhasana en *parshva konasana*

Tipo de postura: de pie, inclinación hacia delante.
Punto de *drishti*: *nasagrai* o *nasagre* (nariz).

GUERRERO 1: INCLINACIÓN HACIA DELANTE, BRAZOS ATRÁS

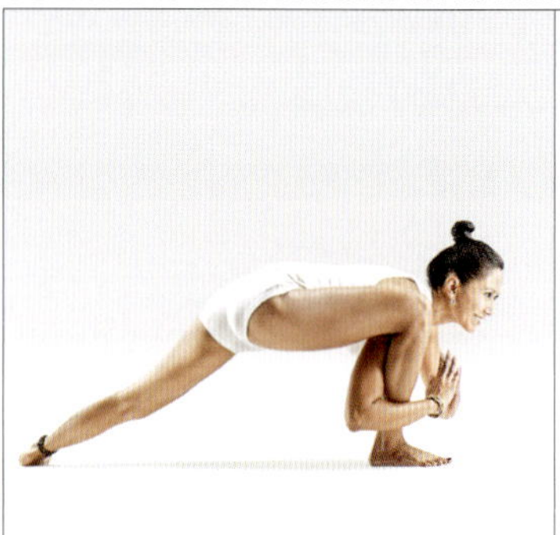

Postura del guerrero inclinada con las manos en oración

Nama virabhadrasana namaskar

Tipo de postura: de pie, inclinación hacia delante.
Punto de *drishti*: *nasagrai* o *nasagre* (nariz).

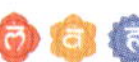

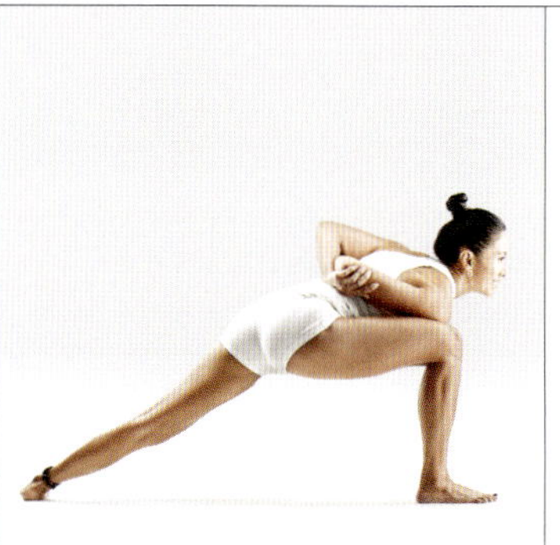

Postura del guerrero inclinada con agarre de manos

Nama baddha hasta virabhadrasana

Modificación: agarre del tríceps en la espalda.
Tipo de postura: de pie, inclinación hacia delante.
Punto de *drishti*: *nasagrai* o *nasagre* (nariz).

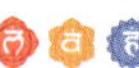

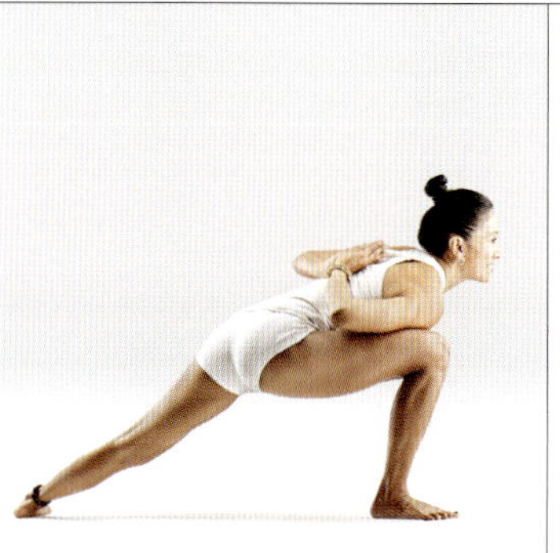

Postura del guerrero en oración invertida

Nama viparita namaskar virabhadrasana

También conocida como: postura del guerrero en oración por la espalda (*nama paschima namaskara virabhadrasana*).
Tipo de postura: de pie, inclinación hacia delante.
Punto de *drishti*: *nasagrai* o *nasagre* (nariz).

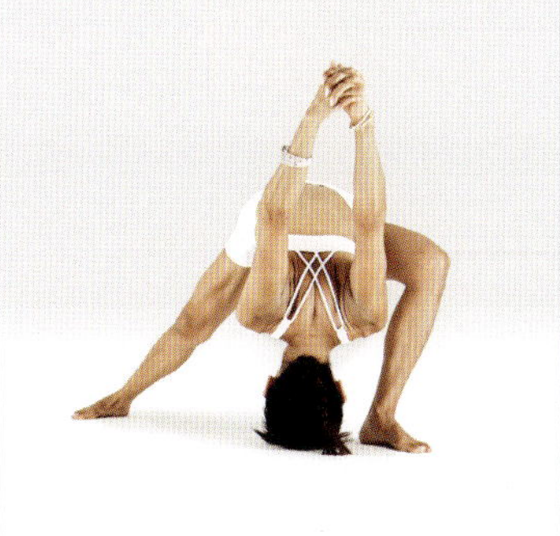

Postura del guerrero inclinada con agarre de manos

Nama baddha hasta virabhadrasana

También conocida como: postura del guerrero *veerastambana (veerastambanasana)* y postura de ángulo lateral con las manos unidas *(baddha hasta parshva konasana)*.
Tipo de postura: de pie, inclinación hacia delante.
Punto de *drishti*: *nasagrai* o *nasagre* (nariz).

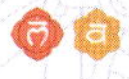

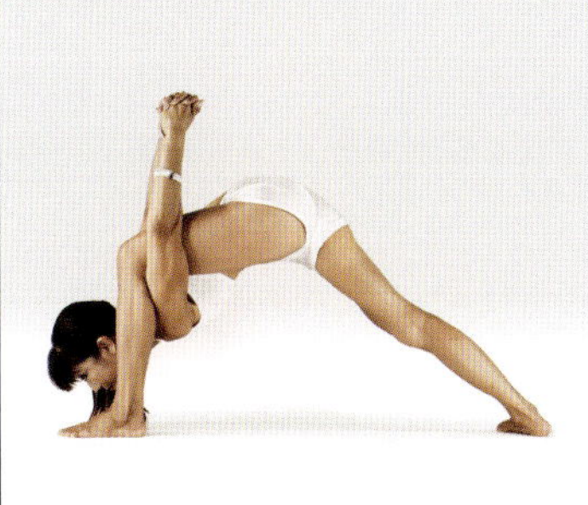

Postura del guerrero inclinada con agarre de manos

Nama baddha hasta virabhadrasana

También conocida como: postura de ángulo lateral con las manos unidas.
Modificación: brazos alrededor de la pierna delantera.
Tipo de postura: de pie, inclinación hacia delante, agarre.
Punto de *drishti*: *padhayoragrai* o *padayoragre* (dedos/pies).

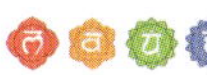

POSTURA DEL ÁNGULO LATERAL: CABEZA DETRÁS DE LA PIERNA

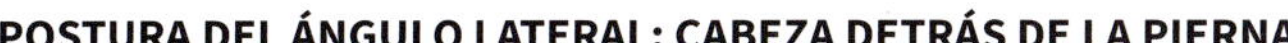

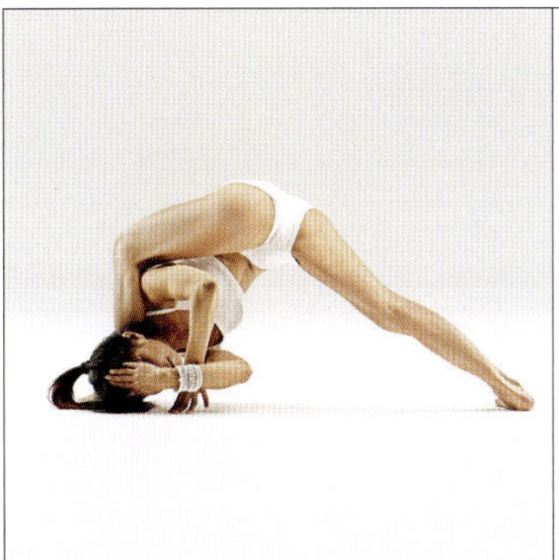

Postura del ángulo lateral con un pie detrás de la cabeza

Eka pada shirsha parshva konasana

Modificación: brazos cruzados delante del pecho.
Tipo de postura: de pie, inclinación hacia delante.
Punto de *drishti*: *nasagrai* o *nasagre* (nariz).

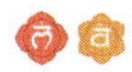

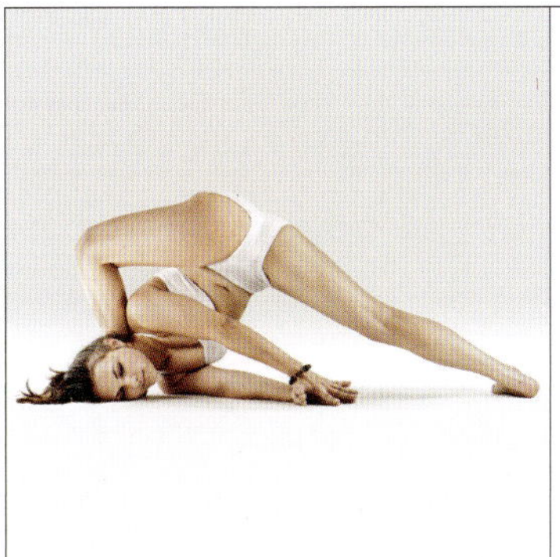

Postura del ángulo lateral con un pie detrás de la cabeza

Eka pada shirsha parshva konasana

Modificación: palmas de las manos juntas, brazos rectos en el suelo.
Tipo de postura: de pie, inclinación hacia delante.
Punto de *drishti*: *nasagrai* o *nasagre* (nariz).

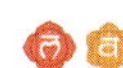

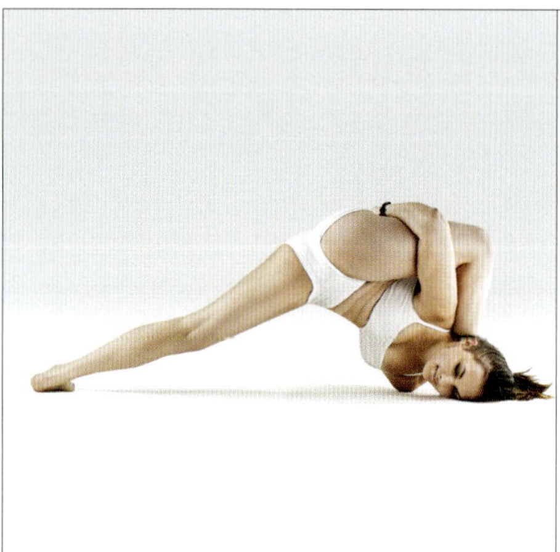

Postura del ángulo lateral con un pie detrás de la cabeza y agarre

Eka pada shirsha baddha parshva konasana

Tipo de postura: de pie, inclinación hacia delante, agarre.
Punto de *drishti*: *nasagrai* o *nasagre* (nariz).

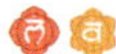

POSTURA EN ESTOCADA CON UNA RODILLA APOYADA EN EL SUELO

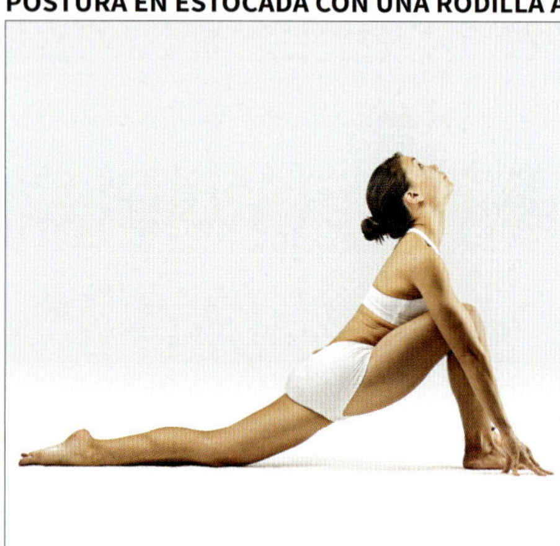

Postura baja del jinete

Ashva sanchalanasana

Modificación: rodilla trasera apoyada en el suelo, dedos de las manos apoyados en el suelo a ambos lados de la pierna delantera, mirada hacia el cielo.
Tipo de postura: de pie, inclinación hacia delante.
Punto de *drishti*: *nasagrai* o *nasagre* (nariz), *bhrumadhye* o *ajna chakra* (tercer ojo, entre las cejas).

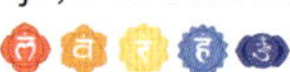

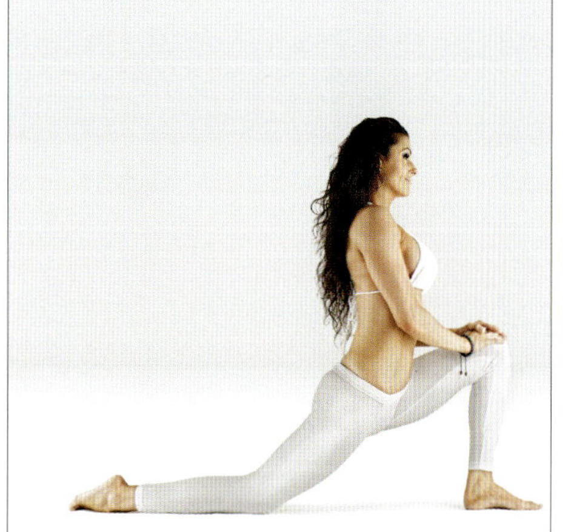

Postura preparatoria baja del jinete

Ashva sanchalanasana **preparatoria**

También conocida como: postura del hijo de Anjani (lord Hanuman) baja preparatoria *(anjaneyasana preparatoria)*.
Modificación: rodilla trasera apoyada en el suelo, ambas manos en la rodilla delantera.
Tipo de postura: de pie.
Punto de *drishti*: *nasagrai* o *nasagre* (nariz).

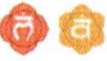

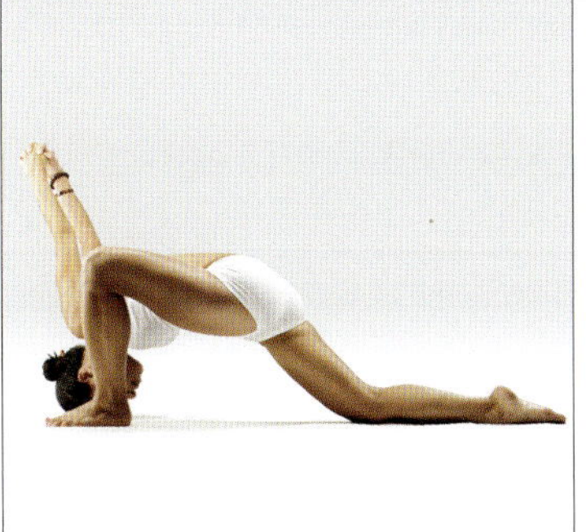

Postura del lagarto en estocada y extendida con agarre de manos

Baddha hasta uttana pristhasana

También conocida como: postura preparatoria del guerrero con agarre de manos extendidas *(nama virabhadrasana preparatoria).*

Modificación: rodilla trasera apoyada en el suelo, frente apoyada en el suelo.

Tipo de postura: de pie, inclinación hacia delante.

Punto de *drishti*: *nasagrai* o *nasagre* (nariz).

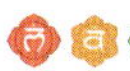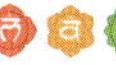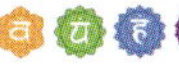

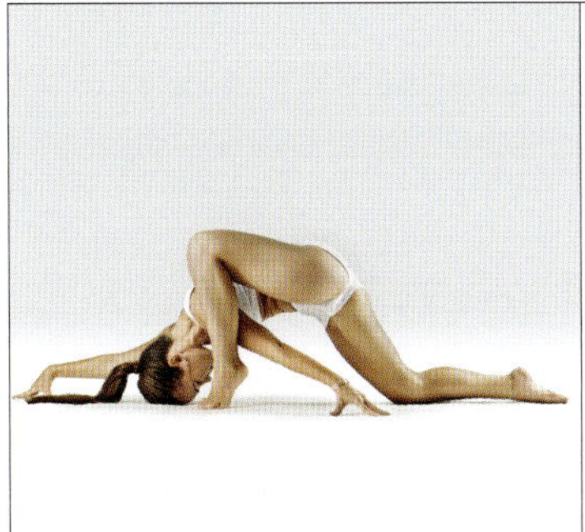

Postura del lagarto en estocada y extendida sobre las puntas de los dedos de las manos

Prapada uttana pristhasana

Modificación: rodilla trasera apoyada en el suelo, hombro contra la parte interior de la rodilla, un brazo extendido hacia delante, el otro brazo hacia atrás, frente apoyada en el suelo.

Tipo de postura: de pie, inclinación hacia delante.

Punto de *drishti*: *nasagrai* o *nasagre* (nariz).

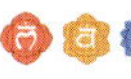

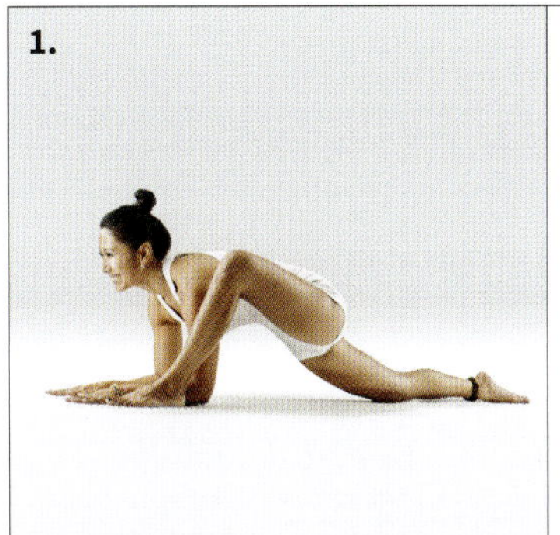

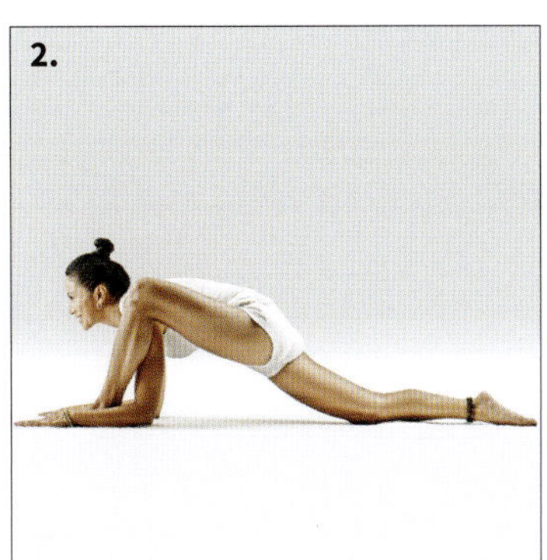

Postura de la cola del lagarto en estocada y extendida

Uttana pristhasana

Modificación: rodilla trasera apoyada en el suelo.

1. Antebrazos apoyados en el suelo por la parte interior del pie.

2. Antebrazos apoyados en el suelo a cada lado del pie.

Tipo de postura: de pie, inclinación hacia delante.

Punto de *drishti*: *nasagrai* o *nasagre* (nariz).

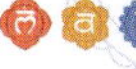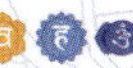

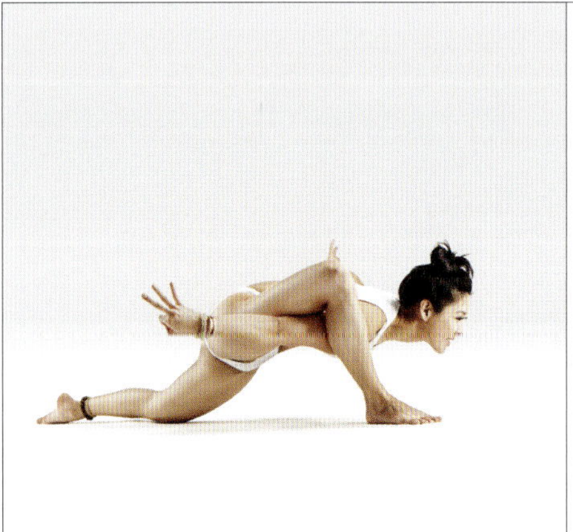

Postura de la cola del lagarto en estocada y extendida sin apoyo

Niralamba uttana pristhasana

También conocida como: postura del favor de Dios en busca del sacrificio ritual *(yajnasana)* y postura de la cruz de Cristo.

Modificación: brazos rectos hacia los lados.

Tipo de postura: de pie, inclinación hacia delante.

Punto de *drishti*: *nasagrai* o *nasagre* (nariz).

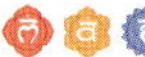

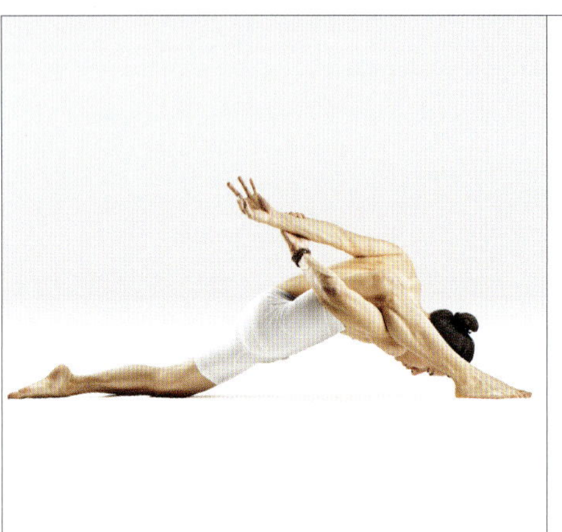

Postura de la cola del lagarto en estocada y extendida con agarre

Baddha uttana pristhasana

También conocida como: postura del favor de Dios en busca del sacrificio ritual con agarre *(baddha yajnasana)* y postura de la cruz de Cristo con agarre.

Modificación: rodilla trasera apoyada en el suelo.

Tipo de postura: de pie, inclinación hacia delante, agarre.

Punto de *drishti*: *nasagrai* o *nasagre* (nariz).

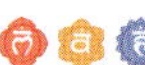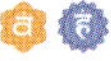

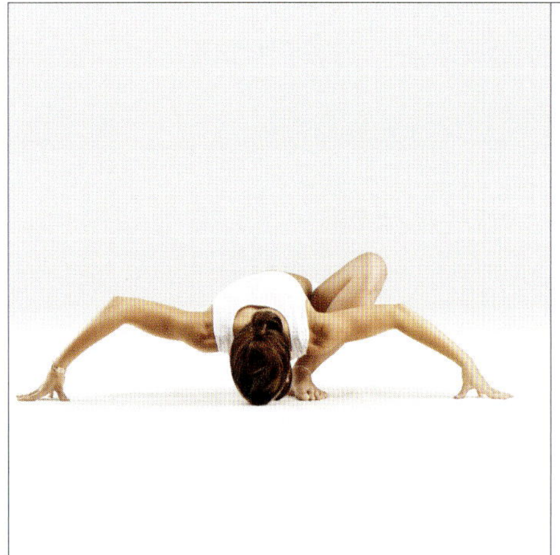

Postura de la cola del lagarto en estocada y extendida con las manos separadas

Prasarita hasta uttana pristhasana

También conocida como: postura del favor de Dios en busca de sacrificio ritual *(yajnasana)* y postura de la cruz de Cristo.

Modificación: rodilla trasera apoyada en el suelo, espinilla en el tríceps.

Tipo de postura: de pie, inclinación hacia delante.

Punto de *drishti*: *nasagrai* o *nasagre* (nariz).

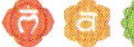

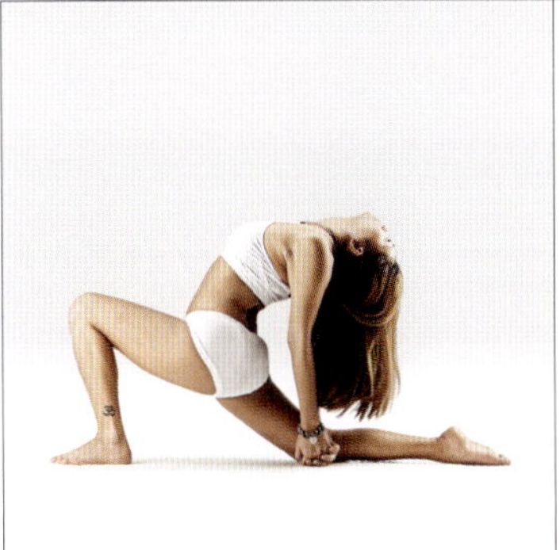

Postura en estocada del hijo de Anjani (lord Hanuman) con las manos entrelazadas

Baddha hasta anjaneyasana

También conocida como: postura del jinete con las manos entrelazadas y chakra del corazón abierto *(anahata chakra baddha hasta ashva sanchalanasana)*.

Modificación: rodilla trasera apoyada en el suelo, flexión hacia atrás, manos apoyadas en el suelo por el interior de la rodilla trasera.

Tipo de postura: de pie, inclinación hacia delante.

Punto de *drishti*: *bhrumadhye* o *ajna chakra* (tercer ojo, entre las cejas).

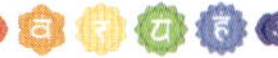

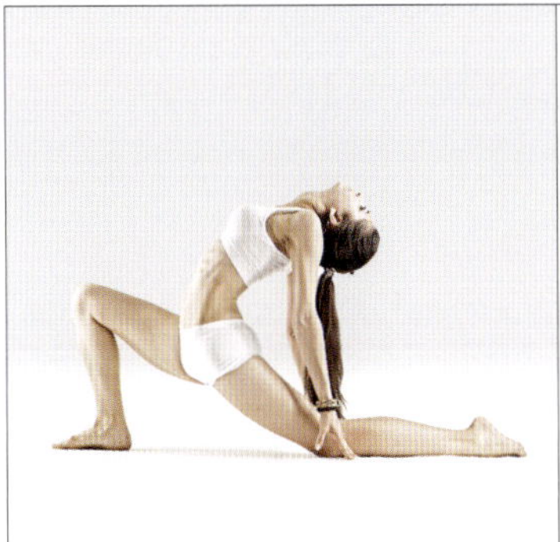

Postura en estocada del hijo de Anjani (lord Hanuman)

Anjaneyasana

También conocida como: postura del jinete con el chakra del corazón abierto *(anahata chakra ashva sanchalanasana)*.

Modificación: rodilla trasera apoyada en el suelo, flexión hacia atrás, yemas de los dedos apoyadas en el suelo a ambos lados de la rodilla trasera.

Tipo de postura: de pie, flexión hacia atrás.

Punto de *drishti*: *bhrumadhye* o *ajna chakra* (tercer ojo, entre las cejas).

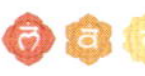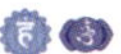

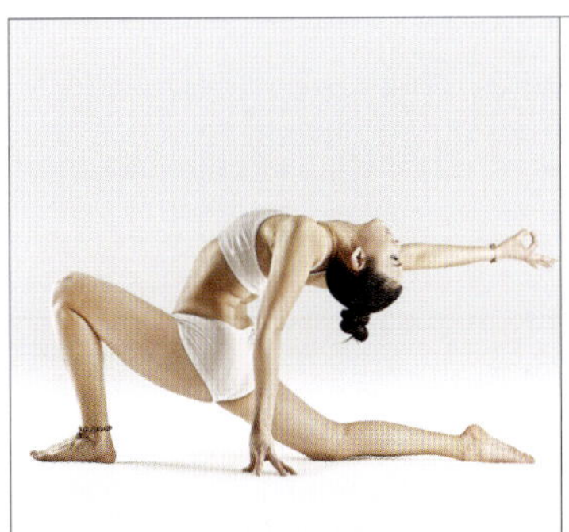

Postura en estocada del hijo de Anjani (lord Hanuman) con una mano extendida

Eka hasta anjaneyasana

También conocida como: postura del jinete *(ashva sanchalanasana)*.

Modificación: rodilla trasera apoyada en el suelo, un brazo extendido por encima de la cabeza, las yemas de los dedos de la otra mano apoyadas en el suelo.

Tipo de postura: de pie, flexión hacia atrás.

Punto de *drishti*: *bhrumadhye* o *ajna chakra* (tercer ojo, entre las cejas).

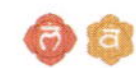

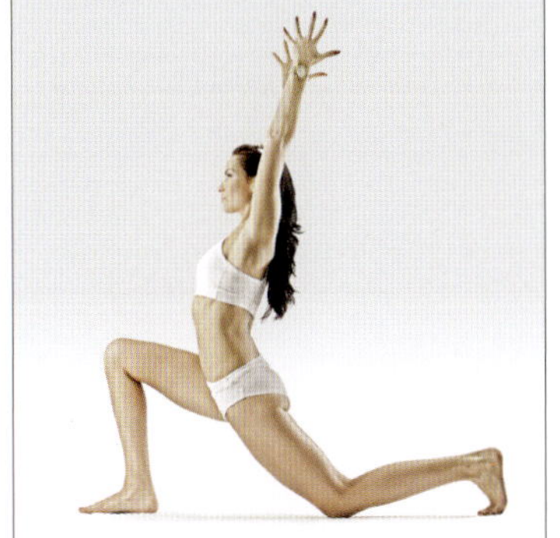

Postura en estocada del hijo de Anjani (lord Hanuman)

Anjaneyasana

También conocida como: postura creciente en estocada.

Modificación: talón delantero en el suelo, rodilla trasera en el suelo, dedos del pie flexionados y en el suelo, brazos separados el ancho de los hombros, yemas de los dedos hacia el cielo.

Tipo de postura: de pie, flexión suave hacia atrás.

Punto de *drishti*: *bhrumadhye* o *ajna chakra* (tercer ojo), *nasagrai* o *nasagre* (nariz).

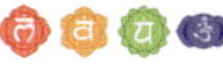

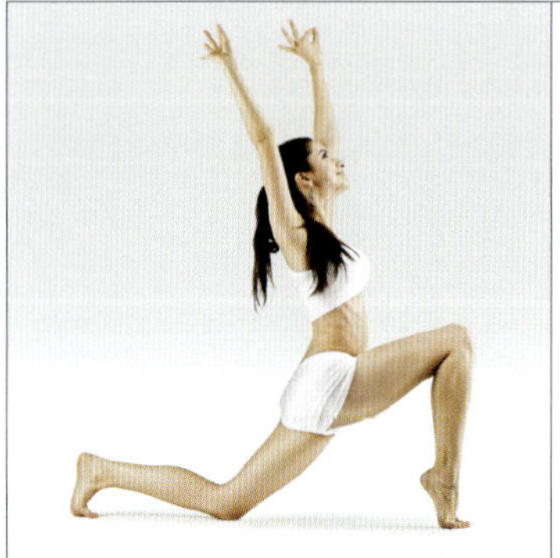

Postura en estocada del hijo de Anjani (lord Hanuman) de puntillas

Prapada anjaneyasana

También conocida como: postura en estocada creciente de puntillas.
Modificación: talón delantero separado del suelo, la otra rodilla en el suelo, dedos de los pies hacia atrás, brazos separados el ancho de los hombros, dedos hacia el cielo.
Tipo de postura: de pie, flexión suave hacia atrás.
Punto de *drishti*: *bhrumadhye* o *ajna chakra* (tercer ojo), *nasagrai* o *nasagre* (nariz).

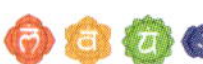

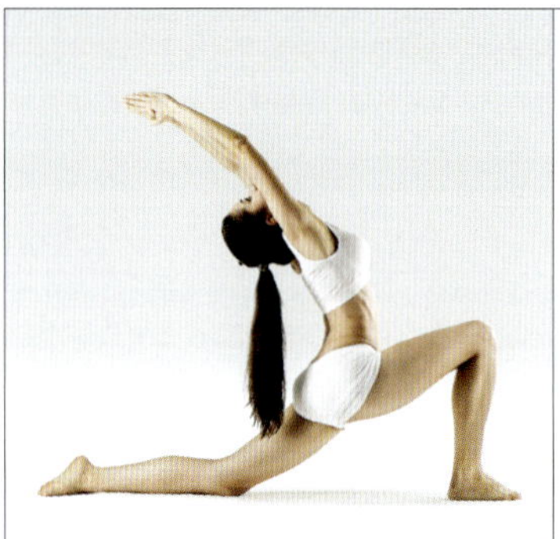

Postura en estocada del hijo de Anjani (lord Hanuman)

Anjaneyasana

También conocida como: postura del mono *(kapyasana)* y postura en estocada creciente.
Modificación: brazos por encima de la cabeza, rodilla trasera en el suelo, las palmas juntas.
Tipo de postura: de pie, flexión suave hacia atrás.
Punto de *drishti*: *bhrumadhye* o *ajna chakra* (tercer ojo, entre las cejas), *angusthamadhye* o *angustha ma dyai* (pulgares).

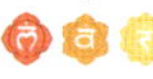

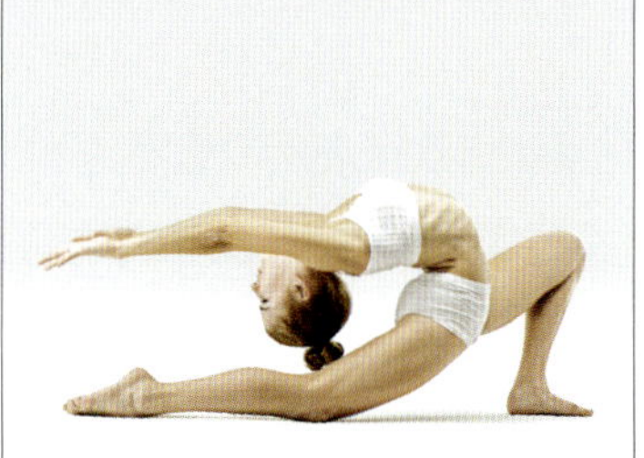

Postura preparatoria de pie de los espíritus celestiales

Stiti valakhilyasana preparatoria

También conocida como: *nindra valakhilyasana* y postura preparatoria en estocada creciente del hijo de Anjani (lord Hanuman) *(anjaneyasana).*
Modificación: rodilla trasera apoyada en el suelo, brazos por encima de la cabeza, palmas de las manos abiertas hacia el cielo, brazos paralelos al suelo.
Tipo de postura: de pie, flexión hacia atrás.
Punto de *drishti*: *bhrumadhye* o *ajna chakra* (tercer ojo, entre las cejas).

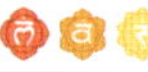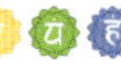

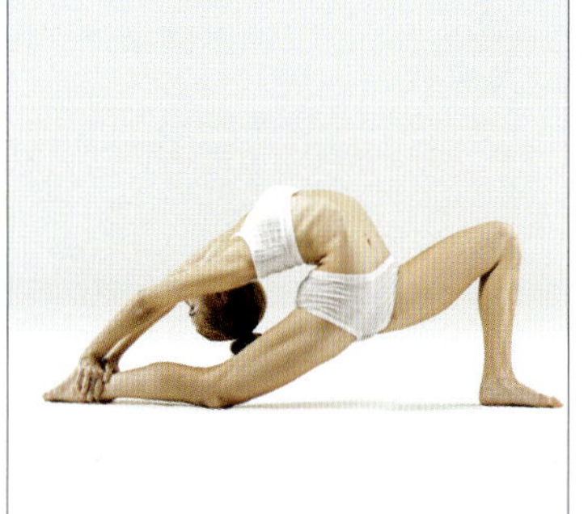

Postura de pie de los espíritus celestiales

Stiti valakhilyasana

También conocida como: *nindra valakhilyasana.*
Modificación: espalda trasera apoyada en el suelo, agarre del tobillo trasero por encima.
Tipo de postura: de pie, flexión hacia atrás.
Punto de *drishti*: *bhrumadhye* o *ajna chakra* (tercer ojo, entre las cejas).

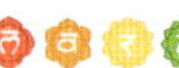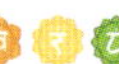

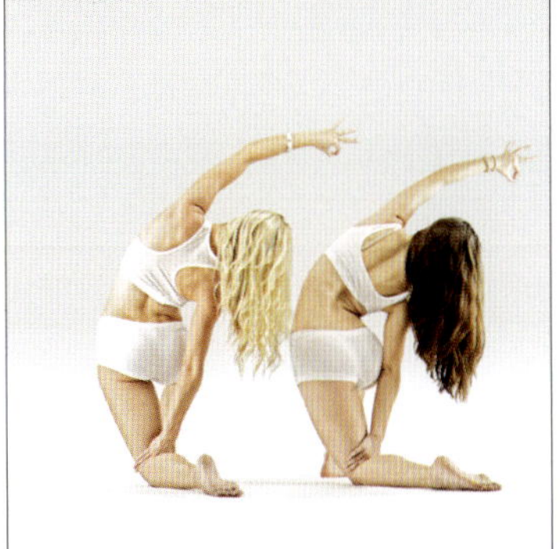

Postura en estocada del hijo de Anjani (lord Hanuman) lateral

Parshva anjaneyasana

Modificación: rodilla trasera apoyada en el suelo; una mano hacia el interior de la rodilla opuesta, la otra por encima de la cabeza.

Tipo de postura: de pie, inclinación lateral, flexión hacia atrás.

Punto de *drishti*: *angushtamadhye* o *angushta ma dyai* (pulgares).

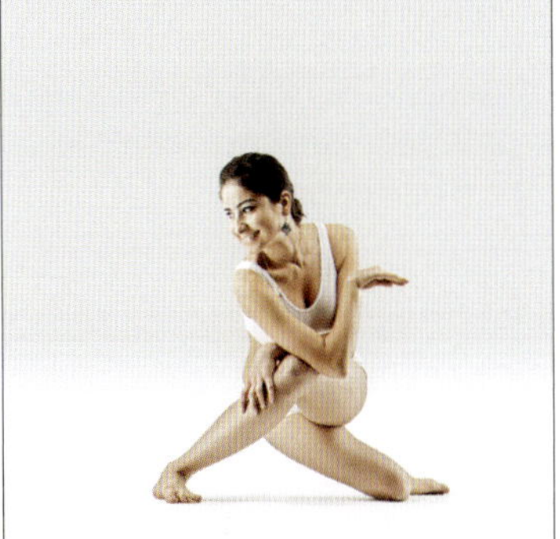

Postura en estocada con torsión en homenaje

Parivritta namasyasana

También conocida como: postura de la reverencia en estocada.

Modificación: pierna delantera cruzada hacia un lado, codo opuesto sobre la rodilla delantera, rodilla trasera apoyada en el suelo.

Tipo de postura: de pie, torsión.

Punto de *drishti*: *parshva drishti* (hacia la derecha), *parshva drishti* (hacia la izquierda).

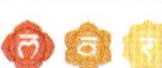

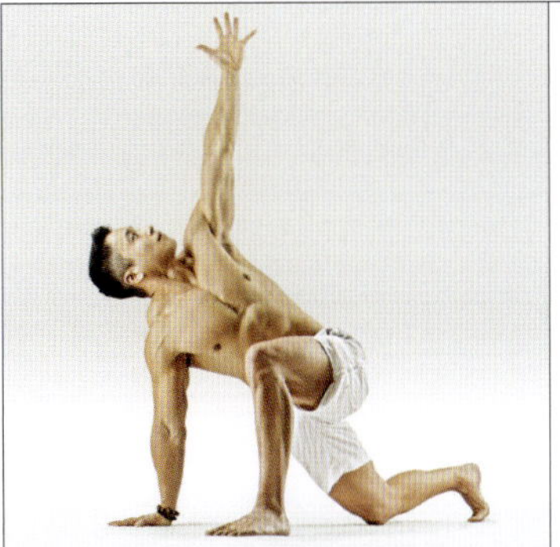

Postura del hijo de Anjani (lord Hanuman) con torsión

Parivritta anjaneyasana

Modificación: rodilla trasera apoyada en el suelo con los dedos de los pies flexionados, una mano al suelo, la otra hacia el cielo, torsión hacia el interior de la rodilla delantera.

Tipo de postura: de pie, torsión.

Punto de *drishti*: *angushtamadhye* o *angushta ma dyai* (pulgares).

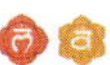

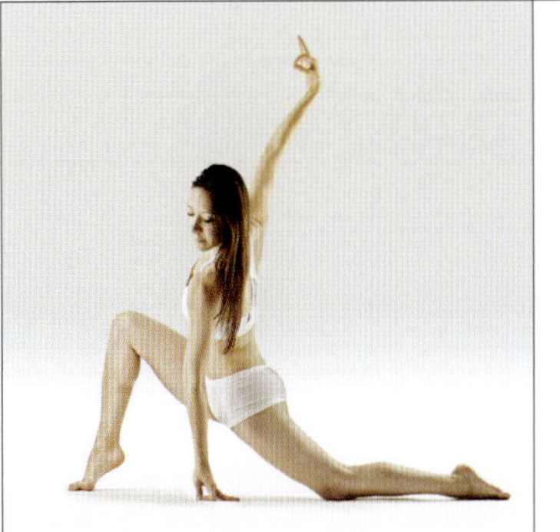

Postura en estocada del hijo de Anjani (lord Hanuman) sobre los dedos del pie

Prapada parshva anjaneyasana

Modificación: rodilla trasera apoyada en el suelo, dedos apuntando hacia atrás, una mano apoyada en el suelo, el otro brazo elevado al cielo, torsión hacia el exterior de la rodilla delantera.

Tipo de postura: de pie, torsión.

Punto de *drishti*: *padayoragrai* o *padayoragre* (dedos/pies).

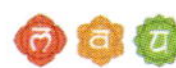

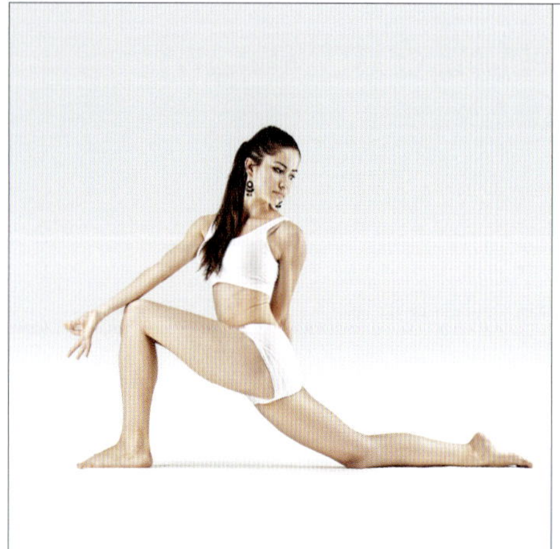

Postura del hijo de Anjani (lord Hanuman) con torsión

Parivritta anjaneyasana

También conocida como: postura del mono con torsión *(parivritta anjaneyasana)*.
Modificación: rodilla trasera apoyada en el suelo.
Tipo de postura: de pie, torsión.
Punto de *drishti*: *padhayoragrai* o *padayoragre* (dedos/pies).

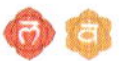

POSTURA EN ESTOCADA: RODILLA TRASERA APOYADA EN EL SUELO Y ALINEADA CON EL ZÓCALO DE LA CADERA

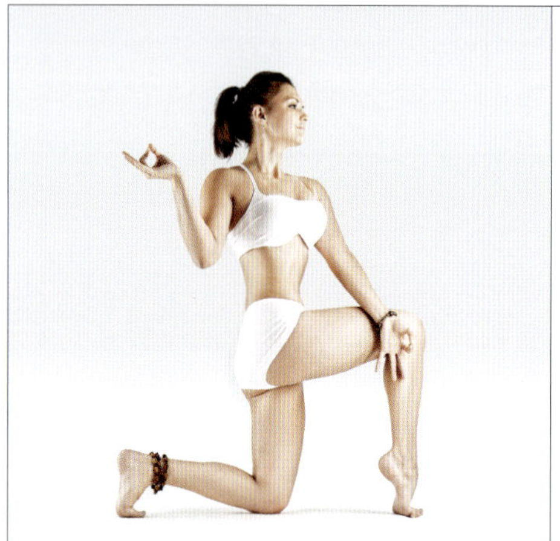

Postura del hijo de Anjani (lord Hanuman) con torsión sobre los dedos del pie

Prapada parivritta anjaneyasana

Tipo de postura: de pie, torsión.
Punto de *drishti*: *nasagrai* o *nasagre* (nariz).

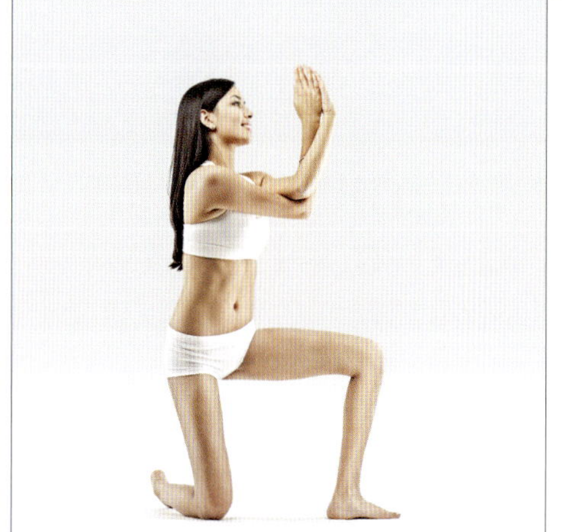

Postura preparatoria del caballo

Vatayanasana preparatoria

Modificación: rodilla trasera y pie apoyados en el suelo.
Tipo de postura: de pie.
Punto de *drishti*: *angushtamadhye* o *angushta ma dyai* (pulgares).

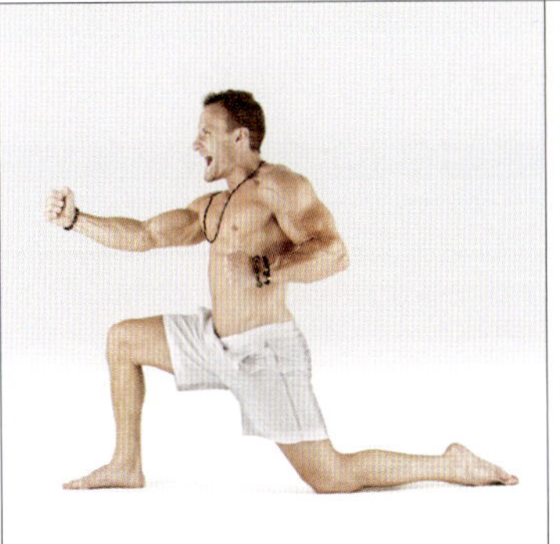
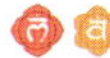

Postura del guerrero luchando 1

Yudhasana 1

Tipo de postura: de pie.
Punto de *drishti*: *hastagrai* o *hastagre* (manos).

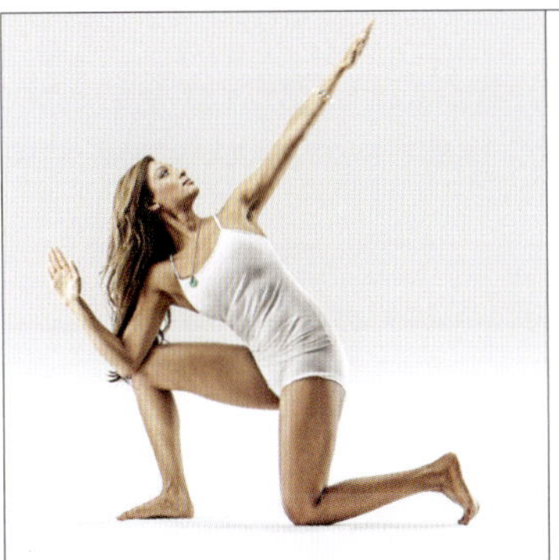
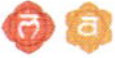

Postura del guerrero luchando 2

Yudhasana 2

Modificación: rodilla trasera apoyada en el suelo.
Tipo de postura: de pie.
Punto de *drishti*: *hastagrai* o *hastagre* (manos).

POSTURA EN ESTOCADA: RODILLA TRASERA EN EL SUELO ALINEADA CON EL ZÓCALO DE LA CADERA, INCLINACIÓN HACIA DELANTE

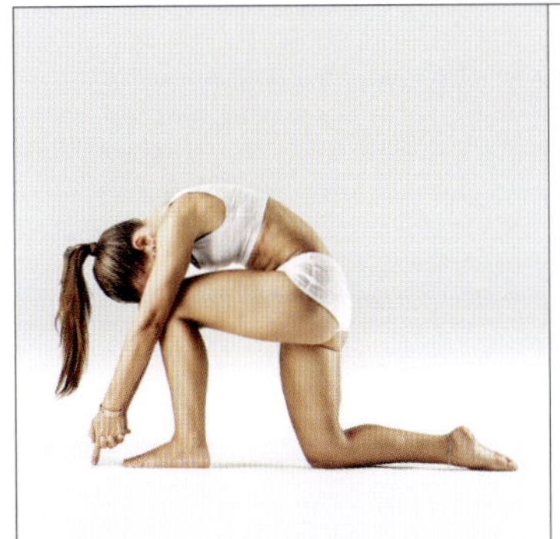
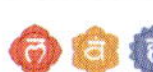

Media postura en estocada del jinete

Ardha ashva sanchalanasana

Modificación: columna vertebral en la postura del gato recostado, rodilla trasera apoyada en el suelo con los dedos del pie apuntando en sentido puesto a la cabeza.
Tipo de postura: de pie, inclinación hacia delante.
Punto de *drishti*: *nasagrai* o *nasagre* (nariz).

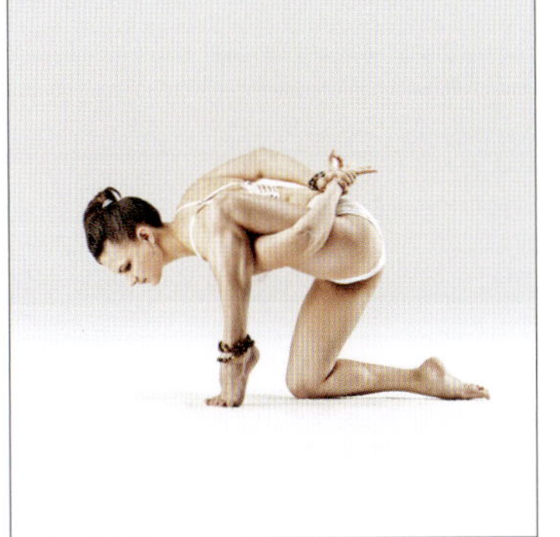
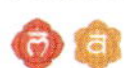

Postura en estocada del hijo de Anjani (lord Hanuman) sobre los dedos del pie y con agarre

Prapada baddha anjaneyasana

Modificación: pierna delantera agarrada, rodilla trasera apoyada en el suelo, dedos del pie apuntando en sentido opuesto a la cabeza.
Tipo de postura: de pie, inclinación hacia delante, agarre.
Punto de *drishti*: *nasagrai* o *nasagre* (nariz).

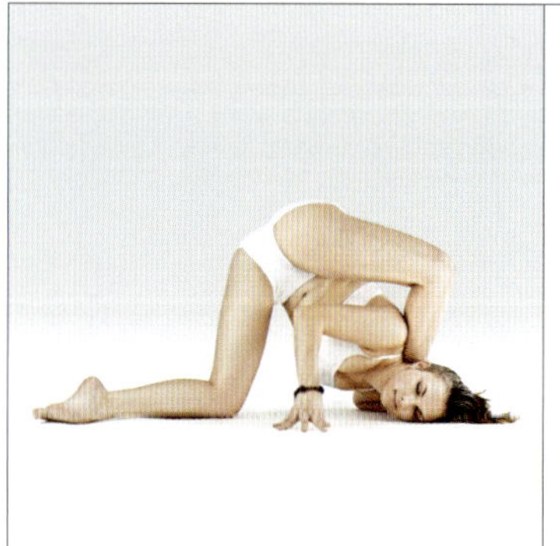

Posición en estocada y extendida de la cola del lagarto con un pie detrás de la cabeza

Eka pada shirsha uttana pristhasana

Modificación: rodilla trasera debajo de la cadera, dedos del pie apuntando en sentido opuesto a la cabeza.

Tipo de postura: de pie, inclinación hacia delante.

Punto de *drishti*: *nasagrai* o *nasagre* (nariz).

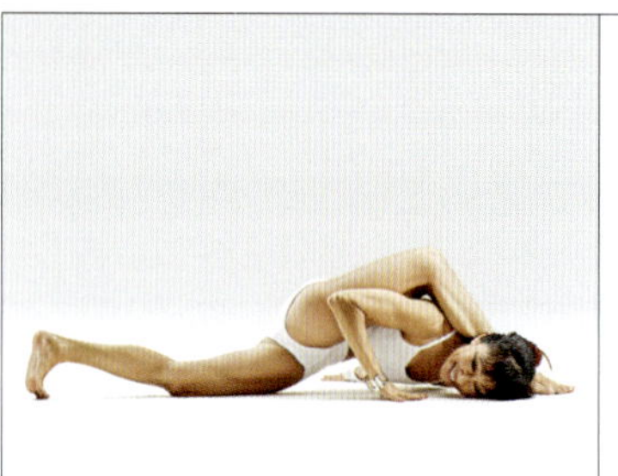

Posición en estocada y extendida de la cola del lagarto con un pie detrás de la cabeza

Eka pada shirsha uttana pristhasana

Modificación: piernas abiertas completamente, dedos de los pies de la pierna trasera curvados hacia dentro.

Tipo de postura: de pie, inclinación hacia delante.

Punto de *drishti*: *nasagrai* o *nasagre* (nariz).

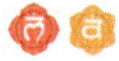

POSTURA EN ESTOCADA: RODILLA TRASERA EN EL SUELO ALINEADA CON EL ZÓCALO DE LA CADERA, INCLINACIÓN HACIA ATRÁS

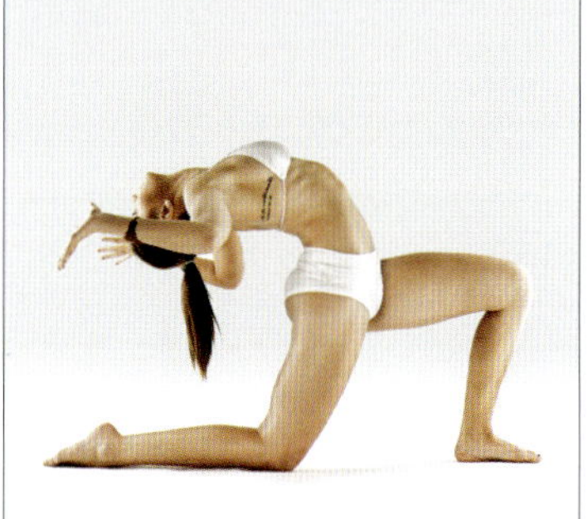

Postura en estocada del hijo de Anjani (lord Hanuman)

Anjaneyasana

Modificación: inclinación profunda hacia atrás, pecho abierto, brazos a los lados, codos flexionados, rodilla trasera apoyada en el suelo con los dedos del pie apuntando en sentido opuesto a la cabeza.

Tipo de postura: de pie, flexión hacia atrás.

Punto de *drishti*: *bhrumadhye* o *ajna chakra* (tercer ojo).

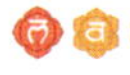  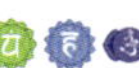

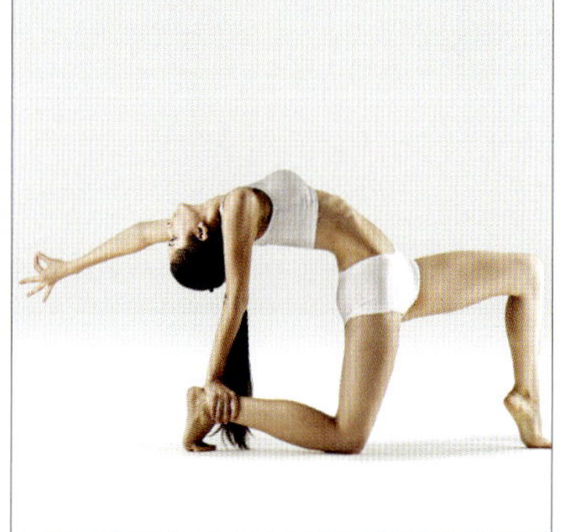

Postura en estocada del hijo de Anjani (lord Hanuman) de puntillas y con una mano en el pie

Prapada eka hasta pada anjaneyasana

Modificación: inclinación profunda hacia atrás, mano al tobillo del mismo lado.

Tipo de postura: de pie, flexión hacia atrás.

Punto de *drishti*: *bhrumadhye* o *ajna chakra* (tercer ojo).

 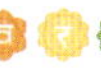 

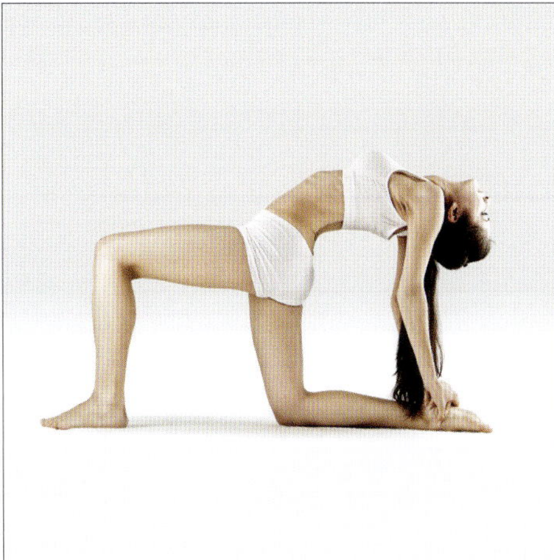

Postura en estocada del hijo de Anjani (lord Hanuman) con ambas manos en el pie

Dwi hasta pada anjaneyasana

Modificación: inclinación hacia atrás.

Tipo de postura: de pie, flexión hacia atrás.

Punto de *drishti*: *bhrumadhye* o *ajna chakra* (tercer ojo, entre las cejas).

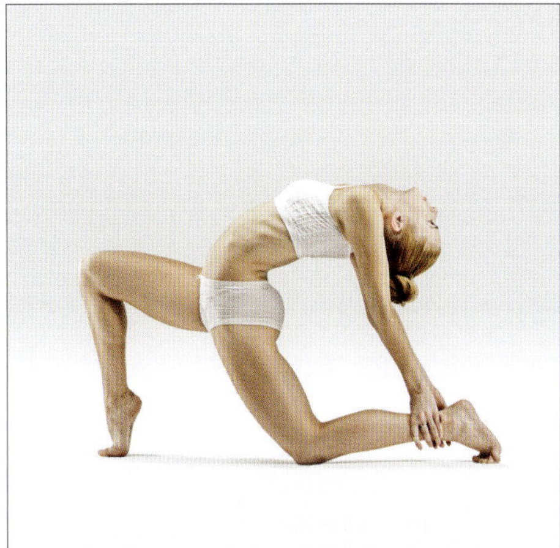

Postura en estocada del hijo de Anjani (lord Hanuman) de puntillas con ambas manos en el pie

Prapada dwi hasta pada anjaneyasana

Modificación: inclinación profunda hacia atrás, rodilla trasera apoyada en el suelo, dedos del pie trasero curvados hacia dentro.

Tipo de postura: de pie, flexión hacia atrás.

Punto de *drishti*: *bhrumadhye* o *ajna chakra* (tercer ojo, entre las cejas).

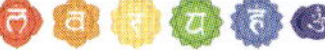

POSTURA EN ESTOCADA: RODILLA TRASERA APOYADA EN EL SUELO, PIE LEVANTADO

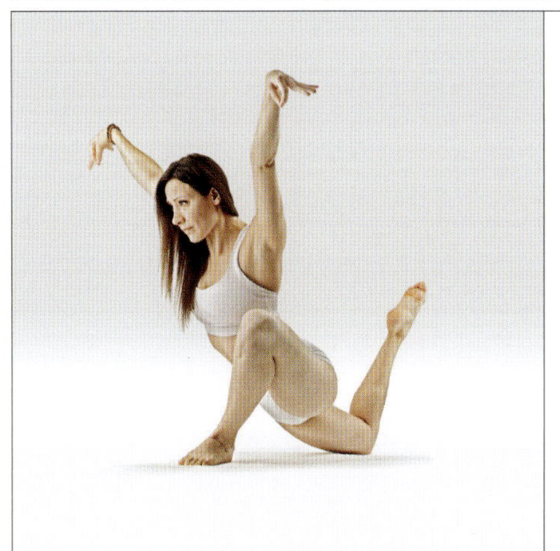

Postura preparatoria del rey Palomo con una pierna 2

Eka pada raja kapotasana **2 preparatoria**

Modificación: brazos abiertos del todo y levantados.

Tipo de postura: de pie, inclinación hacia delante.

Punto de *drishti*: *nasagrai* o *nasagre* (nariz).

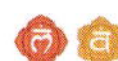

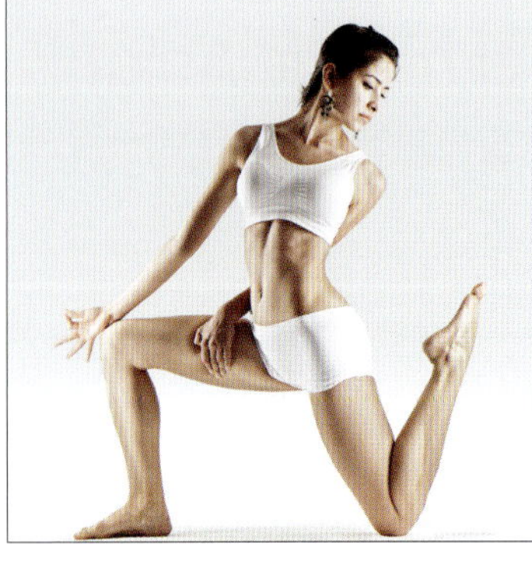

Postura preparatoria del rey Palomo con medio agarre 2

***Ardha baddha parivritta eka pada raja kapotasana* 2 preparatoria**
Tipo de postura: de pie, torsión, agarre.
Punto de *drishti*: *padayoragrai* o *padayoragre* (dedos/pies).

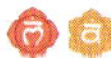

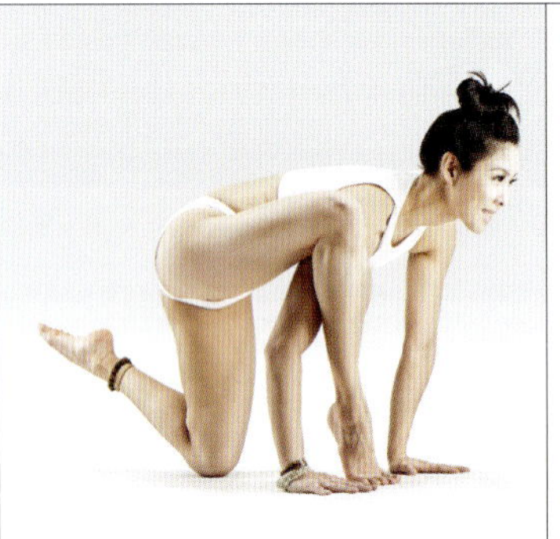

Postura preparatoria de la cola del lagarto en estocada sobre los dedos del pie

***Prapada uttana pristhasana* preparatoria**
Modificación: brazos semirrectos, pie trasero levantado del suelo.
Tipo de postura: de pie, inclinación hacia delante.
Punto de *drishti*: *nasagrai* o *nasagre* (nariz), *bhrumadhye* o *ajna chakra* (tercer ojo).

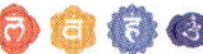

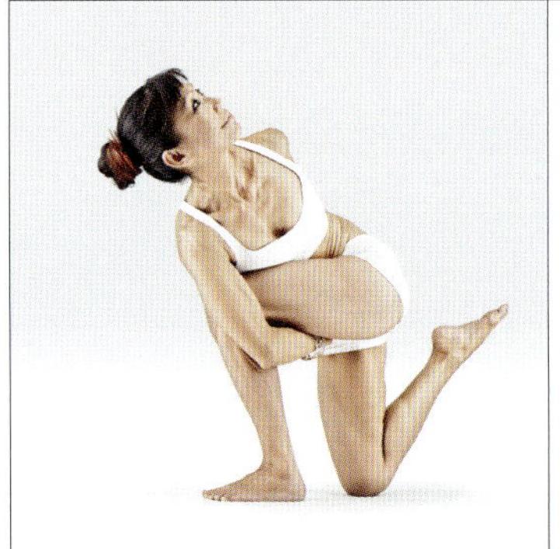

Postura preparatoria del ángulo lateral con torsión y con agarre

***Baddha parivritta parshva konasana* preparatoria**
También conocida como: postura preparatoria del hijo de Anjani (lord Hanuman) en estocada *(anjaneyasana preparatoria)*.
Modificación: rodilla flexionada, talón hacia el hueso del glúteo.
Tipo de postura: de pie, inclinación hacia delante, torsión, agarre.
Punto de *drishti*: *urdhva* o *antara drishti* (hacia el cielo).

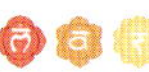

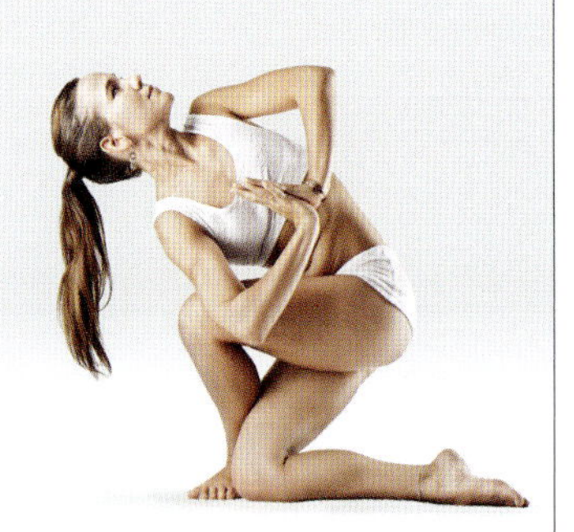

Postura en estocada del hijo de Anjani (lord Hanuman) con torsión con las manos en oración y con el pie en la rodilla

Janu pada parivritta anjaneyasana namaskar
Tipo de postura: de pie, inclinación hacia delante, torsión.
Punto de *drishti*: *urdhva* o *antara drishti* (hacia el cielo).

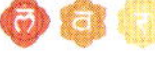

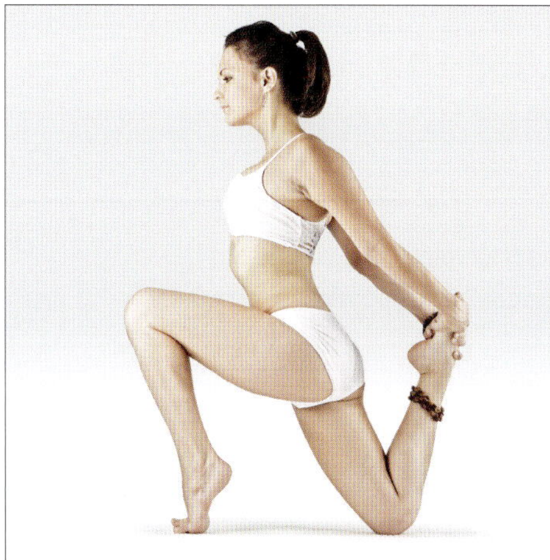

Postura preparatoria del rey Palomo con una pierna sobre los dedos del pie 2

Prapada eka pada raja kapotasana **2 preparatoria**

Modificación: agarre del pie trasero con ambas manos por debajo de la cabeza.

Tipo de postura: de pie, flexión suave hacia atrás.

Punto de *drishti*: *nasagrai* o *nasagre* (nariz).

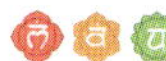

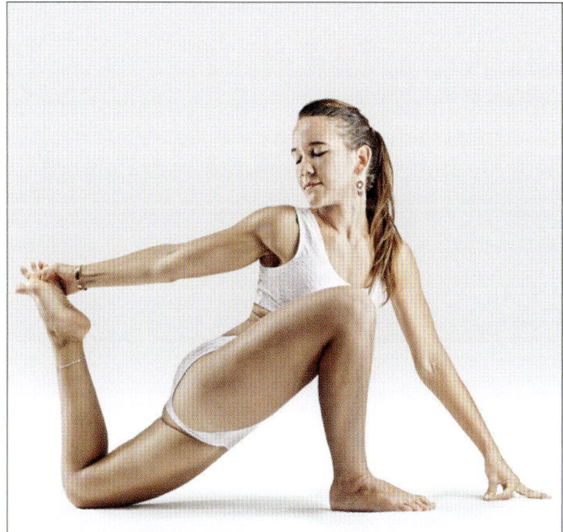

Postura preparatoria del rey Palomo con una pierna y con torsión 2

Parivritta eka pada raja kapotasana **2 preparatoria**

Modificación: agarre del pie trasero con la mano opuesta por debajo de la cabeza, torsión desde la rodilla delantera.

Tipo de postura: de pie, torsión.

Punto de *drishti*: *padayoragrai* o *padayoragre* (dedos/pies).

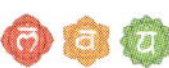

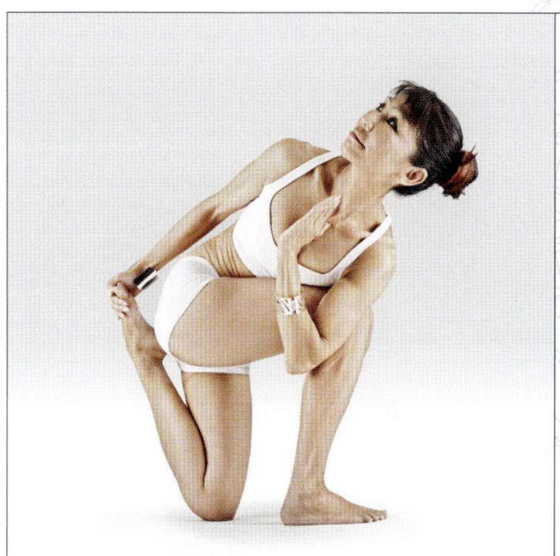

Postura preparatoria del rey Palomo con una mano en oración con torsión sobre una pierna 2

Eka hasta namaskar parivritta eka pada raja kapotasana **2 preparatoria**

Modificación: agarre del pie con la mano opuesta, la otra mano en el corazón.

Tipo de postura: de pie, inclinación hacia delante, torsión.

Punto de *drishti*: *urdhva* o *antara drishti* (hacia el cielo).

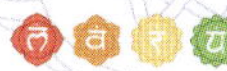

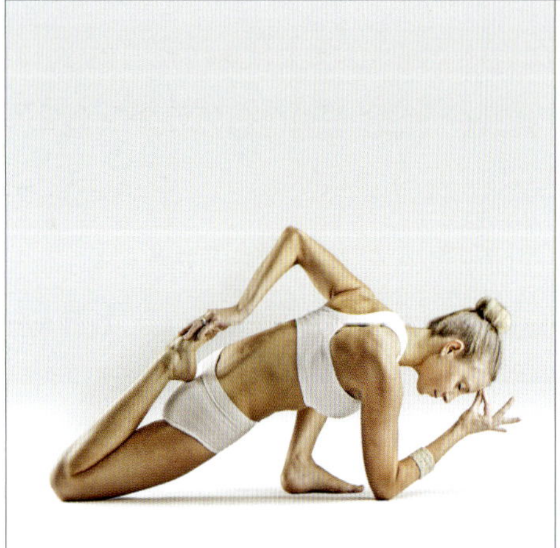

Postura en estocada de la cola del lagarto extendida con una mano en el pie

Eka hasta pada uttana pristhasana

Modificación: inclinación hacia delante, codo apoyado en el suelo, agarre del pie trasero con la otra mano, talón contra el hueso del glúteo.

Tipo de postura: de pie, inclinación hacia delante.

Punto de *drishti*: *nasagrai* o *nasagre* (nariz).

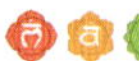

POSTURA EN ESTOCADA: RODILLA TRASERA APOYADA EN EL SUELO, PIE HACIA EL ZÓCALO DE LA CADERA

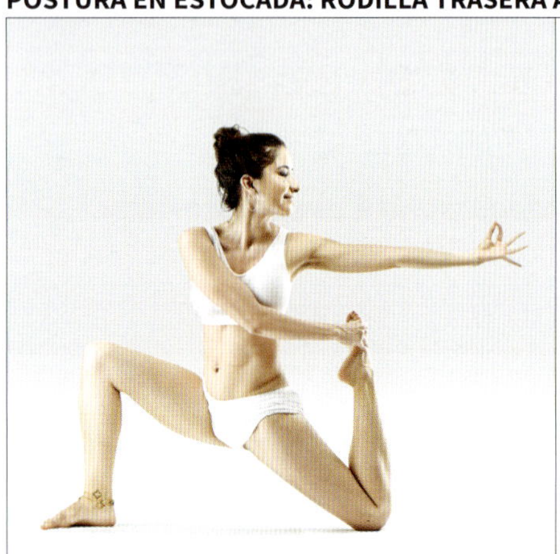

Postura preparatoria de la lanza

Kuntasana preparatoria

Modificación: agarre del pie con la mano opuesta, brazo cruzado por delante, el otro brazo paralelo al suelo, pie separado de la cadera.

Tipo de postura: de pie, torsión.

Punto de *drishti*: *hastagrai* o *hastagre* (manos).

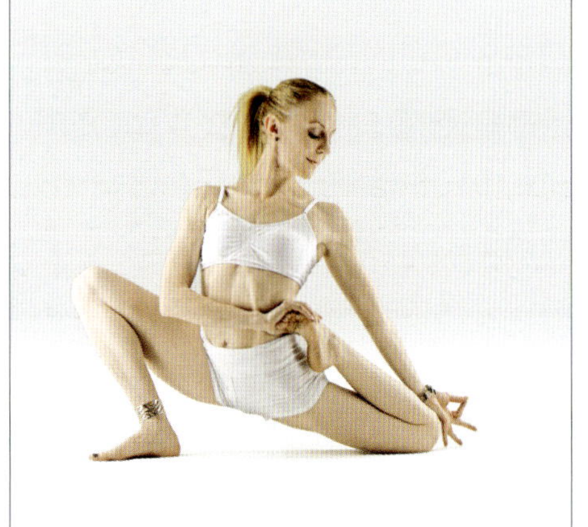

Postura de la lanza

Kuntasana

Modificación: agarre del pie con la mano opuesta, brazo cruzado por delante, el dorso de la otra mano apoyado en la rodilla, pie cerca de la cadera.

Tipo de postura: de pie, torsión.

Punto de *drishti*: *hastagrai* o *hastagre* (manos).

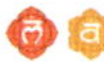

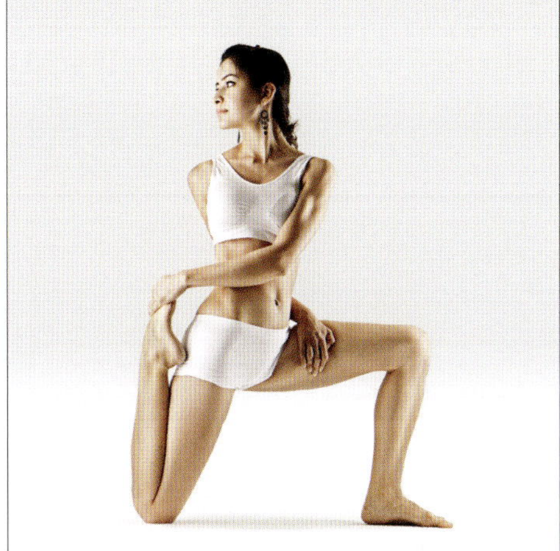

Postura preparatoria de la lanza con torsión con agarre de ambas manos

Dwi hasta baddha parivritta kuntasana **preparatoria**
Tipo de postura: de pie, torsión, agarre.
Punto de *drishti*: *parshva drishti* (hacia la derecha), *parshva drishti* (hacia la izquierda).

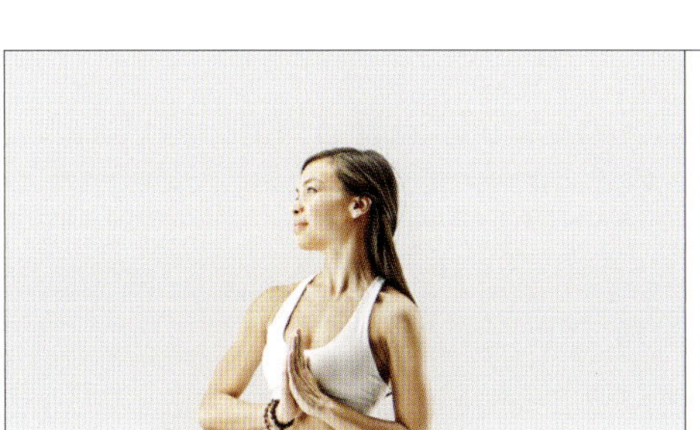

Postura de la lanza con las manos en oración

Kuntasana namaskar
Tipo de postura: de pie.
Punto de *drishti*: *nasagrai* o *nasagre* (nariz).

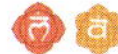

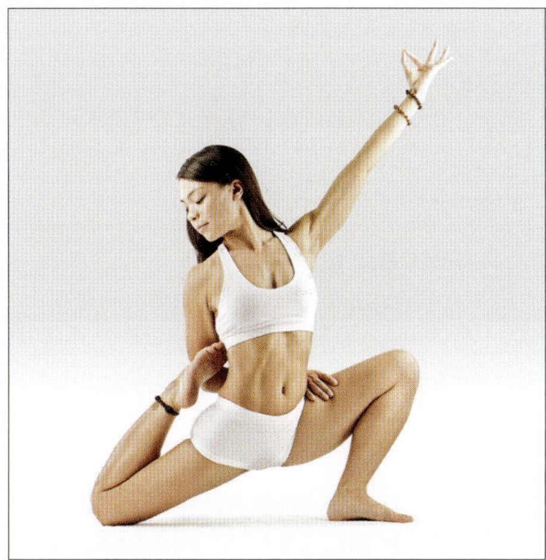

Postura preparatoria de la lanza con torsión con medio agarre

Ardha baddha parivritta kuntasana **preparatoria**
Modificación: pie hacia el interior del codo.
Tipo de postura: de pie, torsión, agarre.
Punto de *drishti*: *padayoragrai* o *padayoragre* (dedos/pies).

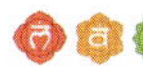

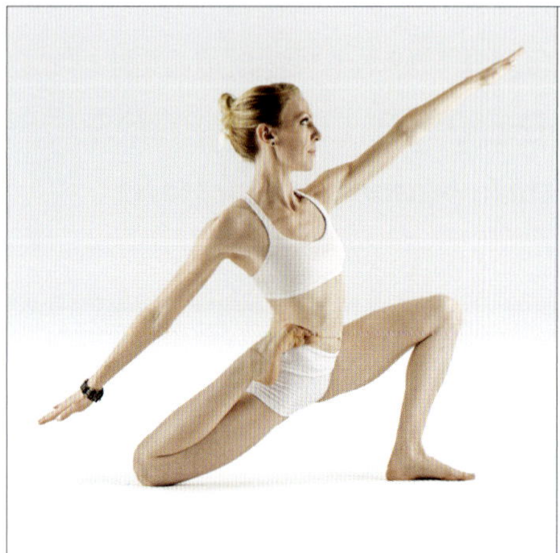

Postura de la lanza

Kuntasana

Tipo de postura: de pie.
Punto de *drishti*: *hastagrai* o *hastagre* (manos).

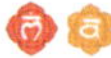 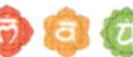

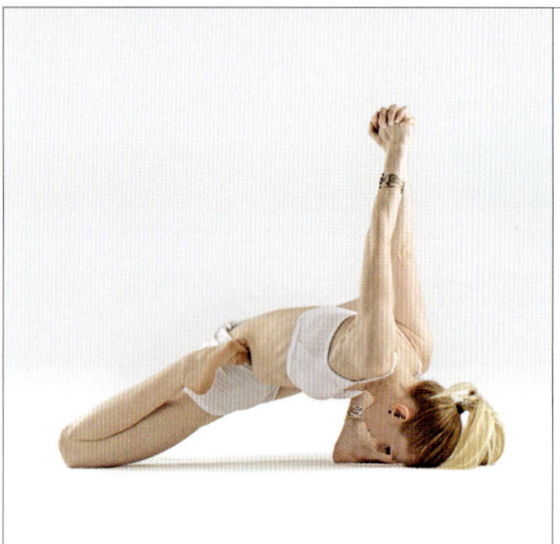

Postura del ángulo con estiramiento y manos entrelazadas

Baddha hasta kulpasana

Tipo de postura: de pie, inclinación hacia delante.
Punto de *drishti*: *nasagrai* o *nasagre* (nariz).

EN ESTOCADA: RODILLA TRASERA EN EL SUELO, CABEZA DETRÁS DE LA PIERNA DELANTERA, AGARRE DEL PIE TRASERO

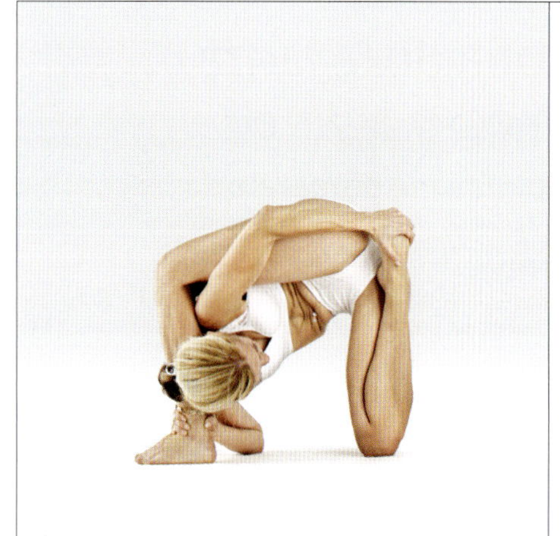

Postura en estocada de la cola del lagarto extendida con un pie detrás de la cabeza

Eka pada shirsha uttana pristhasana

Modificación: agarre del pie con la mano opuesta, rodilla trasera por debajo de la cadera.
Tipo de postura: de pie, inclinación hacia delante.
Punto de *drishti*: *nasagrai* o *nasagre* (nariz).

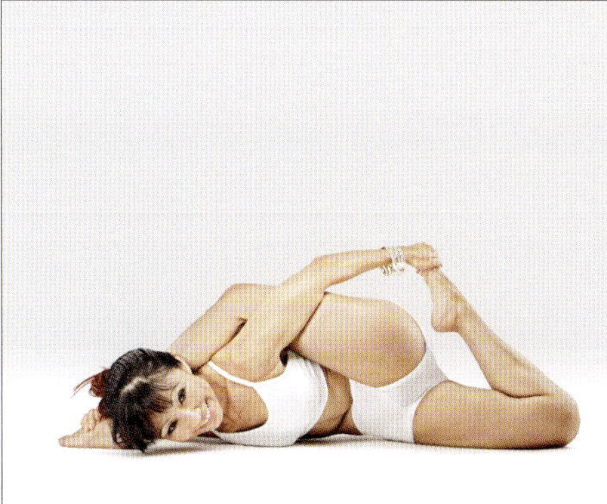

Postura en estocada de la cola del lagarto extendida con un pie detrás de la cabeza

Eka pada shirsha uttana pristhasana

Modificación: agarre del pie con la mano opuesta, pecho y cuádriceps apoyados en el suelo.

Tipo de postura: de pie, inclinación hacia delante.

Punto de *drishti*: *nasagrai* o *nasagre* (nariz).

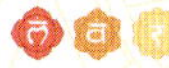

POSTURA EN ESTOCADA: RODILLA APOYADA EN EL SUELO, REY PALOMO CON UNA PIERNA 2

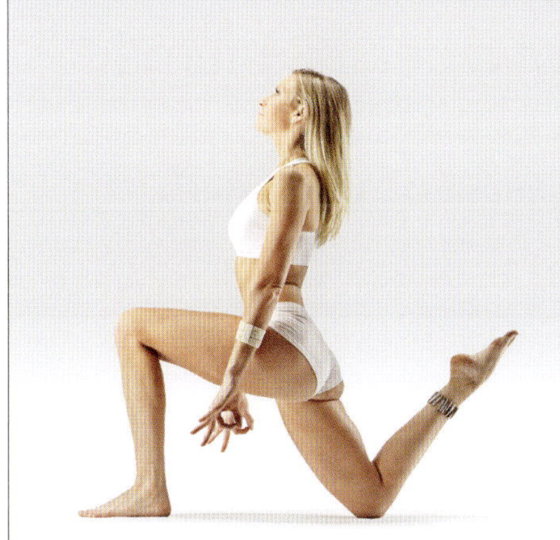

Postura preparatoria del rey Palomo con una pierna 2

Eka pada raja kapotasana **2 preparatoria**

Modificación: rodilla flexionada con el pie hacia los glúteos, talón delantero plano, brazos en los lados del cuerpo, espalda recta.

Tipo de postura: de pie.

Punto de *drishti*: *bhrumadhye* o *ajna chakra* (tercer ojo, entre las cejas).

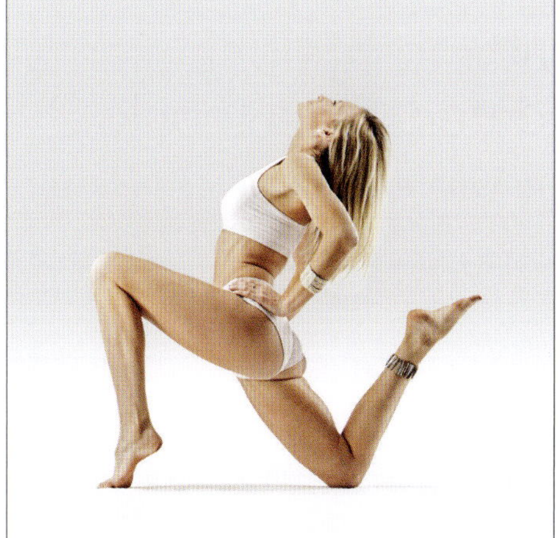

Postura preparatoria del rey Palomo con una pierna y sobre los dedos del pie

Prapada eka pada raja kapotasana **2 preparatoria**

Modificación: rodilla flexionada con el pie hacia los glúteos, talón del pie delantero levantado, manos en las caderas, flexión hacia atrás.

Tipo de postura: de pie, flexión hacia atrás.

Punto de *drishti*: *bhrumadhye* o *ajna chakra* (tercer ojo, entre las cejas).

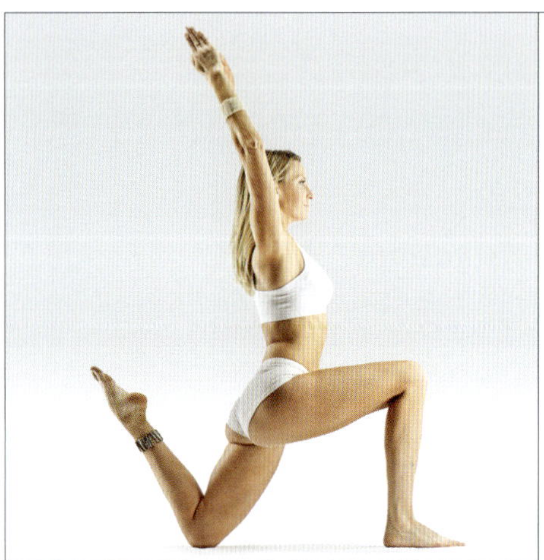

Postura del rey Palomo con una pierna 2

Eka pada raja kapotasana 2

Modificación: preparatoria, brazos extendidos por encima de la cabeza, rodilla flexionada hacia los glúteos.

Tipo de postura: de pie, flexión suave hacia atrás.

Punto de *drishti*: *nasagrai* o *nasagre* (nariz).

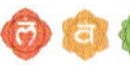

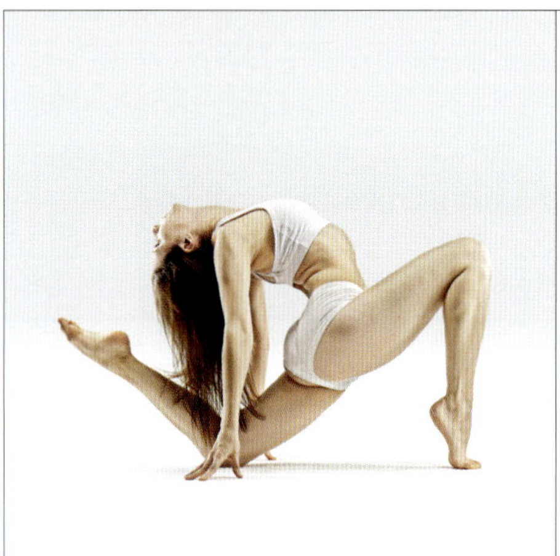

Postura preparatoria de una pierna sobre los dedos del pie 2

Prapada eka pada raja kapotasana 2 preparatoria

Modificación: puntas de los dedos apoyadas en el suelo, talón delantero levantado.

Tipo de postura: de pie, flexión hacia atrás.

Punto de *drishti*: *bhrumadhye* o *ajna chakra* (tercer ojo, entre las cejas).

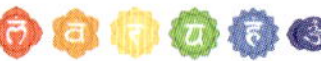

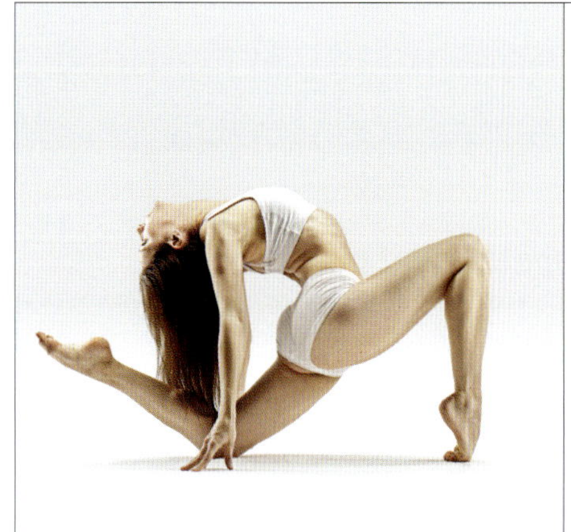

Postura del rey Palomo con una pierna con estiramiento intenso del tobillo 2

Uttana kulpa eka pada raja kapotasana 2

Modificación: preparatoria, puntas de los dedos de las manos apoyadas en el suelo, dedos del pie delantero flexionados hacia abajo.

Tipo de postura: de pie, flexión hacia atrás.

Punto de *drishti*: *bhrumadhye* o *ajna chakra* (tercer ojo, entre las cejas).

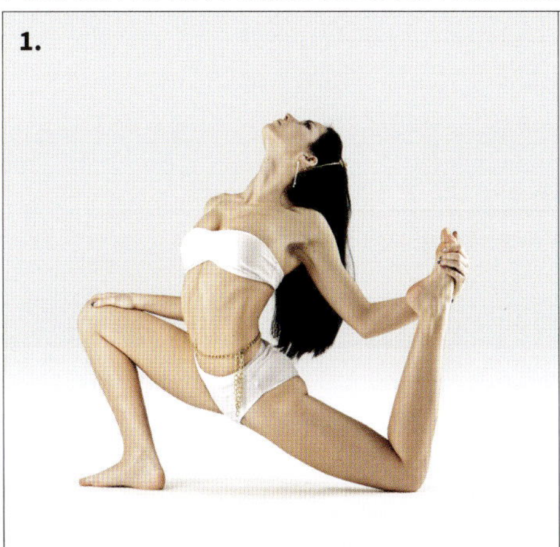

Postura preparatoria del rey Palomo con una pierna 2

Eka pada raja kapotasana **2 preparatoria**

Modificación: 1. Agarre del pie del mismo lado.

2. Agarre del pie con la mano del mismo lado, pie hacia la cadera.

3. Agarre del pie con la mano opuesta, pie girado hacia el glúteo opuesto.

Tipo de postura: de pie, flexión hacia atrás.

Punto de *drishti*: *bhrumadhye* o *ajna chakra* (tercer ojo, entre las cejas).

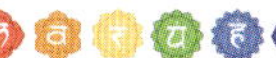

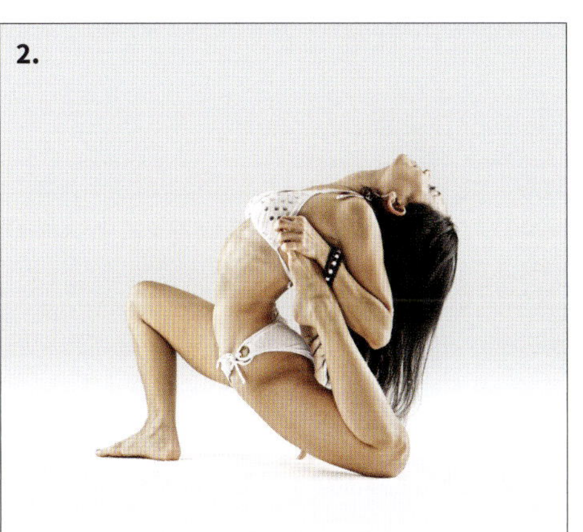

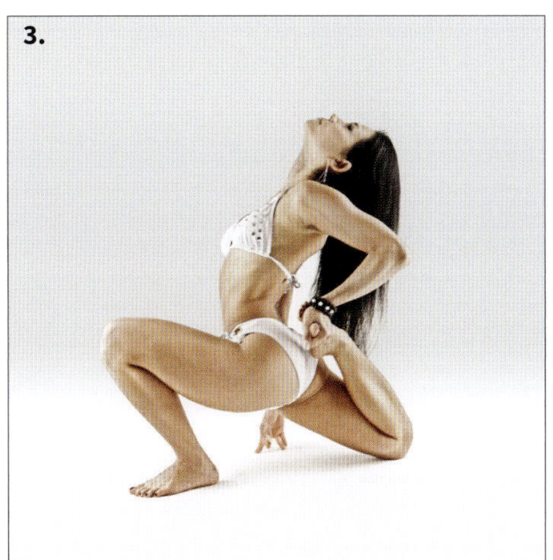

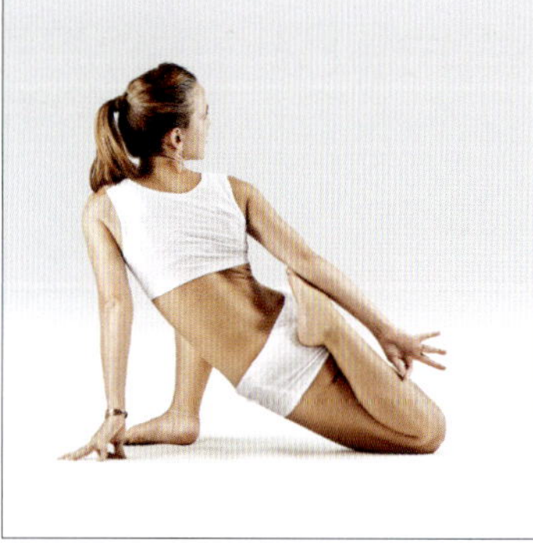

Postura preparatoria del rey Palomo con una pierna con torsión 2

Parivritta eka pada raja kapotasana 2

Tipo de postura: de pie, inclinación hacia delante, torsión.
Punto de *drishti*: *parsva drishti* (hacia la derecha), *parsva drishti* (hacia la izquierda).

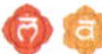

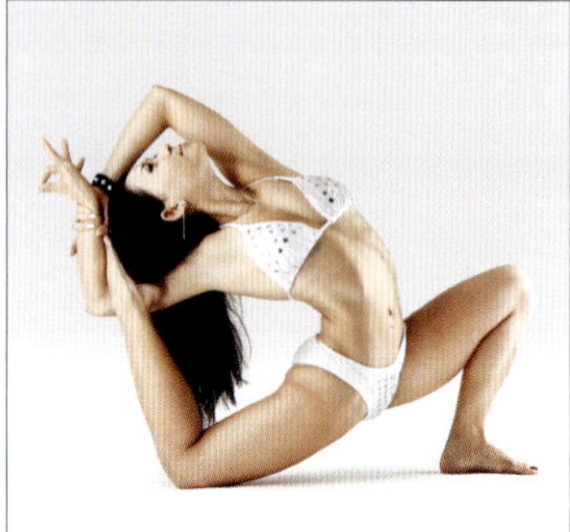

Postura de la sirena 2

Naginyasana 2

Tipo de postura: de pie, flexión hacia atrás.
Punto de *drishti*: *bhrumadhye* o *ajna chakra* (tercer ojo, entre las cejas).

EN ESTOCADA: RODILLA TRASERA APOYADA EN EL SUELO, REY PALOMO DE UNO CON LAS PIERNAS 2, OCHO SUPERIOR

Postura del rey Palomo con una pierna 2

Eka pada raja kapotasana 2

Modificación: agarre del pie con la mano opuesta, palma de la otra mano apoyada en el suelo al lado del muslo.

1. Pie hacia la cabeza.

2. Talón en la frente.

Tipo de postura: de pie, flexión hacia atrás.
Punto de *drishti*: *bhrumadhye* o *ajna chakra* (tercer ojo, entre las cejas).

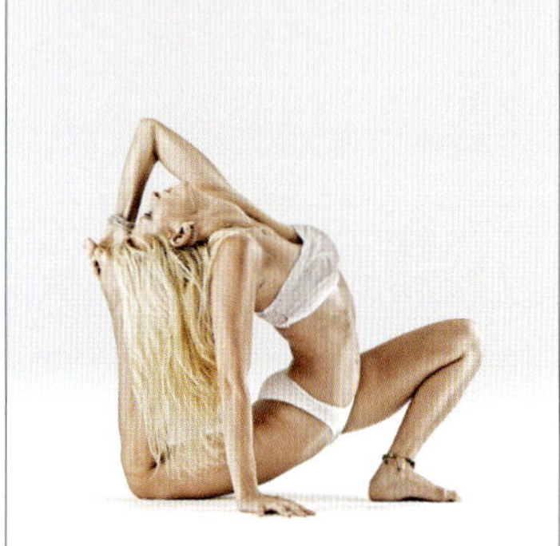
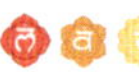

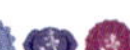

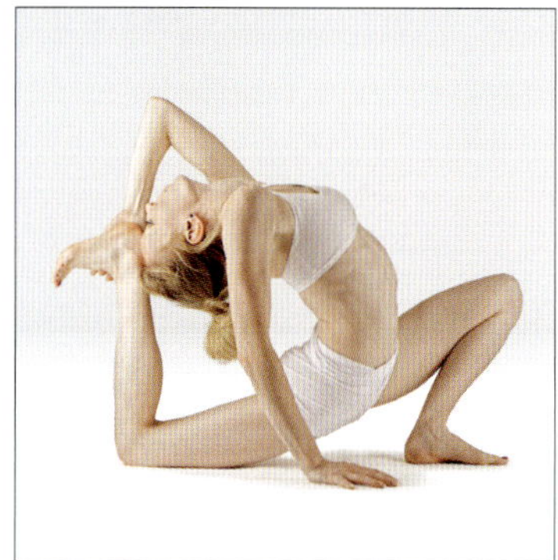

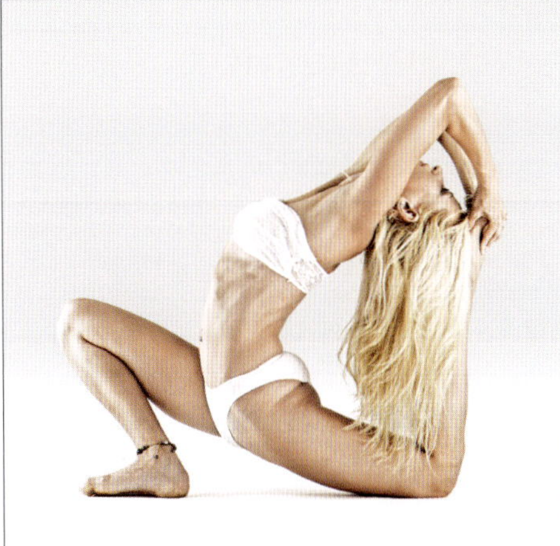

Postura del rey Palomo con una pierna 2

Eka pada raja kapotasana 2

Modificación: agarre del pie con ambas manos.

1. Pie hacia la cabeza.

2. Talón en la frente.

Tipo de postura: de pie, flexión hacia atrás.

Punto de *drishti*: *bhrumadhye* o *ajna chakra* (tercer ojo, entre las cejas).

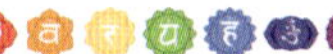

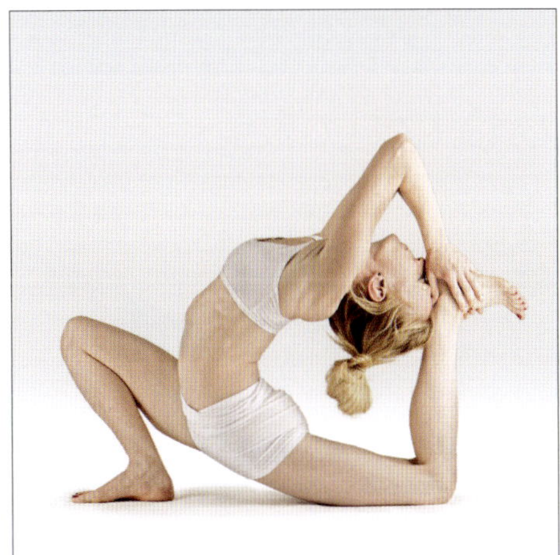

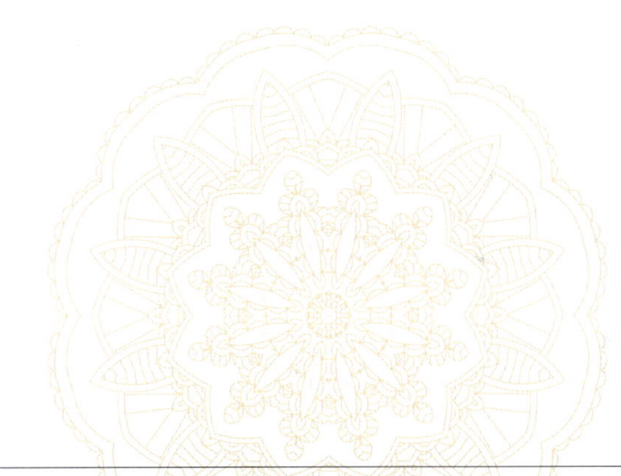

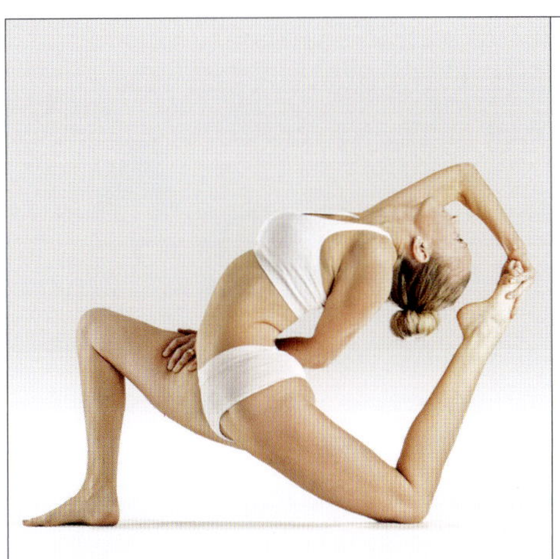

Postura del rey Palomo con una pierna con medio agarre 2

Ardha baddha eka pada raja kapotasana 2

Tipo de postura: de pie, flexión hacia atrás, agarre.

Punto de *drishti*: *bhrumadhye* o *ajna chakra* (tercer ojo, entre las cejas).

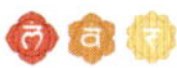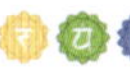

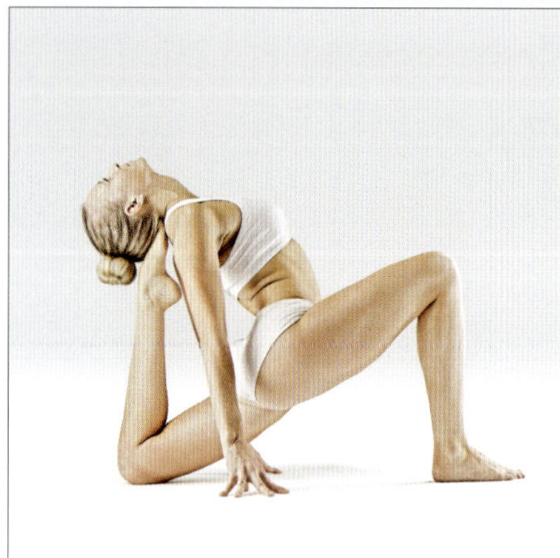

Postura preparatoria del collar

Graivasana preparatoria
También conocida como: postura de la cadena *(gaivasana)*.
Modificación: pie posterior en la parte posterior de la cabeza, manos apoyadas en el suelo.

Tipo de postura: de pie, flexión hacia atrás.

Punto de *drishti*: *bhrumadhye* o *ajna chakra* (tercer ojo, entre las cejas).

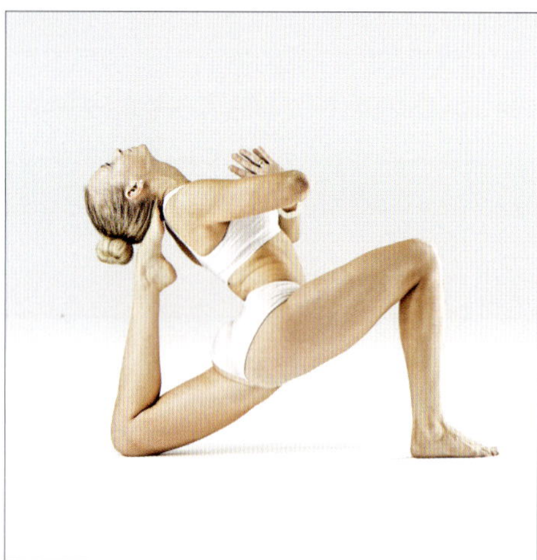

Postura preparatoria del collar

Graivasana preparatoria.
También conocida como: postura de la cadena *(gaivasana)*.
Modificación: pie posterior en la parte posterior de la cabeza, manos en *Anjali mudra* (manos en oración).
Tipo de postura: de pie, flexión hacia atrás.
Punto de *drishti*: *bhrumadhye* o *ajna chakra* (tercer ojo, entre las cejas).

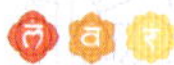

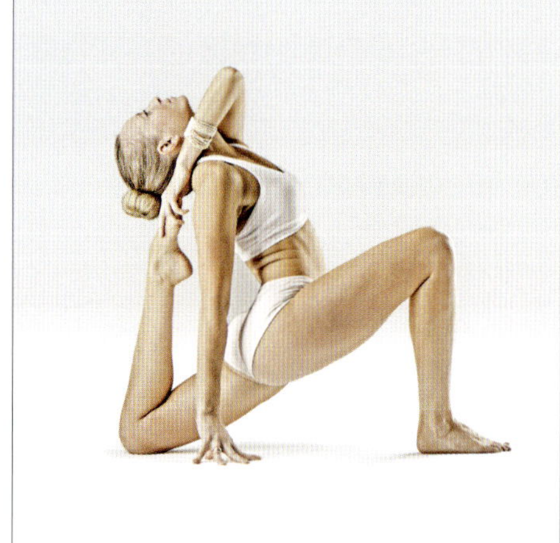

Postura del rey Palomo con apoyo con una sola mano y agarre del pie con la mano 2

Baddha hasta pada salamba eka pada raja kapotasana 2
Modificación: brazo cruzado delante del cuello, la otra mano apoyada en el suelo.
Tipo de postura: de pie, flexión hacia atrás.
Punto de *drishti*: *bhrumadhye* o *ajna chakra* (tercer ojo, entre las cejas).

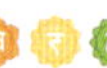

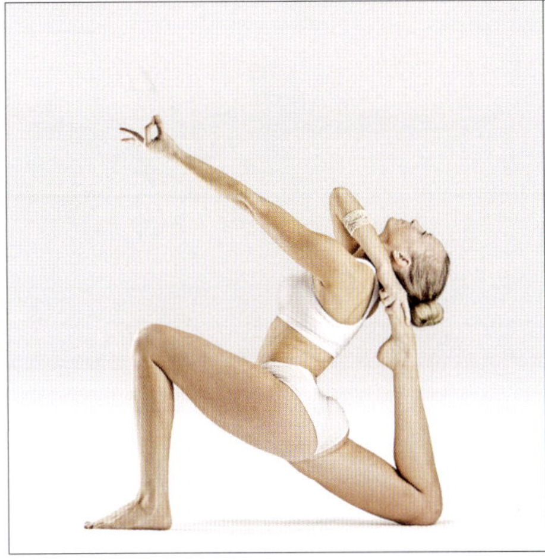

Postura del rey Palomo sin apoyo con una sola mano y agarre del pie con la mano 2

Baddha hasta pada niralamba eka pada raja Kapotasana 2

Modificación: brazo cruzado delante del cuello, el otro brazo extendido delante.
Tipo de postura: de pie, flexión hacia atrás.
Punto de *drishti*: *bhrumadhye* o *ajna chakra* (tercer ojo, entre las cejas).

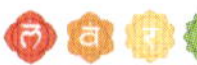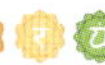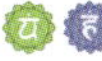

EN ESTOCADA: PIERNA DELANTERA EXTENDIDA, INCLINACIÓN HACIA ATRÁS

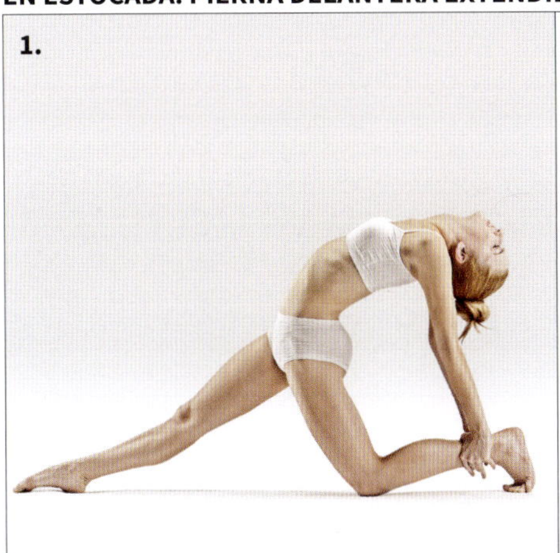

1.

Postura en estocada del hijo de Anjani (lord Hanuman) con ambas manos en el pie

Dwi hasta pada anjaneyasana

Modificación: pierna delantera recta.
1. Rodilla trasera apoyada en el suelo.
2. Rodilla trasera separada del suelo.
Tipo de postura: de pie, flexión hacia atrás.
Punto de *drishti*: *bhrumadhye* o *ajna chakra* (tercer ojo, entre las cejas).

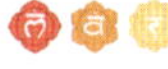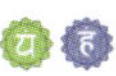

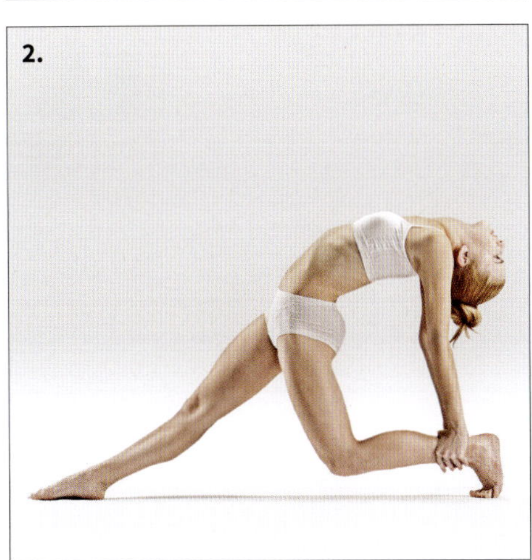

2.

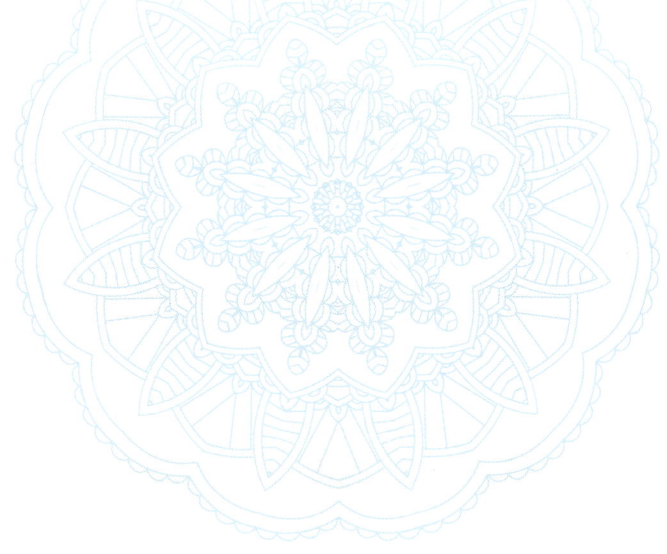

1.

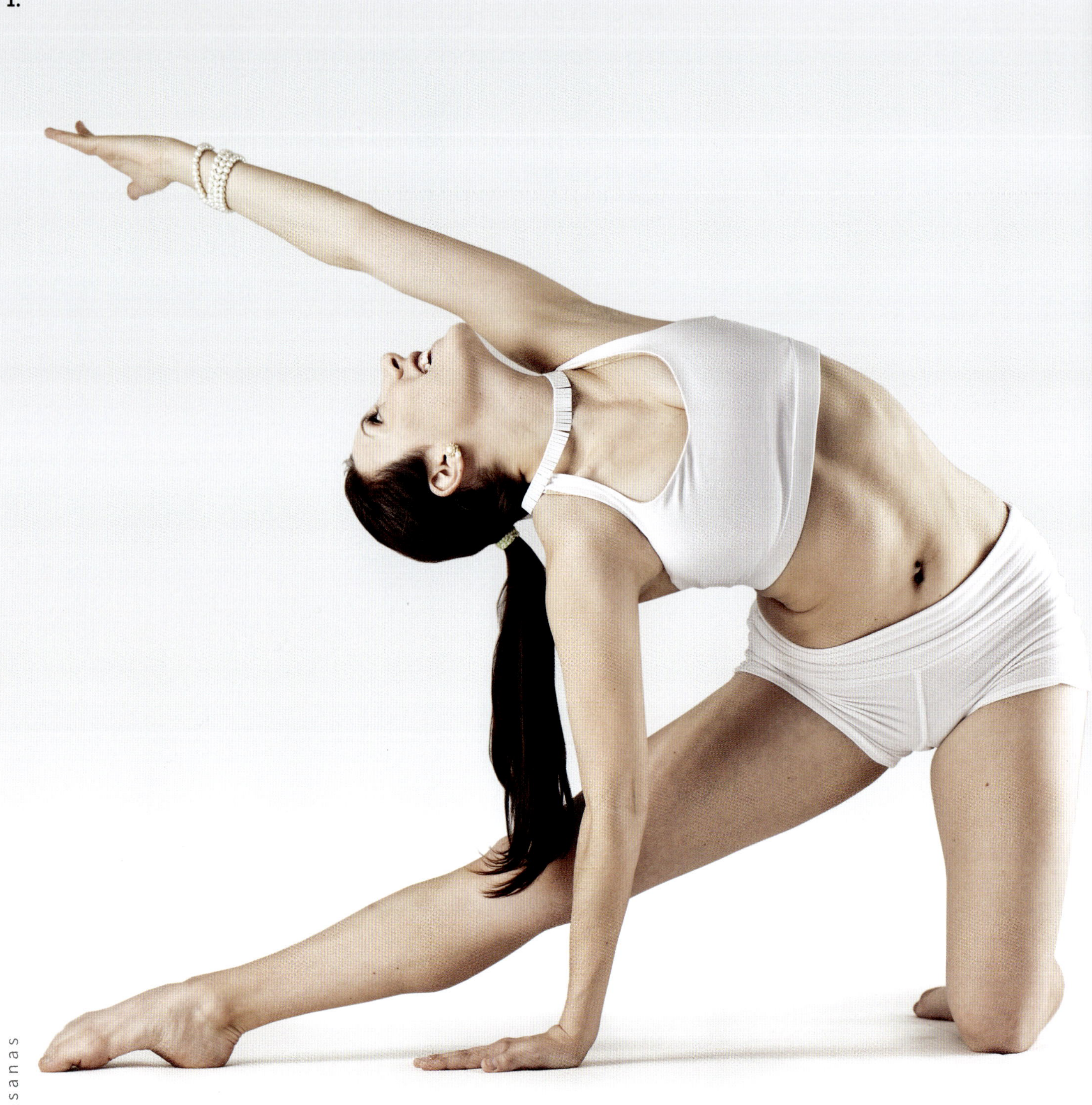

Postura de la puerta

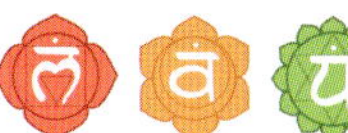

Parighasana
Tipo de postura: de pie, inclinación lateral.
Punto de *drishti*: *hastagrai* o *hastagrahe* (manos).

Cómo realizar la postura:

1. Comienza de rodillas con los glúteos separados de los pies. (Asegúrate de que las rodillas estén cómodas, por ejemplo, sobre una esterilla de yoga enrollada un par de veces). Realiza *mula bandha*, *uddhiyana banda* y la respiración *ujjayi*.

Modificación: flexión hacia el lado opuesto de la rodilla flexionada en el suelo.
1. La palma de la mano hacia el suelo, los dedos de la pierna extendida apuntando hacia el lado.
2. Mano en la espinilla, los dedos de los pies de la pierna extendida apuntando hacia delante.

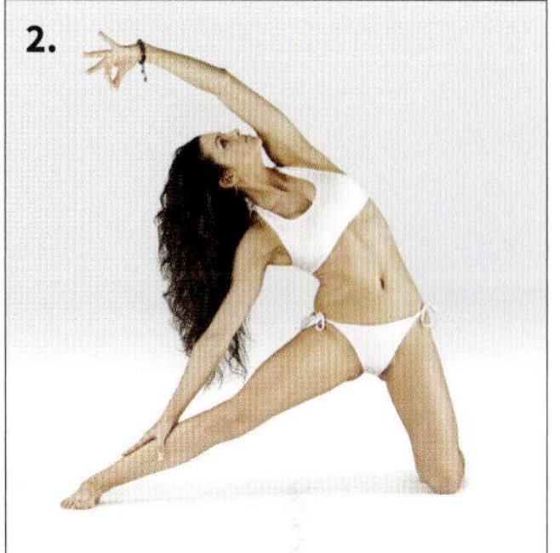

parigha = barra de hierro utilizada como cerrojo

2. Espira y extiende la pierna derecha hacia fuera con el pie derecho apoyado en el suelo. Puedes apuntar los dedos de los pies hacia la derecha (postura 1) o los dedos de los pies hacia delante, levantando el arco y presionando el borde exterior del pie derecho contra el suelo (postura 2).

3. Inhala mientras expandes el pecho y mantienes los brazos rectos hacia los lados, paralelos al suelo.

4. En la siguiente exhalación, inclínate hacia la derecha y lleva la mano derecha a la espinilla derecha (postura 2) mientras extiendes el brazo izquierdo por encima de la cabeza hacia la derecha con la palma de la mano hacia abajo. Asegúrate de que el pecho gire hacia el frente y que no baje hacia el suelo. Mira tu mano derecha. También puedes experimentar dejando caer la palma de la mano derecha hasta el suelo por el interior de tu pierna derecha (postura 1).

5. Mantén la postura durante al menos 30 segundos y hasta 90 para recibir todos los beneficios del estiramiento. Inhala a medida que subes y lleva la rodilla derecha al suelo hasta juntarla con la rodilla izquierda. Repite todos los movimientos por el otro lado.

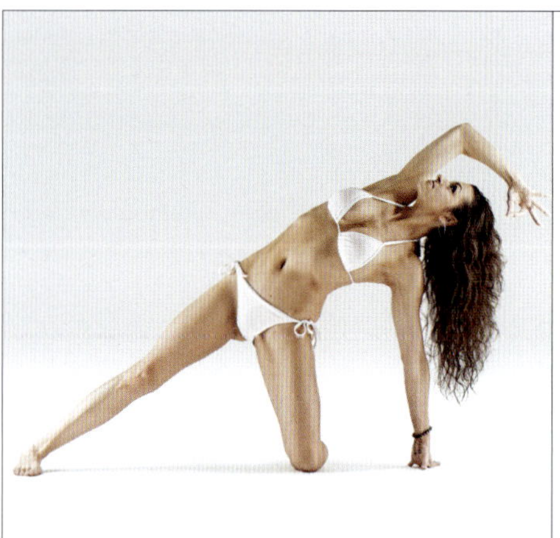

Postura de la puerta

Parighasana

Modificación: flexión hacia el lado opuesto de la rodilla flexionada en el suelo, antebrazo apoyado en el suelo, los dedos de la pierna extendida apuntando hacia un lado.

Tipo de postura: de pie, inclinación hacia delante, inclinación lateral.

Punto de *drishti*: *hastagrai* o *hastagre* (manos).

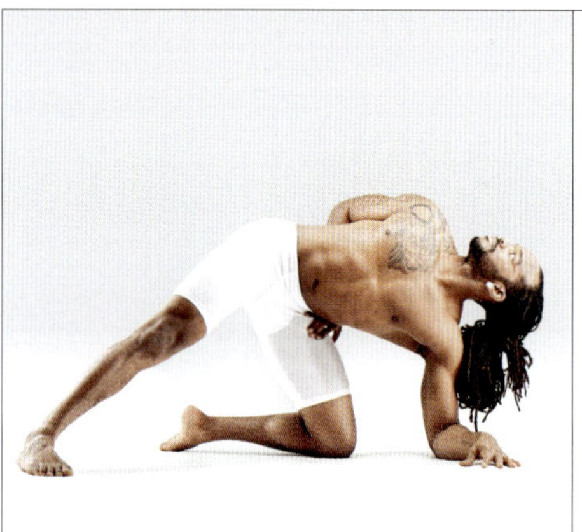

Postura de la puerta con medio agarre

Ardha baddha parighasana

Modificación: inclinación hacia el lado de la rodilla flexionada en el suelo, el antebrazo hacia el suelo por el lado de la pierna flexionada, los dedos de los pies de la pierna extendida apuntando hacia delante.

Tipo de postura: de pie, inclinación lateral, agarre.

Punto de *drishti*: *urdhva* o *antara drishti* (hacia el cielo).

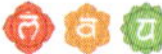
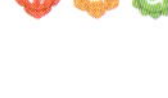

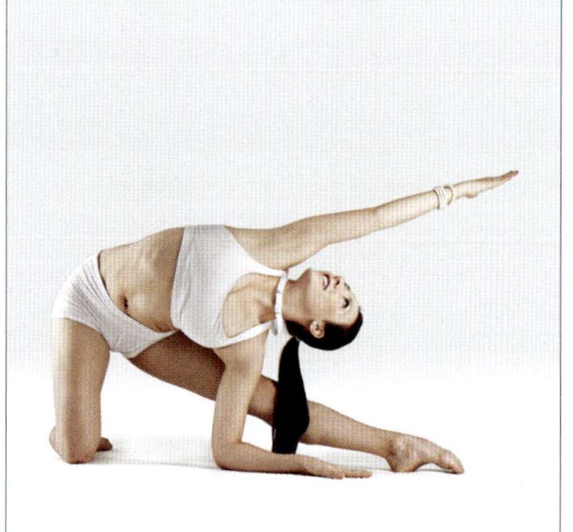

Postura de la puerta

Parighasana

Modificación: inclinación hacia el lado de la rodilla flexionada en el suelo, con la mano hacia el suelo por el exterior de la pierna flexionada y con dedos de los pies de la pierna extendida apuntando hacia el frente.

Tipo de postura: de pie, inclinación lateral.

Punto de *drishti*: *urdhva* o *antara drishti* (hacia el cielo).

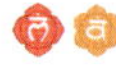

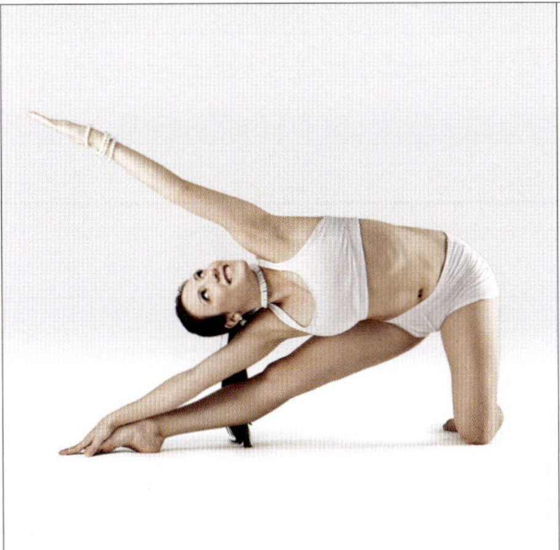

Postura de la puerta

Parighasana

Modificación: flexión hacia el lado opuesto de la rodilla flexionada en el suelo, la palma de la mano hacia la parte superior del pie de la pierna extendida, los dedos de la pierna extendida apuntando hacia un lado.

Tipo de postura: de pie, inclinación hacia delante, inclinación lateral.

Punto de *drishti*: *hastagrai* o *hastagre* (manos).

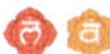

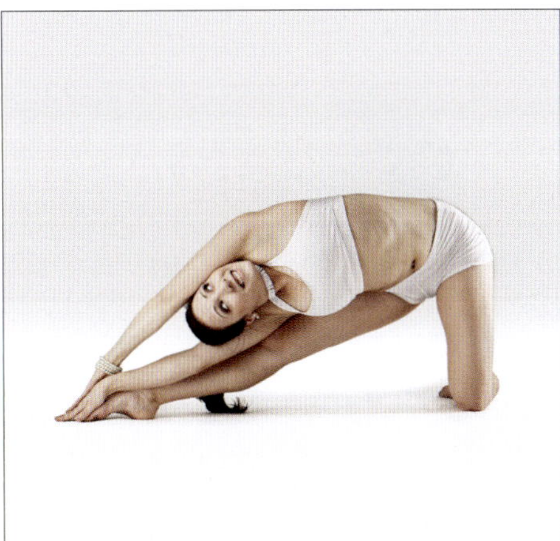

Postura de la puerta

Parighasana

Modificación: flexión hacia el lado opuesto de la rodilla flexionada en el suelo, ambas manos hacia la parte superior del pie de la pierna extendida, los dedos de la pierna extendida apuntando hacia un lado.

Tipo de postura: de pie, inclinación hacia delante, inclinación lateral.

Punto de *drishti*: *urdhva* o *antara drishti* (hacia el cielo).

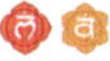

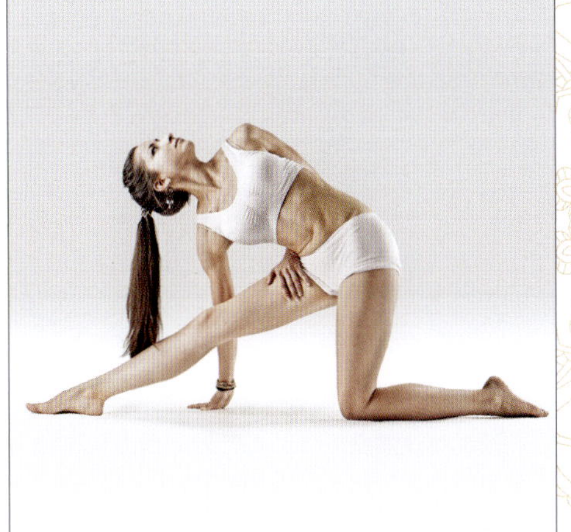

Postura de la puerta con medio agarre y con torsión

Parivritta ardha baddha parighasana

Modificación: mano apoyada en el suelo por el exterior de la pierna extendida, torsión hacia el cielo, los dedos de la pierna extendida apuntando hacia el lado.

Tipo de postura: de pie, inclinación lateral, agarre.

Punto de *drishti*: *urdhva* o *antara drishti* (hacia el cielo).

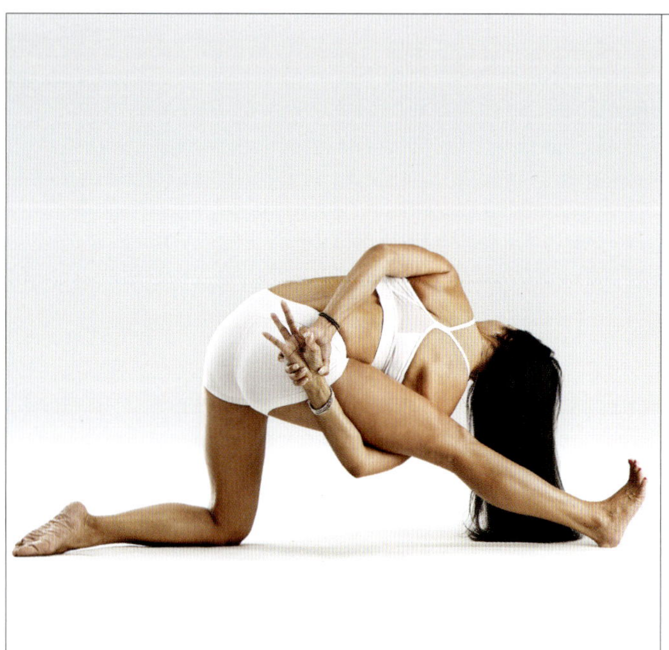

Postura de la puerta con agarre y con torsión

Parivritta baddha parighasana

Modificación: dedos de los pies de la pierna extendida flexionados, dedos de los pies de la pierna flexionada apuntando en sentido opuesto a la cabeza.

Tipo de postura: de pie, inclinación hacia delante, inclinación lateral, agarre.

Punto de *drishti*: *urdhva* o *antara drishti* (hacia el cielo).

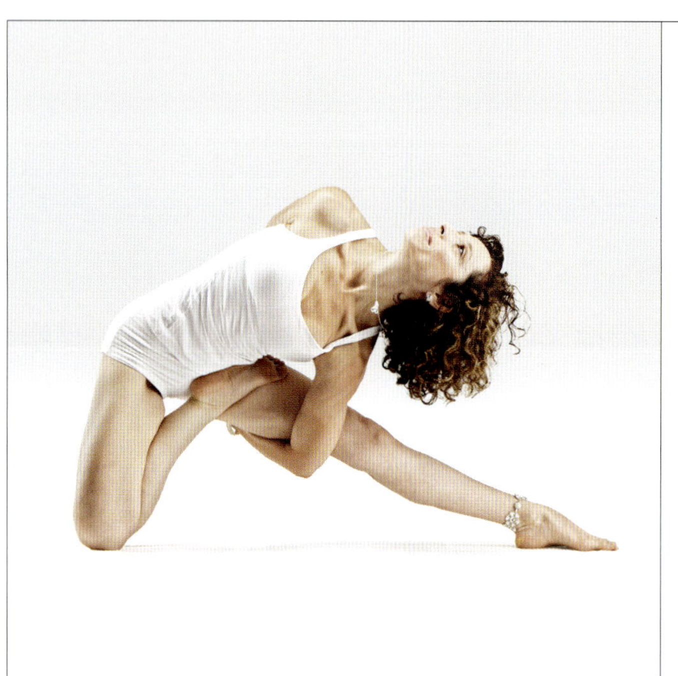

Postura de la puerta con torsión y con agarre en medio loto

Parivritta baddha ardha padma parighasana

Modificación: dedos de los pies de la pierna extendida apuntando hacia el lado.

Tipo de postura: de pie, inclinación lateral, agarre.

Punto de *drishti*: *urdhva* o *antara drishti* (hacia el cielo).

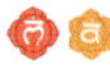

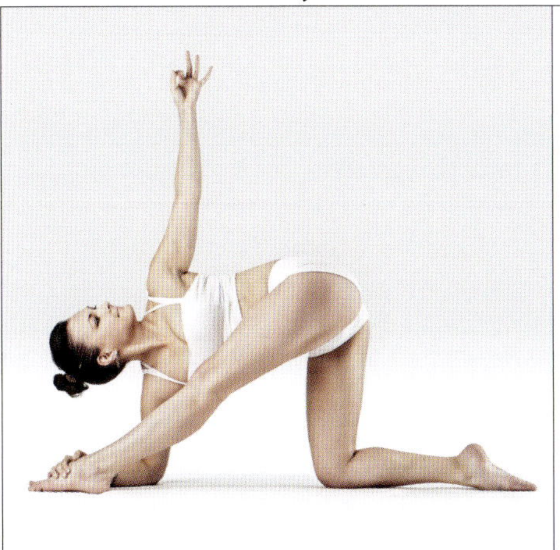

Postura de la puerta con torsión

Parivritta parighasana

Modificación: antebrazo apoyado en el suelo, agarre del pie con la mano opuesta, el otro brazo extendido hacia el cielo, dedos de los pies de la pierna extendida apuntando hacia un lado, dedos de los pies de la pierna flexionada apuntando en sentido opuesto a la cabeza.

Tipo de postura: de pie, inclinación hacia delante, torsión.

Punto de *drishti*: *hastagrai* o *hastagre* (manos).

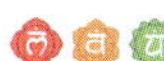

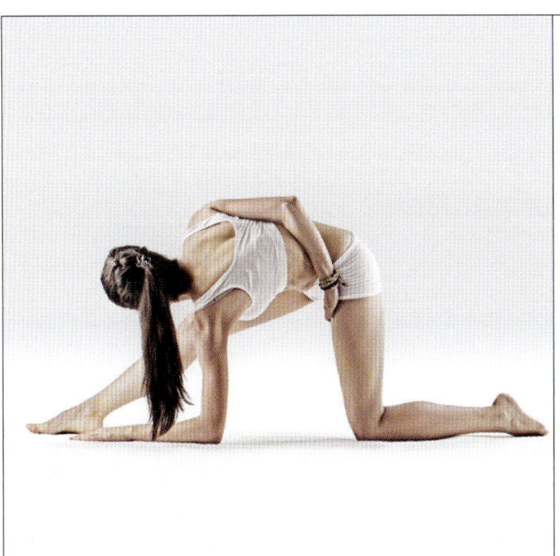

Postura de la puerta con medio agarre y con torsión

Parivritta ardha baddha parighasana

Modificación: antebrazo apoyado en el suelo, torsión hacia la pierna extendida, dedos de los pies de la pierna extendida apuntando hacia el lado.

Tipo de postura: de pie, inclinación hacia delante, torsión, agarre.

Punto de *drishti*: *urdhva* o *antara drishti* (hacia el cielo).

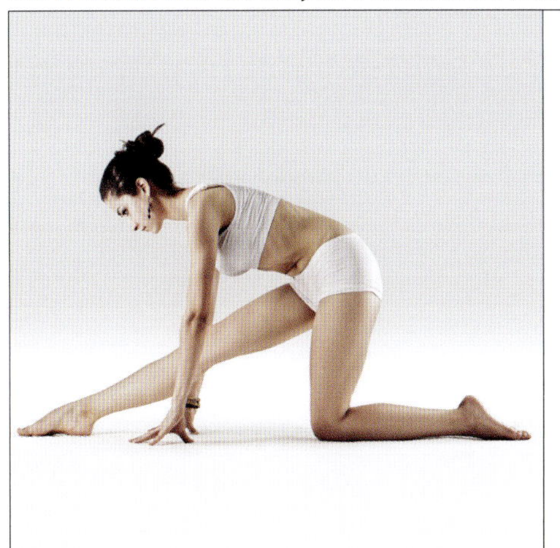

Media postura dedicada a lord Hanuman

Ardha hanumanasana

También conocida como: postura preparatoria dedicada a lord Hanuman *(hanumanasana preparatoria)*.

Modificación: dedos de la pierna trasera apuntando en sentido opuesto a la cabeza, las yemas de los dedos apoyadas en el suelo a ambos lados de la pierna extendida.

Tipo de postura: de pie, inclinación hacia delante.

Punto de *drishti*: *padayoragrai* o *padayoragre* (dedos/pies).

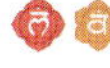

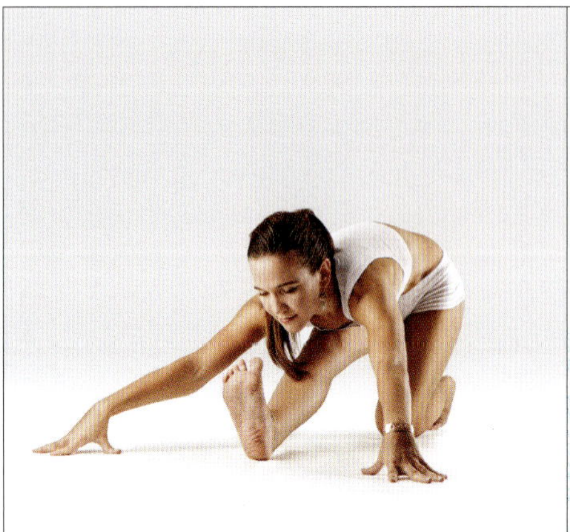

Media postura dedicada a lord Hanuman

Ardha hanumanasana

También conocida como: postura preparatoria dedicada a lord Hanuman *(hanumanasana preparatoria)*.

Modificación: dedos de ambos pies flexionados, brazos extendidos hacia el frente, yemas de los dedos de las manos apoyadas en el suelo.

Tipo de postura: de pie, inclinación hacia delante.

Punto de *drishti*: *padayoragrai* o *padayoragre* (dedos/pies).

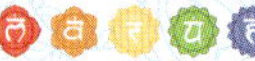

Media postura dedicada a lord Hanuman con medio agarre

Ardha baddha ardha hanumanasana

También conocida como: postura preparatoria dedicada a lord Hanuman *(hanumanasana preparatoria)*.

Modificación: dedos de los pies de la pierna flexionada apuntando en sentido opuesto a la cabeza.

Tipo de postura: de pie, inclinación hacia delante, agarre.

Punto de *drishti*: *padayoragrai* o *padayoragre* (dedos/pies).

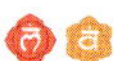

Media postura dedicada a lord Hanuman

Ardha hanumanasana

También conocida como: postura preparatoria dedicada a lord Hanuman *(hanumanasana preparatoria)*.

Modificación: dedos del pie de la pierna extendida flexionados, agarre del pie trasero con la mano del mismo lado, talón contra el hueso del glúteo.

Tipo de postura: de pie, inclinación hacia delante.

Punto de *drishti*: *padayoragrai* o *padayoragre* (dedos/pies).

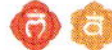

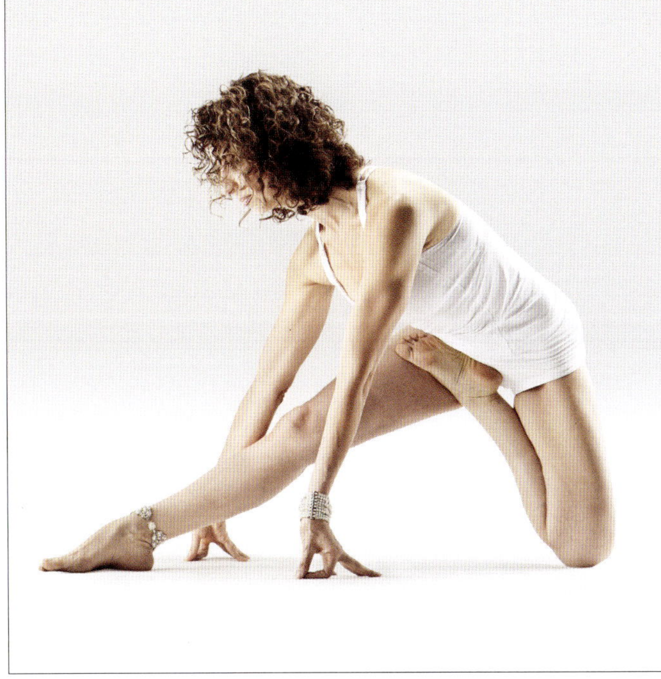

Media postura dedicada a lord Hanuman en medio loto

Ardha padma ardha hanumanasana

También conocida como: postura preparatoria dedicada a lord Hanuman *(hanumanasana preparatoria)*.
Modificación: yemas de los dedos de ambas manos apoyadas a los lados de la pierna extendida.
Tipo de postura: de pie, inclinación hacia delante.
Punto de *drishti*: *padayoragrai* o *padayoragre* (dedos/pies).

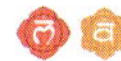

POSTURA DEL CABALLO: INCLINACIÓN HACIA DELANTE, AGARRE, TORSIÓN

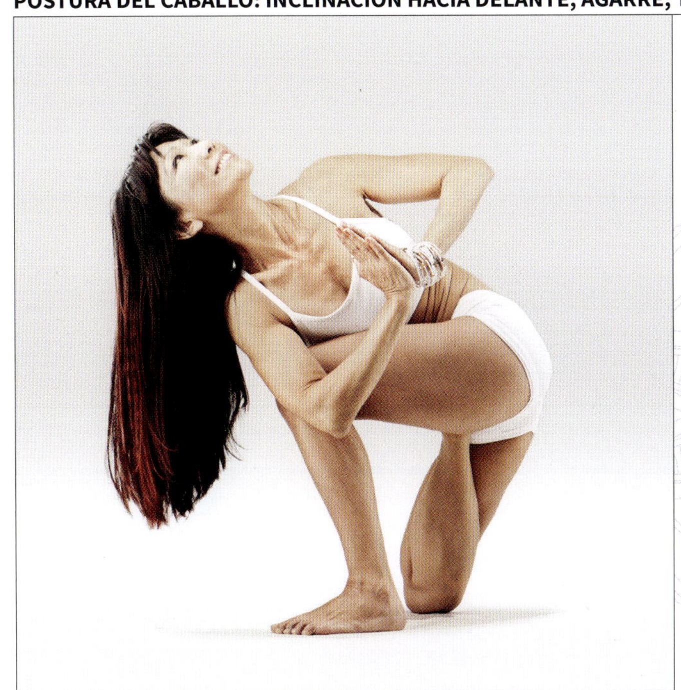

Posición de la pierna de la postura del caballo con las manos en oración

Parivritta pada vatayanasana namaskar

Tipo de postura: de pie, torsión.
Punto de *drishti*: *urdhva* o *antara drishti* (hacia el cielo).

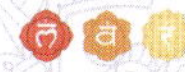

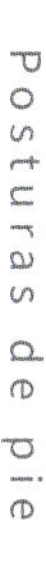

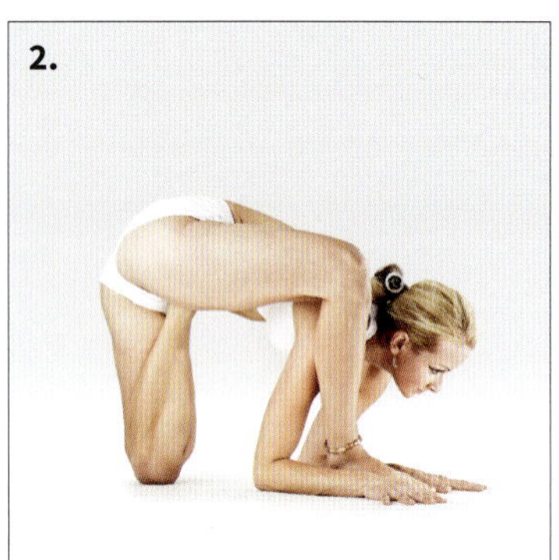

1.

Postura de la cola del lagarto en medio loto extendido

Ardha padma uttana pristhasana

Modificación: 1. Palmas de las manos apoyadas en el suelo, codos flexionados 90 grados.

2. Ambos antebrazos apoyados en el suelo.

3. Un antebrazo apoyado en el suelo, el otro codo apoyado en el suelo, mano en el rostro.

Tipo de postura: de pie, inclinación hacia delante.

Punto de *drishti*: 1 y 3. *Nasagrai* o *nasagre* (nariz).

2. *Padhayoragrai* o *padayoragre* (dedos/pies) y *angusthamadhye* o *angushta ma dyai* (pulgares).

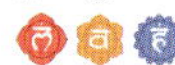

2.

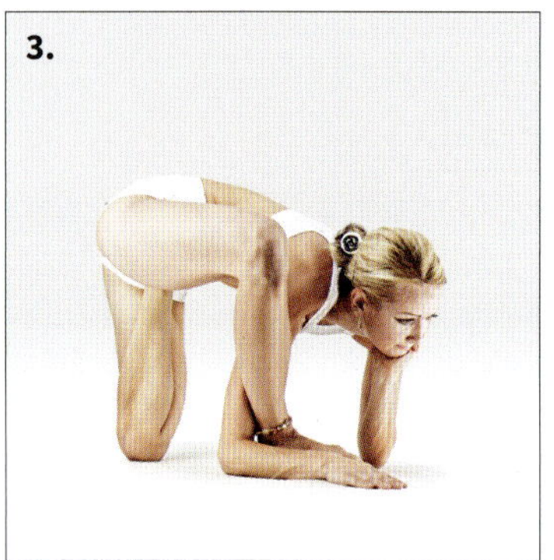

3.

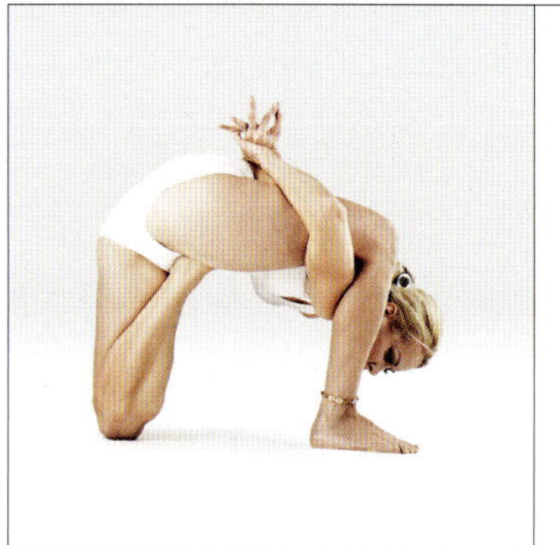

Postura de la cola del lagarto en medio loto extendido y con agarre

Baddha ardha padma uttana pristhasana

Tipo de postura: de pie, inclinación hacia delante, agarre.

Punto de *drishti*: *padayoragrai* o *padayoragre* (dedos/pies).

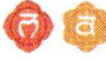

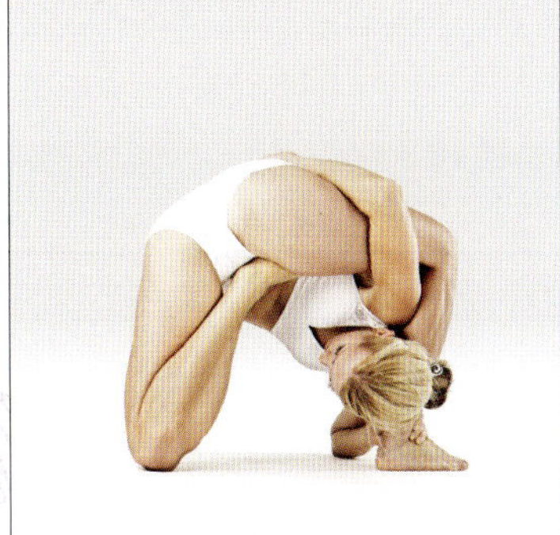

Postura de la cola del lagarto extendida con un pie detrás de la cabeza y agarre

Eka pada shirsha baddha ardha padma uttan pristhasana

Tipo de postura: de pie, inclinación hacia delante, agarre.

Punto de *drishti*: *urdhva* o *antara drishti* (hacia el cielo).

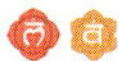

POSTURA DEL CABALLO: COLUMNA VERTEBRAL EXTENDIDA

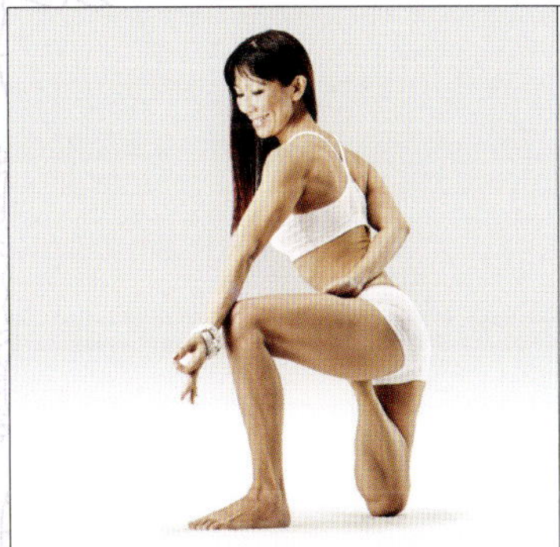

Posición de la pierna de la postura del caballo con torsión y medio agarre

Ardha baddha parivritta pada vatayanasana

Modificación: reverso de la muñeca apoyado en la rodilla de la pierna delantera.

Tipo de postura: de pie, agarre.

Punto de *drishti*: *hastagrai* o *hastagre* (manos).

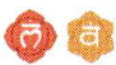

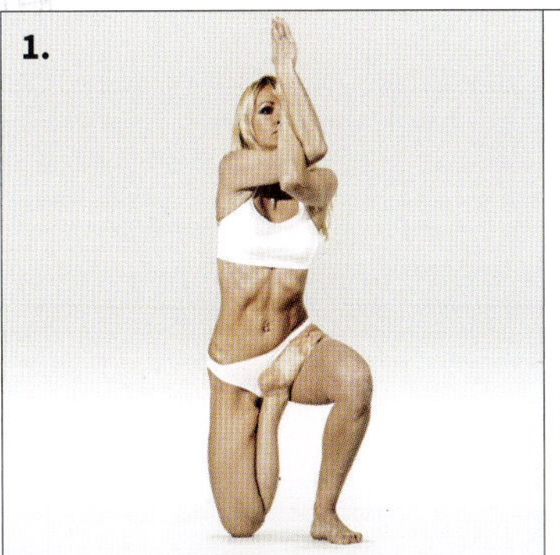

Postura del caballo

Vatayanasana

También conocida como: postura del caballo de mar.

Modificación: 1. Vista frontal.

2. Vista lateral.

Tipo de postura: de pie.

Punto de *drishti*: *angushtamadhye* o *angushta ma dyai* (pulgares).

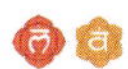

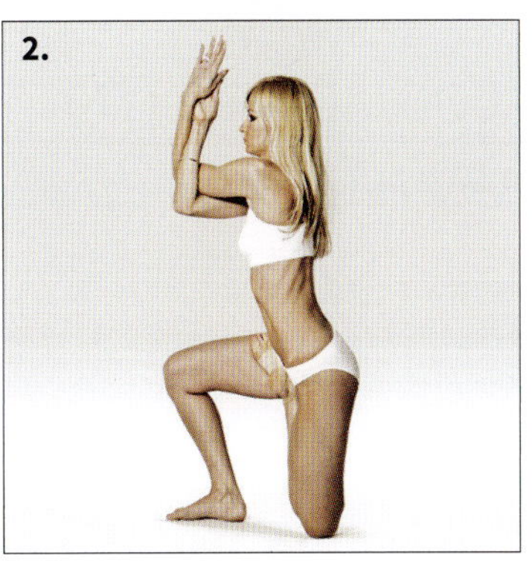

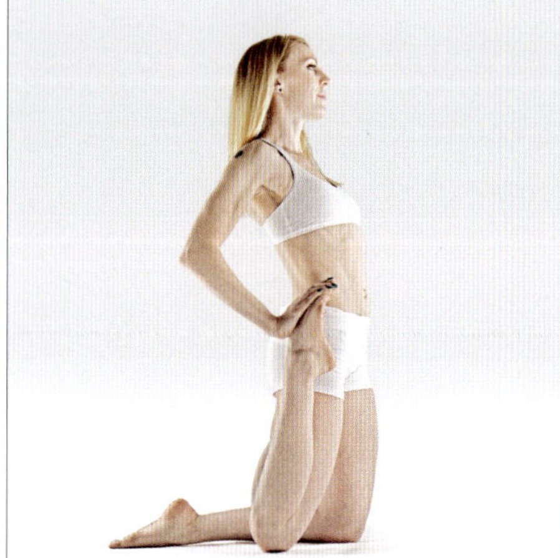

Postura de la rana con una pierna en la postura del camello

Eka pada bhekasana en *ushtrasana*

Modificación: espalda recta.

Tipo de postura: de rodillas, erguida.

Punto de *drishti*: *bhrumadhye* o *ajna chakra* (tercer ojo, entre las cejas).

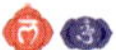

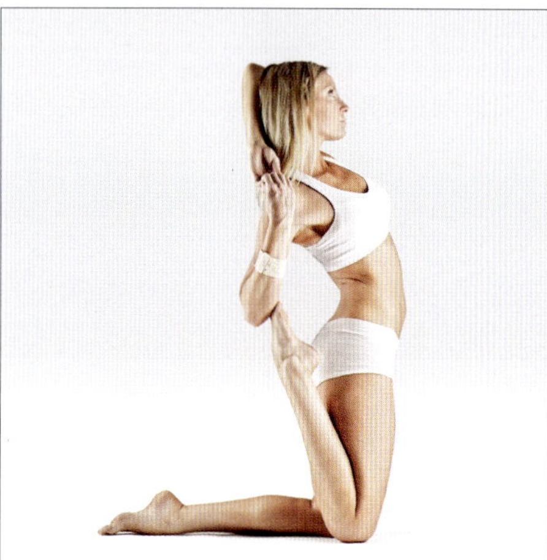

Postura del brazo de la sirena en la postura del camello

Hasta naginyasana en *ardha ushtrasana*

Modificación: espalda recta.

Tipo de postura: de rodillas, erguida, flexión suave de la espalda suave, agarre.

Punto de *drishti*: *bhrumadhye* o *ajna chakra* (tercer ojo, entre las cejas).

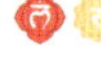 

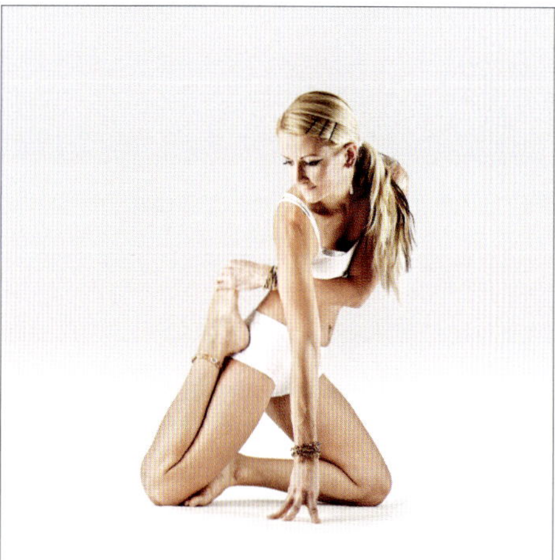

Postura del rey Palomo con una pierna 1 versión B en la postura de la rana con torsión con una pierna

Parivritta eka pada bhekasana en *eka pada raja kapotasana* **1B**

Modificación: puntas de los dedos apoyadas en el suelo delante.

Tipo de postura: de rodillas, erguida, torsión, agarre.

Punto de *drishti*: *padhayoragrai* o *padayoragre* (dedos/pies).

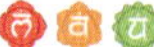

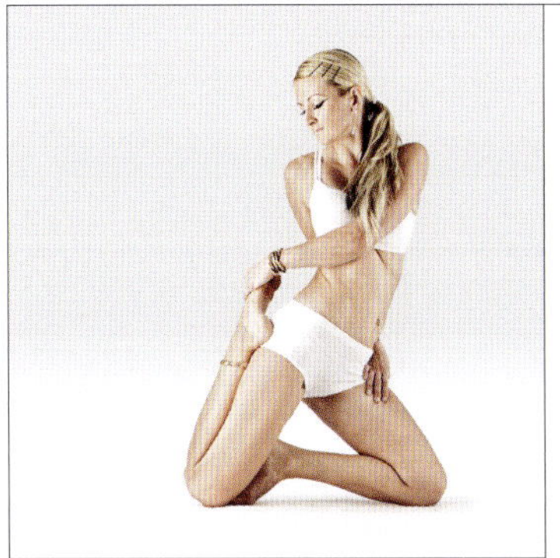

Postura de la rana con torsión con una pierna y con medio agarre en la postura del rey Palomo con una pierna 1 versión B

***Ardha baddha parivritta eka pada bhekasana** en **eka pada raja kapotasana** 1B*

Tipo de postura: de rodillas, erguida, torsión, agarre.
Punto de *drishti*: *padayoragrai* o *padayoragre* (dedos/pies). 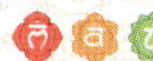

POSTURA DE LA CARA DE VACA Y GARUDA DE RODILLAS

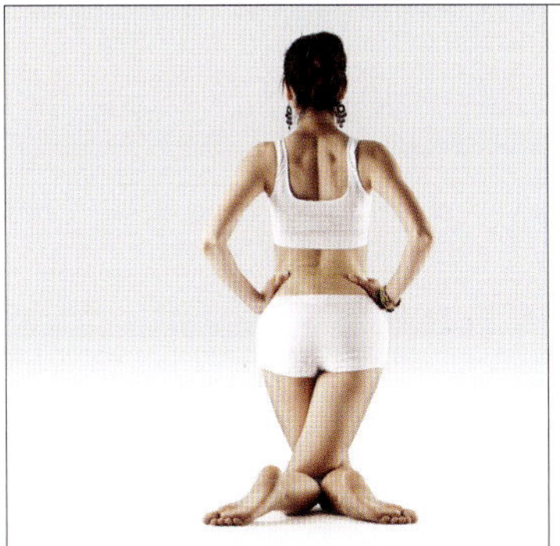

Posición de las piernas de la postura de la cara de vaca de rodillas

Janu pada gomukhasana

Modificación: manos en las caderas.
Tipo de postura: de rodillas, erguida.
Punto de *drishti*: *nasagrai* o *nasagre* (nariz).

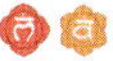

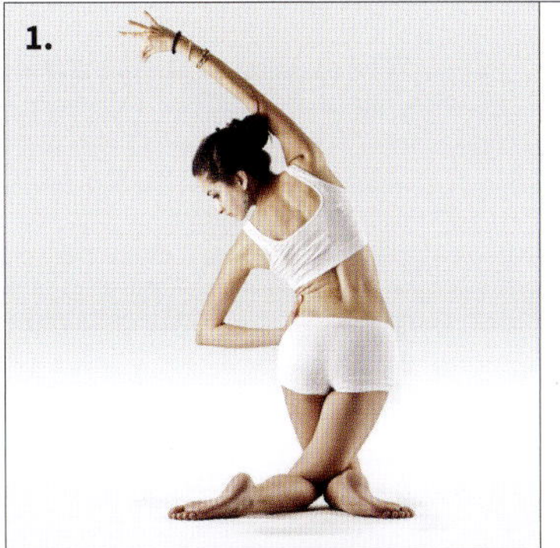

Posición de las piernas en la postura de la cara de vaca de rodillas

Janu pada gomukhasana

Modificación: 1. Una mano en la cadera, la otra con el brazo extendido por encima de la cabeza, inclinación lateral.
2. Un brazo cruzado delante del cuerpo, el otro brazo por encima de la cabeza, el codo flexionado, inclinación lateral.
Tipo de postura: 1. De rodillas, erguida.
2. De rodillas, erguida, inclinación lateral.
Punto de *drishti*: *padayoragrai* o *padayoragre* (dedos/pies), *hastagrai* o *hastagre* (manos).

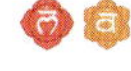

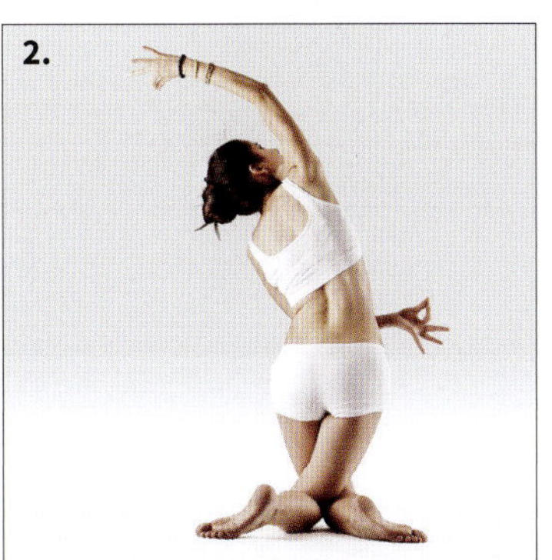

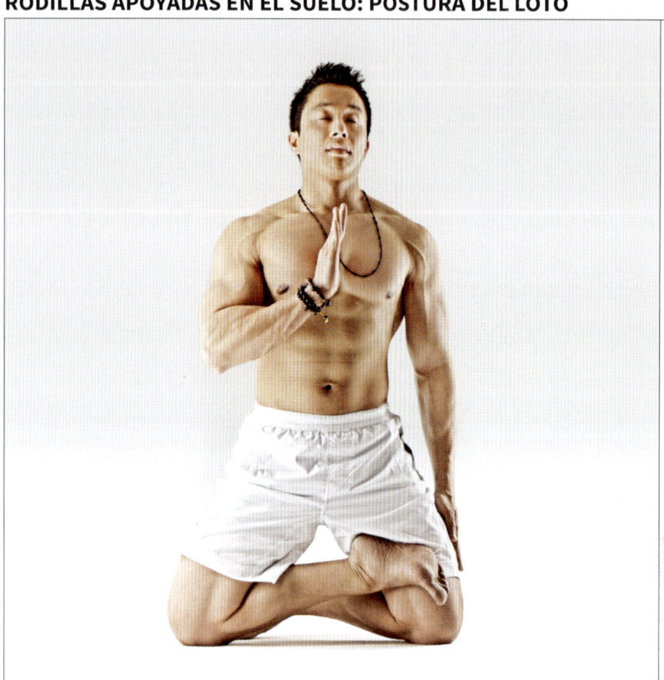

Media postura dedicada al sabio Goraksha

Ardha gorakshasana

Modificación: columna vertebral recta, una mano en el corazón, la otra mano al lado del muslo.
Tipo de postura: de rodillas, erguida, equilibrio.
Punto de *drishti*: *nasagrai* o *nasagre* (nariz), *hastagrai* o *hastagre* (manos).

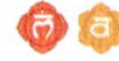

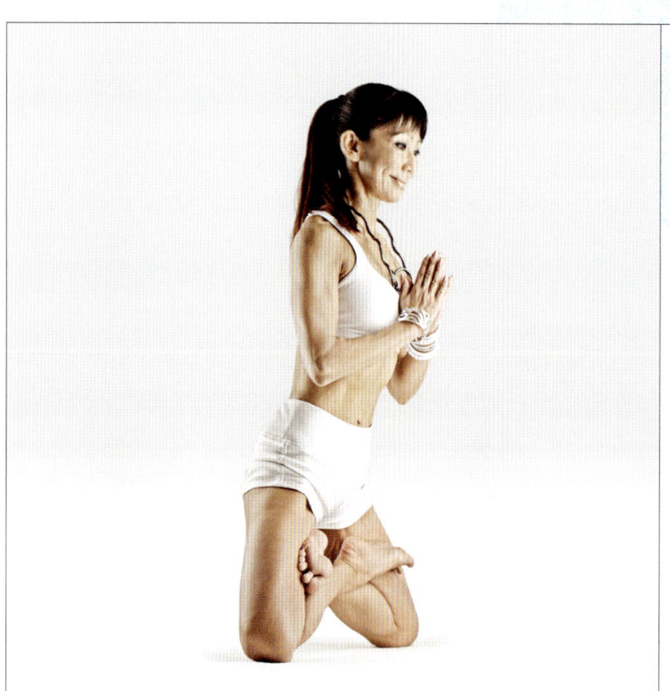

Postura dedicada al sabio Goraksha

Gorakshasana

También conocida como: postura del asiento yóguico A *(yogapithasana A)*.
Modificación: manos en *anjali mudra* (manos en oración).
Tipo de postura: de rodillas, erguida, equilibrio.
Punto de *drishti*: *nasagrai* o *nasagre* (nariz), *hastagrai* o *hastagre* (manos).

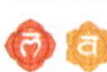

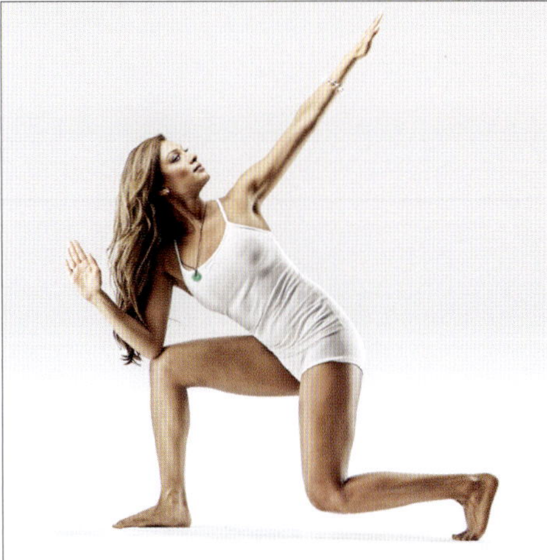

Postura del guerrero luchando 2

Yudhasana **2**

Modificación: rodilla trasera apoyada en el suelo.
Tipo de postura: de pie.
Punto de *drishti*: *hastagrai* o *hastagre* (manos).

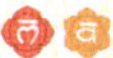

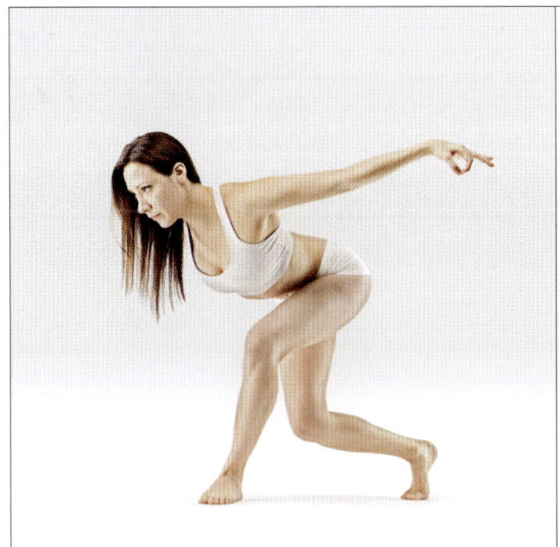

Postura en estocada del hijo de Anjani (lord Hanuman)

Anjaneyasana

Modificación: brazos abiertos, flexión hacia delante, rodilla flexionada y levantada del suelo.
Tipo de postura: de pie, inclinación hacia delante.
Punto de *drishti*: *nasagrai* o *nasagre* (nariz).

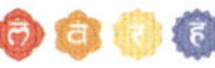

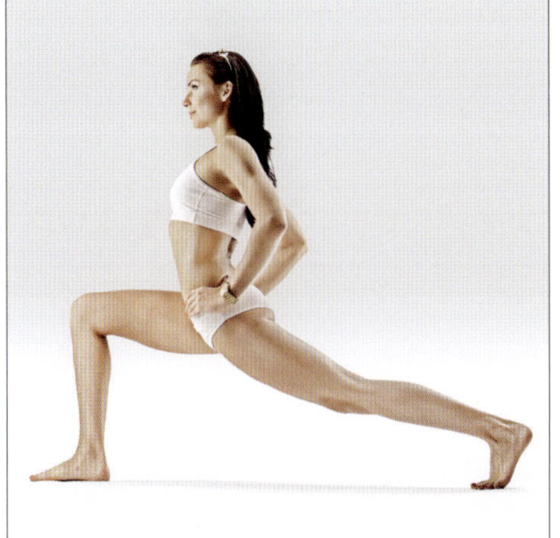

Postura en estocada del hijo de Anjani (lord Hanuman)

Anjaneyasana

También conocida como: postura del guerrero 1 modificada (*virabhadrasana* 1 modificada).
Modificación: manos en las caderas, rodilla trasera apoya en el suelo.
Tipo de postura: de pie.
Punto de *drishti*: *nasagrai* o *nasagre* (nariz).

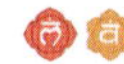

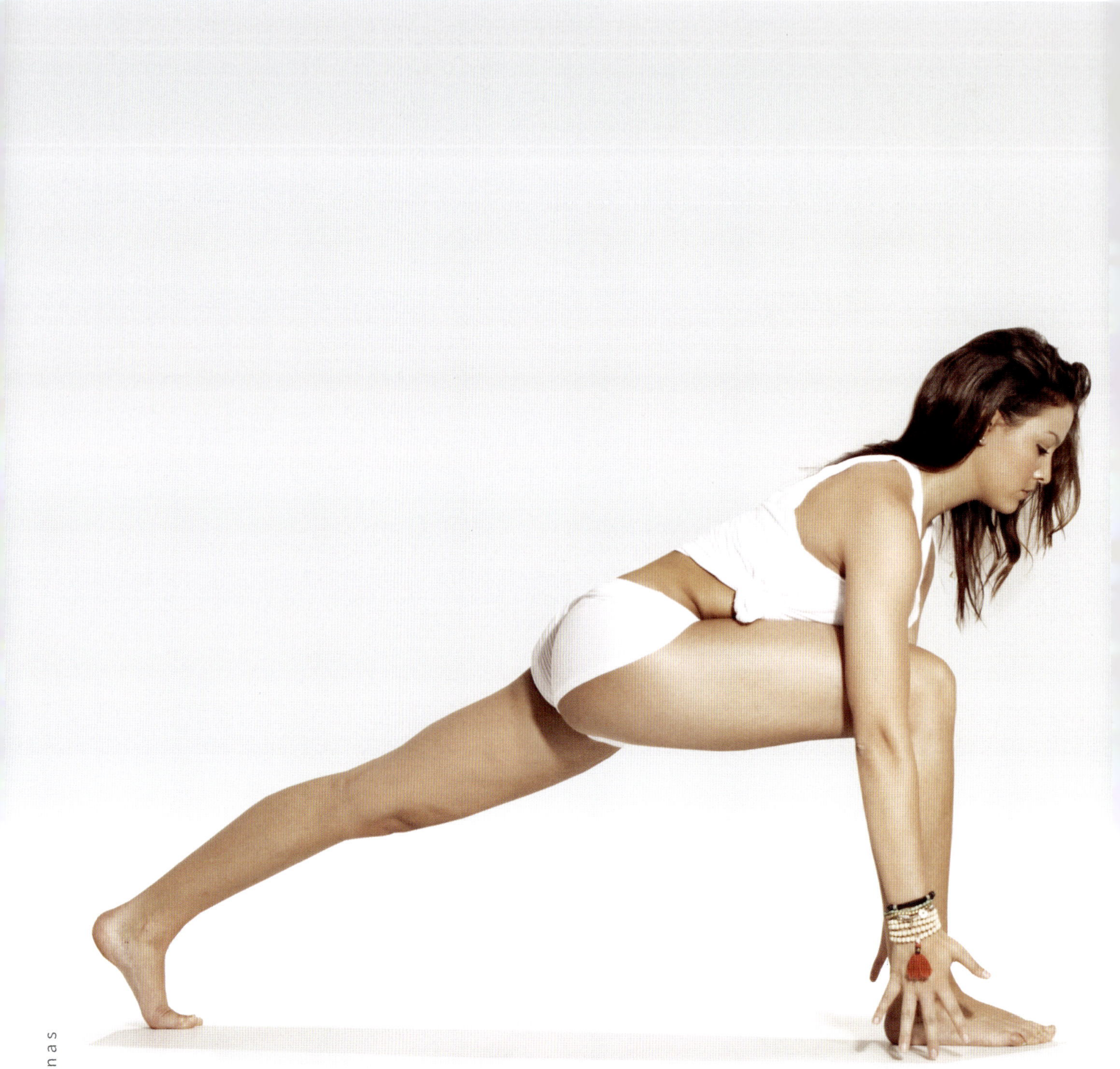

Postura del jinete

Ashva sanchalanasana
Tipo de postura: de pie, inclinación hacia delante.
Punto de *drishti*: *bhrumadhye* o *ajna chakra* (tercer ojo, entre las cejas) o *Padhayoragrai* o *padayoragre* (dedos/pies).

Modificación: rodilla trasera apoyada en el suelo, yemas de los dedos separadas del suelo a ambos lados del pie delantero.

ashva sanchala = caballo, postura de equitación

Cómo realizar la postura:

1. Comienza en la postura de estiramiento intenso (*uttanasana*), también conocida como postura de inclinación hacia delante. Realiza *mula bandha, uddhiyana bandha y* la respiración *ujjayi*.

2. Inhala y flexiona las rodillas lo suficiente como para que las yemas de los dedos toquen el suelo a los lados de los pies.

3. Espira mientras mueves el pie izquierdo hacia atrás, manteniendo los dedos de los pies flexionados hacia dentro, la rodilla izquierda separada del suelo y manteniendo la pierna izquierda fuerte y recta. Asegúrate de que la rodilla derecha esté sobre el tobillo derecho para evitar el desgaste de la articulación de la rodilla.

4. Apoya el torso en el muslo derecho. Inhala a medida que extiendes la columna vertebral, estirando el cuerpo en dos direcciones opuestas: la coronilla se mueve hacia el frente y el talón del pie derecho hacia la parte posterior. Puedes mirarte los dedos del pie derecho.

5. Mantén la postura durante al menos 30 segundos y hasta 90 para recibir todos los beneficios del estiramiento.

6. Exhala mientras mueves el pie izquierdo hacia el frente en línea con el pie derecho, y repite todos los movimientos por el otro lado.

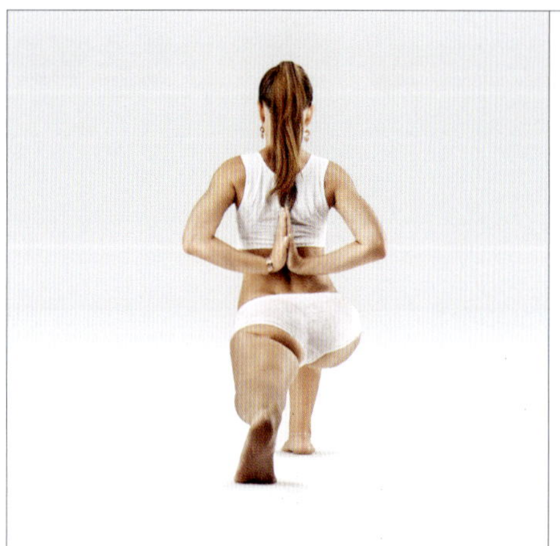

Postura en estocada del hijo de Anjani (lord Hanuman) en oración inversa

Viparita namaskar anjaneyasana

También conocida como: postura en estocada del hijo de anjani (lord Hanuman) en oración por la espalda *(paschima namaskara anjaneyasana)*.

Modificación: rodilla trasera apoyada en el suelo.

Tipo de postura: de pie.

Punto de *drishti*: *nasagrai* o *nasagre* (nariz).

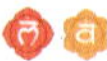

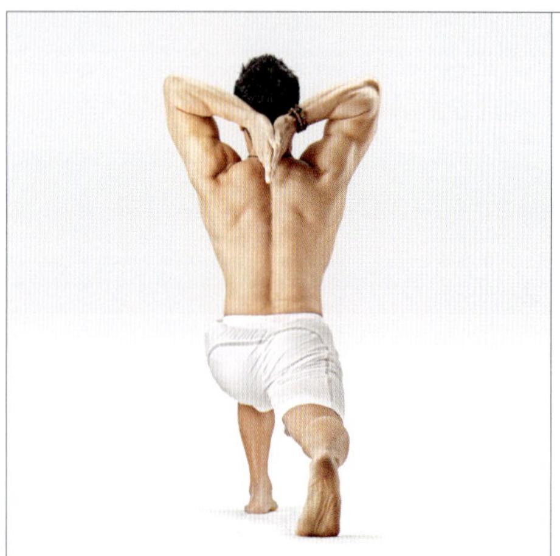

Postura en estocada del hijo de Anjani (lord Hanuman)

Anjaneyasana

Modificación: palmas de las manos juntas, pulgares hacia la parte superior de la espalda, rodilla hacia atrás, separada del suelo.

Tipo de postura: de pie.

Punto de *drishti*: *nasagrai* o *nasagre* (nariz).

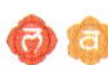

ALMUERZO: DETRÁS DE LA RODILLA DEL SUELO, DE LA PIERNA DELANTERA RECTA: PUNTOS DE REFERENCIA

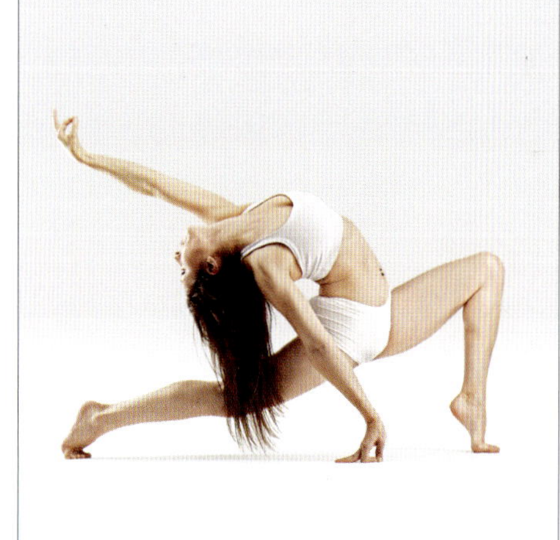

Postura en estocada del hijo de Anjani (lord Hanuman) sobre los dedos del pie

Prapada eka hasta anjaneyasana

Modificación: flexión hacia atrás profunda, un brazo extendido por encima de la cabeza, puntas de los dedos de la otra mano apoyadas en el suelo, rodilla trasera levantada del suelo.

Tipo de postura: de pie, flexión hacia atrás.

Punto de *drishti*: *bhrumadhye* o *ajna chakra* (tercer ojo, entre las cejas).

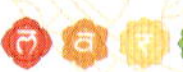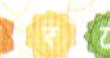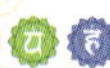

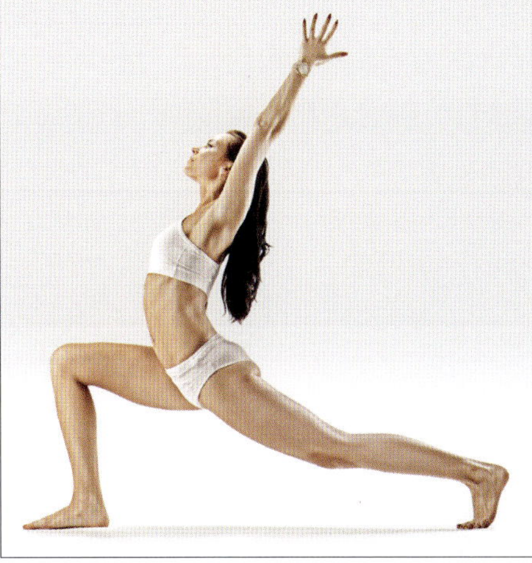

Postura del hijo de Anjani (lord Hanuman)

Anjaneyasana

También conocida como: postura del guerrero 1 modificada (*virabhadrasana* 1 modificada), y postura en estocada creciente.

Modificación: manos hacia arriba por encima de la cabeza y separadas al ancho de los hombros, rodilla trasera apoyada en el suelo.

Tipo de postura: de pie, flexión de la espalda suave.

Punto de *drishti*: *bhrumadhye* o *ajna chakra* (tercer ojo, entre las cejas).

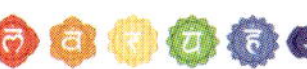

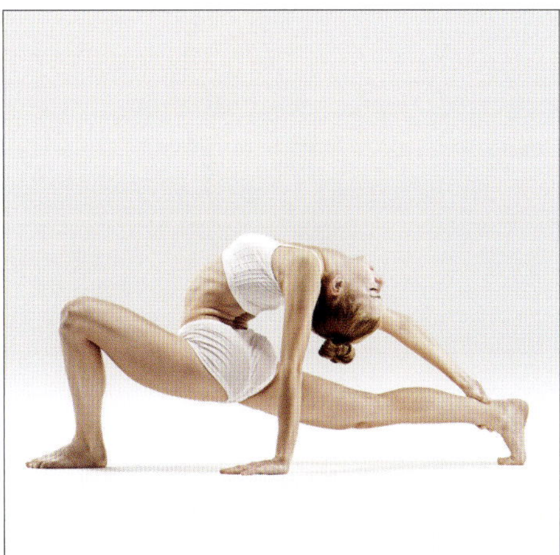

Postura de los espíritus celestiales con una mano extendida

Eka hasta utthita stiti valakhilyasana

También conocida como: *eka hasta utthita nindra valakhilyasana* y postura en estocada del hijo de Anjani (lord Hanuman) *(anjaneyasana)*.

Modificación: agarre del tobillo trasero por encima con la mano extendida del mismo lado, la otra mano apoyada en el suelo, rodilla trasera apoyada en el suelo.

Tipo de postura: de pie, flexión hacia atrás.

Punto de *drishti*: *bhrumadhye* o *ajna chakra* (tercer ojo, entre las cejas).

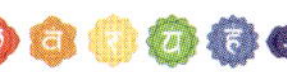

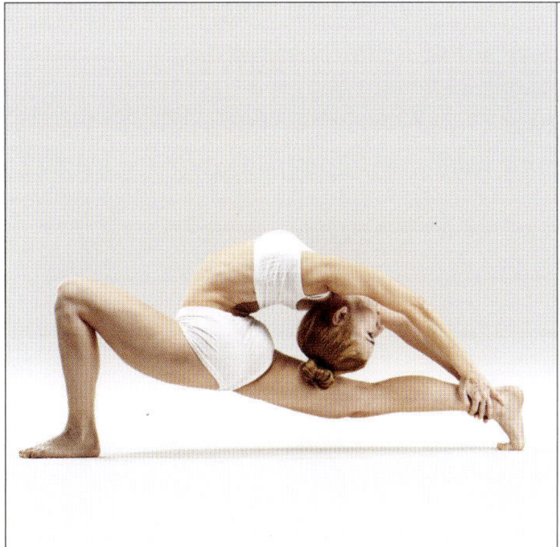

Postura creciente de los espíritus celestiales

Utthita stiti valakhilyasana

También conocida como: *utthita nindra valakhilyasana* y postura en estocada del hijo de Anjani (lord Hanuman) *(anjaneyasana)*.

Modificación: agarre del tobillo trasero por encima de la cabeza con ambas manos, con la rodilla trasera apoyada en el suelo.

Tipo de postura: de pie, flexión hacia atrás.

Punto de *drishti*: *bhrumadhye* o *ajna chakra* (tercer ojo, entre las cejas).

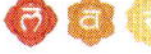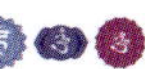

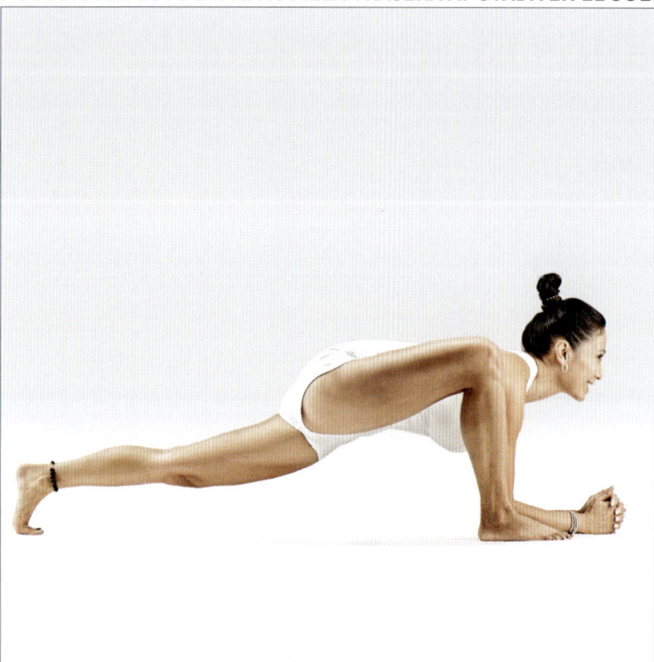

Postura de la cola del lagarto extendida

Uttana pristhasana

Modificación: codos apoyados en el suelo por la parte interna de la pierna delantera, rodilla trasera separada del suelo.

Tipo de postura: de pie, inclinación hacia delante.

Punto de *drishti*: *nasagrai* o *nasagre* (nariz).

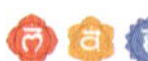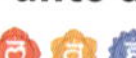

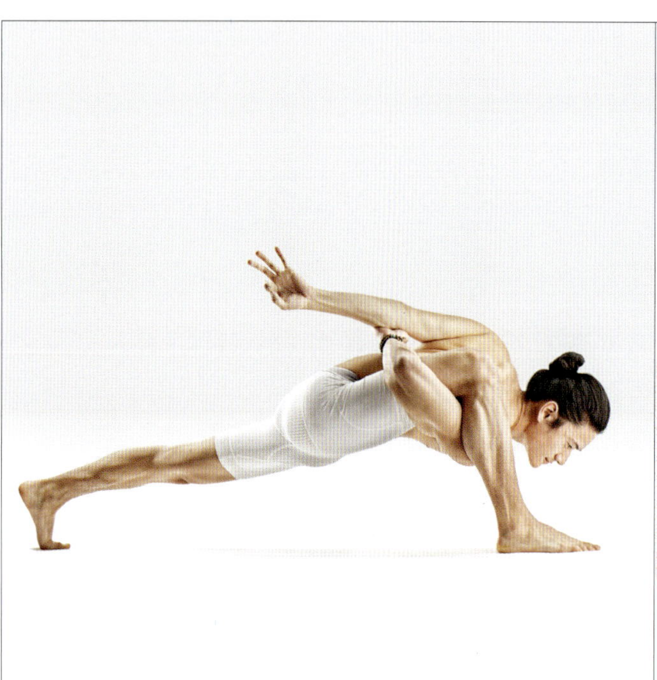

Postura en estocada dedicada al sabio Punnakeesar

Punnakeesarasana

También conocida como: postura del favor de Dios con agarre en busca del sacrificio ritual *(baddha yajnasana)* y postura de la cruz de Cristo con agarre.

Modificación: rodilla trasera apoyada en el suelo.

Tipo de postura: de pie, inclinación hacia delante, agarre.

Punto de *drishti*: *Padhayoragrai* o *padayoragre* (dedos/pies).

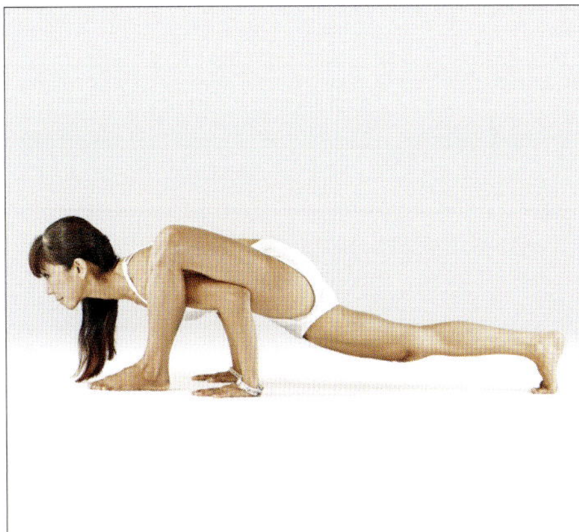

Postura en estocada de la cola del lagarto

Uttana pristhasana

Modificación: codos flexionados 90 grados, palmas de las manos apoyadas en el suelo, rodilla trasera separada del suelo.

Tipo de postura: de pie, inclinación hacia delante.

Punto de *drishti*: *nasagrai* o *nasagre* (nariz), *bhrumadhye* o *ajna chakra* (tercer ojo, entre las cejas).

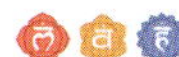

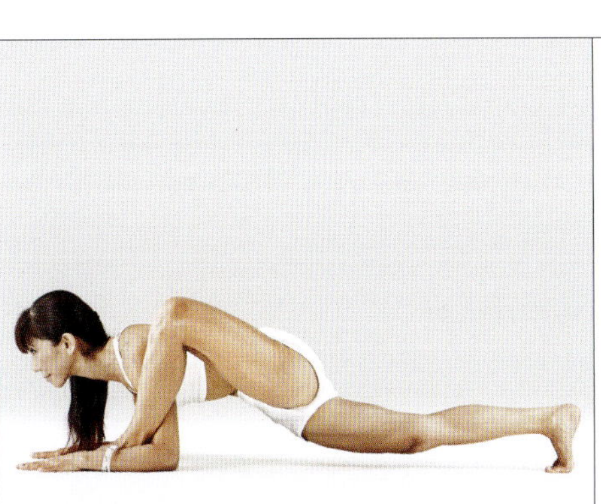

Postura en estocada de la cola del lagarto

Uttana pristhasana

Modificación: antebrazos apoyados en el suelo a ambos lados de la parte delantera del pie, rodilla trasera separada del suelo.

Tipo de postura: de pie, inclinación hacia delante.

Punto de *drishti*: *nasagrai* o *nasagre* (nariz), *bhrumadhye* o *ajna chakra* (tercer ojo, entre las cejas).

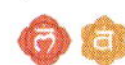  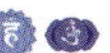

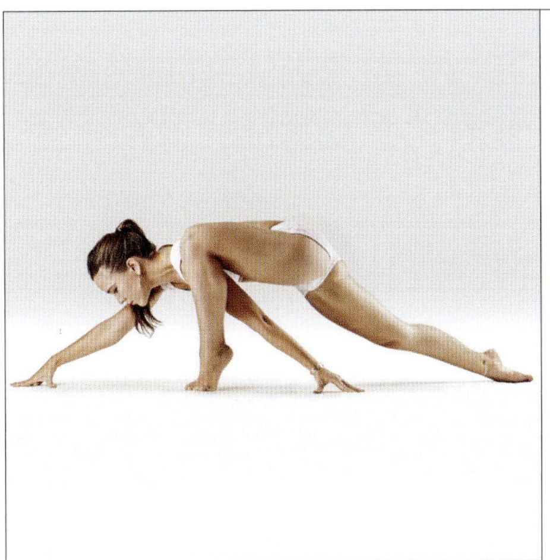

Postura en estocada de la cola del lagarto sobre la punta de los dedos

Prapada uttana pristhasana

Modificación: brazos rectos y extendidos en direcciones opuestas, talón de la pierna delantera levantado, la parte superior de la pierna trasera hacia el suelo, rodilla trasera separada del suelo.

Tipo de postura: de pie, inclinación hacia delante.

Punto de *drishti*: *nasagrai* o *nasagre* (nariz).

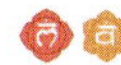

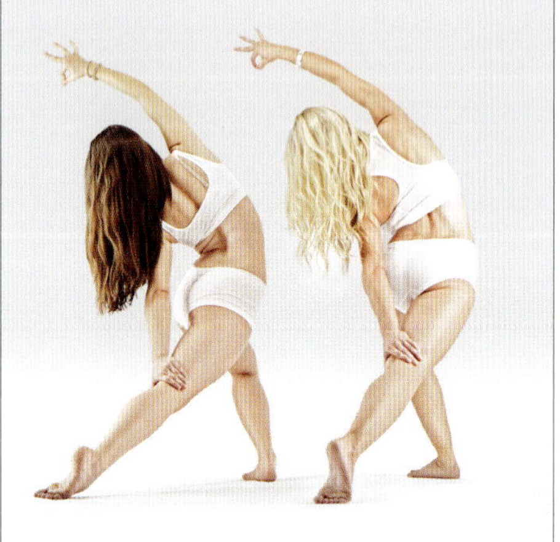

Postura en estocada del hijo de Anjani (lord Hanuman)

Parshva anjaneyasana

Modificación: parte superior de la pierna separada del suelo, rodilla trasera separada del suelo.

Tipo de postura: de pie, inclinación lateral, flexión hacia atrás.

Punto de *drishti*: *hastagrai* o *hastagre* (manos).

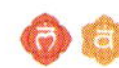 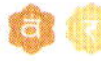

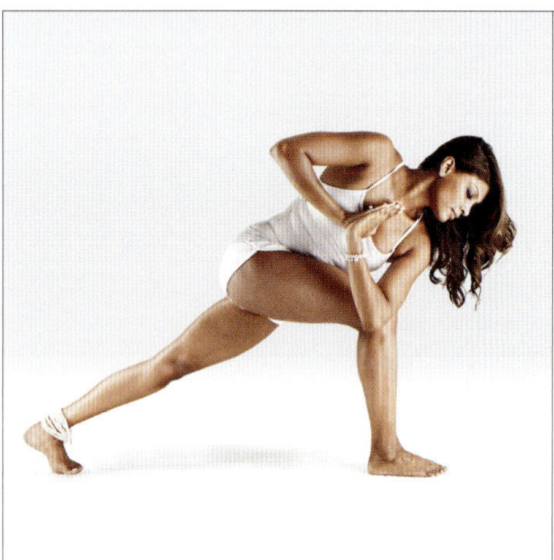

Postura en estocada y con torsión del hijo de Anjani (lord Hanuman) con las manos en oración

Parivritta anjaneyasana namaskar

Modificación: codo contra la rodilla opuesta, rodilla trasera separada del suelo.

Tipo de postura: de pie, torsión.

Punto de *drishti*: *padayoragrai* o *padayoragre* (dedos/pies).

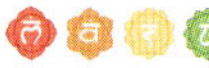

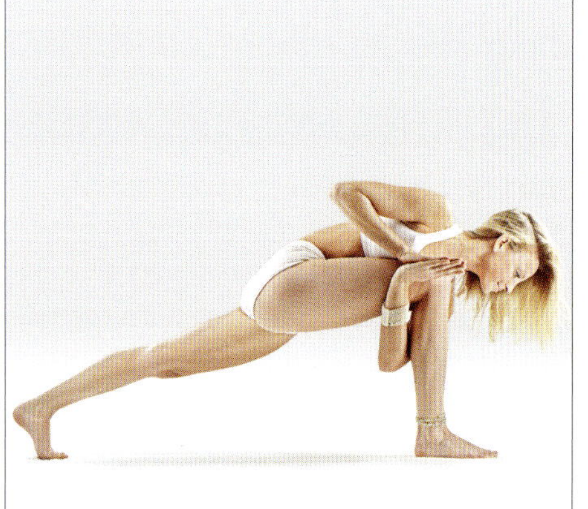

Postura en estocada y con torsión del hijo de Anjani (lord Hanuman) con las manos en oración

Parivritta anjaneyasana namaskar

Modificación: brazo por debajo de la rodilla, rodilla trasera separada del suelo.

Tipo de postura: de pie, torsión.

Punto de *drishti*: *padayoragrai* o *padayoragre* (dedos/pies).

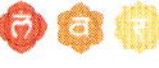

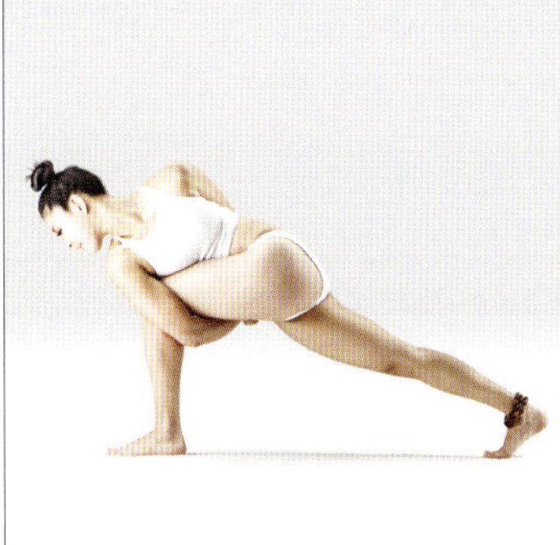

Postura en estocada con torsión del hijo de Anjani (lord Hanuman) con agarre

Baddha parivritta anjaneyasana

Modificación: rodilla trasera apoyada en el suelo.
Tipo de postura: de pie, torsión, agarre.
Punto de *drishti*: *padhayoragrai* o *padayoragre* (dedos/pies).

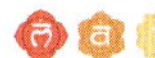

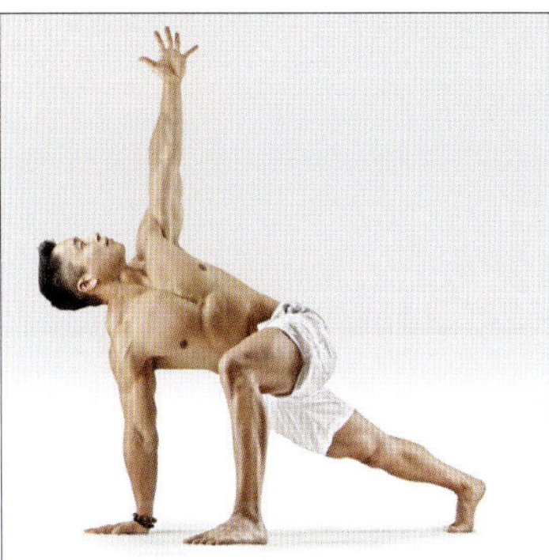

Postura de torsión del hijo de Anjani (lord Hanuman)

Parivritta anjaneyasana

Modificación: una mano apoyada en el suelo, el otro brazo extendido hacia el cielo, torsión hacia el exterior de la rodilla delantera, rodilla trasera separada del suelo.
Tipo de postura: de pie, torsión.
Punto de *drishti*: *angushtamadhye* o *angushta ma dyai* (pulgares).

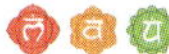

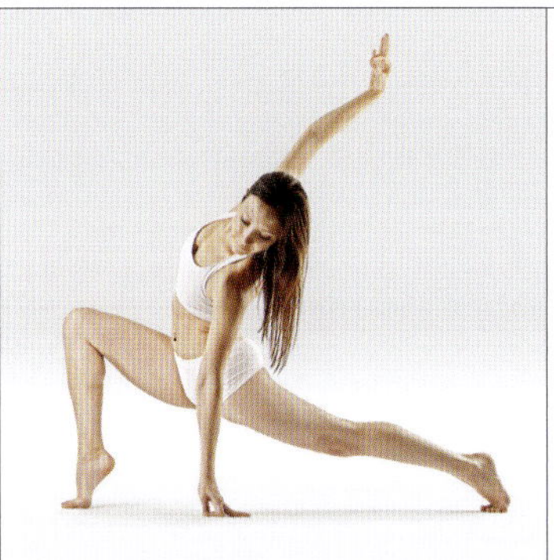

Postura en estocada lateral del hijo de Anjani (lord Hanuman) de puntillas

Prapada parshva anjaneyasana

Modificación: una mano apoyada en el suelo, el otro brazo extendido hacia el cielo, torsión hacia el exterior de la rodilla delantera, la rodilla trasera separada del suelo.
Tipo de postura: de pie, torsión.
Punto de *drishti*: *hastagrai* o *hastagre* (manos).

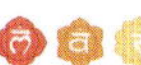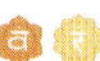

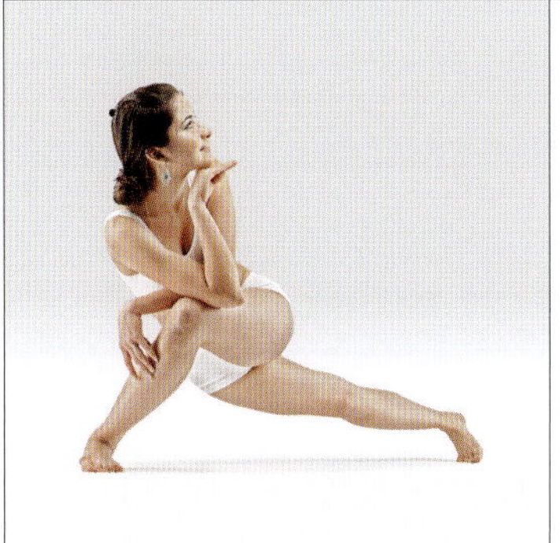

Postura en estocada con torsión en homenaje

Parivritta namasyasana

También conocida como: postura en estocada en reverencia.
Modificación: pierna delantera cruzada hacia un lado, codo opuesto sobre la rodilla delantera, rodilla trasera separada del suelo.
Tipo de postura: de pie, torsión.
Punto de *drishti*: *parshva drishti* (hacia la derecha), *parshva drishti* (hacia la izquierda).

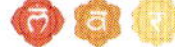

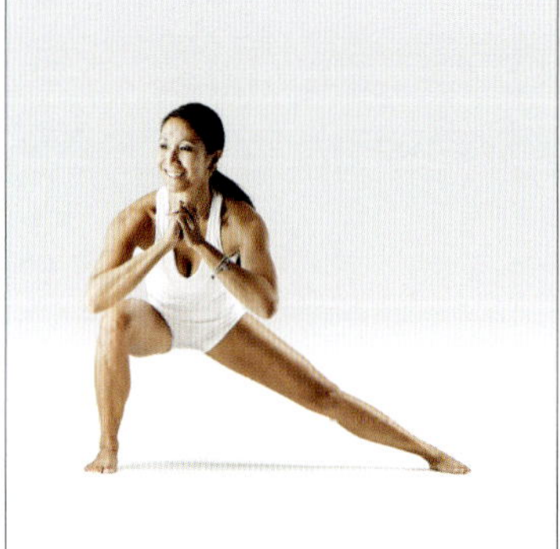

Postura de sentadilla lateral con la pierna extendida

Utthita parshva pada upaveshasana

También conocida como: postura en estocada lateral pliométrica.
Modificación: postura alta, dedos entrelazados delante del pecho.
Tipo de postura: de pie.
Punto de *drishti*: *nasagrai* o *nasagre* (nariz).

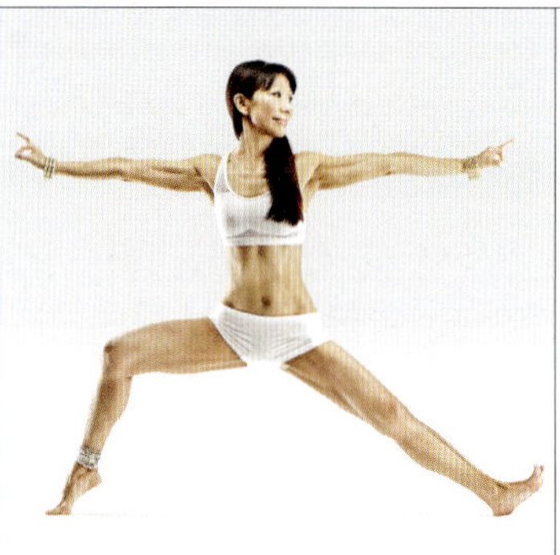

Postura de sentadilla lateral con la pierna extendida de puntillas

Prapada utthita parshva pada upaveshasana

Modificación: postura alta, brazos extendidos hacia los lados, dedos de los pies de la pierna extendida flexionados hacia dentro.
Tipo de postura: de pie.
Punto de *drishti*: *hastagrai* o *hastagre* (manos).

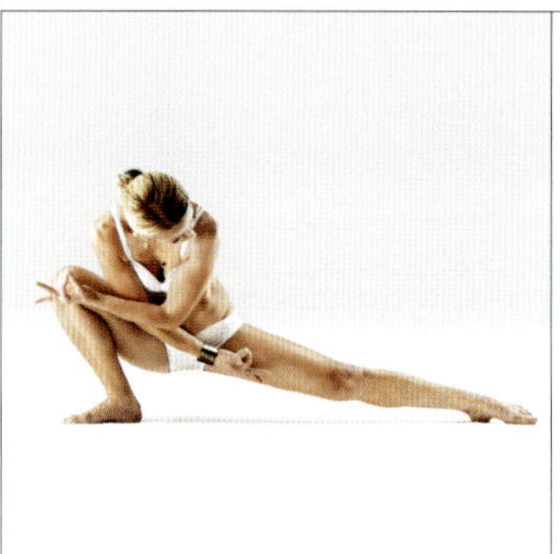

Postura de sentadilla lateral con la pierna extendida

Utthita parshva pada upaveshasana

Modificación: brazos cruzados delante del pecho, inclinación hacia delante.
Tipo de postura: de pie, inclinación hacia delante.
Punto de *drishti*: *padayoragrai* o *padayoragre* (dedos/pies).

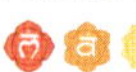

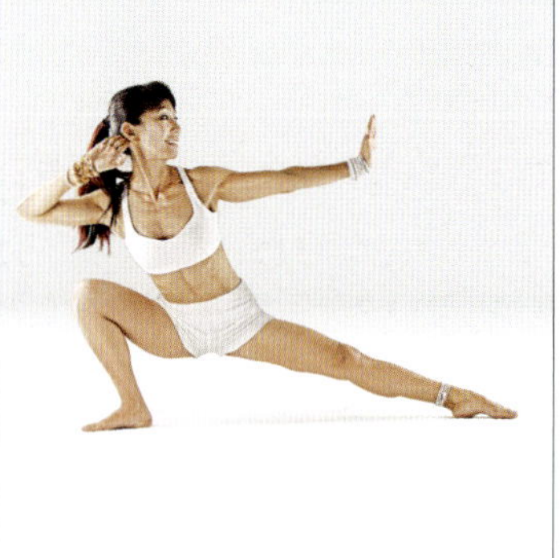

Postura de sentadilla lateral con la pierna extendida

Utthita parshva pada upaveshasana

Modificación: inclinación hacia la pierna flexionada, un brazo recto hacia el lado, yemas de los dedos flexionadas hacia dentro, el otro codo hacia un lado, yemas de los dedos en la parte posterior de la cabeza.
Tipo de postura: de pie, inclinación lateral.
Punto de *drishti*: *hastagrai* o *hastagre* (manos).

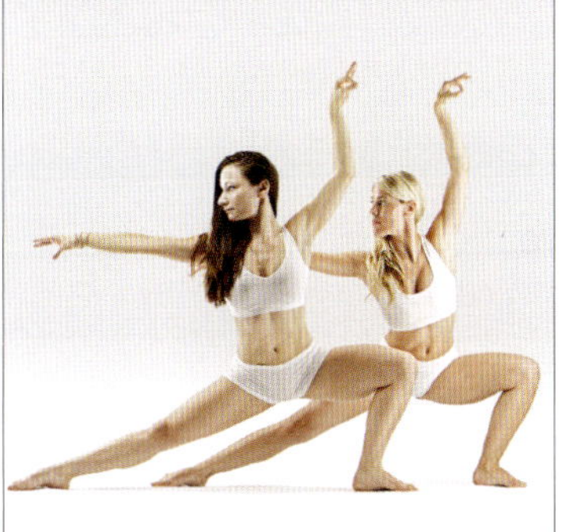

Postura de sentadilla lateral con la pierna extendida

Utthita parshva pada upaveshasana

Modificación: inclinación lateral hacia la pierna extendida, un brazo paralelo al suelo, el otro brazo extendido hacia el cielo.

Tipo de postura: de pie.

Punto de *drishti*: *hastagrai* o *hastagre* (manos).

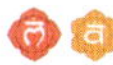 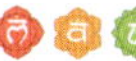

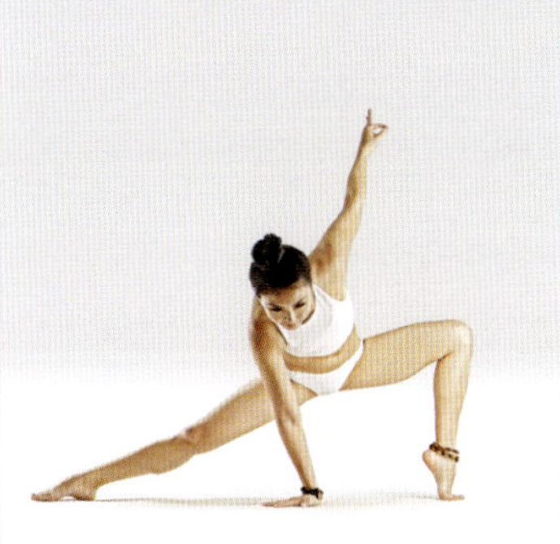

Postura de sentadilla lateral con la pierna extendida sobre los dedos del pie

Prapada utthita parshva pada upaveshasana

Modificación: una palma apoyada en el suelo.

Tipo de postura: de pie, inclinación hacia delante.

Punto de *drishti*: *hastagrai* o *hastagre* (manos).

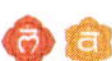

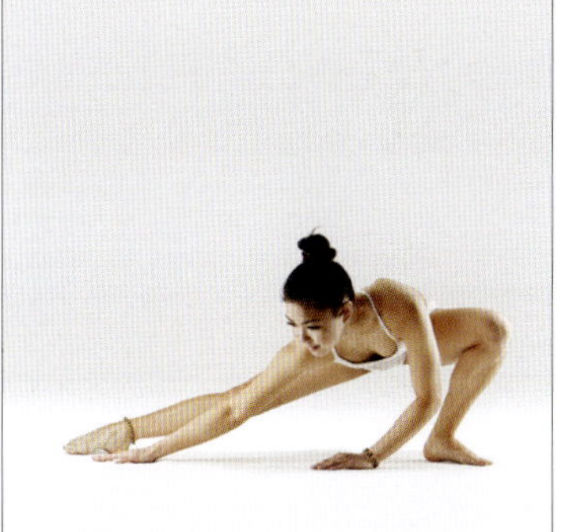

Postura de sentadilla lateral con la pierna extendida

Utthita parshva pada upaveshasana

Modificación: ambas palmas de las manos apoyadas en el suelo, flexión lateral hacia la pierna extendida.

Tipo de postura: de pie, inclinación hacia delante, inclinación lateral.

Punto de *drishti*: *hastagrai* o *hastagre* (manos).

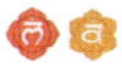

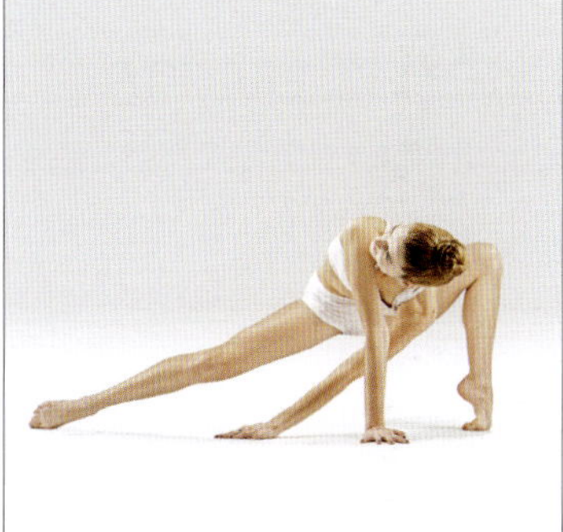

Postura de sentadilla lateral con la pierna extendida y estiramiento intenso del tobillo

Uttana kulpa utthita parshva pada upaveshasana

Modificación: ambas palmas de las manos apoyadas en el suelo, brazos cruzados.

Tipo de postura: de pie, inclinación hacia delante, torsión.

Punto de *drishti*: *urdhva* o *antara drishti* (hacia el cielo).

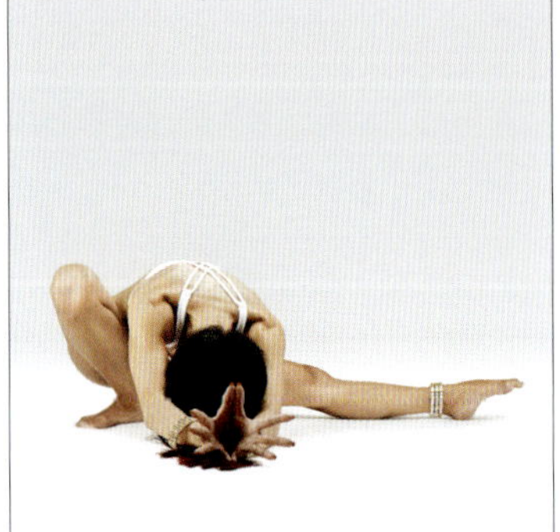

Postura de sentadilla lateral con pierna extendida con las manos en sello del loto

Padma mudra utthita parshva pada upaveshasana

Modificación: inclinación completa hacia delante, frente apoyada en el suelo, brazos extendidos hacia delante.

Tipo de postura: de pie, inclinación hacia delante.

Punto de *drishti*: *nasagrai* o *nasagre* (nariz).

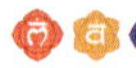

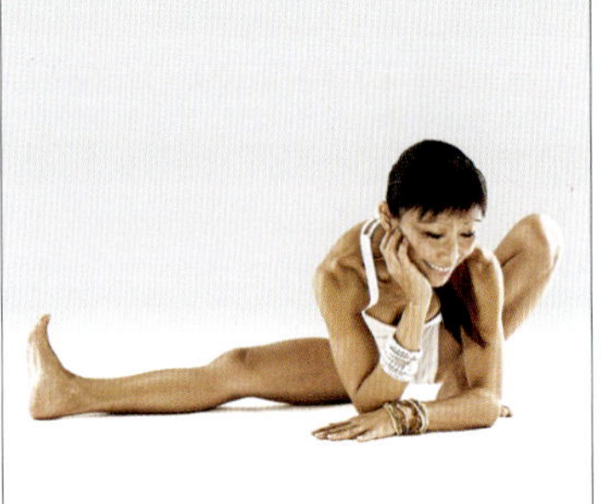

Postura de sentadilla lateral con pierna extendida y brazos desiguales

Vishama hasta utthita parshva pada upaveshasana

Modificación: inclinación hacia delante, un antebrazo apoyado en el suelo, la otra mano en la mejilla.

Tipo de postura: de pie, sentada, inclinación hacia delante.

Punto de *drishti*: *nasagrai* o *nasagre* (nariz).

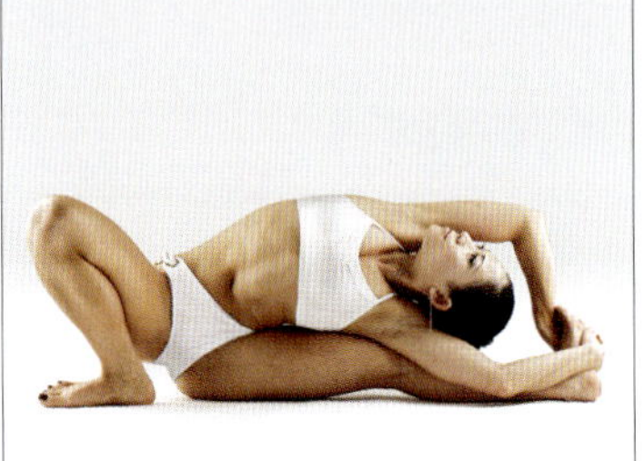

Postura de sentadilla lateral con la pierna extendida y con torsión 1

Parivritta utthita parshva pada upaveshasana **1**

Modificación: agarre del pie de la pierna extendida con ambas manos.

Tipo de postura: de pie, sentada, inclinación hacia delante y lateral, torsión.

Punto de *drishti*: *urdhva* o *antara drishti* (hacia el cielo).

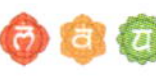

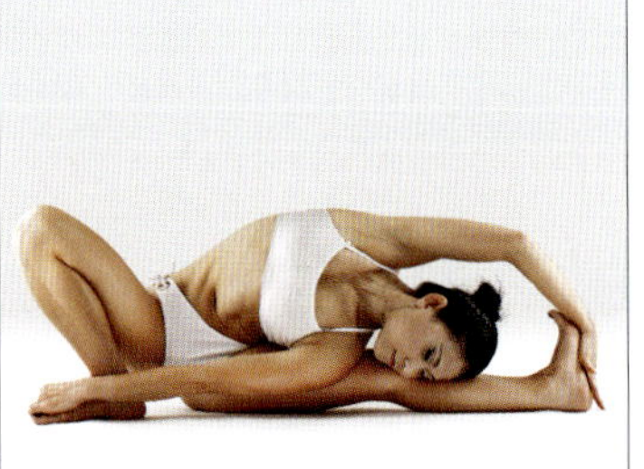

Postura de sentadilla lateral con la pierna extendida y con torsión 2

Parivritta utthita parshva pada upaveshasana **2**

Modificación: agarre de ambos pies.

Tipo de postura: de pie, sentada, inclinación hacia delante y lateral, torsión.

Punto de *drishti*: *hastagrai* o *hastagre* (manos), *padayoragrai* o *padayoragre* (dedos/pies).

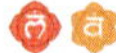

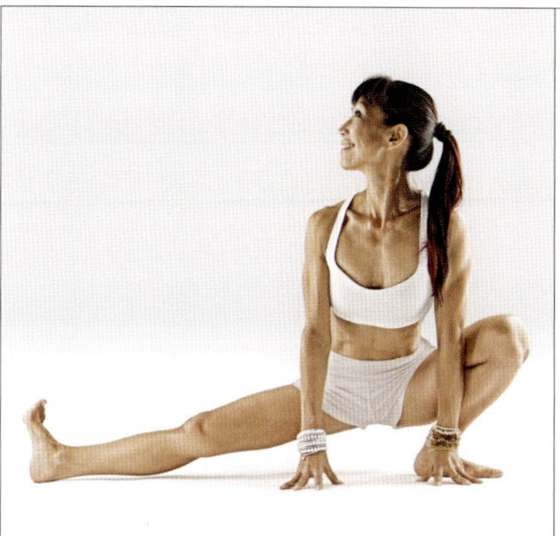

Postura de sentadilla lateral con pierna extendida

Utthita parshva pada upaveshasana
Modificación: puntas de los dedos de las manos apoyadas en el suelo, dedos del pie de la pierna extendida flexionados hacia dentro.
Tipo de postura: de pie, inclinación hacia delante.
Punto de *drishti*: *parshva drishti* (hacia la derecha), *parshva drishti* (hacia la izquierda).

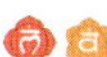

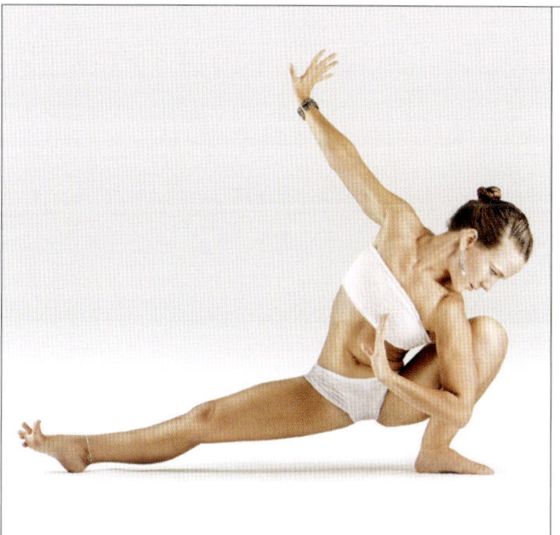

Postura de sentadilla lateral con pierna extendida y rodilla hacia el hombro

Janu bhuja utthita parshva pada upaveshasana
Modificación: dedos de los pies de la pierna extendida separados y hacia arriba.
Tipo de postura: de pie, inclinación hacia delante, inclinación lateral.
Punto de *drishti*: *padayoragrai* o *padayoragre* (dedos/pies).

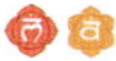

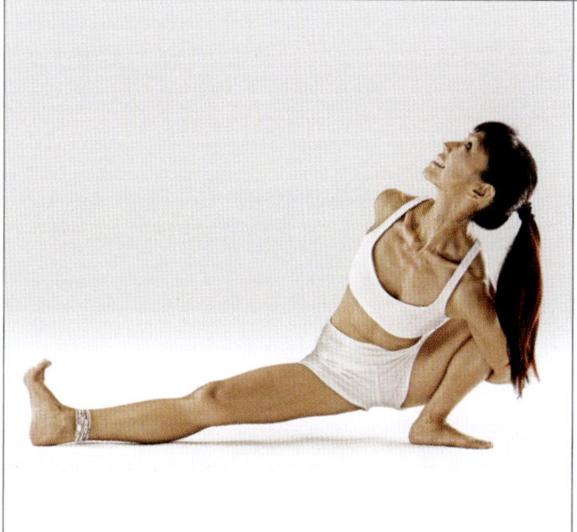

Postura de sentadilla lateral con pierna extendida y agarre

Baddha utthita parshva pada upaveshasana
Modificación: brazos alrededor de la espinilla de la pierna flexionada, dedos de la pierna extendida flexionados hacia dentro.
Tipo de postura: de pie, inclinación lateral, agarre.
Punto de *drishti*: *urdhva* o *antara drishti* (hacia el cielo).

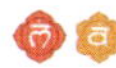

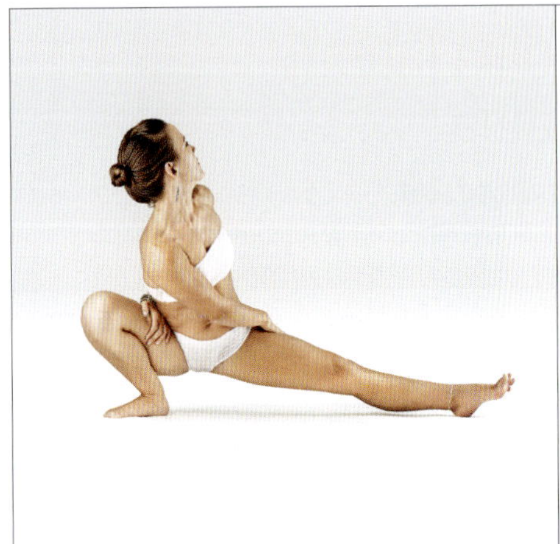

Postura de sentadilla lateral con pierna extendida con torsión y medio agarre

Parivritta ardha baddha utthita parshva pada upaveshasana

Modificación: dedos de los pies de la pierna extendida separados.

Tipo de postura: de pie, inclinación lateral, agarre.

Punto de *drishti*: *urdhva* o *antara drishti* (hacia el cielo).

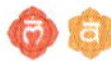

POSTURA EN ESTOCADA LATERAL: GLÚTEO HACIA EL HOMBRO, BRAZOS POR ENCIMA DE LA CABEZA

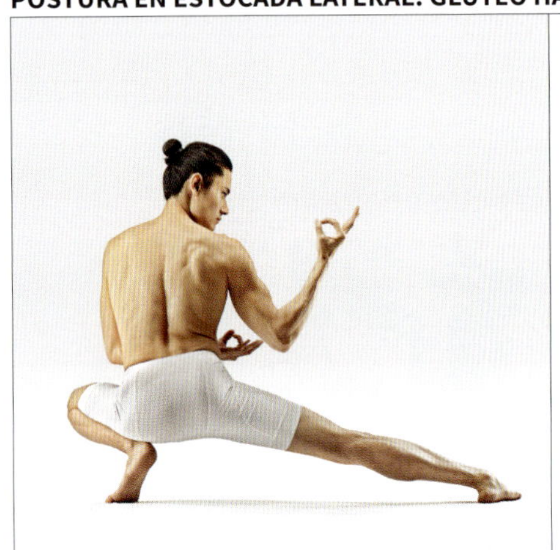

Postura de sentadilla lateral con pierna extendida sobre los dedos del pie

Utthita parshva pada prapada upaveshasana

Modificación: dedos de los pies de la pierna extendida apoyados en el suelo.

Tipo de postura: de pie, inclinación hacia delante.

Punto de *drishti*: *hastagrai* o *hastagre* (manos).

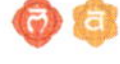

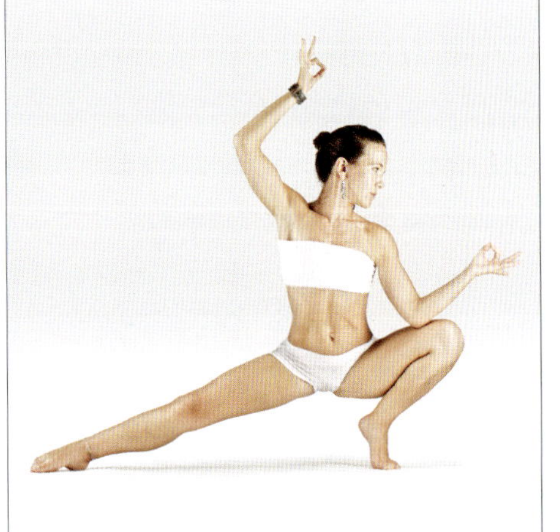

Postura de sentadilla lateral con pierna extendida sobre los dedos del pie

Utthita parshva pada prapada upaveshasana

Modificación: codo en la rodilla de la pierna flexionada, dedos de los pies de la pierna extendida apoyados en el suelo.

Tipo de postura: de pie, inclinación hacia delante.

Punto de *drishti*: *hastagrai* o *hastagre* (manos).

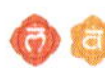

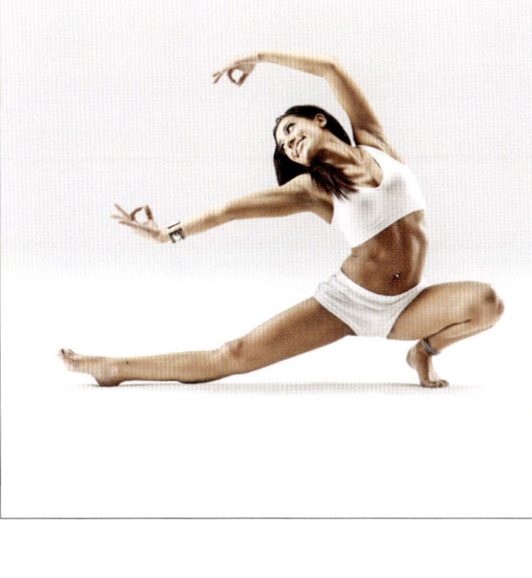

Postura de sentadilla lateral con pierna extendida sobre los dedos del pie

Utthita parshva pada prapada upaveshasana

Modificación: inclinación lateral hacia la pierna extendida, un brazo paralelo al suelo, el otro brazo extendido hacia el cielo, dedos de la pierna extendida apuntando hacia delante.

Tipo de postura: de pie, inclinación lateral.

Punto de *drishti*: *hastagrai* o *hastagre* (manos).

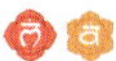  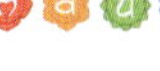

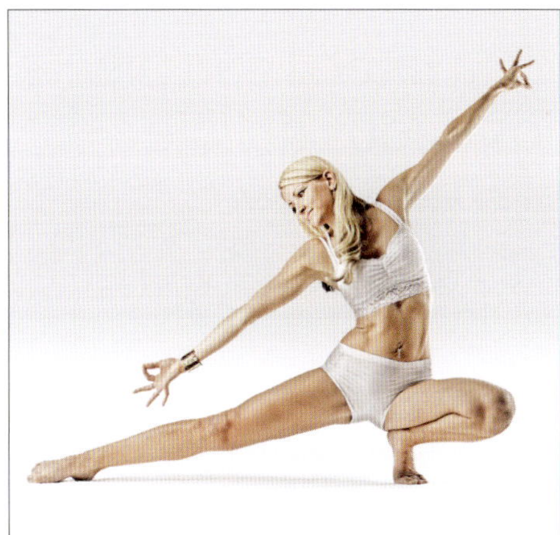

Postura de sentadilla lateral con pierna extendida sobre los dedos del pie

Utthita parshva pada prapada upaveshasana

Modificación: flexión lateral hacia la pierna extendida, brazos extendidos a ambos lados y rectos, dedos de los pies de la pierna extendida apoyados en el suelo.

Tipo de postura: de pie, inclinación lateral.

Punto de *drishti*: *hastagrai* o *hastagre* (manos), *padayoragrai* o *padayoragre* (dedos/pies).

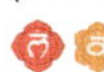 

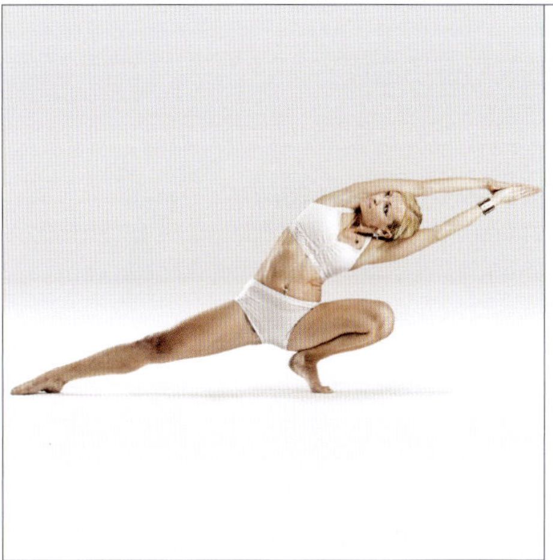

Postura de sentadilla lateral con pierna extendida con ambos brazos extendidos

Dwi hasta utthita parshva pada prapada upaveshasana

Modificación: flexión lateral hacia la pierna flexionada, dedos de los pies de la pierna extendida apoyados en el suelo.

Tipo de postura: de pie, inclinación lateral.

Punto de *drishti*: *urdhva* o *antara drishti* (hacia el cielo).

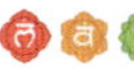

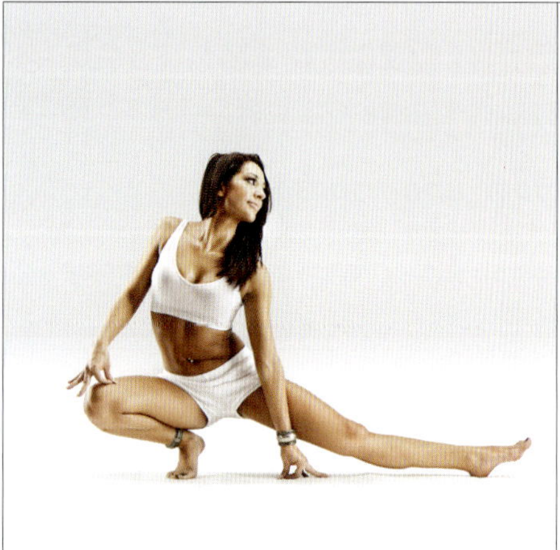

Postura de sentadilla lateral con pierna extendida sobre los dedos del pie

Utthita parshva pada prapada upaveshasana

Modificación: una mano apoyada en la rodilla, la otra mano apoyada en el suelo, dedos de los pies apuntando hacia delante.

Tipo de postura: de pie, inclinación hacia delante.

Punto de drishti: *parshva drishti* (hacia la derecha), *parshva drishti* (hacia la izquierda).

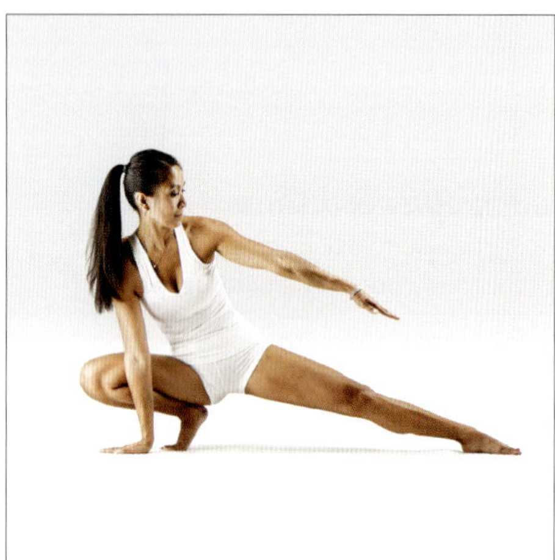

Postura de sentadilla lateral con pierna extendida sobre los dedos del pie

Utthita parshva pada prapada upaveshasana

Modificación: una palma de la mano apoyada en el suelo, el otro brazo recto y paralelo a la pierna extendida, dedos de los pies de la pierna extendida apoyados en el suelo.

Tipo de postura: de pie.

Punto de drishti: *padayoragrai* o *padayoragre* (dedos/pies), *hastagrai* o *hastagre* (manos).

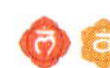

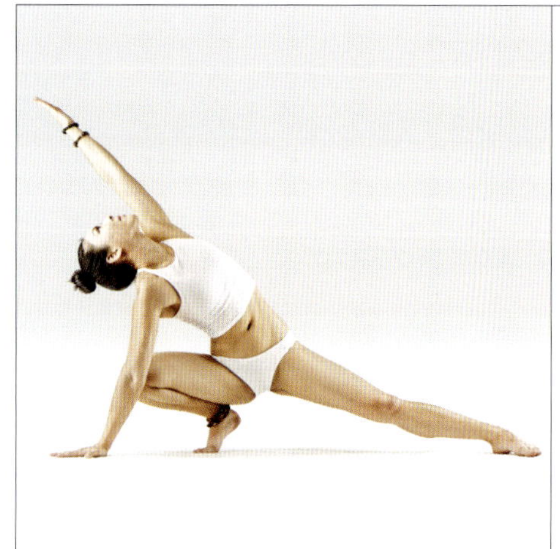

Postura de sentadilla lateral con pierna extendida sobre los dedos del pie

Utthita parshva pada prapada upaveshasana

Modificación: flexión lateral hacia la rodilla flexionada, la palma de una mano apoyada el suelo, la otra mano extendida hacia arriba por encima de la cabeza, dedos de los pies de la pierna extendida apoyados en el suelo.

Tipo de postura: de pie, inclinación lateral.

Punto de drishti: *hastagrai* o *hastagre* (manos).

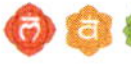 

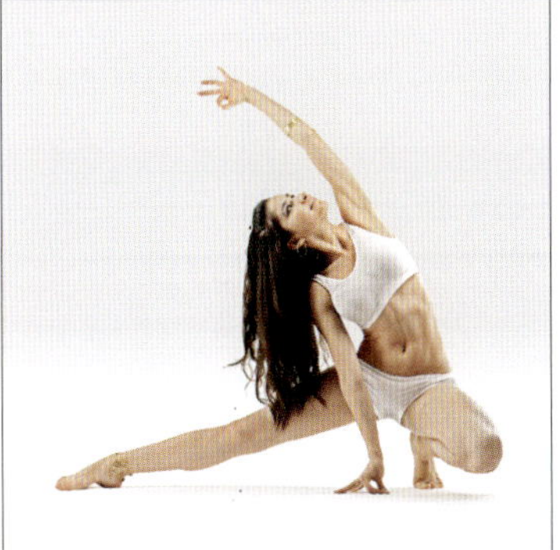

Postura de sentadilla lateral con pierna extendida sobre los dedos del pie

Utthita parshva pada prapada upaveshasana

Modificación: flexión lateral hacia la pierna extendida, una mano en el suelo, la otra extendida por encima de la cabeza, dedos de los pies de la pierna extendida apoyados en el suelo.

Tipo de postura: de pie, inclinación lateral.

Punto de _drishti_: _hastagrai_ o _hastagre_ (manos).

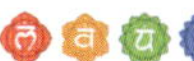

POSTURA EN ESTOCADA: GLÚTEO APOYADO EN EL TALÓN: TORSIÓN, AGARRE

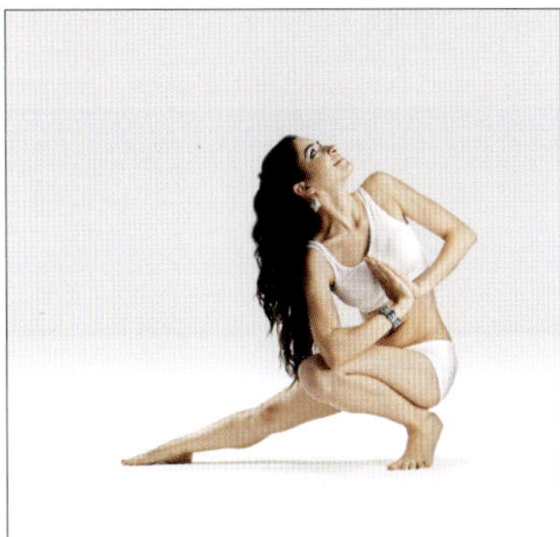

Postura de sentadilla lateral con torsión con una pierna extendida sobre los dedos del pie con las manos en oración

Parivritta utthita parshva pada prapada upaveshasana namaskar

Modificación: dedos de los pies de la pierna extendida apoyados en el suelo.

Tipo de postura: de pie, inclinación hacia delante, torsión.

Punto de _drishti_: _urdhva_ o _antara drishti_ (hacia el cielo).

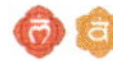

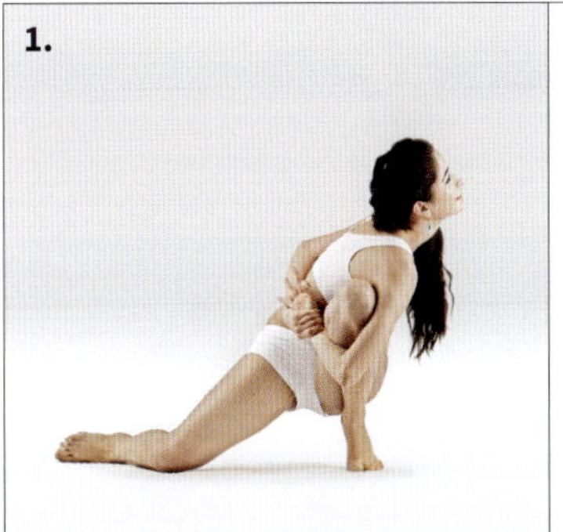

1.

Postura de sentadilla lateral con torsión con una pierna extendida sobre los dedos del pie con agarre

Parivritta baddha utthita parshva pada prapada upaveshasana

Modificación: dedos de los pies de la pierna extendida apoyados en el suelo.

1. Rodilla apoyada en el suelo.

2. Rodilla separada del suelo.

Tipo de postura: de pie, torsión, agarre.

Punto de _drishti_: _nasagrai_ o _nasagre_ (nariz), _bhrumadhye_ o _ajna chakra_ (tercer ojo, entre las cejas).

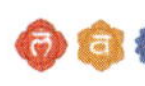

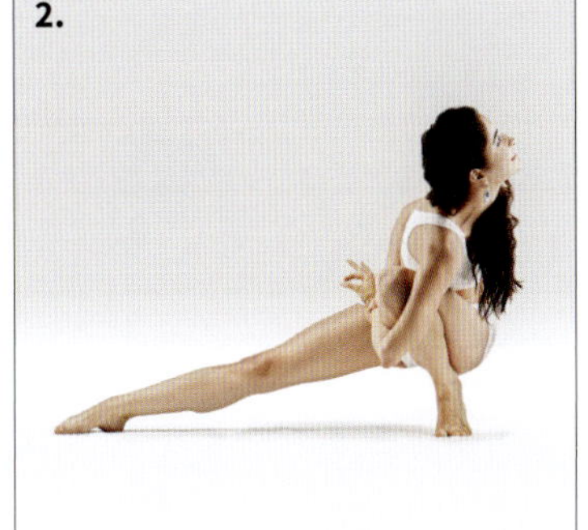

2.

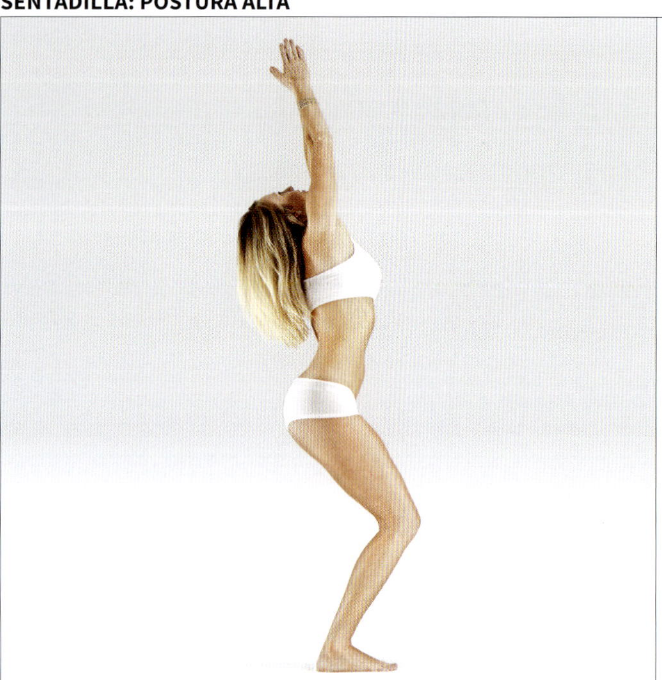

Postura feroz

Utkatasana

También conocida como: postura de la silla
Modificación: manos separadas la anchura
de los hombros, sentadilla baja.
Tipo de postura: de pie.
Punto de *drishti*: *angushtamadhye* o *angushta ma dyai*
(pulgares).

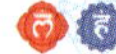

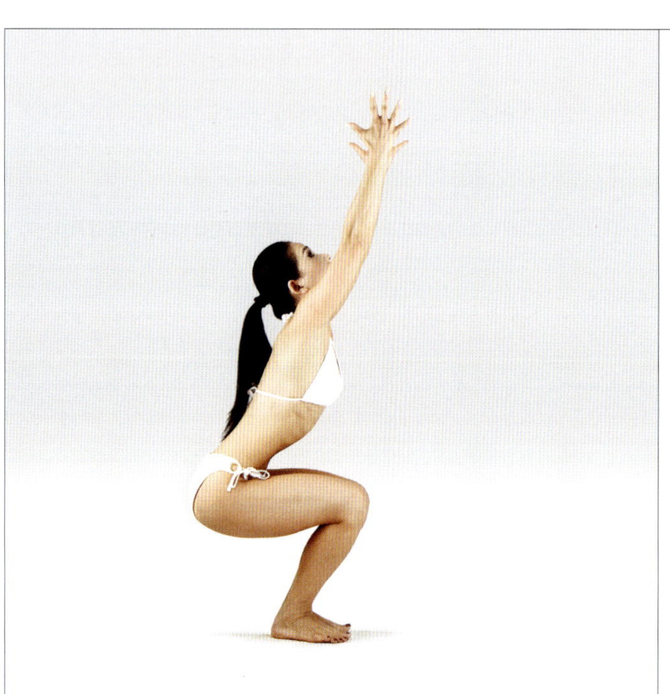

Postura feroz

Utkatasana

También conocida como: postura de la silla.
Modificación: palmas de las manos presionadas juntas,
sentadilla alta.
Tipo de postura: de pie, flexión de la espalda suave.
Punto de *drishti*: *angushtamadhye* o *angushta ma dyai*
(pulgares).

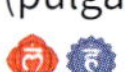

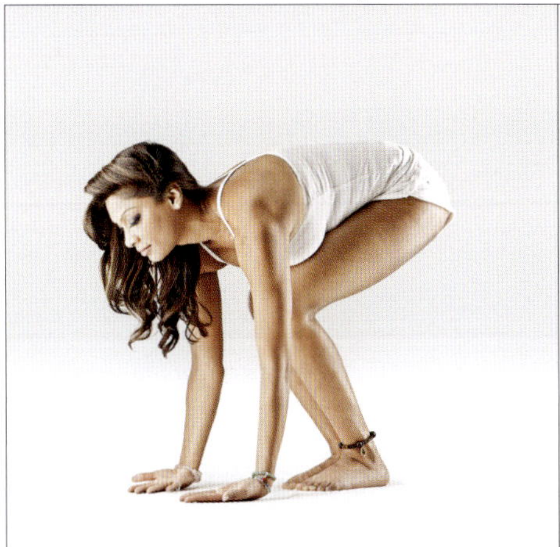

Postura preparatoria del aguzanieves

Khanjanasana preparatoria

Modificación: manos apoyadas en el suelo, palmas de las manos hacia arriba, pies juntos.

Tipo de postura: de pie, inclinación hacia delante.

Punto de *drishti*: *nasagrai* o *nasagre* (nariz), *bhrumadhye/ajna chakra* (tercer ojo, entre las cejas).

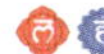

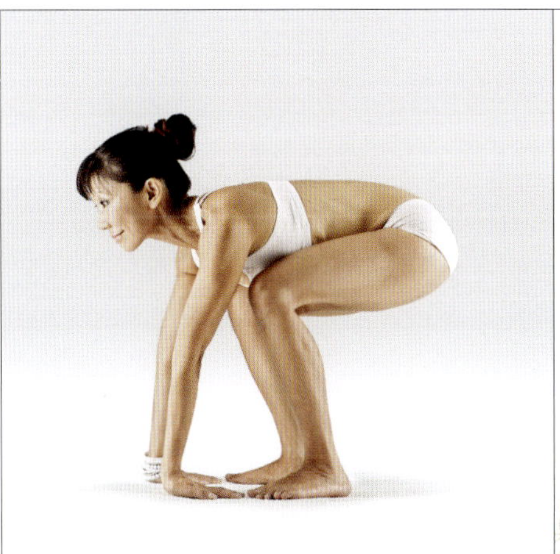

Postura feroz con estiramiento intenso de la muñeca

Uttana manibandha utkatasana

También conocida como: postura de la silla con estiramiento de muñeca intenso.

Modificación: palmas apoyadas en el suelo, puntas de los dedos de las manos hacia los dedos de los pies.

Tipo de postura: de pie, inclinación hacia delante.

Punto de *drishti*: *nasagrai* o *nasagre* (nariz).

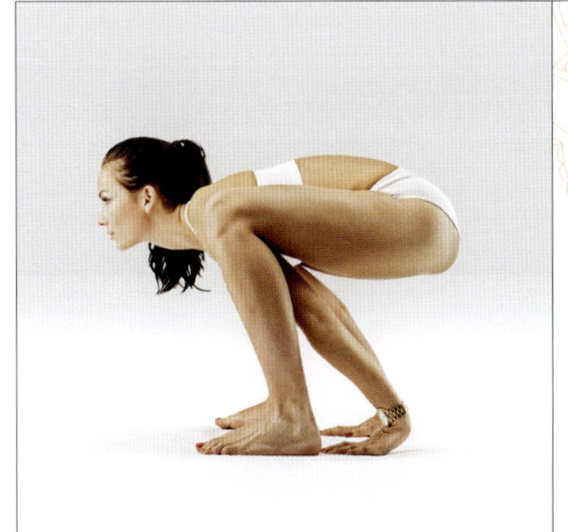

Postura del aguzanieves

Khanjanasana

También conocida como: postura preparatoria de la presión de hombro (*bhujapidasana* preparatoria).

Modificación: hombros hasta la parte interior de las rodillas, yemas de los dedos hasta los talones.

Tipo de postura: de pie, inclinación hacia delante.

Punto de *drishti*: *bhrumadhye/ajna chakra* (tercer ojo, entre las cejas).

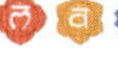

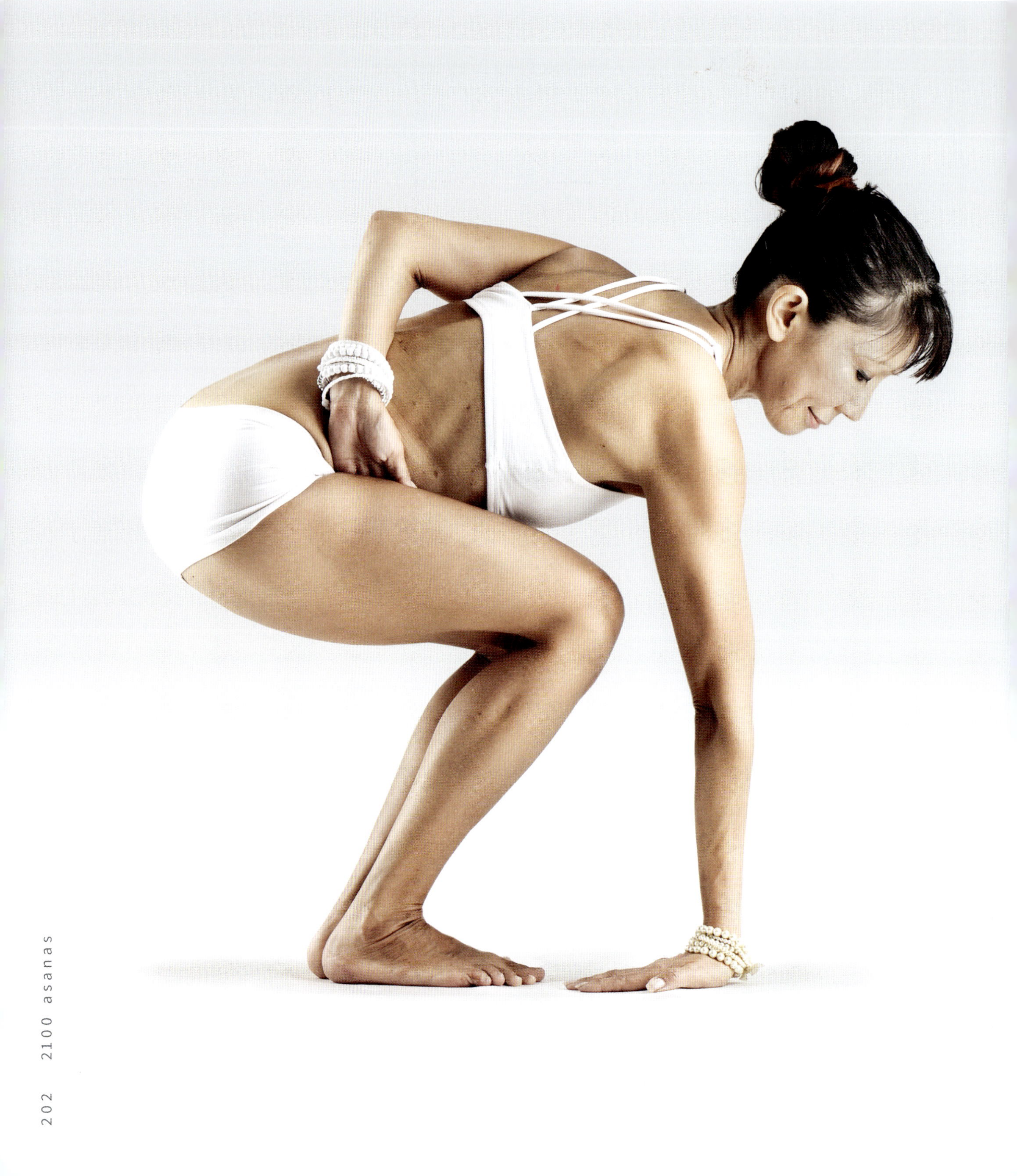

postura feroz

Uttana manibandha ardha baddha utkatasana

También conocida como: postura de la silla con estiramiento intenso de la muñeca y medio agarre.

Tipo de postura: de pie, inclinación hacia delante, agarre.

Punto de *drishti*: *hastagrai* o *hastagrahe* (manos).

Modificación: mano apoyada en el suelo, yemas de los dedos de las manos apuntando hacia los dedos de los pies.

ut = *in*tenso
tan = estirar, extender
manibandha = muñeca
ardha = media
baddha = agarre
utkata = feroz

Cómo realizar la postura:

1. Comienza en la postura de la montaña *(tadasana)*. Realiza *mula bandha, uddhiyana bandha y* la respiración *ujjayi*.

2. Espira, dobla las rodillas hasta que los muslos estén paralelos al suelo y deja caer ambas manos al suelo. Descansa el torso sobre los muslos.

3. Inhala mientras giras externamente el brazo derecho para apuntar los dedos de la mano derecha hacia los pies.

4. En la siguiente inhalación, lleva el brazo izquierdo por detrás de la espalda y la mano izquierda hacia el interior del muslo derecho. Trata de sellar el espacio entre la caja torácica y el codo.

5. Mantén la postura durante al menos 30 segundos y hasta 90 para recibir todos los beneficios del estiramiento.

6. Exhala mientras sueltas el brazo izquierdo y llevas la mano izquierda al suelo. Repite todos los movimientos por el lado derecho.

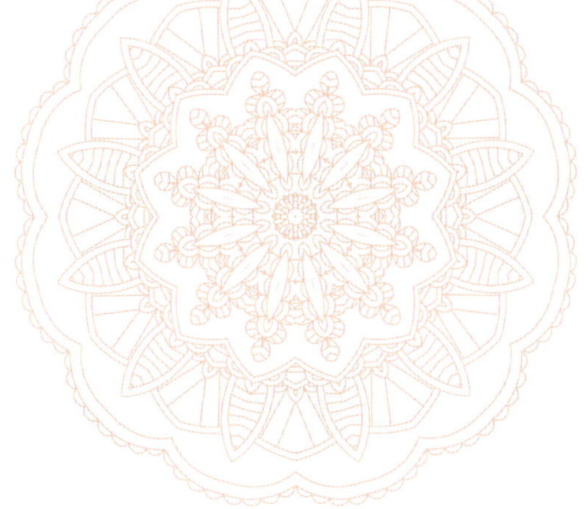

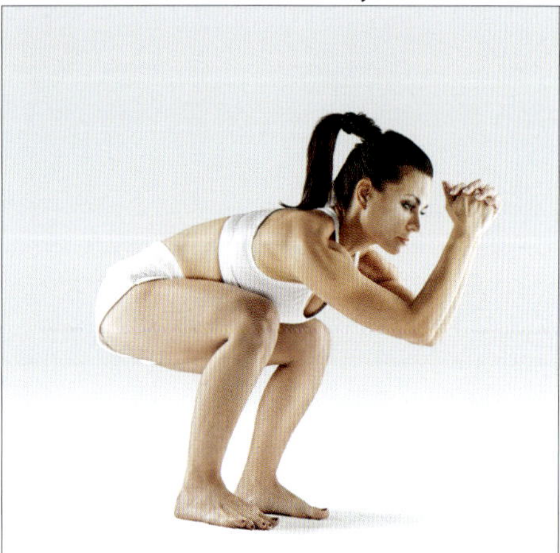

Postura de la antigua forma del elefante

Gaja vadivu

Tipo de postura: de pie, inclinación hacia delante.
Punto de *drishti*: *angushtamadhye* o *angushta ma dyai* (pulgares).

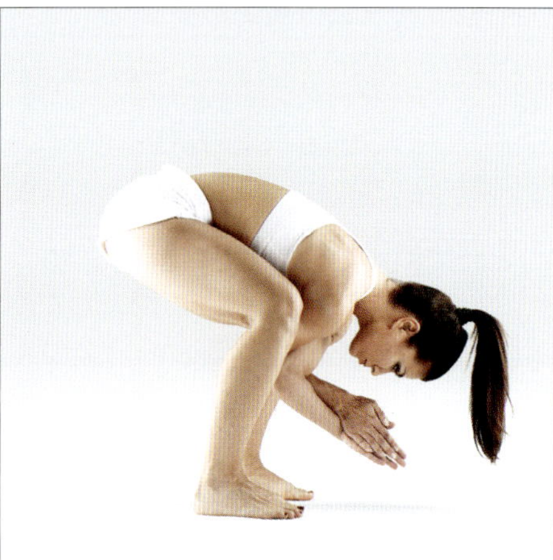

Posición de la mano de la postura dedicada a Garuda en la postura de medio estiramiento intenso

Hasta garudasana en *ardha uttanasana*

También conocida como: postura de la mano de la postura dedicada a Garuda con inclinación hacia delante.
Modificación: rodillas flexionadas, pies separados la anchura de la cadera.
Tipo de postura: de pie, inclinación hacia delante.
Punto de *drishti*: *angushtamadhye* o *angushta ma dyai* (pulgares).

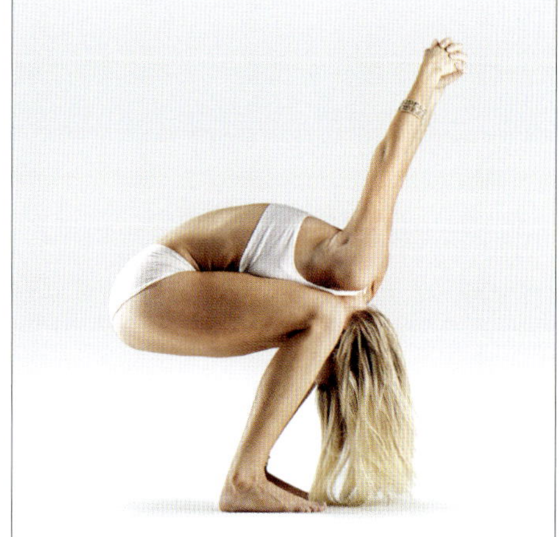

Postura feroz con agarre de manos y presión de orejas

Baddha hasta karnapida utkatasana

También conocida como: postura de sentadilla con agarre de manos y presión de oreja.
Tipo de postura: de pie, inclinación hacia delante.
Punto de *drishti*: *nasagrai* o *nasagre* (nariz).

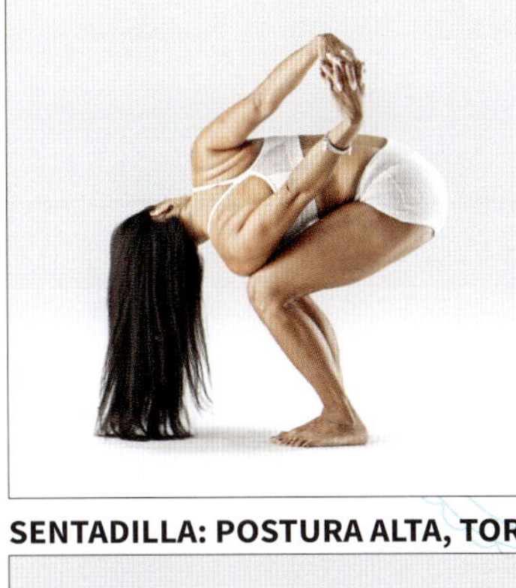

Postura feroz con torsión y agarre de manos

Baddha hasta parivritta utkatasana

También conocida como: postura de la silla con torsión con las manos entrelazadas.
Tipo de postura: de pie, inclinación hacia delante, torsión.
Punto de *drishti*: *urdhva* o *antara drishti* (hacia el cielo).

SENTADILLA: POSTURA ALTA, TORSIÓN, UNA MANO APOYADA EN EL SUELO

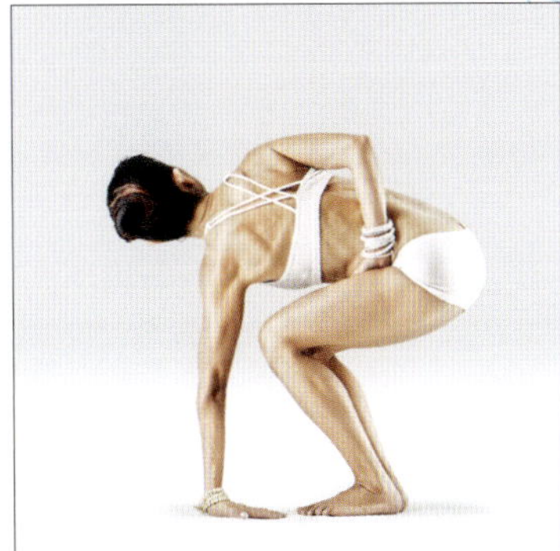

Postura dedicada al yogui Shankara con torsión con estiramiento intenso de muñeca y con medio agarre

Uttana manibandha parivritta ardha baddha shankarasana

Tipo de postura: de pie, inclinación hacia delante, torsión, agarre.
Punto de *drishti*: *urdhva* o *antara drishti* (hacia el cielo).

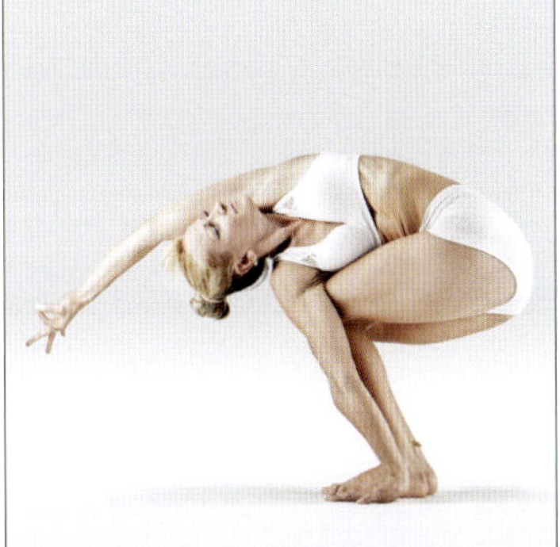

Postura con torsión dedicada al yogui Shankaraa

Parivritta sankarasana

Tipo de postura: de pie, inclinación hacia delante y lateral, torsión.
Punto de *drishti*: *urdhva* o *antara drishti* (hacia el cielo).

SENTADILLA: POSTURA ALTA: TORSIÓN Y CODO SOBRE LA RODILLA

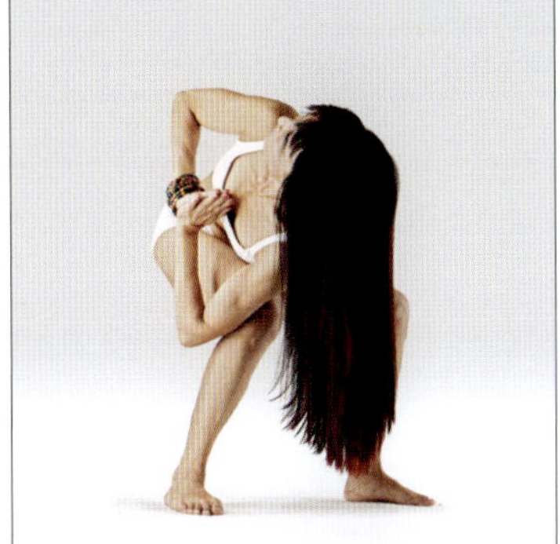

Postura feroz con torsión

Parivritta utkatasana

También conocida como: postura de la silla con torsión.
Modificación: pies separados, manos en *anjali mudra* (manos en oración).
Tipo de postura: de pie, inclinación hacia delante, torsión.
Punto de *drishti*: *urdhva* o *antara drishti* (hacia el cielo).

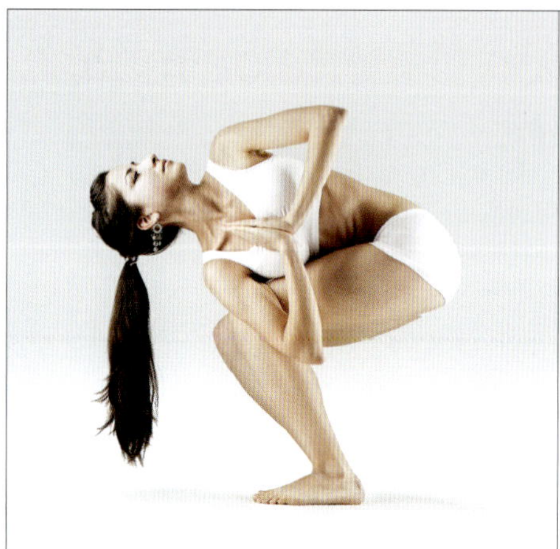

Postura feroz con torsión

Parivritta utkatasana

También conocida como: postura de la silla con torsión.
Modificación: pies juntos, manos en *anjali mudra* (manos en oración).
Tipo de postura: de pie, inclinación hacia delante, torsión.
Punto de *drishti*: *urdhva* o *antara drishti* (hacia el cielo).

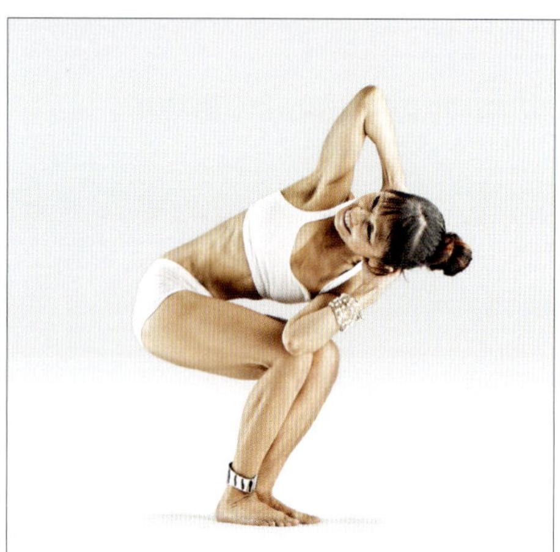

Postura feroz con torsión

Parivritta utkatasana

También conocida como: posición de la silla con torsión.
Modificación: manos detrás de la cabeza.
Tipo de postura: de pie, inclinación hacia delante, torsión.
Punto de *drishti*: *urdhva* o *antara drishti* (hacia el cielo).

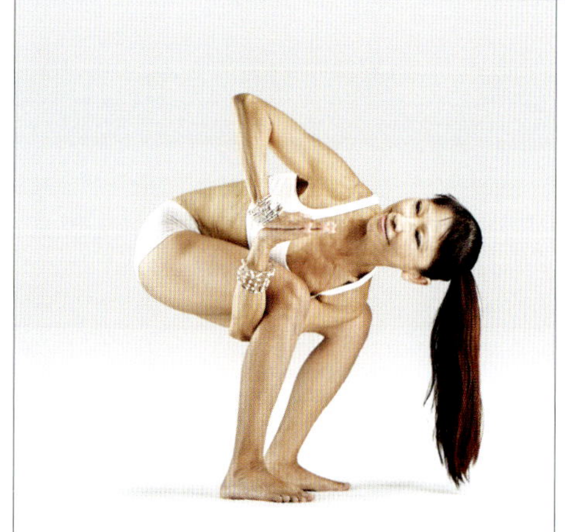

Postura feroz con torsión

Parivritta utkatasana

También conocida como: postura de la silla con torsión.
Modificación: brazo por debajo de la rodilla, manos en *anjali mudra* (manos en oración).
Tipo de postura: de pie, inclinación hacia delante, torsión.
Punto de *drishti*: *urdhva* o *antara drishti* (hacia el cielo).

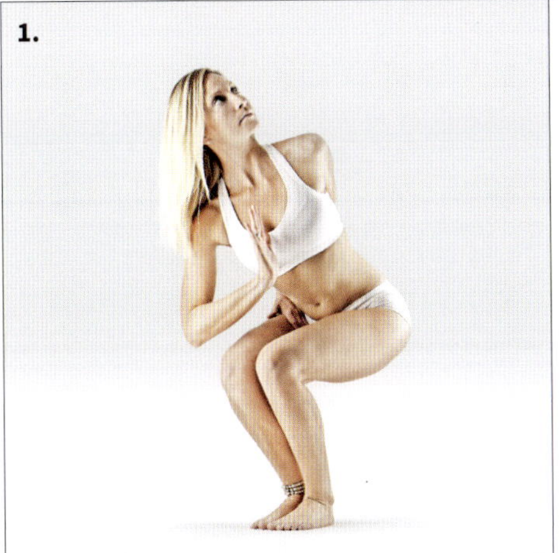

1.

Postura feroz con torsión con agarre de una mano

Eka hasta baddha parivritta utkatasana

También conocida como: postura de la silla con torsión con agarre de una mano.

Modificación: 1. Una mano en el corazón.

2. La otra mano agarra el muslo, el otro codo por encima de la rodilla opuesta.

Tipo de postura: de pie, inclinación hacia delante, torsión, agarre.

Punto de *drishti*: 1. *urdhva* o *antara drishti* (hacia el cielo).

2. *Padhayoragrai* o *padayoragre* (dedos/pies).

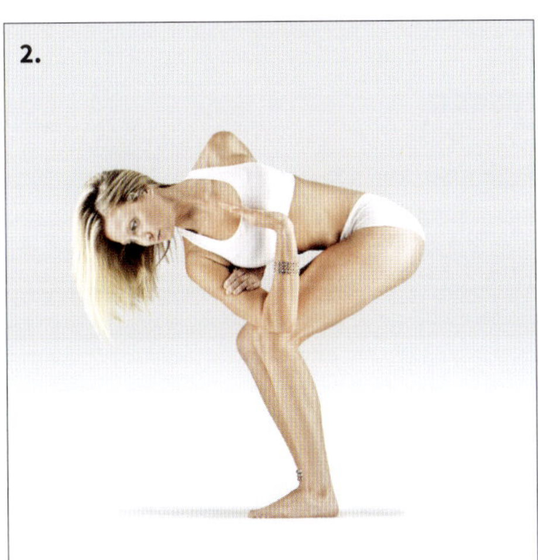

2.

Postura feroz con torsión con agarre de una pierna

Parivritta eka pada baddha utkatasana

También conocida como: postura de la silla con torsión con agarre de una pierna.

Tipo de postura: de pie, inclinación hacia delante, torsión, agarre.

Punto de *drishti*: *padayoragrai* o *padayoragre* (dedos/pies).

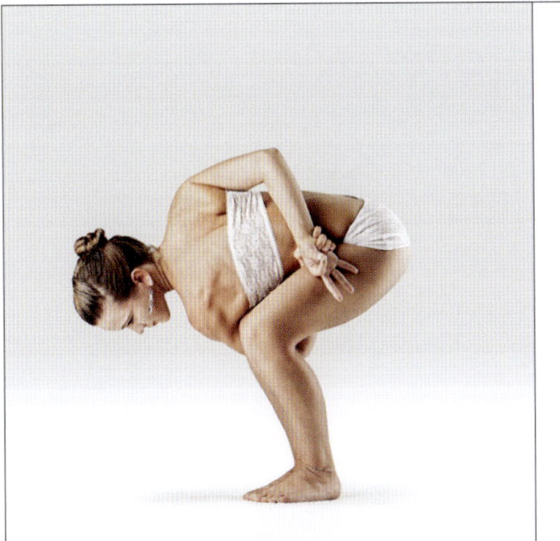

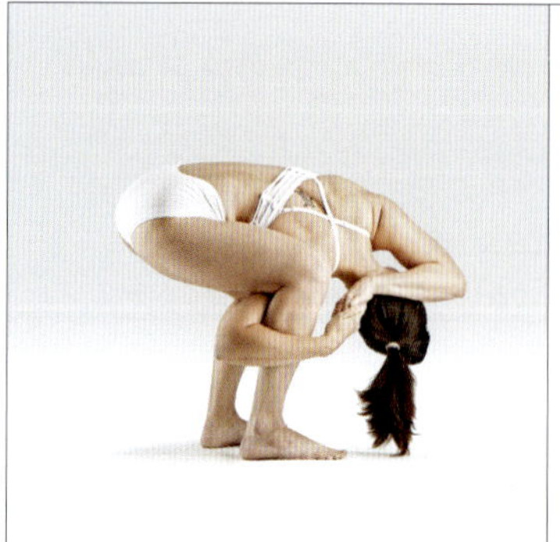

Postura feroz con torsión con agarre de una pierna

Parivritta eka pada baddha utkatasana

También conocida como: postura de la silla con torsión con agarre de una pierna.
Modificación: brazos alrededor de una pierna, manos entrelazadas por encima de la cabeza.
Tipo de postura: de pie, inclinación hacia delante, torsión, agarre.
Punto de *drishti*: *urdhva* o *antara drishti* (hacia el cielo).

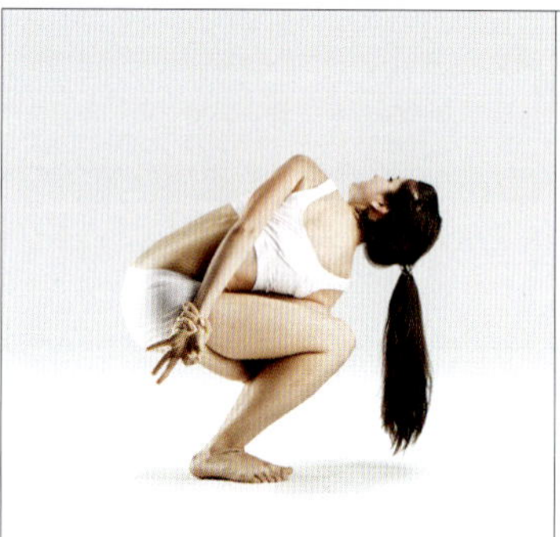

Postura feroz con torsión con agarre de ambas piernas

Parivritta dwi pada baddha utkatasana

También conocida como: postura de la silla con torsión con agarre de ambas piernas.
Tipo de postura: de pie, inclinación hacia delante, torsión, agarre.
Punto de *drishti*: *urdhva* o *antara drishti* (hacia el cielo).

SENTADILLA: POSTURA ALTA, TALONES LEVANTADOS, PECHO SEPARADO DE LOS CUÁDRICEPS

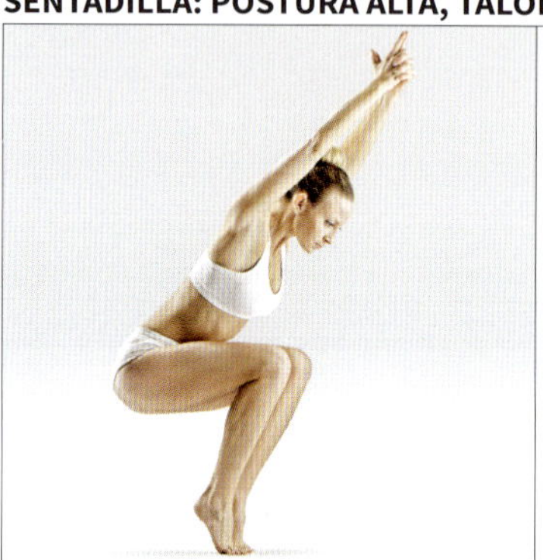

Postura feroz de puntillas 1

Prapada utkatasana 1

También conocida como: postura de la silla de puntillas 1.
Modificación: brazos extendidos hacia arriba por encima de la cabeza, dedos de las manos entrelazados.
Tipo de postura: de pie, inclinación hacia delante.
Punto de *drishti*: *nasagrai* o *nasagre* (nariz).

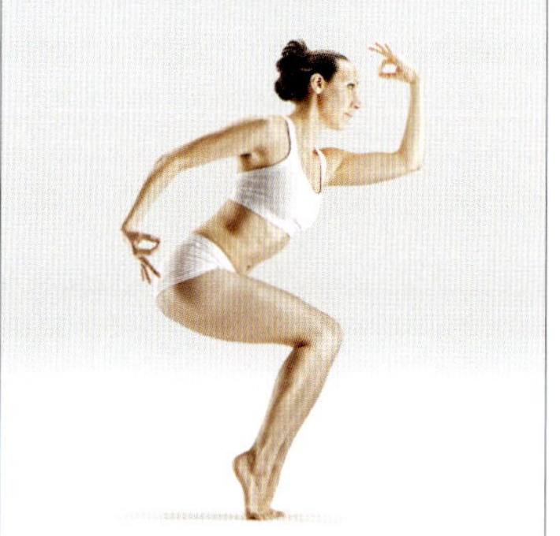

Postura feroz de puntillas 3

Prapada utkatasana 3

También conocida como: postura de la silla de puntillas 3.
Modificación: ambos codos flexionados, un brazo flexionado hacia arriba, un brazo flexionado hacia atrás.
Tipo de postura: de pie, inclinación hacia delante.
Punto de *drishti*: *hastagrai* o *hastagre* (manos).

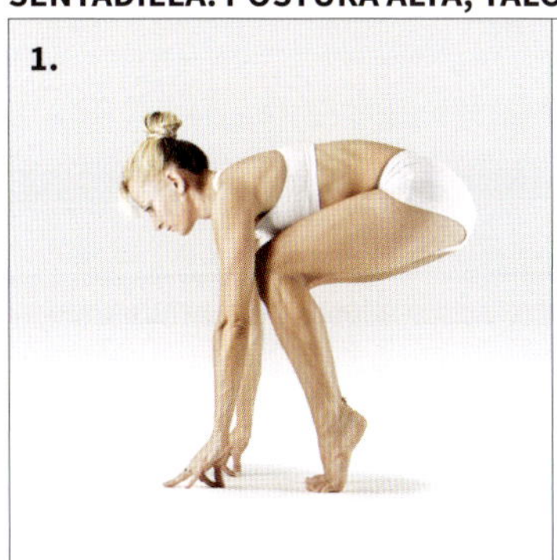

Postura preparatoria de la grulla

Bakasana preparatoria

Modificación: manos en el suelo delante de los pies.

1. Puntas de los dedos apoyadas en el suelo.

2. Palmas de las manos planas en el suelo, brazos separados el ancho de los hombros, dedos apuntando en sentido opuesto a la cabeza.

Tipo de postura: de pie, inclinación hacia delante.

Punto de *drishti*: *hastagrai* o *hastagre* (manos), *nasagrai* o *nasagre* (nariz).

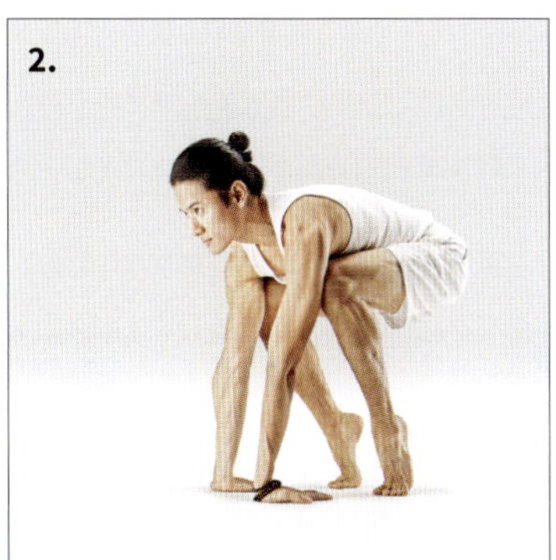

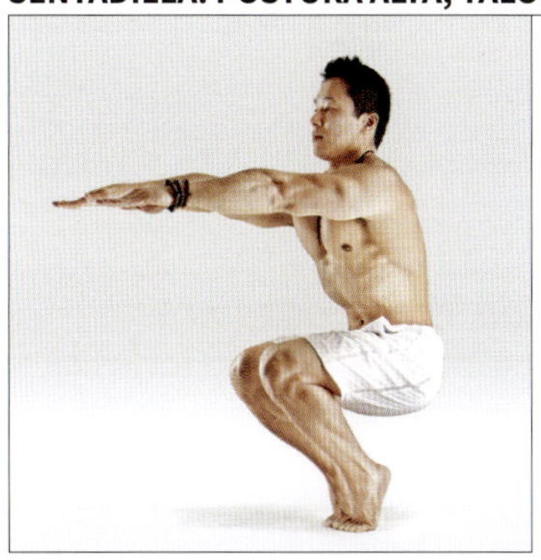

Postura feroz de puntillas

Prapada utkatasana

También conocida como: postura torpe *(utkatasana)*.

Modificación: brazos extendidos hacia delante y paralelos al suelo, muslos paralelos al suelo, talones levantados.

Tipo de postura: de pie.

Punto de *drishti*: *angushtamadhye* o *angushta ma dyai* (pulgares).

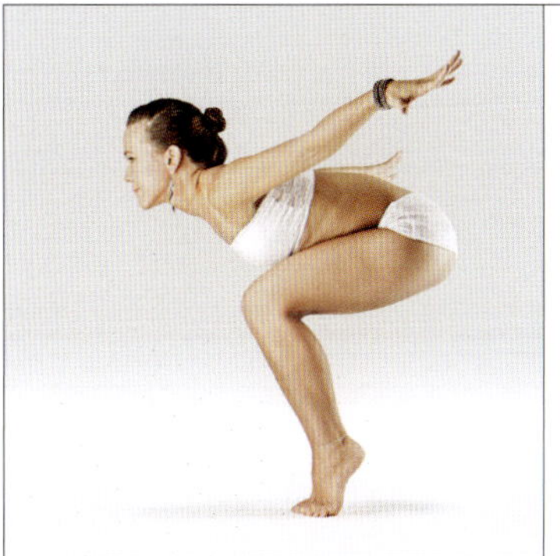

Postura feroz de puntillas 2

Prapada utkatasana 2

También conocida como: postura de la silla de puntillas 2 y postura de la zambullida.

Modificación: brazos extendidos hacia la espalda, pecho apoyado en los cuádriceps, palmas de las manos hacia abajo.

Tipo de postura: de pie, inclinación hacia delante.

Punto de *drishti*: *nasagrai* o *nasagre* (nariz), *bhrumadhye* o *ajna chakra* (tercer ojo, entre las cejas).

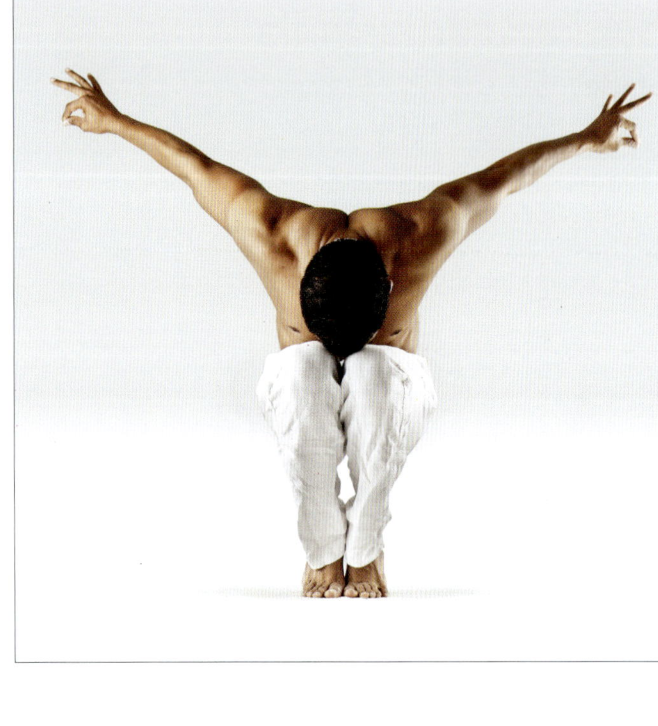

Postura feroz de puntillas con la cabeza en las rodillas 2

Janu shirsha prapada utkatasana 2

También conocida como: postura feroz de puntillas con la cabeza en las rodillas 2 y postura de la zambullida con la cabeza en las rodillas.

Modificación: rodillas juntas, brazos extendidos hacia los lados, frente apoyada en las rodillas.

Tipo de postura: de pie, inclinación hacia delante.

Punto de *drishti*: *nasagrai* o *nasagre* (nariz).

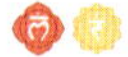  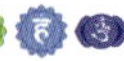

SENTADILLA: POSTURA ALTA TALONES LEVANTADOS, CORVA DE LA RODILLA SOBRE EL HOMBRO

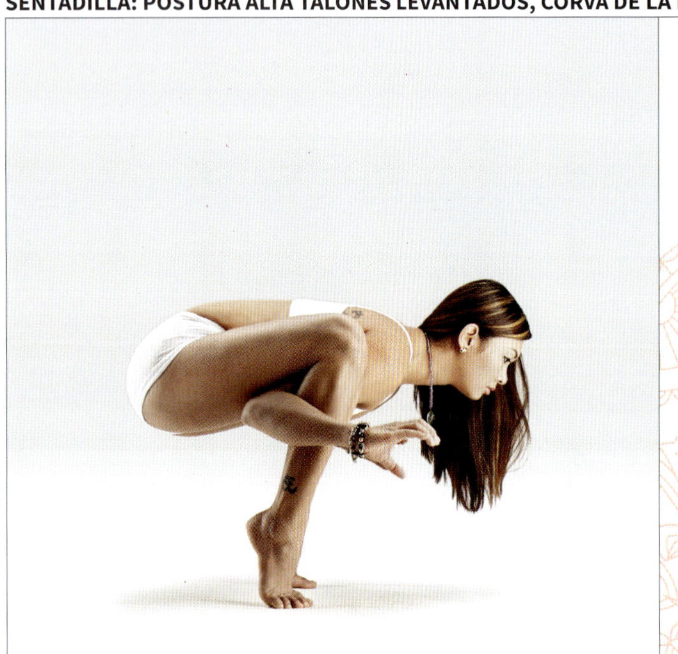

Postura del aguzanieves de puntillas sin apoyo 1

Niralamba prapada khanjanasana 1

Modificación: codos flexionados, manos hacia el frente.

Tipo de postura: de pie, inclinación hacia delante.

Punto de *drishti*: *nasagrai* o *nasagre* (nariz).

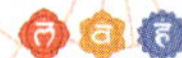

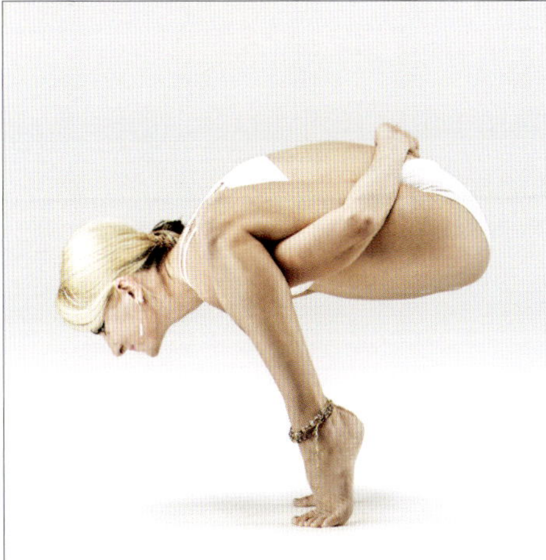

Postura del aguzanieves de puntillas sin apoyo y con agarre

Niralamba baddha prapada khanjanasana

Tipo de postura: de pie, inclinación hacia delante, agarre.
Punto de *drishti*: *nasagrai* o *nasagre* (nariz).

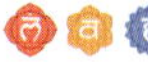

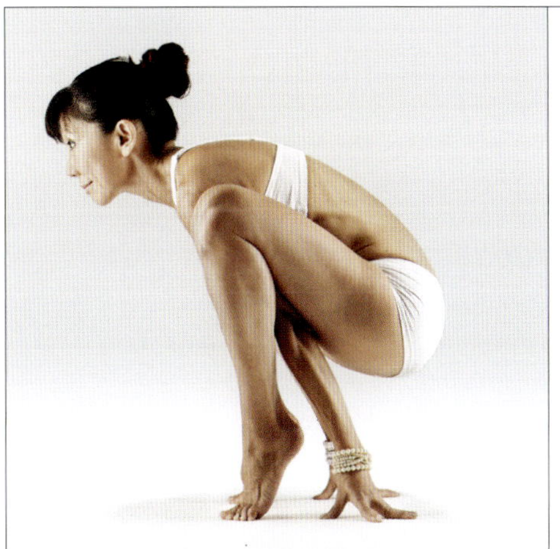

Postura del aguzanieves de puntillas con apoyo

Salamba prapada khanjanasana

Tipo de postura: de pie, inclinación hacia delante.
Punto de *drishti*: *nasagrai* o *nasagre* (nariz), *bhrumadhye* o *ajna chakra* (tercer ojo, entre las cejas).

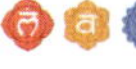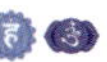

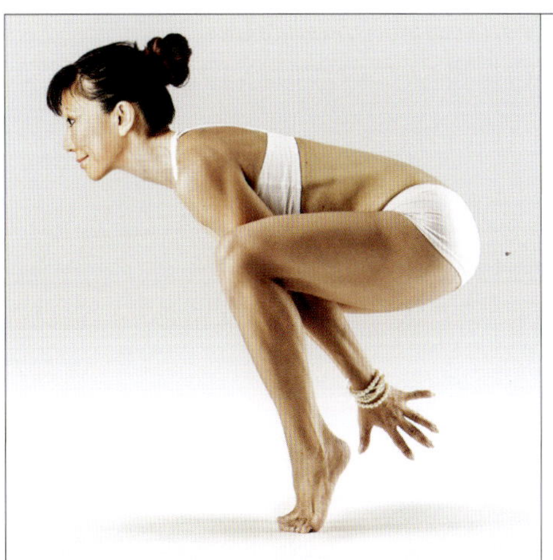

Postura del aguzanieves de puntillas sin apoyo 2

Niralamba prapada khanjanasana 2

Modificación: yemas de los dedos separadas del suelo, palmas de las manos presionadas, postura alta.
Tipo de postura: de pie, inclinación hacia delante.
Punto de *drishti*: *nasagrai* o *nasagre* (nariz), *bhrumadhye* o *ajna chakra* (tercer ojo, entre las cejas).

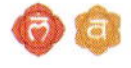

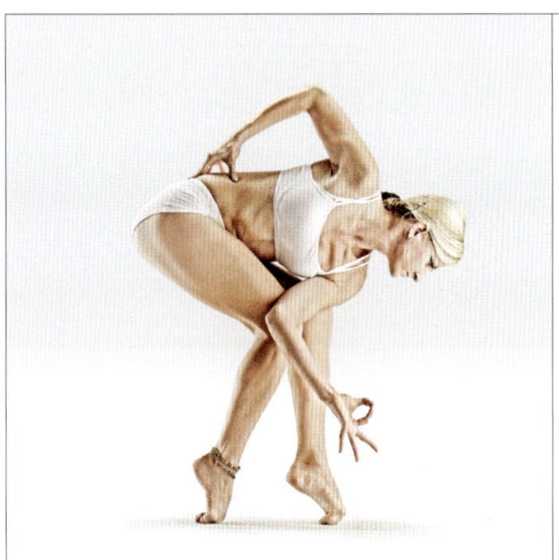

Postura feroz de puntillas con estiramiento intenso de los tobillos 3

Uttana kulpa prapada utkatasana 3

También conocida como: postura de la silla de puntillas con estiramiento intenso de los tobillos 3.

Modificación: ambos codos flexionados, un brazo flexionado hacia arriba, el otro brazo flexionado hacia atrás.

Tipo de postura: de pie, equilibrio.

Punto de *drishti*: *hastagrai* o *hastagre* (manos).

Postura de medio estiramiento intenso con torsión con las piernas desiguales y estiramiento intenso de los tobillos

Parivritta uttana kulpa prapada vishama pada ardha uttanasana

También conocida como: postura de media inclinación hacia delante con torsión de puntillas con estiramiento intenso de los tobillos.

Modificación: dedos de las manos separados del suelo.

Tipo de postura: de pie, equilibrio, inclinación hacia delante, torsión.

Punto de *drishti*: *hastagrai* o *hastagre* (manos).

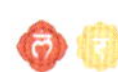

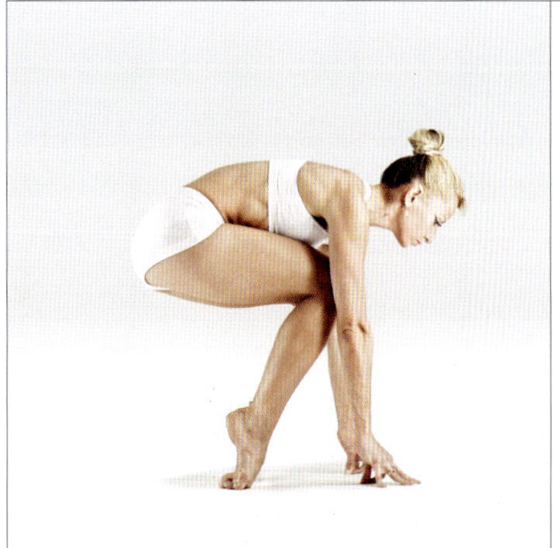

Postura preparatoria feroz de puntillas con estiramiento intenso de los tobillos

Uttana kulpa prapada utkatasana preparatoria

También conocida como: postura preparatoria de la silla de puntillas con estiramiento intenso de los tobillos.

Modificación: yemas de los dedos apoyadas en el suelo.

Tipo de postura: de pie, curvado hacia delante.

Punto de *drishti*: *hastagrai* o *hastagre* (manos).

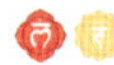

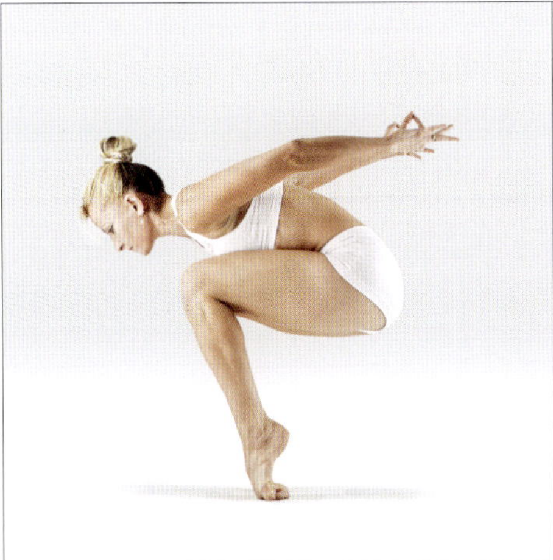

Postura feroz de puntillas con estiramiento intenso de los tobillos 2

Uttana kulpa prapada utkatasana 2

También conocida como: postura de la silla de puntillas con inclinación intensa y postura de la zambullida con inclinación intensa.

Modificación: brazos extendidos hacia atrás, pecho apoyado en los cuádriceps.

Tipo de postura: de pie, equilibrio, inclinación hacia delante.

Punto de *drishti*: *nasagrai* o *nasagre* (nariz).

SENTADILLA: POSTURA ALTA, TALONES LEVANTADOS, TOBILLOS CRUZADOS, MANOS EN EL SUELO

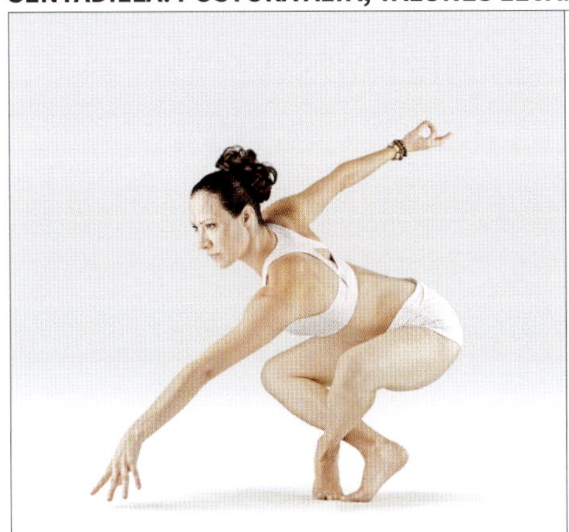

Postura de torsión de puntillas

Parivritta prapadasana

Modificación: tobillos cruzados, un brazo extendido hacia atrás, el otro hacia el suelo delante de los pies.

Tipo de postura: de pie, inclinación hacia delante, torsión.

Punto de *drishti*: *hastagrai* o *hastagre* (manos).

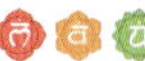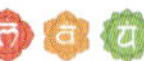

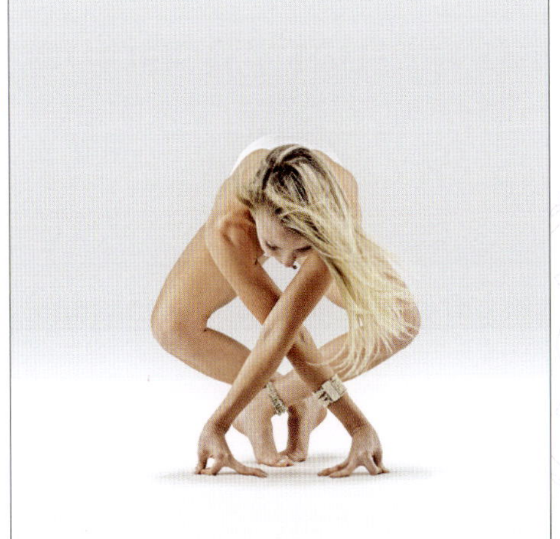

Postura de puntillas

Prapadasana

Modificación: tobillos cruzados, brazos cruzados, dedos apoyados en el suelo delante de los pies.

Tipo de postura: de pie, inclinación hacia delante.

Punto de *drishti*: *hastagrai* o *hastagre* (manos).

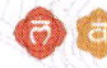

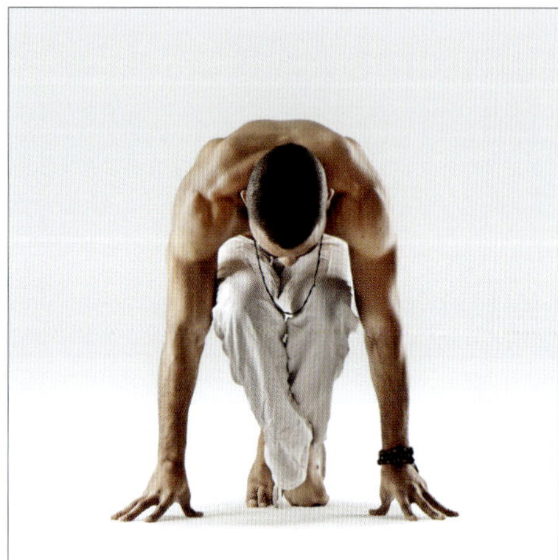

Postura preparatoria del columpio

Lolasana preparatoria

Modificación: tobillos cruzados.

Tipo de postura: de pie, inclinación hacia delante.

Punto de *drishti*: *angushtamadhye* o *angushta ma dyai* (pulgares), *nasagrai* o *nasagre* (nariz).

SENTADILLA: TALONES LEVANTADOS, PIERNAS CRUZADAS

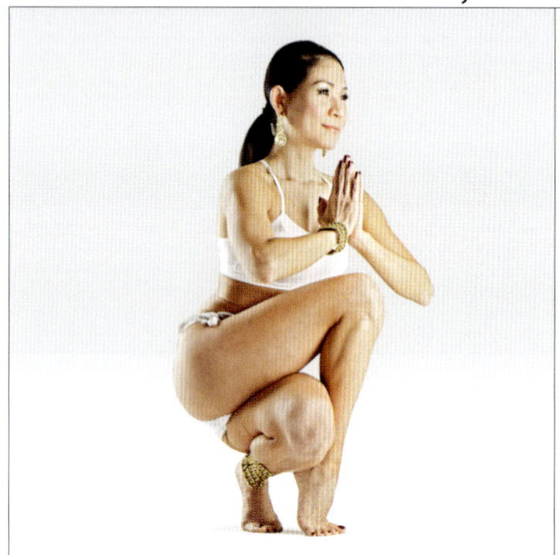

Posición fácil de las piernas de la postura dedicada a Garuda en sentadilla de yoga con las manos en oración

Sukha pada garudasana en *upaveshasana namaskar*

Tipo de postura: de pie, inclinación hacia delante.

Punto de *drishti*: *nasagrai* o *nasagre* (nariz), o *hastagrai hastagrahe* (manos).

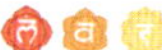
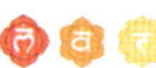

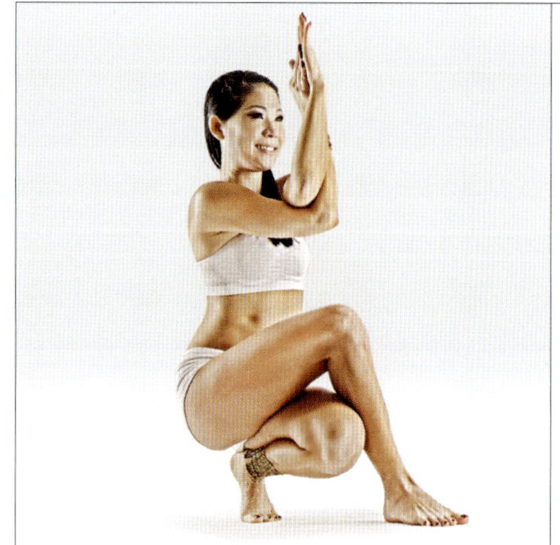

Posición fácil de las piernas y posición completa de las piernas de la postura dedicada a Garuda en sentadilla de yoga

Sukha pada paripurna hasta garudasana en *upaveshasana*

Tipo de postura: de pie, inclinación hacia delante.

Punto de *drishti*: *angushtamadhye* o *angushta ma dyai* (pulgares).

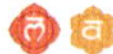

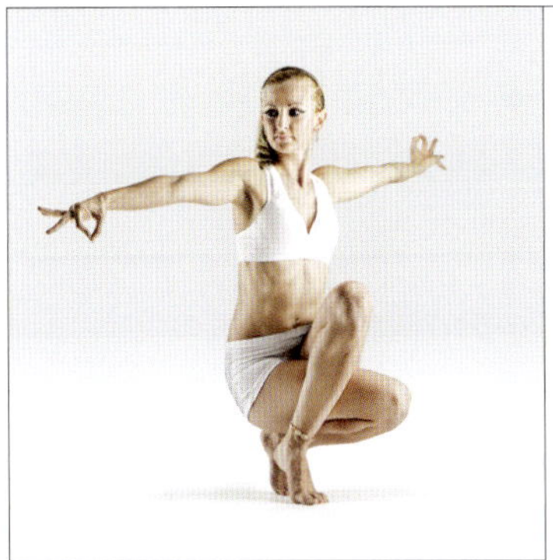
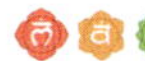

Posición fácil con torsión de la postura dedicada a Garuda en sentadilla de yoga

Parivritta sukha pada garudasana* en *upaveshasana

Modificación: ambas rodillas separadas del suelo, brazos abiertos a los lados y extendidos.

Tipo de postura: de pie, inclinación hacia delante, torsión.

Punto de *drishti*: *hastagrai* o *hastagrahe* (manos).

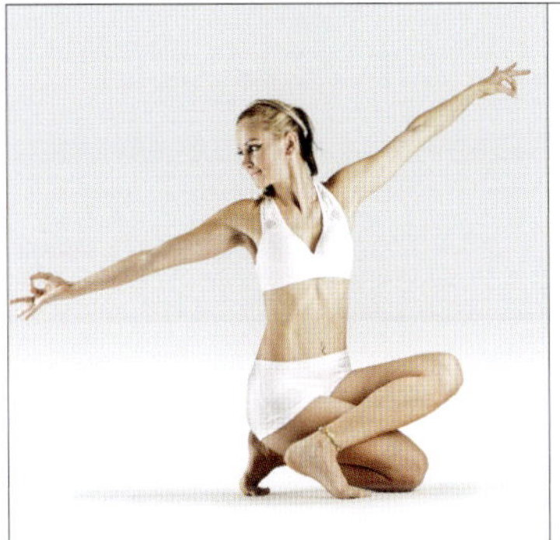
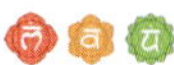

Posición fácil con torsión de la postura dedicada a Garuda en sentadilla de yoga

Parivritta sukha pada garudasana* en *upaveshasana

Modificación: rodilla inferior apoyada en el suelo, brazos abiertos a los lados y extendidos.

Tipo de postura: de pie, inclinación hacia delante, torsión.

Punto de *drishti*: *hastagrai* o *hastagrahe* (manos).

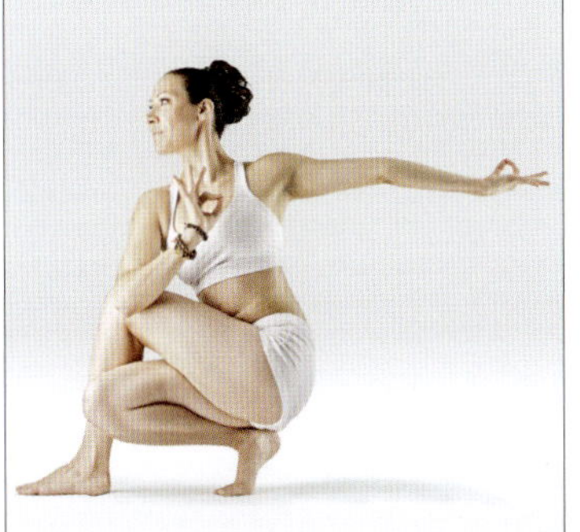
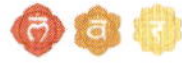

Posición fácil con torsión de la postura dedicada a Garuda en sentadilla de yoga

Parivritta sukha pada garudasana* en *upaveshasana

Modificación: codo sobre la rodilla opuesta, el otro brazo extendido hacia atrás.

Tipo de postura: de pie, inclinación hacia delante, torsión.

Punto de *drishti*: *parshva drishti* (hacia la derecha), *parshva drishti* (hacia la izquierda).

SENTADILLA: TALONES LEVANTADOS, RODILLAS SEPARADAS

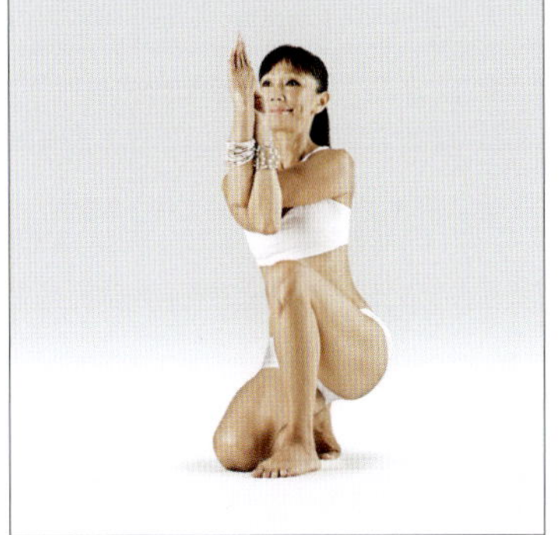

Posición de la mano de la postura dedicada a Garuda en media postura del héroe sobre los dedos del pie

Hasta garudasana* en *ardha prapada virasana

Modificación: una rodilla en el suelo, con un pie en el suelo por la parte interior de la rodilla.

Tipo de postura: de pie, inclinación hacia delante.

Punto de *drishti*: *angushtamadhye* o *angushta ma dyai* (pulgares).

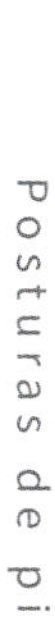

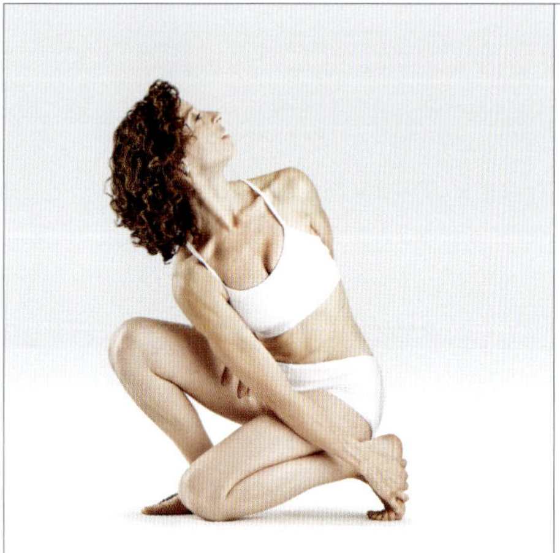

Postura de puntillas con tobillos desiguales y con mano hacia el pie y agarre

Ardha baddha hasta pada vishama prapadasana

Modificación: una mano cruzada por delante, agarrando el talón, la otra mano en la parte interna del muslo opuesto.

Tipo de postura: de pie, inclinación hacia delante, torsión, agarre.

Punto de *drishti:* *urdhva* o *antara drishti* (hacia el cielo).

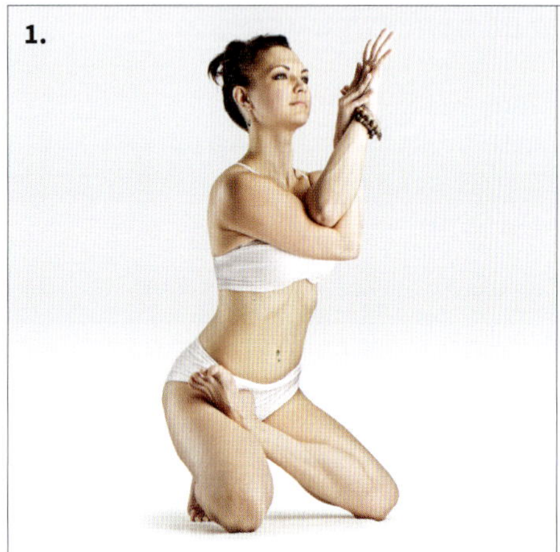

1.

Posición de la mano de la postura dedicada a Garuda en medio loto sobre los dedos del pie

Hasta garudasana en *ardha padma prapadasana*

Modificación: 1. Ambas rodillas en el suelo.

2. Una rodilla en el suelo.

Tipo de postura: de pie.

Punto de *drishti:* 1. *angusthamadhye* o *angustha ma dyai* (pulgares).

2. *nasagrai* o *nasagre* (nariz).

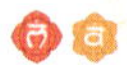

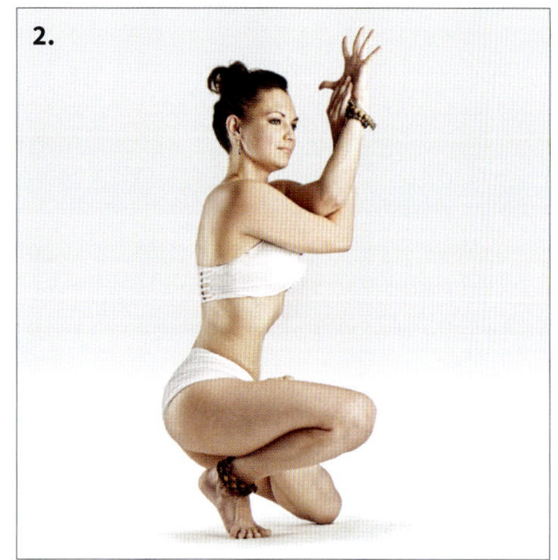

2.

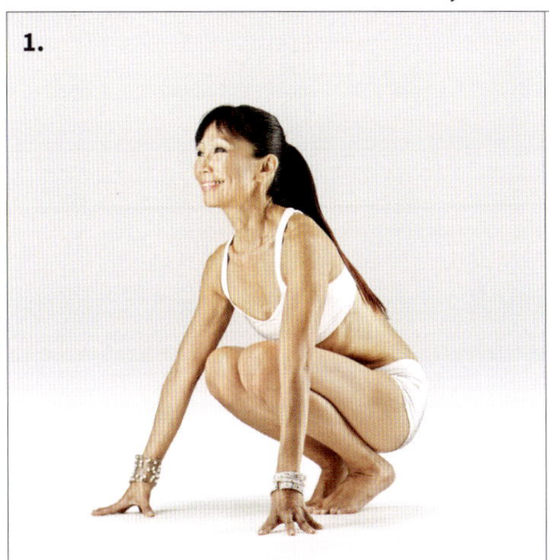

Postura de puntillas

Prapadasana

También conocida como: postura preparatoria de la soga
(*pasasana* preparatoria).

Modificación: 1. Yemas de los dedos apoyadas en el suelo por el exterior
de las rodillas.
2. Una mano en el corazón, las puntas de los dedos de la otra mano apoyados
en el suelo.
3. Manos en las caderas.

Tipo de postura: de pie, inclinación hacia delante.

Punto de *drishti:* *nasagrai* o *nasagre* (nariz).

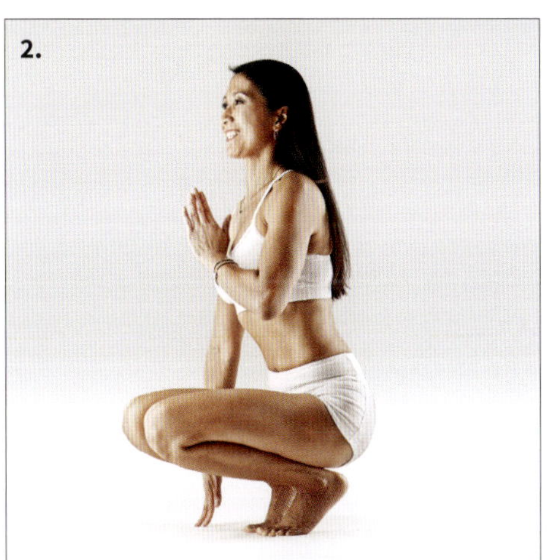

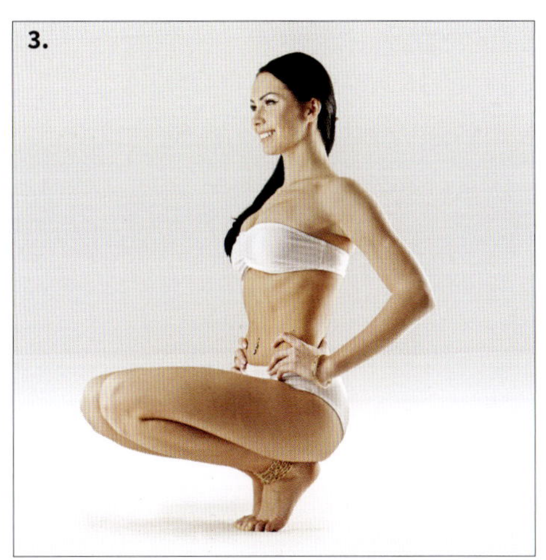

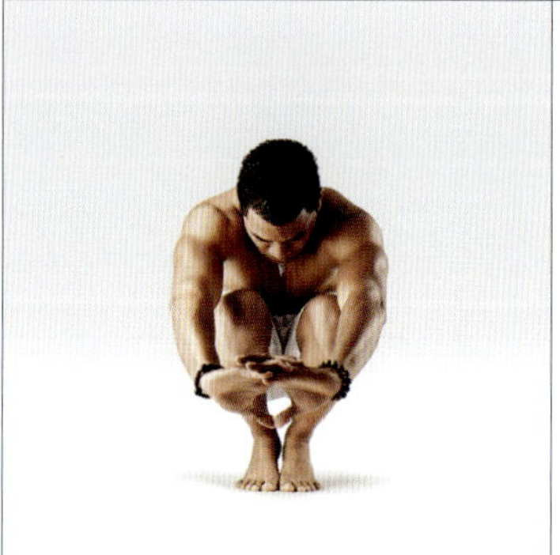

Postura de puntillas con las manos entrelazadas

Baddha hasta prapadasana

Modificación: brazos extendidos hacia delante, con las palmas hacia afuera, pecho apoyado en los cuádriceps.

Tipo de postura: de pie, inclinación hacia delante.

Punto de *drishti*: *angushtamadhye* o *angushta ma dyai* (pulgares).

Postura de puntillas con las manos en oración

Prapadasana namaskar

Modificación: rodillas juntas, pecho apoyado en los cuádriceps.

Tipo de postura: de pie, inclinación hacia delante.

Punto de *drishti*: *nasagrai* o *nasagre* (nariz).

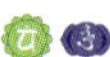

SENTADILLA: TALONES LEVANTADOS, RODILLAS JUNTAS, BRAZOS A LA ALTURA O POR ENCIMA DE LA CABEZA

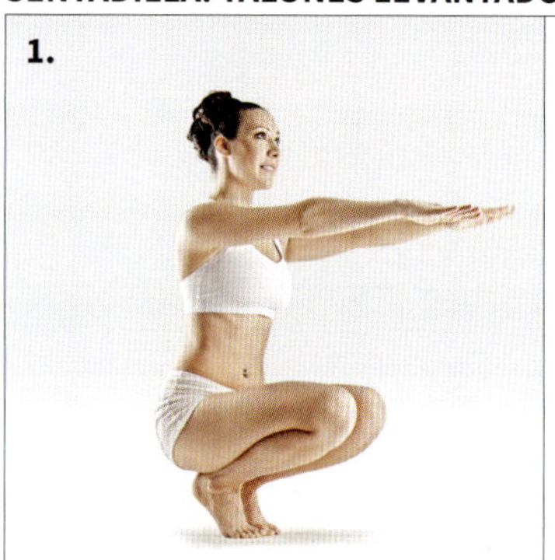
1.

Postura de puntillas

Prapadasana

También conocida como: postura preparatoria de la guirnalda (*malasana* preparatoria) y postura de sentadilla completa *(purna utkatasana)*.

Modificación: 1. Brazos extendidos hacia delante y paralelos al suelo.

2. Brazos por encima de la cabeza, palmas de las manos juntas, codos flexionados.

Tipo de postura: de pie.

Punto de *drishti*: *hastagrai* o *hastagre* (manos).

Punto de *drishti*: 1. *hastagrai* o *hastagrahe* (manos).

2. *nasagrai* o *nasagre* (nariz).

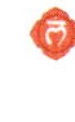

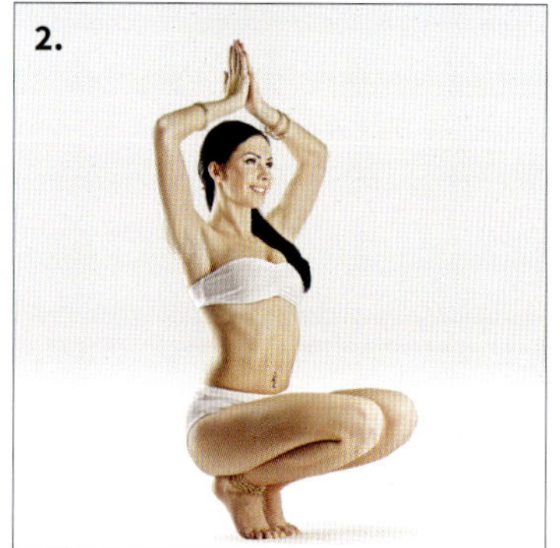
2.

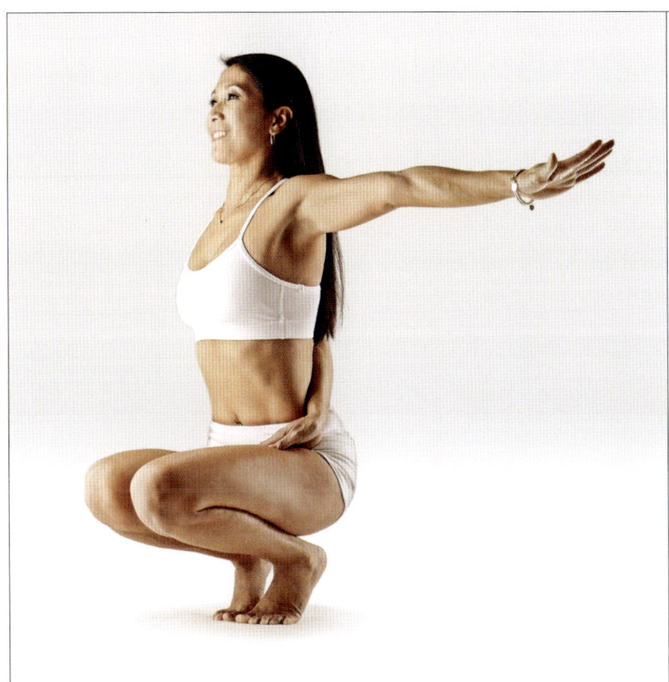

Postura de puntillas con medio agarre

Ardha baddha prapadasana

Modificación: una mano en la cadera opuesta y por la espalda, el otro brazo recto y extendido hacia un lado.
Tipo de postura: de pie, agarre.
Punto de *drishti*: *nasagrai* o *nasagre* (nariz).

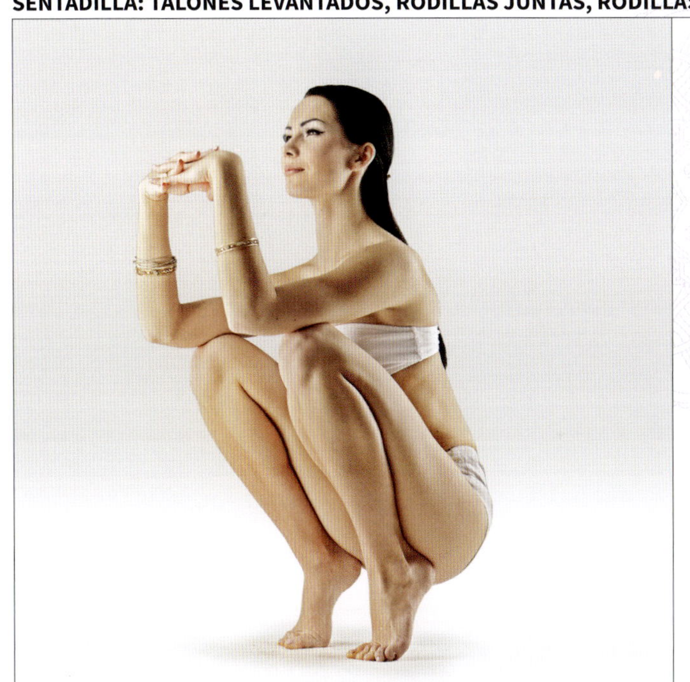

Postura de puntillas sentada

Upavishta prapadasana

También conocida como: postura agachada de puntillas.
Modificación: codos apoyados en las rodillas, dedos entrelazados delante de la cara.
Tipo de postura: de pie, inclinación hacia delante.
Punto de *drishti*: *angushtamadhye* o *angushta ma dyai* (pulgares).

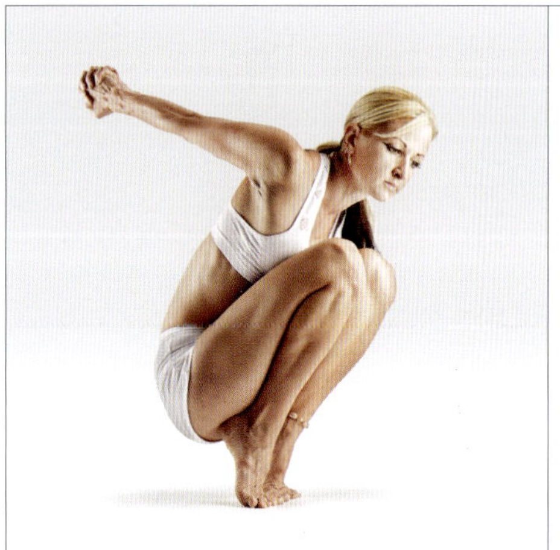

Postura de puntillas sentada y con las manos entrelazadas

Baddha hasta upavishta prapadasana

También conocida como: postura de puntillas agachada y con agarre.

Modificación: brazos separados del cuerpo.

Tipo de postura: de pie, inclinación hacia delante.

Punto de *drishti:* *nasagrai* o *nasagre* (nariz).

1.

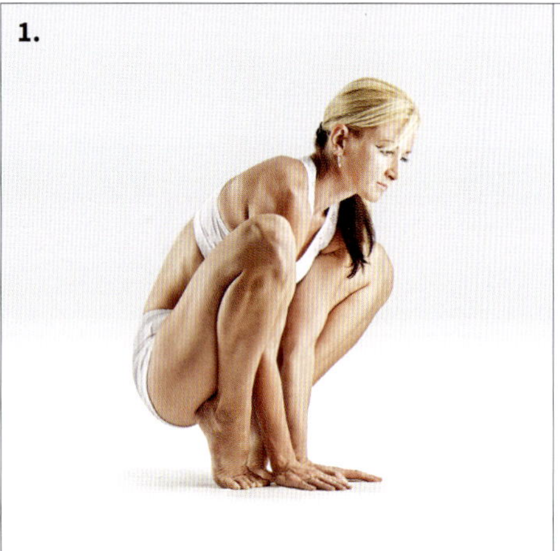

Postura de puntillas sentada con las rodillas en los hombros

Janu bhuja upavishta prapadasana

También conocida como: postura de puntillas agachada con las rodillas en los hombros.

Modificación: 1. Palmas de las manos juntas y apoyadas en el suelo.

2. Palmas de las manos separadas y apoyadas en el suelo, codos flexionados.

Tipo de postura: de pie, inclinación hacia delante.

Punto de *drishti:* *nasagrai* o *nasagre* (nariz).

2.

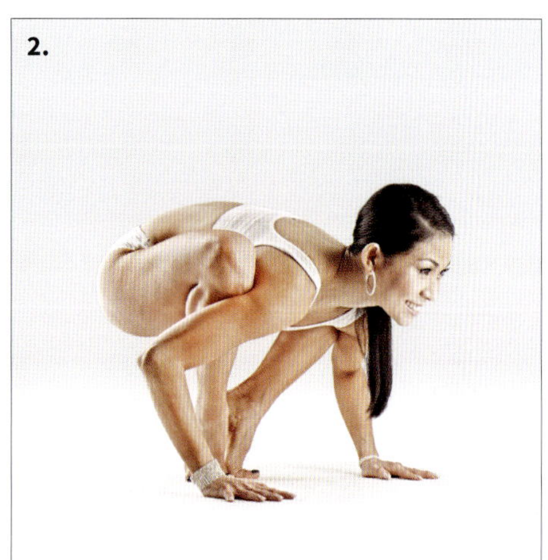

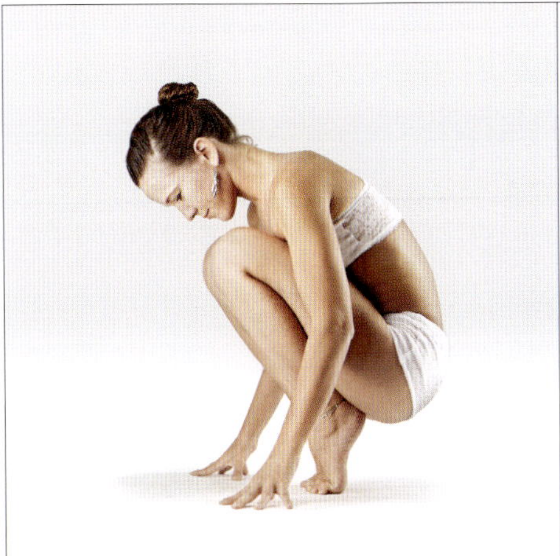

Postura de puntillas sentada y con apoyo

Salamba upavishta prapadasana

También conocida como: postura de puntillas agachada y apoyada.
Modificación: yemas de los dedos apoyadas en el suelo delante de los pies.
Tipo de postura: de pie, inclinación hacia delante.
Punto de *drishti*: *nasagrai* o *nasagre* (nariz).

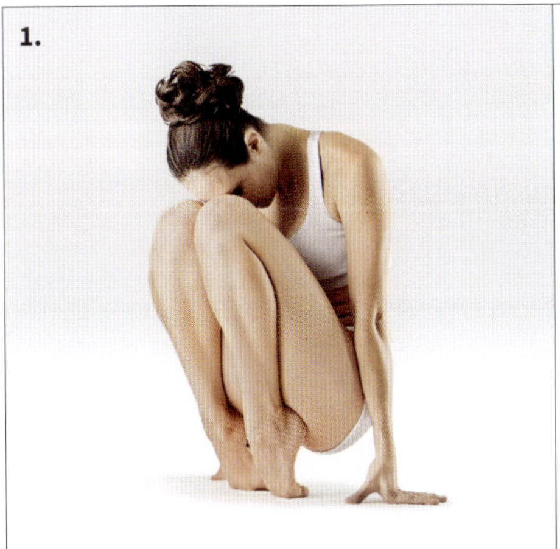

Postura de puntillas sentada con estiramiento intenso de los tobillos apoyada y sin apoyo

Salamba/niralamba uttana kulpa upavishta prapadasana

También conocida como: postura de puntillas agachada con estiramiento intenso de los tobillos apoyada y sin apoyo.
Modificación: 1. Manos apoyadas en el suelo a los lados de las caderas.
2. Brazos alrededor de las espinillas, agarrándose los tríceps.
Tipo de postura: 1. De pie, inclinación hacia delante.
2. pie, equilibrio, inclinación hacia delante.
Punto de *drishti*: *nasagrai* o *nasagre* (nariz).

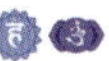

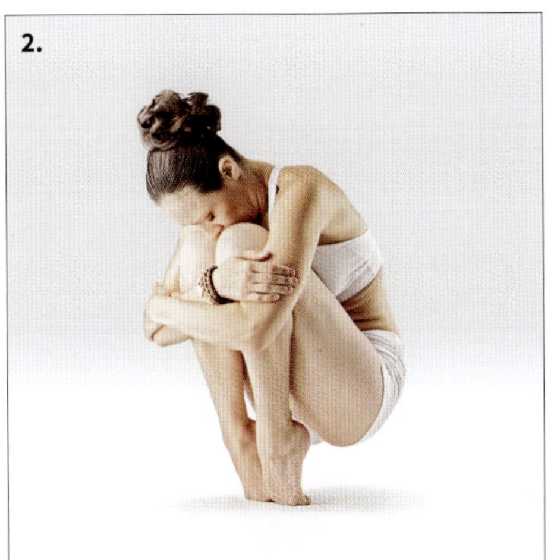

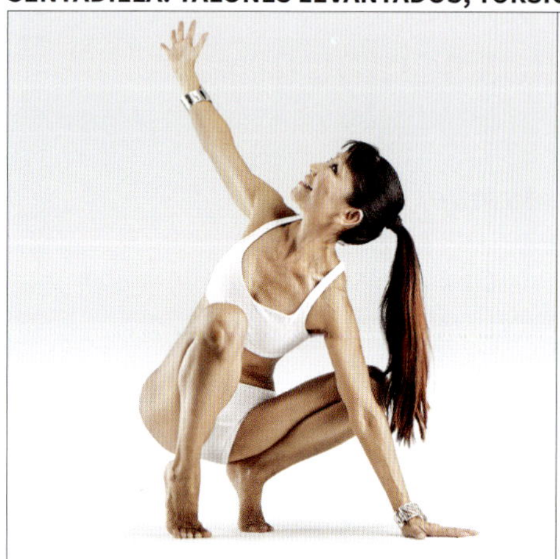

Postura preparatoria fácil de la soga de puntillas

Prapada sukha pashasana **preparatoria**

Modificación: codo en la parte interna del muslo, brazos abiertos y extendidos.

Tipo de postura: de pie, torsión.

Punto de *drishti:* *hastagrai* o *hastagre* (manos).

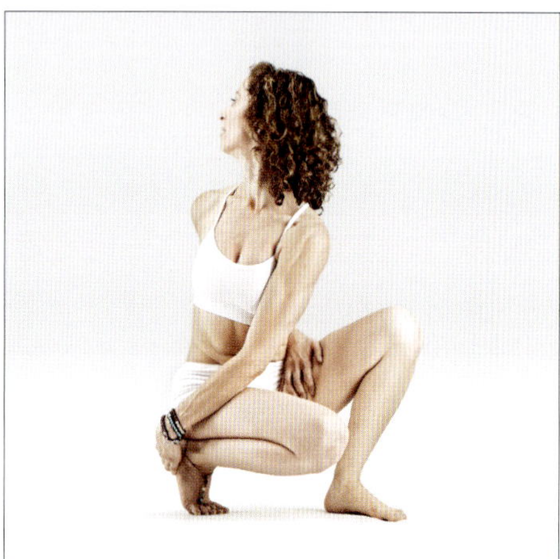

Postura de la soga con las piernas desiguales y una mano en el pie

Vishama pada eka hasta pada pashasana

Modificación: un talón levantado, el otro apoyado en el suelo.

Tipo de postura: de pie, torsión, agarre.

Punto de *drishti:* *parshva drishti* (hacia la derecha), *parshva drishti* (hacia la izquierda).

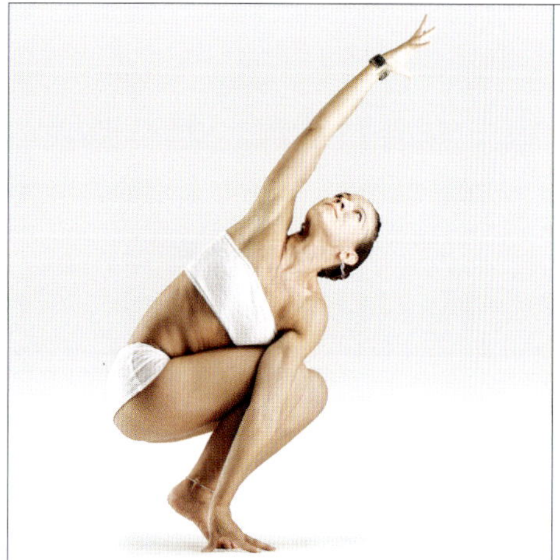

Postura de la soga lateral extendida de puntillas

Utthita parshva prapada pashasana

Modificación: una mano en el suelo, el otro brazo extendido por encima de la cabeza.

Tipo de postura: de pie, inclinación hacia delante, torsión.

Punto de *drishti:* *hastagrai* o *hastagre* (manos).

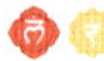

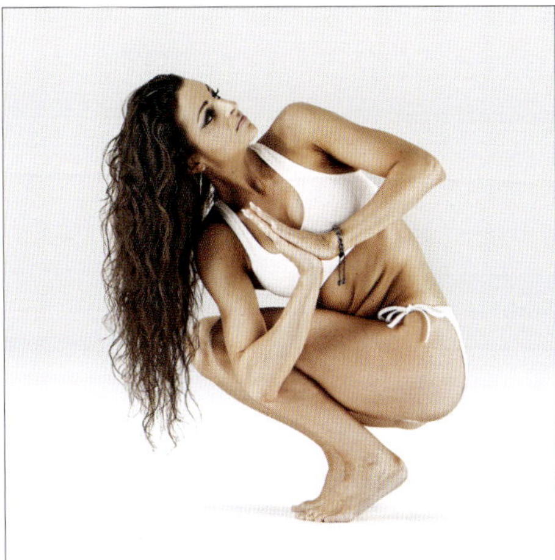

Postura de la soga de puntillas con las manos en oración

Prapada pashasana namaskar

Tipo de postura: de pie, torsión.

Punto de *drishti*: *urdhva* o *antara drishti* (hacia el cielo).

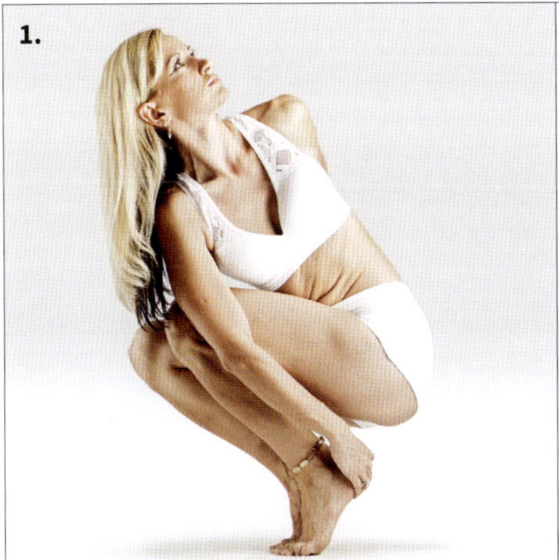

Postura de la soga de puntillas con una mano en el pie

Eka hasta pada prapada pashasana

Modificación: una mano en el talón opuesto, la otra mano en la cadera opuesta por detrás.

1. Vista lateral derecha.

2. Vista lateral izquierda.

Tipo de postura: de pie, torsión, agarre.

Punto de *drishti*: *urdhva* o *antara drishti* (hacia el cielo).

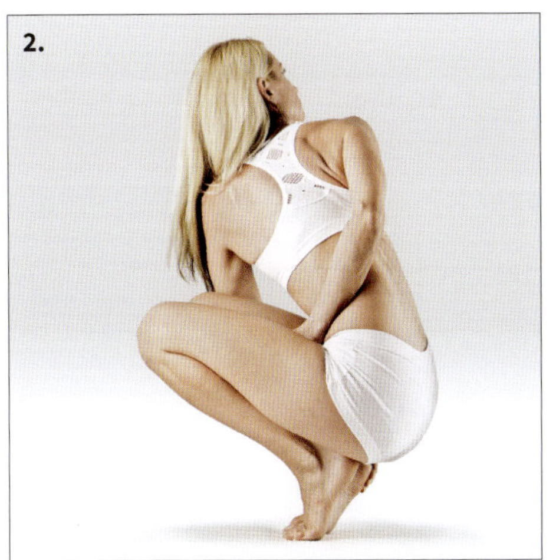

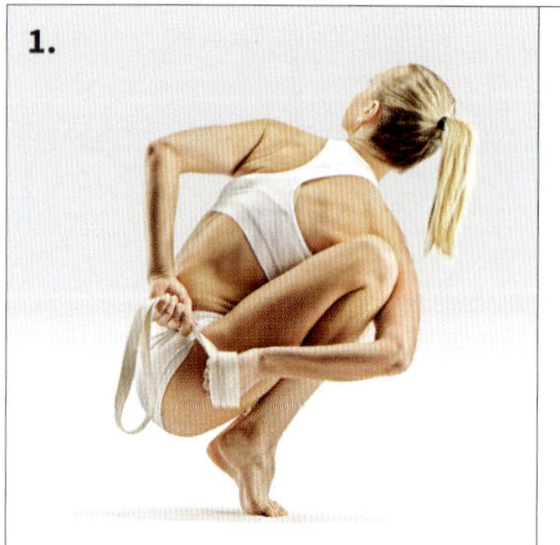

Postura preparatoria de la soga de puntillas

Prapada pashasana **preparatoria**

Modificación: 1. Agarre alrededor de una pierna con cinta.

2. Agarre alrededor de una pierna sin cinta.

Tipo de postura: de pie, torsión, agarre.

Punto de *drishti:* *urdhva* o *antara drishti* (hacia el cielo).

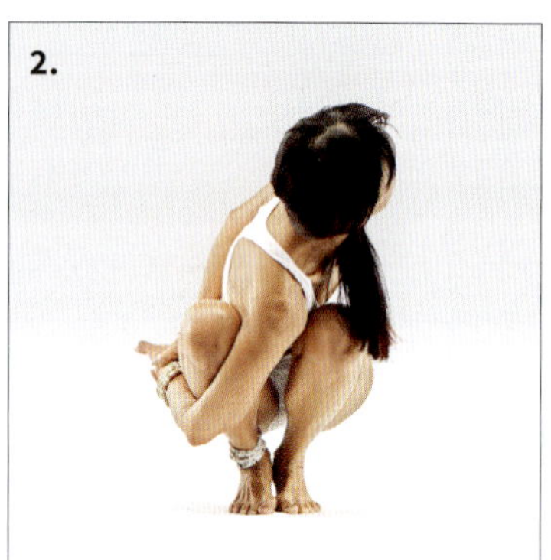

Postura de la soga de puntillas

Prapada pashasana

Modificación: agarre alrededor de ambas piernas.

Tipo de postura: de pie, inclinación hacia delante, torsión, agarre.

Punto de *drishti:* *nasagrai* o *nasagre* (nariz).

SENTADILLA: TALONES APOYADOS EN EL SUELO, BRAZOS POR DEBAJO DE LA CABEZA

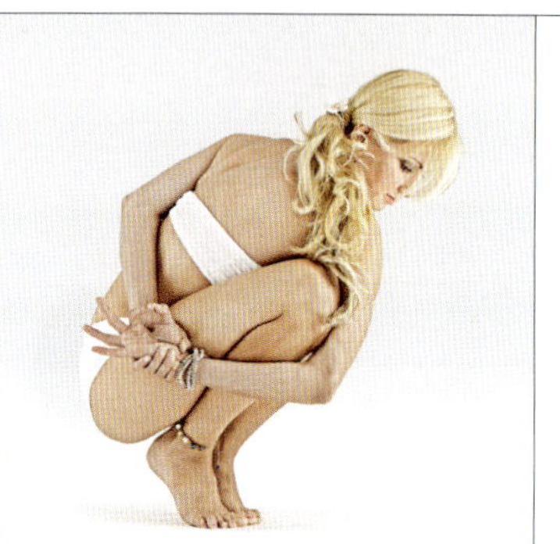

Postura preparatoria de la guirnalda con estiramiento intenso de las muñecas

Uttana manibandha malasana **preparatoria**

Modificación: talones apoyados en el suelo, rodillas juntas, palmas de las manos en el suelo frente a los dedos de los pies, pecho apoyado en los cuádriceps.

Tipo de postura: de pie, inclinación hacia delante.

Punto de *drishti:* *nasagrai* o *nasagre* (nariz).

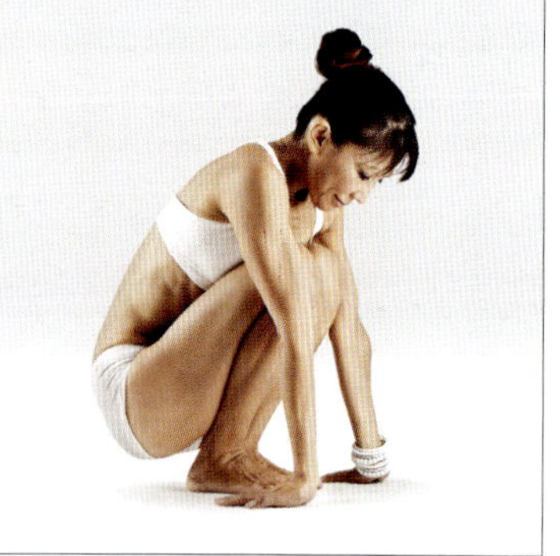

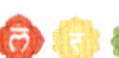

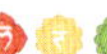

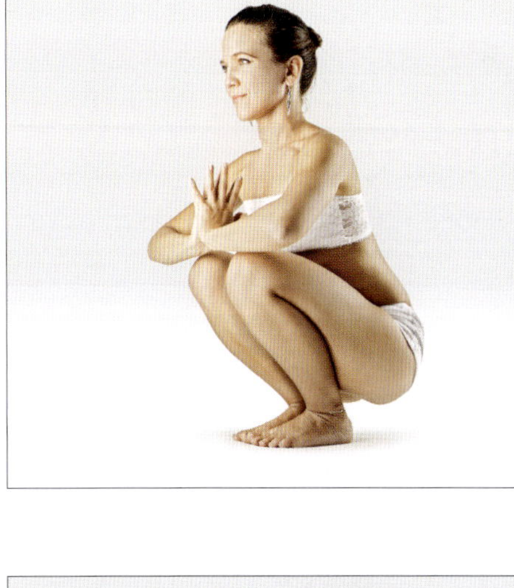

Postura preparatoria de la guirnalda con las manos en oración

Malasana namaskar **preparatoria**

Modificación: talones apoyados en el suelo.
Tipo de postura: de pie, inclinación hacia delante.
Punto de *drishti:* *bhrumadhye* o *ajna chakra* (tercer ojo, entre las cejas), *nasagrai* o *nasagre* (nariz).

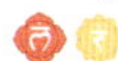

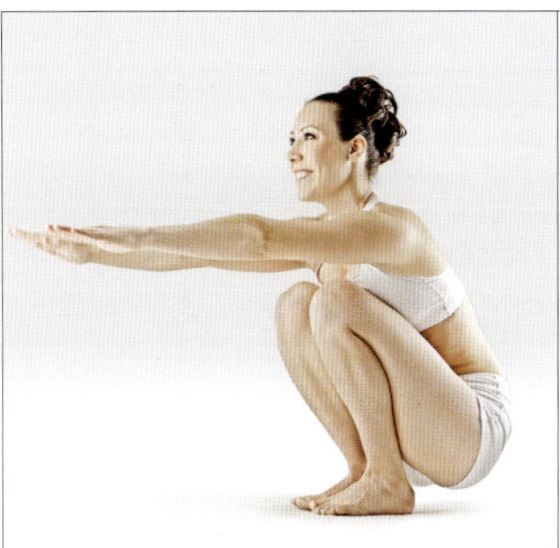

Postura preparatoria de la guirnalda

Malasana **preparatoria**

También conocida como: postura de sentadilla completa *(purna Utkatasana).*
Modificación: rodillas juntas, talones apoyados en el suelo, brazos rectos hacia el frente, palmas de las manos hacia abajo.
Tipo de postura: de pie, inclinación hacia delante.
Punto de *drishti:* *hastagrai* o *hastagre* (manos).

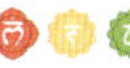
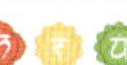

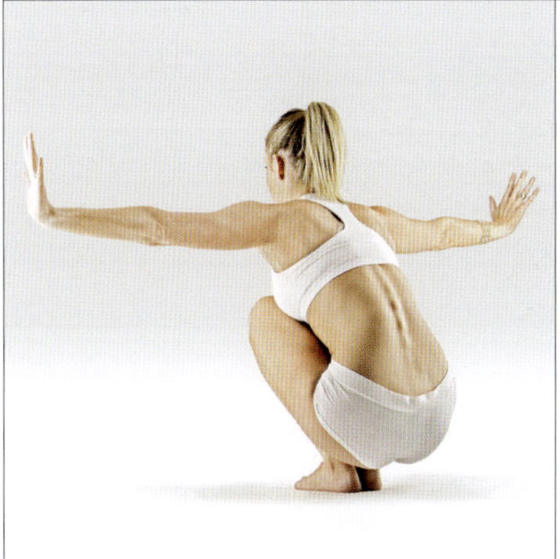

Postura preparatoria de la guirnalda con los brazos extendidos

Prasarita hasta malasana **preparatoria**

También conocida como: postura de sentadilla completa *(purna utkatasana),* postura del pájaro volando *(khagasana).*
Modificación: rodillas juntas, talones apoyados en el suelo, brazos extendidos hacia los lados.
Tipo de postura: de pie, inclinación hacia delante.
Punto de *drishti:* *nasagrai* o *nasagre* (nariz).

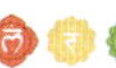

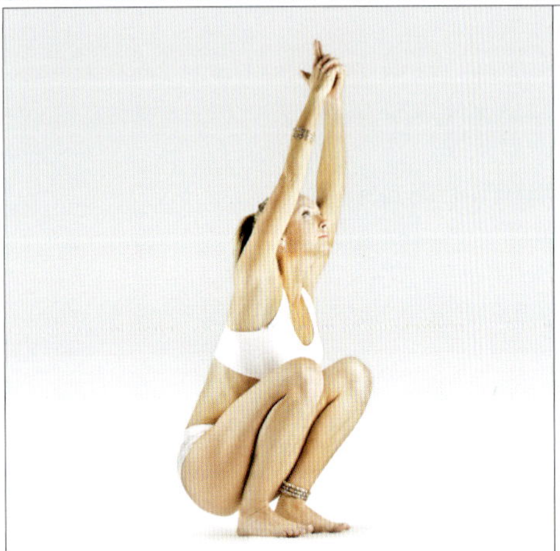

Postura preparatoria de la guirnalda con las manos hacia arriba

Urdhva hasta malasana preparatoria

También conocida como: postura de sentadilla completa *(purna utkatasana)*.
Modificación: rodillas juntas, manos extendidas hacia el cielo.
Tipo de postura: de pie, inclinación hacia delante.
Punto de *drishti*: *angushtamadhye* o *angushta ma dyai* (pulgares).

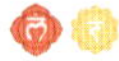

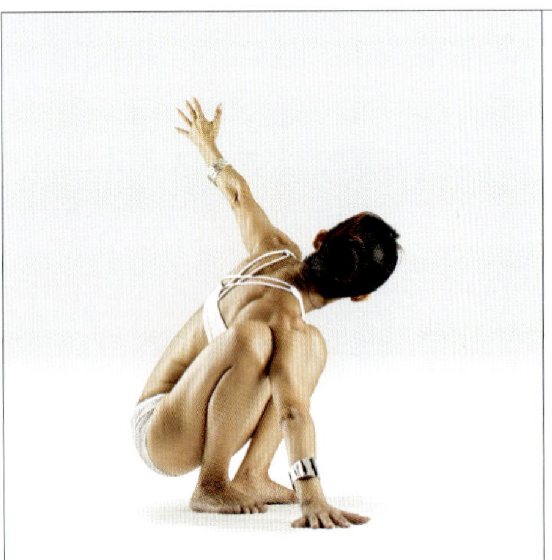

Postura fácil de la soga

Sukha pashasana

También conocida como: sentadilla de yoga con torsión *(parivritta upaveshasana)*.
Modificación: talones apoyados en el suelo, hombro entre las rodillas, una palma de la mano en el suelo, el otro brazo extendido hacia arriba y atrás.
Tipo de postura: de pie, inclinación hacia delante, torsión.
Punto de *drishti*: *hastagrai* o *hastagre* (manos).

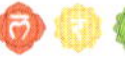

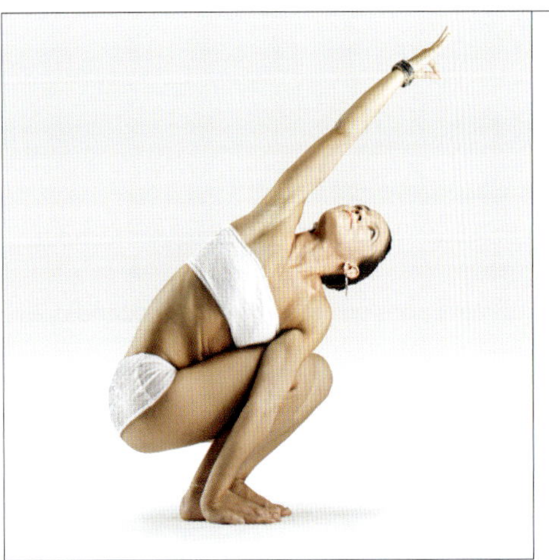

Postura de la soga lateral extendida

Utthita parshva pashasana

Modificación: talones apoyados en el suelo, una mano apoyada en el suelo, el otro brazo extendido por encima de la cabeza.
Tipo de postura: de pie, inclinación hacia delante, torsión.
Punto de *drishti*: *hastagrai* o *hastagre* (manos).

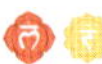

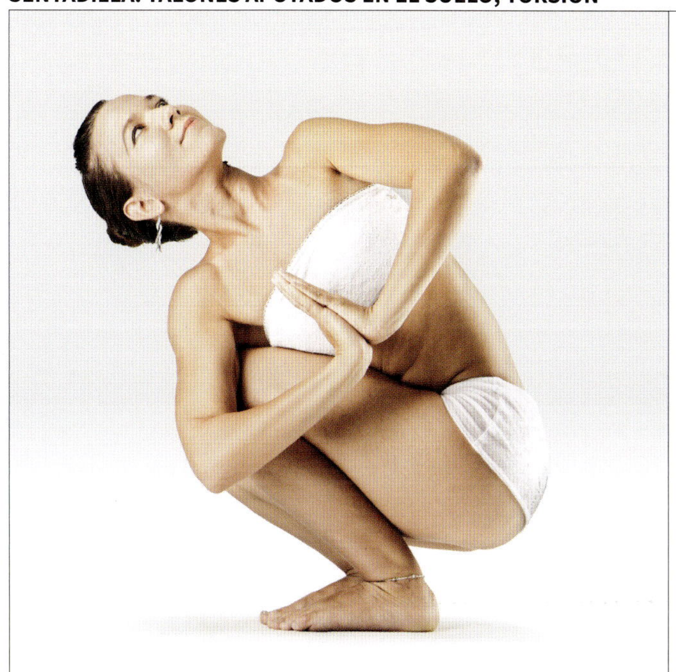

Postura de la soga con las manos en oración

Pashasana namaskar

Modificación: talones apoyados en el suelo.

Tipo de postura: de pie, inclinación hacia delante, torsión.

Punto de *drishti*: *urdhva* o *antara drishti* (hacia el cielo).

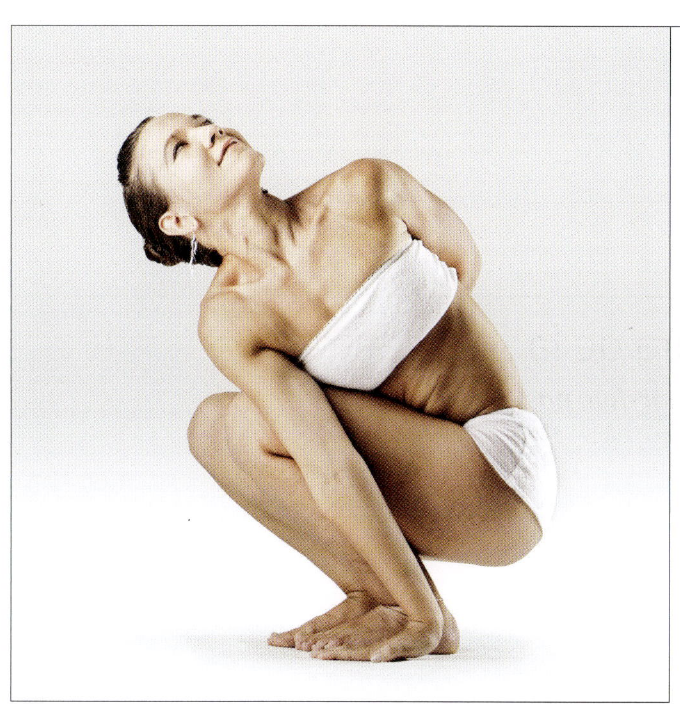

Postura de la soga con medio agarre

Ardha baddha pashasana

Modificación: talones apoyados en el suelo.

Tipo de postura: de pie, inclinación hacia delante, torsión, agarre.

Punto de *drishti*: *urdhva* o *antara drishti* (hacia el cielo).

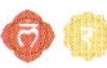

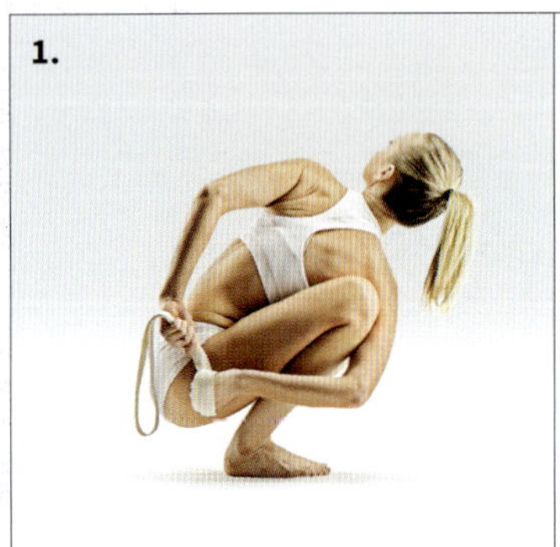

1.

Postura de la soga

Pashasana

Modificación: talones apoyados en el suelo, agarre con cinta.

1. Agarre alrededor de una pierna.

2. Agarre alrededor de ambas piernas.

Tipo de postura: de pie, inclinación hacia delante, torsión, agarre.

Punto de *drishti*: *urdhva* o *antara drishti* (hacia el cielo).

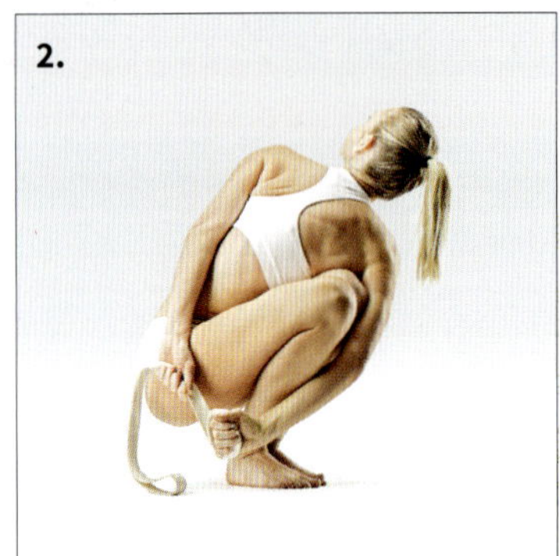

2.

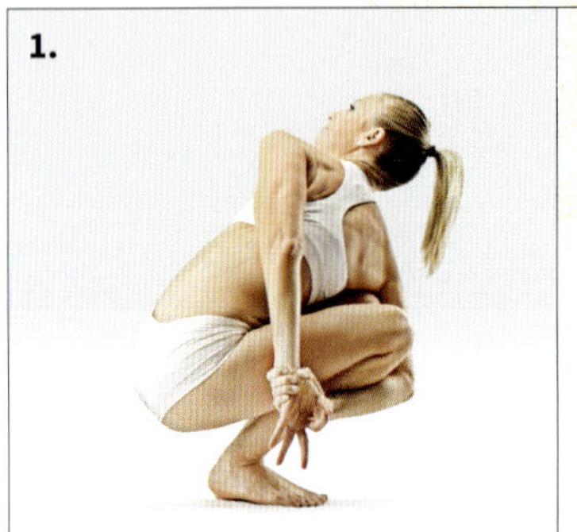

1.

Postura de la soga

Pashasana

Modificación: talones apoyados en el suelo, agarre alrededor de ambas piernas.

1. Vista lateral.

2. Vista frontal.

Tipo de postura: de pie, inclinación hacia delante, torsión, agarre.

Punto de *drishti*: *urdhva* o *antara drishti* (hacia el cielo).

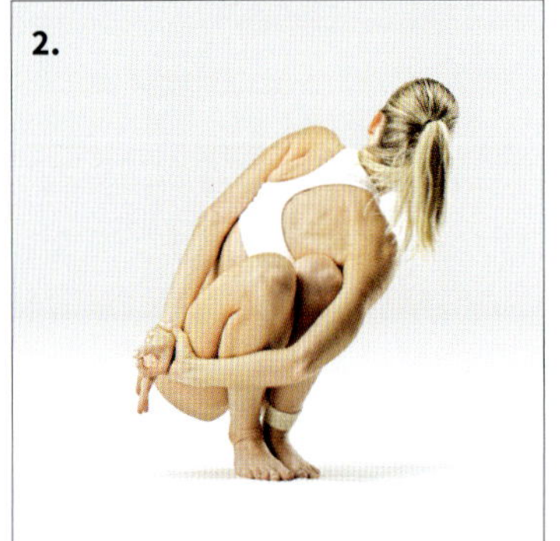

2.

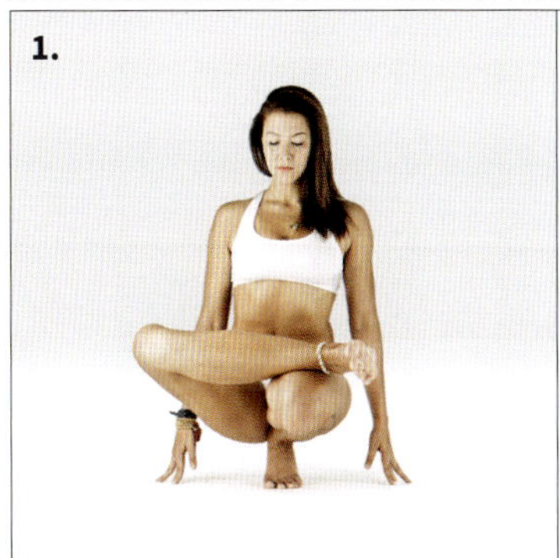

Postura sobre los dedos de los pies con una pierna

Eka pada prapadasana

También conocida como: postura preparatoria de puntillas en medio loto *(ardha baddha padma padangushtasana* preparatoria*).*

Modificación: 1. Dedos de ambas manos apoyados en el suelo a los lados.

2. Manos en *anjali mudra* (manos en oración).

Tipo de postura: equilibrio de pie sobre una sola pierna.

Punto de *drishti*: *nasagrai* o *nasagre* (nariz).

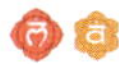

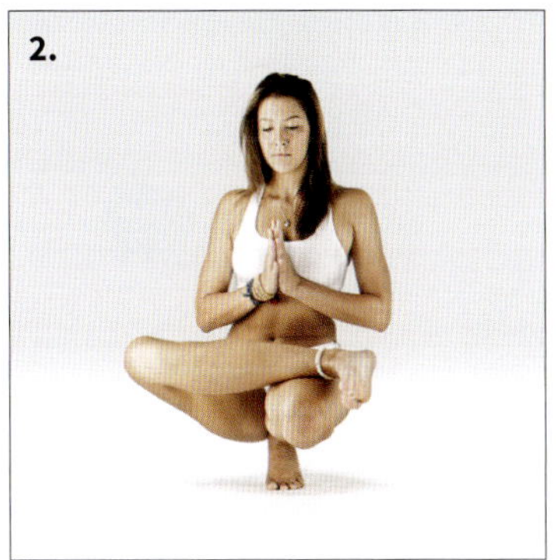

Postura sobre los dedos de los pies con una pierna

Eka pada prapadasana

También conocida como: postura preparatoria de puntillas en medio loto *(ardha baddha padma padangushtasana* preparatoria*).*

Modificación: 1. Una mano en la cadera, la otra mano apoyada en el suelo.

2. Una mano en la cadera, el otro brazo extendido por encima de la cabeza.

Tipo de postura: equilibrio de pie sobre una sola pierna.

Punto de *drishti*: *nasagrai* o *nasagre* (nariz).

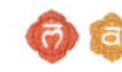

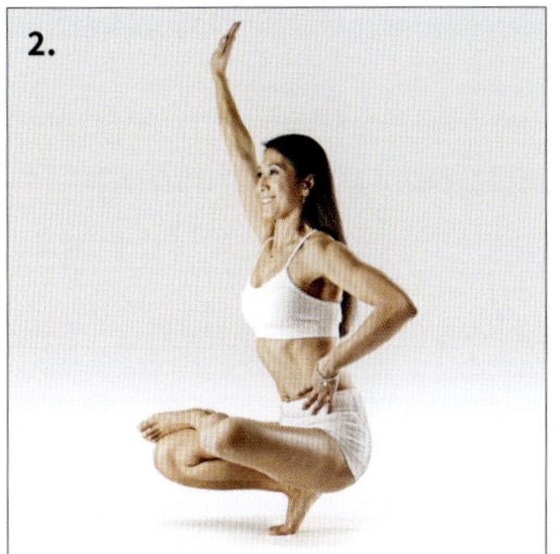

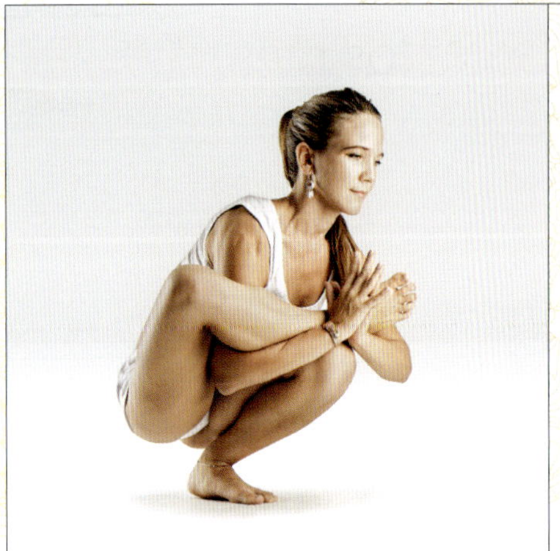

Postura de la cuna con las manos en oración en la postura de la guirnalda sobre una pierna

Hindolasana namaskar en *eka pada malasana*

También conocida como: postura de la cuna con las manos en oración en sentadilla de yoga con una sola pierna *(hindolasana namaskar en eka pada upavesashana)*.

Tipo de postura: equilibrio de pie sobre una sola pierna, inclinación hacia delante.

Punto de *drishti*: *nasagrai* o *nasagre* (nariz).

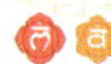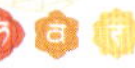

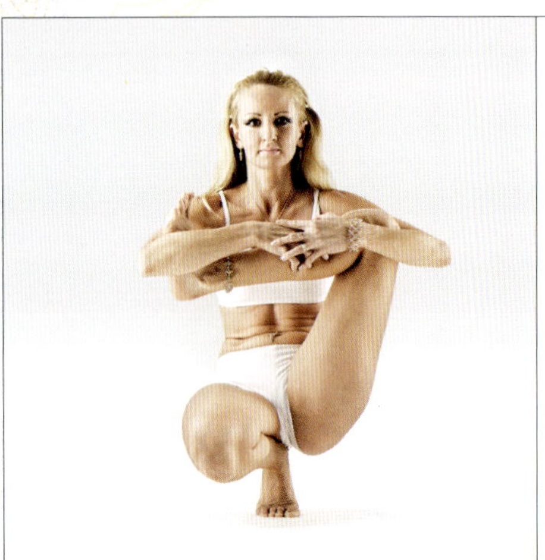

Postura de la cuna sobre los dedos de un solo pie 1

Hindolasana en *eka pada prapadasana* 1

Tipo de postura: equilibrio de pie sobre una sola pierna, inclinación hacia delante. .

Punto de *drishti*: *nasagrai* o *nasagre* (nariz).

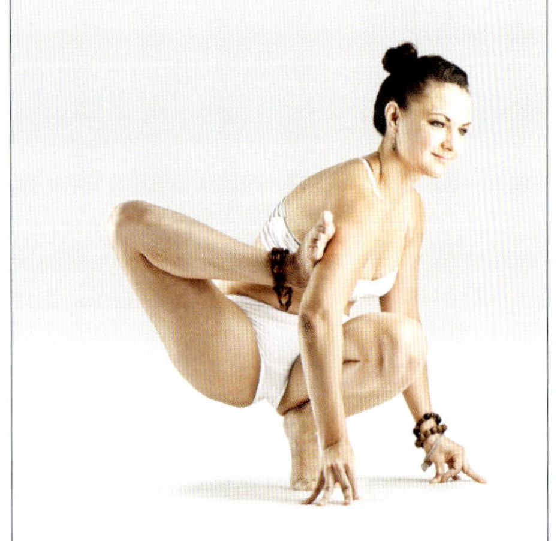

Postura preparatoria del medio báculo yóguico en la postura sobre los dedos de un solo pie

Ardha yogadandasana prep. en *eka pada prapadasana*

Tipo de postura: equilibrio de pie sobre una sola pierna, inclinación hacia delante.

Punto de *drishti*: *nasagrai* o *nasagre* (nariz).

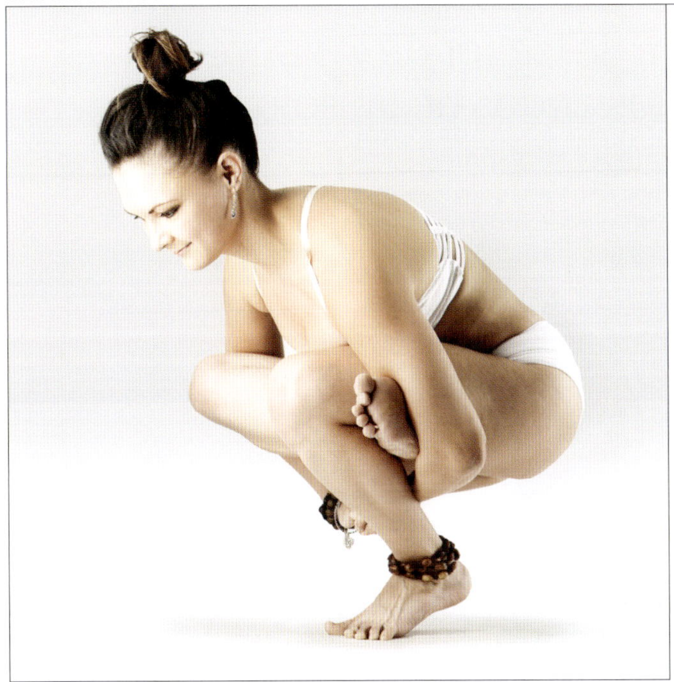

Postura de la cuna sobre los dedos de un solo pie 2

Hindolasana en *eka pada prapadasana* 2

Tipo de postura: equilibrio de pie sobre una sola pierna, inclinación hacia delante.

Punto de *drishti*: *nasagrai* o *nasagre* (nariz).

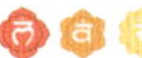 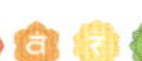

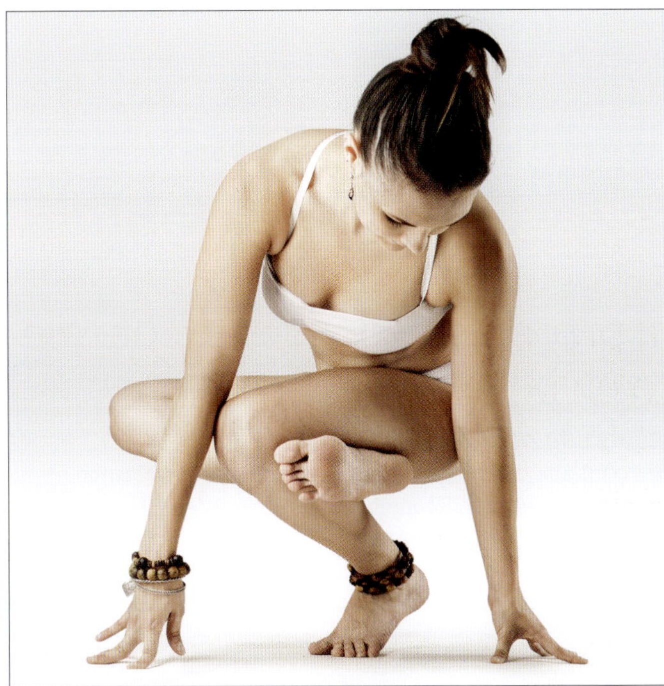

Postura sobre los dedos de un solo pie con torsión y con apoyo

Salamba parivritta eka pada prapadasana

Modificación: pie debajo de la rodilla.

Tipo de postura: equilibrio de pie sobre una sola pierna, inclinación hacia delante, torsión.

Punto de *drishti*: *padayoragrai* o *padayoragre* (dedos de los pies/pies).

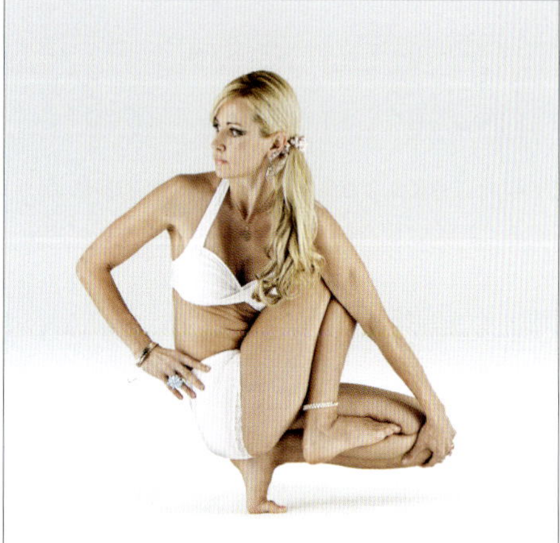

Postura del señor de los peces sobre los dedos de un solo pie

Prapada matsyendrasana

Tipo de postura: de pie sobre una sola pierna en equilibrio, torsión.
Punto de *drishti*: *parshva drishti* (hacia la derecha), *parshva drishti* (hacia la izquierda).

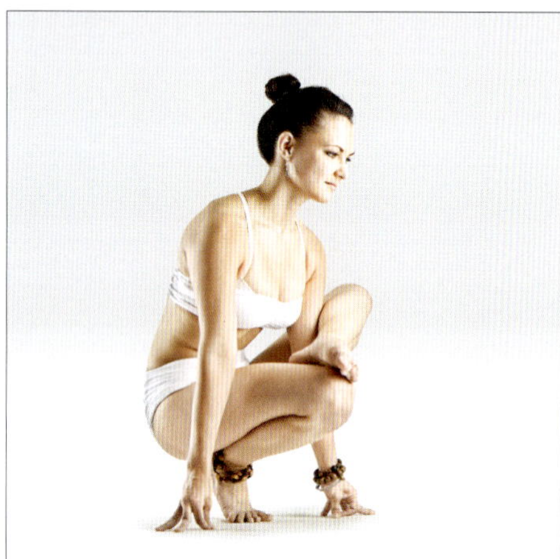

Postura sobre los dedos de un solo pie con apoyo

Salamba eka pada prapadasana

Modificación: pierna alrededor del tríceps, yemas de los dedos de ambas manos apoyadas en el suelo.
Tipo de postura: equilibrio de pie sobre una sola pierna.
Punto de *drishti*: *nasagrai* o *nasagre* (nariz).

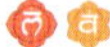

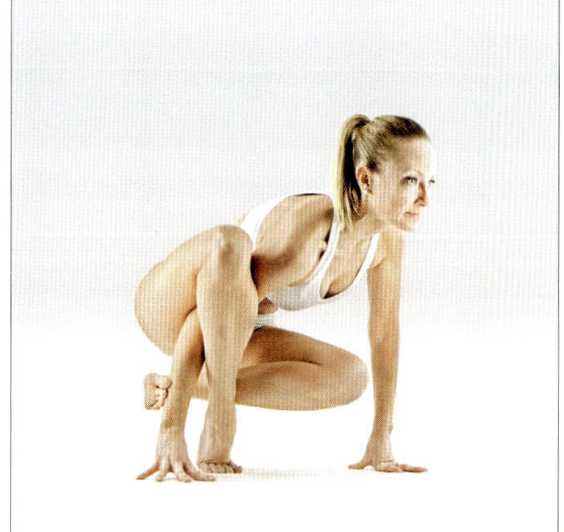

Postura sobre los dedos de un solo pie con apoyo

Salamba eka pada prapadasana

Modificación: manos apoyadas en el suelo, hombro en la parte posterior de la rodilla, el otro pie alrededor del antebrazo.
Tipo de postura: equilibrio de pie sobre una sola pierna, inclinación hacia delante.
Punto de *drishti*: *nasagrai* o *nasagre* (nariz).

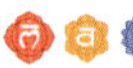

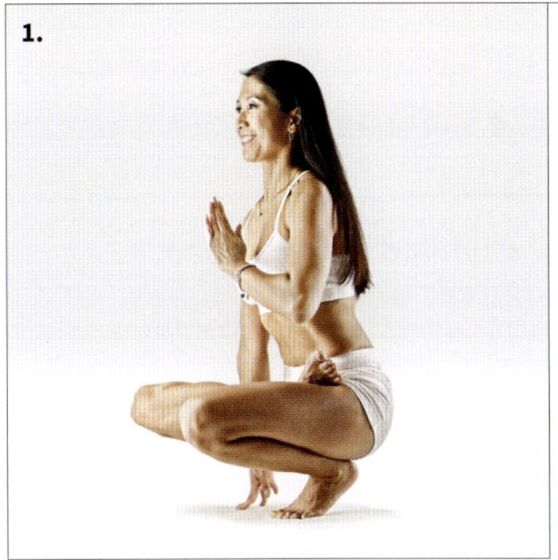

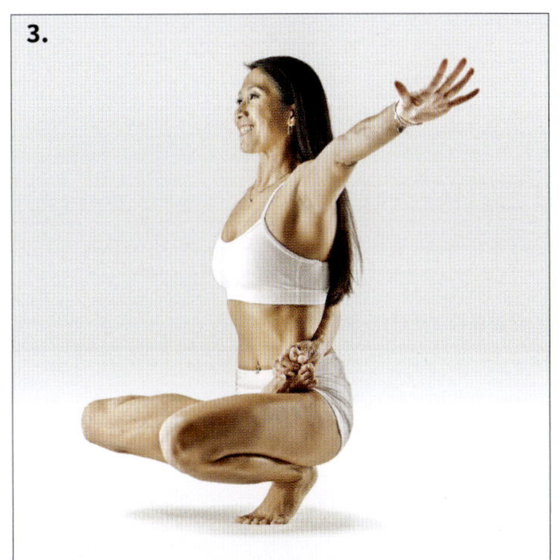

Postura sobre los dedos de un solo pie en medio loto

Ardha baddha padma prapadasana

También conocida como: postura sobre los dedos de un solo pie en medio loto *(ardha baddha padma padangushtasana).*

Modificación: 1. Yemas de los dedos apoyadas en el suelo, la otra mano en el corazón.

2. Agarre del pie, la otra mano en el corazón.

3. Agarre del pie, el otro brazo extendido hacia el lado y paralelo al suelo.

Tipo de postura: 1. Equilibrio de pie sobre una sola pierna.

2 y 3. Equilibrio de pie sobre una sola pierna, agarre.

Punto de *drishti:* *nasagrai* o *nasagre* (nariz).

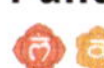

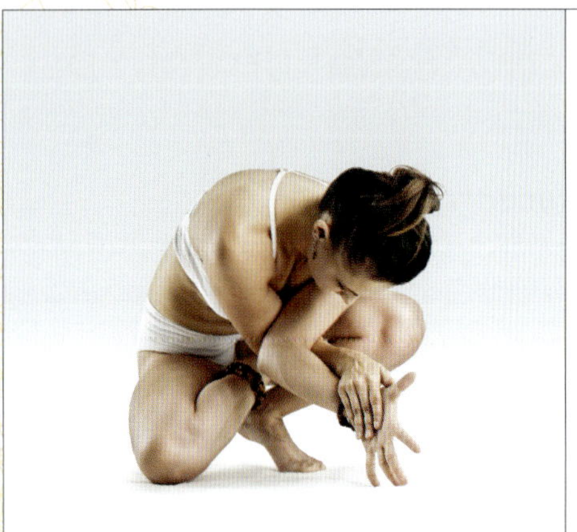

Posición de las manos de la postura dedicada a Garuda sobre los dedos de un solo pie en medio loto

Hasta garudasana en ardha padma prapadasana

Modificación: rodilla en el suelo, inclinación hacia delante.

Tipo de postura: equilibrio de pie sobre una sola pierna, inclinación hacia delante.

Punto de drishti: *angushtamadhye* o *angushta ma dyai* (pulgares).

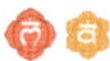

SENTADILLA SOBRE UNA PIERNA: MEDIO LOTO, TALÓN APOYADO EN EL SUELO

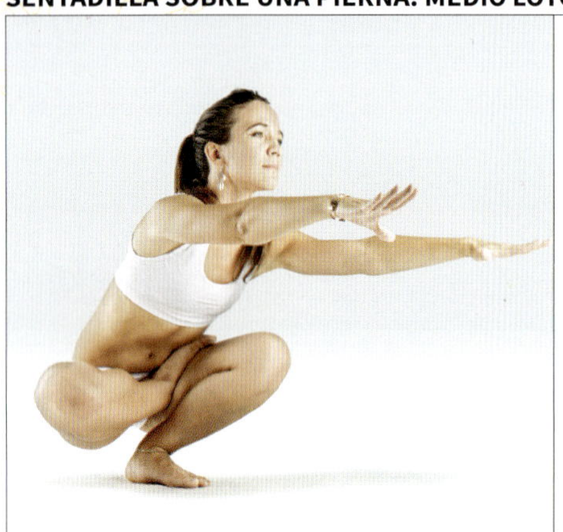

Postura de la guirnalda sobre una pierna en medio loto

Ardha padma eka pada malasana

También conocida como: sentadilla de yoga sobre una sola pierna en medio loto *(ardha padma eka pada upaveshasana).*

Modificación: brazos paralelos al suelo.

Tipo de postura: equilibrio de pie sobre una sola pierna.

Punto de drishti: *angushtamadhye* o *angushta ma dyai* (pulgares).

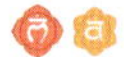

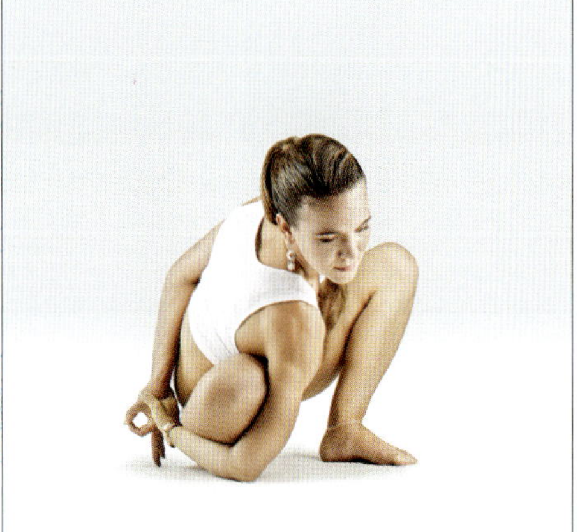

Postura de la guirnalda sobre una pierna en medio loto con agarre

Ardha padma baddha eka pada malasana

También conocida como: sentadilla de yoga sobre una sola pierna en medio loto con agarre *(ardha padma baddha eka pada upavesasana).*

Tipo de postura: equilibrio de pie sobre una sola pierna, inclinación hacia delante, agarre.

Punto de drishti: *nasagrai* o *nasagre* (nariz).

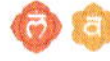

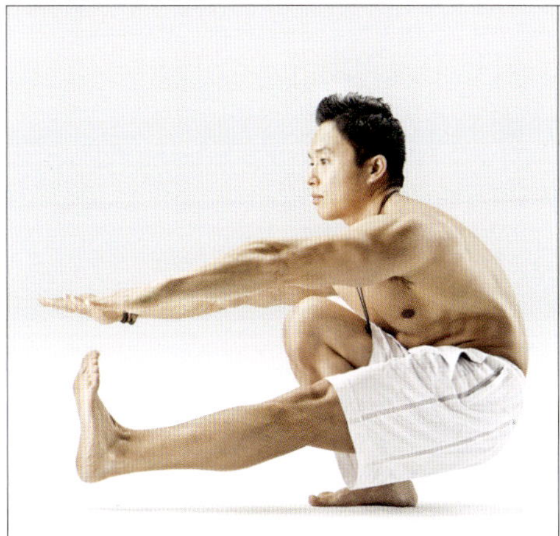

Postura preparatoria de sentadilla con las manos en el pie

Hasta padasana **preparatoria**

Modificación: pierna extendida y levantada del suelo, brazos paralelos al suelo.

Tipo de postura: equilibrio de pie sobre una sola pierna.

Punto de *drishti*: *angushtamadhye* o *angushta ma dyai* (pulgares).

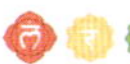

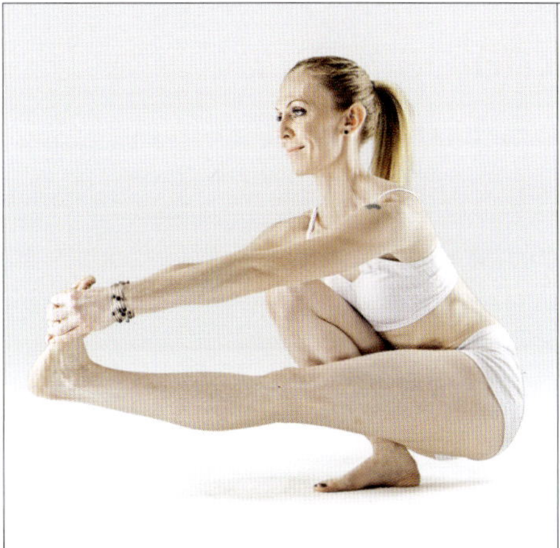

Postura de sentadilla con las manos en el pie 1

Hasta padasana **1**

También conocida como: postura dedicada al sabio Marichi modificada (*marichyasana* modificada).

Modificación: ambas manos en el pie, talón apoyado en el suelo.

Tipo de postura: equilibrio de pie sobre una sola pierna.

Punto de *drishti*: *nasagrai* o *nasagre* (nariz) o *padhayoragrai* o *padayoragre* (dedos de los pies/pies).

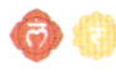 

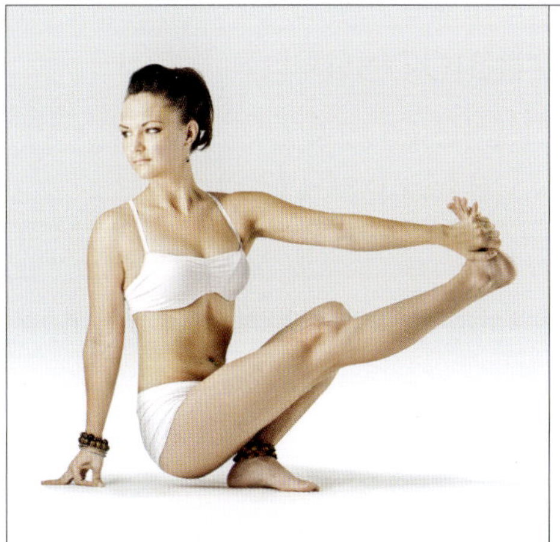

Postura de sentadilla con mano en el pie con torsión y con apoyo

Parivritta salamba hasta padasana

Modificación: una mano apoyada en el suelo.

Tipo de postura: equilibrio de pie con una sola pierna, torsión.

Punto de *drishti*: *parshva drishti* (hacia la derecha), *parshva drishti* (hacia la izquierda).

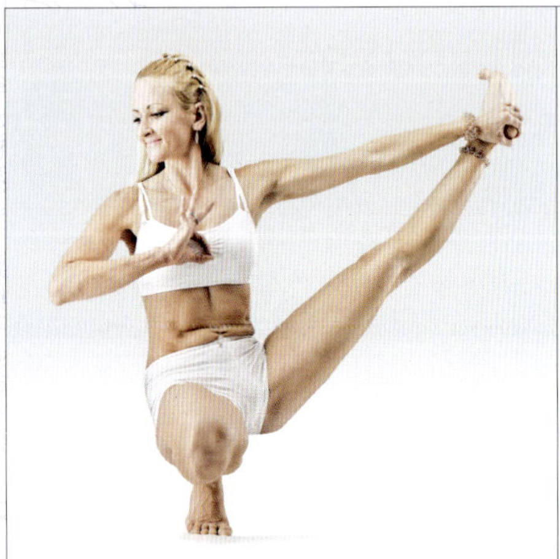

Postura lateral sobre los dedos de un solo pie con mano en pie

Hasta pada parshva prapadasana

Tipo de postura: equilibrio de pie sobre una sola pierna.
Punto de *drishti*: *parshva drishti* (hacia la derecha), *parshva drishti* (hacia la izquierda)

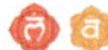

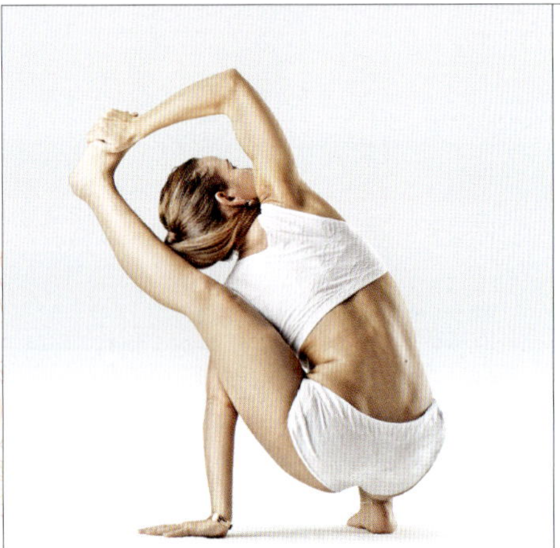

Postura de la guirnalda sobre una pierna en la postura del reloj de sol

Surya yantrasana **en** eka pada malasana

También conocida como: postura del reloj de arena en sentadilla de yoga sobre una sola pierna *(surya yantrasana en eka pada upavesasana)*.
Tipo de postura: equilibrio de pie sobre una sola pierna, inclinación hacia delante, torsión.
Punto de *drishti*: *urdhva* o *antara drishti* (hacia el cielo).

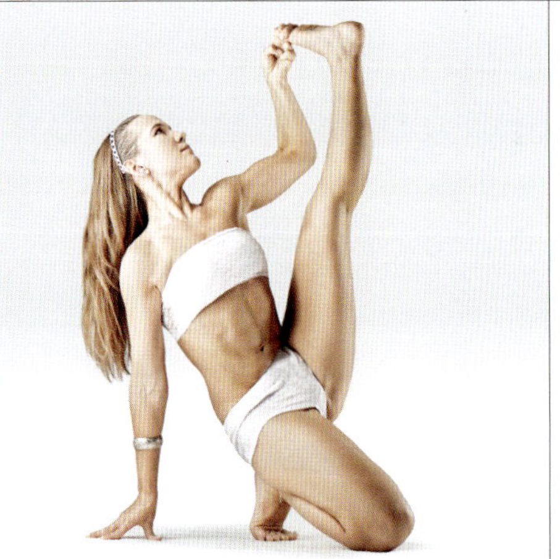

Postura de la mano extendida hacia el dedo gordo del pie en la postura del medio héroe sobre los dedos de un solo pie

Utthita hasta padangushtasana **en** ardha prapada virasana

Tipo de postura: equilibrio de pie sobre una sola pierna, inclinación hacia delante.
Punto de *drishti*: *padayoragrai* o *padayoragre* (dedos de los pies/pies).

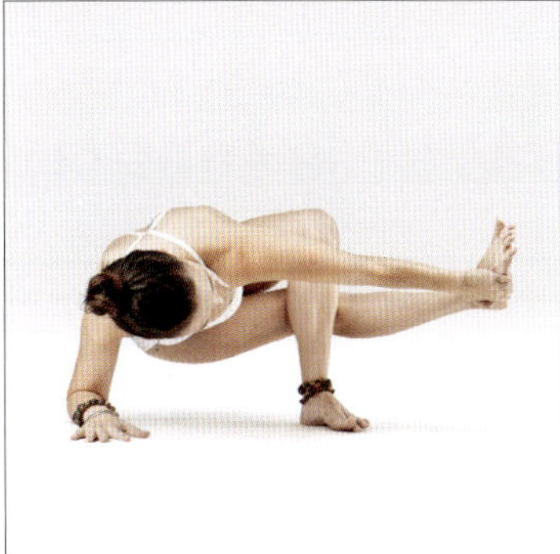

Postura de la cría de saltamontes

Bala shalabhasana
También conocida como: postura de la cría de langosta.
Modificación: pecho hacia el suelo, un antebrazo apoyado en el suelo.
Tipo de postura: equilibrio de pie sobre una sola pierna, inclinación hacia delante, torsión.
Punto de *drishti*: *padayoragrai* o *padayoragre* (dedos de los pies/pies).

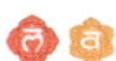

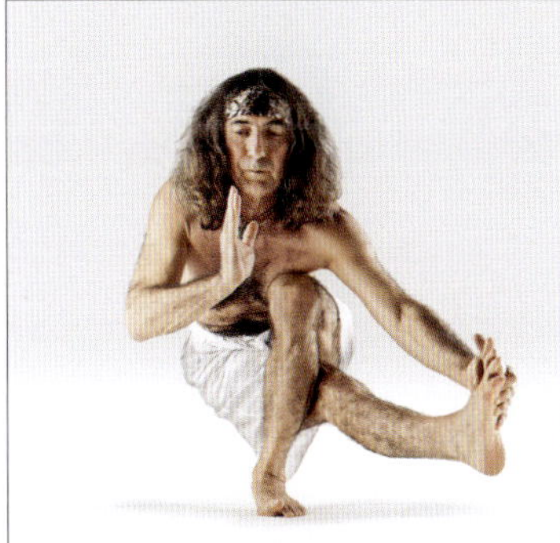

Postura de la mano en el pie 2

Hasta padasana 2
Modificación: pierna cruzada por encima, una mano en el pie, la otra mano en el corazón.
Tipo de postura: equilibrio de pie sobre una sola pierna, inclinación hacia delante.
Punto de *drishti*: *padayoragrai* o *padayoragre* (dedos de los pies/pies), *angushtamadhye* o *angushta ma dyai* (pulgares).

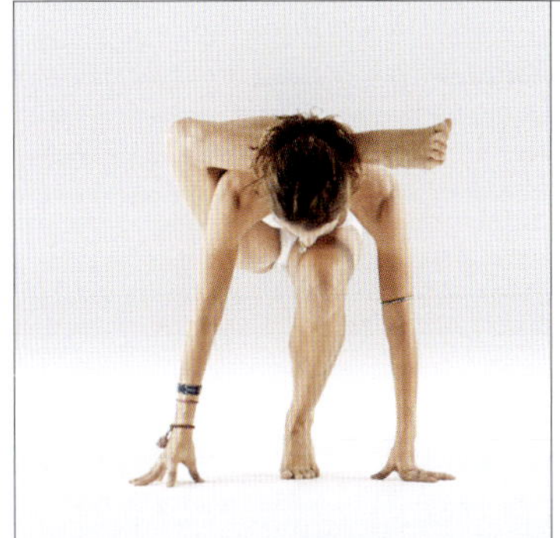

Postura preparatoria sobre los dedos de un solo pie con apoyo con un pie por detrás de la cabeza 1

Salamba eka pada shirsha prapadasana **preparatoria 1**
Modificación: talón hacia arriba, glúteos levantados.
Tipo de postura: equilibrio de pie sobre una sola pierna, inclinación hacia delante.
Punto de *drishti*: *angushtamadhye* o *angushta ma dyai* (pulgares).

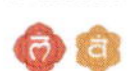

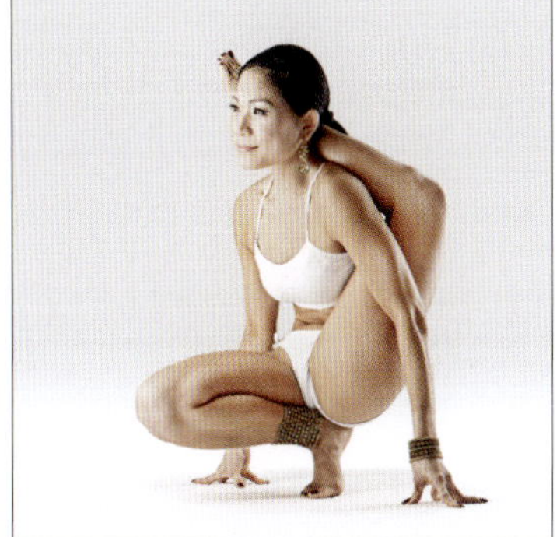

Postura preparatoria sobre los dedos de un solo pie con apoyo con un pie por detrás de la cabeza 2

Salamba eka pada shirsha prapadasana **preparatoria 2**
Modificación: manos apoyadas en el suelo.
Tipo de postura: equilibrio de pie sobre una sola pierna.
Punto de *drishti*: *nasagrai* o *nasagre* (nariz).

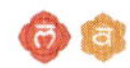

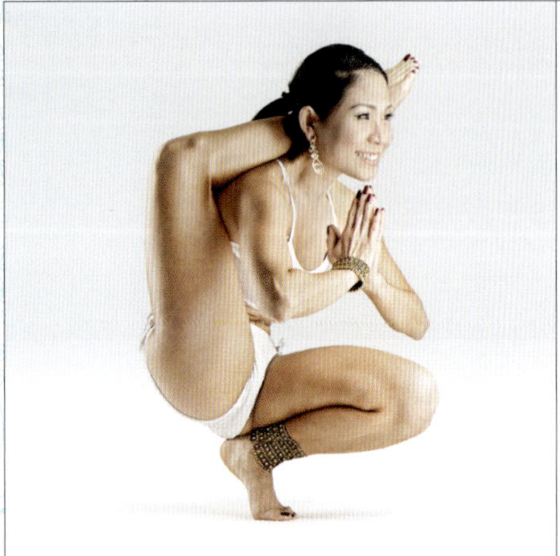

Postura sobre los dedos de un solo pie con el otro pie por detrás de la cabeza

Eka pada shirsha prapadasana

También conocida como: postura de equilibrio sobre las puntas de los dedos del pie con el otro pie por detrás de la cabeza *(padangushta eka pada shirshasana)* y postura de un pie detrás de la cabeza sobre los dedos del otro pie *(eka pada shirsha padangushtasana)*.

Tipo de postura: equilibrio de pie sobre una sola pierna.

Punto de *drishti*: *nasagrai* o *nasagre* (nariz).

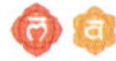

SENTADILLA: TALONES APOYADOS EN EL SUELO, RODILLAS SEPARADAS

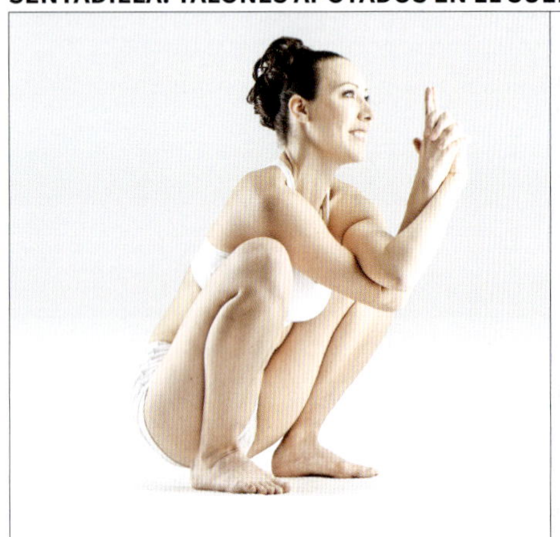

Posición de las manos de la postura dedicada a Garuda en la postura de la guirnalda

Hasta garudasana en malasana

También conocida como: postura de las manos en la postura dedicada a Garuda en sentadilla de yoga *(hasta garudasana en upaveshasana)*.

Tipo de postura: de pie, inclinación hacia delante.

Punto de *drishti*: *angushtamadhye* o *angushta ma dyai* (pulgares).

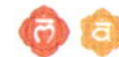

Postura del león dedicada a un avatar de Vishnu en la postura de la guirnalda

Narasimhasana en malasana

También conocida como: postura de león en sentadilla de yoga *(simhasana en upaveshasana)*.

Modificación: talones apoyados en el suelo.

Tipo de postura: de pie, inclinación hacia delante.

Punto de *drishti*: *bhrumadhye* o *ajna chakra* (tercer ojo, entre las cejas).

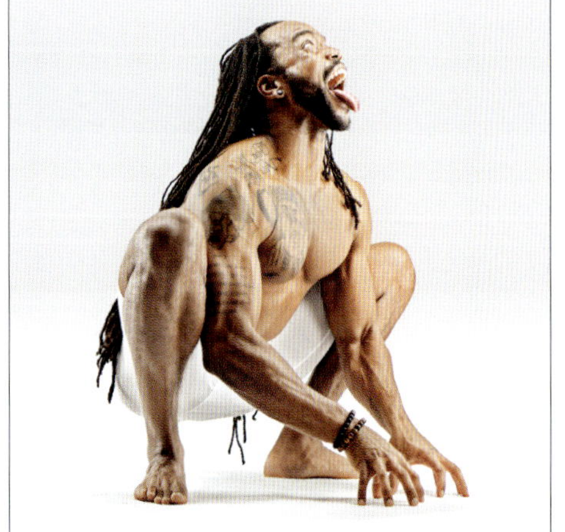

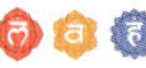

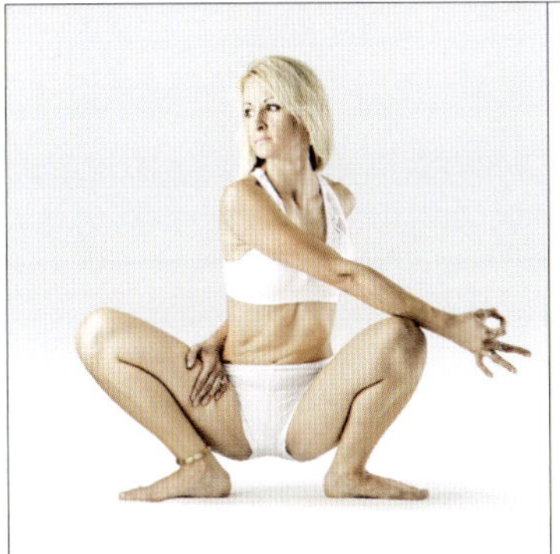

Postura de la guirnalda con torsión con medio agarre

Ardha baddha parivritta malasana

También conocida como: postura de sentadilla de yoga con torsión con medio agarre *(ardha baddha parivritta upaveshasana)*.

Modificación: antebrazo sobre la rodilla opuesta.

Tipo de postura: de pie, torsión, agarre.

Punto de *drishti*: *parshva drishti* (hacia la derecha), *parshva drishti* (hacia la izquierda).

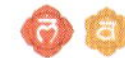

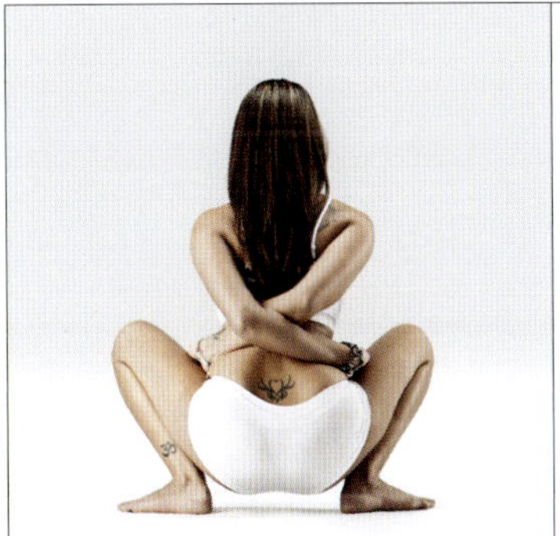

Postura de la guirnalda con agarre

Baddha malasana

También conocida como: postura de sentadilla de yoga con agarre *(baddha upaveshasana)*.

Tipo de postura: de pie, de unión.

Punto de *drishti*: *nasagrai* o *nasagre* (nariz).

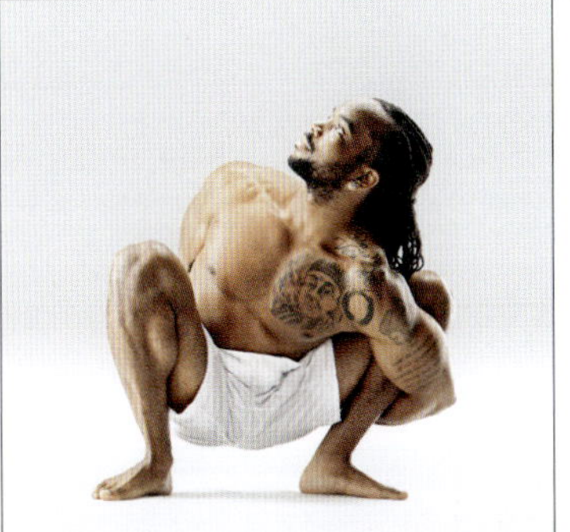

Postura de la guirnalda con agarre de una pierna

Eka pada baddha malasana

También conocida como: postura de sentadilla de yoga con agarre de una pierna *(eka pada baddha upaveshasana)*.

Modificación: talones en el suelo, agarre de una pierna con ambos brazos, rodillas muy separadas.

Tipo de postura: de pie, agarre, inclinación hacia delante.

Punto de *drishti*: *urdhva* o *antara drishti* (hacia el cielo).

SENTADILLA: UN TALÓN LEVANTADO, UN TALÓN APOYADO EN EL SUELO, RODILLAS SEPARADAS

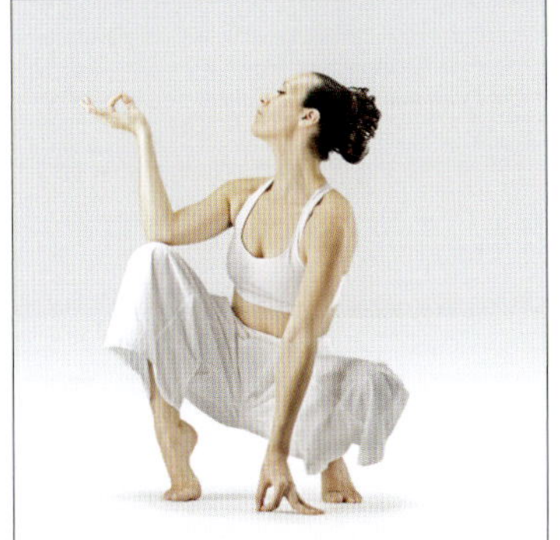

Postura de la guirnalda con las piernas desiguales

Vishama pada malasana

También conocida como: postura de sentadilla de yoga con las piernas desiguales *(vishama pada upaveshasana)*.

Modificación: una rodilla más alta que la otra, yemas de los dedos de una mano apoyadas en el suelo, el otro codo apoyado en la rodilla.

Tipo de postura: de pie, inclinación hacia delante.

Punto de *drishti*: *hastagrai* o *hastagre* (manos).

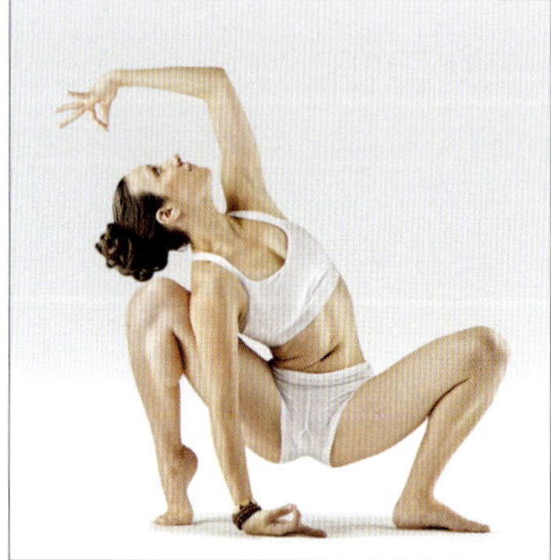
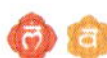

Postura de la guirnalda lateral

Parshva vishama pada malasana

También conocida como: postura de sentadilla de yoga con las piernas desiguales abiertas hacia los lados *(parshva vishama pada upaveshasana)*.

Modificación: un talón levantado, el otro apoyado en el suelo, un brazo por encima de la cabeza en inclinación lateral, dorso de la otra mano apoyado en el suelo.

Tipo de postura: de pie, inclinación hacia delante, inclinación lateral.

Punto de *drishti:* *hastagrai* o *hastagre* (manos).

SENTADILLA: TALONES APOYADOS EN EL SUELO, RODILLAS MUY ABIERTAS, INCLINACIÓN HACIA DELANTE

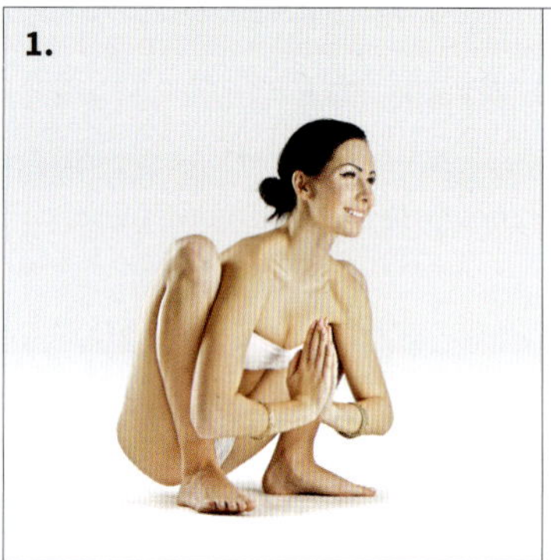

1.

Postura de la guirnalda

Malasana

También conocida como: postura de sentadilla de yoga *(upaveshasana)*.

Modificación: 1. Manos en *anjali mudra* (manos en oración).

2. Brazos extendidos hacia delante, palmas de las manos apoyadas en el suelo, cabeza erguida.

3. Brazos extendidos hacia delante, palmas de las manos apoyadas en el suelo, cabeza hacia abajo.

Tipo de postura: de pie, inclinación hacia delante.

Punto de *drishti:* *nasagrai* o *nasagre* (nariz).

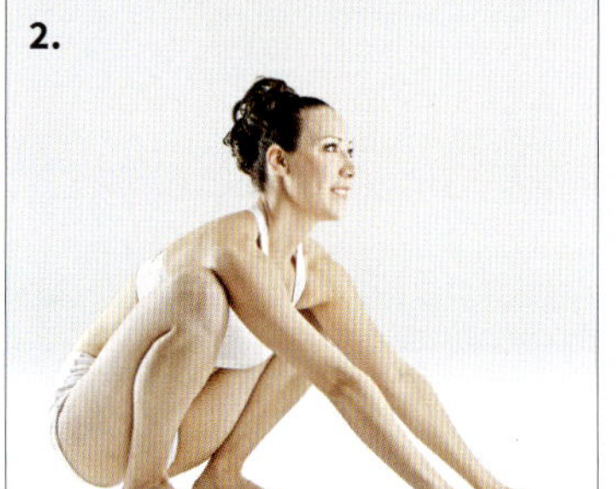

2.

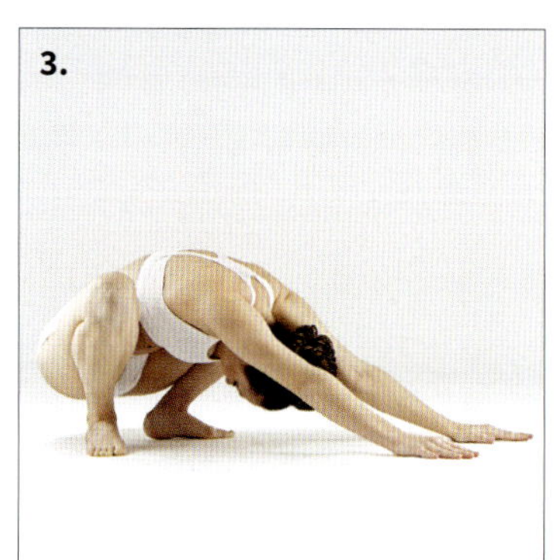

3.

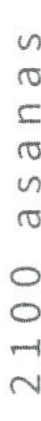

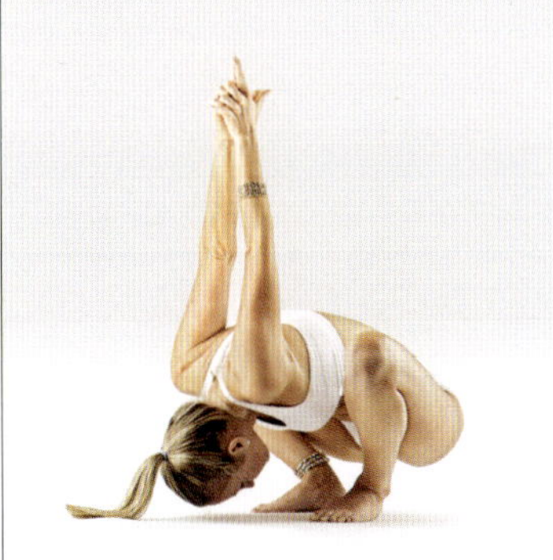

Postura de la guirnalda con las manos entrelazadas

Baddha hasta malasana

También conocida como: postura de sentadilla de yoga con las manos entrelazadas *(baddha hasta upaveshasana).*

Tipo de postura: de pie, inclinación hacia delante.

Punto de *drishti:* *nasagrai* o *nasagre* (nariz).

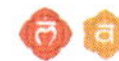 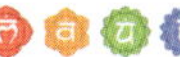

SENTADILLA: TALONES APOYADOS EN EL SUELO, RODILLAS MUY ABIERTAS, INCLINACIÓN HACIA DELANTE, AGARRE

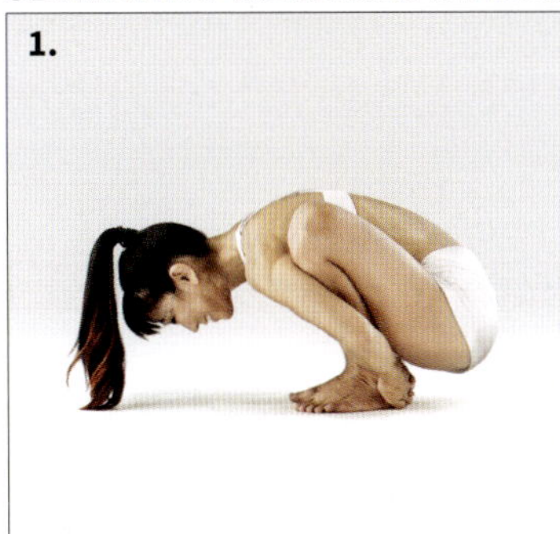

Postura de la guirnalda

Malasana

También conocida como: postura de la tortuga en sentadilla (*kurmasana* modificada).

Modificación: agarre de los talones.

1. Cabeza separada del suelo.

2. Frente apoyada en el suelo.

Tipo de postura: de pie, inclinación hacia delante.

Punto de *drishti:* *nasagrai* o *nasagre* (nariz).

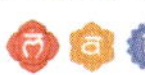 

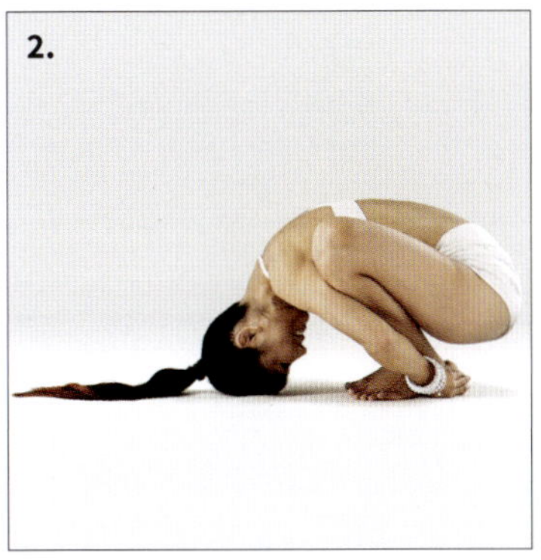

Postura de la guirnalda

Malasana

También conocida como: postura del cinturón dorado *(kanchyasana).*

Modificación: manos entrelazadas en la espalda, los talones apoyados en el suelo.

Tipo de postura: de pie, inclinación hacia delante, agarre.

Punto de *drishti:* *nasagrai* o *nasagre* (nariz).

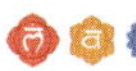 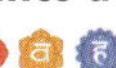

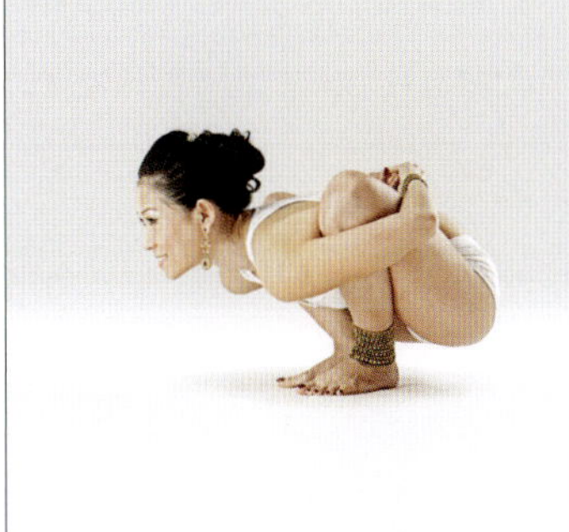

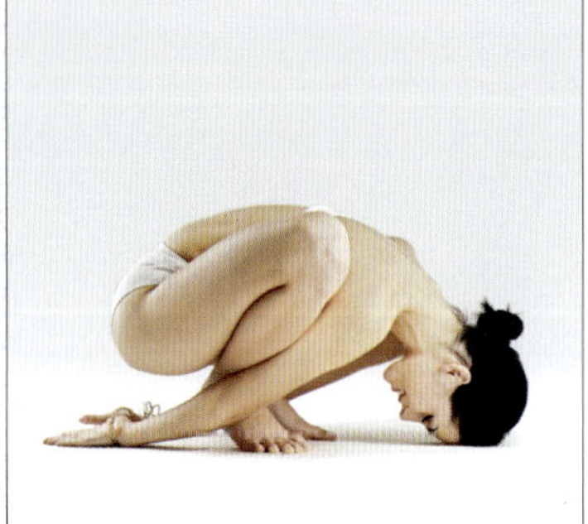

Postura de la guirnalda

Malasana

Modificación: talones levantados, brazos extendidos hacia atrás, palmas de las manos hacia arriba, frente apoyada en el suelo.

Tipo de postura: de pie, inclinación hacia delante.

Punto de *drishti:* *nasagrai* o *nasagre* (nariz).

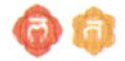

Postura de la guirnalda

Malasana

También conocida como: postura del cinturón dorado *(kanchyasana).*

Modificación: talones levantados, con las manos entrelazadas.

1. Vista frontal.
2. Vista lateral.

Tipo de postura: de pie, inclinación hacia delante, agarre.

Punto de *drishti:* *nasagrai* o *nasagre* (nariz).

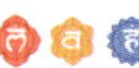

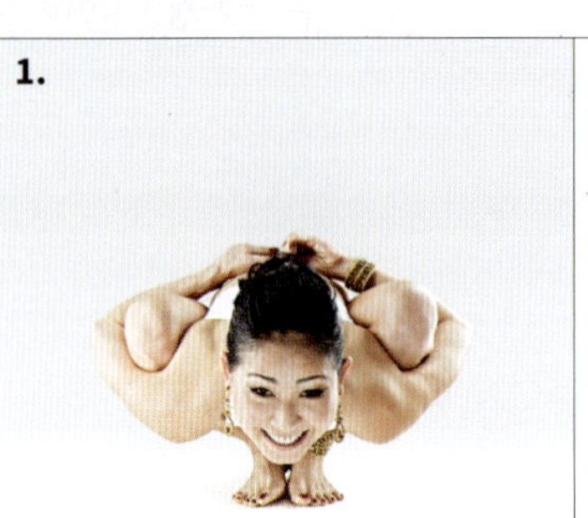

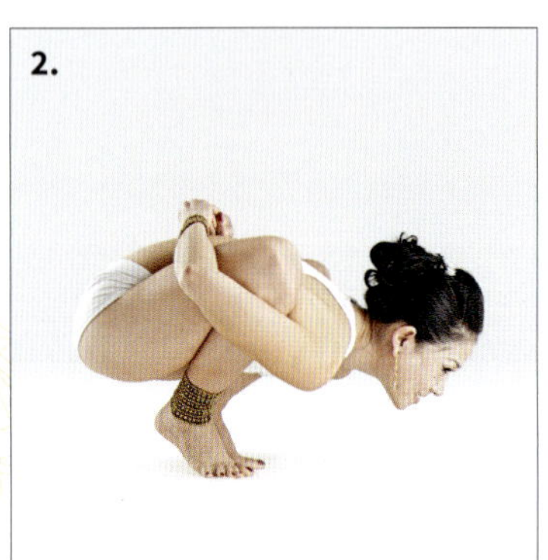

Postura de la guirnalda

Malasana

Modificación: talones levantados, brazos alrededor de las espinillas hacia atrás, manos en los muslos, caja torácica contra el lateral de los muslos.

Tipo de postura: de pie, inclinación hacia delante, agarre.

Punto de *drishti:* *nasagrai* o *nasagre* (nariz).

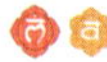

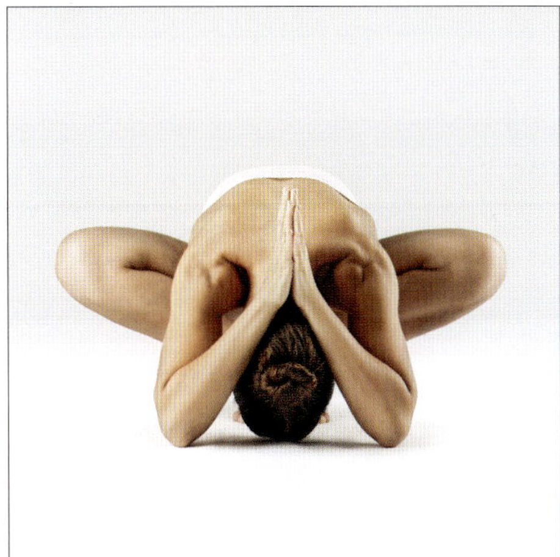

Postura de la guirnalda

Malasana

Modificación: frente apoyada en el suelo, pulgares en la parte superior de la espalda.

Tipo de postura: de pie, inclinación hacia delante.

Punto de *drishti*: *nasagrai* o *nasagre* (nariz).

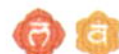

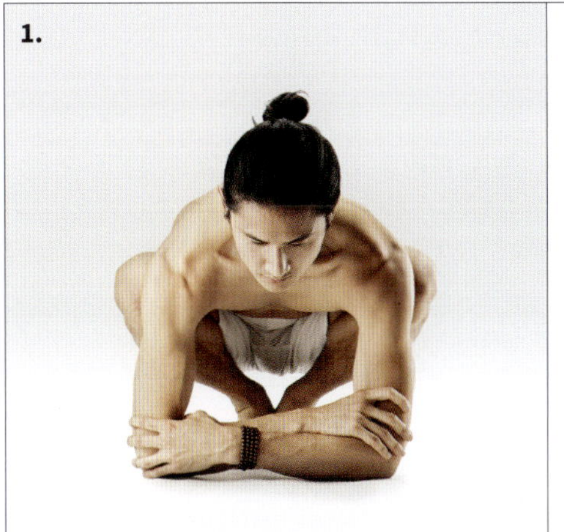

Postura de la guirnalda

Malasana

Modificación: antebrazos apoyados en el suelo.

1. Agarre de tríceps.

2. Antebrazos apoyados en el suelo, palmas de las manos juntas.

Tipo de postura: de pie, inclinación hacia delante.

Punto de *drishti*: 1. *nasagrai* o *nasagre* (nariz).

2. *angusthamadhye* o *angustha ma dyai* (pulgares).

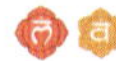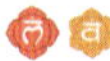

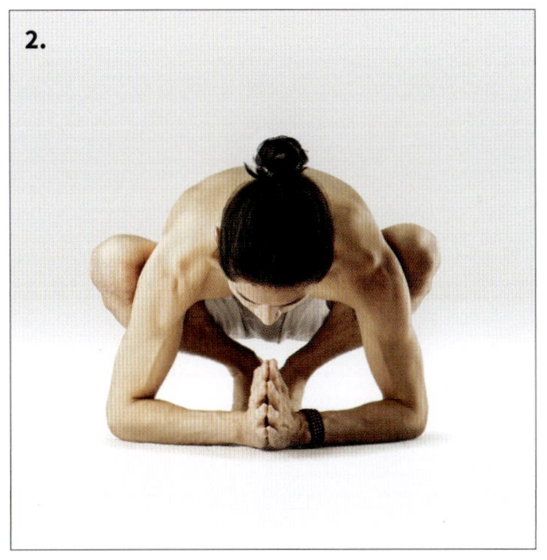

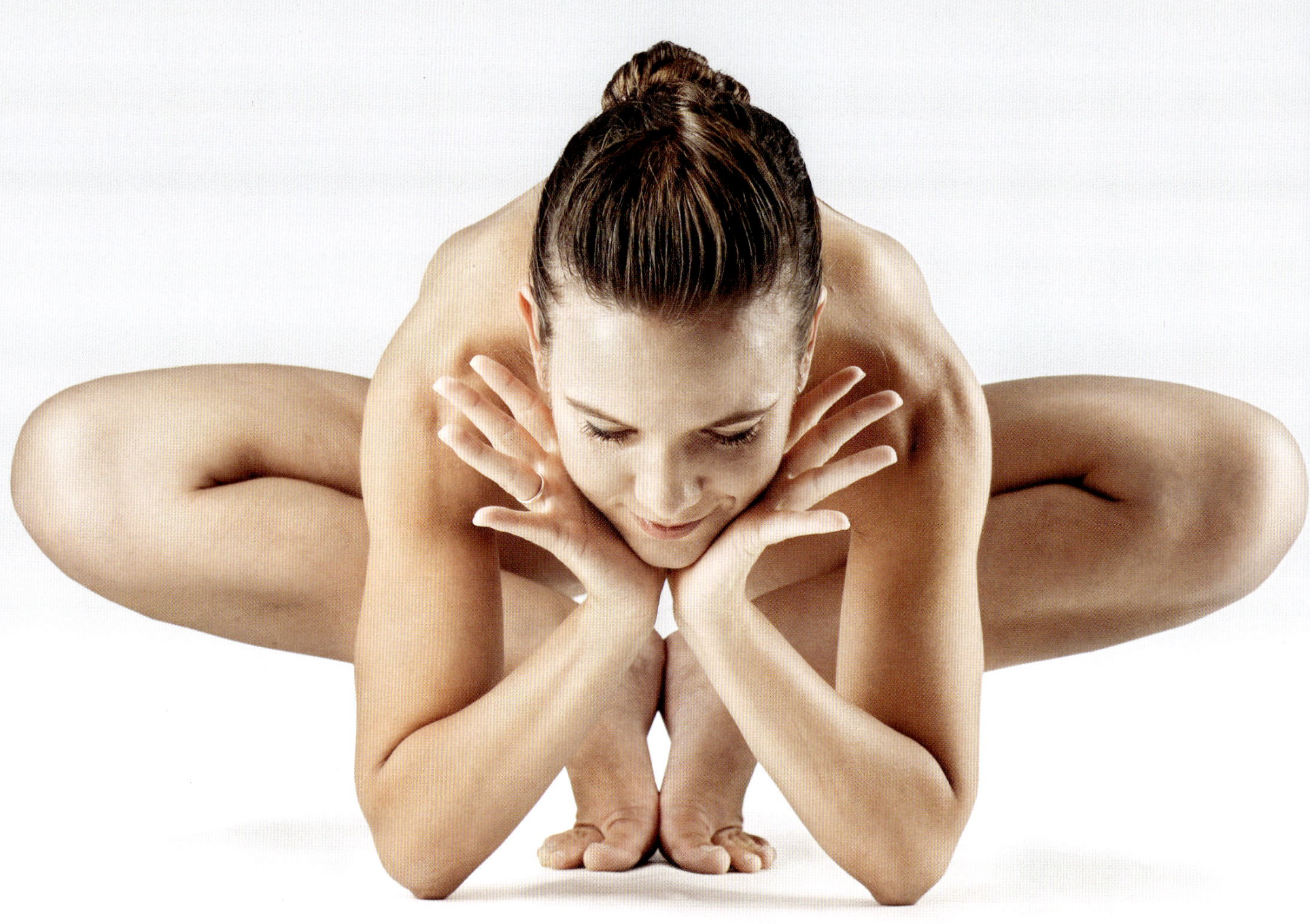

Postura de la guirnalda

Malasana

Tipo de postura: de pie, inclinación hacia delante.
Punto de *drishti*: 1 y 2. *Angusthamadhye* o *angustha ma dyai* (pulgares) 3 y 4. *Nasagrai* o *nasagre* (nariz).

Cómo realizar la postura:

1. Comienza de pie en la postura de la montaña *(tadasana)*. Realiza *mula bandha, uddhiyana bandha* y la respiración *ujjayi*.

2. Exhala mientras flexionas las rodillas, levantas los talones y bajas los huesos de los glúteos hasta los talones.

3. Inhala al separar las rodillas hacia los lados. Exhala mientras bajas el pecho entre las rodillas y bajas los antebrazos apoyados en el suelo. Las rodillas deben terminar en el exterior de los hombros.

4. Puedes experimentar con diferentes posturas de los brazos. Comienza con las palmas de las manos en el suelo (postura 1), a continuación, lleva una mano a la cara (postura 2) o ambas manos a la cara (postura 3) y luego extiende los dedos hacia fuera (Postura # 4).

5. Mantén la postura durante al menos 30 segundos y hasta 90 con el fin de recibir todos los beneficios del estiramiento.

6. Para salir de la postura, inhala mientras levantas el pecho y juntas las rodillas. Exhala a medida que presionas con los pies, estiras las piernas, y vuelves a la postura de la montaña *(tadasana)*.

Modificación:

1. Antebrazos y palmas de las manos apoyadas en el suelo.
2. Un antebrazo y una palma de la mano apoyados en el suelo, el otro codo flexionado y la mano en la cara.
3. Ambas manos en la cara, ambos codos apoyados en el suelo.
4. Ambas manos en la cara, dedos separados en *padma mudra*, y manos y codos en postura del sello del loto, en el suelo.

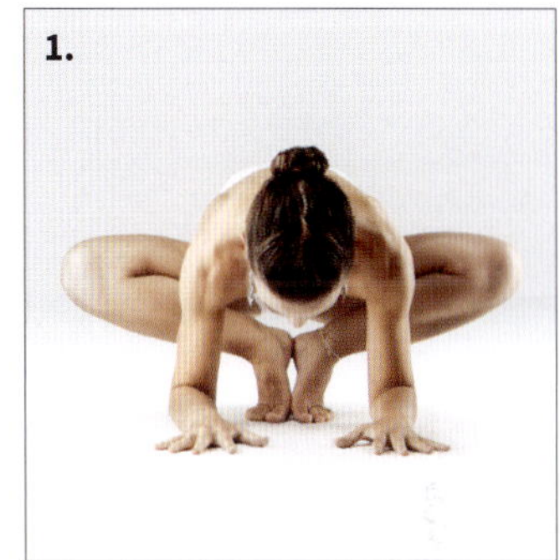

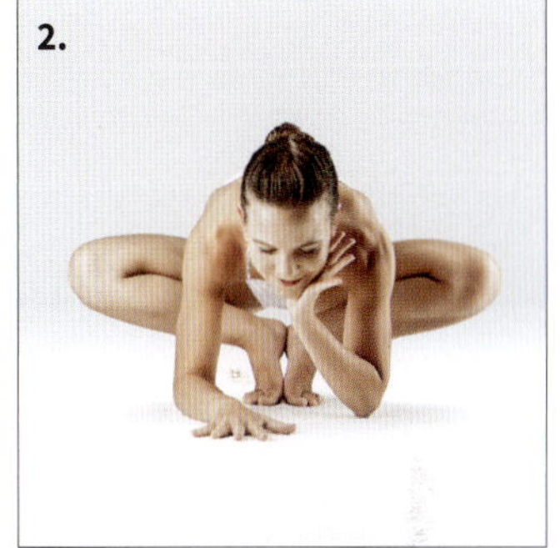

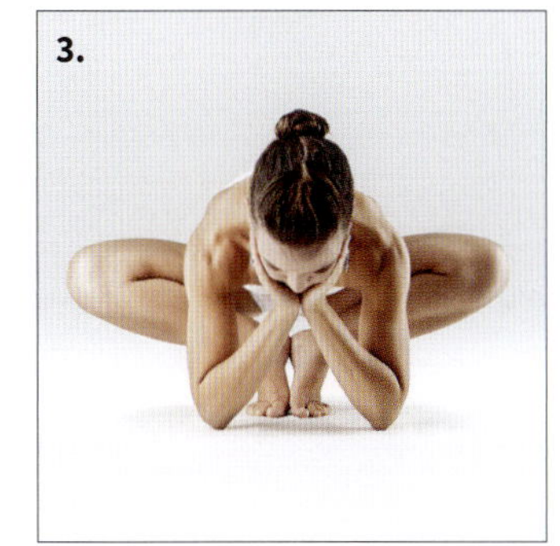

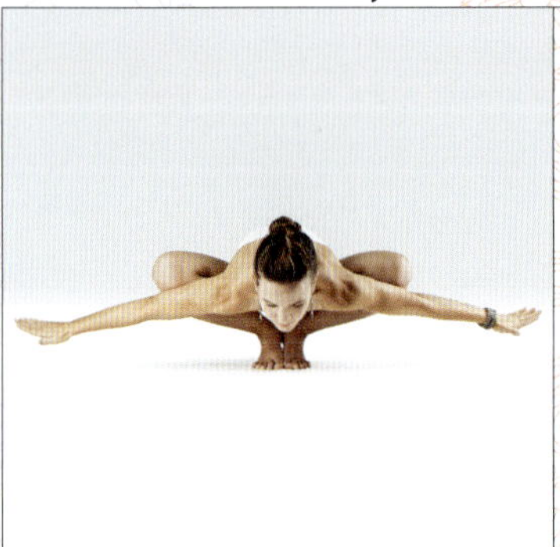

Postura de la guirnalda

Malasana

También conocida como: postura de sentadilla completa *(kunthasana)*.
Modificación: brazos abiertos, rodillas separadas y apoyadas en la parte superior de los tríceps.
Tipo de postura: de pie, inclinación hacia delante.
Punto de *drishti*: *nasagrai* o *nasagre* (nariz).

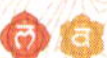 

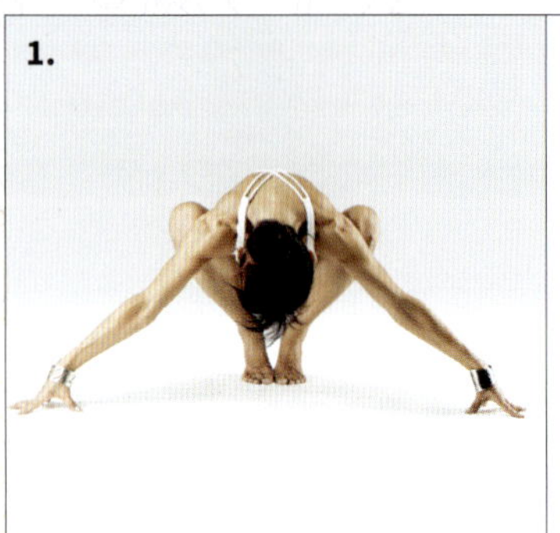

1.

Postura de la guirnalda

Malasana

Modificación: talones arriba.
1. Rodillas en las axilas, manos separadas a los lados, puntas de los dedos apoyadas en el suelo.
2. Frente apoyada en el suelo, codos flexionados 90 grados, puntas de los dedos apoyadas en el suelo.
3. Frente apoyada en el suelo, manos separadas del suelo, brazos completamente abiertos.
Tipo de postura: de pie, inclinación hacia delante.
Punto de *drishti*: *nasagrai* o *nasagre* (nariz).

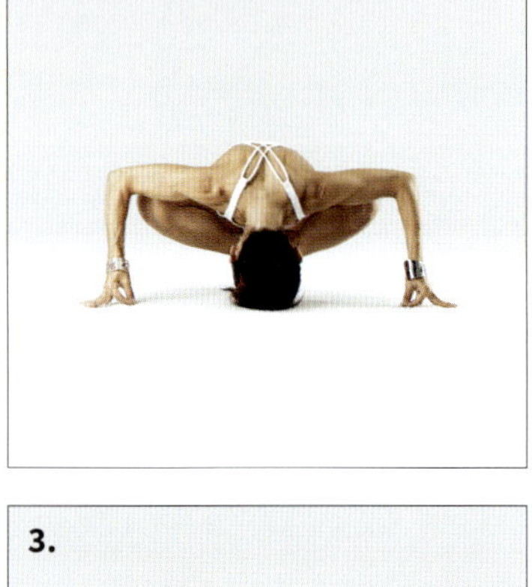

2.

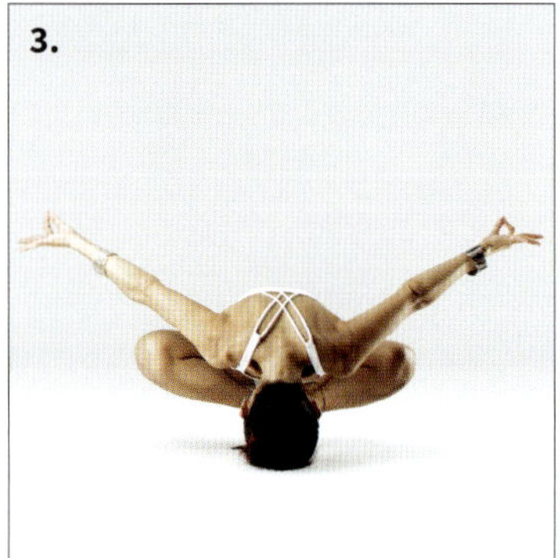

3.

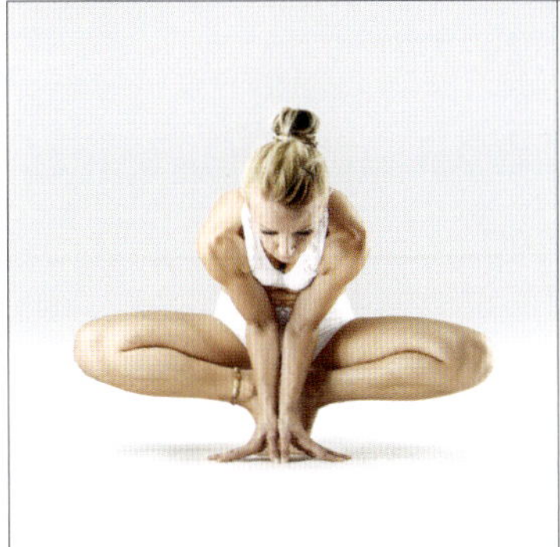

Postura de puntillas con apoyo

Salamba prapadasana

Modificación: rodillas completamente separadas, codos y muñecas juntos, dedos de las manos apoyados en el suelo delante de los pies.

Tipo de postura: de pie, inclinación hacia delante.

Punto de *drishti*: *nasagrai* o *nasagre* (nariz).

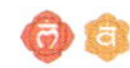 

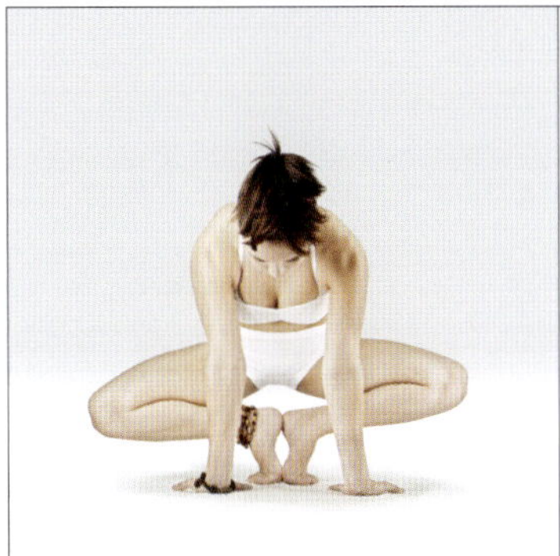

Postura de puntillas con estiramiento intenso de muñecas con apoyo

Uttana manibandha salamba prapadasana

Modificación: rodillas completamente separadas, palmas de las manos en el suelo, puntas de los dedos de las manos hacia los pies.

Tipo de postura: de pie, inclinación hacia delante.

Punto de *drishti*: *nasagrai* o *nasagre* (nariz).

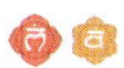

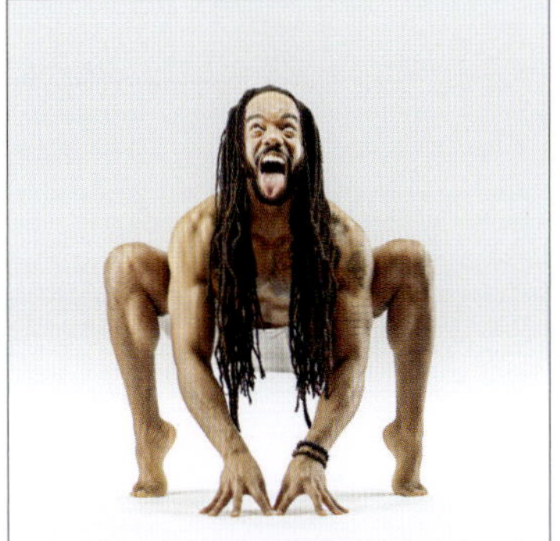

Postura del león dedicada a un avatar de Vishnu de puntillas

Narasimhasana en *prapadasana*

También conocida como: postura del león en la postura de puntillas (*simhasana* en *prapadasana*).

Modificación: pies muy separados.

Tipo de postura: de pie, inclinación hacia delante.

Punto de *drishti*: *bhrumadhye* o *ajna chakra* (tercer ojo, entre las cejas).

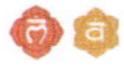 

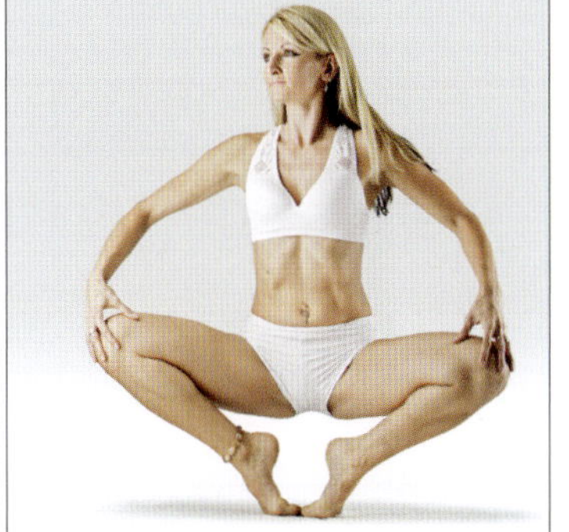

Postura de puntillas con estiramiento intenso de los tobillos sin apoyo

Niralamba uttana kulpa prapadasana

Modificación: las manos en las rodillas.

Tipo de postura: de pie, equilibrio.

Punto de *drishti*: *nasagrai* o *nasagre* (nariz).

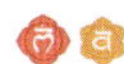

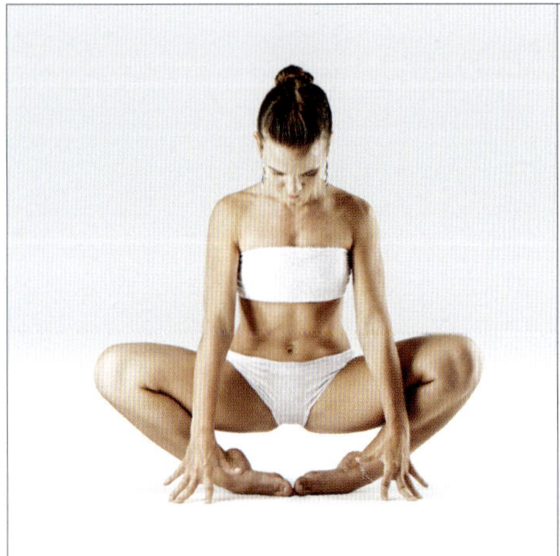

Postura de puntillas con estiramiento intenso de los tobillos con apoyo

Salamba uttana kulpa prapadasana

Modificación: puntas de los dedos apoyadas en el suelo.

Tipo de postura: de pie, equilibrio.

Punto de *drishti:* *nasagrai* o *nasagre* (nariz).

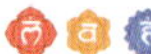

SENTADILLA: TALONES LEVANTADOS, RODILLAS MUY ABIERTAS, MODIFICACIONES DE BRAZOS

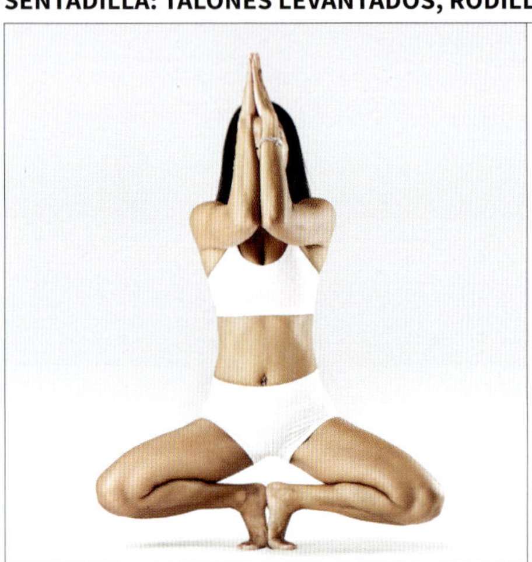

Postura de puntillas

Prapadasana

Modificación: rodillas completamente separadas, palmas de las manos juntas, codos juntos.

Tipo de postura: de pie.

Punto de *drishti:* *angushtamadhye* o *angushta ma dyai* (pulgares).

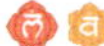

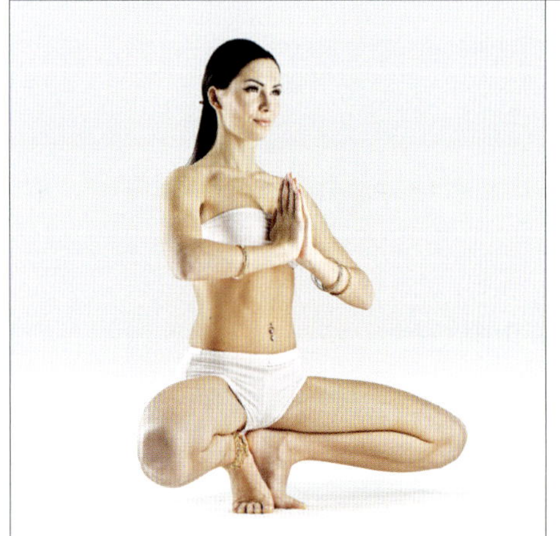

Postura de puntillas

Prapadasana

Modificación: rodillas completamente separadas, manos en *anjali mudra* (manos en oración).

Tipo de postura: de pie.

Punto de *drishti:* *nasagrai* o *nasagre* (nariz).

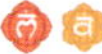

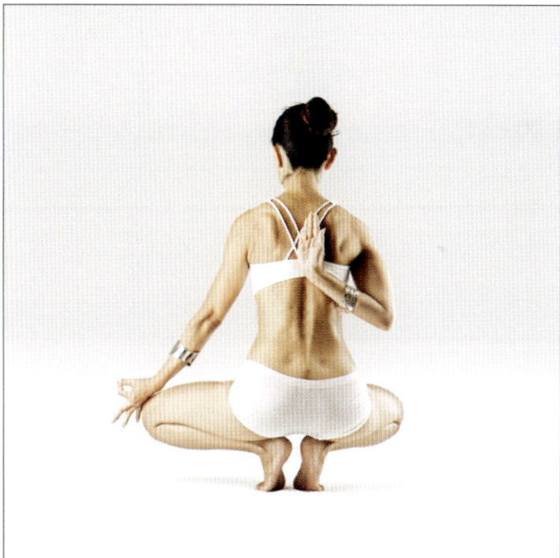

Postura de puntillas con una mano en oración por la espalda

Eka hasta viparita namaskar prapadasana

Modificación: rodillas completamente separadas, una mano apoyada en la rodilla.

Tipo de postura: de pie.

Punto de *drishti*: *nasagrai* o *nasagre* (nariz).

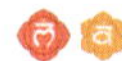

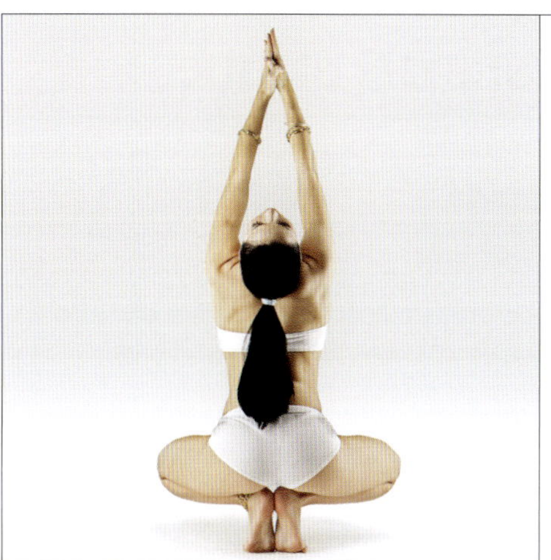

Postura de puntillas con las manos hacia arriba

Urdhva hasta prapadasana

Modificación: rodillas completamente separadas, brazos extendidos hacia el cielo, cabeza inclinada hacia atrás.

Tipo de postura: de pie, inclinación suave hacia atrás.

Punto de *drishti*: *angushtamadhye* o *angushta ma dyai* (pulgares).

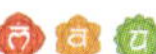

SENTADILLA: TALONES LEVANTADOS, RODILLAS MUY ABIERTAS, RODILLAS EN EL SUELO, MODIFICACIONES DE BRAZOS

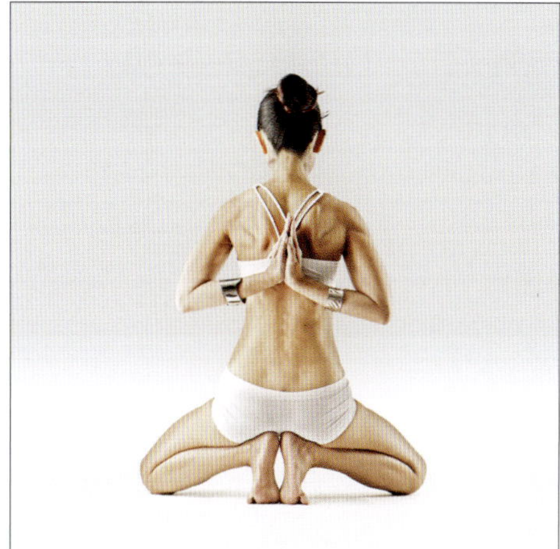

Postura preparatoria del bloqueo de raíz en oración invertida

Viparita namaskar mulabhandasana preparatoria

También conocida como: postura de puntillas en oración por la espalda (*paschima namaskara prapadasana*).

Modificación: rodillas completamente separadas y apoyadas en el suelo.

Tipo de postura: de pie.

Punto de *drishti*: *nasagrai* o *nasagre* (nariz).

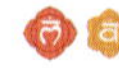

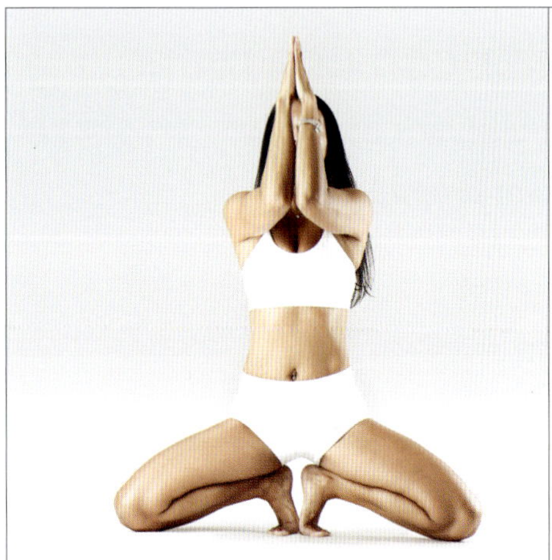

Postura preparatoria del bloqueo de raíz

Mulabhandasana preparatoria

También conocida como: postura de puntillas modificada (*prapadasana* modificada).

Modificación: rodillas completamente separadas, palmas de las manos juntas, codos juntos, rodillas apoyadas en el suelo.

Tipo de postura: de pie.

Punto de *drishti*: *angushtamadhye* o *angushta ma dyai* (pulgares).

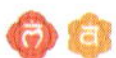

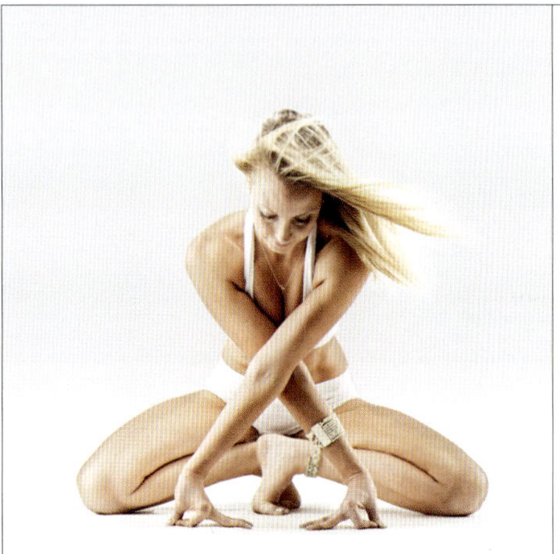

Postura preparatoria del bloqueo de raíz

Mulabhandasana preparatoria

También conocida como: postura de puntillas modificada (*prapadasana* modificada).

Modificación: rodillas completamente separadas, codos y tobillos cruzados; rodillas apoyadas en el suelo, puntas de los dedos apoyadas en el suelo.

Tipo de postura: de pie, inclinación hacia delante.

Punto de *drishti*: *hastagrai* o *hastagre* (manos).

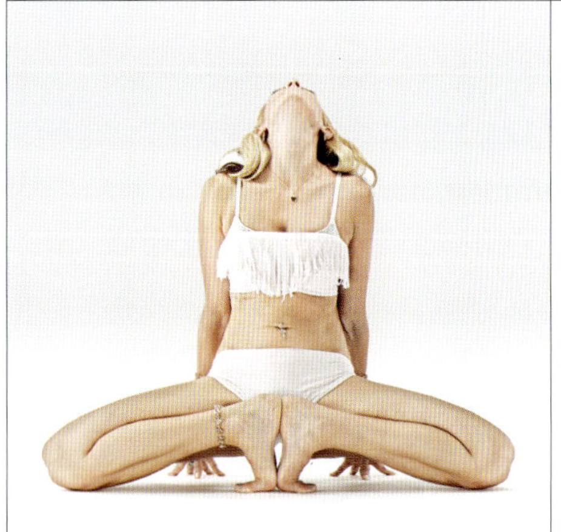

Postura preparatoria del bloqueo de raíz

Mulabhandasana preparatoria

También conocida como: postura del ángulo con los pies girados (*parivritta pada baddha Konasana*).

Modificación: puntas de los dedos de las manos en el suelo detrás de las caderas, glúteos hacia el suelo.

Tipo de postura: de pie, inclinación suave hacia atrás.

Punto de *drishti*: *urdhva* o *antara drishti* (hacia el cielo).

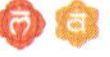

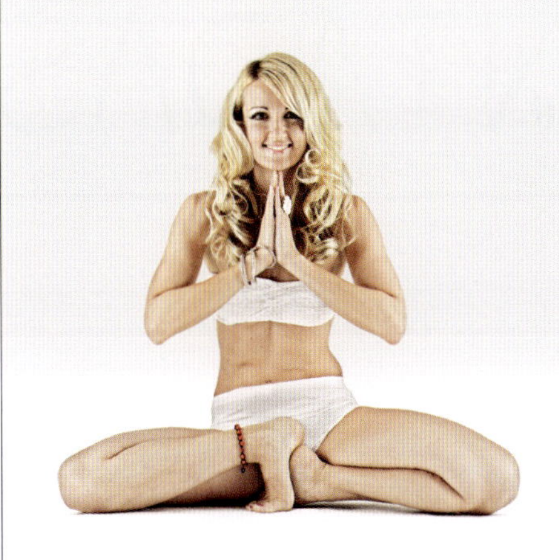

Postura del báculo de la matriz

Yoni dandasana

También conocida como: postura del bloqueo de raíz modificada (*mulabandhasana* modificada).
Tipo de postura: sentada.
Punto de *drishti*: *nasagrai* o *nasagre* (nariz).

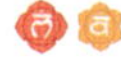

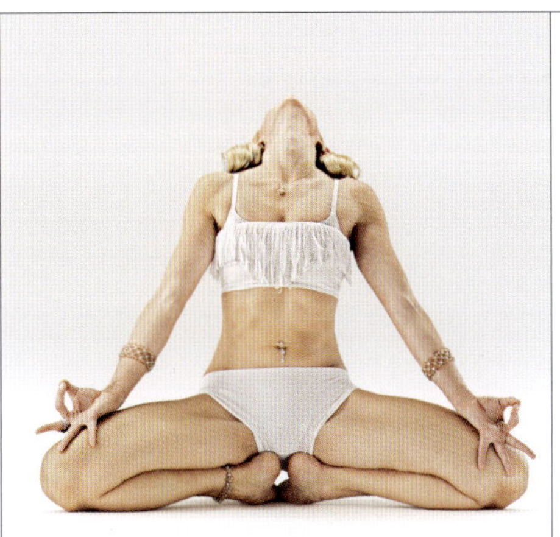

Postura del bloqueo de raíz

Mulabhandasana

También conocida como: postura de contracción perineal *(mula bandhasana)*.
Modificación: palmas de las manos hacia arriba apoyadas en las rodillas, cabeza inclinada hacia atrás.
Tipo de postura: sentada, inclinación suave hacia atrás.
Punto de *drishti*: *urdhva* o *antara drishti* (hacia el cielo).

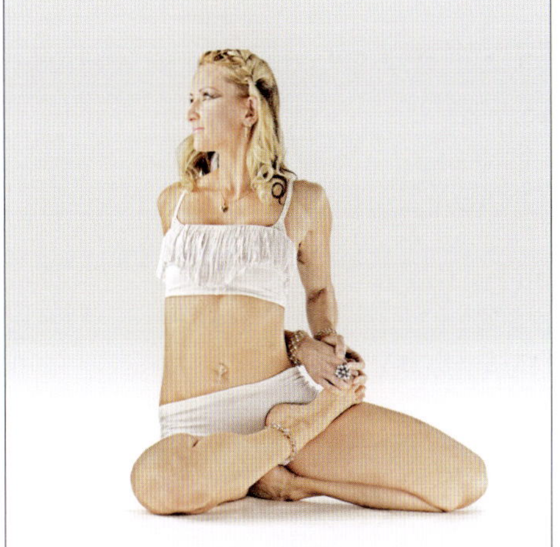

Postura dedicada al sabio Vamadeva 1

Vamadevasana 1

Modificación: agarre de pie con ambas manos.
Tipo de postura: sentada, torsión, agarre.
Punto de *drishti*: *parsva drishti* (hacia la derecha), *parsva drishti* (hacia la izquierda).

POSTURAS SENTADAS

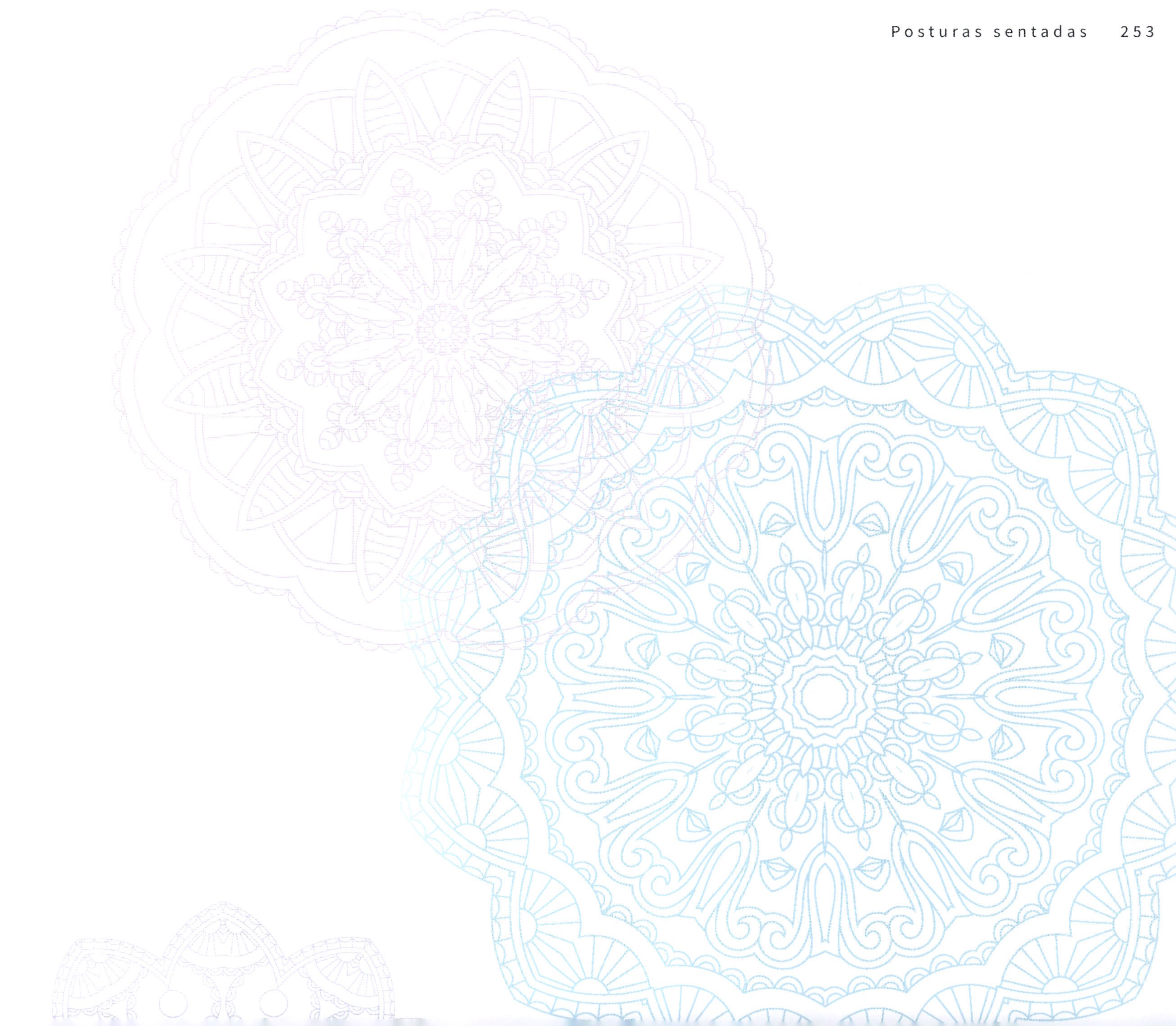

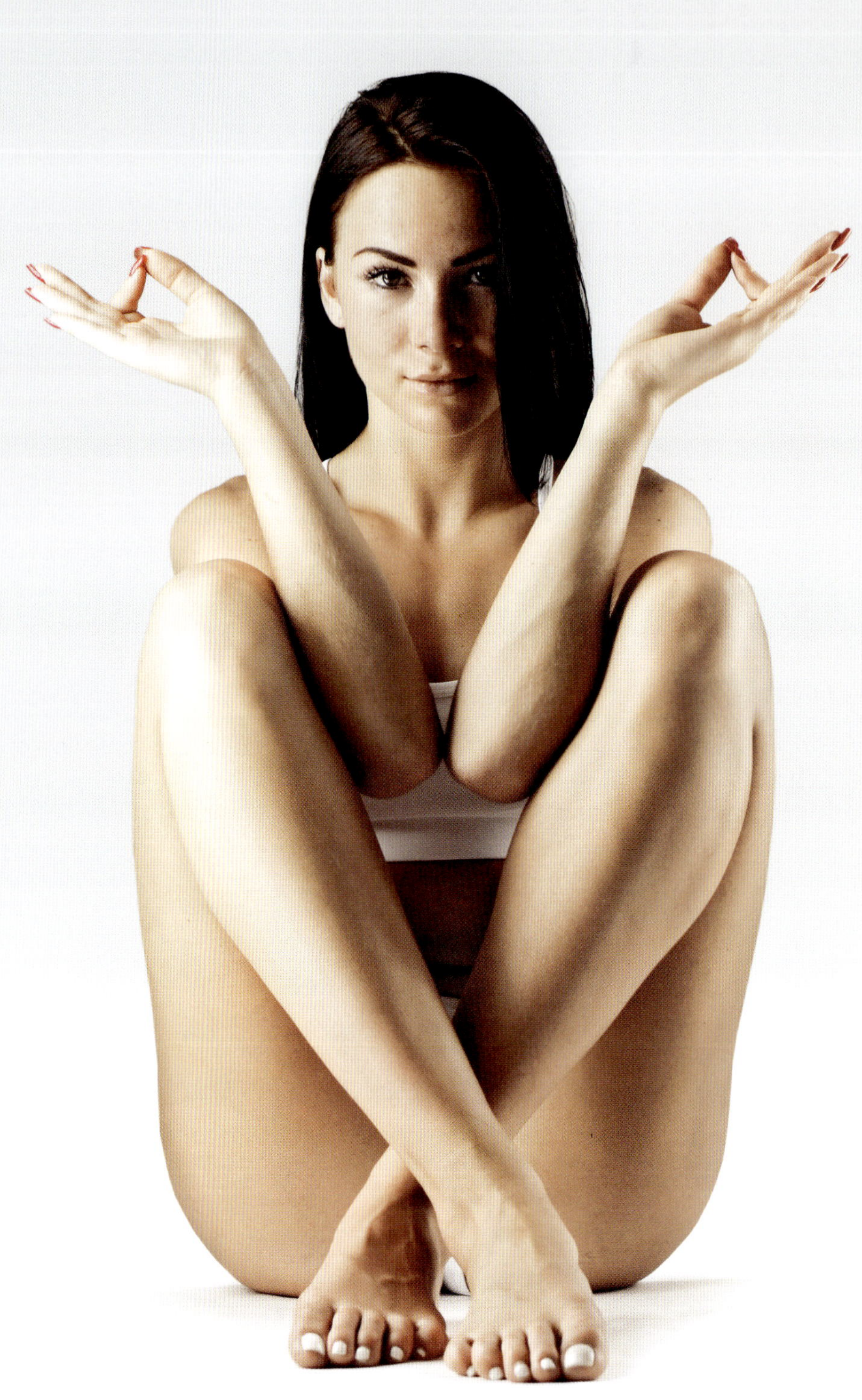

Postura fácil

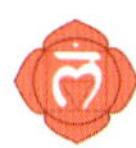

Sukhasana

Tipo de postura: sentada, inclinación hacia delante.
Punto de *drishti:* nasagrai o nasagre (nariz).

Cómo realizar la postura:

1. Comienza sentado en el suelo con ambas piernas extendidas hacia fuera y por delante de ti. Realiza *mula bandha*, *uddhiyana bandha* y la respiración *ujjayi*.

2. Exhala mientras llevas los pies hacia ti y los cruzas por los tobillos. Mantén las plantas de los pies apoyadas en el suelo y las rodillas en línea con los hombros.

3. Inhala, extiende los brazos hacia el cielo para estirar la columna vertebral y exhala a medida que llevas los codos juntos hacia el interior de las rodillas.

4. Inhala al abrir las palmas hacia el cielo con los dedos apuntando hacia los lados exteriores. Exhala a medida que juntas los dedos pulgares e índices.

5. Mantén la postura durante al menos 30 segundos y hasta 90 con el fin de recibir todos los beneficios del estiramiento.

6. Exhala mientras sales de la postura y vuelves a la postura inicial con ambas piernas extendidas.

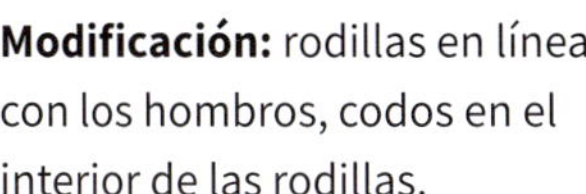

Modificación: rodillas en línea con los hombros, codos en el interior de las rodillas.

Sukha = fácil, ligera

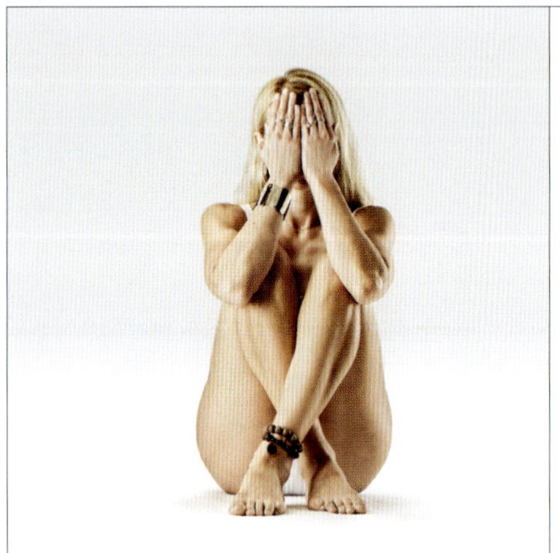

Postura fácil

Sukhasana

Modificación: rodillas en el pecho, codos en la parte exterior de las rodillas, palmas de las manos cubriendo el rostro.

Tipo de postura: sentada, inclinación hacia delante.

Punto de *drishti:* *bhrumadhye* o *ajna chakra* (tercer ojo, entre las cejas).

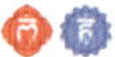

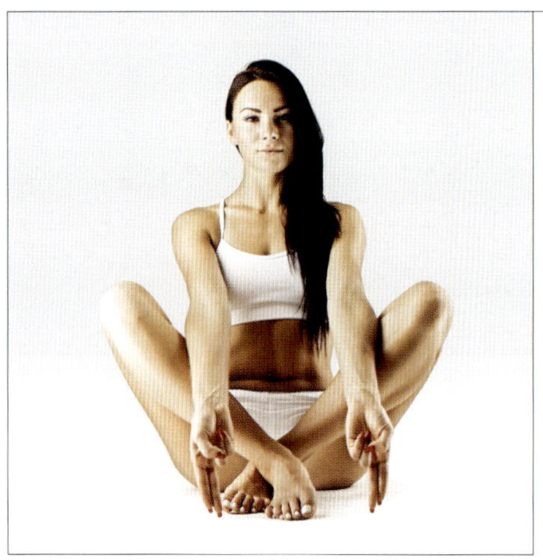

Postura fácil

Sukhasana

Modificación: rodillas levantadas, antebrazos apoyados en las espinillas.

Tipo de postura: sentada.

Punto de *drishti:* *nasagrai* o *nasagre* (nariz), *bhrumadhye* o *ajna chakra* (tercer ojo, entre las cejas).

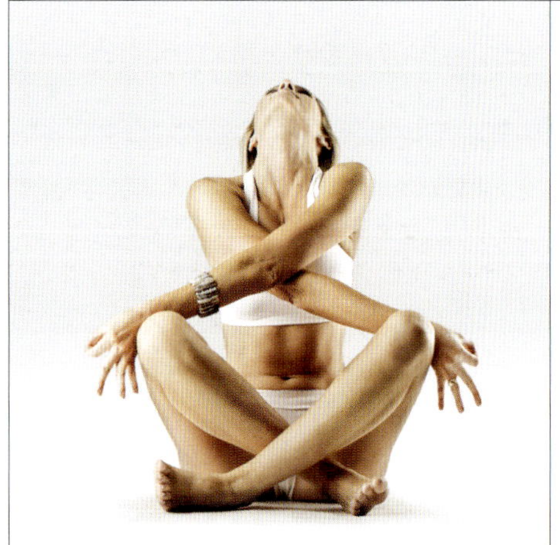

Postura fácil

Sukhasana

Modificación: codos cruzados, dorso de ambas manos apoyados en las rodillas.

Tipo de postura: sentada, inclinación suave hacia atrás.

Punto de *drishti:* *bhrumadhye* o *ajna chakra* (tercer ojo, entre las cejas).

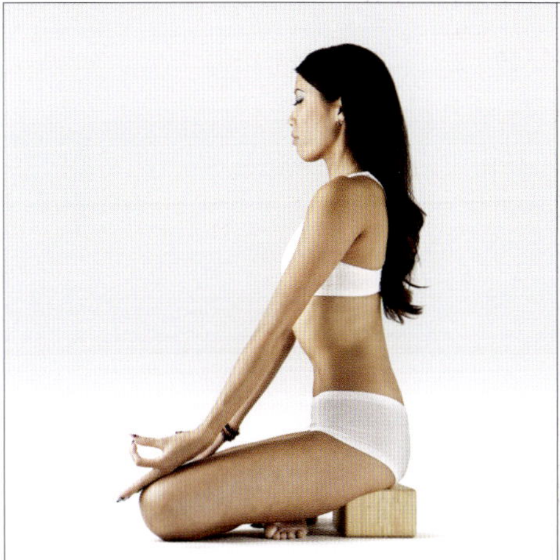

Postura fácil

Sukhasana

Modificación: en el bloque de yoga.
Tipo de postura: sentada.
Punto de *drishti*: *bhrumadhye* o *ajna chakra* (tercer ojo, entre las cejas).

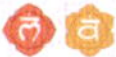

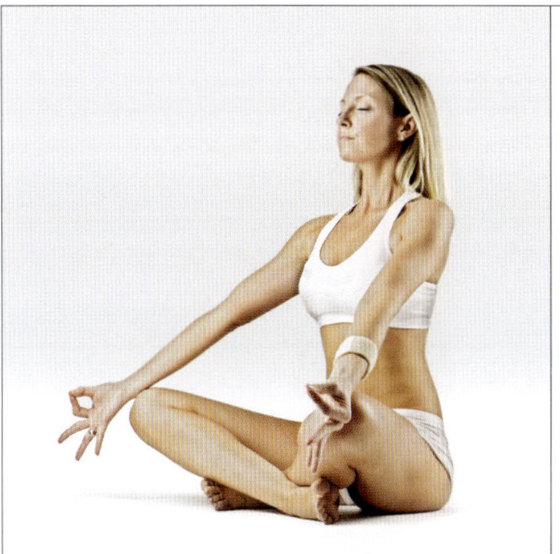

Postura fácil

Sukhasana

Tipo de postura: sentada.
Punto de *drishti*: *bhrumadhye* o *ajna chakra* (tercer ojo, entre las cejas).

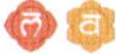

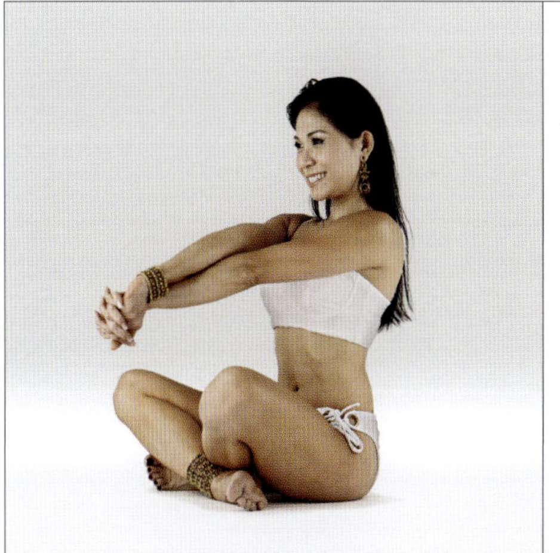

Postura fácil con las manos entrelazadas

Baddha hasta sukhasana

Modificación: brazos rectos y extendidos hacia delante.
Tipo de postura: sentada.
Punto de *drishti*: *hastagrai* o *hastagre* (manos), *bhrumadhye* o *ajna chakra* (tercer ojo, entre las cejas).

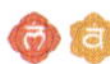

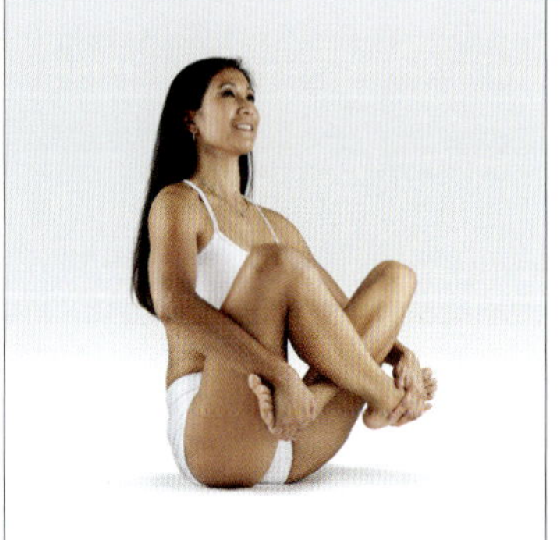

Postura fácil del embrión en el útero

Garbha pindasana en sukhasana
Modificación: agarre de los bordes exteriores de los pies con las manos.
Tipo de postura: sentada, inclinación hacia delante, abdominal.
Punto de *drishti*: *bhrumadhye* o *ajna chakra* (tercer ojo, entre las cejas).

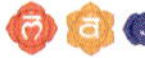

POSTURA FÁCIL: TORSIÓN E INCLINACIÓN LATERAL

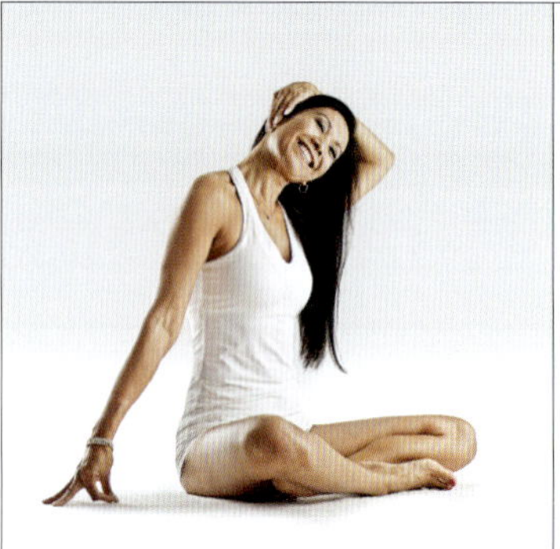

Postura fácil

Sukhasana
Modificación: estiramiento de cuello.
Tipo de postura: sentada.
Punto de *drishti*: *nasagrai* o *nasagre* (nariz).

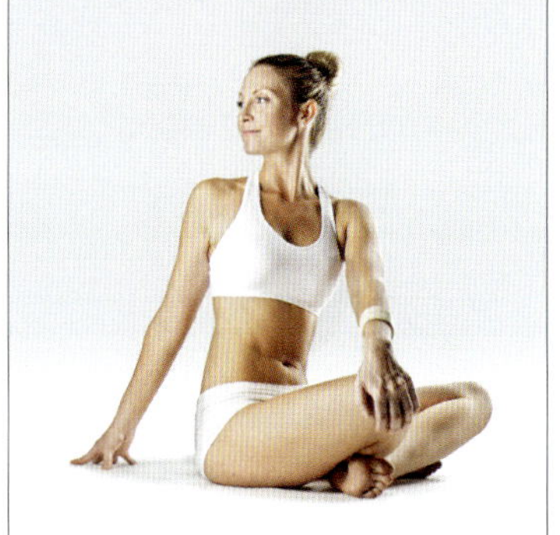

Postura fácil con torsión

Parivritta sukhasana
Tipo de postura: sentada, torsión.
Punto de *drishti*: *parshva drishti* (hacia la derecha), *parshva drishti* (hacia la izquierda).

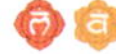

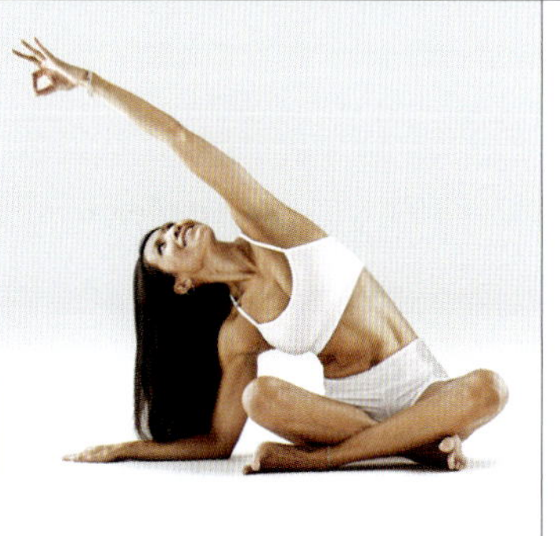

Postura fácil lateral

Parshva sukhasana
Modificación: un antebrazo apoyado en el suelo, el otro brazo extendido por encima de la cabeza.
Tipo de postura: sentada, inclinación lateral.
Punto de *drishti*: *hastagrai* o *hastagre* (manos).

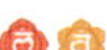

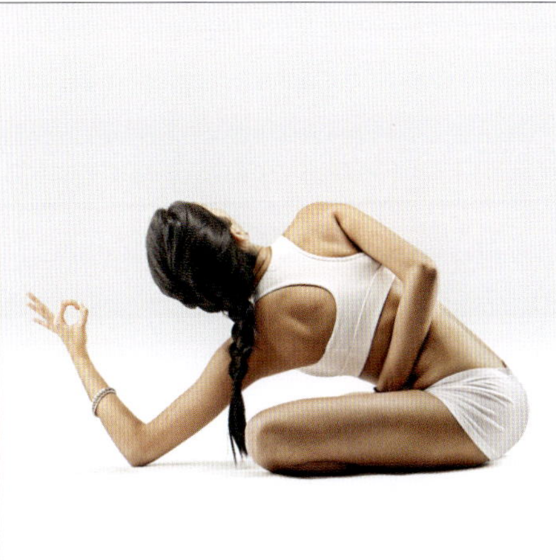

Postura fácil con torsión y agarre

Parivritta baddha sukhasana

Modificación: codo apoyado en el suelo.
Tipo de postura: sentada, inclinación hacia delante, torsión, agarre.
Punto de *drishti*: *urdhva* o *antara drishti* (hacia el cielo).

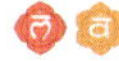

POSTURA PERFECTA

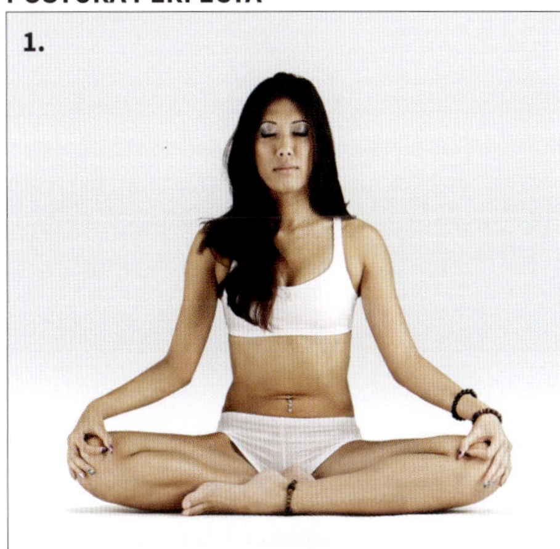

Postura perfecta

Siddhasana

Modificación: 1. Un talón frente al otro.
2. Un pie oculto entre el tendón de la corva y la pantorrilla.
Tipo de postura: sentada.
Punto de *drishti*: *bhrumadhye* o *ajna chakra* (tercer ojo, entre las cejas).

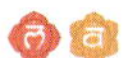

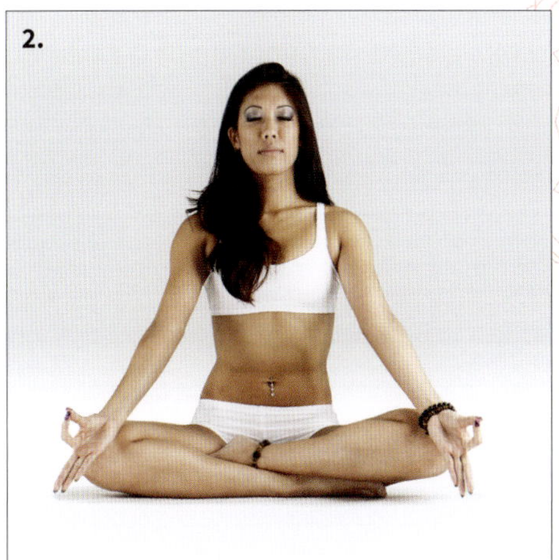

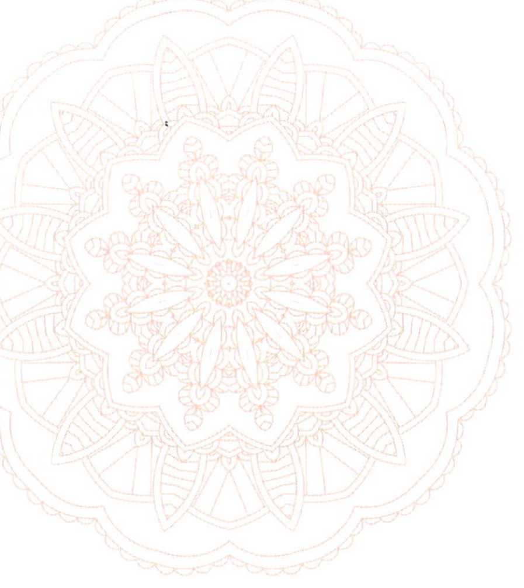

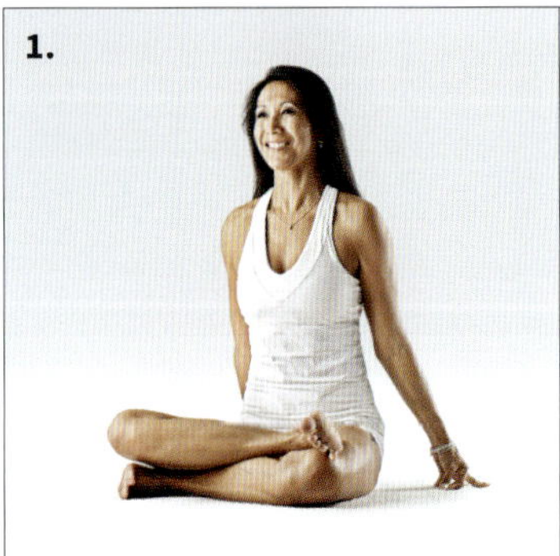

Postura del leño

Agnistambhasana

Modificación: 1. Columna vertebral recta, yemas de los dedos apoyadas en el suelo detrás de las caderas.

2. Inclinación hacia delante, con las palmas apoyadas en el suelo debajo de los muslos.

Tipo de postura: 1. Sentada.

2. Sentada, inclinación hacia delante.

Punto de *drishti*: *nasagrai* o *nasagre* (nariz), *bhrumadhye* o *ajna chakra* (tercer ojo, entre las cejas).

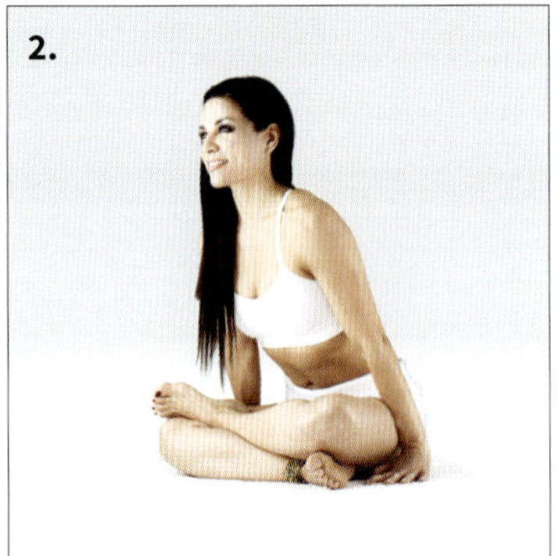

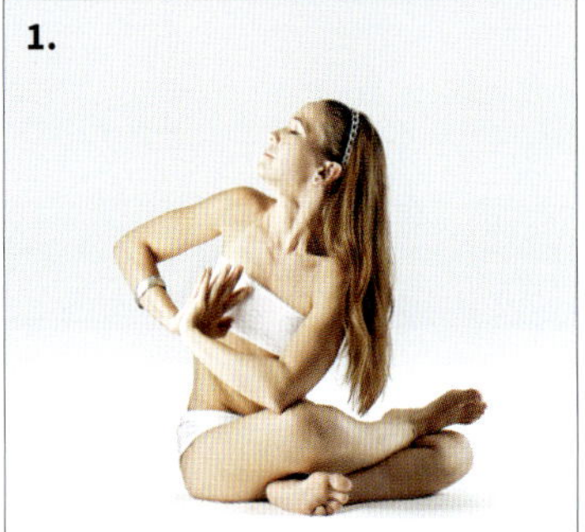

Postura del leño con torsión

Parivritta agnistambhasana

Modificación: manos en *anjali mudra* (manos en oración).

1. Codo apoyado en la rodilla.

2. Codo apoyado en el pie.

Tipo de postura: sentada, inclinación hacia delante, torsión.

Punto de *drishti*: *urdhva* o *antara drishti* (hacia el cielo); *parshva drishti* (hacia la derecha), *parshva drishti* (hacia la izquierda).

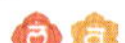

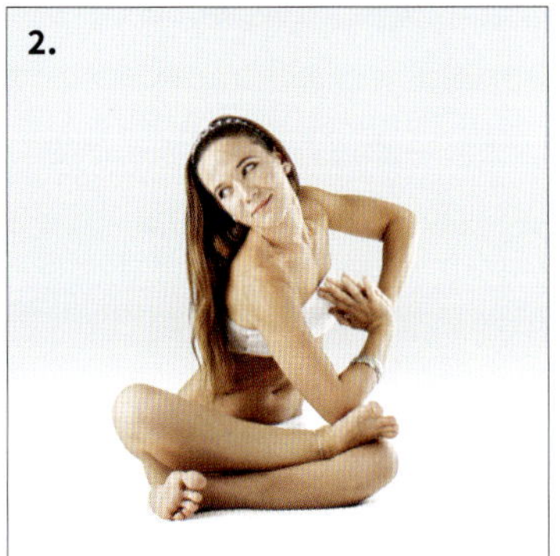

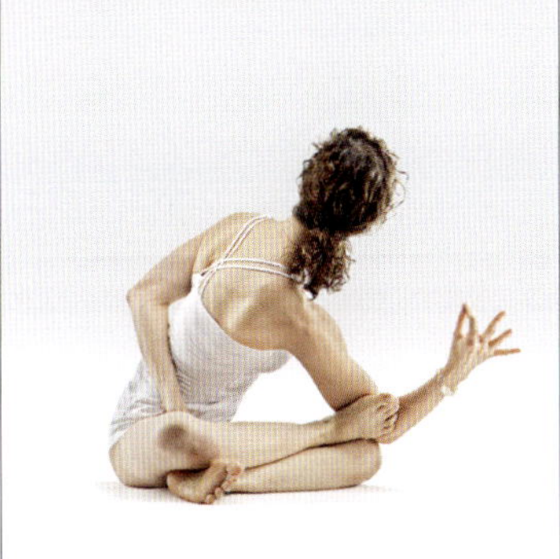

Postura del leño con torsión y agarre

Parivritta baddha agnistambhasana

Modificación: codo apoyado en la planta del pie superior, el otro brazo detrás de la espalda, una mano en la parte interior del muslo.

Tipo de postura: sentada, inclinación hacia delante, torsión, agarre.

Punto de *drishti:* *urdhva* o *antara drishti* (hacia el cielo).

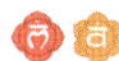

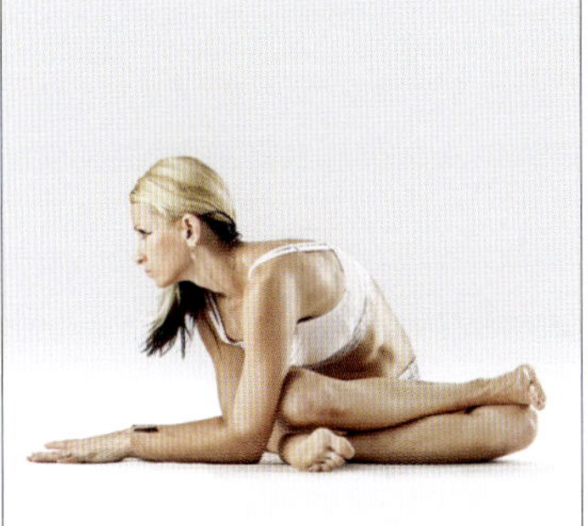

Postura del leño con torsión

Parivritta agnistambhasana

Modificación: antebrazos apoyados en el suelo.

Tipo de postura: sentada, inclinación hacia delante, torsión.

Punto de *drishti:* *bhrumadhye* o *ajna chakra* (tercer ojo, entre las cejas).

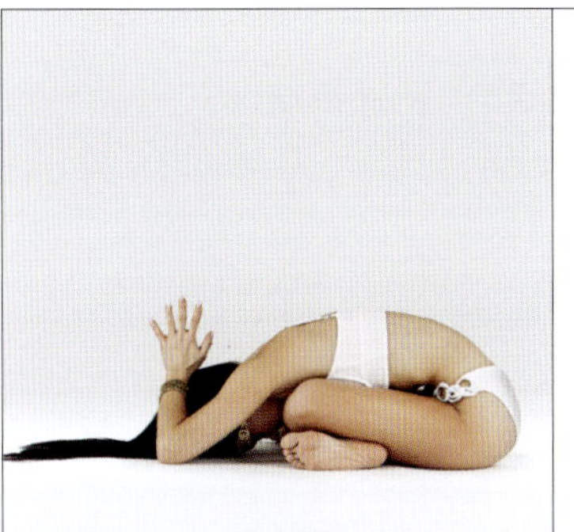

Postura del leño

Agnistambhasana

Modificación: inclinación hacia delante, palmas de las manos juntas con los dedos separados, frente y codos apoyados en el suelo.

Tipo de postura: sentada, inclinación hacia delante.

Punto de *drishti:* *nasagrai* o *nasagre* (nariz).

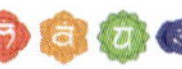

POSTURA DEL MEDIO LOTO

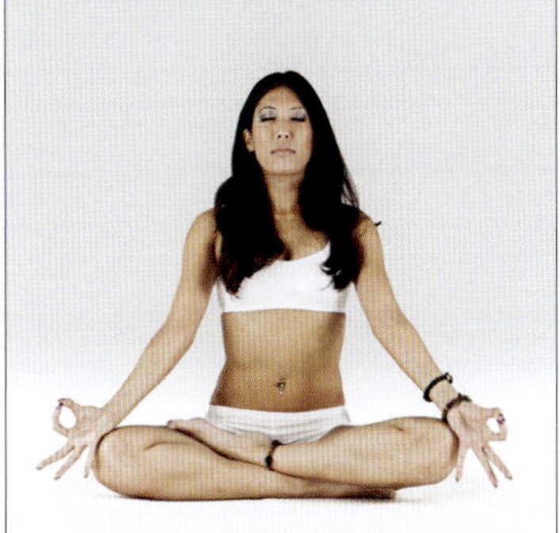

Postura del medio loto

Ardha padmasana

Modificación: dorsos de las manos apoyados en las rodillas.

Tipo de postura: sentada.

Punto de *drishti:* *nasagrai* o *nasagre* (nariz).

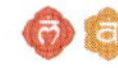

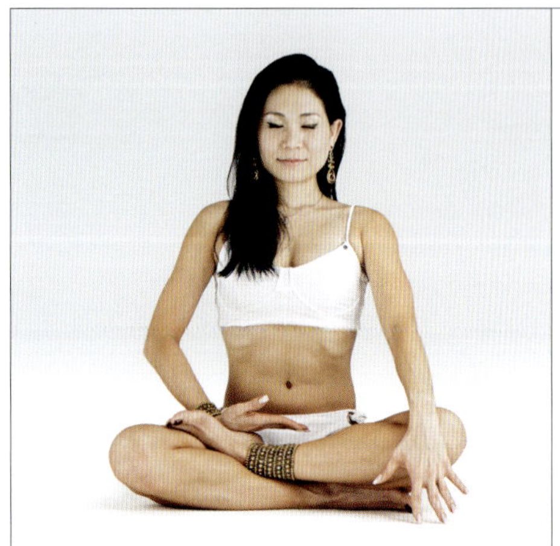

Postura del medio loto

Ardha padmasana

Modificación: Postura de las manos en mudra del Saludo a Buda: la palma de una mano hacia arriba, los dedos de la otra mano apoyados en el suelo.
Tipo de postura: sentada.
Punto de *drishti*: *nasagrai* o *nasagre* (nariz).

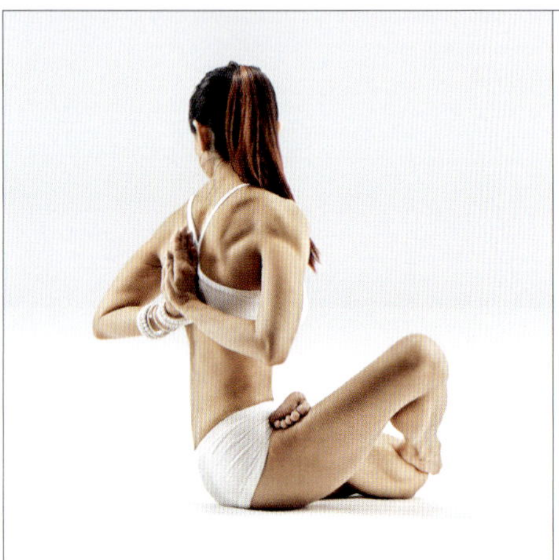

Postura del medio loto con torsión en oración invertida

Viparita namaskar parivritta ardha padmasana

También conocida como: postura del medio loto con torsión en oración por la espalda *(paschima namaskara parivritta ardha padmasana)*.
Modificación: planta del pie superior apoyada en la rodilla inferior.
Tipo de postura: sentada, torsión.
Punto de *drishti*: *parshva drishti* (hacia la derecha), *parshva drishti* (hacia la izquierda).

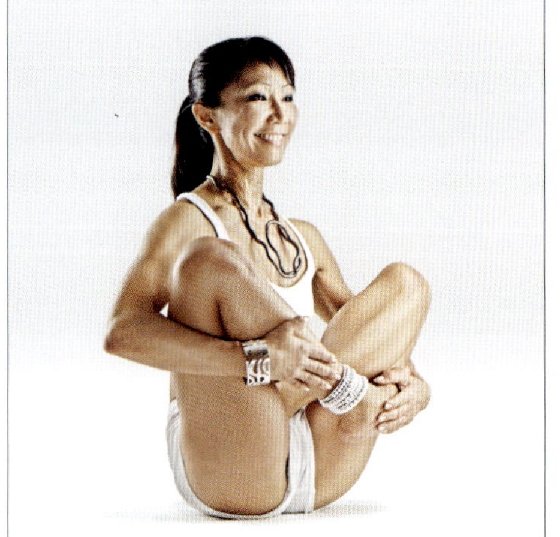

Postura del embrión en el útero en la postura del medio loto

Garbha pindasana en *ardha padmasana*

Modificación: rodillas levantadas hacia el pecho.
Tipo de postura: sentada, inclinación hacia delante, abdominal.
Punto de *drishti*: *nasagrai* o *nasagre* (nariz).

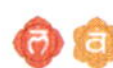

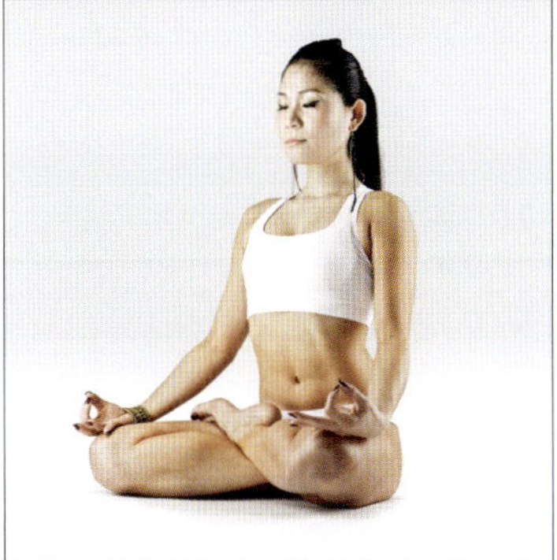

Postura del loto

Padmasana

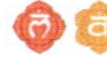

Modificación: dorso de las manos apoyado en las rodillas.
Tipo de postura: sentada.
Punto de *drishti:* *nasagrai* o *nasagre* (nariz).

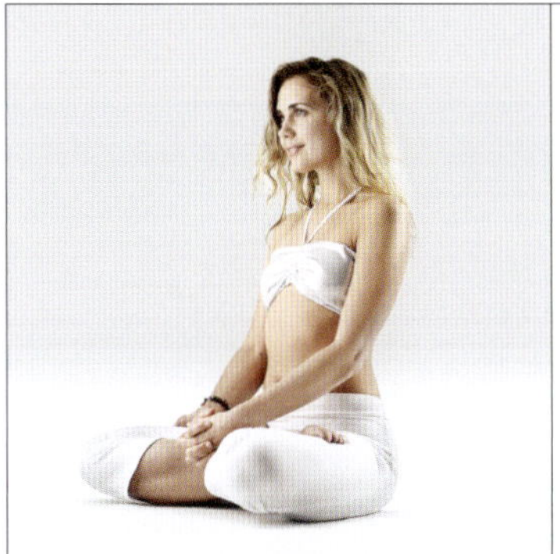

Postura del loto

Padmasana

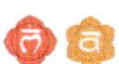

Modificación: dedos entrelazados, manos apoyadas en el regazo.
Tipo de postura: sentada.
Punto de *drishti:* *nasagrai* o *nasagre* (nariz), *bhrumadhye* o *ajna chakra* (tercer ojo, entre las cejas).

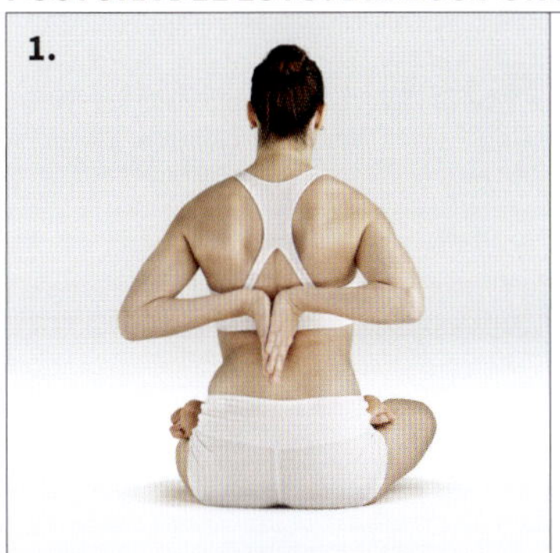

Postura del loto en oración invertida

Viparita namaskar padmasana

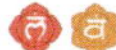

También conocida como: postura del loto en oración por la espalda *(paschima namaskara padmasana).*
Modificación: 1. Puntas de los dedos apuntando hacia abajo.
2. Puntas de los dedos apuntando hacia arriba.
Tipo de postura: sentada.
Punto de *drishti:* *nasagrai* o *nasagre* (nariz).

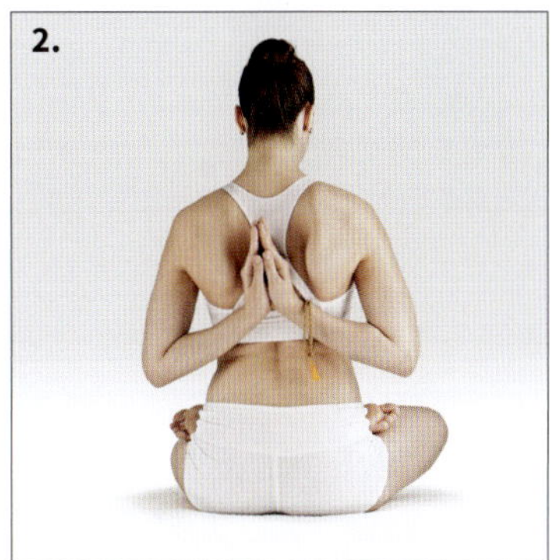

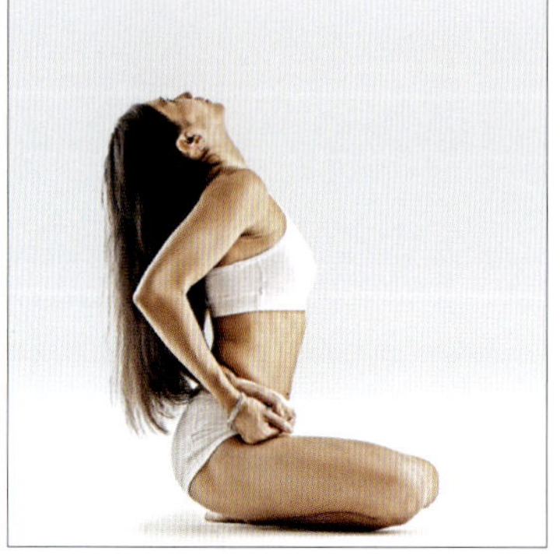

Postura del loto con agarre

Baddha padmasana

Modificación: las dos manos apoyadas en una pierna, un brazo por detrás de la espalda.
Tipo de postura: sentada, inclinación suave hacia atrás, agarre.
Punto de *drishti*: *bhrumadhye* o *ajna chakra* (tercer ojo, entre las cejas).

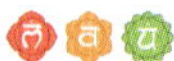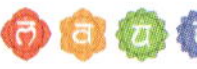

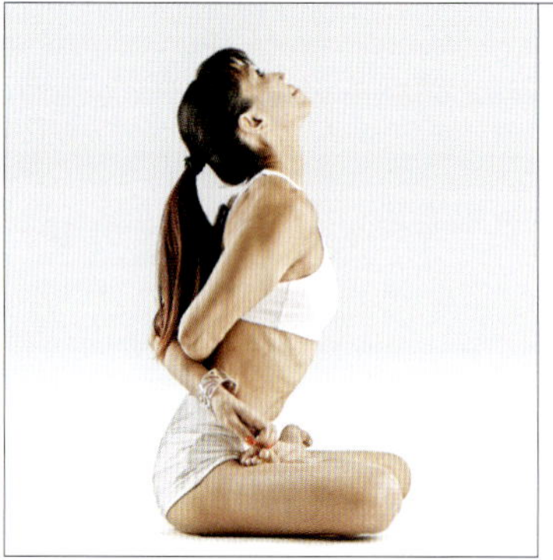

Postura del loto con agarre

Baddha padmasana

Modificación: ambos brazos detrás de la espalda.
Tipo de postura: sentada, inclinación hacia atrás suave, agarre.
Punto de *drishti*: *bhrumadhye* o *ajna chakra* (tercer ojo, entre las cejas).

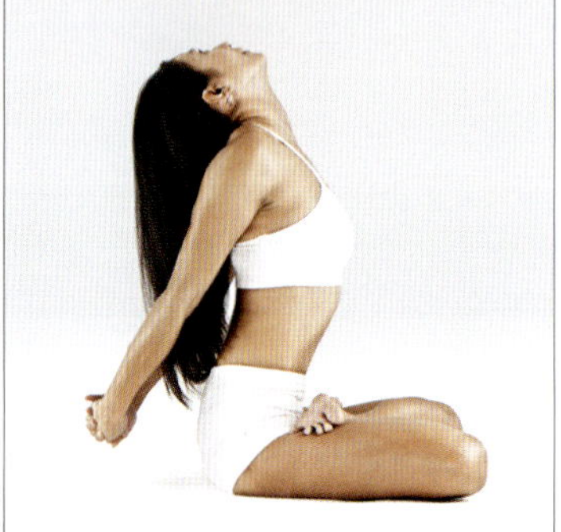

Postura del loto con las manos entrelazadas

Baddha hasta padmasana

Modificación: inclinación hacia atrás.
Tipo de postura: sentada, inclinación hacia atrás.
Punto de *drishti*: *bhrumadhye* o *ajna chakra* (tercer ojo, entre las cejas).

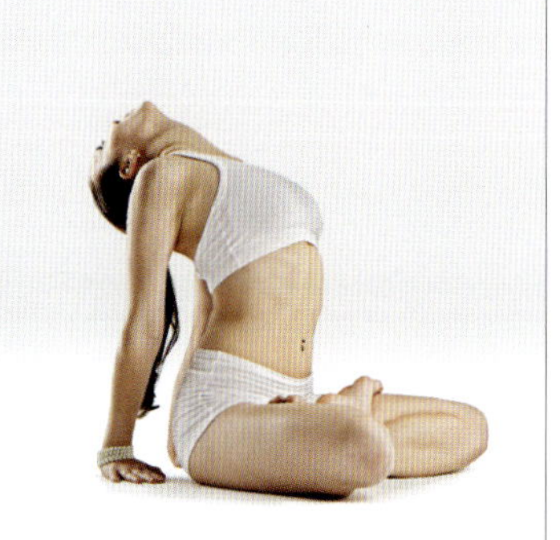

Postura del loto

Padmasana

Modificación: palmas apoyadas en el suelo detrás de las caderas, puntas de los dedos mirando hacia delante, inclinación hacia atrás.
Tipo de postura: sentada, inclinación hacia atrás.
Punto de *drishti*: *bhrumadhye* o *ajna chakra* (tercer ojo, entre las cejas).

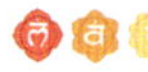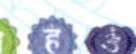

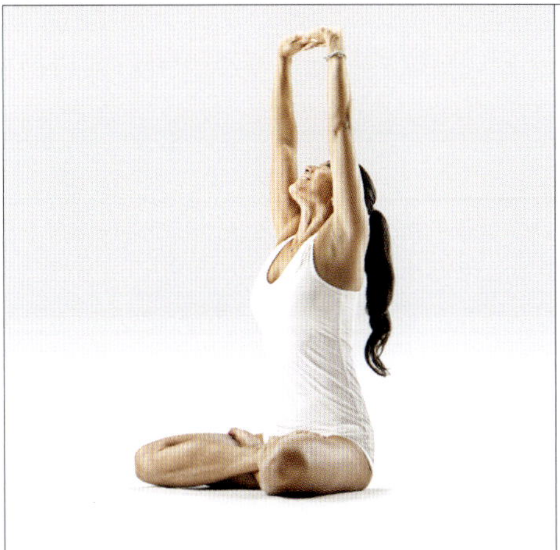

Postura del loto con las manos entrelazadas y levantadas

Urdhva baddha hasta padmasana

También conocida como: postura de la montaña sentada A *(parvatasana A).*
Tipo de postura: sentada, inclinación hacia atrás suave.
Punto de *drishti:* *angushtamadhye* (pulgares).

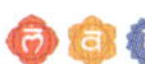

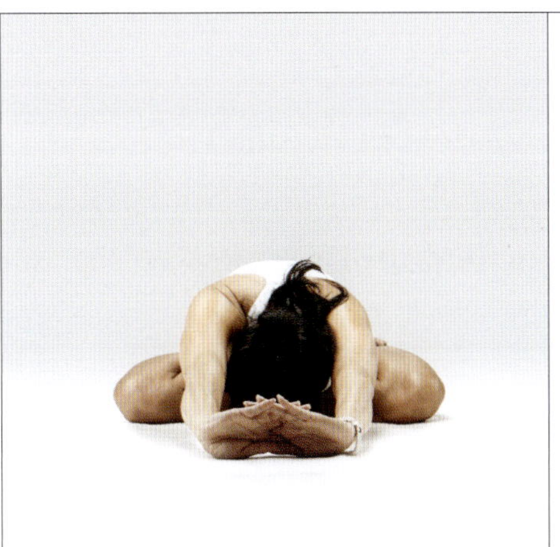

Postura del sello yóguico simple

Laghu yoga mudra

También conocida como: postura de la montaña sentada B *(parvatasana B).*
Tipo de postura: sentada, inclinación hacia delante.
Punto de *drishti:* *nasagrai* o *nasagre* (nariz).

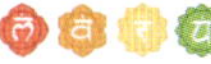
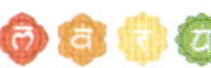

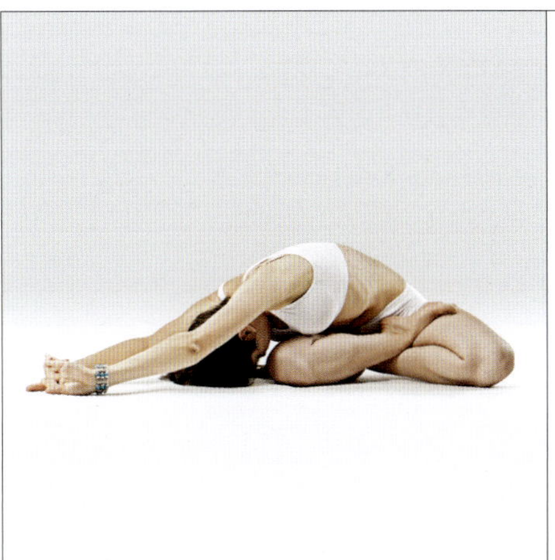

Postura del sello yóguico simple lateral

Parshva laghu yoga mudra

Modificación: dedos entrelazados, palmas de las manos hacia fuera, brazos extendidos hacia un lado, inclinación hacia delante.
Tipo de postura: sentada, inclinación hacia delante, inclinación lateral.
Punto de *drishti:* *nasagrai* o *nasagre* (nariz).

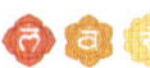

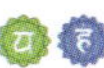

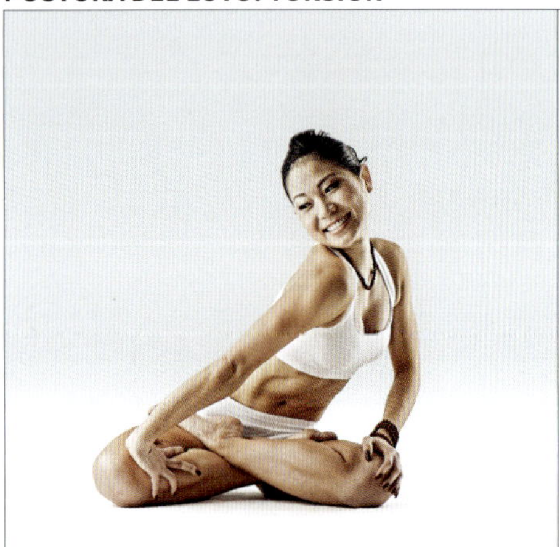

Postura dedicada a Siddhar Vaasamuni versión fácil

Sukha vaasamunvasana

Tipo de postura: sentada, inclinación lateral, inclinación hacia delante, torsión.
Punto de *drishti:* *parshva drishti* (hacia la derecha), *parshva drishti* (hacia la izquierda).

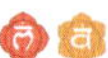

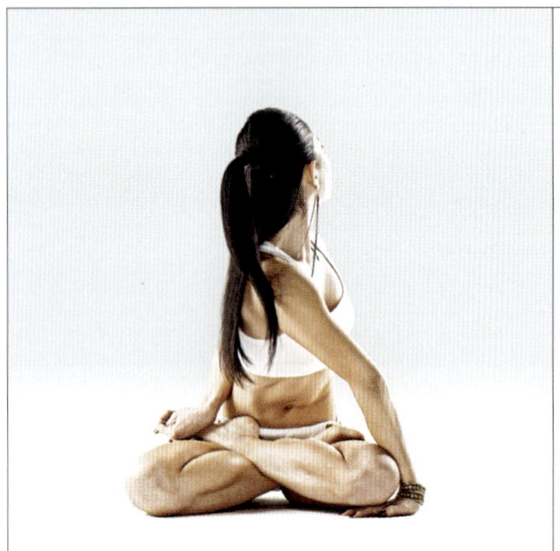

Postura del loto con torsión con agarre de brazos dedicada al sabio Bharadvaja 2

Hasta bharadvajasana **2 en** *parivritta padmasana*

Tipo de postura: sentada, torsión, agarre.
Punto de *drishti:* *parshva drishti* (hacia la derecha), *parshva drishti* (hacia la izquierda).

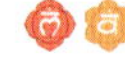

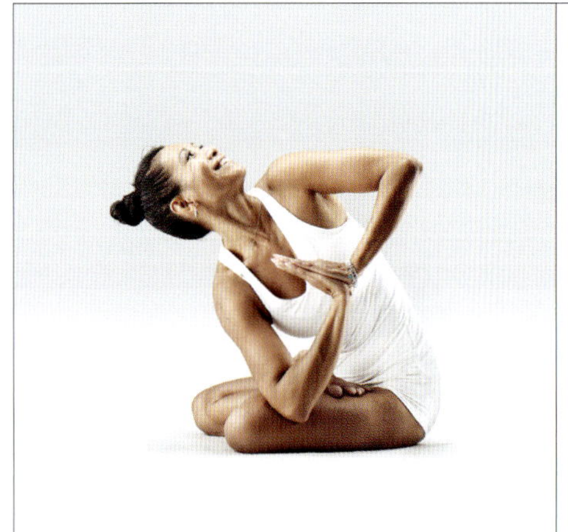

Postura del loto con torsión

Parivritta padmasana

Modificación: manos en *anjali mudra* (manos en oración).
Tipo de postura: sentada, inclinación hacia delante, torsión.
Punto de *drishti:* *urdhva* o *antara drishti* (hacia el cielo).

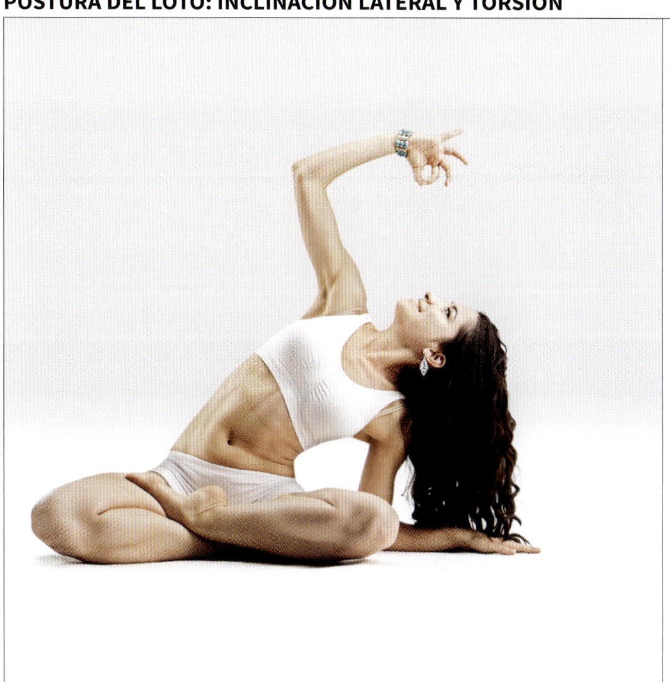

Postura del loto lateral

Parshva padmasana

Modificación: antebrazo apoyado en el suelo.

Tipo de postura: sentada, inclinación lateral.

Punto de *drishti*: *hastagrai* o *hastagre* (manos).

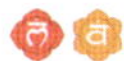

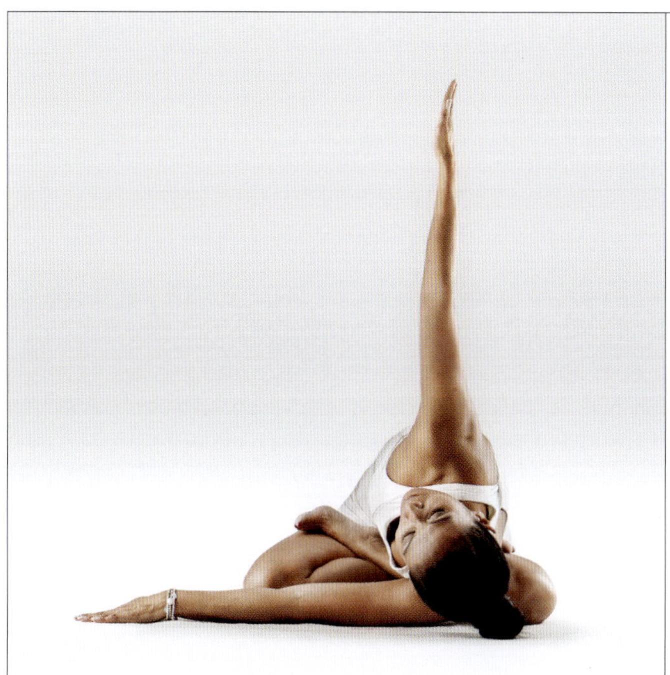

Postura del loto con torsión occidental con estiramiento intenso

Parivritta paschimottana padmasana

También conocida como: postura del loto con torsión con inclinación hacia delante.

Modificación: hombro apoyado en el suelo, el otro brazo extendido hacia el cielo.

Tipo de postura: sentada, inclinación hacia delante, torsión.

Punto de *drishti*: *angushtamadhye* o *angushta ma dyai* (pulgares).

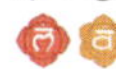

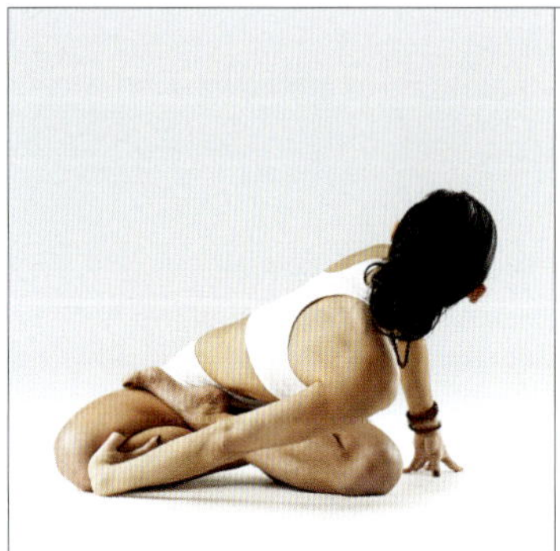

Postura dedicada a Siddhar Vaasamuni, modificación de una mano

Eka hasta vaasamunvasana

Tipo de postura: sentada, inclinación hacia delante, torsión.
Punto de *drishti:* *urdhva* o *antara drishti* (hacia el cielo).

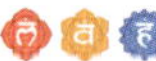

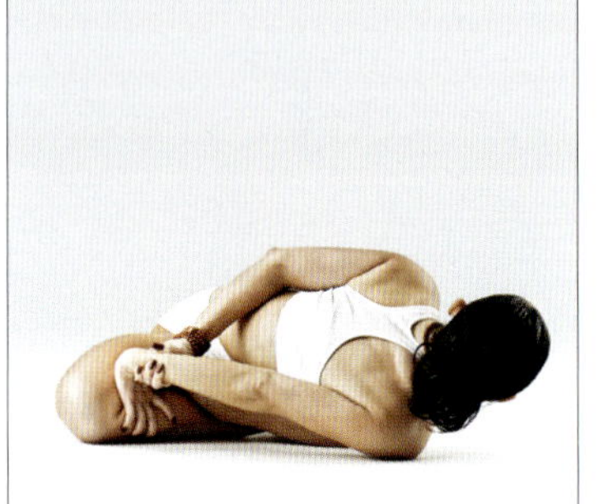

Postura dedicada a Siddhar Vaasamuni

Vaasamunvasana

Tipo de postura: sentada, inclinación hacia delante, torsión, agarre.
Punto de *drishti:* *urdhva* o *antara drishti* (hacia el cielo).

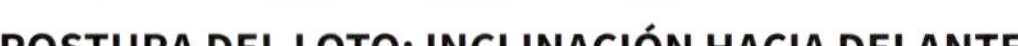

POSTURA DEL LOTO: INCLINACIÓN HACIA DELANTE

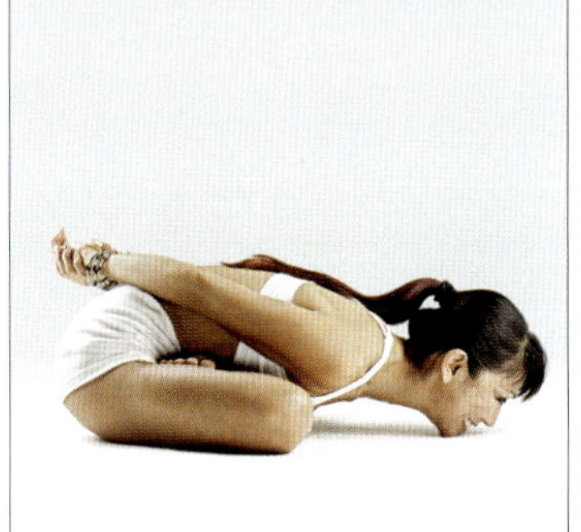

Postura del sello yóguico

Yoga mudrasana

También conocida como: postura de yoga *(yogasana).*
Modificación: agarre de las muñecas por la espalda.
Tipo de postura: sentada, inclinación hacia delante.
Punto de *drishti:* *nasagrai* o *nasagre* (nariz) o *bhrumadhye* o *ajna chakra* (tercer ojo, entre las cejas).

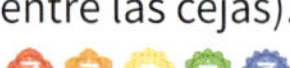

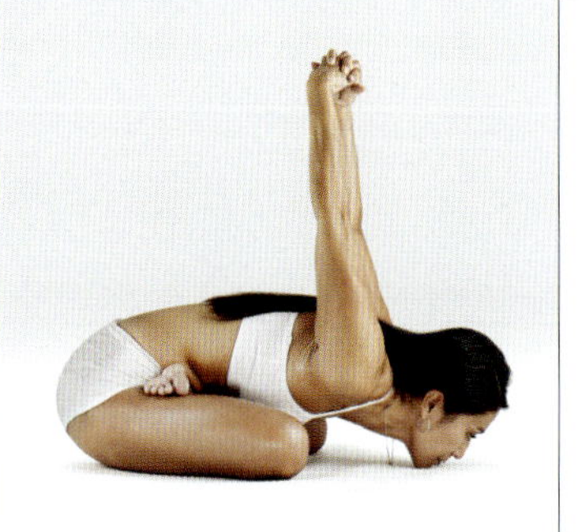

Postura del loto con las manos entrelazadas

Baddha hasta padmasana

También conocida como: sello yoga (yoga mudra).
Modificación: barbilla en el suelo, inclinación hacia delante.
Tipo de postura: sentada, inclinación hacia delante.
Punto de *drishti:* *nasagrai* o *nasagre* (nariz) o *bhrumadhye* o *ajna chakra* (tercer ojo, entre las cejas).

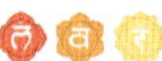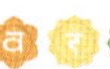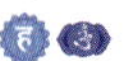

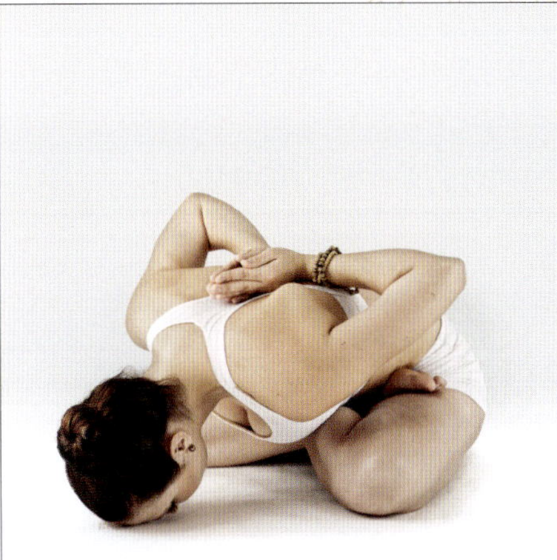

Postura del sello yóguico en oración invertida

Viparita namaskar yoga mudrasana

También conocida como: postura del sello yóguico en oración por la espalda (*paschima namaskara yoga mudrasana*).

Modificación: frente apoyada en el suelo.

Tipo de postura: sentada, inclinación hacia delante.

Punto de *drishti*: *nasagrai* o *nasagre* (nariz).

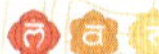

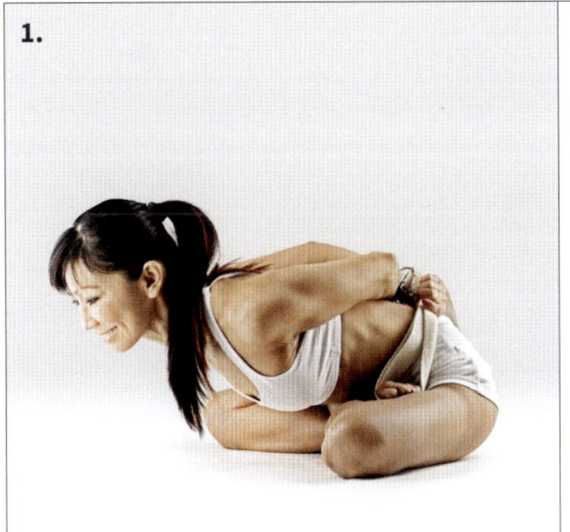

Postura preparatoria del sello yóguico

Yoga mudrasana preparatoria

Modificación: 1. Usando una cinta de yoga.

2. Muñecas cruzadas detrás de la espalda, hacia los pies.

Tipo de postura: sentada, inclinación hacia delante, agarre.

Punto de *drishti*: *bhrumadhye* o *ajna chakra* (tercer ojo, entre las cejas).

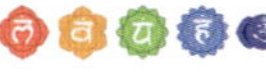

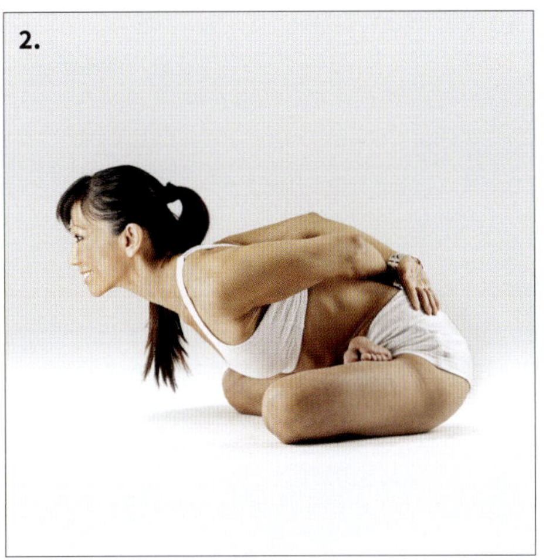

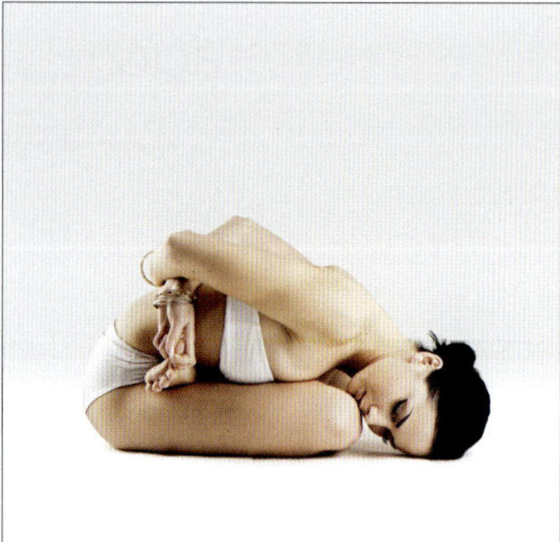

Postura del sello yóguico lateral

Parshva yoga mudrasana

También conocida como: postura del loto con lateral con agarre *(parshva baddha padmasana).*
Modificación: barbilla apoyada en la rodilla.
Tipo de postura: sentada, inclinación hacia delante, la unión, la torsión.
Punto de *drishti:* *bhrumadhye* o *ajna chakra* (tercer ojo, entre las cejas).

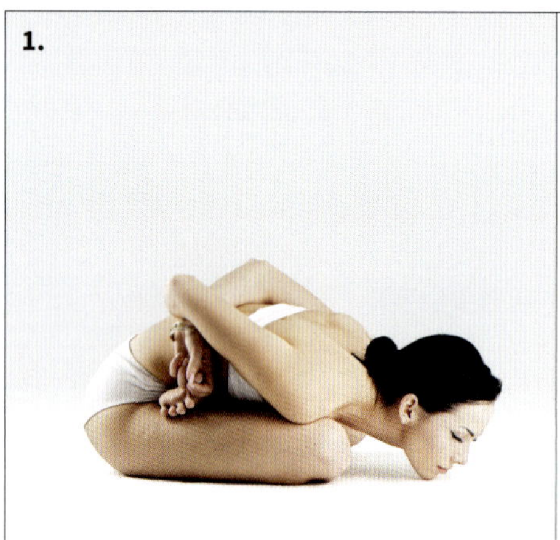

1.

Postura del sello yóguico

Yoga mudrasana

También conocida como: postura del loto con agarre *(baddha padmasana).*
Modificación: 1. Vista lateral.
2. Vista frontal.
Tipo de postura: sentada, inclinación hacia delante, agarre.
Punto de *drishti:* *bhrumadhye* o *ajna chakra* (tercer ojo, entre las cejas).

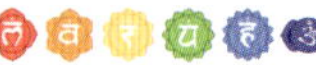

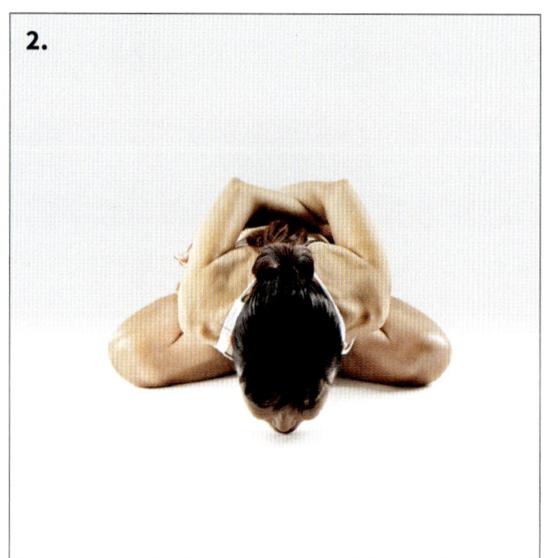

2.

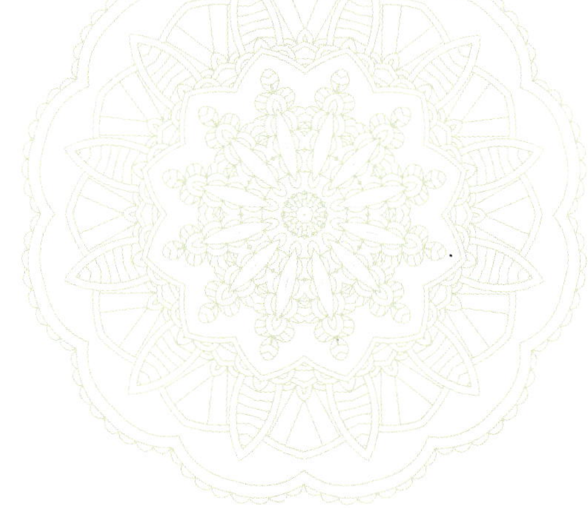

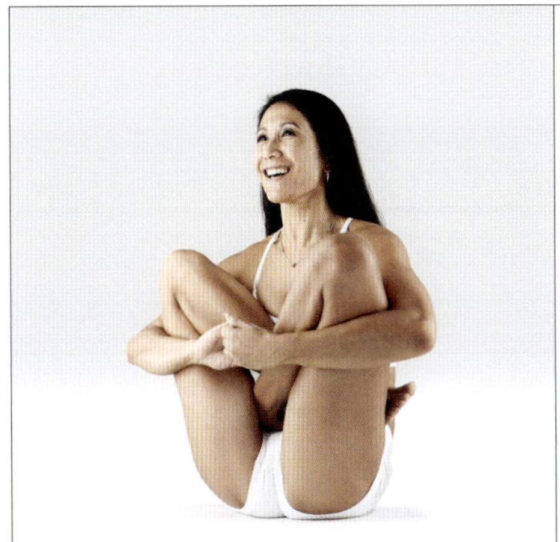

Postura del embrión en el útero

Garbha pindasana

Modificación: brazos alrededor de las piernas.

Tipo de postura: sentada, inclinación hacia delante, abdominal.

Punto de *drishti*: *nasagrai* o *nasagre* (nariz), *bhrumadhye* o *ajna chakra* (tercer ojo, entre las cejas).

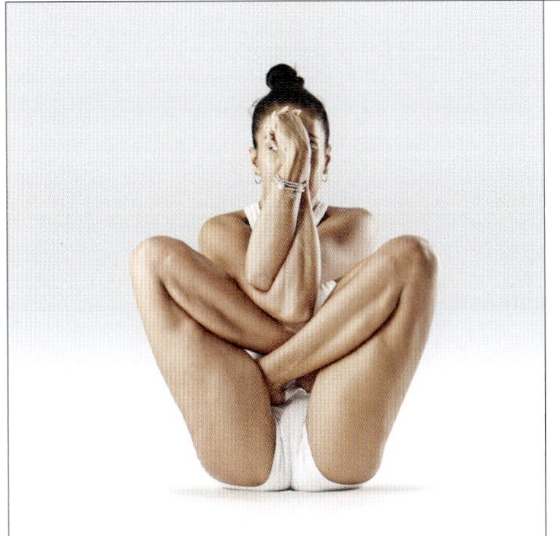

Posición de las manos de la postura dedicada a Garuda en la postura de yoga A

Hasta garudasana en *yogasana A*

Tipo de postura: sentada, inclinación hacia delante, abdominal.

Punto de *drishti*: *angushtamadhye* o *Angustha ma dyai* (pulgares).

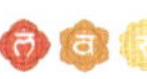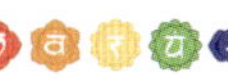

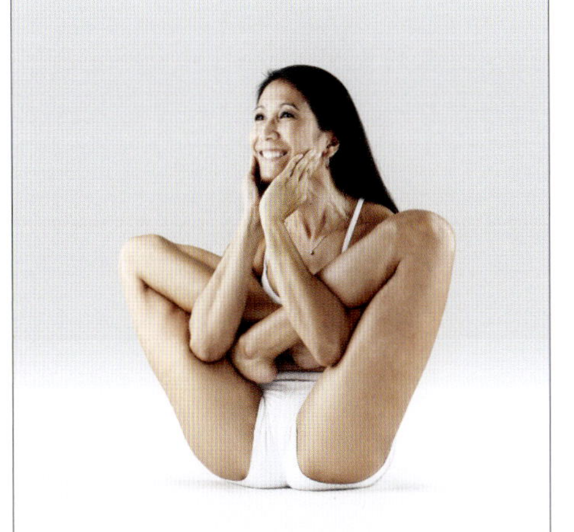

Postura del embrión en el útero

Garbha pindasana

Tipo de postura: sentada, inclinación hacia delante, abdominal.

Punto de *drishti*: *bhrumadhye* o *ajna chakra* (tercer ojo, entre las cejas) o *nasagrai* o *nasagre* (nariz).

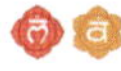

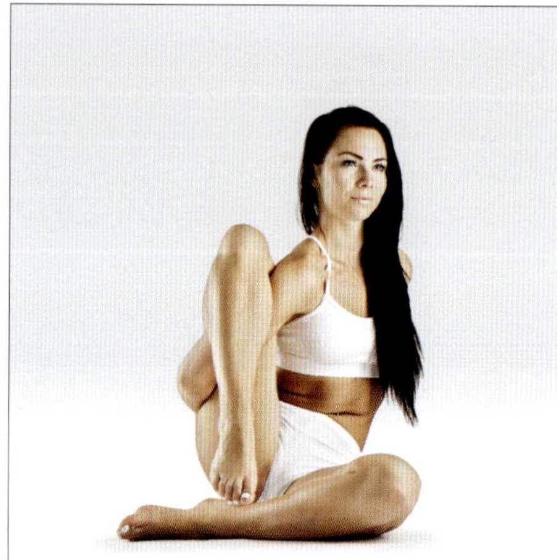

Postura del reloj de sol con agarre

Baddha surya yantrasana

Modificación: ambas rodillas flexionadas.
Tipo de postura: sentada, inclinación hacia delante, agarre.
Punto de *drishti*: *nasagrai* o *nasagre* (nariz).

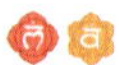

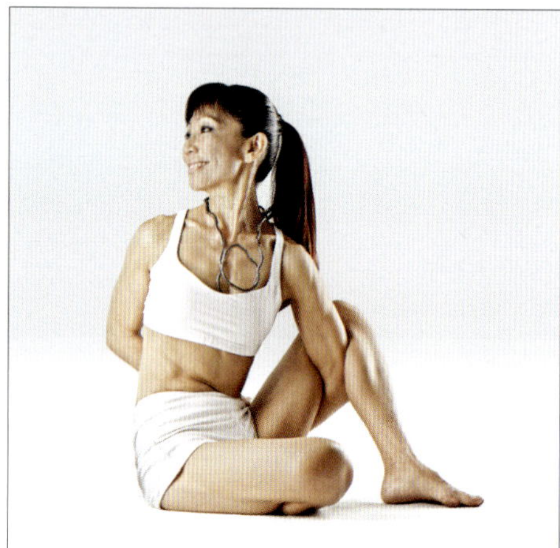

Postura de torsión dedicada al sabio Marichi

Parivritta marichyasana

Modificación: torsión hacia el interior, pies en el muslo, manos entrelazadas por debajo de la pierna.
Tipo de postura: sentada, inclinación hacia delante, torsión, agarre.
Punto de *drishti*: *parshva drishti* (hacia la derecha), *parshva drishti* (hacia la izquierda).

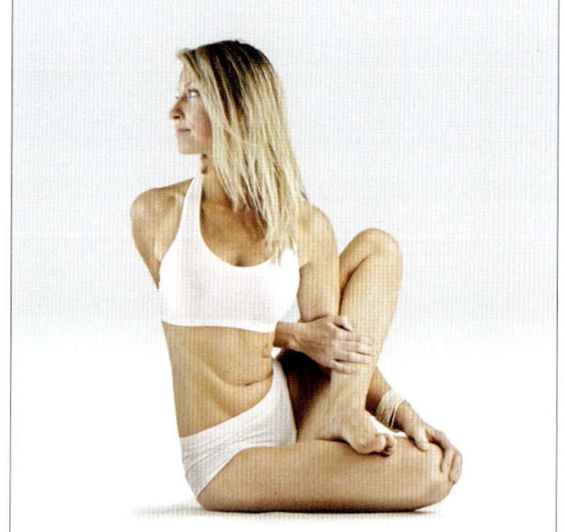

Postura del medio señor de los peces 3

Ardha matsyendrasana 3

Modificación: mirando hacia atrás.
Tipo de postura: sentada, inclinación hacia delante, torsión, agarre.
Punto de *drishti*: *parshva drishti* (hacia la derecha), *parshva drishti* (hacia la izquierda).

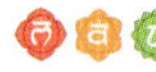

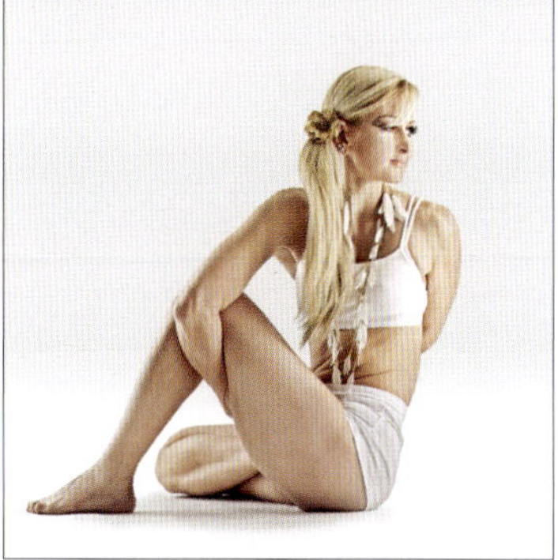

Postura dedicada al sabio Marichi 4

Marichyasana 4

Modificación: agarre por debajo de la rodilla.

Tipo de postura: sentada, inclinación hacia delante, torsión, agarre.

Punto de *drishti:* *parshva drishti* (hacia la derecha), *parshva drishti* (hacia la izquierda).

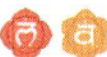

AMBAS RODILLAS FLEXIONADAS: AGARRE Y TORSIÓN, BRAZO POR DEBAJO

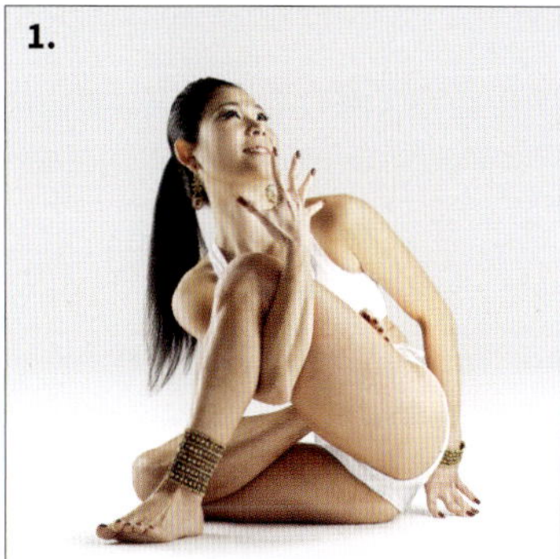

1.

Media postura dedicada al sabio Agasthiyar

Ardha agasthiyarasana

Modificación: 1. Un brazo enhebrado.

2. Plena expresión de la postura.

Tipo de postura: 1. Sentada, inclinación hacia delante, torsión, agarre.

2. Sentada, inclinación hacia delante, agarre.

Punto de *drishti:* *urdhva* o *antara drishti* (hacia el cielo), o *nasagrai nasagre* (nariz), o *bhrumadhye* o *ajna chakra* (tercer ojo, entre las cejas).

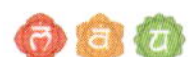

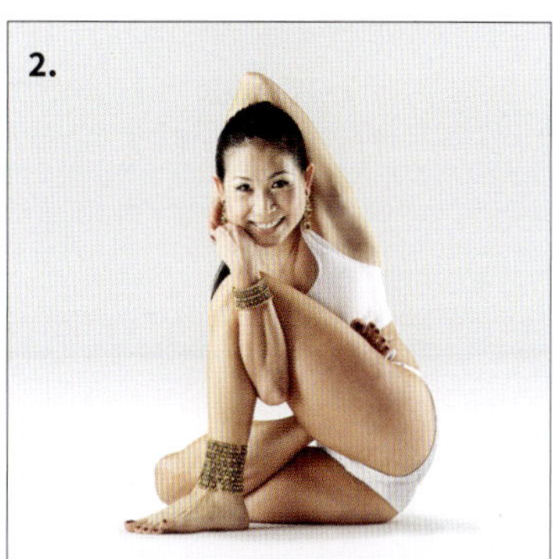

2.

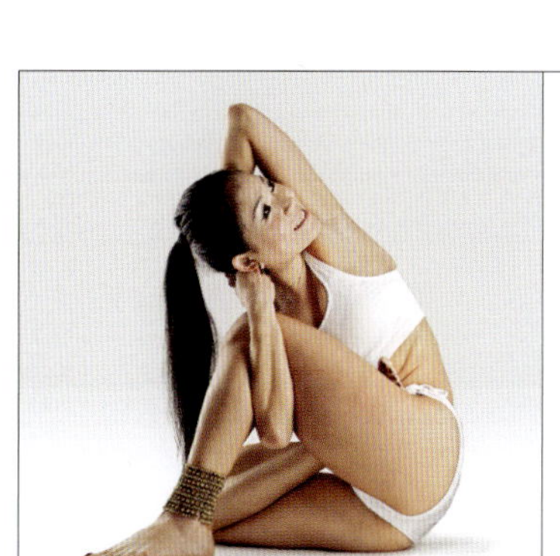

Media postura de torsión dedicada al sabio Agasthiyar

Parivritta ardha agasthiyarasana

Tipo de postura: sentada, inclinación hacia delante, agarre, torsión.

Punto de *drishti:* *urdhva* o *antara drishti* (hacia el cielo).

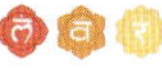

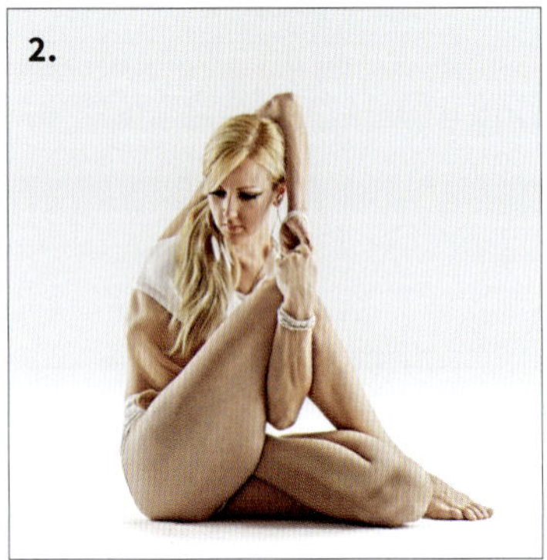

Postura dedicada al sabio Agasthiyar

Agasthiyarasana

Modificación: 1. Preparación, un brazo por debajo de la rodilla, los dedos de la otra mano apoyados en el suelo.

2. Plena expresión de la postura.

Tipo de postura: sentada, inclinación hacia delante, agarre.

Punto de *drishti*: 1. *Hastagrai* o *hastagre* (manos).

2. *Nasagrai* o *nasagre* (nariz).

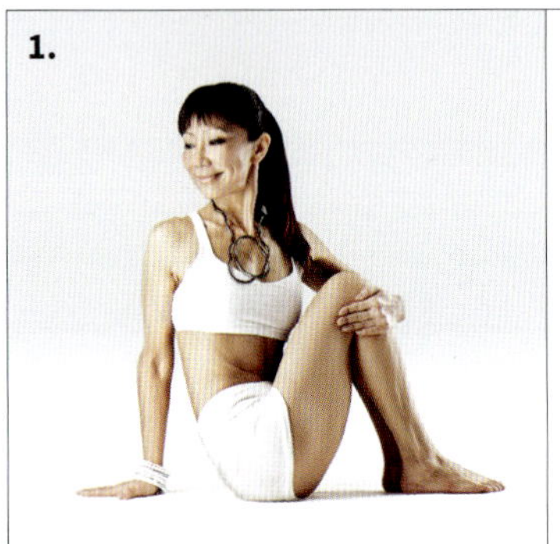

AMBAS RODILLAS FLEXIONADAS: AGARRE, TORSIÓN, RODILLAS JUNTAS

Postura preparatoria de la soga sentada

Upavishta pashasana

También conocida como: media postura de la soga *(ardha pashasana)*.

Modificación: 1. Agarre de las rodillas.

2. Codo apoyado en la rodilla opuesta.

Tipo de postura: sentada, inclinación hacia delante, torsión.

Punto de *drishti*: *parshva drishti* (hacia la derecha), *parshva drishti* (hacia la izquierda).

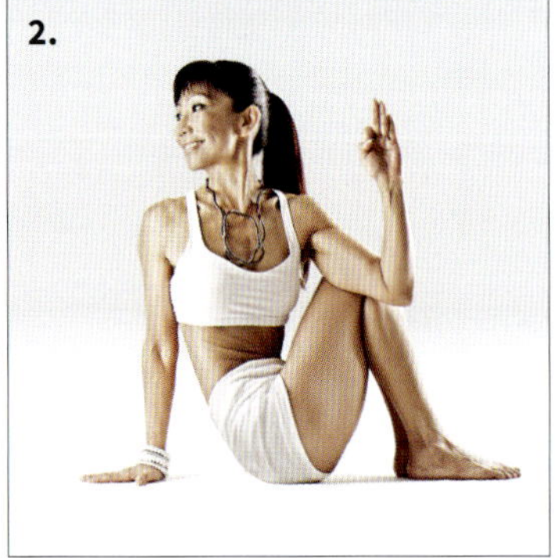

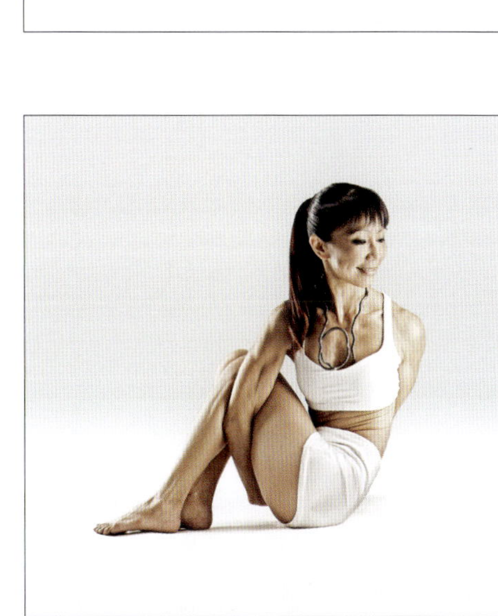

Postura preparatoria de la soga sentada

Upavishta pashasana

También conocida como: *Upavistha pashasana*.
Modificación: talones levantados, codo apoyado sobre la rodilla opuesta, manos en *anjali mudra* (manos en oración).
Tipo de postura: sentada, inclinación hacia delante, torsión, abdominal.
Punto de *drishti*: *parshva drishti* (hacia la derecha), *parshva drishti* (hacia la izquierda).

Postura de la soga sentada

Upavishta pashasana

También conocida como: *Upavistha pashasana*.
Modificación: de unión alrededor de las dos piernas debajo de las rodillas.
Tipo de postura: sentada, inclinación hacia delante, torsión, agarre.
Punto de *drishti*: *parshva drishti* (hacia la derecha), *parshva drishti* (hacia la izquierda).

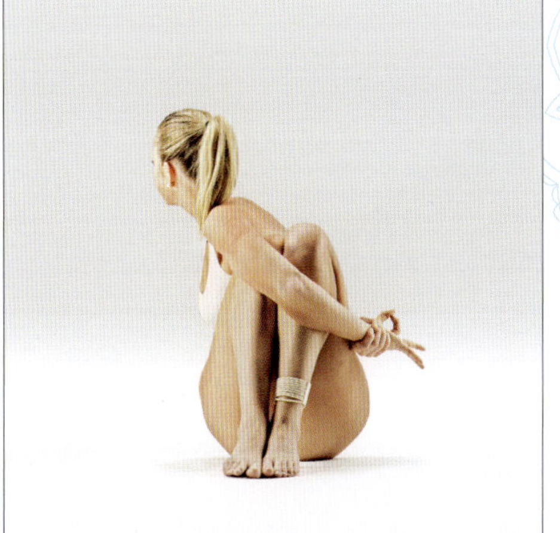

Postura de la soga sentada

Upavishta pashasana

También conocida como: *Upavistha pashasana*.
Modificación: agarre alrededor de ambas espinillas.
Tipo de postura: sentada, inclinación hacia delante, torsión, agarre.
Punto de *drishti*: *parshva drishti* (hacia la derecha), *parshva drishti* (hacia la izquierda).

1.

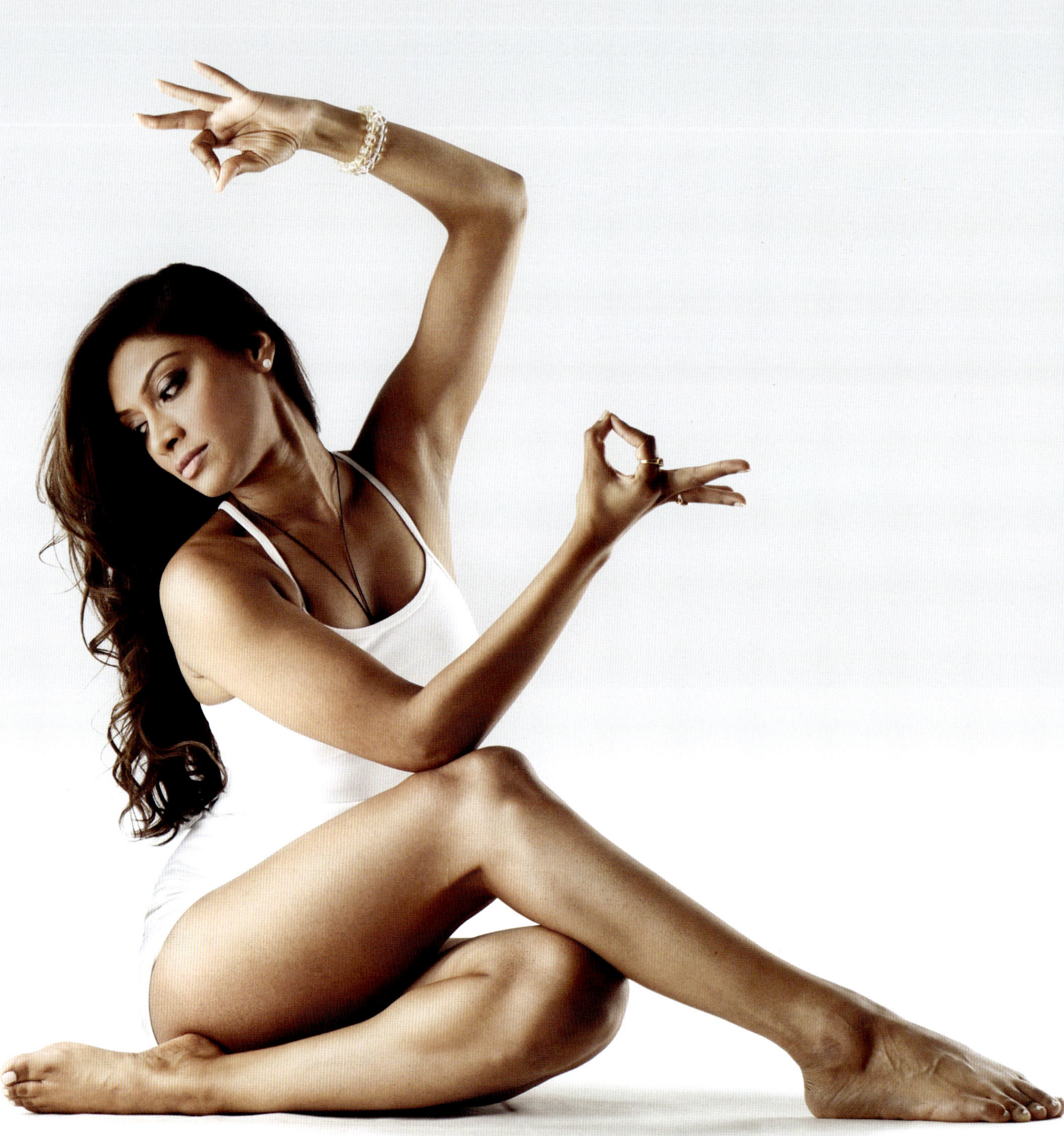

Postura del medio señor de los peces 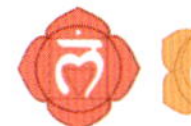

Ardha matsyendrasana

Tipo de postura: sentada, inclinación hacia delante, inclinación lateral, torsión.

Punto de *drishti:* *padhayoragrai* o *padayoragre* (dedos de los pies/pies).

Modificación: torsión lateral:
1. Codo apoyado en la rodilla del mismo lado.
2. Codo apoyado en la rodilla opuesta.

ardha = media
Matsyendra = un sabio hindú
    y uno de los primeros maestros
    de Hatha yoga, una leyenda,
    rey de los peces

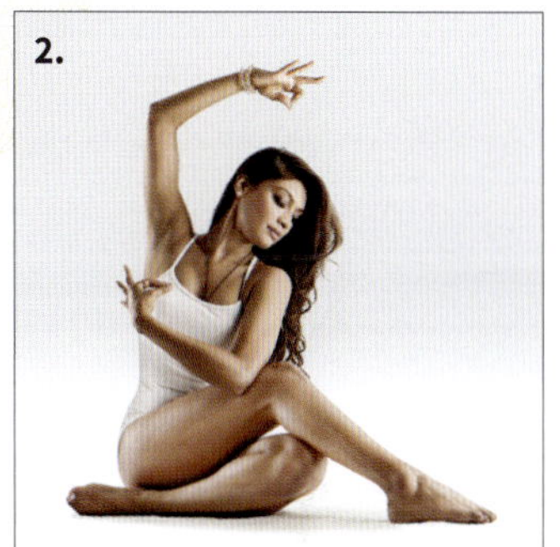

Cómo realizar la postura:

1. Comienza por sentarte en el suelo con ambas piernas estiradas hacia fuera delante de ti. Realiza *mula bandha, uddhiyana bandha* y la respiración *ujjayi.*

2. Exhala mientras doblas la rodilla derecha hacia el hombro derecho y luego lo pasas por encima de la pierna izquierda, de modo que el pie derecho quede plano en el suelo por el exterior de la espinilla izquierda.

3. Exhala y flexiona la rodilla izquierda, llevando el talón izquierdo hacia el glúteo derecho. Mantén la rodilla izquierda y los dos glúteos apoyados de manera uniforme en el suelo.

4. Exhala mientras llevas el codo derecho a la rodilla derecha. Inhala a medida que llevas el brazo izquierdo hacia arriba por encima de la cabeza y mira hacia el pie izquierdo (postura 1).

5. Para ejecutar la postura 2, exhala mientras colocas el codo izquierdo sobre la rodilla derecha. Inhala al llevar el brazo derecho hacia arriba y exhala mientras doblas el codo derecho y miras el pie derecho.

6. Mantén la postura durante al menos 30 segundos y hasta 90 con el fin de recibir todos los beneficios del estiramiento.

7. Inhala mientras deshaces la torsión y exhala mientras llevas ambas piernas hacia fuera delante de ti. Repite todos los movimientos por el otro lado.

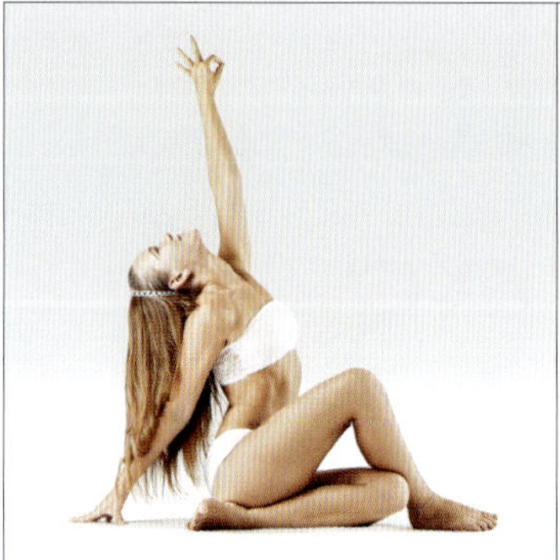

Postura del medio señor de los peces

Ardha matsyendrasana

Modificación: inclinación hacia atrás.

Tipo de postura: sentada, inclinación hacia atrás, inclinación hacia delante.

Punto de *drishti:* *hastagrai* o *hastagre* (manos).

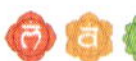  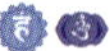

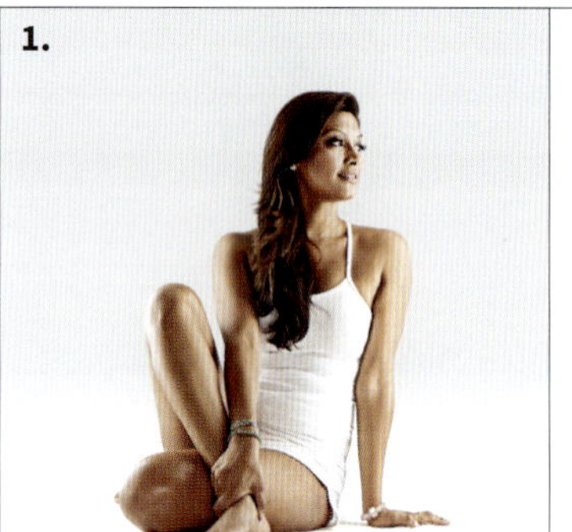

Postura del medio señor de los peces

Ardha matsyendrasana

Modificación: torsión hacia el interior.

1. Agarre del tobillo.

2. Codo apoyado en la rodilla.

Tipo de postura: sentada, inclinación hacia delante, torsión.

Punto de *drishti:* *parshva drishti* (hacia la derecha), *parshva drishti* (hacia la izquierda).

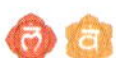

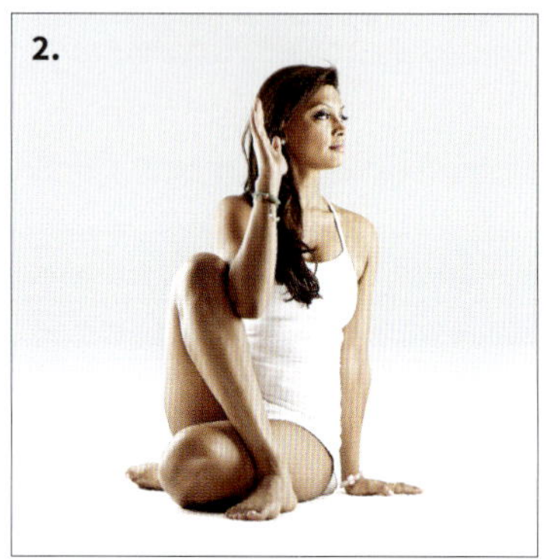

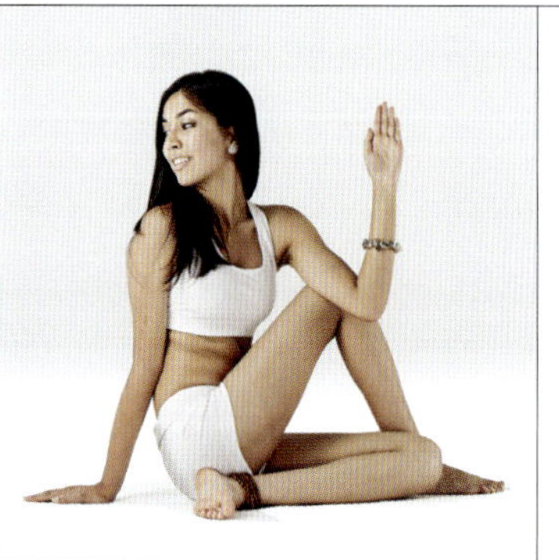

Postura del medio señor de los peces

Ardha matsyendrasana

Modificación: torsión hacia el exterior, codo apoyado en la rodilla, palma de la otra mano apoyada en el suelo.

Tipo de postura: sentada, inclinación hacia delante, torsión.

Punto de *drishti:* *parshva drishti* (hacia la derecha), *parshva drishti* (hacia la izquierda).

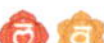

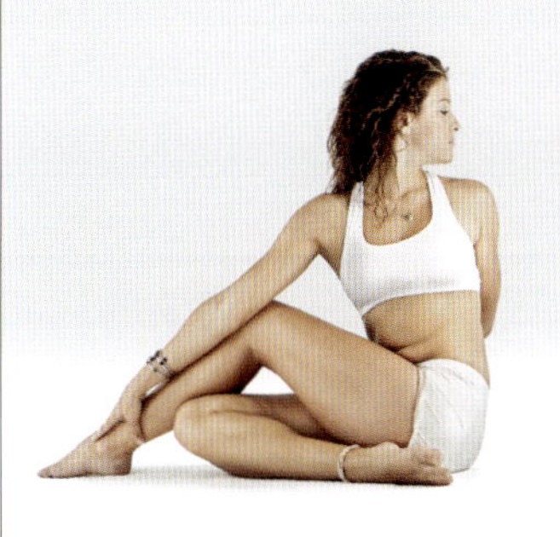

Postura del medio señor de los peces 1

Ardha matsyendrasana 1

Modificación: agarre del tobillo, el otro brazo detrás de la espalda, mano en la parte interior del muslo.

Tipo de postura: sentada, inclinación hacia delante, torsión, agarre.

Punto de *drishti*: *parshva drishti* (hacia la derecha), *parshva drishti* (hacia la izquierda).

AMBAS RODILLAS FLEXIONADAS: AGARRE, INCLINACIÓN HACIA DELANTE, TORSIÓN

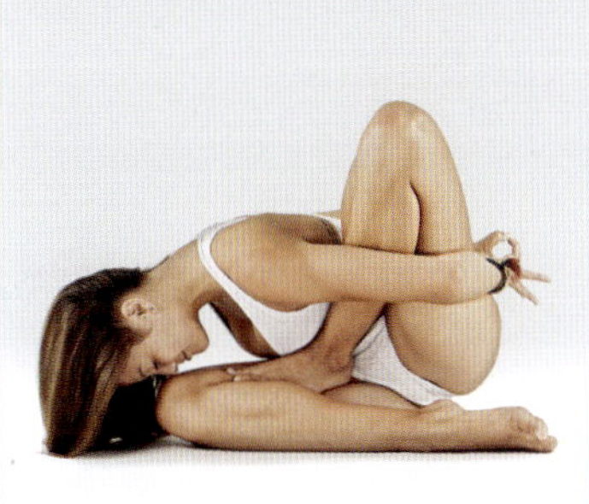

Postura preparatoria dedicada al sabio Marichi 3

Marichyasana 3 preparatoria

También conocida como: postura dedicada al sabio Marichi B (*marichyasana* B).

Modificación: la parte superior del pie en el muslo inferior, agarre alrededor de la espinilla, nariz apoyada en la rodilla.

Tipo de postura: sentada, inclinación hacia delante, agarre.

Punto de *drishti*: *nasagrai* o *nasagre* (nariz).

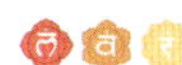

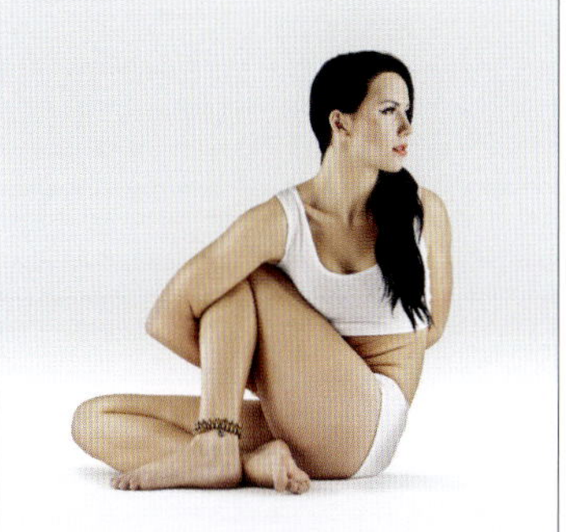

Postura preparatoria dedicada al sabio Marichi 4

Marichyasana 4 preparatoria

Modificación: sentado en una postura de piernas cruzadas, con una rodilla apoyada a un lado, un pie en el glúteo, la otra rodilla flexionada hacia el hombro, agarre alrededor de la espinilla por la parte exterior de la pierna.

Tipo de postura: sentada, inclinación hacia delante, torsión, agarre.

Punto de *drishti*: *parshva drishti* (hacia la derecha), *parshva drishti* (hacia la izquierda).

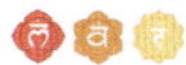

AMBAS RODILLAS FLEXIONADAS: AGARRE Y TORSIÓN

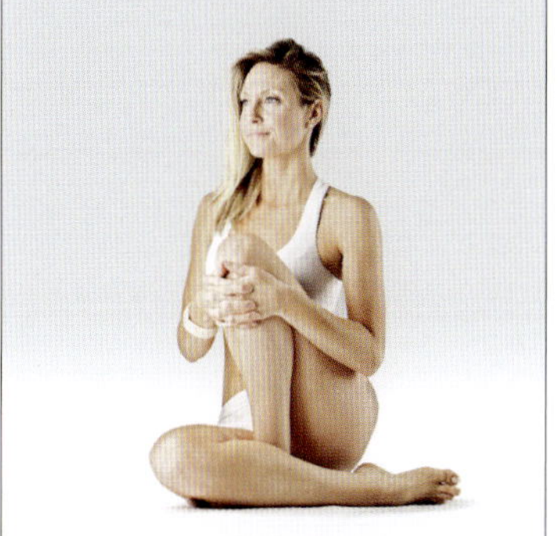

Postura preparatoria dedicada al sabio Marichi 3

Marichyasana 3 preparatoria

También conocida como: postura dedicada al sabio Marichi B (*marichyasana* B).

Modificación: columna vertebral recta, rodilla inferior alrededor del pie opuesto, dedos de las manos entrelazados en la espinilla.

Tipo de postura: sentada, inclinación hacia delante.

Punto de *drishti*: *nasagrai* o *nasagre* (nariz), *bhrumadhye* o *ajna chakra* (tercer ojo).

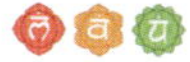

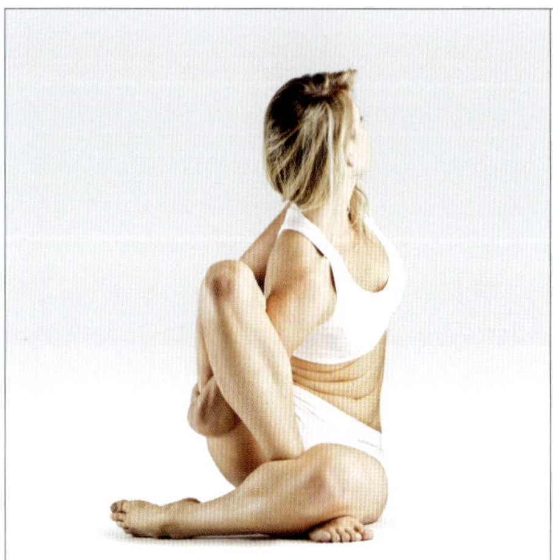

Postura preparatoria dedicada al sabio Marichi 3

Marichyasana 3 preparatoria

También conocida como: postura dedicada al sabio Marichi B modificada (*marichyasana* B modificada).

Modificación: rodilla inferior alrededor del pie, mano debajo del muslo.

Tipo de postura: sentada, inclinación hacia delante, torsión, agarre.

Punto de *drishti*: *parshva drishti* (hacia la derecha), *parshva drishti* (hacia la izquierda).

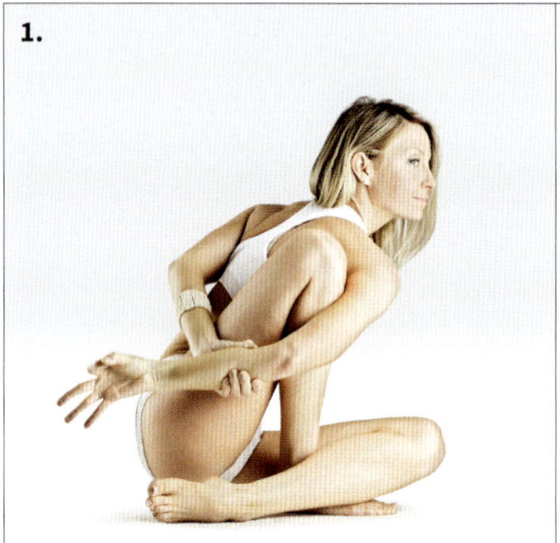

Postura preparatoria dedicada al sabio Marichi 3

Marichyasana 3 preparatoria

También conocida como: postura dedicada al sabio Marichi B modificada (*marichyasana* B modificada).

Modificación: rodilla alrededor del pie, agarre sobre la espinilla.

Tipo de postura: 1. Sentada, inclinación hacia delante, agarre.

2. Sentada, inclinación hacia delante, torsión, agarre.

Punto de *drishti*: *parshva drishti* (hacia la derecha), *parshva drishti* (hacia la izquierda).

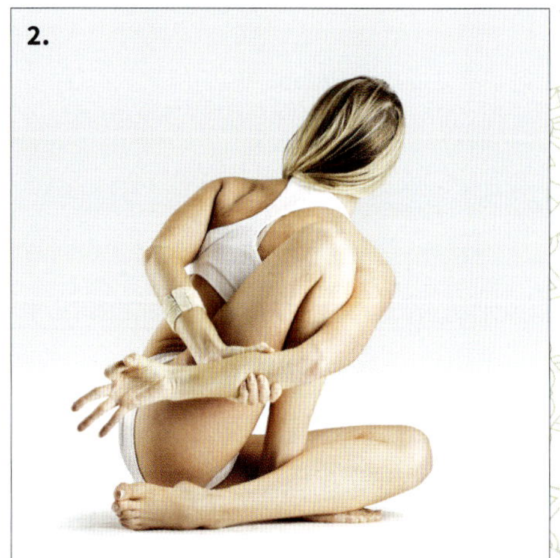

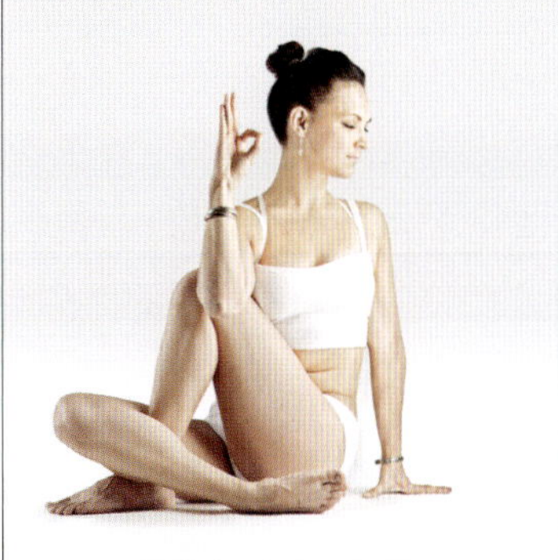

Postura preparatoria del medio señor de los peces 1

Ardha Matsyendrasana 1

Modificación: pie debajo de la rodilla, torsión hacia el exterior.

Tipo de postura: sentada, inclinación hacia delante, torsión.

Punto de *drishti*: *parshva drishti* (hacia la derecha), *parshva drishti* (hacia la izquierda).

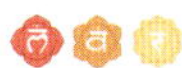

POSTURA DEL MEDIO LOTO: RODILLA FLEXIONADA HACIA EL PECHO

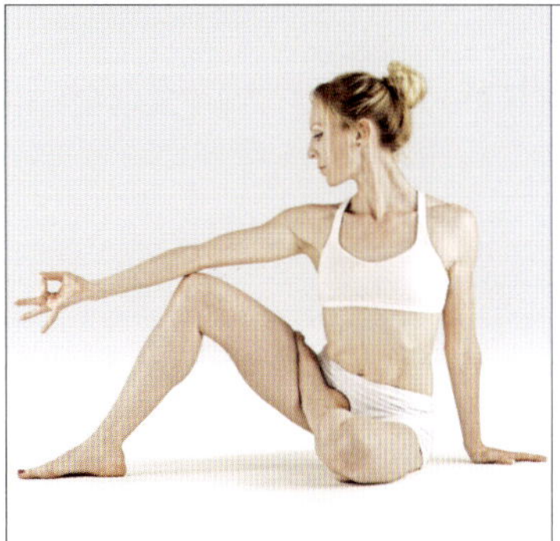

Postura preparatoria dedicada al sabio Marichi

Marichyasana preparatoria

Modificación: preparación, codo apoyado en la rodilla del mismo lado, palma de la otra mano apoyada en el suelo por detrás de las caderas.

Tipo de postura: sentada, inclinación hacia delante.

Punto de *drishti*: *hastagrai* o *hastagre* (manos).

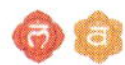

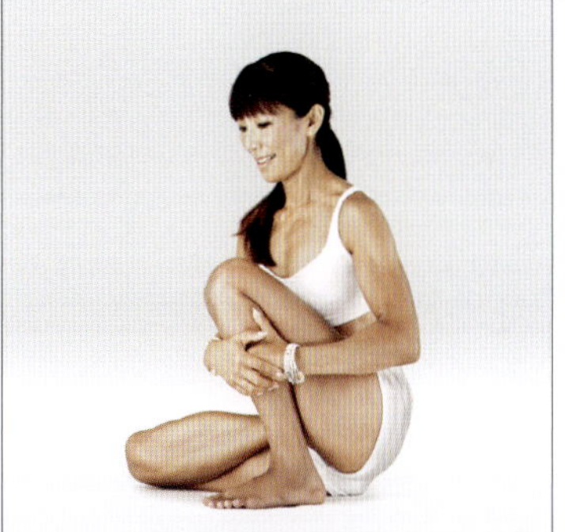

Postura preparatoria dedicada al sabio Marichi

Marichyasana preparatoria

Modificación: preparación, brazos alrededor de una pierna.

Tipo de postura: sentada, inclinación hacia delante.

Punto de *drishti*: *nasagrai* o *nasagre* (nariz).

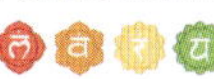

POSTURA DEL MEDIO LOTO: AGARRE Y TORSIÓN, RODILLA HACIA EL PECHO

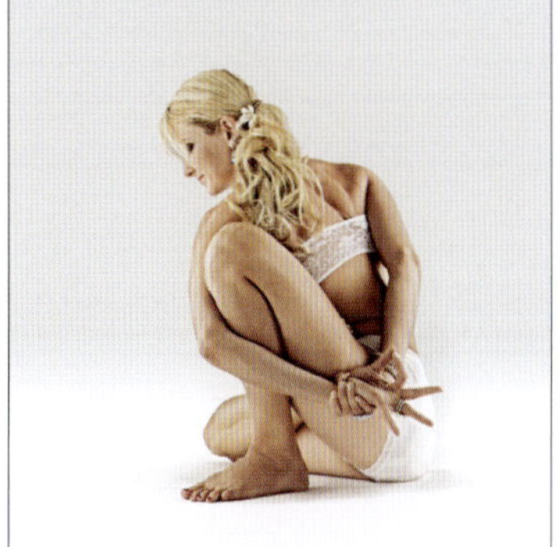

Postura dedicada al sabio Marichi 3

Marichyasana 3

También conocida como: postura dedicada al sabio marichi B (*marichyasana* B).

Modificación: sentada con la espalda recta.

Tipo de postura: sentada, inclinación hacia delante, agarre.

Punto de *drishti*: *nasagrai* o *nasagre* (nariz).

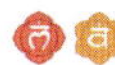

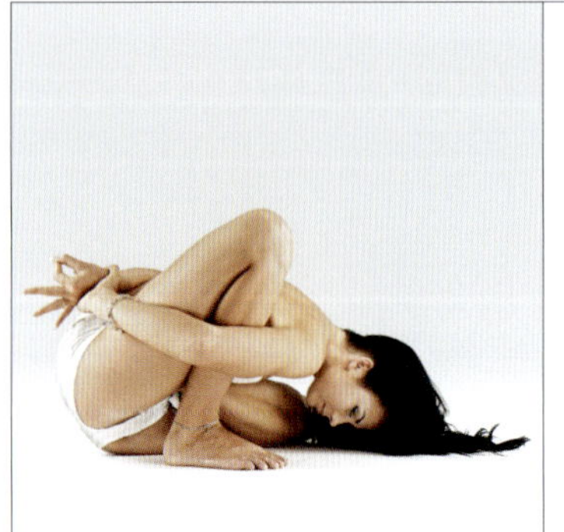

Postura dedicada al sabio Marichi 3

Marichyasana 3

También conocida como: postura dedicada al sabio marichi B (*marichyasana* B).
Modificación: inclinación completa hacia delante.
Tipo de postura: sentada, inclinación hacia delante, agarre.
Punto de *drishti:* *nasagrai* o *nasagre* (nariz).

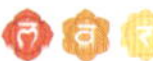

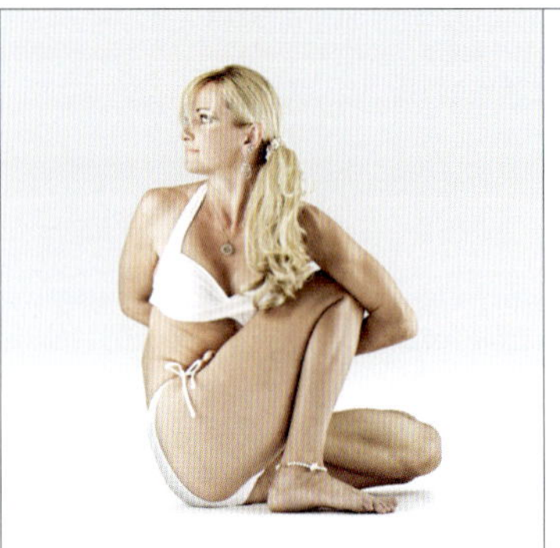

Postura dedicada al sabio Marichi 4

Marichyasana 4

También conocida como: postura dedicada al sabio Marichi D (*marichyasana* D).
Modificación: glúteos apoyados en el suelo.
Tipo de postura: sentada, inclinación hacia delante, torsión, agarre.
Punto de *drishti:* *parshva drishti* (hacia la derecha), *parshva drishti* (hacia la izquierda).

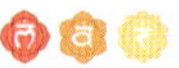

POSTURA DEL LOTO: AGARRE Y TORSIÓN, RODILLA HACIA EL PECHO

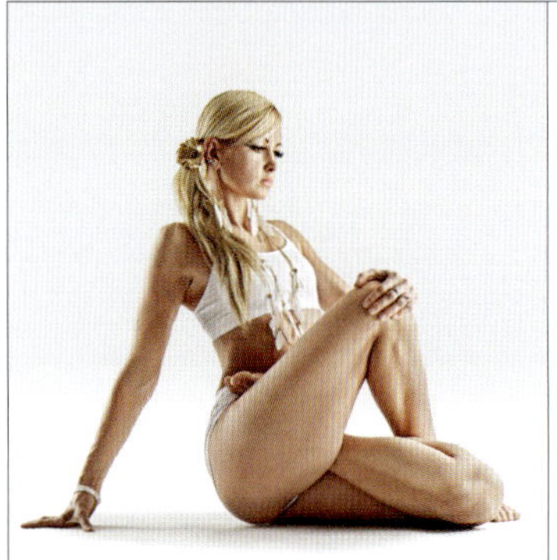

Postura preparatoria completa del señor de los peces

Paripurna matsyendrasana **preparatoria**

Modificación: la palma de una mano apoyada en el suelo por detrás de las caderas, agarre de la rodilla con la mano opuesta.
Tipo de postura: sentada, inclinación hacia delante.
Punto de *drishti:* *nasagrai* o *nasagre* (nariz).

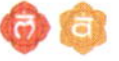

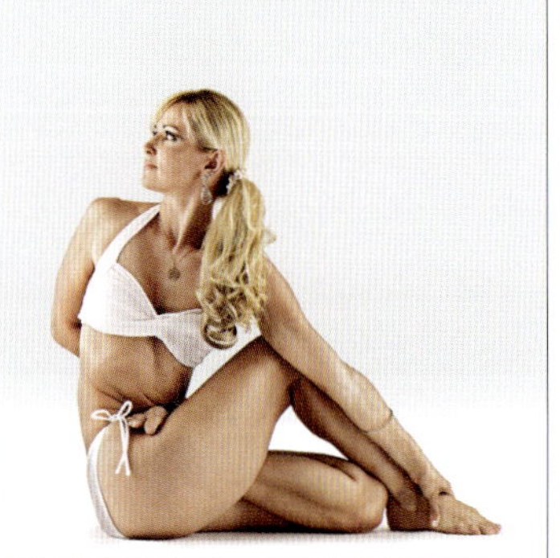

Postura completa del señor de los peces

Paripurna matsyendrasana

También conocida como: postura plena del señor de los peces (*poorna matsyendrasana*).
Tipo de postura: sentada, inclinación hacia delante, torsión, agarre.
Punto de *drishti:* *parshva drishti* (hacia la derecha), *parshva drishti* (hacia la izquierda).

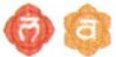

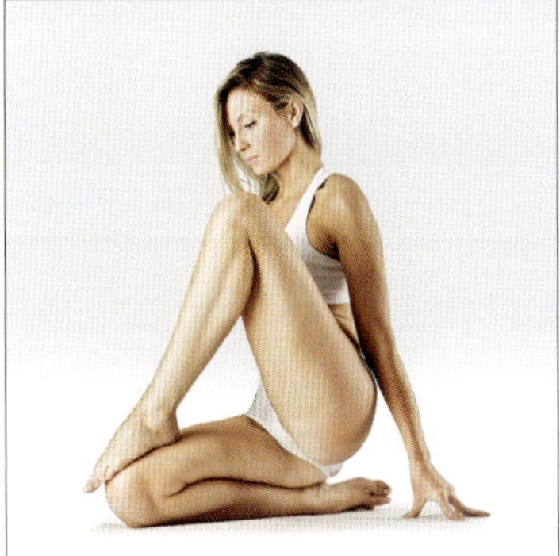

Postura preparatoria de la raíz del señor de los peces

Mula matsyendrasana **preparatoria**

Modificación: talón hasta el perineo, el otro pie descansa sobre la rodilla, yemas de los dedos de las manos apoyadas en el suelo a la altura de las caderas.

Tipo de postura: sentada, inclinación hacia delante.

Punto de *drishti*: *padayoragrai* o *padayoragre* (dedos de los pies/pies).

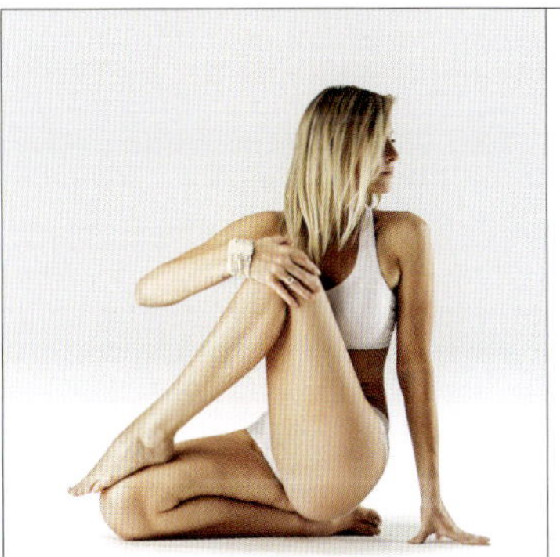

Media postura de la raíz del señor de los peces

Ardha mula matsyendrasana

Modificación: talón hasta el perineo, el otro pie descansa sobre la rodilla, dedos de una mano apoyados en el suelo a la altura de las caderas, agarre de la rodilla opuesta con la mano.

Tipo de postura: sentada, inclinación hacia delante, torsión.

Punto de *drishti*: *parshva drishti* (hacia la derecha), *parshva drishti* (hacia la izquierda).

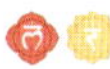

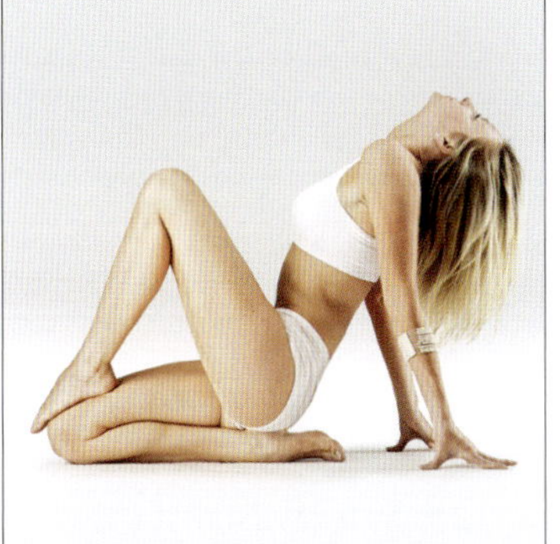

Postura preparatoria de la raíz del señor de los peces

Mula matsyendrasana **preparatoria**

Modificación: inclinación hacia atrás, talón hasta el perineo, el otro pie descansa sobre la rodilla, yemas de los dedos apoyadas en el suelo por detrás de las caderas.

Tipo de postura: sentada, inclinación hacia atrás, inclinación hacia delante.

Punto de *drishti*: *bhrumadhye* o *ajna chakra* (tercer ojo, entre las cejas).

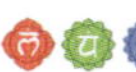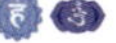

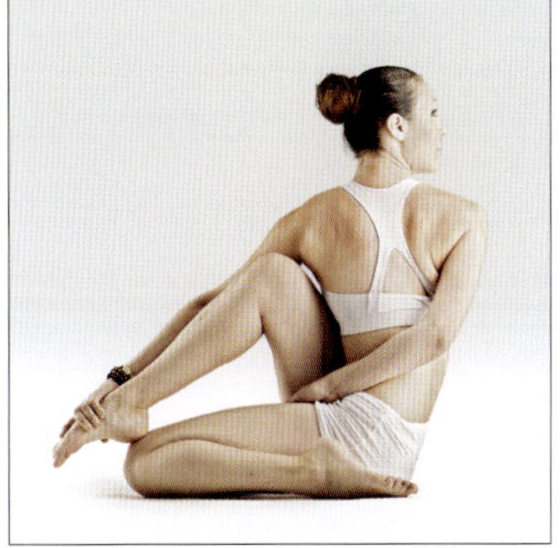

Postura preparatoria dedicada al sabio Marichi 6

Marichyasana **6 preparatoria**

También conocida como: postura dedicada al sabio Marichi F (*marichyasana* F).

Modificación: agarre del pie con la mano opuesta, talón apoyado sobre la rodilla, el otro brazo por detrás de la espalda hasta la parte interior del muslo, mirando por encima del hombro hacia atrás.

Tipo de postura: sentada, inclinación hacia delante, torsión, agarre.

Punto de *drishti*: *parshva drishti* (hacia la derecha), *parshva drishti* (hacia la izquierda).

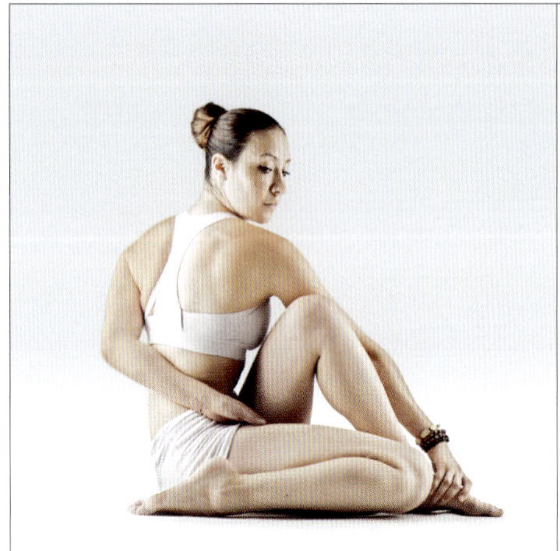

Postura preparatoria dedicada al sabio Marichi 6

Marichyasana **6 preparatoria**

También conocida como: postura dedicada al sabio Marichi F (*marichyasana* F).
Modificación: agarre del pie con la mano opuesta con la planta del pie apoyada en el suelo, el otro brazo por detrás de la espalda hasta la parte interior del muslo, mirando hacia los pies.
Tipo de postura: sentada, inclinación hacia delante, torsión, agarre.
Punto de *drishti*: *parshva drishti* (hacia la derecha), *parshva drishti* (hacia la izquierda).

POSTURA DEL ÁNGULO CON LOS PIES JUNTOS: BRAZOS DELANTE

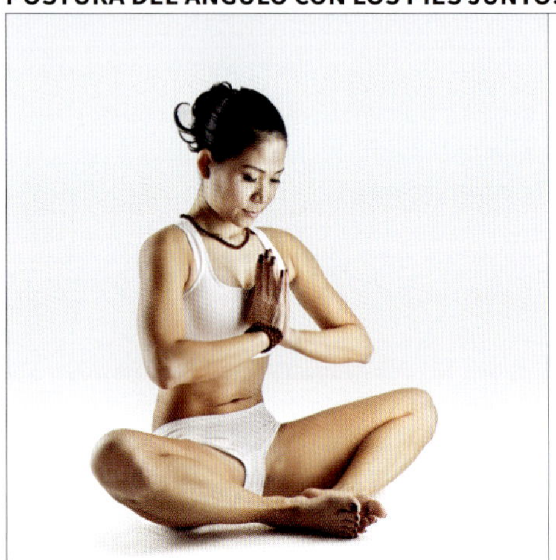

Postura del ángulo con los pies juntos y las manos en oración

Baddha konasana namaskar

Modificación: manos en *anjali mudra* (manos en oración).
Tipo de postura: sentada.
Punto de *drishti*: *nasagrai* o *nasagre* (nariz) o *hastagrai* o *hastagre* (manos).

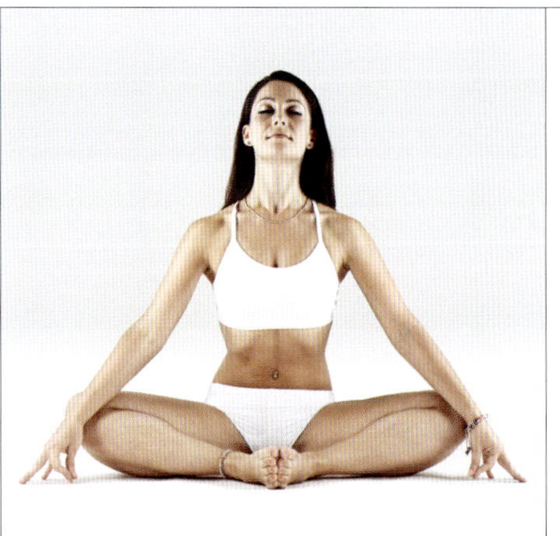

Postura del ángulo con los pies juntos

Baddha konasana

Modificación: yemas de los dedos de las manos apoyadas en el suelo.
Tipo de postura: sentada.
Punto de *drishti*: *bhrumadhye* o *ajna chakra* (tercer ojo, entre las cejas).

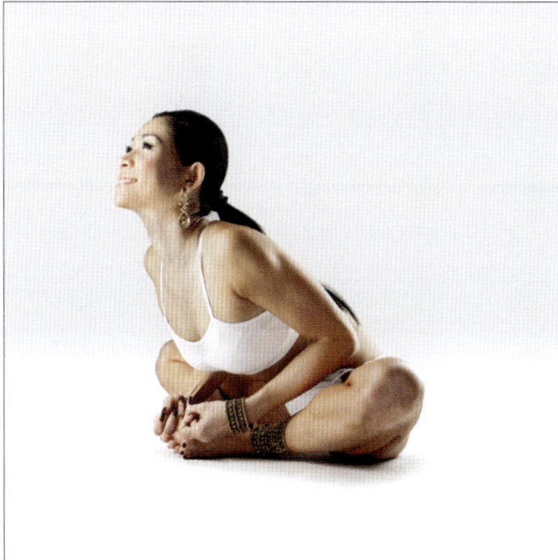

Postura del ángulo con los pies juntos

Baddha konasana

Modificación: torso inclinado hacia delante, plantas de los pies con torsiones hacia el cielo.

Tipo de postura: sentada, inclinación hacia delante.

Punto de *drishti*: *bhrumadhye* o *ajna chakra* (tercer ojo, entre las cejas).

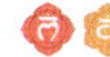

POSTURA DEL ÁNGULO CON LOS PIES JUNTOS: BRAZOS DETRÁS

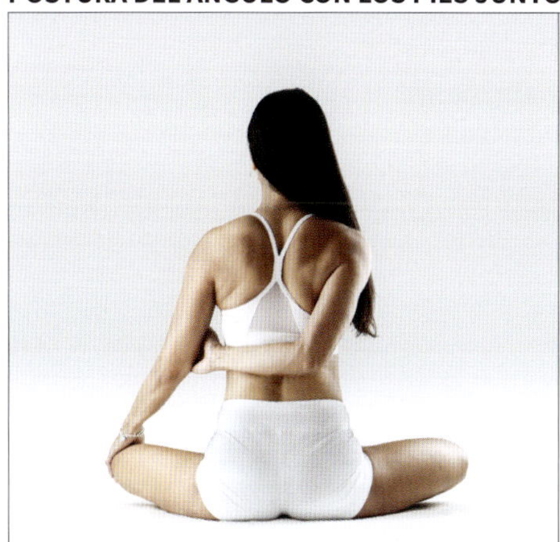

Postura del ángulo con los pies juntos

Baddha konasana

Modificación: una mano apoyada en la rodilla, la otra mano detrás agarrando el bíceps.

Tipo de postura: sentada, agarre.

Punto de *drishti*: *nasagrai* o *nasagre* (nariz).

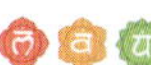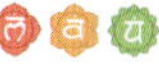

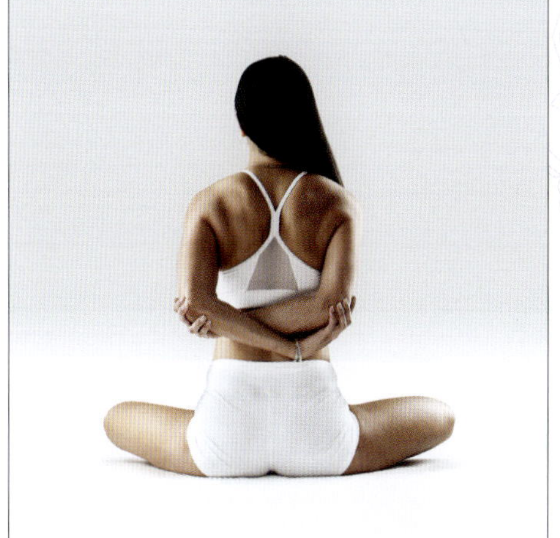

Postura del ángulo con los pies juntos con agarre de manos

Baddha hasta baddha konasana

Modificación: brazos detrás agarrando los codos.

Tipo de postura: sentada.

Punto de *drishti*: *nasagrai* o *nasagre* (nariz).

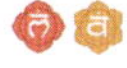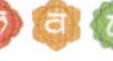

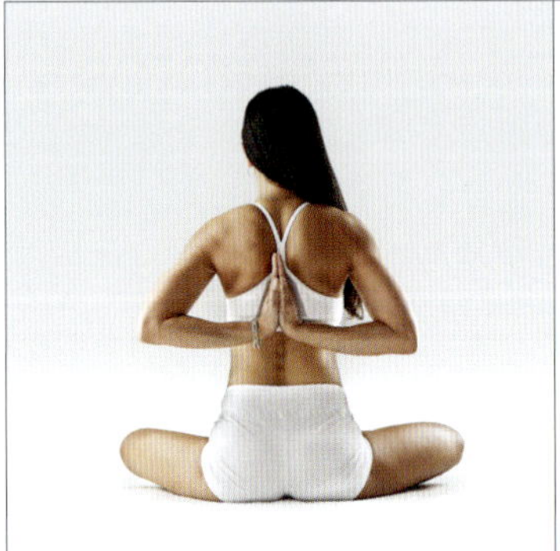

Postura del ángulo con los pies juntos con las manos en oración invertida

Viparita namaskar baddha konasana

También conocida como: postura del ángulo con los pies juntos con las manos en oración por la espalda *(paschima namaskara baddha konasana)*.

Tipo de postura: sentada.

Punto de *drishti*: *nasagrai* o *nasagre* (nariz).

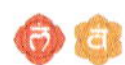

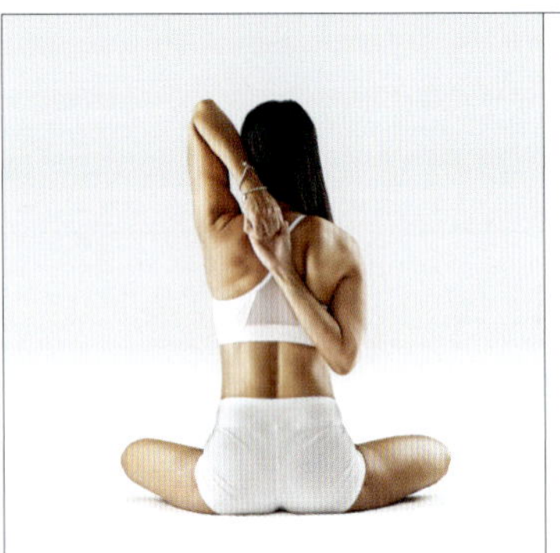

Posición de la mano de la postura de la cara de vaca en la postura del ángulo con los pies juntos

Hasta gomukhasana en *baddha konasana*

Tipo de postura: sentada.

Punto de *drishti*: *nasagrai* o *nasagre* (nariz).

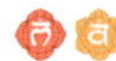

POSTURA DEL ÁNGULO CON LOS PIES JUNTOS: INCLINACIÓN LATERAL Y AGARRE

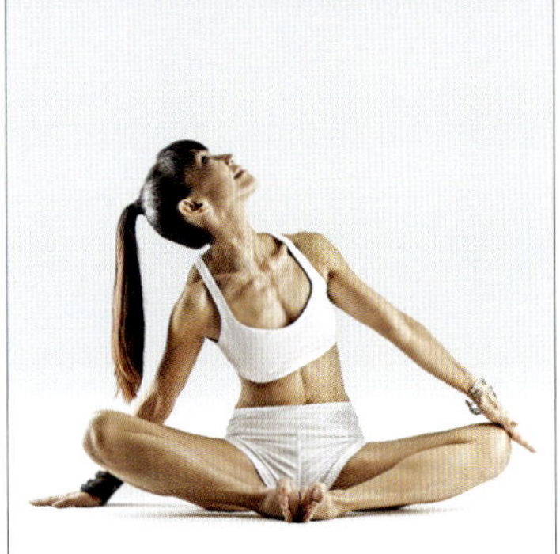

Postura del ángulo con los pies juntos lateral

Parshva baddha konasana

Tipo de postura: sentada, inclinación lateral.

Punto de *drishti*: *urdhva* o *antara drishti* (hacia el cielo).

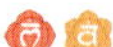

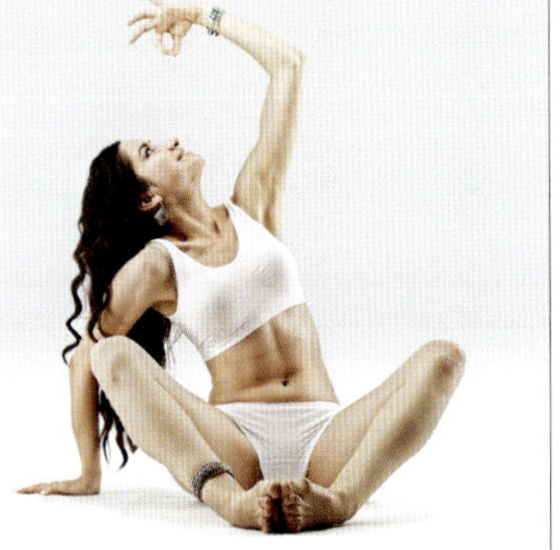

Postura de la estrella lateral

Parshva tarasana

Tipo de postura: sentada, inclinación lateral.

Punto de *drishti*: *hastagrai* o *hastagre* (manos).

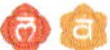

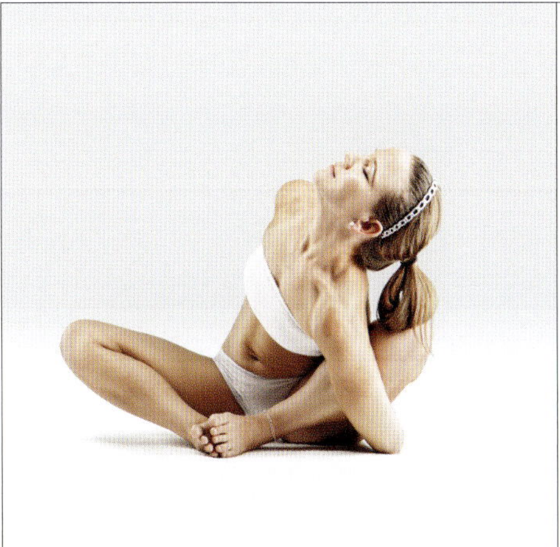

Postura del ángulo con los pies juntos, lateral con agarre

Parshva baddha pada baddha konasana

Modificación: agarre alrededor de una pierna, brazo alrededor de la espinilla.

Tipo de postura: sentada, inclinación hacia delante, inclinación lateral, torsión, agarre.

Punto de *drishti:* *urdhva* o *antara drishti* (hacia el cielo).

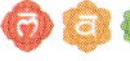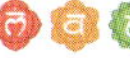

POSTURA DEL ÁNGULO CON LOS PIES JUNTOS: TALONES JUNTOS, PIES Y GLÚTEOS LEVANTADOS, INCLINACIÓN HACIA DELANTE

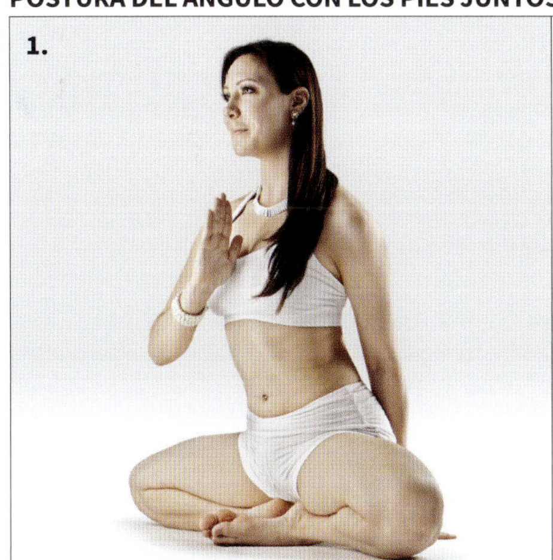

Postura dedicada al sabio Goraksha

Gorakshasana

Modificación: pies en posición del ángulo con los pies juntos *(baddha konasana)* sentado en los talones.

1. Una mano en oración en el centro del pecho, la otra mano apoyada en el suelo por detrás de las caderas.

2. Manos en *anjali mudra* (manos en oración).

Tipo de postura: sentada, equilibrio.

Punto de *drishti:* *nasagrai* o *nasagre* (nariz), *bhrumadhye* o *ajna chakra* (tercer ojo, entre las cejas).

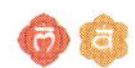

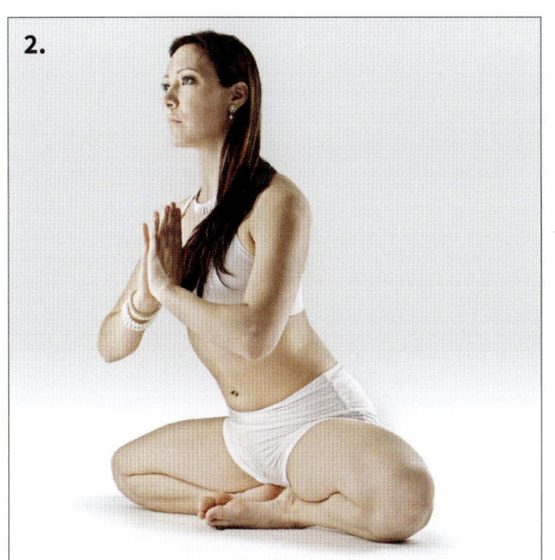

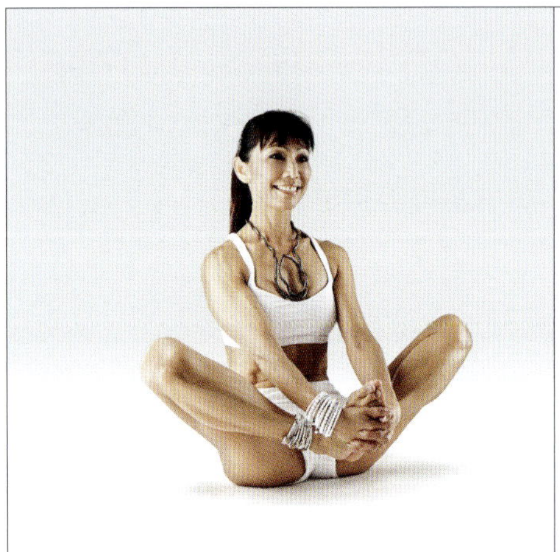

Postura del ángulo con los pies juntos en equilibrio 1

Tulya baddha konasana 1

Modificación: pies levantados del suelo.

Tipo de postura: sentada, inclinación hacia delante, abdominal.

Punto de *drishti*: *nasagrai* o *nasagre* (nariz), *bhrumadhye* o *ajna chakra* (tercer ojo, entre las cejas).

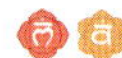

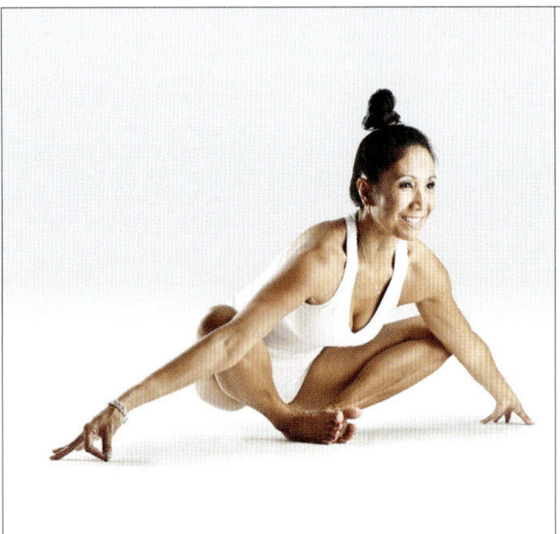

Postura del ángulo con los pies juntos en equilibrio 2

Tulya baddha konasana 2

Modificación: isquiones levantados del suelo.

Tipo de postura: sentada, inclinación hacia delante, abdominal.

Punto de *drishti*: *nasagrai* o *nasagre* (nariz), *bhrumadhye* o *ajna chakra* (tercer ojo, entre las cejas)

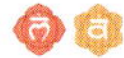

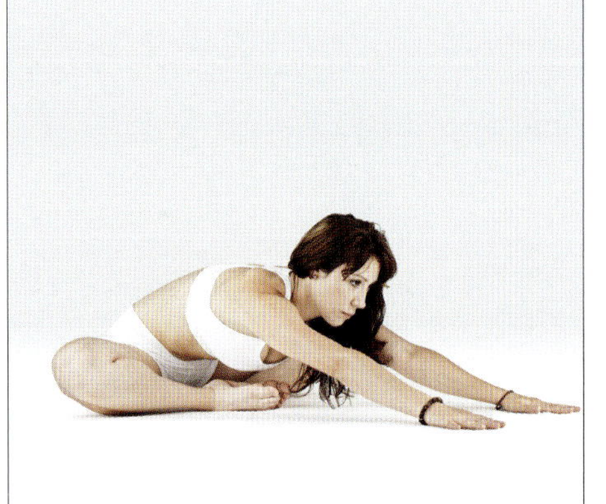

Postura del ángulo con los pies juntos

Baddha konasana

Modificación: inclinación hacia delante, brazos extendidos hacia delante con las palmas de las manos apoyadas en el suelo.

Tipo de postura: sentada, inclinación hacia delante.

Punto de *drishti*: *angushtamadhye* o *angushta ma dyai* (pulgares) o *nasagrai* o *nasagre* (nariz).

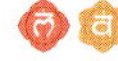

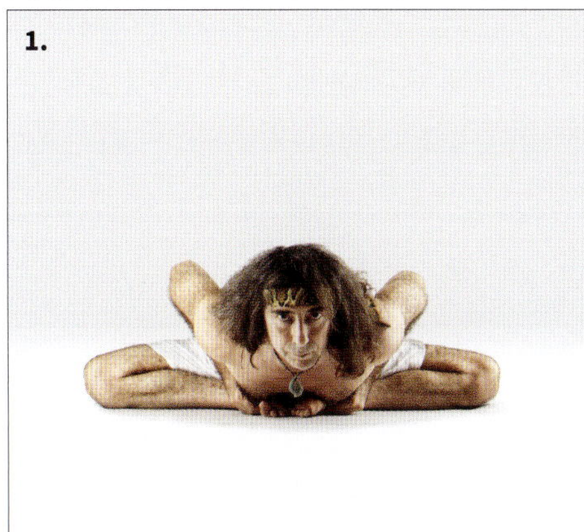

Postura del ángulo con los pies juntos

Baddha konasana

Modificación: 1. Media inclinación hacia delante.

2. Inclinación completa hacia delante, con la barbilla apoyada en el suelo.

Tipo de postura: sentada, inclinación hacia delante.

Punto de *drishti*: *nasagrai* o *nasagre* (nariz) o *bhrumadhye* o *ajna chakra* (tercer ojo, entre las cejas).

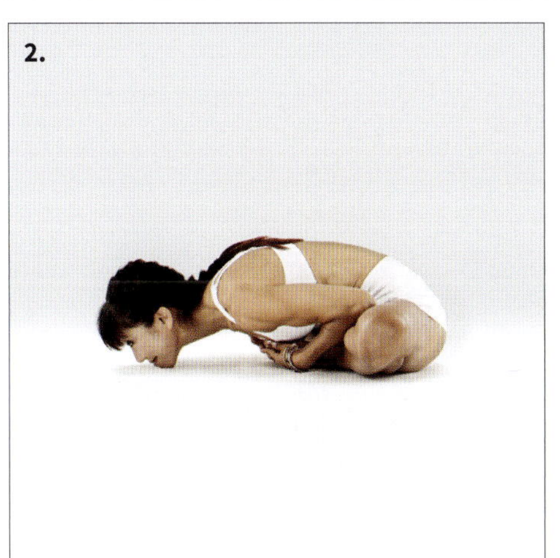

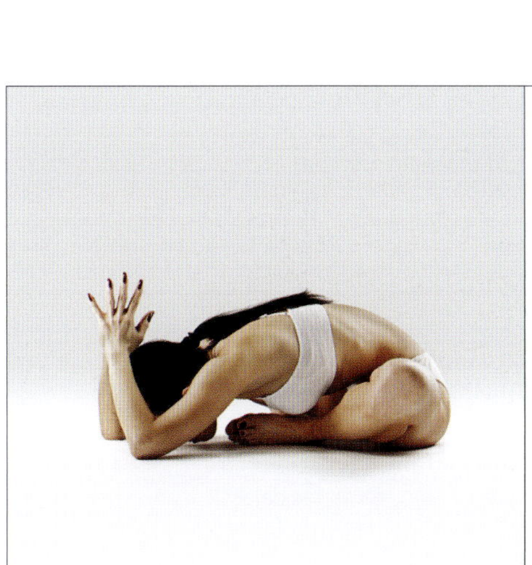

Postura del ángulo con los pies juntos

Baddha konasana

Modificación: codos flexionados y apoyados en el suelo, frente apoyada en el suelo, palmas de las manos juntas, dedos de las manos extendidos.

Tipo de postura: sentada, inclinación hacia delante.

Punto de *drishti*: *bhrumadhye* o *ajna chakra* (tercer ojo, entre las cejas) o *nasagrai* o *nasagre* (nariz).

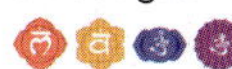

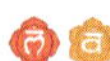

Postura del embrión en el útero fácil

Sukha garbha pindasana

Modificación: brazos bajo las piernas.

1. Manos en los pies.

2. Yemas de los dedos hacia las sienes.

3. Manos a los lados, talones juntos, pies a los lados.

Tipo de postura: sentada, inclinación hacia delante, abdominal.

Punto de *drishti*: *bhrumadhye* o *ajna chakra* (tercer ojo, entre las cejas).

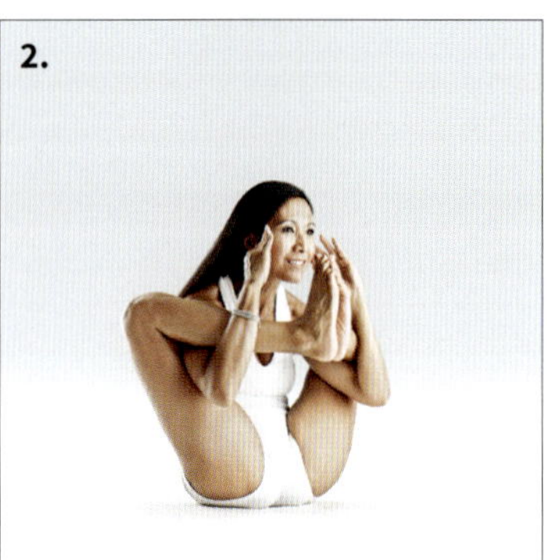

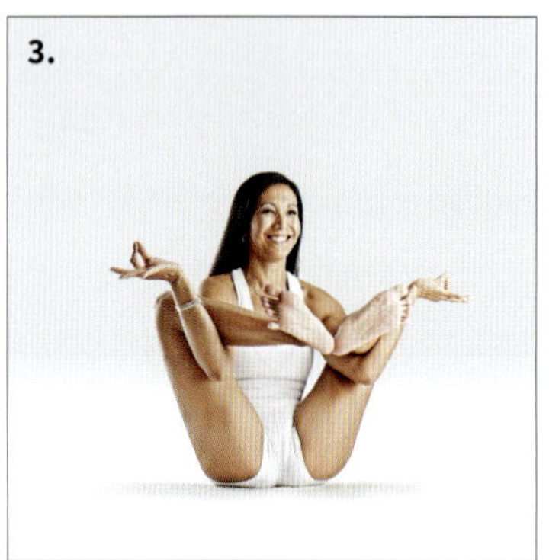

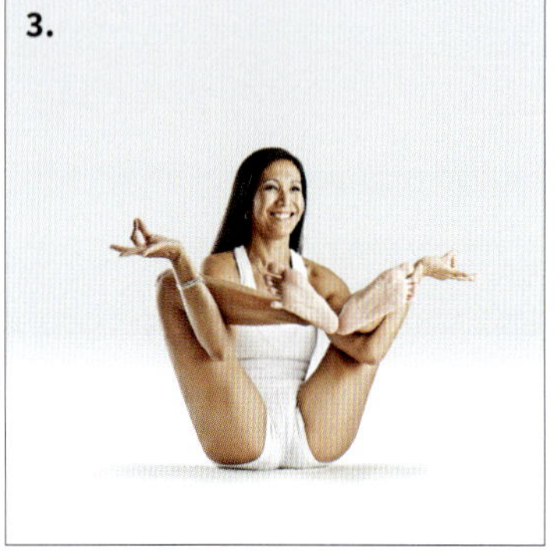

Postura del embrión en el útero fácil

Sukha garbha pindasana

También conocida como: postura preparatoria de yoga (*yogasana A* preparatoria).

Modificación: espinillas en las axilas, manos en *anjali mudra* (manos en oración).

Tipo de postura: sentada, inclinación hacia delante, abdominal.

Punto de *drishti*: *bhrumadhye* o *ajna chakra* (tercer ojo, entre las cejas).

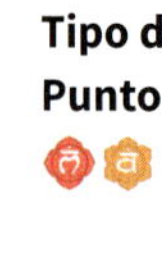

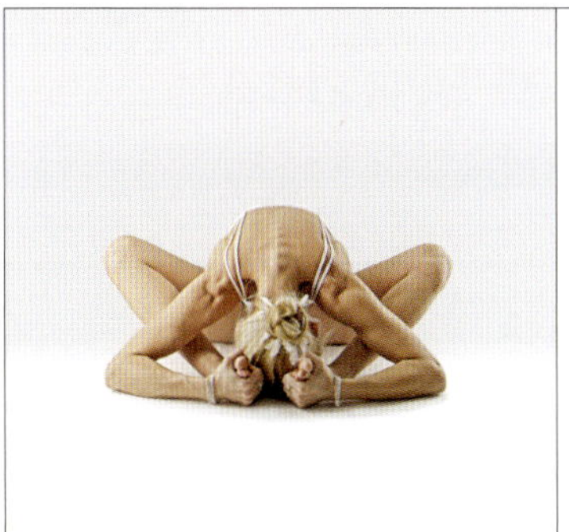

Postura de la estrella

Tarasana
Tipo de postura: sentada, inclinación hacia delante.
Punto de *drishti*: *nasagrai* o *nasagre* (nariz).

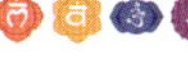

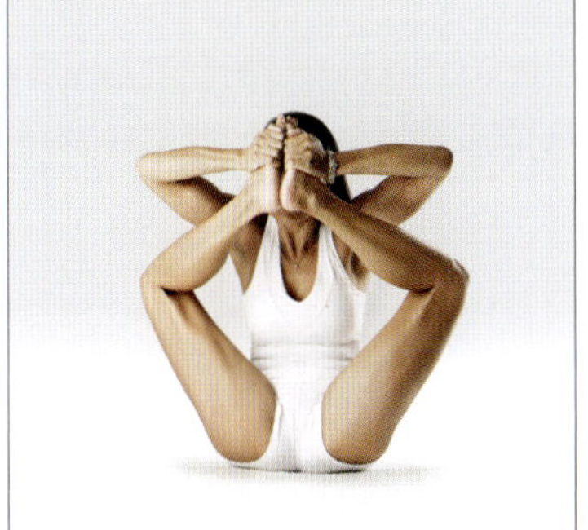

Postura de la estrella hacia arriba

Urdhva tarasana
Tipo de postura: sentada, inclinación hacia delante, abdominal.
Punto de *drishti*: *padhayoragrai* o *padayoragre* (dedos de los pies/pies) o *nasagrai* o *nasagre* (nariz).

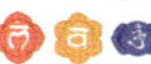

PIERNAS DELANTE: RODILLAS FLEXIONADAS

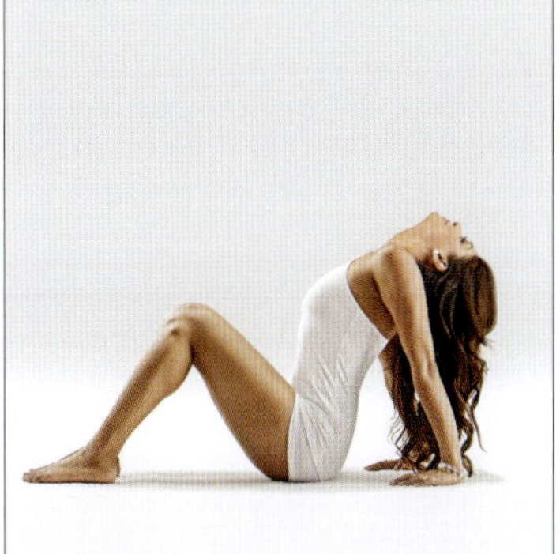

Postura de estiramiento intenso oriental sentada

Upavishta purvottanasana
También conocida como: postura preparatoria de la tabla invertida, *upavistha purvottanasana*.
Tipo de postura: sentada, inclinación hacia atrás.
Punto de *drishti*: *bhrumadhye* o *ajna chakra* (tercer ojo, entre las cejas).

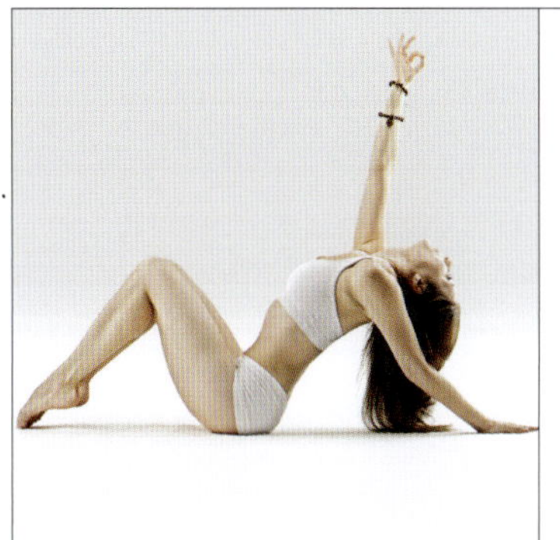

Postura de estiramiento intenso oriental sentada con una mano levantada

Eka hasta upavishta purvottanasana
También conocida como: postura preparatoria de estiramiento intenso invertida de oriente con una mano levantada *(eka hasta upavistha purvottanasana)*.
Tipo de postura: sentada, inclinación hacia atrás.
Punto de *drishti*: *bhrumadhye* o *ajna chakra* (tercer ojo, entre las cejas), *hastagrai* o *hastagre* (manos).

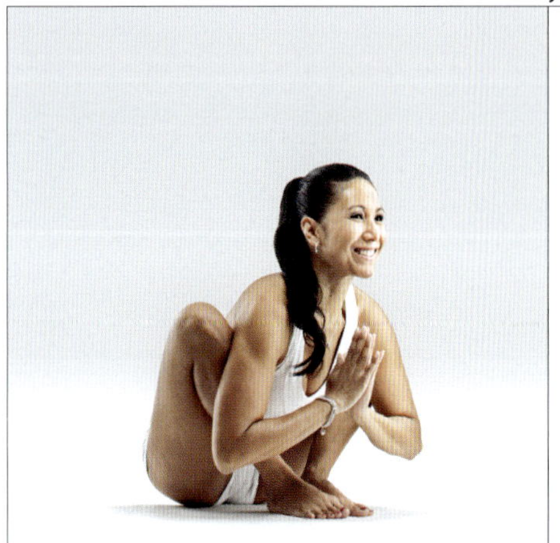

Postura de los hombros sentada con las rodillas separadas

Upavishta janu bhujasana

También conocida como: *Upavishta janu bhujasana.*
Modificación: manos en *anjali mudra* (manos en oración).
Tipo de postura: sentada, inclinación hacia delante.
Punto de *drishti*: *nasagrai* o *nasagre* (nariz), *bhrumadhye* o *ajna chakra* (tercer ojo, entre las cejas).

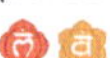

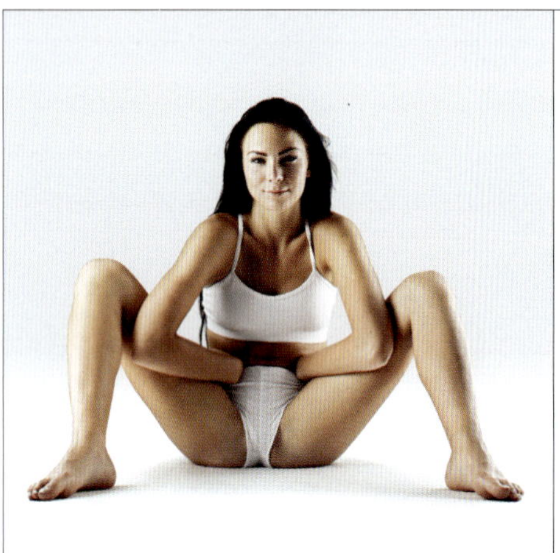

Postura del ala rota

Avabhinna pakshakasana

Tipo de postura: sentada, inclinación hacia delante.
Punto de *drishti*: *nasagrai* o *nasagre* (nariz), *bhrumadhye* o *ajna chakra* (tercer ojo, entre las cejas).

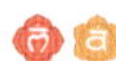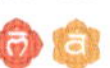

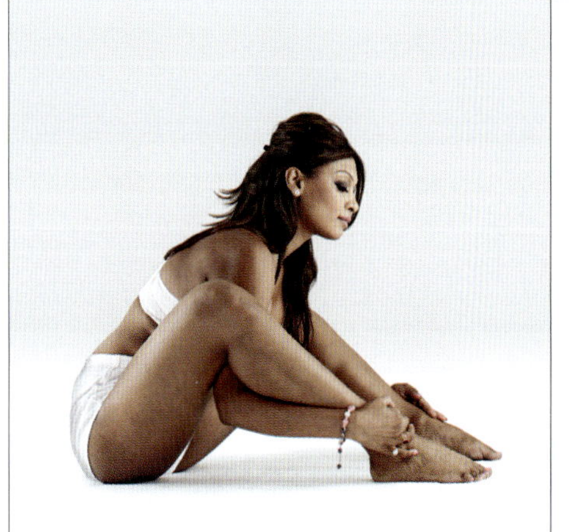

Postura preparatoria de la tortuga

Kurmasana preparatoria

Modificación: agarre de los tobillos.
Tipo de postura: sentada, inclinación hacia delante.
Punto de *drishti*: *padhayoragrai* o *padayoragre* (dedos de los pies/pies) o *nasagrai* o *nasagre* (nariz).

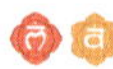

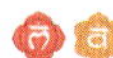

Postura preparatoria de la tortuga

Kurmasana **preparatoria**

Modificación: 1. Brazos rectos.

2. Codos flexionados.

Tipo de postura: sentada, inclinación hacia delante.

Punto de *drishti*: *nasagrai* o *nasagre* (nariz,) *bhrumadhye* o *ajna chakra* (tercer ojo, entre las cejas).

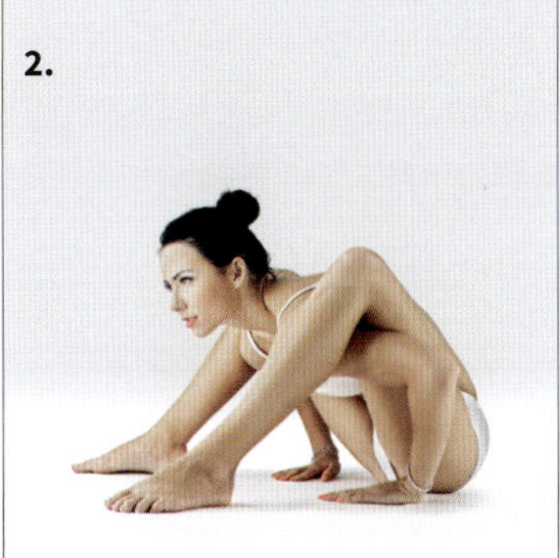

Postura preparatoria de la tortuga dormida

Supta Kurmasana **preparatoria**

Modificación: pies separados.

Tipo de postura: sentada, inclinación hacia delante, agarre.

Punto de *drishti*: *bhrumadhye* o *ajna chakra* (tercer ojo, entre las cejas).

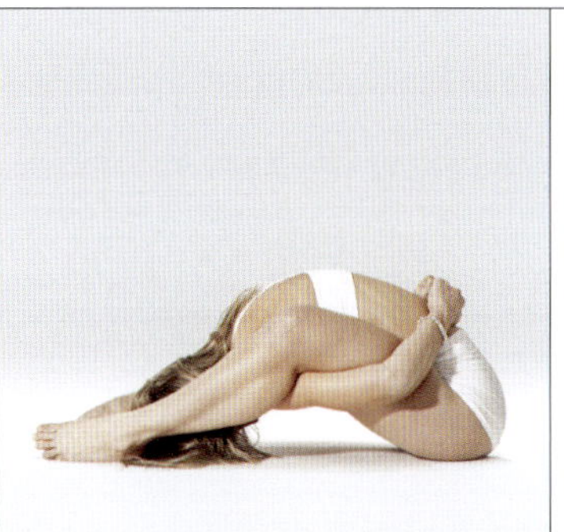

Postura de la tortuga dormida

Supta kurmasana

Tipo de postura: sentada, inclinación hacia delante, agarre.

Punto de *drishti*: *bhrumadhye* o *ajna chakra* (tercer ojo, entre las cejas).

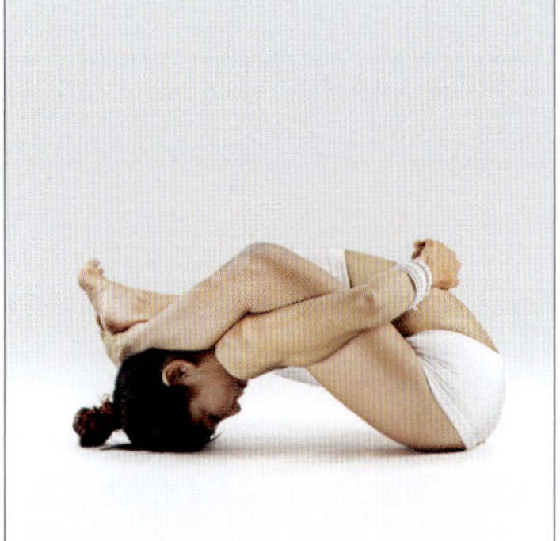

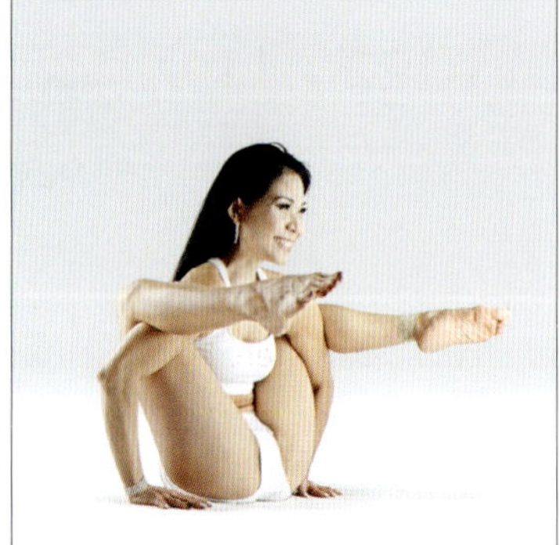

Postura preparatoria del medio ángulo sentada ascendente

Ardha urdhva upavistha konasana preparatoria

Modificación: hombros hasta la parte posterior de las rodillas, palmas de las manos apoyadas en el suelo, rodillas flexionadas.

Tipo de postura: sentada, inclinación hacia delante, abdominal.

Punto de *drishti*: *bhrumadhye* o *ajna chakra* (tercer ojo), *nasagrai* o *nasagre* (nariz).

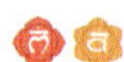

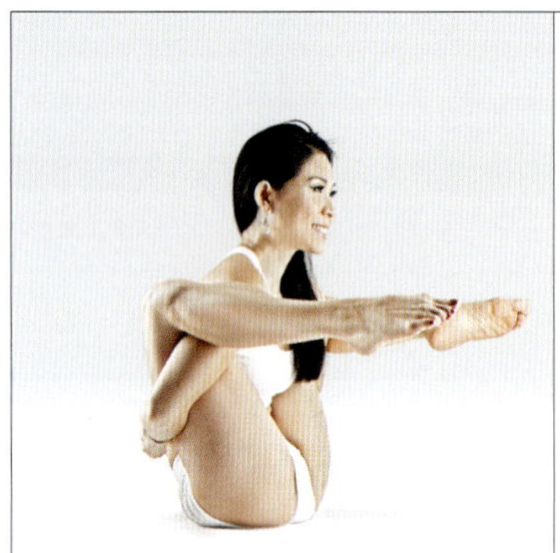

Posición con piernas separadas en media postura dedicada al sabio Koormamuni

Baddha pada ardha koormamunyasana

Tipo de postura: sentada, inclinación hacia delante, abdominal, agarre.

Punto de *drishti*: *bhrumadhye* o *ajna chakra* (tercer ojo, entre las cejas), *nasagrai* o *nasagre* (nariz).

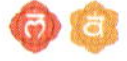

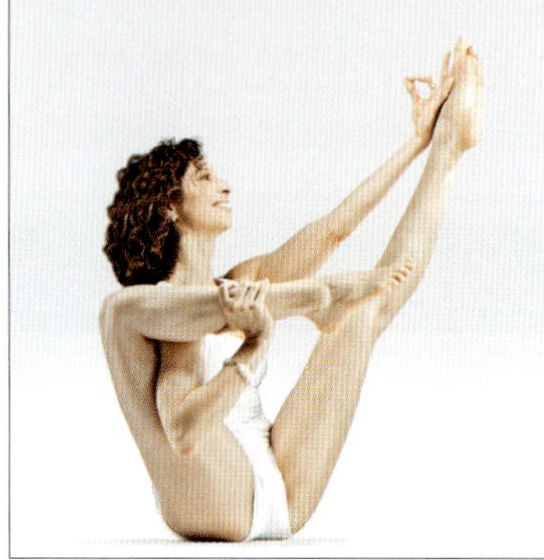

Postura preparatoria del ángulo sentada en la postura del barco con una mano en el pie

Ardha urdhva upavishta konasana prep. en eka hasta pada navasana

También conocida como: *ardha urdhva upavistha konasana* preparatoria en *Eka hasta pada navasana*.

Modificación: una pierna estirada, parte posterior de la otra rodilla hacia el hombro.

Tipo de postura: sentada, inclinación hacia delante, abdominal.

Punto de *drishti*: *hastagrai* o *hastagre* (manos) o *padhayoragrai* o *padayoragre* (dedos de los pies/pies).

Postura del ángulo sentada con una pierna levantada

Ardha urdhva upavishta konasana

También conocida como: *Ardha urdhva upavistha konasana*.

Modificación: palmas de las manos apoyadas en el suelo, una pierna estirada hacia el cielo, el otro pie apoyado en el suelo, rodillas hacia el pecho.

Tipo de postura: sentada, inclinación hacia delante.

Punto de *drishti*: *nasagrai* o *nasagre* (nariz). 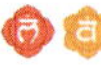

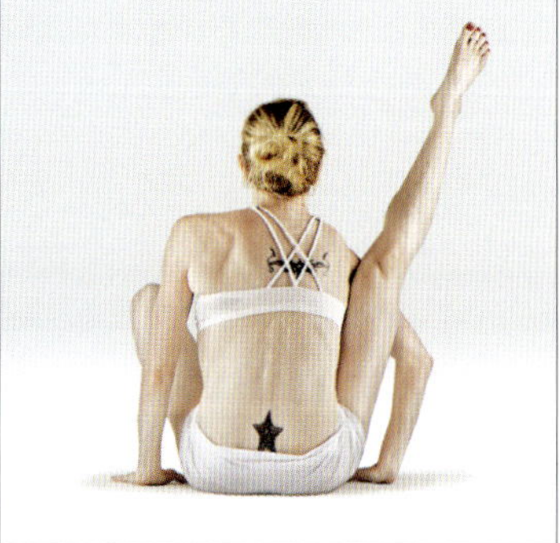

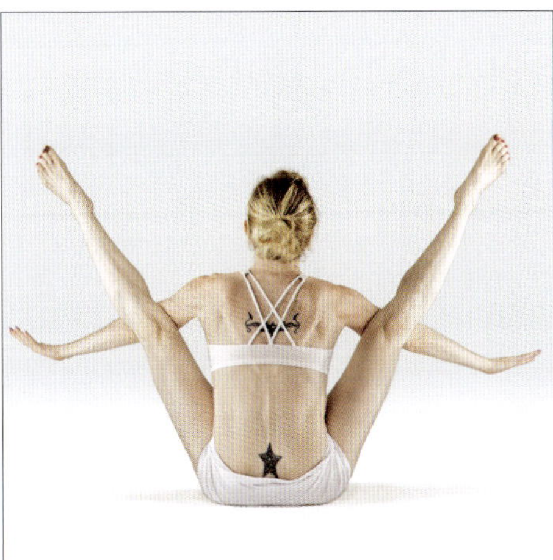

Postura del ángulo sentada con ambas piernas levantadas

Urdhva upavishta konasana

También conocida como: *urdhva upavistha konasana.*

Modificación: brazos abiertos a los lados, tríceps en la parte posterior de las rodillas.

Tipo de postura: sentada, inclinación hacia delante, abdominal.

Punto de *drishti*: *bhrumadhye* o *ajna chakra* (tercer ojo, entre las cejas), *nasagrai* o *nasagre* (nariz).

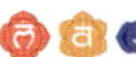

APERTURA DE PIERNAS HORIZONTAL: PIERNAS LEVANTADAS Y RECTAS

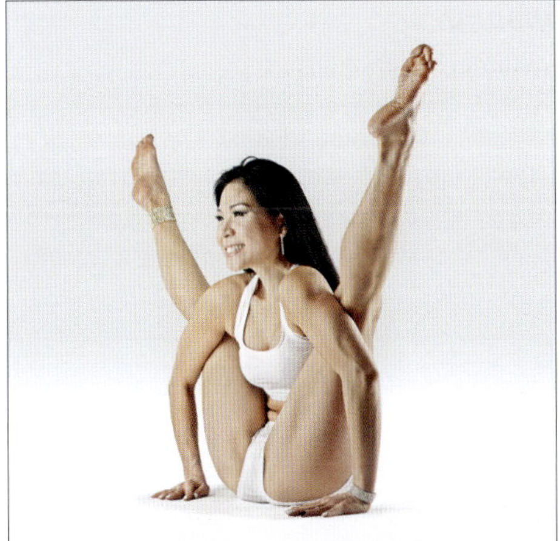

Postura de la luciérnaga sentada

Upavishta tittibhasana

También conocida como: postura preparatoria del ángulo sentada (*urdhva upavishta konasana* preparatoria) y postura preparatoria dedicada al sabio Koormamuni (*koormamunyasana* preparatoria) y *upavistha tittibhasana*.

Modificación: palmas de las manos apoyadas en el suelo, hombros en la parte posterior de las rodillas.

Tipo de postura: sentada, inclinación hacia delante, abdominal.

Punto de *drishti*: *bhrumadhye* o *ajna chakra* (tercer ojo, entre las cejas), *nasagrai* o *nasagre* (nariz).

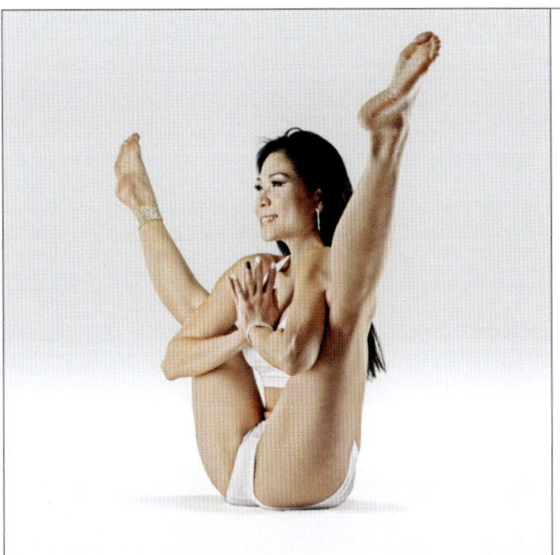

Postura dedicada al sabio Koormamuni

Koormamunyasana

Modificación: manos en *anjali mudra* (manos en oración).

Tipo de postura: sentada, inclinación hacia delante, abdominal.

Punto de *drishti*: *bhrumadhye* o *ajna chakra* (tercer ojo, entre las cejas), *nasagrai* o *nasagre* (nariz).

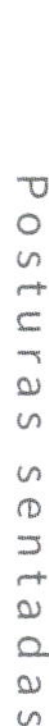

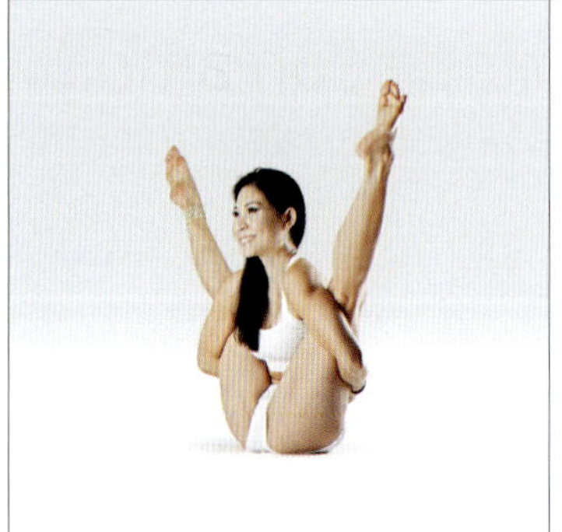

Postura dedicada al sabio Koormamuni con agarre de piernas

Baddha pada koormamunyasana

Modificación: piernas rectas.

Tipo de postura: sentada, inclinación hacia delante, agarre, abdominal.

Punto de *drishti*: *bhrumadhye* o *ajna chakra* (tercer ojo, entre las cejas), *nasagrai* o *nasagre* (nariz).

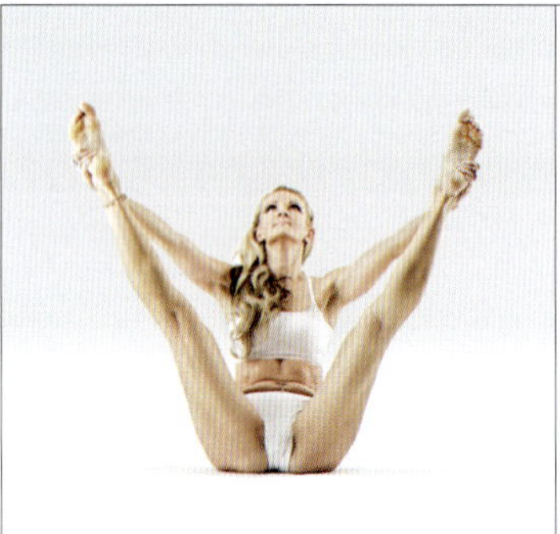

Postura del ángulo sentada hacia arriba con las manos en los pies

Pada hasta urdhva upavishta konasana

También conocida como: *pada hasta urdhva upavistha konasana*.

Modificación: agarre de los bordes exteriores de los pies.

Tipo de postura: sentada, inclinación hacia delante, abdominal.

Punto de *drishti*: *bhrumadhye* o *ajna chakra* (tercer ojo, entre las cejas), *urdhva* o *antara drishti* (hacia el cielo).

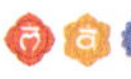

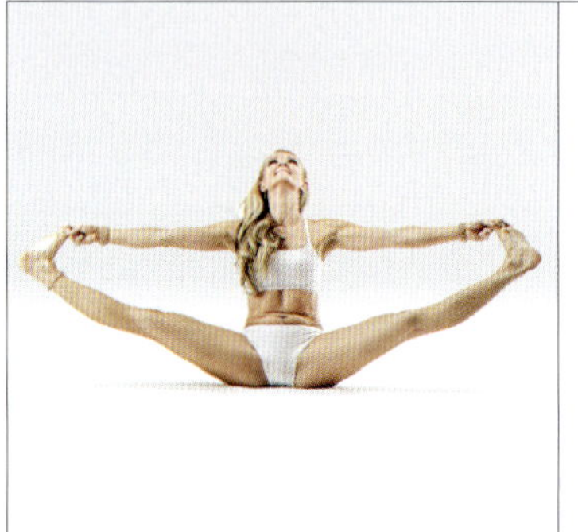

Postura del ángulo sentada hacia arriba con las manos en los dedos gordos

Padangushta urdhva upavishta konasana

También conocida como: *padangushta urdhva upavistha konasana*.

Modificación: agarre de los dedos gordos del pie, con los brazos paralelos al suelo.

Tipo de postura: sentada, inclinación hacia delante, abdominal.

Punto de *drishti*: *bhrumadhye* o *ajna chakra* (tercer ojo, entre las cejas) o *urdhva* o *antara drishti* (hacia el cielo).

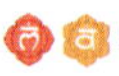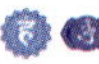

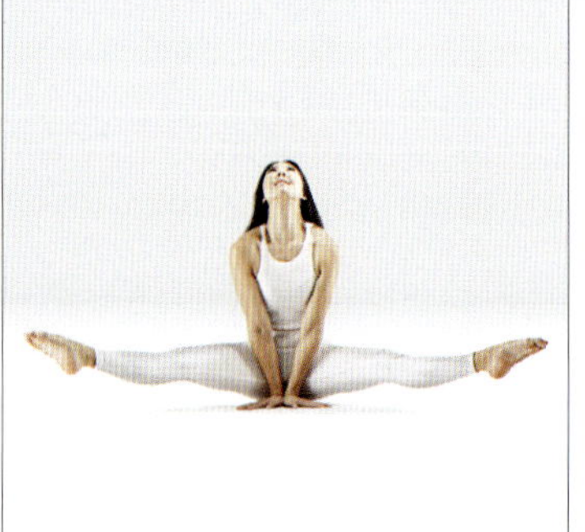

Postura del ángulo sentada hacia arriba

Urdhva upavishta konasana

También conocida como: *Urdhva upavistha konasana*.

Modificación: palmas de las manos juntas y apoyadas en el suelo, dedos apuntando hacia los lados, pies levantados y puntas de los pies estiradas hacia delante.

Tipo de postura: sentada, inclinación hacia delante, abdominal.

Punto de *drishti*: *bhrumadhye* o *ajna chakra* (tercer ojo, entre las cejas), *urdhva* o *antara drishti* (hacia el cielo).

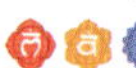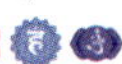

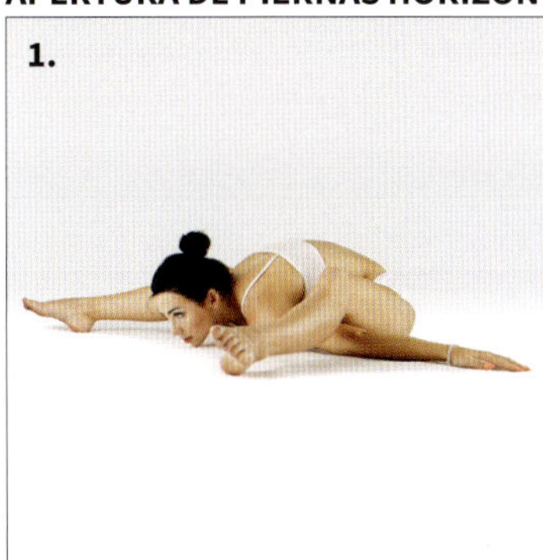

Postura de la tortuga

Kurmasana

Modificación: 1. Rodillas flexionadas.

2. Piernas rectas.

Tipo de postura: sentada, inclinación hacia delante.

Punto de *drishti:* *bhrumadhye* o *ajna chakra* (tercer ojo, entre las cejas).

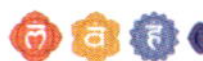

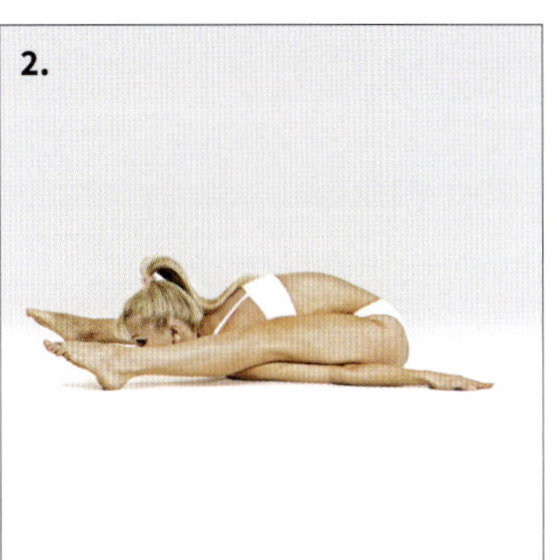

Postura del ángulo equitativa

Samakonasana

Modificación: inclinación hacia delante, antebrazos apoyados en el suelo.

Tipo de postura: sentada, inclinación hacia delante.

Punto de *drishti:* *bhrumadhye* o *ajna chakra* (tercer ojo, entre las cejas).

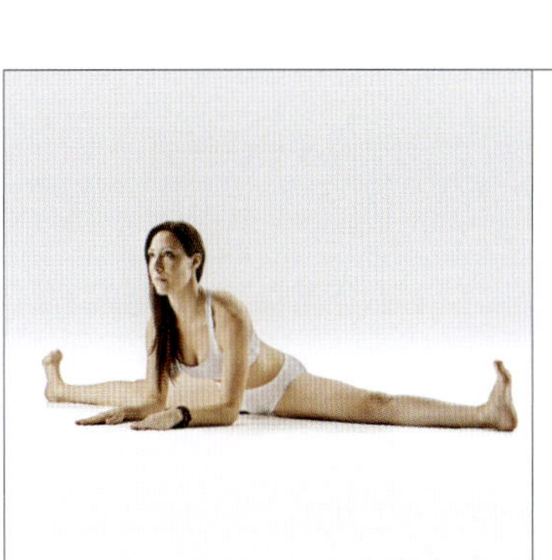

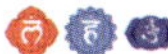

Postura del ángulo asentada con agarre de los dedos gordos de los pies

Padangushta upavishta konasana

También conocida como: *padangushta upavistha konasana.*

Modificación: inclinación hacia delante, barbilla apoyada en el suelo.

Tipo de postura: sentada, inclinación hacia delante.

Punto de *drishti:* *bhrumadhye* o *ajna chakra* (tercer ojo, entre las cejas).

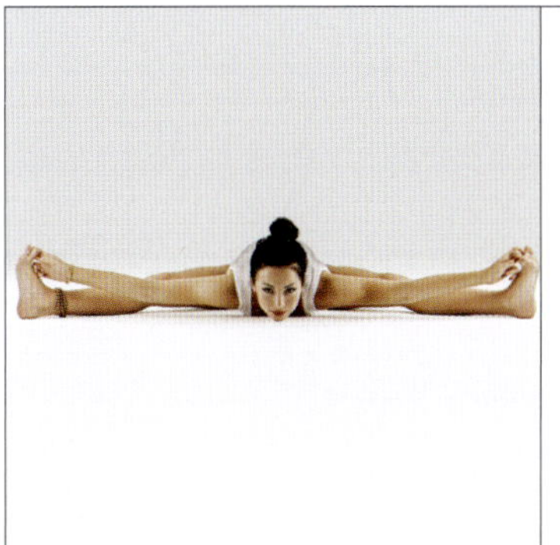

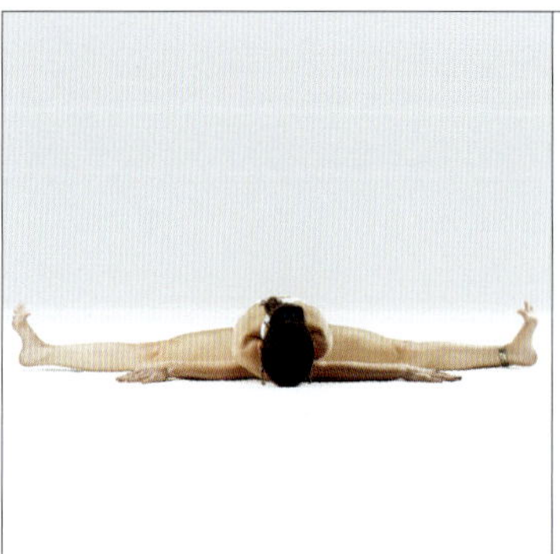

Postura del ángulo equitativa

Samakonasana

Modificación: inclinación hacia delante, brazos cruzados delante.
Tipo de postura: sentada, inclinación hacia delante.
Punto de *drishti*: *bhrumadhye* o *ajna chakra* (tercer ojo, entre las cejas), *nasagrai* o *nasagre* (nariz).

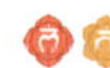  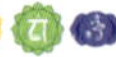

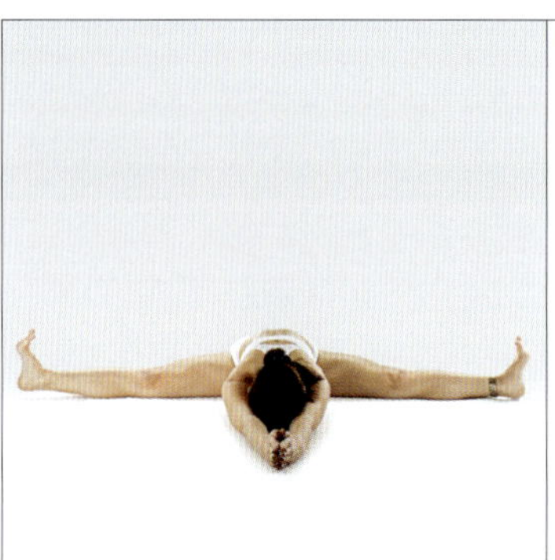

Postura del ángulo equitativa

Samakonasana

Modificación: inclina hacia delante, con los brazos extendidos hacia el frente.
Tipo de postura: sentada, inclinación hacia delante.
Punto de *drishti*: *nasagrai* o *nasagre* (nariz).

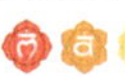  

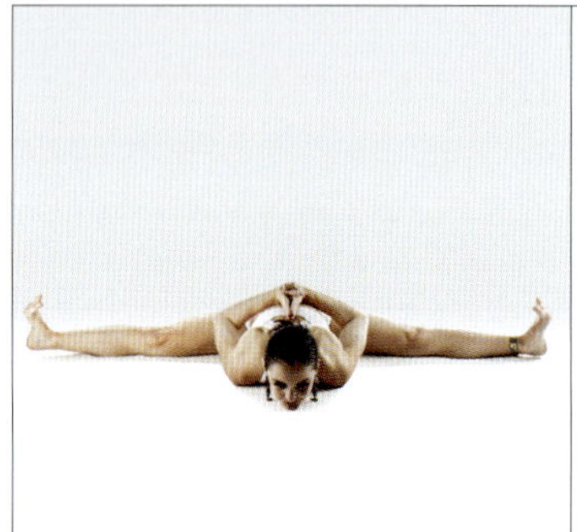

Postura del ángulo equitativa en oración invertida

Viparita namaskar samakonasana

También conocida como: postura del ángulo equitativa en oración por la espalda *(paschima namaskara samakonasana)*.
Tipo de postura: sentada, inclinación hacia delante.
Punto de *drishti*: *bhrumadhye* o *ajna chakra* (tercer ojo, entre las cejas).

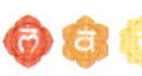  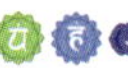

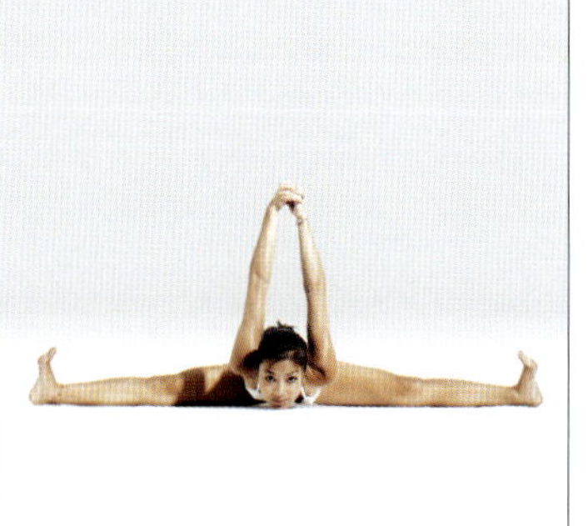

Postura del ángulo equitativa con las manos entrelazadas

Baddha hasta samakonasana

Modificación: inclinación hacia delante.
Tipo de postura: sentada, inclinación hacia delante.
Punto de *drishti*: *bhrumadhye* o *ajna chakra* (tercer ojo, entre las cejas).

  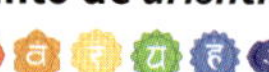

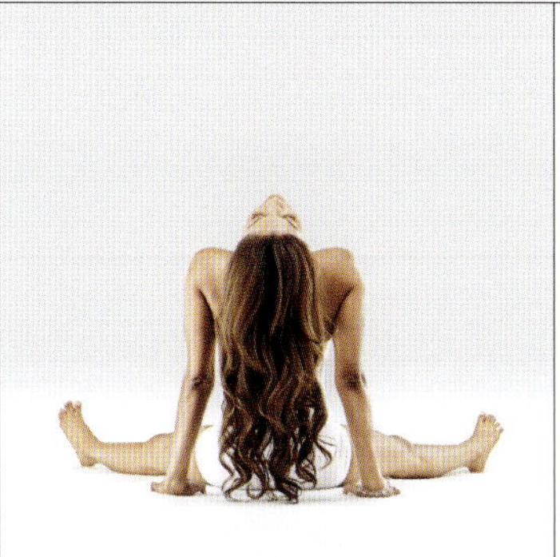

Postura del ángulo sentada

Upavishta Konasana
También conocida como: *upavistha konasana.*
Modificación: versión suave, inclinación hacia atrás.
Tipo de postura: sentada, inclinación hacia atrás.
Punto de *drishti*: *bhrumadhye* o *ajna chakra* (tercer ojo, entre las cejas).

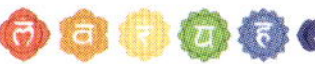

Postura del ángulo sentada

Upavishta Konasana
También conocida como: *upavistha konasana.*
Modificación: 1. Manos en *anjali mudra* (manos en oración), dedos de los pies flexionados hacia dentro.
2. Manos en oración invertida, dedos de los pies flexionados hacia dentro.
Tipo de postura: sentada.
Punto de *drishti*: *nasagrai* o *nasagre* (nariz) o *hastagrai* o *hastagre* (manos).

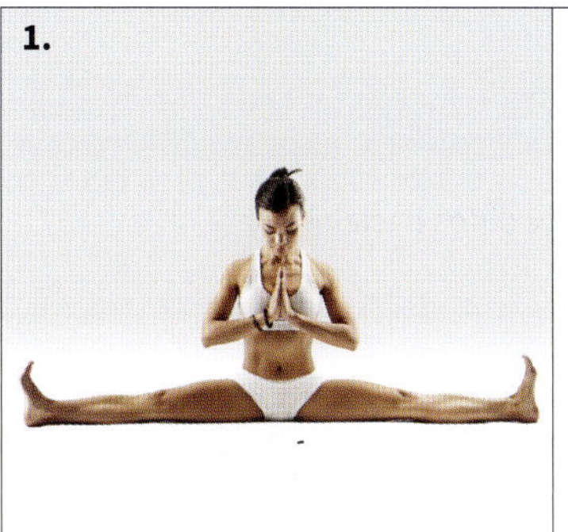

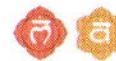

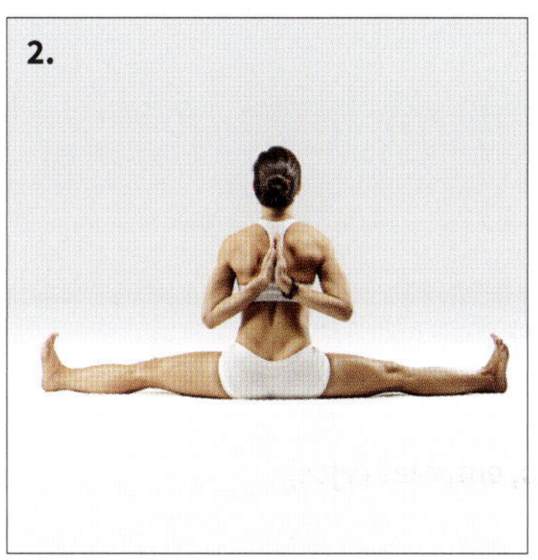

Postura del ángulo sentada

Upavishta Konasana
También conocida como: *upavistha konasana.*
Modificación: palmas de las manos apoyadas en el suelo delante de las caderas, talones de las manos juntos, dedos apuntando hacia los lados, columna vertebral recta, dedos los pies extendidos hacia delante.
Tipo de postura: sentada.
Punto de *drishti*: *bhrumadhye* o *ajna chakra* (tercer ojo, entre las cejas).

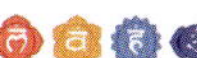

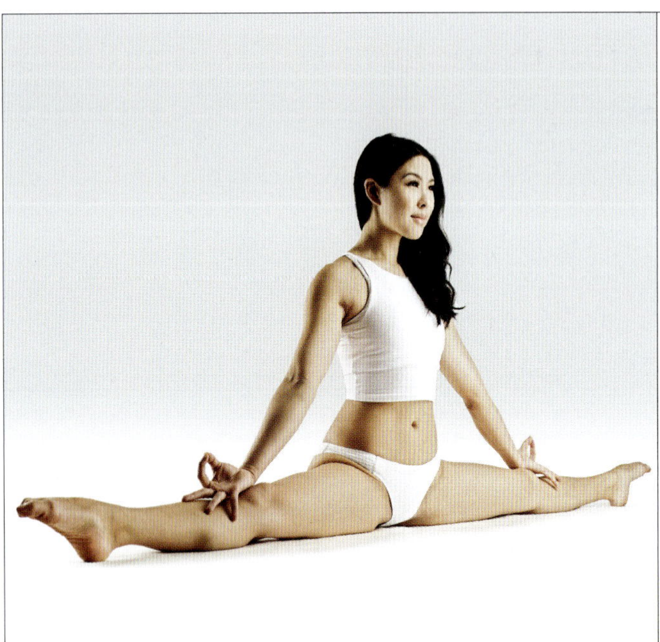

Postura del ángulo equitativa

Samakonasana

Modificación: dorsos de las manos apoyados en las rodillas, columna vertebral recta.
Tipo de postura: sentada.
Punto de *drishti*: *bhrumadhye* o *ajna chakra* (tercer ojo, entre las cejas), *nasagrai* o *nasagre* (nariz).

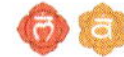

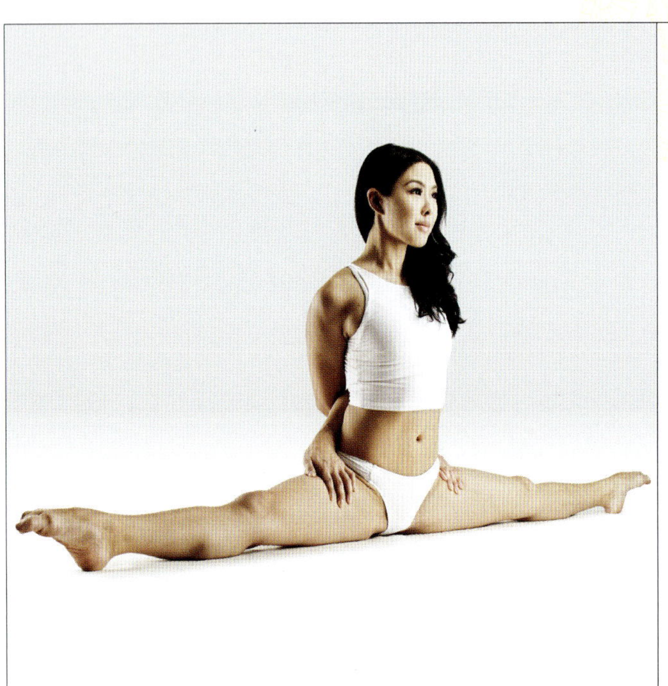

Postura del ángulo equitativa con agarre

Baddha samakonasana

Tipo de postura: sentada, agarre.
Punto de *drishti*: *bhrumadhye* o *ajna chakra* (tercer ojo, entre las cejas), *nasagrai* o *nasagre* (nariz).

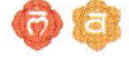

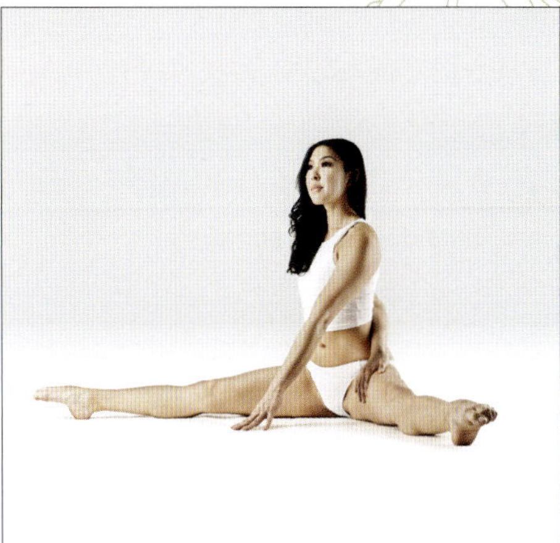

Postura del ángulo sentada con medio agarre

Ardha baddha upavishta konasana

También conocida como: *Ardha baddha upavistha konasana*.
Modificación: puntas de los dedos de los pies extendidas hacia delante, agarre del muslo con una mano por detrás de la espalda, yemas de los dedos de la otra mano apoyadas en el suelo por delante de las caderas.
Tipo de postura: sentada, agarre.
Punto de *drishti*: *bhrumadhye* o *ajna chakra* (tercer ojo, entre las cejas), *nasagrai* o *nasagre* (nariz).

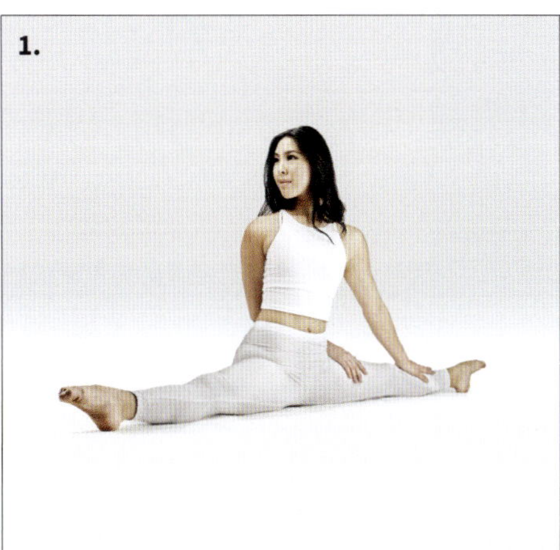

1.

Postura del ángulo equitativa con medio agarre y con torsión

Parivritta samakonasana

Modificación: 1. Puntas de los dedos de los pies extendidas hacia delante, con ambas manos en una pierna.
2. Dedos de los pies flexionados, agarre de la pierna con una mano por detrás de la espalda, puntas de los dedos de la otra mano apoyadas en el suelo.
Tipo de postura: sentada, torsión, agarre.
Punto de *drishti*: *parshva drishti* (hacia la derecha), *parshva drishti* (hacia la izquierda).

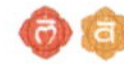

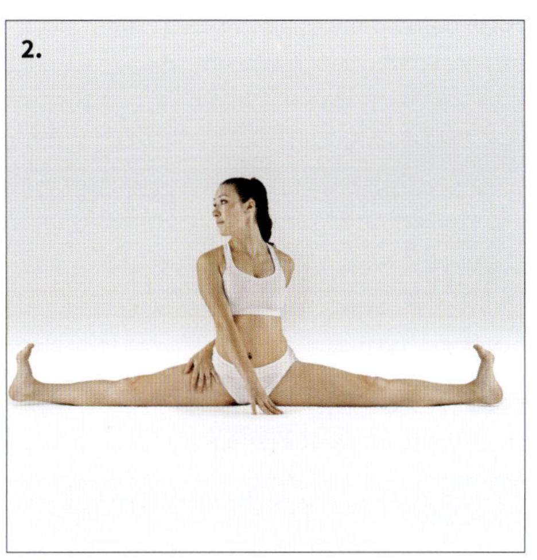

2.

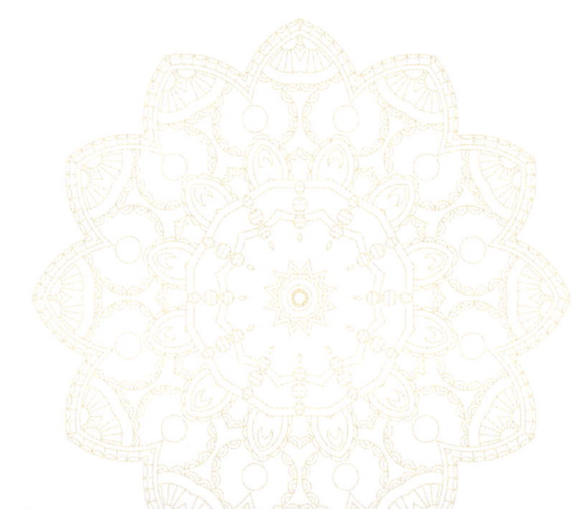

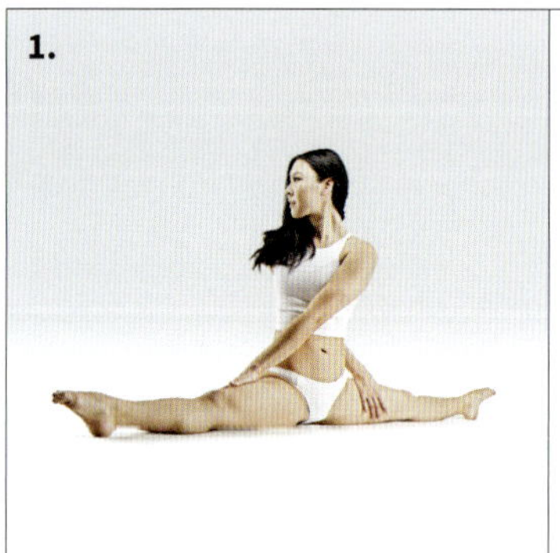

Postura del ángulo equitativa con agarre y con torsión

Parivritta baddha samakonasana

Modificación: 1. Puntas de los dedos de los pies extendidas hacia delante.

2. Dedos de los pies flexionados hacia atrás.

Tipo de postura: sentada, torsión, agarre.

Punto de *drishti*: *parshva drishti* (hacia la derecha), *parshva drishti* (hacia la izquierda).

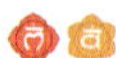

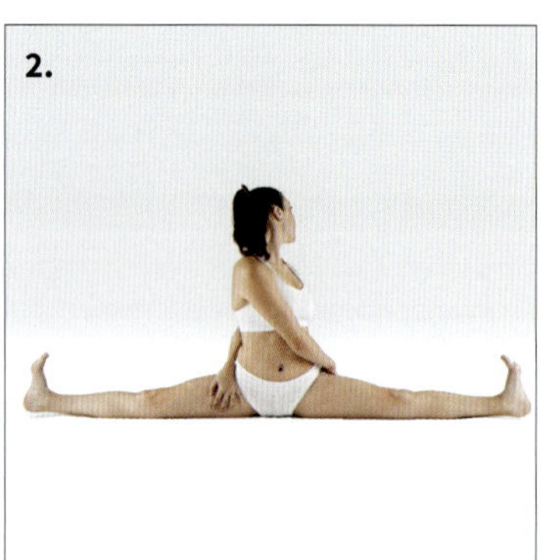

APERTURA DE PIERNAS HORIZONTAL: INCLINACIÓN LATERAL

Postura del ángulo equitativa lateral

Parshva Samakonasana

Modificación: inclinación lateral, puntas de los dedos en la parte posterior de la cabeza, codo apoyado en el suelo.

Tipo de postura: sentada, inclinación lateral.

Punto de *drishti*: *urdhva* o *antara drishti* (hacia el cielo).

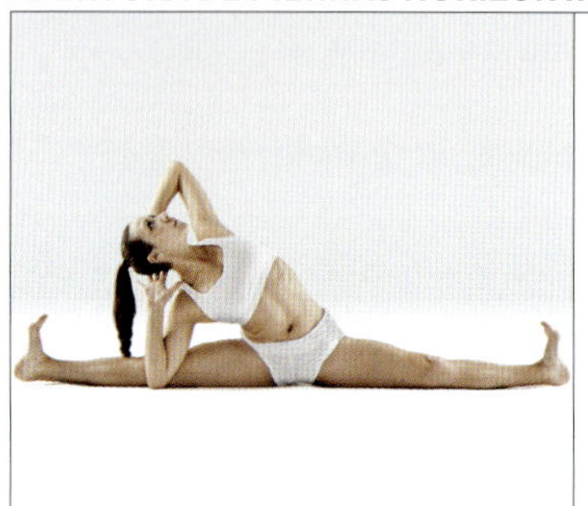

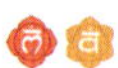

Postura del ángulo sentada con torsión y con ambas manos en el pie

Dwi Hasta Pada Parivritta Upavishta Konasana

También conocida como: *Dwi hasta pada parivritta upavistha konasana.*

Tipo de postura: sentada, inclinación lateral, torsión.

Punto de *drishti*: *urdhva* o *antara drishti* (hacia el cielo).

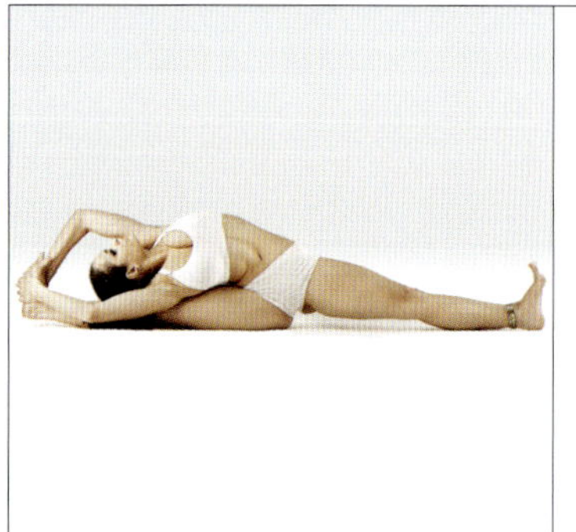

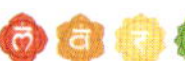

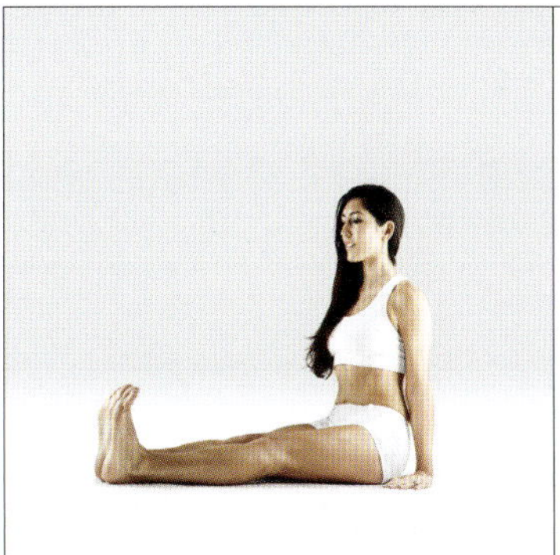

Postura del báculo

Dandasana

Tipo de postura: sentada.
Punto de *drishti*: *nasagrai* o *nasagre* (nariz), o *padhayoragrai padayoragre*
(dedos de los pies/pies).

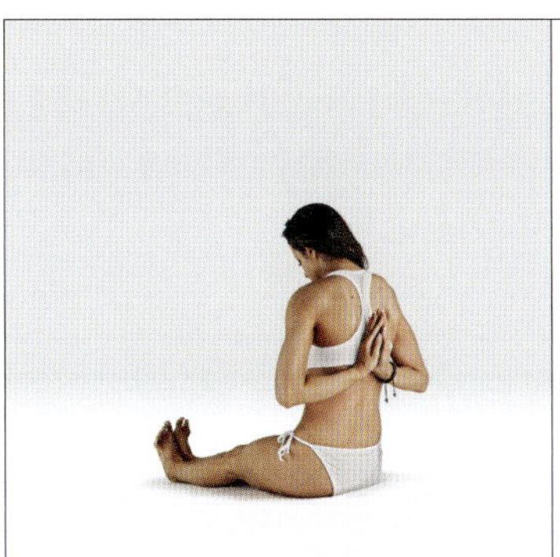

Postura del báculo en oración invertida

Viparita Namaskar Dandasana

También conocida como: postura del báculo en oración por la espalda
(paschima namaskara dandasana).
Tipo de postura: sentada.
Punto de *drishti*: *padayoragrai* o *padayoragre* (dedos de los pies/pies), o *nasagrai nasagre*
(nariz).

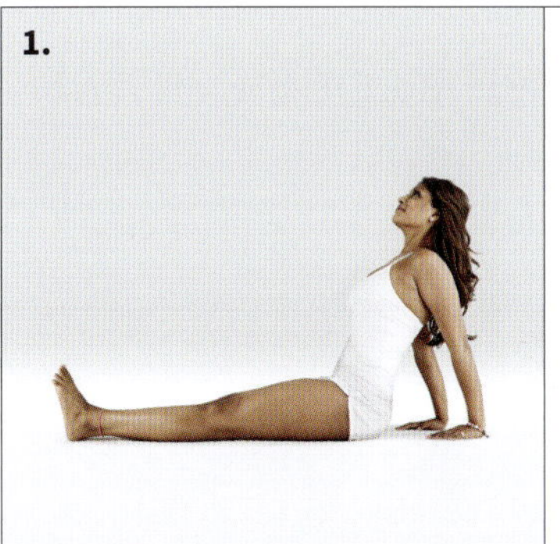

1.

Postura del báculo

Dandasana

Modificación: 1. Puntas de los dedos de los pies apuntando hacia delante,
puntas de los dedos de las manos apuntando hacia delante.
2. Puntas de los dedos de los pies apuntando hacia atrás, cabeza inclinada hacia atrás,
puntas de los dedos de las manos apuntando hacia atrás.
Tipo de postura: sentada, inclinación hacia atrás suave.
Punto de *drishti*: *bhrumadhye* o *ajna chakra* (tercer ojo, entre las cejas).

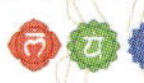

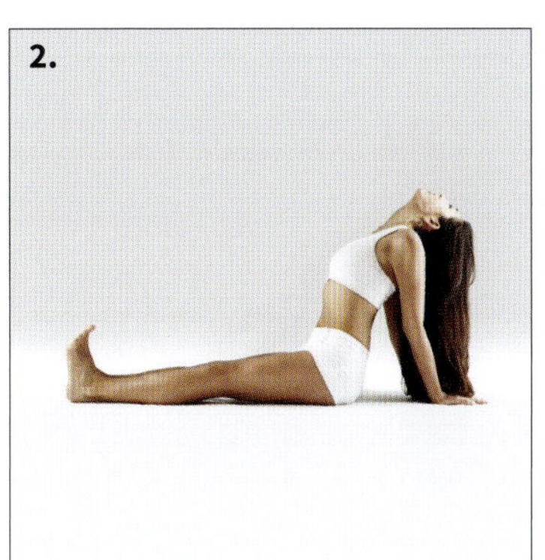

2.

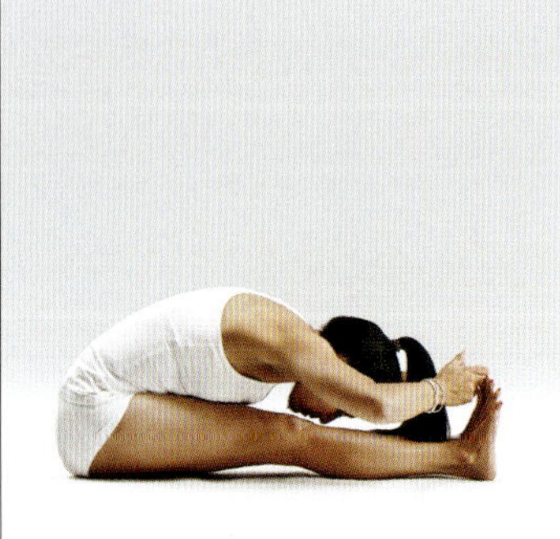

Postura de estiramiento intenso occidental

Paschimottanasana

También conocida como: postura sentada plegada hacia delante.
Modificación: agarre de los dedos gordos del pie.
Tipo de postura: sentada, inclinación hacia delante.
Punto de *drishti*: *padayoragrai* o *padayoragre* (dedos de los pies/pies), o *nasagrai nasagre* (nariz).

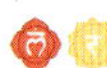

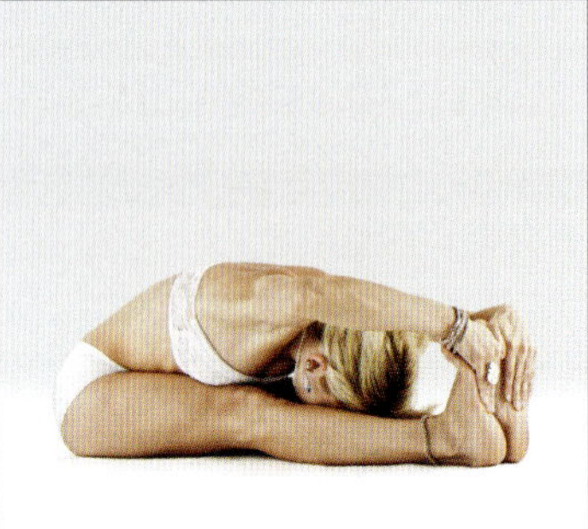

Postura de estiramiento intenso occidental

Paschimottanasana

También conocida como: postura sentada plegada hacia delante.
Modificación: agarre de las puntas de los pies.
Tipo de postura: sentada, inclinación hacia delante.
Punto de *drishti*: *padayoragrai* o *padayoragre* (dedos de los pies/pies), o *nasagrai nasagre* (nariz).

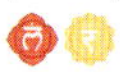

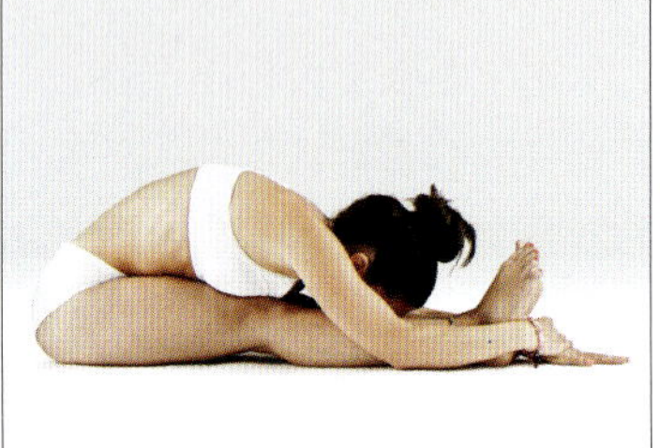

Postura de estiramiento intenso occidental

Paschimottanasana

También conocida como: postura sentada plegada hacia delante.
Modificación: agarre de la muñeca.
Tipo de postura: sentada, inclinación hacia delante.
Punto de *drishti*: *padayoragrai* o *padayoragre* (dedos de los pies/pies), o *nasagrai nasagre* (nariz).

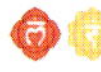

Postura de estiramiento intenso occidental

Paschimottanasana

También conocida como: postura sentada plegada hacia delante.
Modificación: palmas apoyadas en el suelo.
Tipo de postura: sentada, inclinación hacia delante.
Punto de *drishti*: *padayoragrai* o *padayoragre* (dedos de los pies/pies), o *nasagrai nasagre* (nariz).

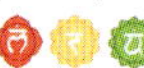

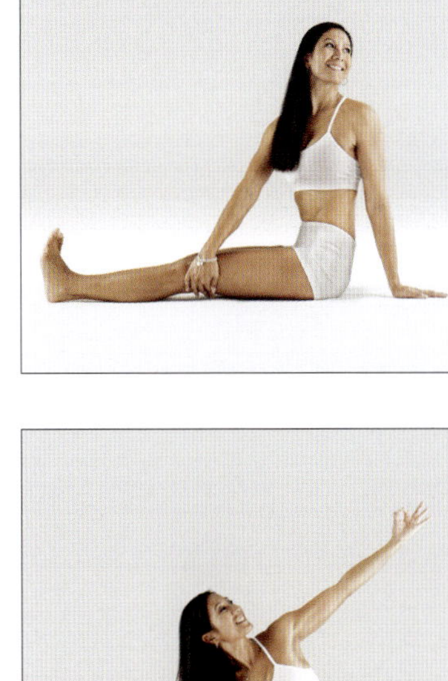

Postura de estiramiento intenso occidental con agarre de manos

Baddha hasta paschimottanasana
También conocida como: postura sentada plegada hacia delante.
Tipo de postura: sentada, inclinación hacia delante.
Punto de *drishti*: *padayoragrai* o *padayoragre* (dedos de los pies/pies), o *nasagrai nasagre* (nariz).

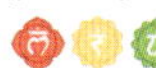

Postura de estiramiento intenso occidental en oración invertida

Viparita namaskar paschimottanasana
También conocida como: postura occidental de estiramiento en oración por la espalda *(paschima namaskara paschimottanasana)* y hacia delante en oración invertida.
Tipo de postura: sentada, inclinación hacia delante.
Punto de *drishti*: *padayoragrai* o *padayoragre* (dedos de los pies), o *nasagrai nasagre* (nariz).

PIERNAS ESTIRADAS HACIA DELANTE:

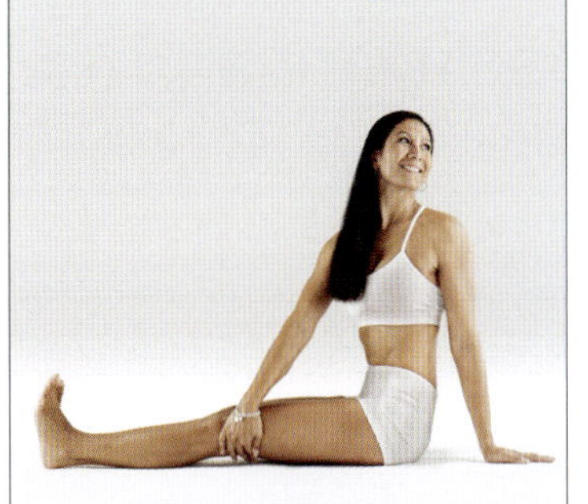

Postura del báculo con torsión

Parivritta dandasana
Tipo de postura: sentada, torsión.
Punto de *drishti*: *parshva drishti* (hacia la derecha), *parshva drishti* (hacia la izquierda).

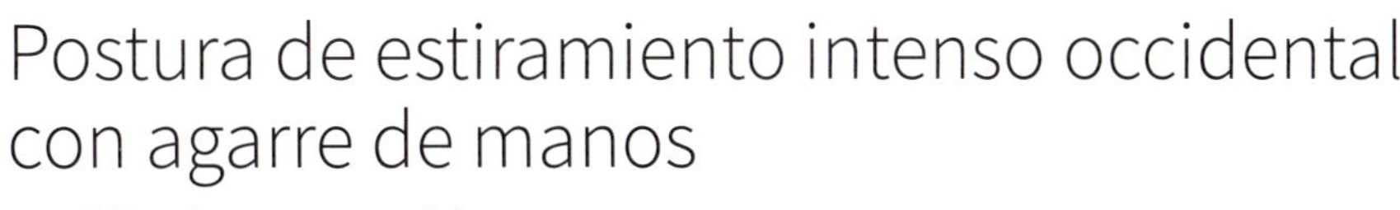

Postura del báculo con torsión con agarre del pie con una mano y el otro brazo extendido hacia arriba

Parivritta urdhva eka hasta utthita hasta pada dandasana
Tipo de postura: sentada, inclinación hacia delante, torsión.
Punto de *drishti*: *hastagrai* o *hastagre* (manos).

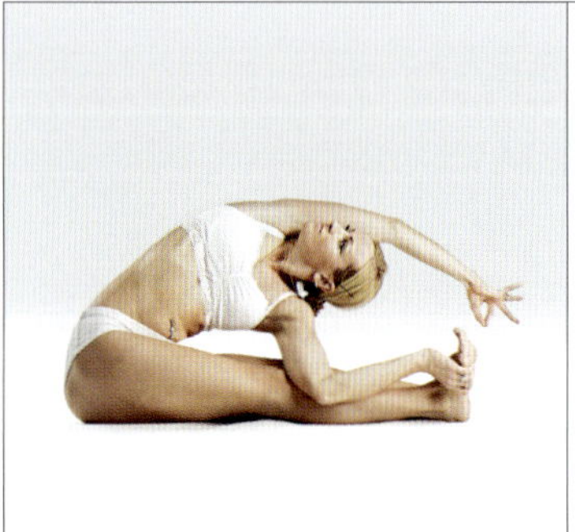

Postura de estiramiento intenso occidental con agarre con una mano y con torsión

Eka hasta parivritta paschimottanasana
También conocida como: postura sentada hacia delante y con torsión con agarre.
Modificación: agarre del pie con una mano.
Tipo de postura: sentada, inclinación hacia delante, inclinación lateral, torsión.
Punto de *drishti:* *urdhva* o *antara drishti* (hacia el cielo).

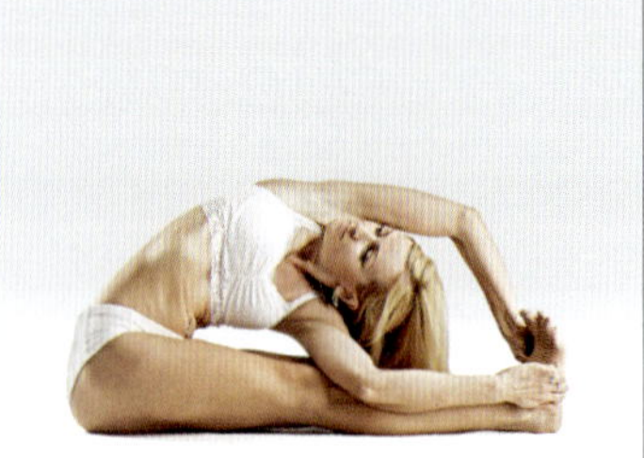

Postura de estiramiento intensa occidental con agarre con dos manos y con torsión

Dwi hasta parivritta paschimottanasana
También conocida como: postura de inclinación intensa hacia delante con torsión con agarre con dos manos.
Tipo de postura: sentada, inclinación hacia delante, inclinación lateral, torsión.
Punto de *drishti:* *urdhva* o *antara drishti* (hacia el cielo).

PIERNAS ESTIRADAS: CON LAS PIERNAS A UN LADO O EN TIJERAS

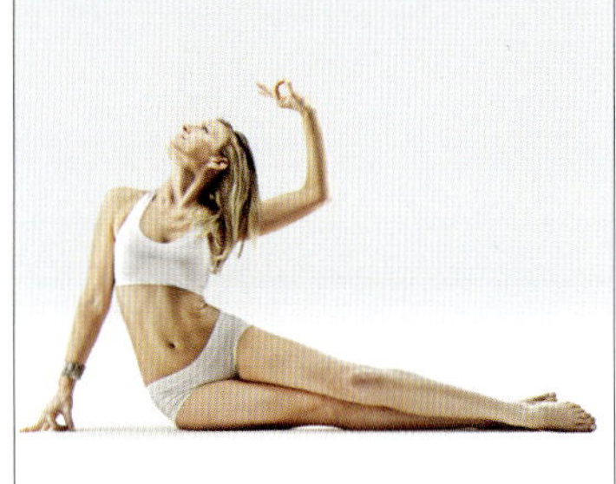

Postura del infinito lateral hacia arriba

Urdhva parshva anantasana
Tipo de postura: sentada, inclinación lateral.
Punto de *drishti:* *urdhva* o *antara drishti* (hacia el cielo).

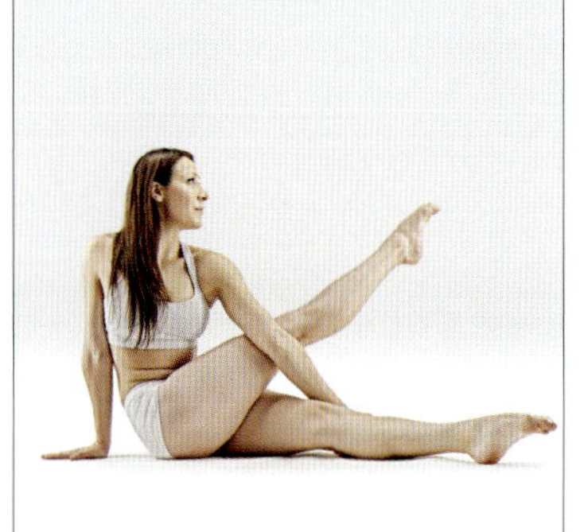

Postura del báculo con torsión con una pierna levantada y una mano en la rodilla

Urdhva eka pada janu hasta parivritta dandasana
Tipo de postura: sentada, inclinación hacia delante, torsión.
Punto de *drishti:* *padayoragrai* o *padayoragre* (dedos de los pies/pies).

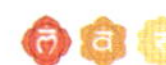

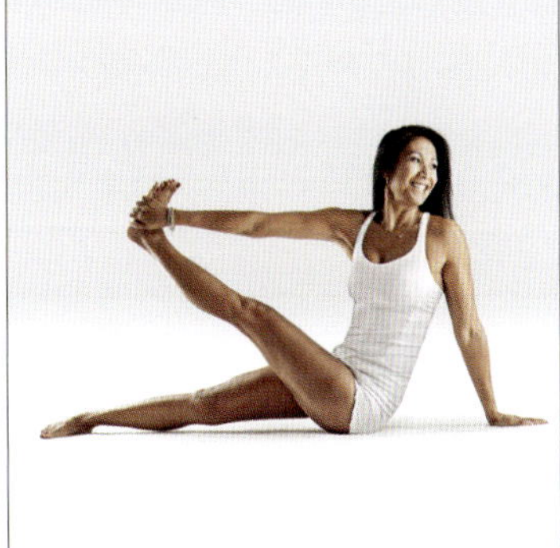

Postura del báculo con torsión con una pierna levantada y agarre del pie con la mano opuesta

Urdhva eka pada hasta pada parivritta dandasana
Tipo de postura: sentada, inclinación hacia delante, torsión.
Punto de *drishti*: *parsva drishti* (hacia la derecha), *parsva drishti* (hacia la izquierda).

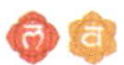

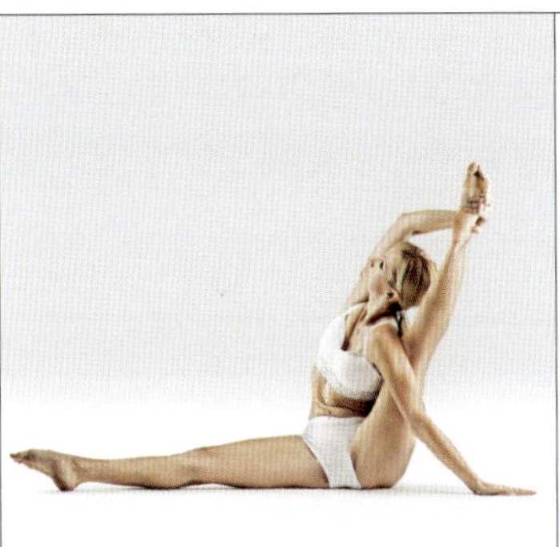

Postura del arquero con agarre del pie con la mano opuesta

Eka hasta pada akarna dhanurasana
Modificación: ambas piernas estiradas, rodilla detrás del hombro, la otra palma de la mano apoyada en el suelo.
Tipo de postura: sentada, torsión.
Punto de *drishti*: *urdhva* o *antara drishti* (hacia el cielo).

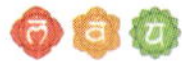

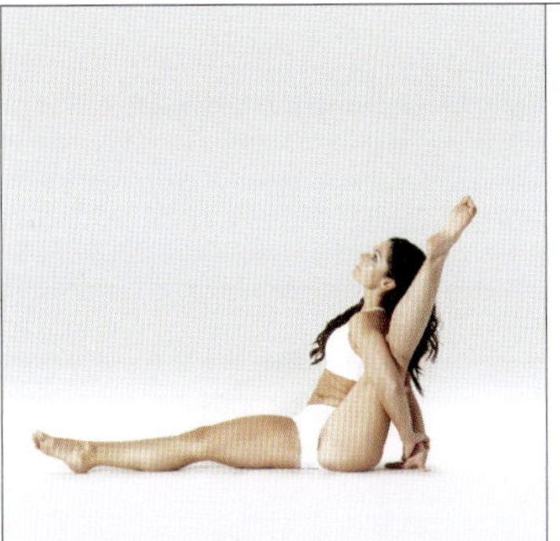

Postura del arquero con pierna estirada

Baddha pada akarna dhanurasana
Tipo de postura: sentada, torsión, agarre.
Punto de *drishti*: *urdhva* o *antara drishti* (hacia el cielo).

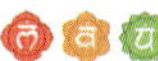
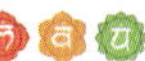

UNA PIERNA ESTIRADA, UNA PIERNA FLEXIONADA

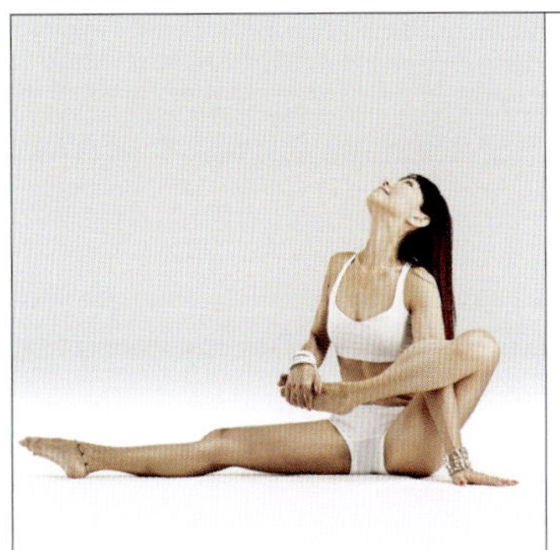

Postura preparatoria del arquero

Akarna dhanurasana preparatoria
Modificación: pierna alrededor del brazo.
Tipo de postura: sentada, inclinación hacia atrás suave.
Punto de *drishti*: *urdhva* o *antara drishti* (hacia el cielo).

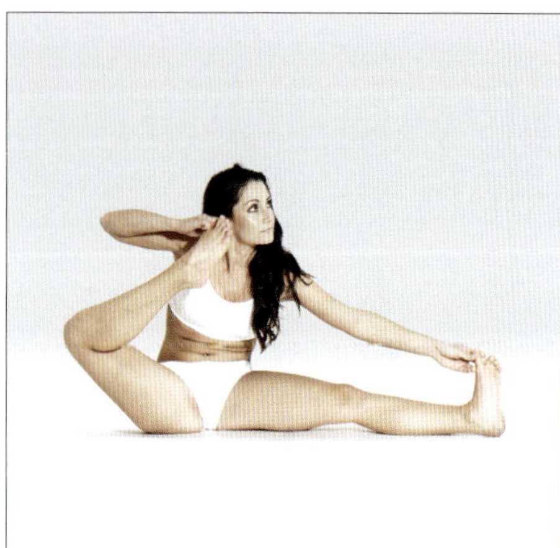

Postura del arquero

Akarna dhanurasana
Modificación: pie en la oreja.
Tipo de postura: sentada, inclinación hacia delante.
Punto de *drishti:* *bhrumadhye* o *ajna chakra* (tercer ojo, entre las cejas).

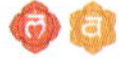

1.

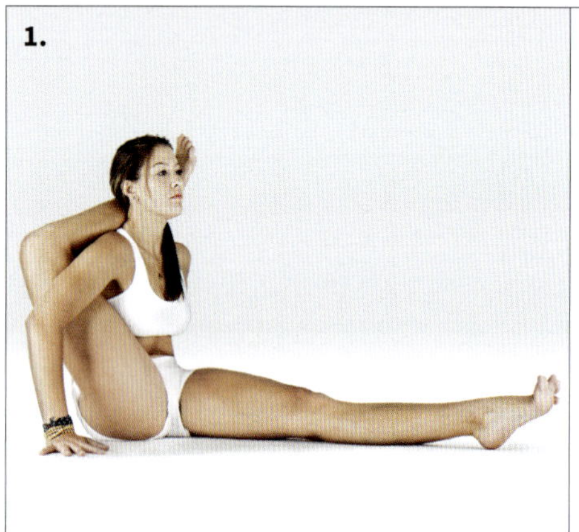

Postura del pie detrás de la cabeza

Eka pada shirshasana
También conocida como: postura del detrás de la cabeza A (*eka pada shirshasana* A).
Modificación: pierna estirada.
1. Palmas apoyadas en el suelo al lado de las caderas.
2. Manos en *anjali mudra* (manos en oración).
Tipo de postura: sentada.
Punto de *drishti:* *bhrumadhye* o *ajna chakra* (tercer ojo, entre las cejas).

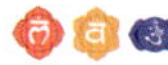

2.

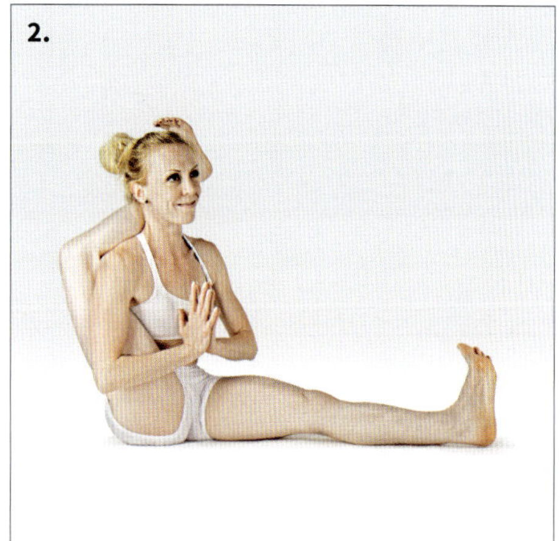

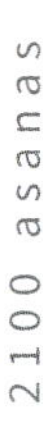

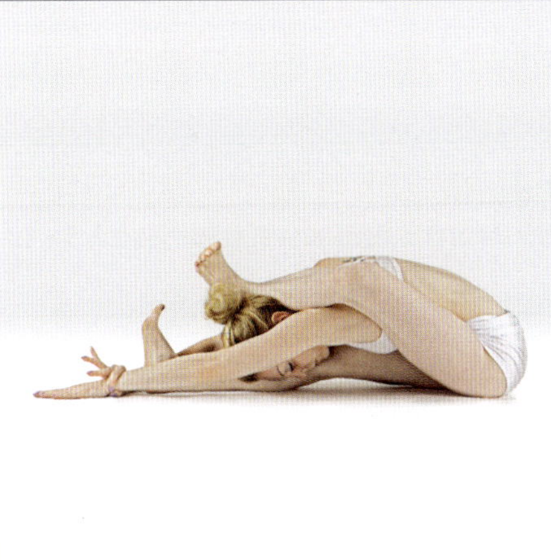

Postura dedicada a Skanda

Skandasana

También conocida como: postura del pie detrás de la cabeza B *(eka pada shirshasana B).*

Tipo de postura: sentada, inclinación hacia delante.

Punto de *drishti:* *bhrumadhye* o *ajna chakra* (tercer ojo, entre las cejas), *nasagrai* o *nasagre* (nariz).

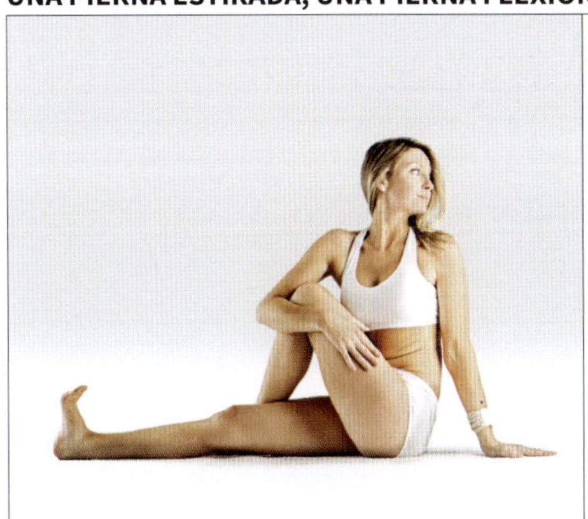

Postura preparatoria fácil del señor de los peces

Sukha matsyendrasana preparatoriav

Modificación: una pierna estirada, un brazo alrededor de la rodilla flexionada.

Tipo de postura: sentada, inclinación hacia delante, torsión.

Punto de *drishti:* *parshva drishti* (hacia la derecha), *parshva drishti* (hacia la izquierda).

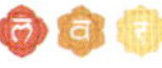

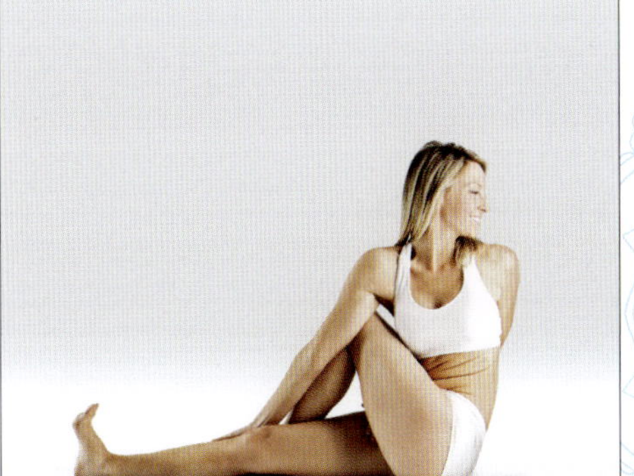

Postura fácil del señor de los peces

Sukha matsyendrasana

Tipo de postura: sentada, inclinación hacia delante, torsión, agarre.

Punto de *drishti:* *parshva drishti* (hacia la derecha), *parshva drishti* (hacia la izquierda).

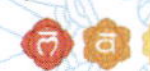

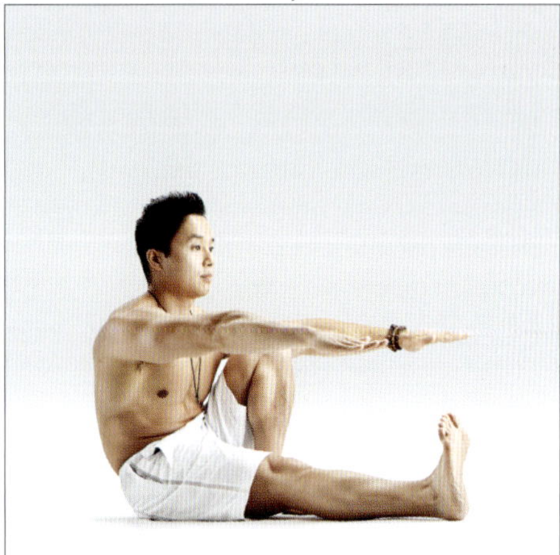

Postura preparatoria dedicada al sabio Marichi 1 y 2

Marichyasana **1 y 2 preparatoria**

También conocida como: postura preparatoria dedicada al sabio Marichi A y C (*marichyasana* A y C preparatoria).

Modificación: brazos paralelos al suelo por delante del pecho.

Tipo de postura: sentada, inclinación hacia delante.

Punto de *drishti*: *hastagrai* o *hastagre* (manos).

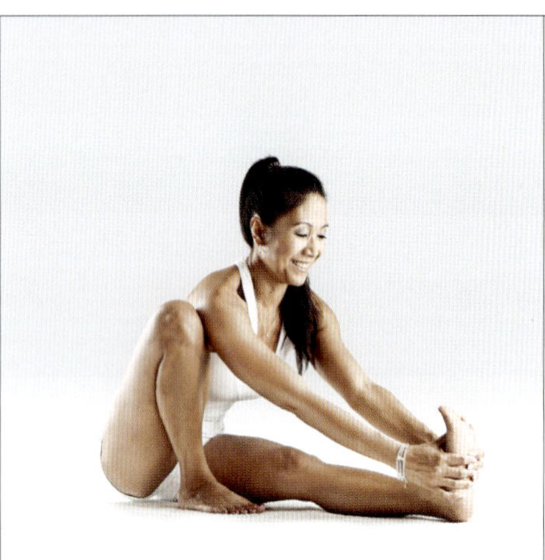

Postura preparatoria dedicada al sabio Marichi 1 y 2

Marichyasana **1 y 2 preparatoria**

También conocida como: postura preparatoria dedicada al sabio Marichi A y C (*marichyasana* A y C preparatoria).

Modificación: agarre con ambas manos de los pies de la pierna estirada.

Tipo de postura: sentada, inclinación hacia delante.

Punto de *drishti*: *padhayoragrai* o *padayoragre* (dedos de los pies/pies).

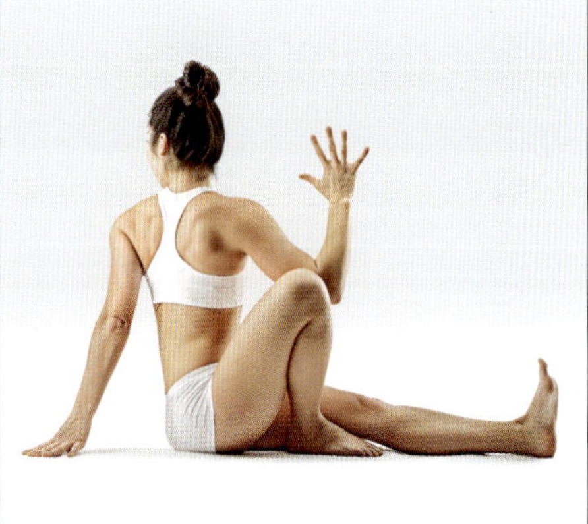

Postura preparatoria dedicada al sabio Marichi con torsión 1

Parivritta marichyasana **1 preparatoria**

Modificación: torsión hacia el interior de la rodilla flexionada, codo en la rodilla.

Tipo de postura: sentada, inclinación hacia delante, torsión.

Punto de *drishti*: *parshva drishti* (hacia la derecha), *parshva drishti* (hacia la izquierda).

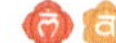

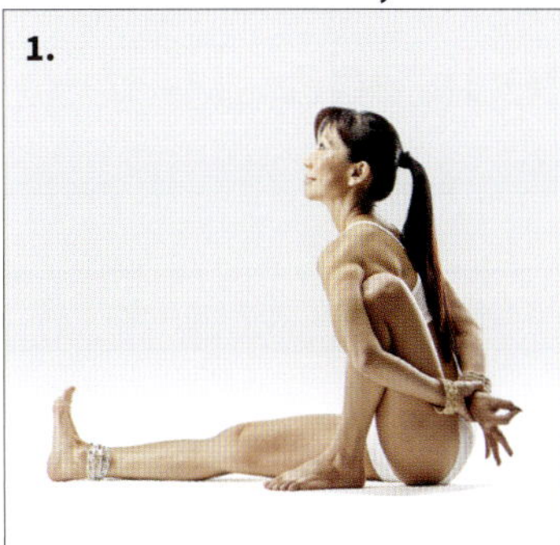

1.

Postura dedicada al sabio Marichi 1

Marichyasana 1

También conocida como: postura dedicada al sabio Marichi A (*marichyasana* A).
Modificación: 1. Columna vertebral recta.
2. Media inclinación hacia delante.
3. Inclinación completa hacia delante, nariz apoyada en la espinilla.
Tipo de postura: sentada, inclinación hacia delante, agarre.
Punto de *drishti*: 1. *Bhrumadhye* o *ajna chakra* (tercer ojo, entre las cejas).
2 y 3. *Padhayoragrai* o *padayoragre* (dedos de los pies/pies) o *nasagrai* o *nasagre* (nariz).

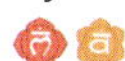

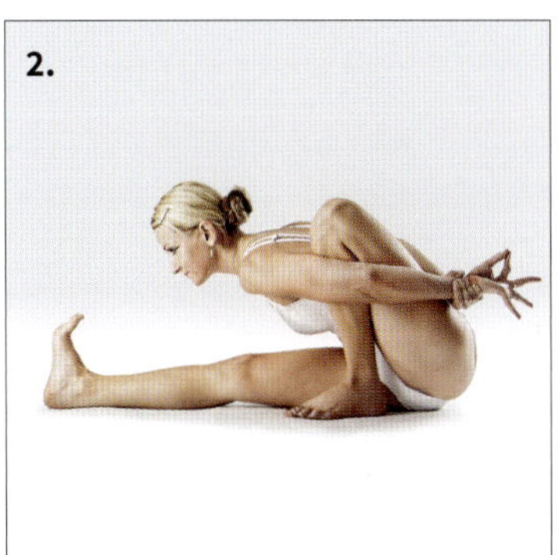

2.

3.

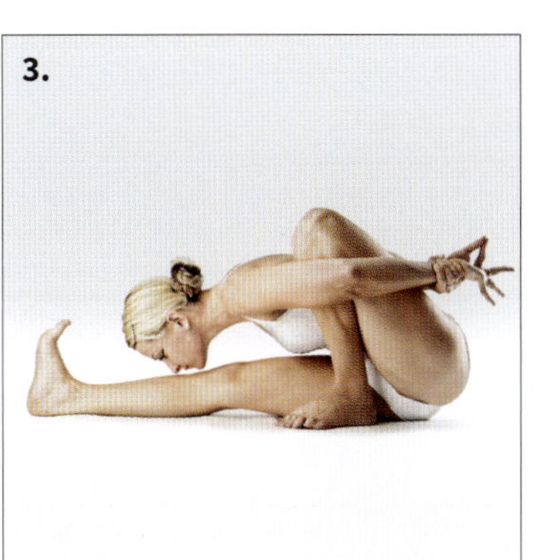

Postura preparatoria dedicada al sabio Marichi 2

Marichyasana 2 preparatoria

También conocida como: postura dedicada al sabio Marichi C (*marichyasana* C).
Modificación: codo opuesto sobre la rodilla flexionada.
Tipo de postura: sentada, inclinación hacia delante, torsión.
Punto de *drishti*: *parshva drishti* (hacia la derecha), *parshva drishti* (hacia la izquierda).

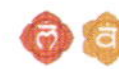

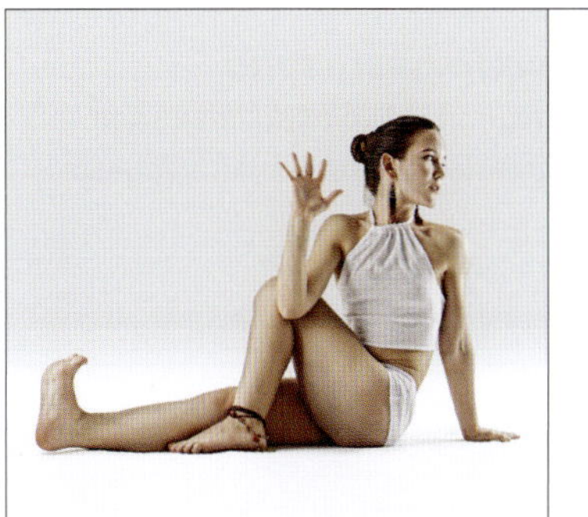

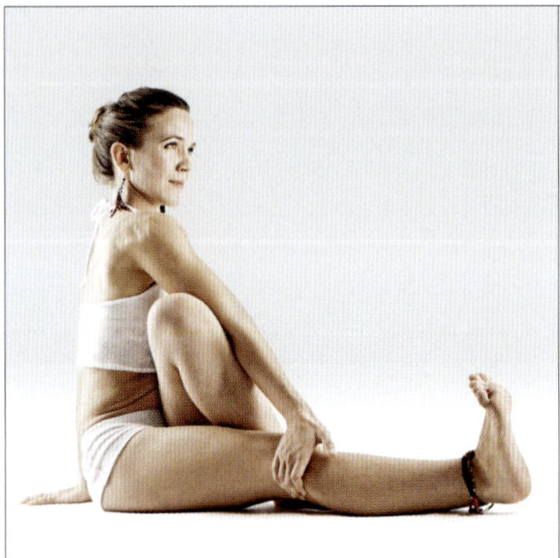

Postura preparatoria dedicada al sabio Marichi 2

Marichyasana 2 preparatoria

También conocida como: postura dedicada al sabio Marichi C (*marichyasana* C).
Modificación: agarre de la rodilla de la pierna estirada.

Tipo de postura: sentada, inclinación hacia delante, torsión, agarre.

Punto de *drishti*: *bhrumadhye* o *ajna chakra* (tercer ojo, entre las cejas)
o *padhayoragrai* o *padayoragre* (dedos de los pies/pies).

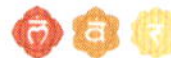

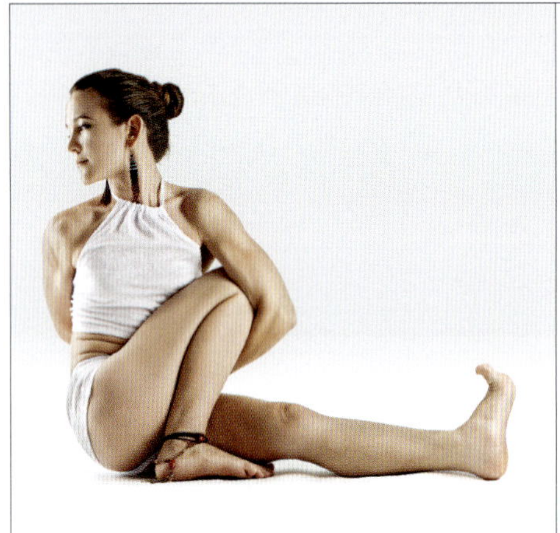

Postura dedicada al sabio Marichi 2

Marichyasana 2

También conocida como: postura dedicada al sabio Marichi C (*marichyasana* C).
Tipo de postura: sentada, inclinación hacia delante, torsión, agarre.
Punto de *drishti*: *parshva drishti* (hacia la derecha), *parshva drishti*
(hacia la izquierda).

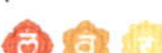
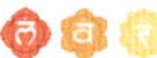

UNA PIERNA ESTIRADA Y LEVANTADA, UNA PIERNA FLEXIONADA

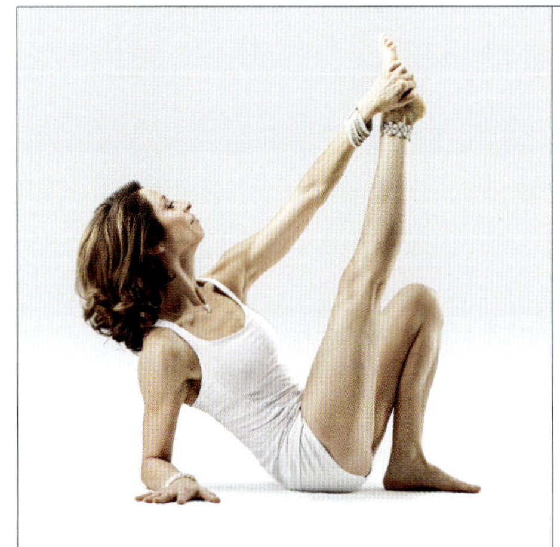

Postura sentada con torsión con una mano en el pie levantado

Upavishta parivritta urdhva eka pada hastasana

También conocida como: *Upavistha parivritta urdhva Eka pada hastasana.*
Modificación: pierna estirada levantada, agarre del pie con la mano opuesta,
el otro antebrazo apoyado en el suelo.

Tipo de postura: sentada, inclinación hacia delante.

Punto de *drishti*: *padhayoragrai* o *padayoragre* (dedos de los pies/pies).

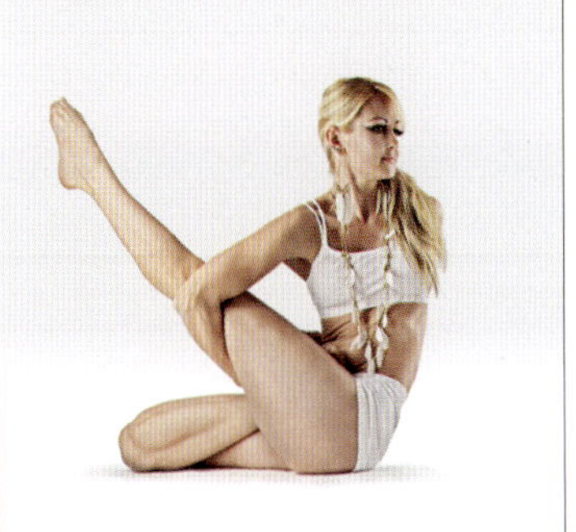

Postura del señor de los peces con una pierna completamente estirada

Utthita eka pada paripurna matsyendrasana

Tipo de postura: sentada, inclinación hacia delante, torsión, agarre.

Punto de *drishti*: *parshva drishti* (hacia la derecha), *parshva drishti* (hacia la izquierda).

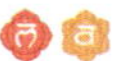

UNA PIERNA ESTIRADA, LA OTRA PIERNA CRUZADA POR ENCIMA: ANTEBRAZO Y CODO APOYADOS EN EL SUELO

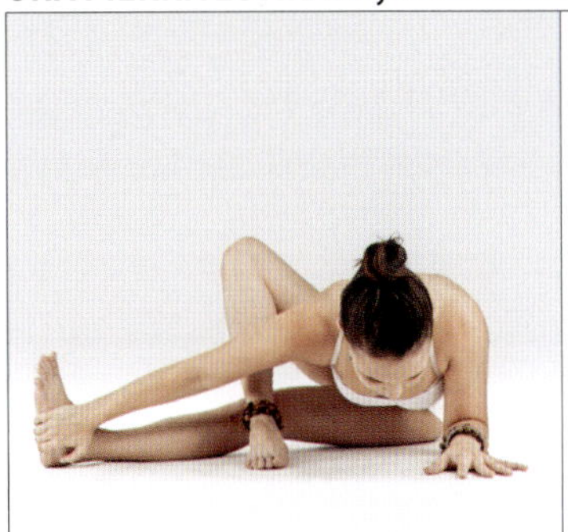

Postura del infinito occidental con torsión con estiramiento y agarre del pie

Parivritta paschimottana hasta pada parshva anantasana

También conocida como: postura del infinito con torsión y sentada con inclinación hacia delante con la mano en el pie.

Tipo de postura: sentada, inclinación hacia delante, torsión.

Punto de *drishti*: *angushtamadhye* o *angushta ma dyai* (pulgares), *nasagrai* o *nasagre* (nariz).

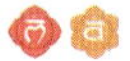

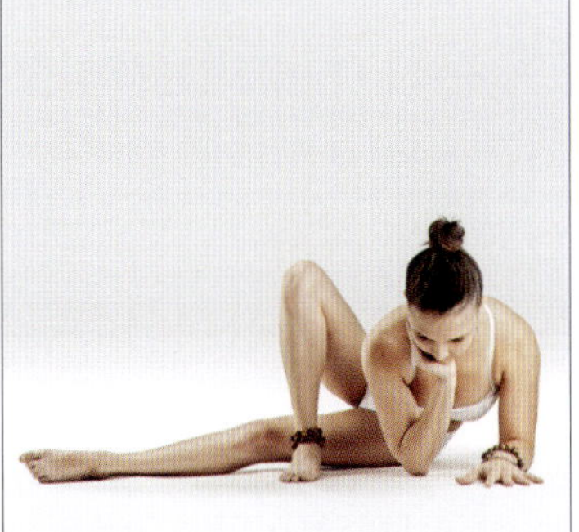

Postura del infinito occidental lateral con torsión con estiramiento y brazos desiguales

Parivritta paschimottana vishama hasta urdhva parshva anantasana

También conocida como: postura del infinito lateral con torsión y sentada con inclinación hacia delante y brazos desiguales.

Tipo de postura: sentada, inclinación hacia delante, torsión.

Punto de *drishti*: *angushtamadhye* o *Angustha ma dyai* (pulgares), *nasagrai* o *nasagre* (nariz).

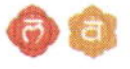

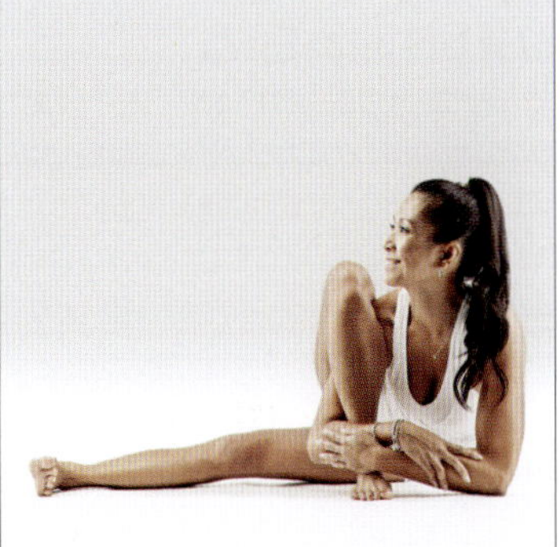

Postura del infinito occidental lateral con torsión con estiramiento intenso y agarre

Parivritta paschimottana baddha hasta urdhva parshva anantasana

También conocida como: postura del infinito lateral con torsión y sentada con inclinación hacia delante y agarre con los brazos.

Modificación: brazos alrededor del pie, codos hacia el suelo.

Tipo de postura: sentada, inclinación hacia delante, torsión.

Punto de *drishti*: *parshva drishti* (hacia la derecha), *parshva drishti* (hacia la izquierda).

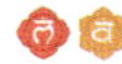

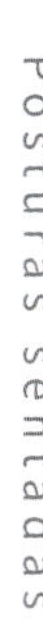

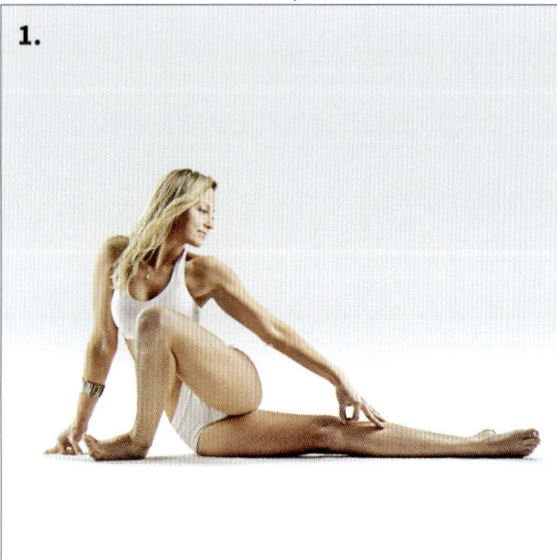

Postura del infinito lateral hacia arriba

Urdhva parshva anantasana

Modificación: una pierna cruzada por encima de la otra, el borde exterior del pie apoyado en el suelo.

1. Mirando a un lado.

2. Cabeza inclinada hacia atrás.

Tipo de postura: 1. Sentada, inclinación lateral, torsión.

2. Sentada, inclinación lateral, torsión, inclinación hacia atrás.

Punto de *drishti*: 1. *hastagrai* o *hastagre* (manos), *Padhayoragrai* o *padayoragre* (dedos de los pies/pies).

2. *bhrumadhye* o *ajna chakra* (tercer ojo, entre las cejas).

1. 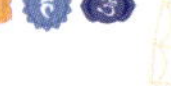

2.

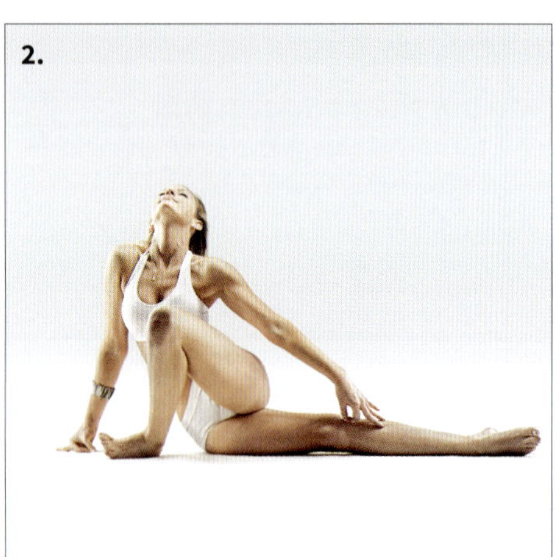

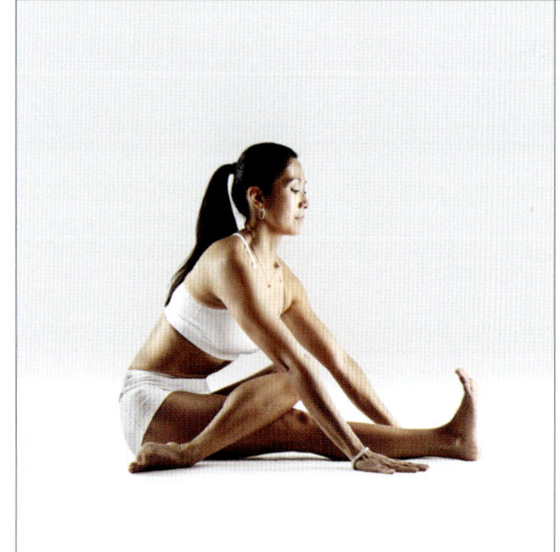

Postura preparatoria de la media cara de vaca con estiramiento intenso

Ardha gomukha paschimottanasana preparatoria

También conocida como: postura de la cara de vaca occidental con estiramiento intenso y una sola pierna *(eka pada gomukha paschimottanasana)* y media postura de la cara de vaca sentada con inclinación hacia delante.

Modificación: media inclinación hacia delante.

Tipo de postura: sentada, inclinación hacia delante.

Punto de *drishti*: *padhayoragrai* o *padayoragre* (dedos de los pies/pies), o *nasagrai nasagre* (nariz).

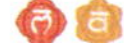

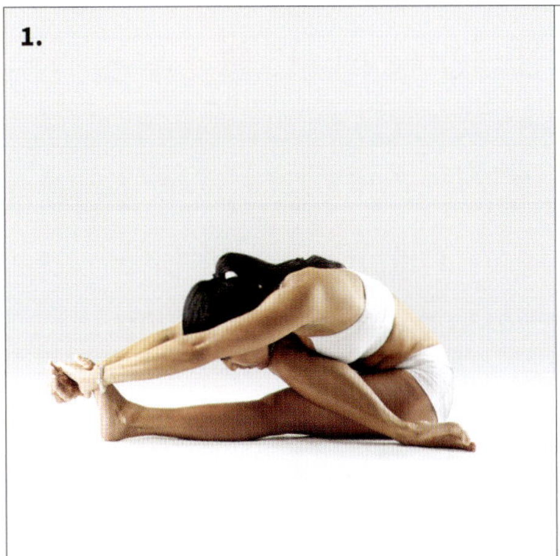

1.

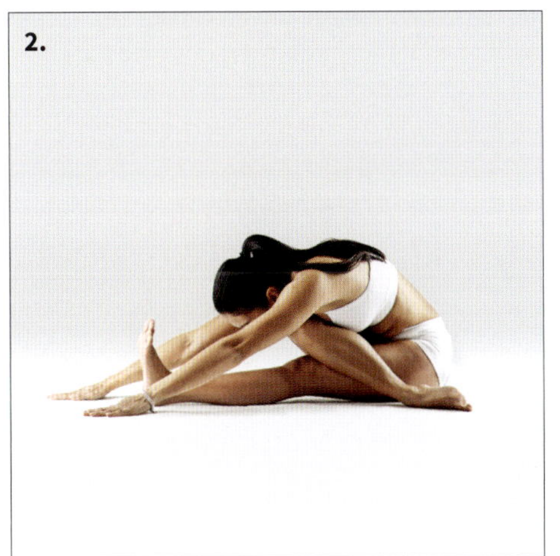

2.

Postura de la media cara de vaca occidental con estiramiento intenso

Ardha gomukha paschimottanasana

También conocida como: postura de la cara de vaca occidental con estiramiento intenso con una sola pierna *(eka pada gomukha paschimottanasana)* y media postura de cara de vaca sentada con inclinación hacia delante.

Modificación: 1. Agarre de la muñeca, barbilla hacia la rodilla.

2. Barbilla hacia la rodilla, brazos rectos, palmas de las manos apoyadas en el suelo delante del pie.

Tipo de postura: sentada, inclinación hacia delante.

Punto de *drishti*: *padhayoragrai* o *padayoragre* (dedos de los pies/pies), o *nasagrai nasagre*.

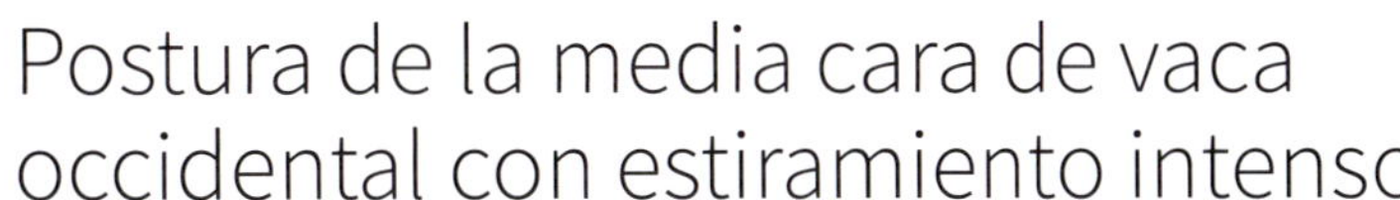

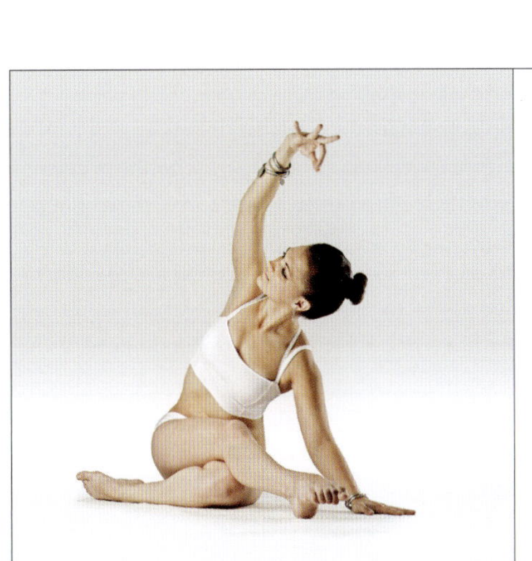

Postura de la media cara de vaca occidental lateral y con torsión con estiramiento intenso

Parivritta parshva ardha gomukha paschimottanasana

También conocida como: postura de la cara de vaca occidental lateral y con torsión con una sola pierna y estiramiento intenso *(parivritta parshva eka pada gomukha paschimottanasana)*.

Modificación: pierna superior extendida hacia delante.

Tipo de postura: sentada, inclinación hacia delante, inclinación lateral, torsión.

Punto de *drishti*: *padhayoragrai* o *padayoragre* (dedos de los pies), o *hastagrai hastagre* (manos), *parshva drishti* (a la derecha), *parshva drishti* (a la izquierda).

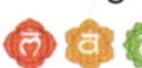

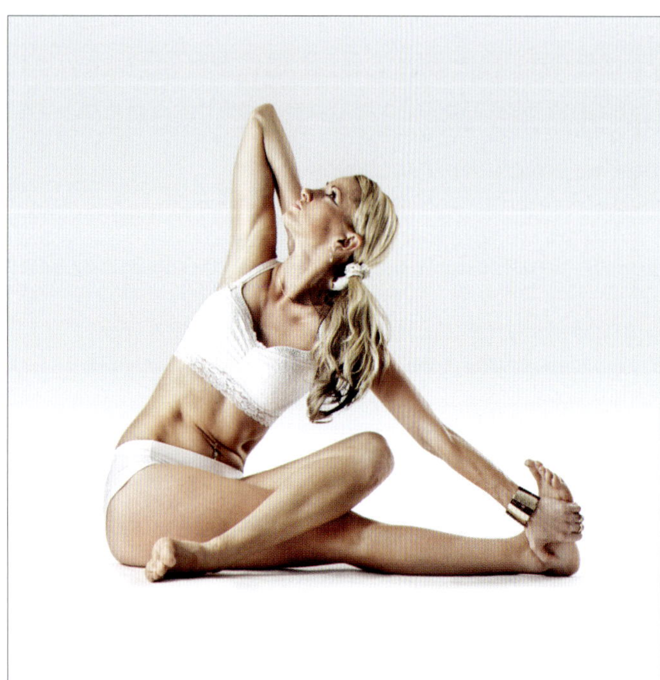

Postura de la media cara de vaca occidental lateral con torsión con estiramiento intenso y mano en el pie

Parivritta hasta pada parshva ardha gomukha paschimottanasana

También conocida como: postura de la cara de vaca occidental lateral con torsión con una sola pierna y estiramiento intenso *(parivritta hasta pada parshva eka pada gomukha paschimottanasana)* y media postura de la cara de vaca lateral con torsión y sentada con inclinación hacia delante y mano en el pie.

Modificación: pierna inferior extendida, mirando hacia el cielo.

Tipo de postura: sentada, inclinación hacia delante, torsión.

Punto de *drishti*: *urdhva* o *antara drishti* (hacia el cielo).

MEDIA POSTURA DE LA CARA DE VACA: PIERNA LEVANTADA

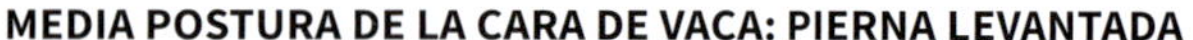

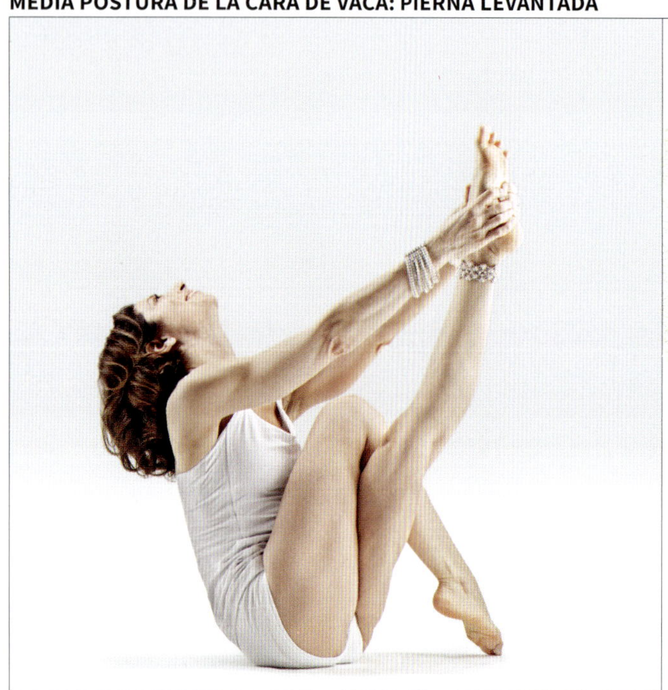

Postura de la media cara de vaca occidental con estiramiento intenso hacia arriba

Urdhva ardha gomukha paschimottanasana

También conocida como: postura de la cara de vaca occidental con estiramiento intenso y una pierna levantada *(urdhva eka pada gomukha paschimottanasana)* y media postura de la cara de vaca sentada con inclinación hacia delante.

Modificación: pierna inferior estirada hacia arriba, agarre del pie.

Tipo de postura: sentada, inclinación hacia delante, abdominal.

Punto de *drishti*: *bhrumadhye* o *ajna chakra* (tercer ojo, entre las cejas), *urdhva* o *antara drishti* (hacia el cielo).

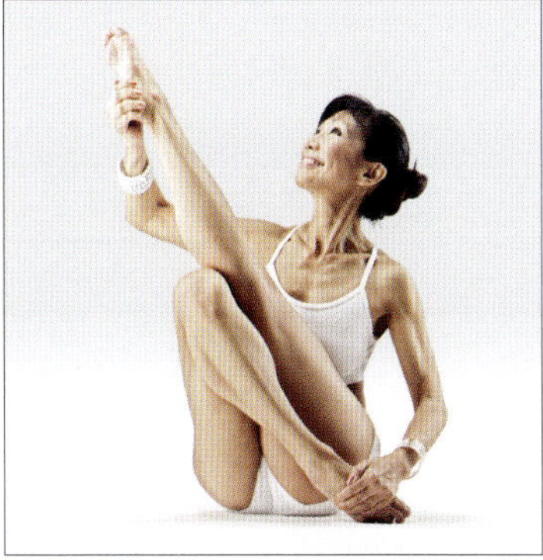

Postura de la media cara de vaca occidental con estiramiento intenso hacia arriba

Urdhva ardha gomukha paschimottanasana

También conocida como: postura de la cara de vaca occidental con estiramiento intenso y una pierna levantada *(urdhva eka pada gomukha paschimottanasana)*.
Modificación: agarre de ambos pies con las manos opuestas.
Tipo de postura: sentada, inclinación hacia delante, abdominal.
Punto de *drishti*: *padhayoragrai* o *padayoragre* (dedos de los pies/pies). 

UNA PIERNA ESTIRADA, UNA PIERNA FLEXIONADA: HOMBRO EN LA PARTE POSTERIOR DE LA RODILLA

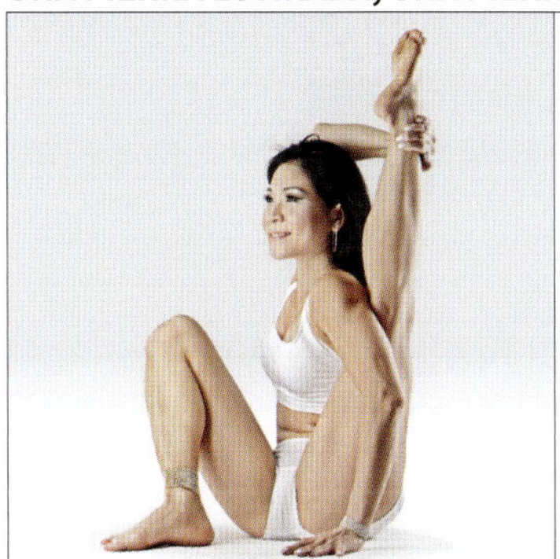

Postura del reloj de sol 2

Surya yantrasana 2

Tipo de postura: sentada, inclinación hacia delante.
Punto de *drishti*: *nasagrai* o *nasagre* (nariz), *bhrumadhye* o *ajna chakra* (tercer ojo, entre las cejas).

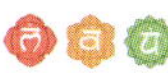

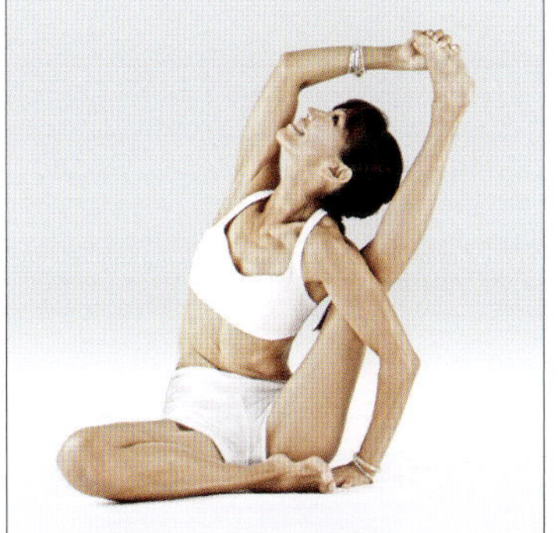

Postura del reloj de sol 1

Surya yantrasana 1

Tipo de postura: sentada, torsión.
Punto de *drishti*: *urdhva* o *antara drishti* (hacia el cielo).

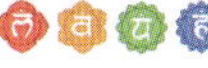

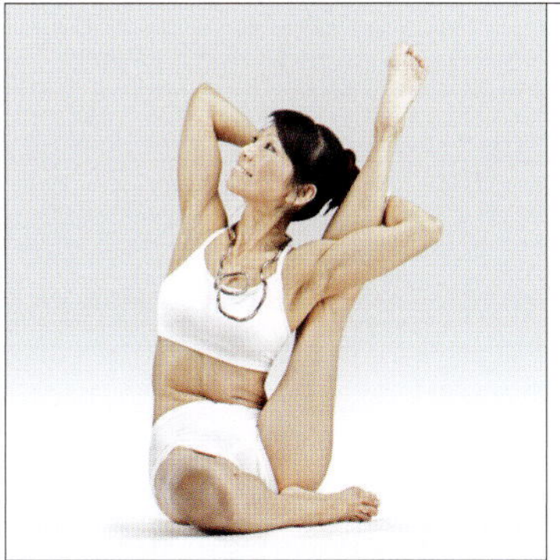

Postura del reloj de sol con las manos hacia arriba entrelazadas 1

Urdhva baddha hasta surya yantrasana 1

Tipo de postura: sentada, torsión, agarre.
Punto de *drishti*: *urdhva* o *antara drishti* (hacia el cielo).

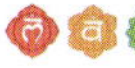

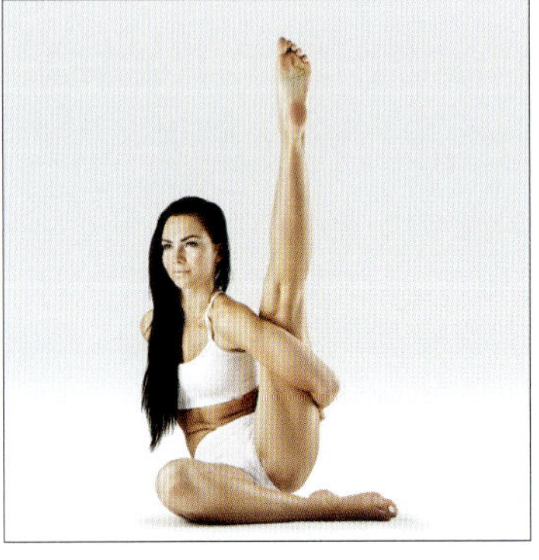

Postura del reloj de sol con las manos hacia abajo entrelazadas 1

Adho baddha hasta surya yantrasana 1

Tipo de postura: sentada, inclinación hacia delante, agarre.
Punto de *drishti*: *nasagrai* o *nasagre* (nariz), *bhrumadhye* o *ajna chakra* (tercer ojo, entre las cejas).

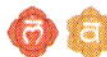

UNA PIERNA ESTIRADA, UNA PIERNA FLEXIONADA: MEDIO LOTO Y AGARRE

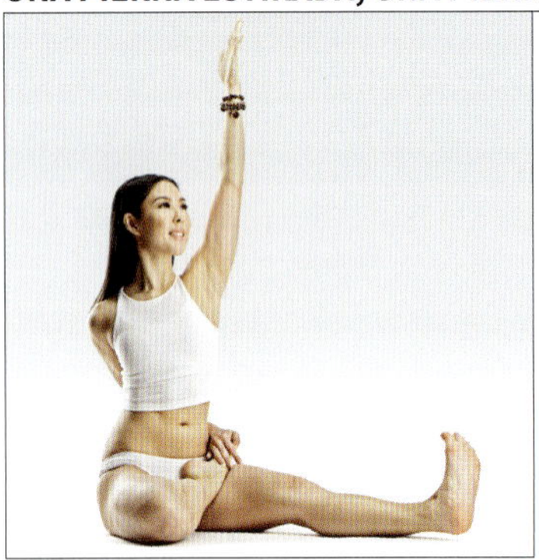

Postura preparatoria del loto con estiramiento intenso occidental con media inclinación

Ardha baddha padma paschimottanasana **preparatoria**

También conocida como: postura preparatoria del loto sentada con inclinación hacia delante.
Modificación: brazo extendido hacia el cielo.
Tipo de postura: sentada, agarre.
Punto de *drishti*: *nasagrai* o *nasagre* (nariz), *bhrumadhye* o *ajna chakra* (tercer ojo). 

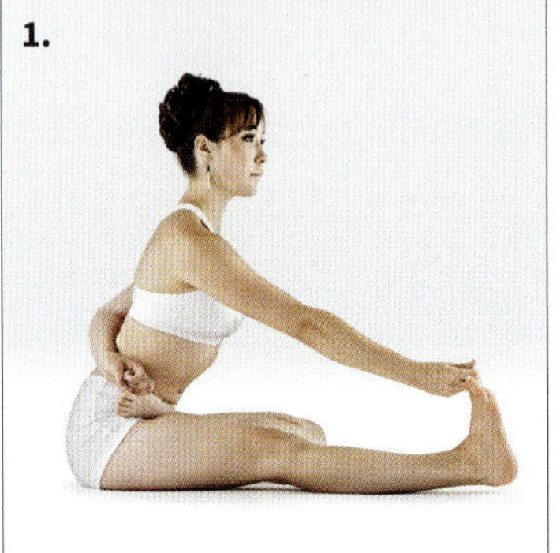

1.

Postura del loto con estiramiento intenso occidental con media inclinación

Ardha baddha padma paschimottanasana

También conocida como: postura del loto sentada con inclinación hacia delante.
Modificación: 1. Media inclinación hacia delante.
2. Inclinación completa hacia delante.
Tipo de postura: sentada, inclinación hacia delante, agarre.
Punto de *drishti*: *padhayoragrai* o *padayoragre* (dedos de los pies/pies), o *nasagrai* *nasagre* (nariz), *bhrumadhye* o *ajna chakra* (tercer ojo, entre las cejas).

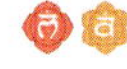

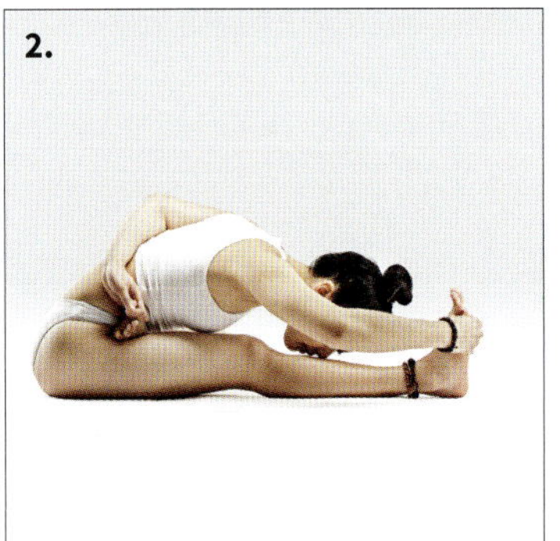

2.

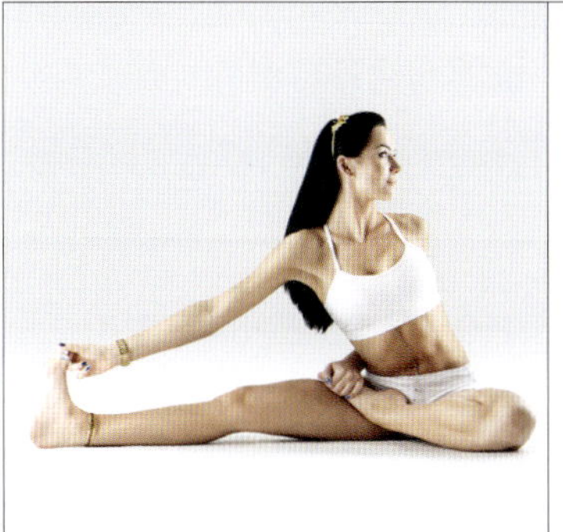

Postura del medio loto occidental con torsión con estiramiento intenso y media inclinación

Parivritta ardha baddha padma paschimottanasana

También conocida como: postura del loto con torsión con media inclinación hacia delante.

Modificación: agarre del dedo gordo del pie.

Tipo de postura: sentada, inclinación hacia delante, torsión, agarre.

Punto de *drishti*: *parshva drishti* (hacia la derecha), *parshva drishti* (hacia la izquierda).

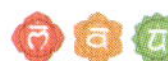

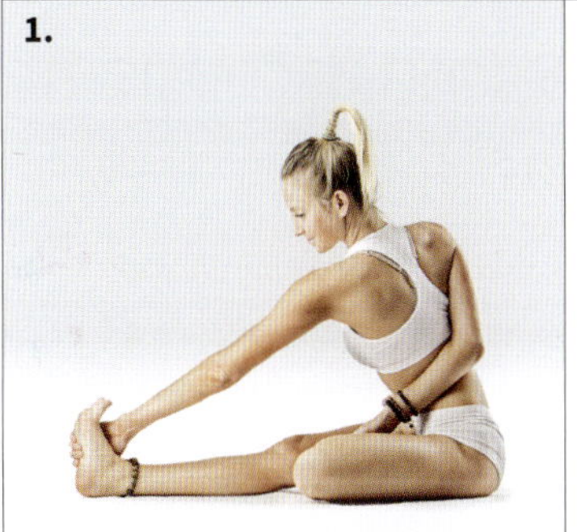

Postura del medio señor de los peces 2

Ardha matsyendrasana **2**

También conocida como: postura preparatoria del sabio guerrero Bharadvaja (*bharadvajasana* preparatoria).

Modificación: 1. Mirando a los pies.

2. Mirando por encima del hombro.

Tipo de postura: sentada, inclinación hacia delante, torsión, agarre.

Punto de *drishti*: 1. *Padhayoragrai* o *padayoragre* (dedos de los pies/pies).

2. *Parshva drishti* (hacia la derecha), *parshva drishti* (hacia la izquierda).

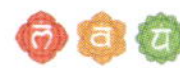

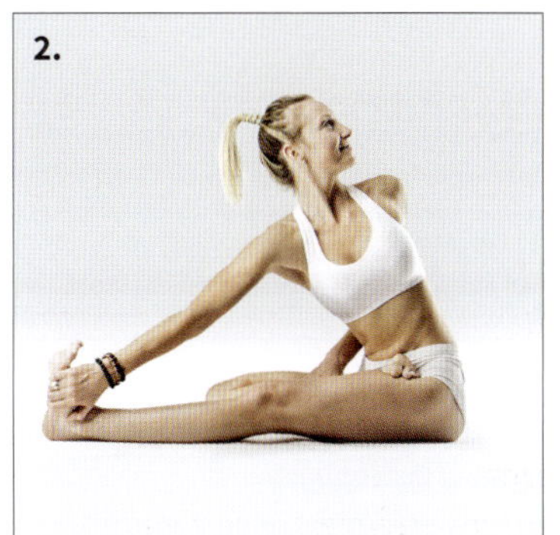

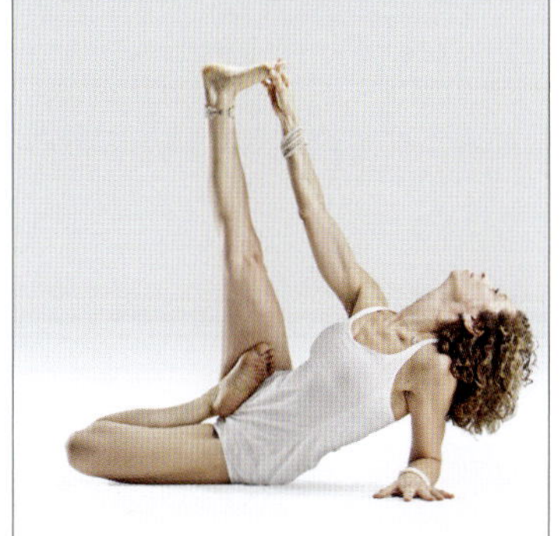

Postura del medio loto con mano extendida hasta el dedo gordo del pie en la postura del infinito

Ardha padma utthita hasta padangusthasana **en** *anantasana*

Tipo de postura: sentada, inclinación hacia atrás suave.

Punto de *drishti*: *urdhva* o *antara drishti* (hacia el cielo), *bhrumadhye* o *ajna chakra* (tercer ojo, entre las cejas).

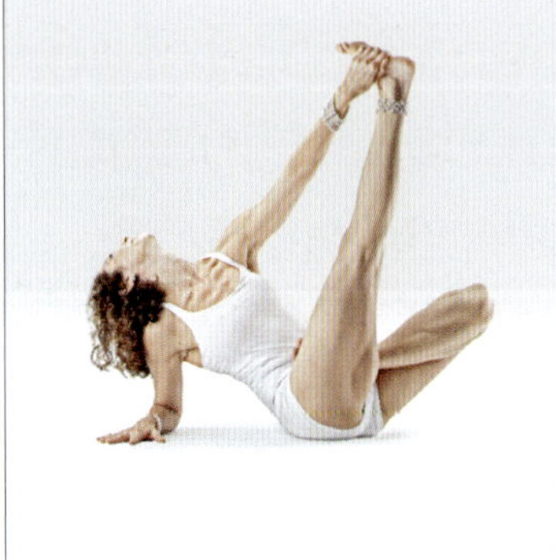

Postura del medio loto con torsión con la mano extendida hasta el pie en la postura del infinito

Ardha padma utthita parivritta pada hastasana en *anantasana*

Modificación: agarre del pie del lado opuesto.

Tipo de postura: sentada, inclinación hacia atrás suave, inclinación hacia delante.

Punto de *drishti:* *bhrumadhye* o *ajna chakra* (tercer ojo, entre las cejas).

UNA PIERNA ESTIRADA, UNA PIERNA FLEXIONADA: MEDIO LOTO, INCLINACIÓN HACIA ATRÁS, AGARRE

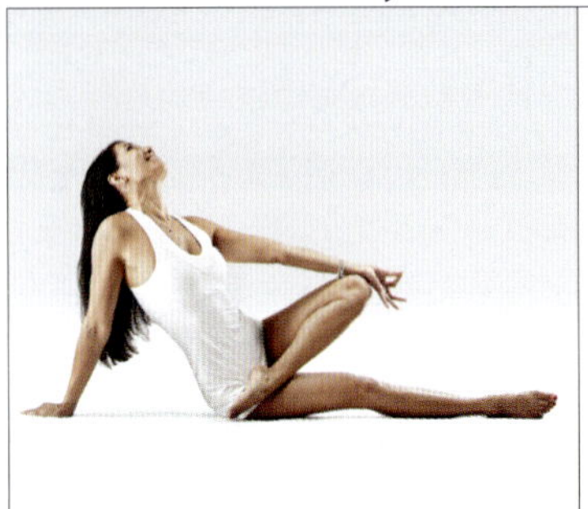

Postura del infinito en medio loto ascendente

Ardha padma urdhva anantasana

Tipo de postura: sentada.

Punto de *drishti:* *urdhva* o *antara drishti* (hacia el cielo), *bhrumadhye* o *ajna chakra* (tercer ojo, entre las cejas).

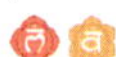

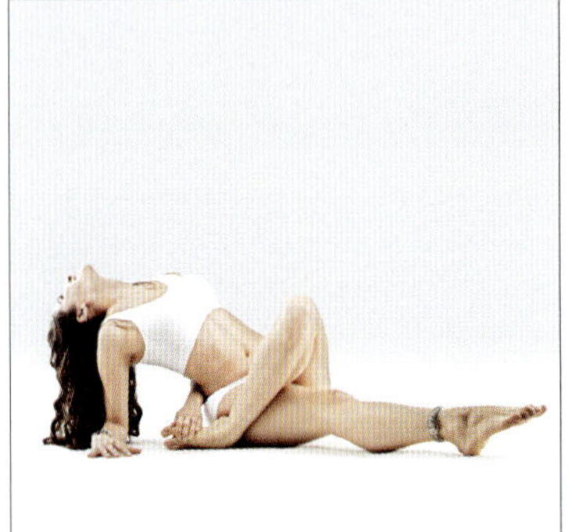

Postura del infinito en medio loto con media inclinación

Ardha baddha padma anantasana

Modificación: brazo 1: antebrazo apoyado en el suelo.

Brazo 2: agarre del pie.

Tipo de postura: sentada, inclinación hacia atrás suave, agarre.

Punto de *drishti:* *bhrumadhye* o *ajna chakra* (tercer ojo, entre las cejas).

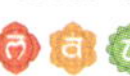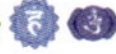

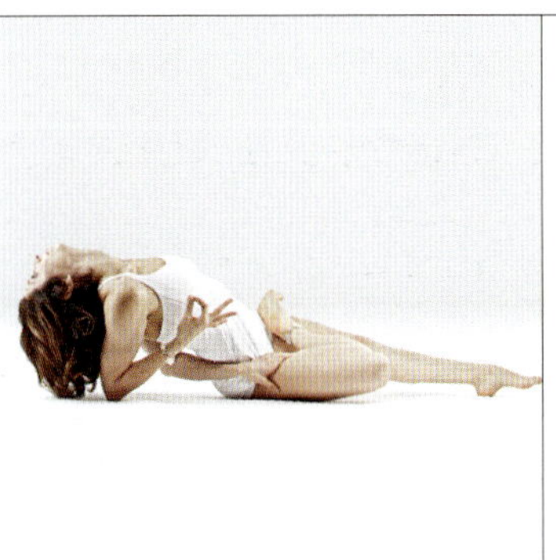

Postura del infinito en medio loto con media inclinación

Ardha baddha padma anantasana

Modificación: brazo 1: codo apoyado en el suelo.

Brazo 2: mano en la cavidad de la cadera.

Tipo de postura: sentada, inclinación hacia atrás suave, agarre.

Punto de *drishti:* *bhrumadhye* o *ajna chakra* (tercer ojo, entre las cejas).

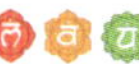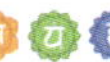

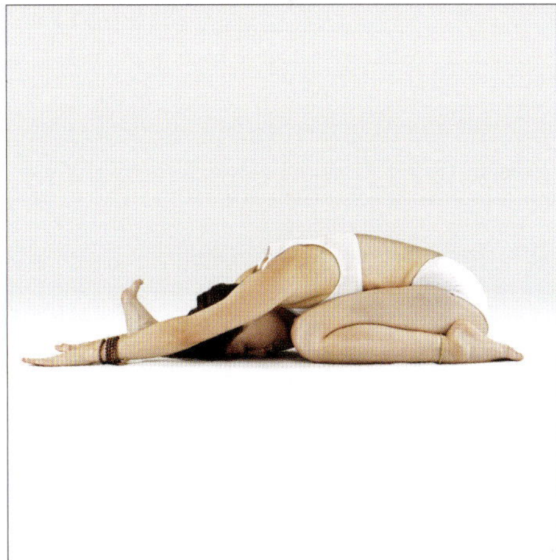

Postura de estiramiento intenso occidental de tres miembros con la cara hacia el pie

Trianga mukhaikapada paschimottanasana

También conocida como: postura sentada de estiramiento intenso de tres miembros con la cara hacia el pie e inclinación hacia delante.

Tipo de postura: sentada, inclinación hacia delante.

Punto de *drishti*: *nasagrai* o *nasagre* (nariz).

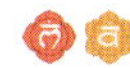 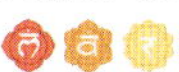

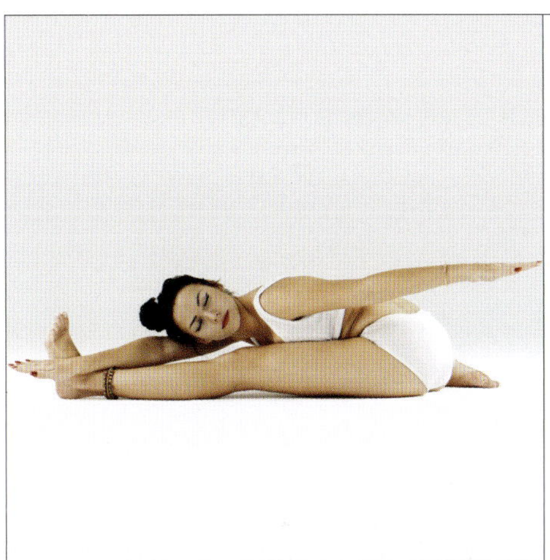

Postura vuelta

Chalanasana

Tipo de postura: sentada, inclinación hacia delante, torsión.

Punto de *drishti*: *hastagrai* o *hastagre* (manos).

 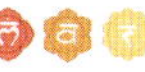

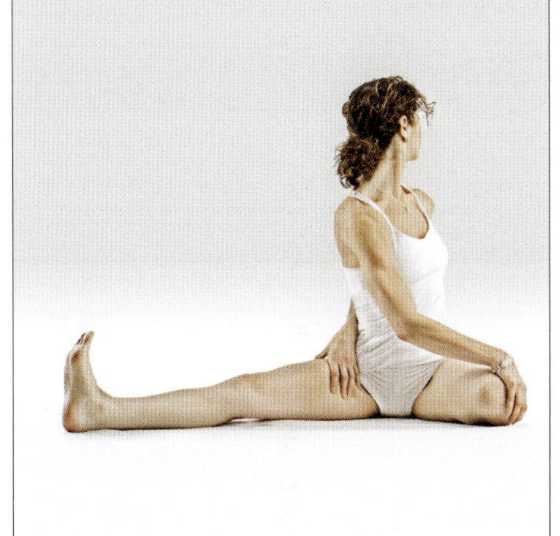

Postura del medio ángulo sentada en media postura del héroe con torsión y con media inclinación

Parivritta ardha baddha ardha vira ardha upavishta konasana

También conocida como: *parivritta ardha baddha ardha vira ardha upavistha konasana*.

Modificación *konasana*: columna vertebral recta.

Tipo de postura: sentada, torsión, agarre.

Punto de *drishti*: *parshva drishti* (hacia la derecha), *parshva drishti* (hacia la izquierda).

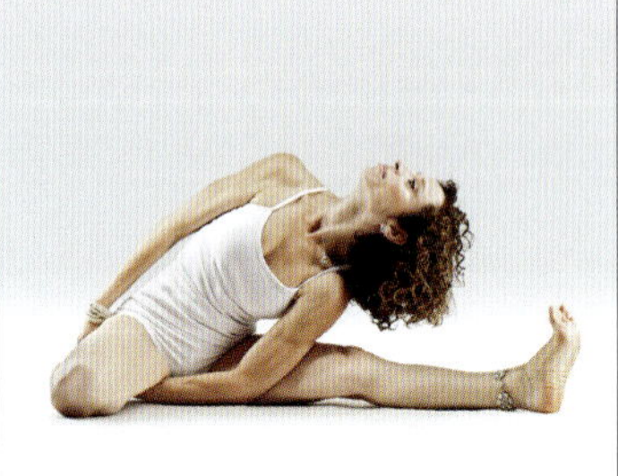

Postura de la puerta

Parighasana

Modificación: inclinación lateral hacia la pierna estirada, agarre del talón de la pierna flexionada hacia atrás con las dos manos.

Tipo de postura: sentada, inclinación lateral, inclinación hacia delante, agarre.

Punto de *drishti:* *urdhva* o *antara drishti* (hacia el cielo).

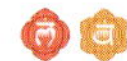

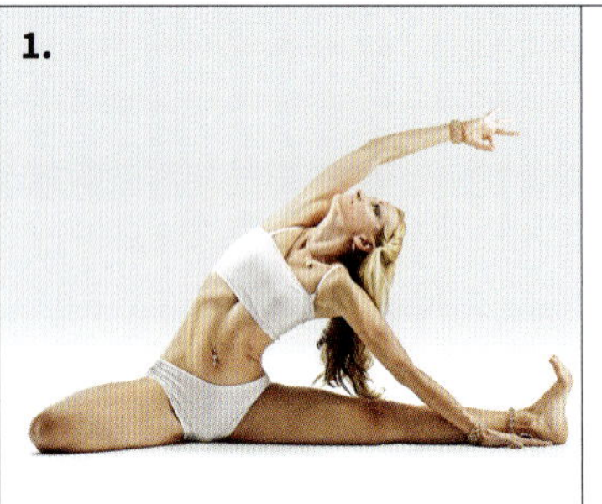

Postura de la puerta

Parighasana

Modificación: sentada: 1. palma apoyada en el suelo al lado del tobillo, el otro brazo extendido por encima de la cabeza.

2. Codo apoyado en el suelo junto a la rodilla.

3. Agarre del pie con ambas manos, pecho girado hacia el cielo.

Tipo de postura: 1 y 2. Sentada, inclinación lateral.

3. Sentada, inclinación lateral, torsión.

Punto de *drishti:* 1. *Hastagrai* o *hastagre* (manos).

2 y 3. *Urdhva* o *antara drishti* (hacia el cielo).

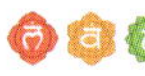

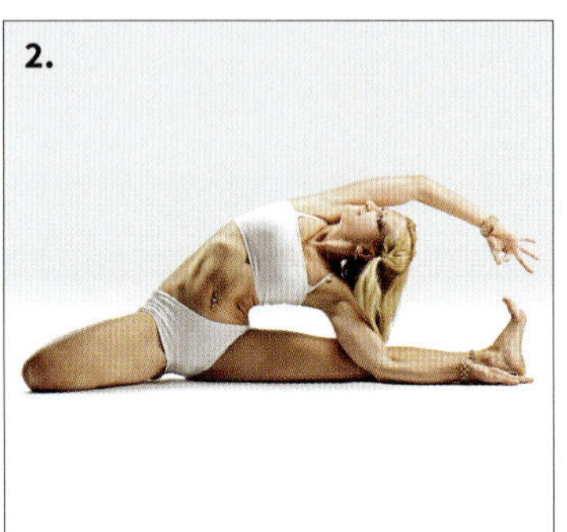

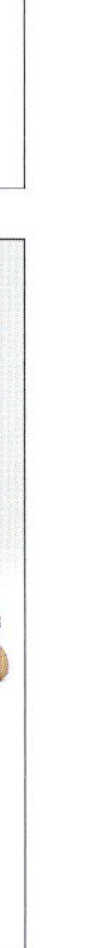

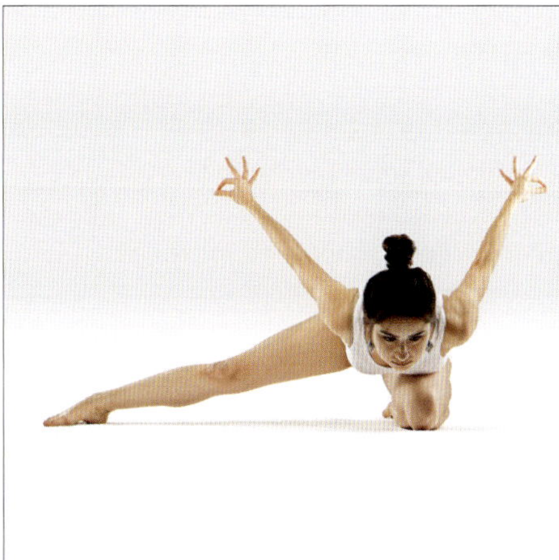

Postura del pájaro Benu 1

Benvasana 1

Modificación: sentada, glúteo contra el talón, inclinación hacia delante, brazos a los lados, hacia atrás y hacia arriba.

Tipo de postura: sentada, inclinación hacia delante.

Punto de *drishti*: *nasagrai* o *nasagre* (nariz).

UNA PIERNA EXTENDIDA, UNA RODILLA FLEXIONADA HACIA ATRÁS: PIERNA LEVANTADA, INCLINACIÓN HACIA ATRÁS

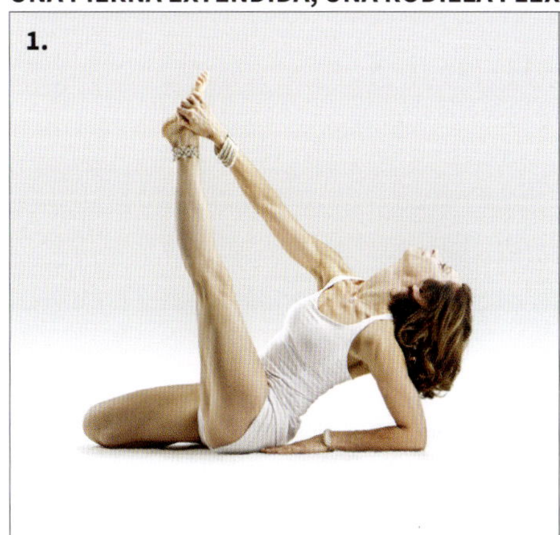

Media postura del héroe reclinada con la mano extendida hasta el pie

Supta Ardha Vira Utthita Hasta Padasana

Modificación: 1. Vista lateral derecha.

2. Vista lateral izquierda.

Tipo de postura: sentada, inclinación suave hacia atrás, torsión.

Punto de *drishti*: *urdhva* o *antara drishti* (hacia el cielo), *bhrumadhye* o *ajna chakra* (tercer ojo, entre las cejas).

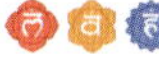

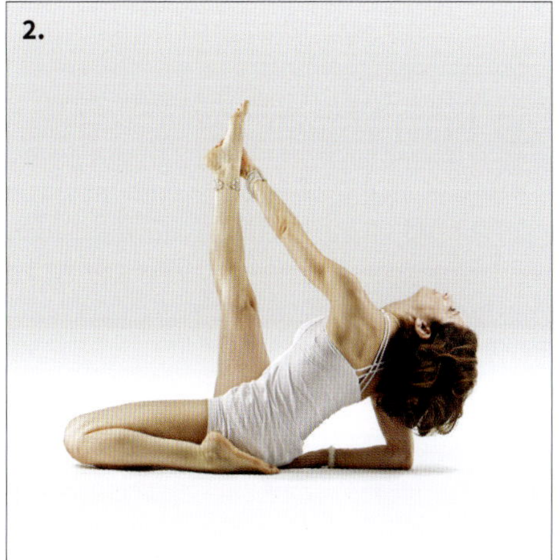

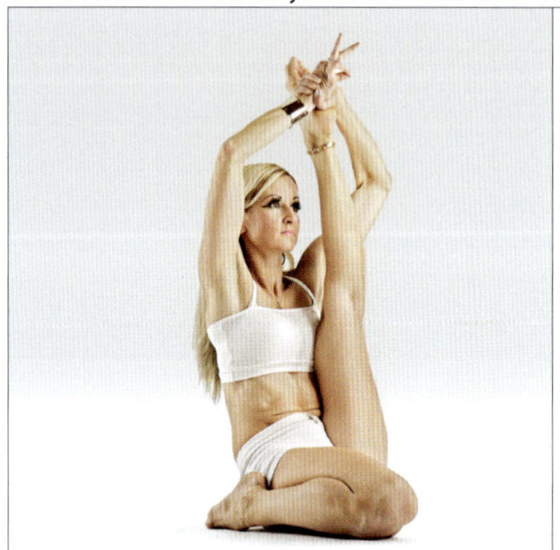

Postura de la garza

Krounchasana

Modificación: agarre de la muñeca, los dedos apuntando al cielo.
Tipo de postura: sentada, inclinación hacia delante.
Punto de *drishti*: *nasagrai* o *nasagre* (nariz), *bhrumadhye* o *ajna chakra* (tercer ojo, entre las cejas).

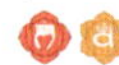

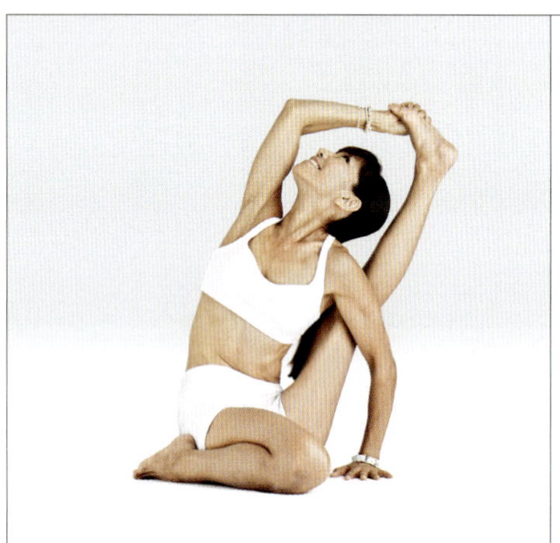

Postura del reloj de sol 3

Surya yantrasana **3**

Modificación: pie girado hacia atrás.
Tipo de postura: sentada, torsión.
Punto de *drishti*: *urdhva* o *antara drishti* (hacia el cielo).

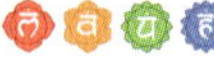

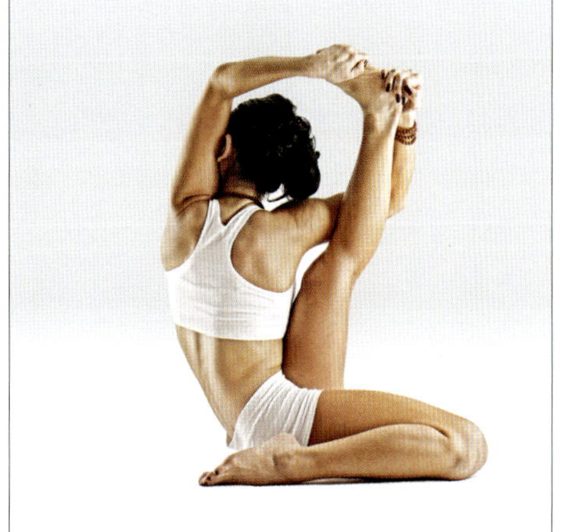

Postura de la garza con torsión

Parivritta krounchasana

También conocida como: postura del reloj de sol con torsión 3 (*parivritta surya yantrasana* 3).
Tipo de postura: sentada, inclinación hacia delante, torsión.
Punto de *drishti*: *parshva drishti* (hacia la derecha), *parshva drishti* (hacia la izquierda).

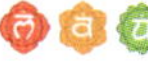

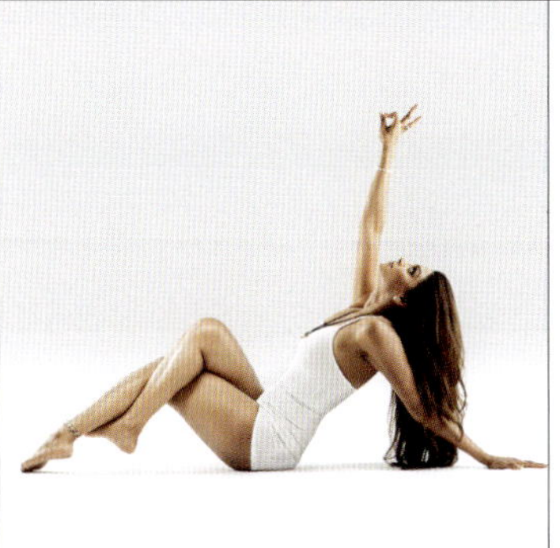

Posición de la pierna de la postura dedicada a Garuda sentada

Upavishta pada garudasana

También conocida como: *Upavistha pada garudasana.*
Modificación: inclinación hacia atrás, con una mano hacia el cielo.
Tipo de postura: sentada, inclinación hacia atrás.
Punto de *drishti*: *hastagrai* o *hastagre* (manos).

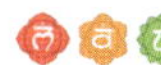

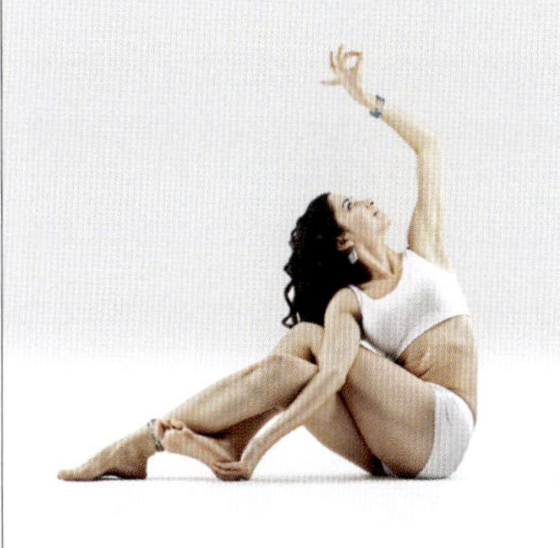

Posición de la pierna de la postura dedicada a Garuda sentada y con torsión con una mano en el pie

Parivritta hasta pada upavishta pada garudasana

También conocida como: *parivritta hasta pada upavistha pada garudasana.*
Tipo de postura: sentada, inclinación hacia delante, torsión.
Punto de *drishti*: *hastagrai* o *hastagre* (manos).

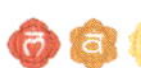
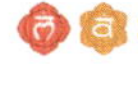

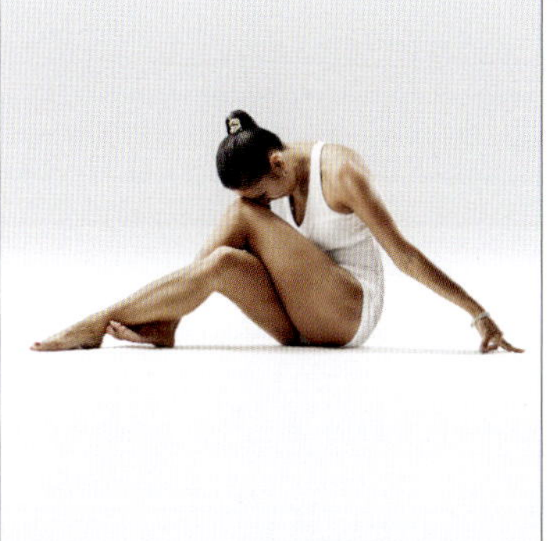

Posición de la pierna de la postura dedicada a Garuda

Upavishta Pada Garudasana

También conocida como: *Upavistha pada garudasana.*
Modificación: frente apoyada en la rodilla.
Tipo de postura: sentada, inclinación hacia delante.
Punto de *drishti*: *nasagrai* o *nasagre* (nariz).

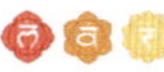

Posición de la pierna de la postura dedicada a Garuda con torsión

Parivritta upavishta pada garudasana

También conocida como: *parivritta upavistha pada garudasana.*
Modificación: manos en *anjali mudra* (manos en oración), con un brazo introducido entre las piernas.
Tipo de postura: sentada, inclinación hacia delante, torsión.
Punto de *drishti*: *parshva drishti* (hacia la derecha), *parshva drishti* (hacia la izquierda).

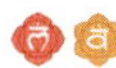

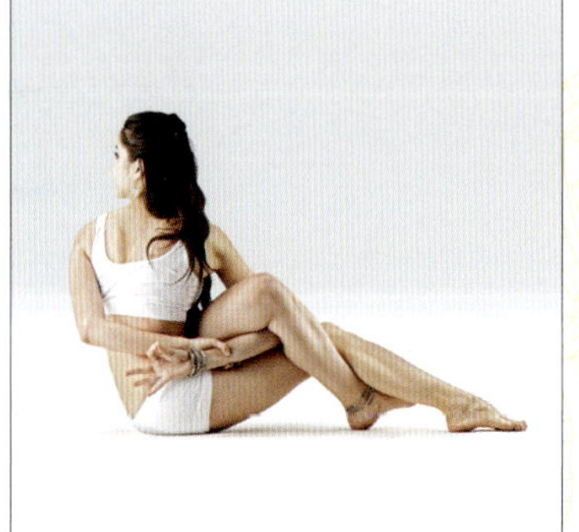

Posición de la pierna de la postura dedicada a Garuda con torsión con agarre

Baddha parivritta upavishta pada garudasana
También conocida como: *baddha parivritta upavishta pada garudasana.*
Tipo de postura: sentada, inclinación hacia delante, torsión, agarre.
Punto de *drishti*: *parshva drishti* (hacia la derecha), *parshva drishti* (hacia la izquierda).

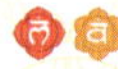

PIERNAS EN GARUDA: RODILLAS HACIA EL SUELO A UN LADO

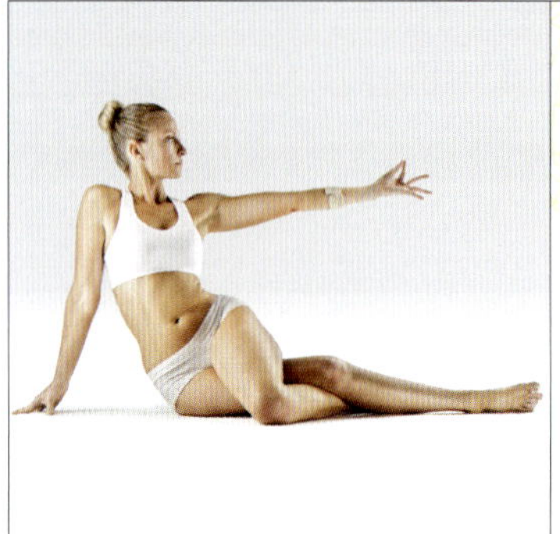

Posición de la pierna sentada de la postura dedicada a Garuda en la postura del infinito lateral ascendente

Upavishta pada garudasana en *urdhva parshva anantasana*
También conocida como: *upavistha pada garudasana* en *urdhva parshva anantasana.*
Modificación: una mano apoyada en el suelo, el otro brazo extendido hacia fuera.
Tipo de postura: sentada, inclinación lateral.
Punto de *drishti*: *hastagrai* o *hastagre* (manos). 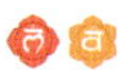

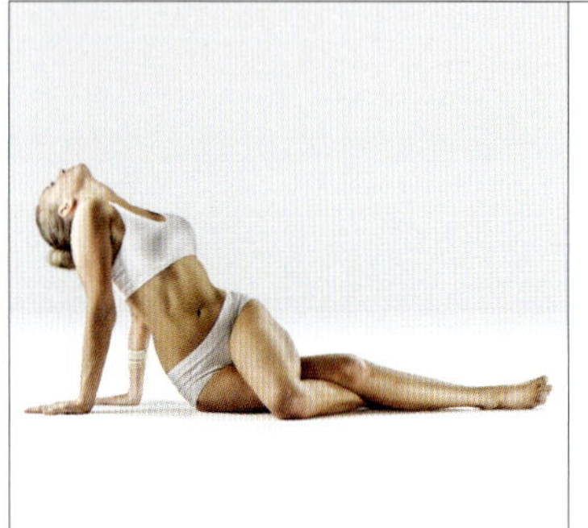

Posición de la pierna sentada de la postura dedicada a Garuda en la postura del infinito lateral ascendente

Upavishta pada garudasana en *urdhva parshva anantasana*
Modificación: ambas palmas en el suelo, dedos hacia atrás, inclinación hacia atrás.
Tipo de postura: sentada, inclinación lateral, inclinación hacia atrás.
Punto de *drishti*: *bhrumadhye* o *ajna chakra* (tercer ojo, entre las cejas). 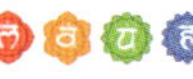

AMBAS RODILLAS FLEXIONADAS: TOBILLOS EXTENDIDOS, TORSIÓN, INCLINACIÓN LATERAL

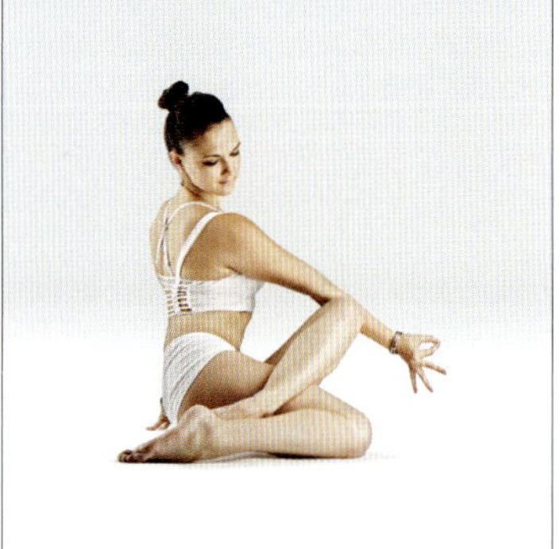

Postura de torsión dedicada al sabio Bharadvaja 3

Bharadvajasana 3
Tipo de postura: sentada, inclinación hacia delante, torsión.
Punto de *drishti*: *Padhayoragrai* o *padayoragre* (dedos de los pies/pies).

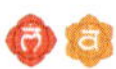

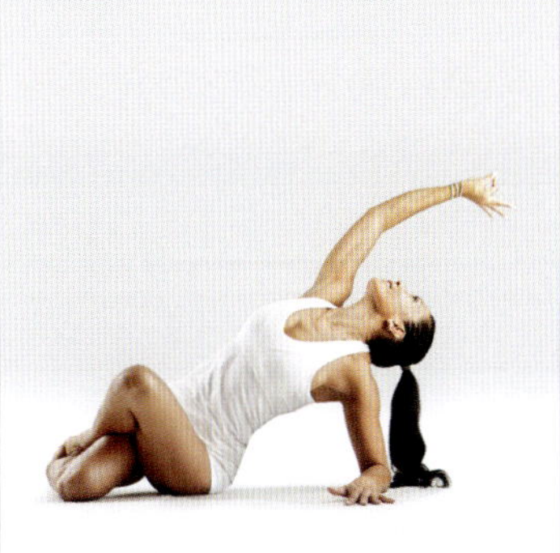

Postura de torsión lateral dedicada al sabio Bharadvaja 3

Parshva bharadvajasana 3

Modificación: antebrazo apoyado en el suelo.

Tipo de postura: sentada, inclinación hacia atrás suave, inclinación lateral.

Punto de *drishti:* *hastagrai* o *hastagre* (manos).

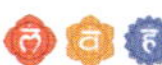

PIERNA EN CUNA: UNA PIERNA ESTIRADA

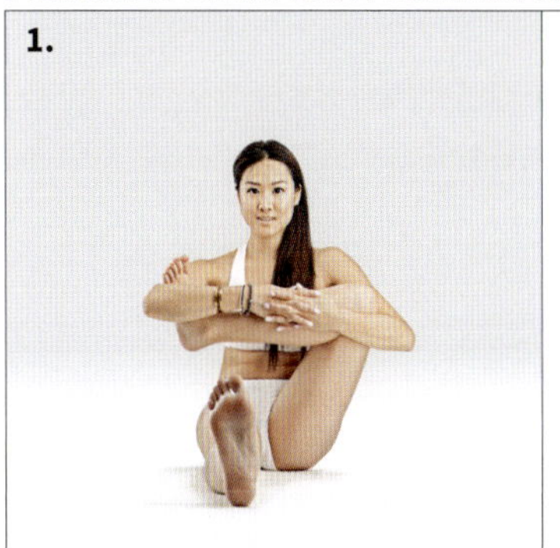
1.

Postura de la cuna

Hindolasana

También conocida como: postura preparatoria de un pie detrás de la cabeza A y B (*eka pada shirshasana* A y B preparatoria).

Modificación: pierna extendida.

1. Columna vertebral recta, vista frontal.

2. Media inclinación hacia delante, vista lateral.

Tipo de postura: sentada, inclinación hacia delante.

Punto de *drishti:* *nasagrai* o *nasagre* (nariz), o *padhayoragrai padayoragre* (dedos de los pies/pies), *bhrumadhye* o *ajna chakra* (tercer ojo, entre las cejas).

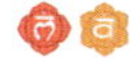

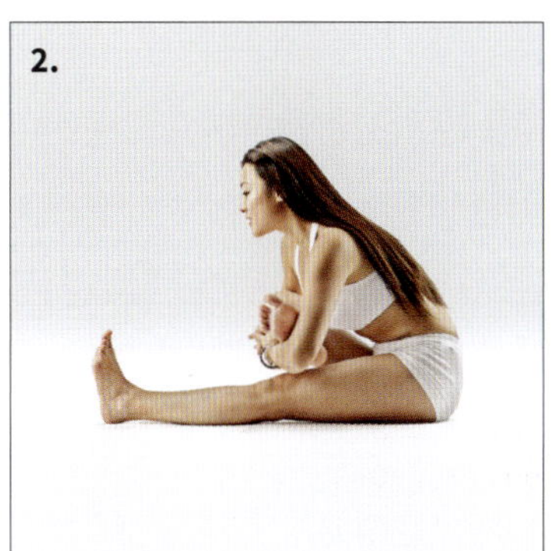
2.

Postura de la cuna

Hindolasana

También conocida como: postura preparatoria de un pie detrás de la cabeza a (*eka pada shirshasana* A preparatoria).

Modificación: pierna estirada, manos en las mejillas.

Tipo de postura: sentada, inclinación hacia delante.

Punto de *drishti:* *nasagrai* o *nasagre* (nariz), *bhrumadhye* o *ajna chakra* (tercer ojo, entre las cejas).

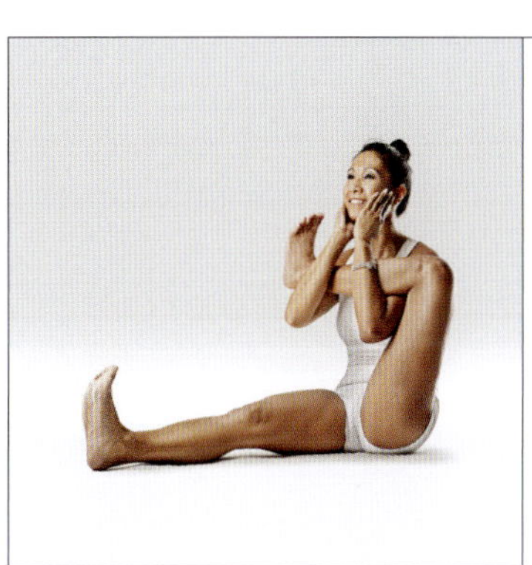

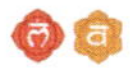

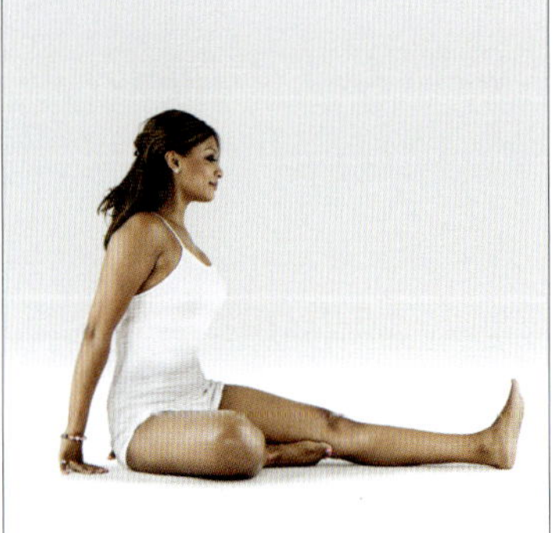

Postura preparatoria de la cabeza hacia la rodilla

Janu shirshasana **preparatoria**

Modificación: palmas de las manos apoyadas en el suelo al lado de las caderas, columna vertebral recta.

Tipo de postura: sentada.

Punto de *drishti*: *nasagrai* o *nasagre* (nariz), o *padhayoragrai padayoragre* (dedos de los pies/pies).

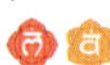

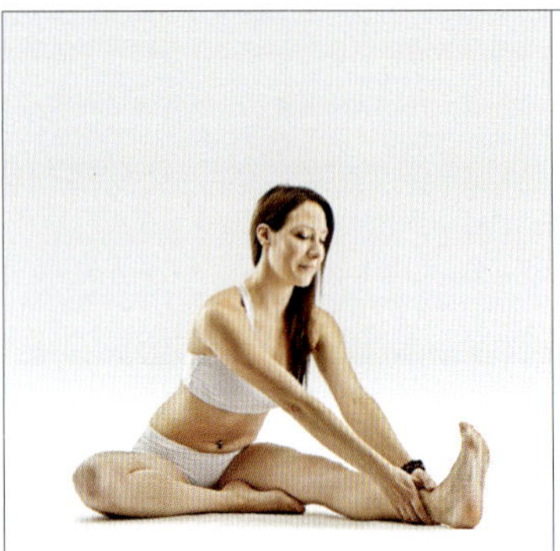

Postura de la cabeza hacia la rodilla con ambas manos en el tobillo

Dwi hasta kulpa janu shirshasana

Tipo de postura: sentada, inclinación hacia delante.

Punto de *drishti*: *nasagrai* o *nasagre* (nariz), o *padhayoragrai padayoragre* (dedos de los pies/pies).

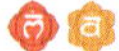

1.

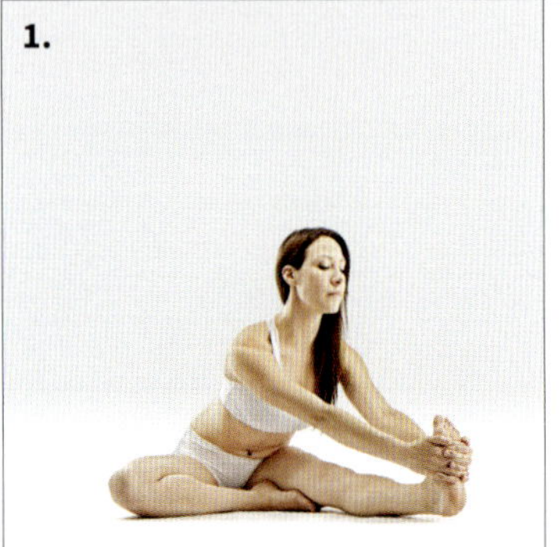

Postura de la cabeza hacia la rodilla con ambas manos en el tobillo

Dwi hasta pada janu shirshasana

Modificación: 1. Agarre del pie con ambas manos, dedos de las manos entrelazados, media inclinación hacia delante.

2. Agarre de la muñeca, media inclinación hacia delante.

Tipo de postura: sentada, inclinación hacia delante.

Punto de *drishti*: *Padhayoragrai* o *padayoragre* (dedos de los pies/pies), o *nasagrai nasagre* (nariz).

2.

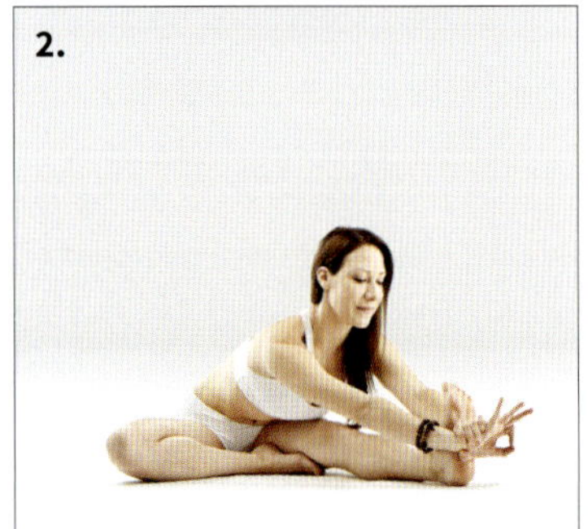

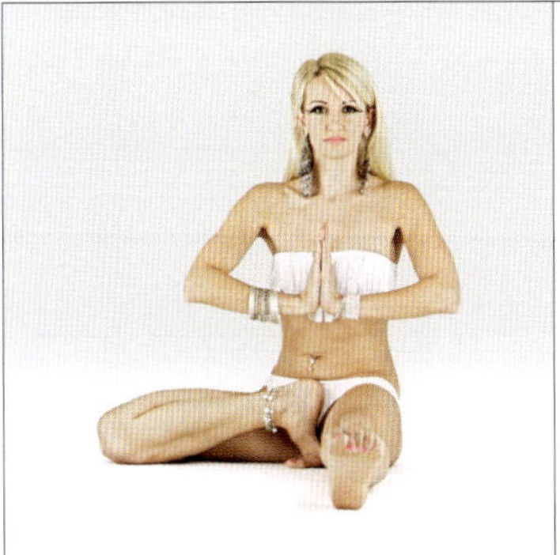

Postura preparatoria de la cabeza hacia la rodilla C

Janu shirshasana C preparatoria

También conocida como: media postura de la raíz bloqueada *(ardha mula bandhasana)*.

Tipo de postura: sentada.

Punto de *drishti*: *nasagrai* o *nasagre* (nariz), o *padhayoragrai padayoragre* (dedos de los pies/pies), *bhrumadhye* o *ajna chakra* (tercer ojo, entre las cejas).

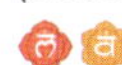

1.

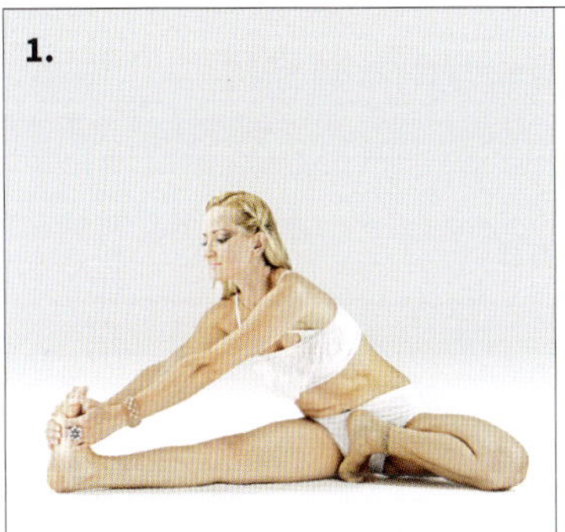

Postura de la cabeza hacia la rodilla C

Janu shirshasana C

Modificación: 1. Media inclinación hacia delante.

2. Inclinación plena hacia delante.

Tipo de postura: sentada, inclinación hacia delante.

Punto de *drishti*: *padhayoragrai* o *padayoragre* (dedos de los pies/pies), o *nasagrai nasagre* (nariz).

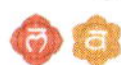

2.

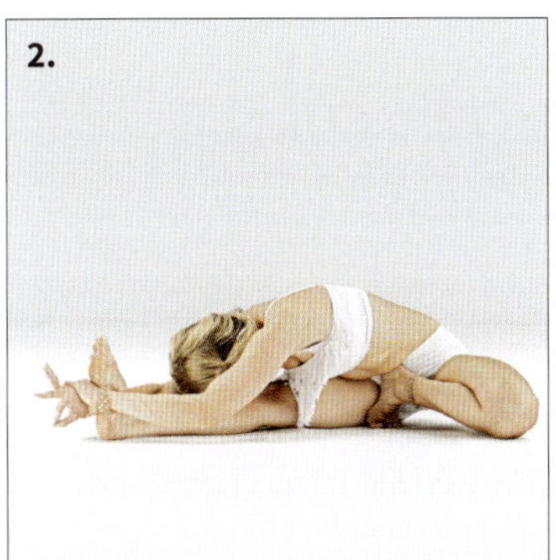

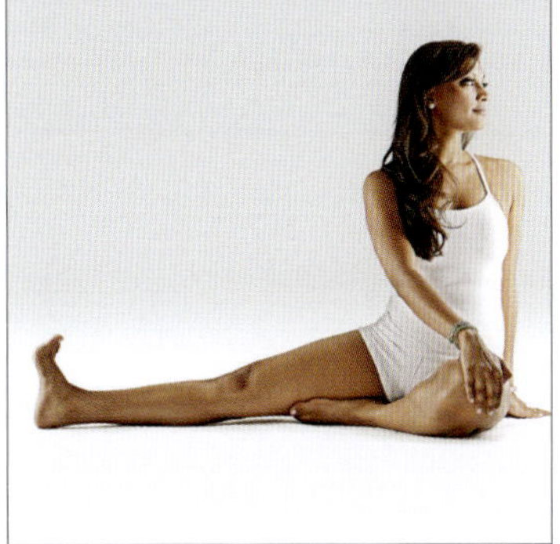

Postura del ángulo con torsión con media inclinación

Parivritta ardha baddha konasana

Modificación: una mano apoyada en la rodilla, la otra mano apoyada en el suelo por detrás de las caderas.

Tipo de postura: sentada, torsión.

Punto de *drishti*: *parshva drishti* (hacia la derecha), *parshva drishti* (hacia la izquierda).

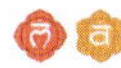

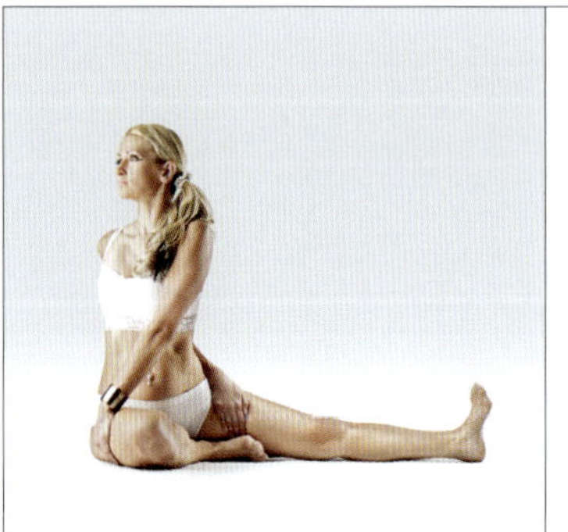

Postura del ángulo con torsión con media inclinación

Parivritta ardha baddha konasana

Tipo de postura: sentada, torsión, agarre.
Punto de *drishti*: *parshva drishti* (hacia la derecha), *parshva drishti* (hacia la izquierda).

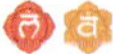

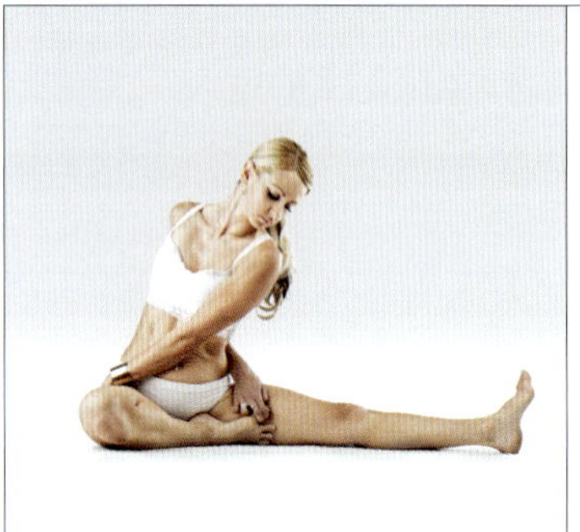

Postura del ángulo lateral con torsión y media inclinación

Parivritta parshva ardha baddha konasana

Modificación: agarre del dedo gordo del pie de la pierna flexionada.
Tipo de postura: sentada, doble cara, de unión.
Punto de *drishti*: *padhayoragrai* o *padayoragre* (dedos de los pies/pies).

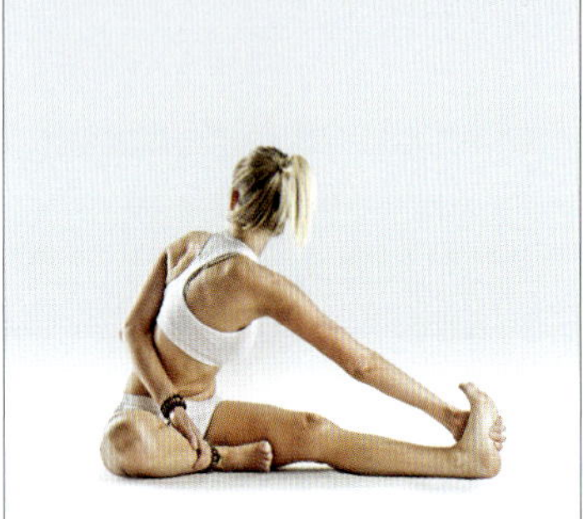

Postura del ángulo con torsión y media inclinación

Parivritta ardha baddha konasana

Modificación: mirando hacia atrás. Brazo 1: agarre del borde exterior del pie opuesto.
Grupo 2: agarre de la espinilla de la pierna opuesta por la espalda.
Tipo de postura: sentada, inclinación hacia delante, torsión, agarre.
Punto de *drishti*: *parshva drishti* (hacia la derecha), *parshva drishti* (hacia la izquierda).

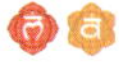

POSTURA DE LA CABEZA HACIA LA RODILLA: INCLINACIÓN LATERAL

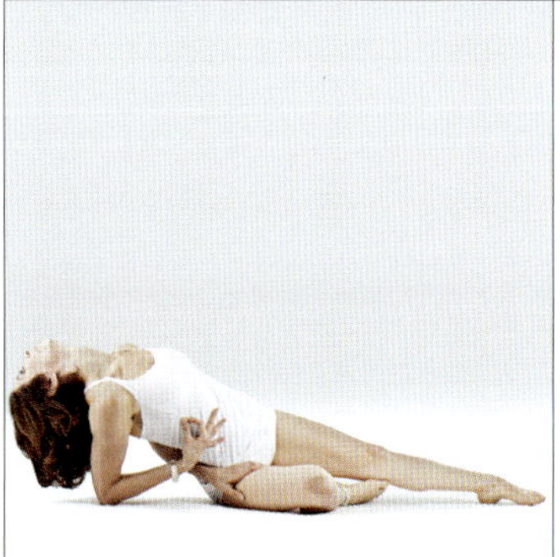

Postura del ángulo con media inclinación en la postura del infinito

Ardha baddha konasana en *anantasana*

Modificación: codo apoyado el suelo, cabeza inclinada hacia atrás.
Tipo de postura: sentada, inclinación hacia atrás suave, inclinación lateral, agarre.
Punto de *drishti*: *bhrumadhye* o *ajna chakra* (tercer ojo, entre las cejas).

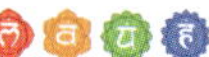

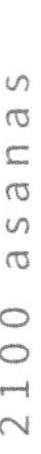

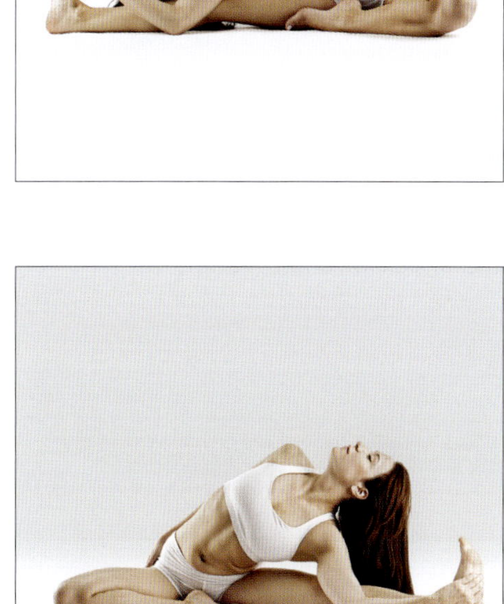

Postura preparatoria con torsión de la cabeza hacia la rodilla

Parivritta janu shirshasana **preparatoria**

Modificación: agarre del pie, la otra mano apoyada en la rodilla.
Tipo de postura: sentada, inclinación hacia delante.
Punto de *drishti:* *padhayoragrai* o *padayoragre* (dedos de los pies/pies).

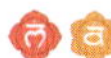

Postura de la cabeza hacia la rodilla lateral

Parshva janu shirshasana

También conocida como: postura del ángulo lateral con media inclinación *(parshva ardha baddha konasana)*.
Tipo de postura: sentada, inclinación lateral.
Punto de *drishti:* *hastagrai* o *hastagre* (manos).

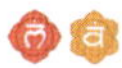

Postura de la cabeza hacia la rodilla lateral

Parshva janu shirshasana

También conocida como: postura del ángulo lateral con media inclinación *(parshva ardha baddha konasana)*.
Modificación: codo apoyado en el suelo por la parte interna de la pierna, la otra mano en la cadera.
Tipo de postura: sentada, inclinación hacia delante, inclinación lateral.
Punto de *drishti:* *urdhva* o *antara drishti* (hacia el cielo).

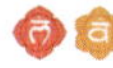

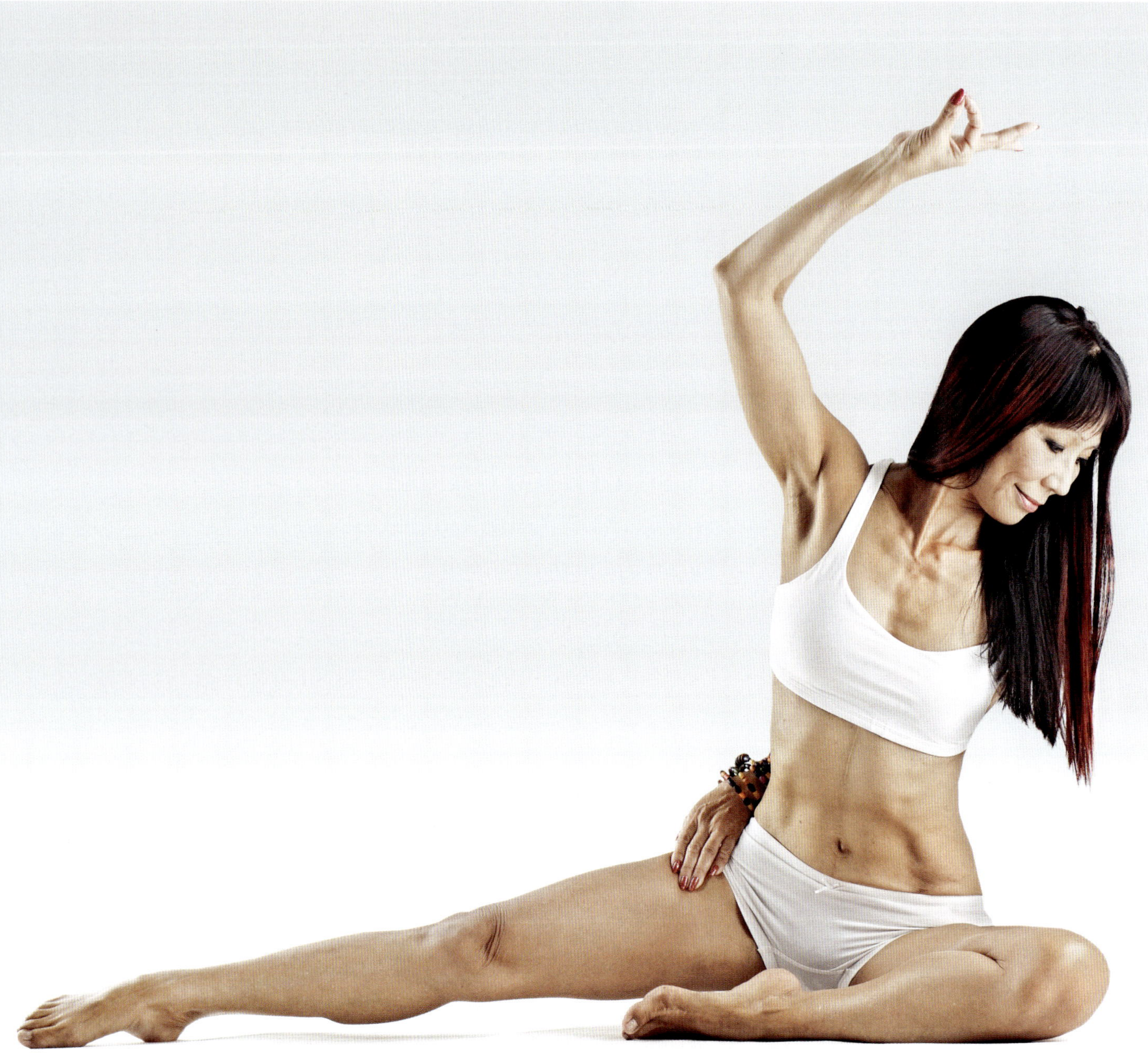

Postura de medio ángulo sentada

con media inclinación

Ardha baddha ardha upavishta konasana
También conocida como: *ardha baddha ardha upavistha konasana.*
Tipo de postura: sentada, inclinación lateral, agarre.
Punto de *drishti*: *nasagrai* o *nasagre* (nariz).

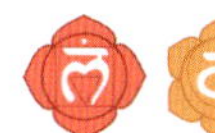

Modificación: inclinación lateral hacia la rodilla flexionada.

ardha = media
baddha = agarre
ardha = media
upavishta = sentada
kona = ángulo

Cómo realizar la postura:

1. Comienza por sentarte en el suelo con ambas piernas extendidas hacia fuera por delante de ti. Realiza *mula bandha, uddhiyana bandha* y la respiración *ujjayi*.

2. Exhala mientras doblas la rodilla izquierda y llevas la planta del pie izquierdo hacia el muslo derecho.

3. En la siguiente exhalación, lleva la pierna derecha hacia el lado derecho, manteniéndola fuerte y recta tirando de la rótula e implicando los músculos del muslo (cuádriceps). Presiona los dedos del pie derecho y el talón derecho contra el suelo, levantando la pierna derecha ligeramente sobre el suelo.

4. Inhala a medida que expandes el pecho y mantén los brazos rectos hacia los lados, paralelos al suelo.

5. Exhala mientras doblas el brazo izquierdo y llevas la mano izquierda hacia atrás, a la parte interna del muslo derecho para el agarre.

6. Inhala a medida que llevas el brazo derecho hacia el cielo. Exhala mientras doblas el codo derecho y miras hacia la rodilla izquierda.

7. Mantén la postura durante al menos 30 segundos y hasta 90 con el fin de recibir todos los beneficios del estiramiento.

8. Inhala a medida que sueltes el agarre. Exhala mientras llevas ambas piernas extendidas hacia fuera por delante de ti. Repite todos los movimientos por el otro lado.

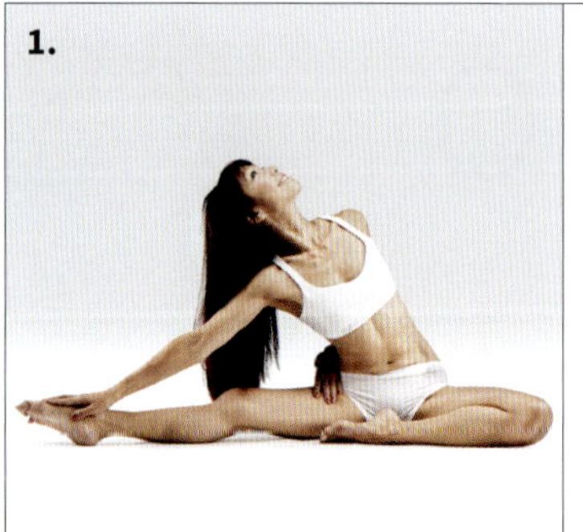

Postura de la cabeza a la rodilla lateral con media inclinación

Ardha baddha parshva janu shirshasana

También conocida como: postura del ángulo lateral con media inclinación *(parshva ardha baddha konasana).*

Modificación: 1. Puntas de los dedos del pie apuntando hacia delante.

2. Puntas de los dedos del pie apuntando hacia atrás.

Tipo de postura: sentada, inclinación hacia delante, inclinación lateral, torsión, agarre.

Punto de *drishti:* *urdhva* o *antara drishti* (hacia el cielo).

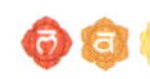

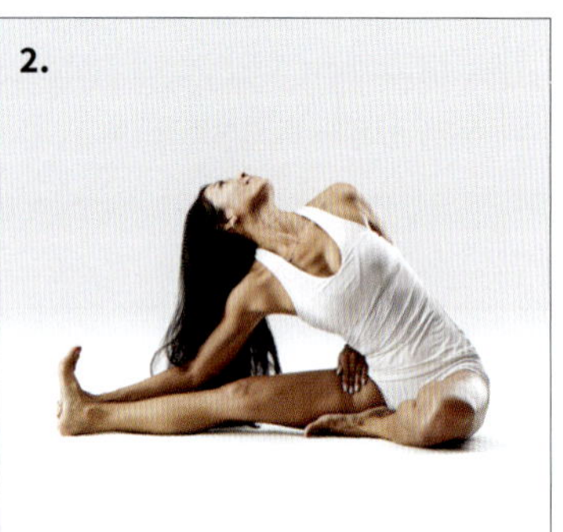

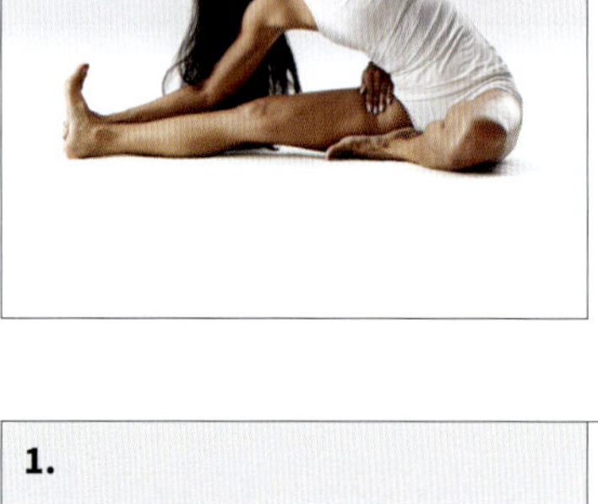

Postura de la cabeza hacia la rodilla con torsión

Parivritta janu shirshasana

Modificación: codo apoyado en el suelo.

1. Antebrazo apoyado en el suelo, pecho girado hacia un lado.

2. Cabeza en la rodilla, pecho girado hacia el cielo.

Tipo de postura: sentada, inclinación lateral, torsión.

Punto de *drishti:* *urdhva* o *antara drishti* (hacia el cielo).

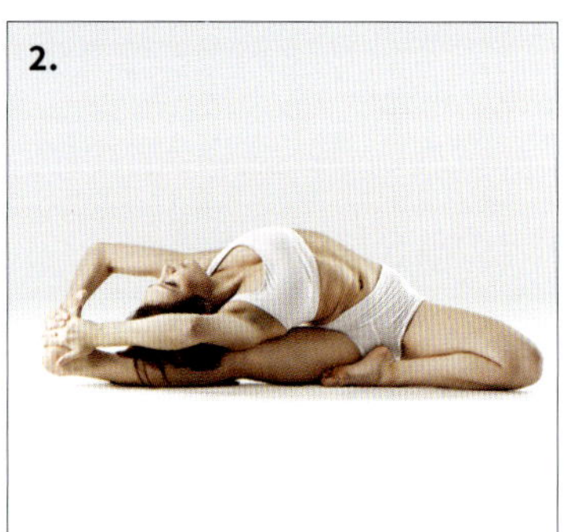

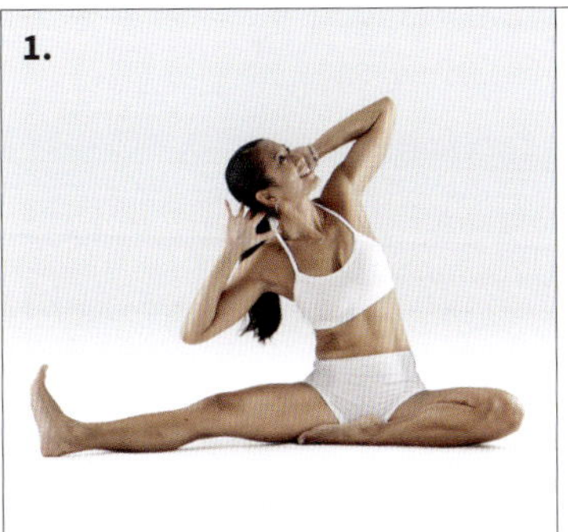

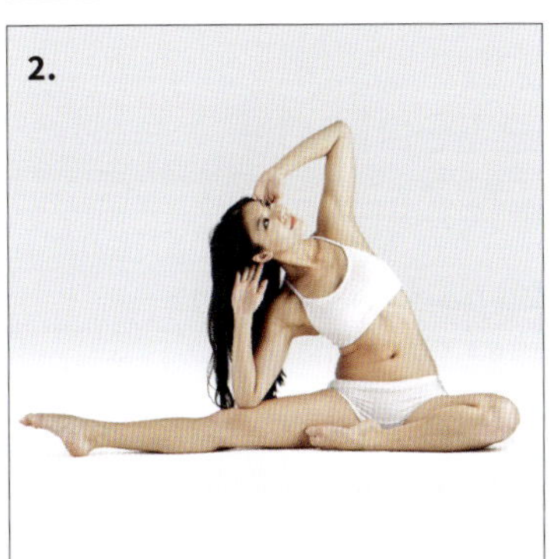

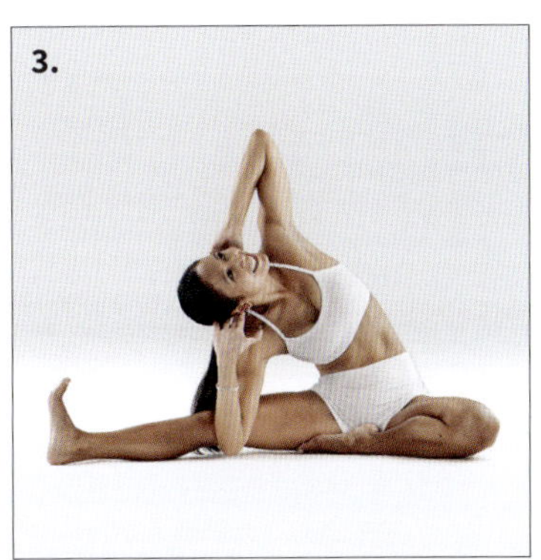

Postura de la cabeza hacia la rodilla lateral con ambas manos en la cabeza

Dwi hasta shirsha parshva janu shirshasana

También conocida como: postura del ángulo lateral con media inclinación *(parshva ardha baddha konasana)*.

Modificación: 1. Ligera flexión lateral.

2. Codo apoyado en la rodilla.

3. Codo apoyado en el suelo.

Tipo de postura: sentada, inclinación lateral.

Punto de *drishti*: *urdhva* o *antara drishti* (hacia el cielo).

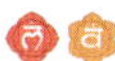

POSTURA DE LA CABEZA HACIA LA RODILLA: PIERNA LEVANTADA

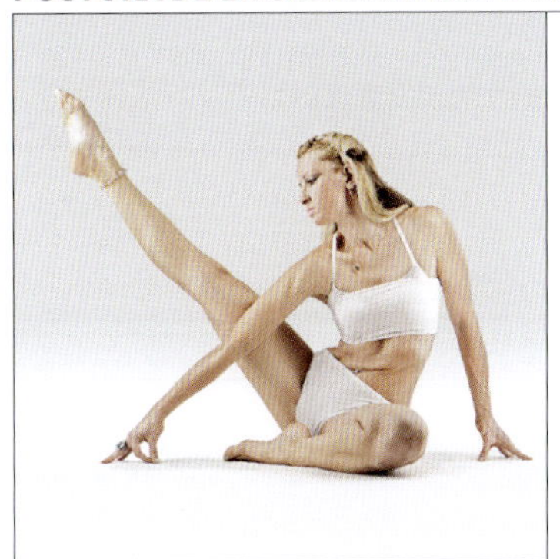

Postura del reloj de sol con las manos libres 1

Mukta Hasta Surya Yantrasana **1**

Modificación: pie hasta el muslo, yemas de los dedos de ambas manos apoyadas en el suelo.

Tipo de postura: sentada, inclinación hacia delante, inclinación lateral, abdominal.

Punto de *drishti*: *hastagrai* o *hastagre* (manos).

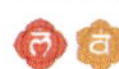

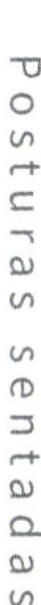

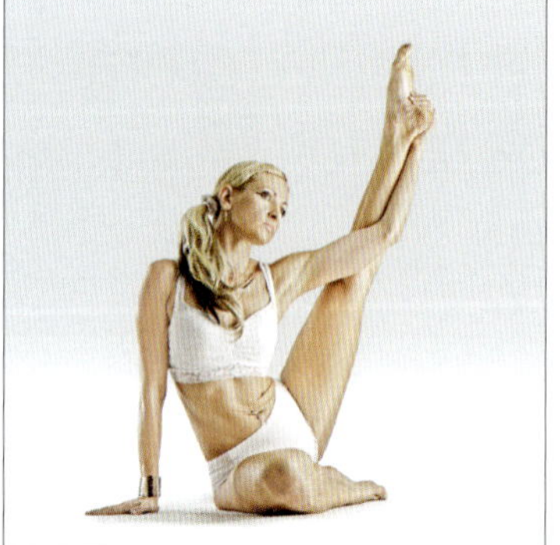

Postura del reloj de sol 1

Surya yantrasana **1**

Modificación: pie hasta el muslo, agarre del pie del mismo lado.
Tipo de postura: sentada, inclinación hacia delante, inclinación lateral.
Punto de *drishti*: *parshva drishti* (hacia la derecha), *parshva drishti* (hacia la izquierda).

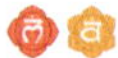

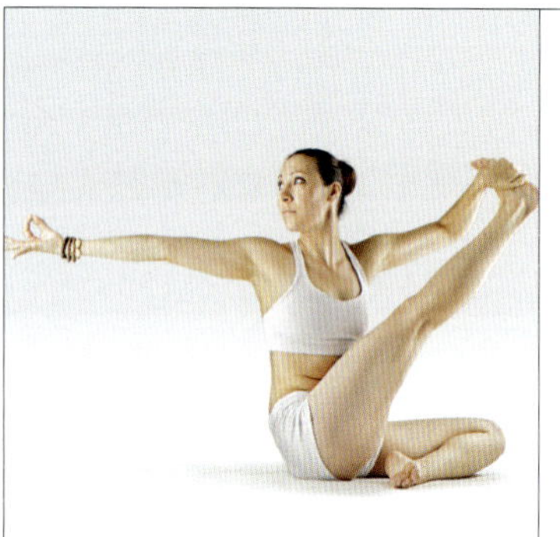

Postura de la mano en el pie sentada ascendente sin apoyo y con torsión

Niralamba upavishta parivritta urdhva eka pada hastasana

Tipo de postura: sentada, inclinación hacia delante, torsión, abdominal.
Punto de *drishti*: *hastagrai* o *hastagre* (manos).

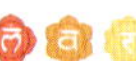
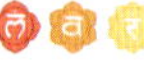

POSTURA DEL HÉROE: DEDOS CURVADOS HACIA DENTRO

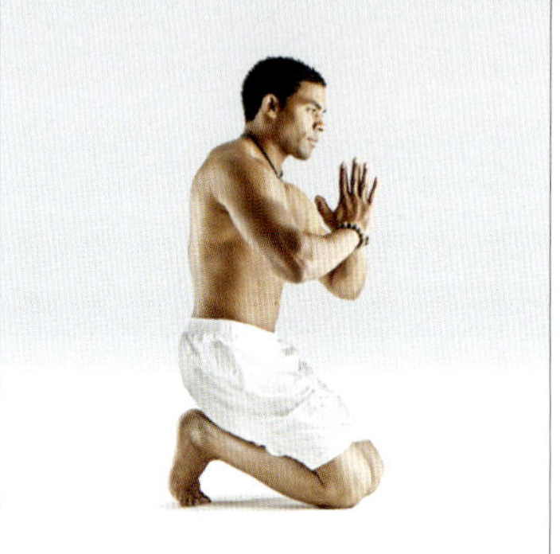

Postura del héroe de puntillas

Prapada virasana

También conocida como: postura del rayo *(vajrasana)*.
Modificación: dedos de los pies curvados, manos en *anjali mudra* (manos en oración).
Tipo de postura: sentada.
Punto de *drishti*: *hastagrai* o *hastagre* (manos) o *nasagrai* o *nasagre* (nariz).

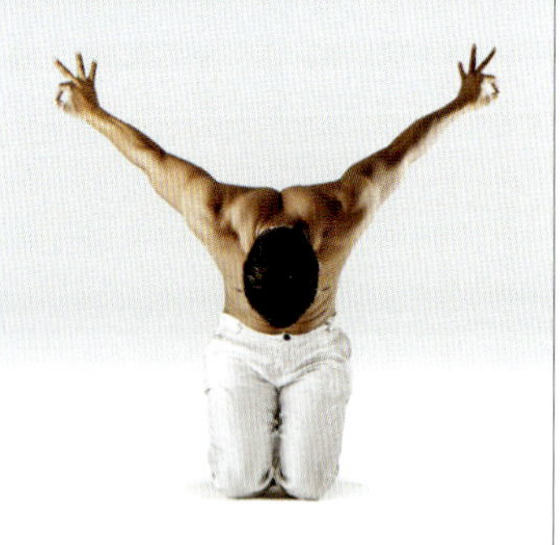

Postura del héroe sobre los dedos de los pies

Prapada virasana

También conocida como: postura del rayo *(vajrasana)*.
Modificación: cabeza hacia abajo, brazos abiertos hacia los lados.
Tipo de postura: sentada, inclinación hacia delante.
Punto de *drishti*: *nasagrai* o *nasagre* (nariz)

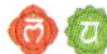

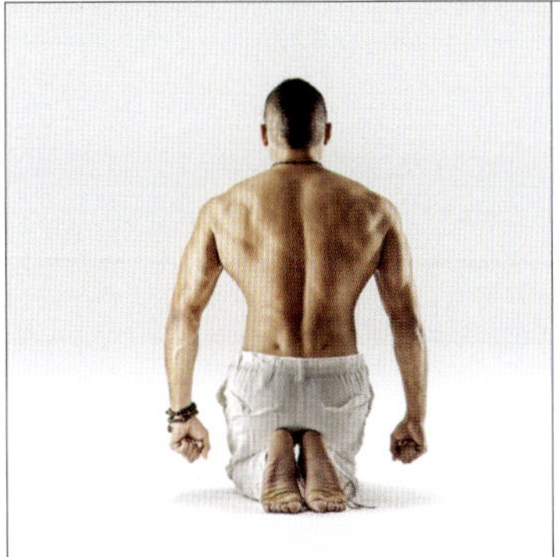

Postura del héroe

Virasana

También conocida como: postura del rayo *(vajrasana)*.
Modificación: brazos a los lados, versión modificada con los tobillos juntos.
Tipo de postura: sentada.
Punto de *drishti:* *nasagrai* o *nasagre* (nariz).

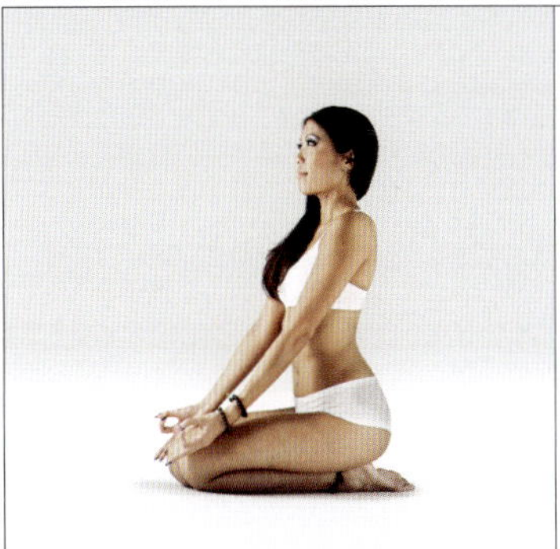

Postura del héroe

Virasana

También conocida como: postura del rayo *(vajrasana)*.
Modificación: manos en las rodillas, con las palmas hacia arriba.
Tipo de postura: sentada.
Punto de drishti: *nasagrai* o *nasagre* (nariz), *bhrumadhye* o *ajna chakra* (tercer ojo, entre las cejas).

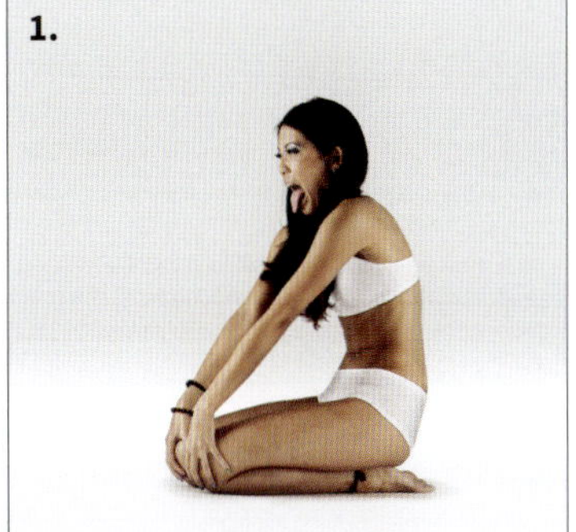

1.

Postura del león dedicada a un avatar de Vishnu en la postura del héroe

Narasimhasana en *virasana*

También conocida como: postura del león en la postura del rayo *(simhasana en vajrasana)*.
Modificación: Sentada sobre los talones.
1. Curvatura del gato.
2. Curvatura del perro.
Tipo de postura: sentada.
1. Curvatura hacia delante.
2. Curvatura hacia atrás suave.
Punto de *drishti:* *bhrumadhye* o *ajna chakra* (tercer ojo, entre las cejas).

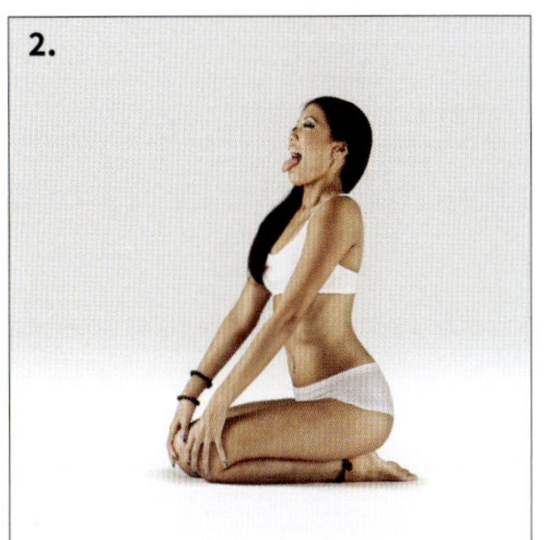

2.

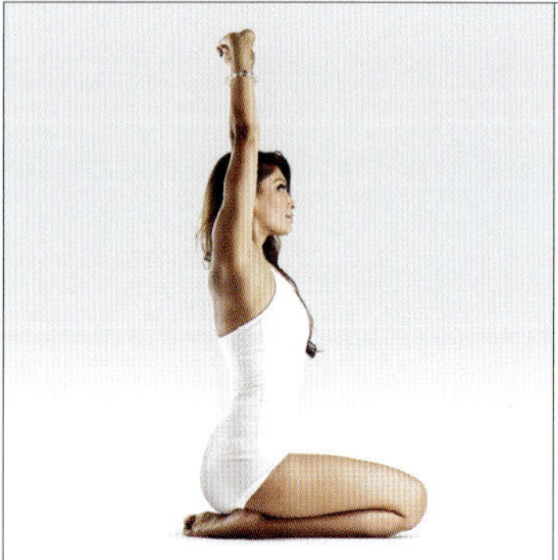

Postura del héroe con las manos entrelazadas

Virasana urdhva baddha hastasana

También conocida como: postura del rayo con las manos levantadas *(vajrasana urdhva baddha hastasana)*.

Modificación: las palmas hacia arriba.

Tipo de postura: sentada.

Punto de *drishti*: *nasagrai* o *nasagre* (nariz).

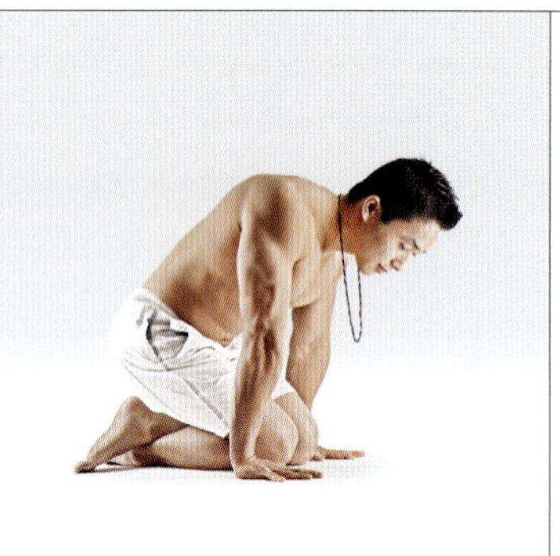

Postura del héroe

Virasana

También conocida como: postura del rayo *(vajrasana)*.

Modificación: inclinación hacia delante, tobillos cruzados, palmas de las manos apoyadas en el suelo a los lados de las rodillas

Tipo de postura: sentada, inclinación hacia delante.

Punto de *drishti*: *angushtamadhye* o *angustha ma dyai* (pulgares), *nasagrai* o *nasagre* (nariz).

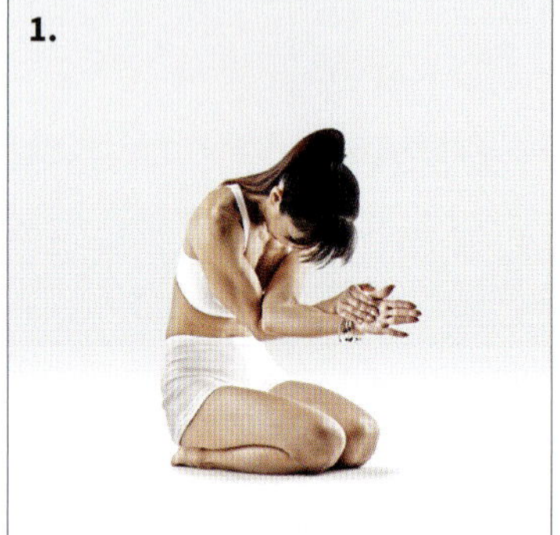

1.

Posición de las manos de la postura dedicada a Garuda en la postura del héroe

Hasta garudasana en *virasana*

También conocida como: postura de la mano de la postura dedicada a Garuda en la postura del rayo *(hasta garudasana en vajrasana)*.

Modificación: 1. Media inclinación hacia delante.

2. Columna vertebral recta.

Tipo de postura: 1. Sentada, inclinación hacia delante.

2. Sentada.

Punto de *drishti*: *angushtamadhye* o *angustha ma dyai* (pulgares).

1. 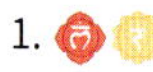

2. 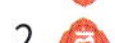

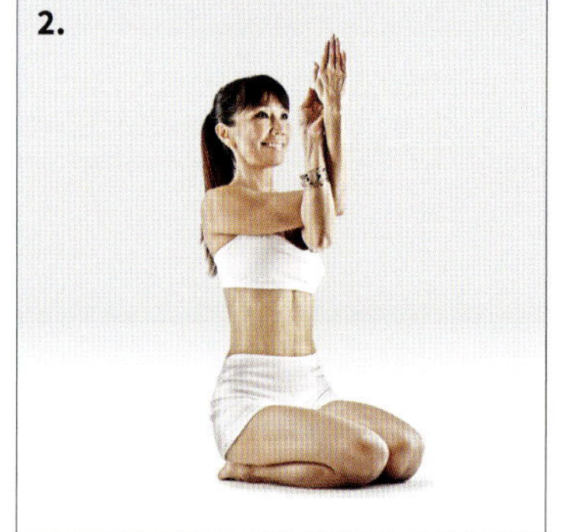

2.

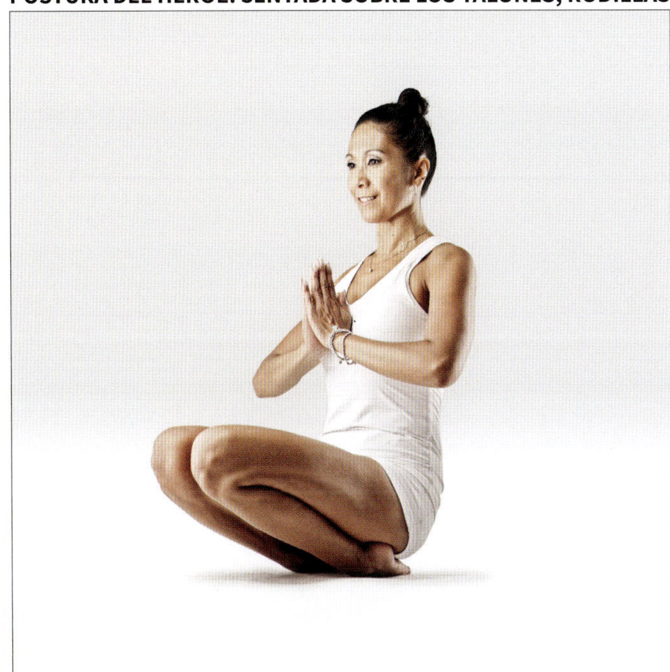

Postura de la balanza del héroe con las manos en oración

Vira tolasana namaskar

Modificación: manos en *anjali mudra* (manos en oración).
Tipo de postura: sentada, equilibrio, abdominal.
Punto de *drishti*: *nasagrai* o *nasagre* (nariz) o *hastagrai* o *hastagre* (manos).

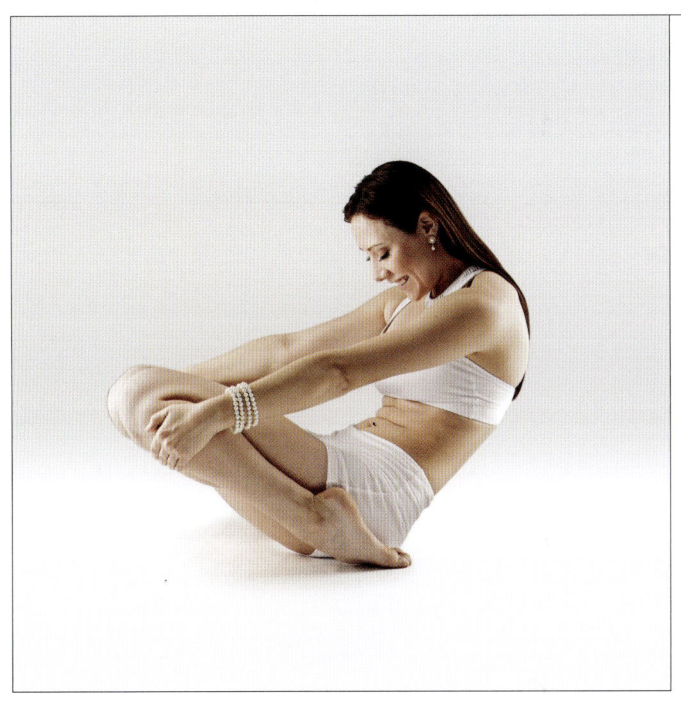

Postura de la balanza del héroe

Vira tolasana

Modificación: agarre de las rodillas, curvatura del gato.
Tipo de postura: sentada, equilibrio, abdominal.
Punto de *drishti*: *nabhi, nabhicakre* o *nabi chakra* (ombligo).

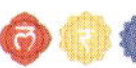

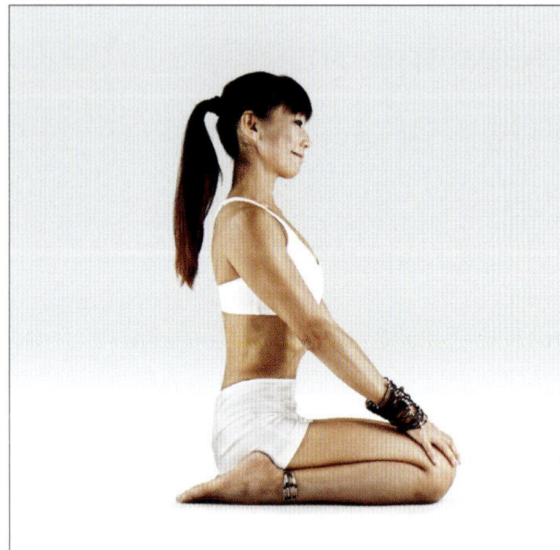

Postura del héroe

Virasana

También conocida como: postura del rayo *(vajrasana)*.
Modificación: glúteos apoyados en el suelo.
Tipo de postura: sentada.
Punto de *drishti*: *nasagrai* o *nasagre* (nariz).

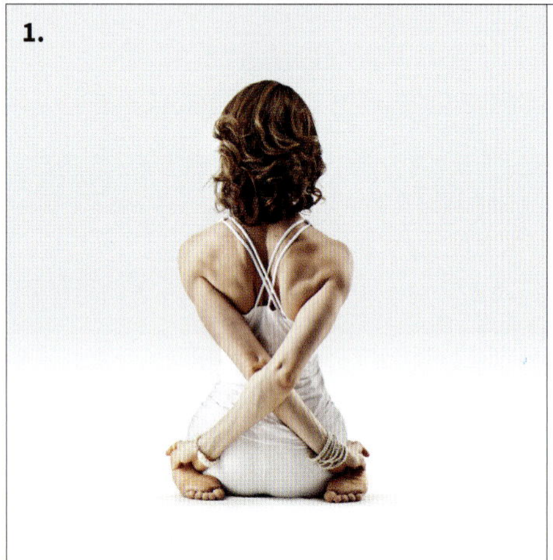

1.

Postura héroe con ambas manos en los pies

Dwi hasta pada virasana

También conocida como: postura del rayo con ambas manos en los pies *(dwi hasta pada vajrasana)*.
Modificación: glúteos apoyados en el suelo y brazos cruzados detrás de la espalda.
1. Vista posterior.
2. Vista de frente, inclinación hacia atrás suave.
Tipo de postura: 1. Sentada, agarre.
2. Sentada, inclinación hacia atrás suave, agarre.
Punto de *drishti*: *nasagrai* o *nasagre* (nariz), *bhrumadhye* o *ajna chakra* (tercer ojo, entre las cejas).

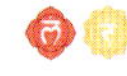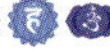

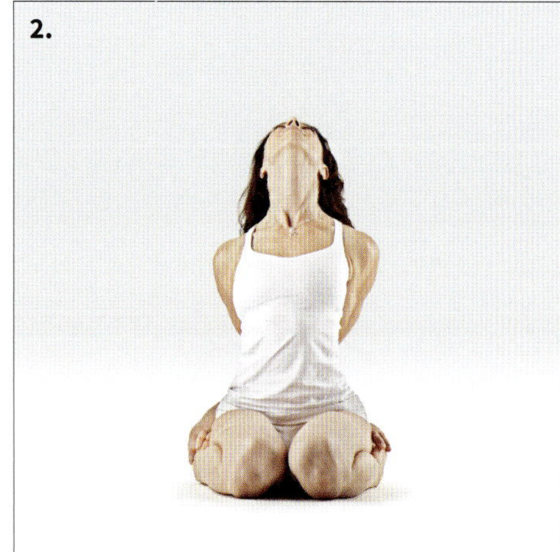

2.

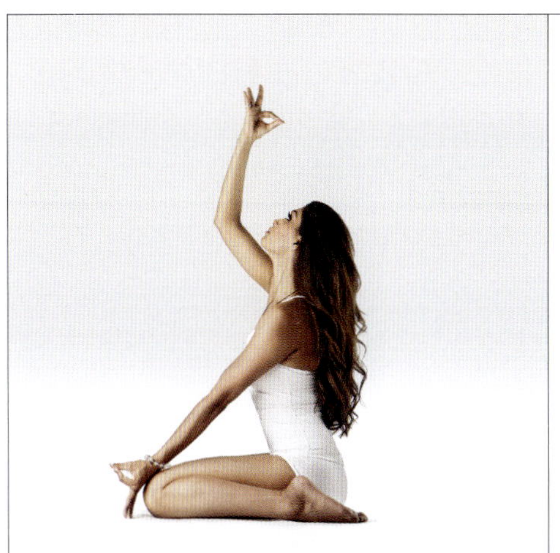

Postura del héroe con un brazo levantado

Eka urdhva hasta virasana

También conocida como: postura del rayo con un brazo levantado *(eka urdhva hasta vajrasana).*

Tipo de postura: sentada.

Punto de *drishti:* *hastagrai* o *hastagre* (manos).

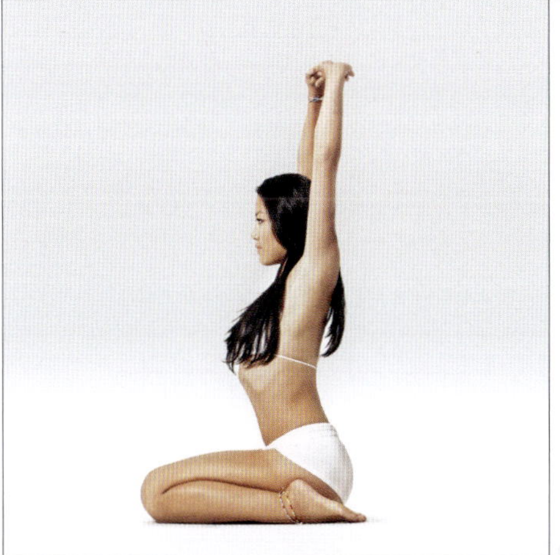

Postura del héroe con los brazos levantados y las manos entrelazadas

Virasana urdhva baddha hastasana

También conocida como: postura del rayo con las manos levantadas y entrelazadas *(vajrasana urdhva baddha hastasana).*

Modificación: palmas de las manos hacia arriba.

Tipo de postura: sentada.

Punto de *drishti:* *nasagrai* o *nasagre* (nariz).

POSTURA DEL RAYO: GLÚTEOS APOYADOS EN EL SUELO, TORSIÓN E INCLINACIÓN LATERAL

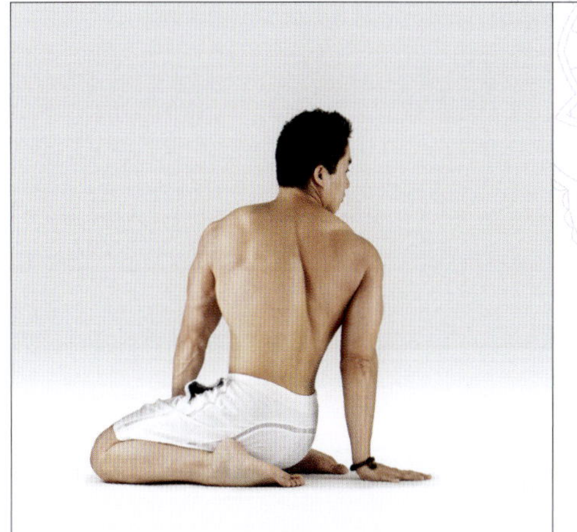

Postura del héroe con torsión

Parivritta virasana

También conocida como: postura del rayo con torsión *(parivritta vajrasana).*

Tipo de postura: sentada, torsión.

Punto de *drishti:* *parshva drishti* (hacia la derecha), *parshva drishti* (hacia la izquierda).

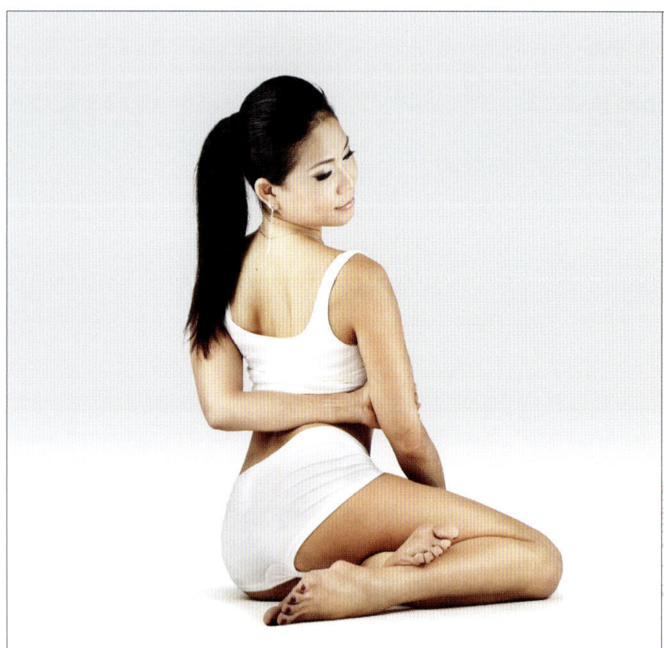

Postura dedicada al sabio Bharadvaja 1

Bharadvajasana **1**

Modificación: tobillos cruzados, agarre del bíceps por la espalda.
Tipo de postura: sentada, torsión, agarre.
Punto de *drishti*: *parshva drishti* (hacia la derecha), *parshva drishti* (hacia la izquierda).

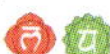

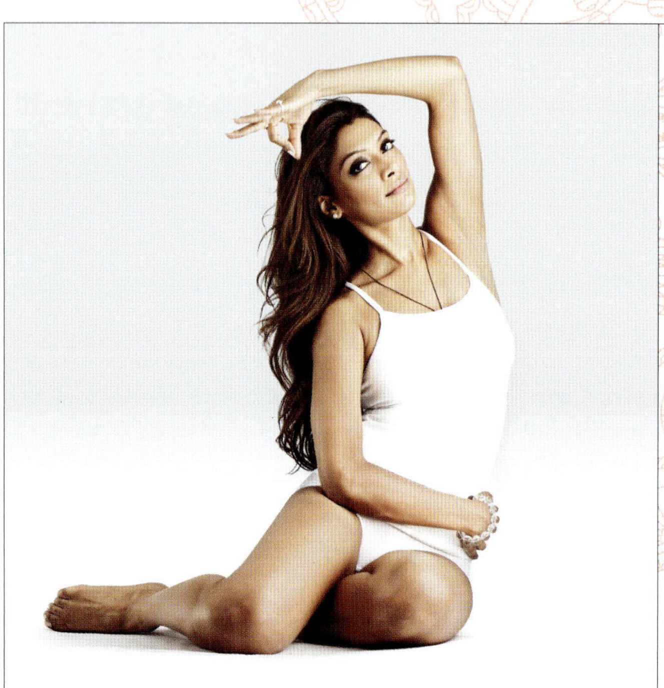

Postura lateral dedicada al sabio Bharadvaja 1

Parshva bharadvajasana **1**

Modificación: un brazo cruzado por delante; el otro brazo por encima de la cabeza, codo flexionado.
Tipo de postura: sentada, inclinación lateral.
Punto de *drishti*: *hastagrai* o *hastagre* (manos).

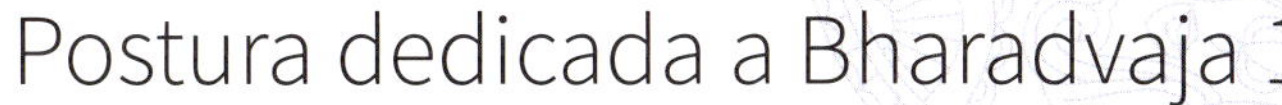

1.

Postura dedicada a Bharadvaja 1

Bharadvajasana **1**

Modificación: 1. Agarre del interior de la cadera con la mano opuesta, la otra mano apoyada en la rodilla, mirando por encima del hombro.

2. Agarre del tríceps del brazo opuesto, mirando por encima del hombro.

Tipo de postura: sentada, torsión, agarre.

Punto de *drishti*: *parshva drishti* (hacia la derecha), *parshva drishti* (hacia la izquierda).

2.

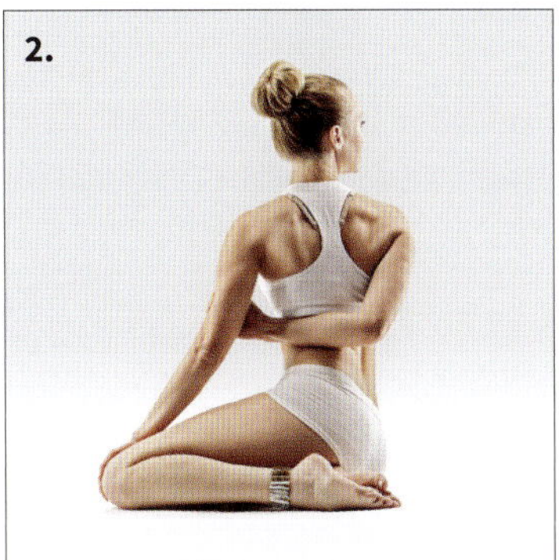

POSTURA DEL RAYO: GLÚTEOS APOYADOS EN EL SUELO, RODILLAS MUY SEPARADAS

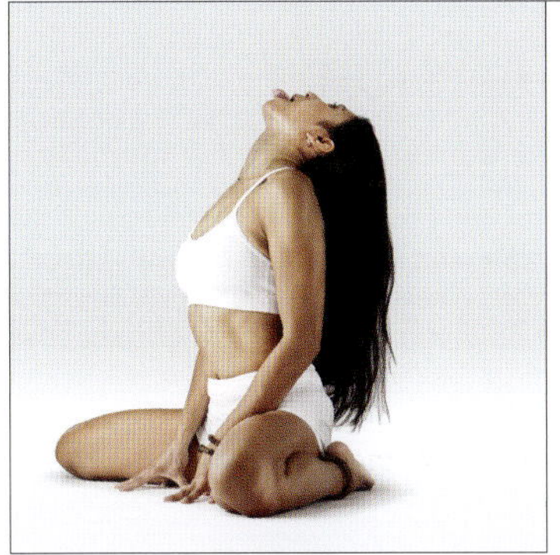

Postura del león dedicada a un avatar de Vishnu con las rodillas en la postura del héroe

Narasimhasana en *prasarita janu virasana*

También conocida como: postura del león *(simhasana)*.

Modificación: glúteos apoyados en el suelo.

Tipo de postura: sentada, inclinación hacia atrás suave.

Punto de *drishti*: *bhrumadhye* o *ajna chakra* (tercer ojo, entre las cejas).

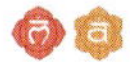   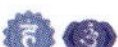

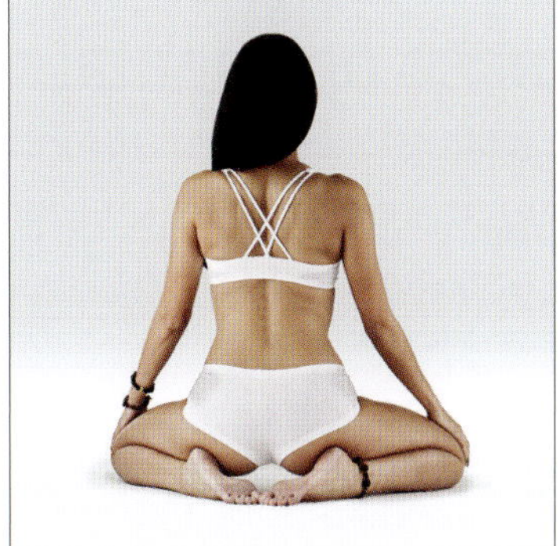

Postura del héroe con las rodillas muy separadas

Prasarita janu virasana

También conocida como: postura de la rana *(mandukasana)*.

Modificación: glúteos apoyados en el suelo.

Tipo de postura: sentada.

Punto de *drishti*: *nasagrai* o *nasagre* (nariz).

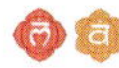

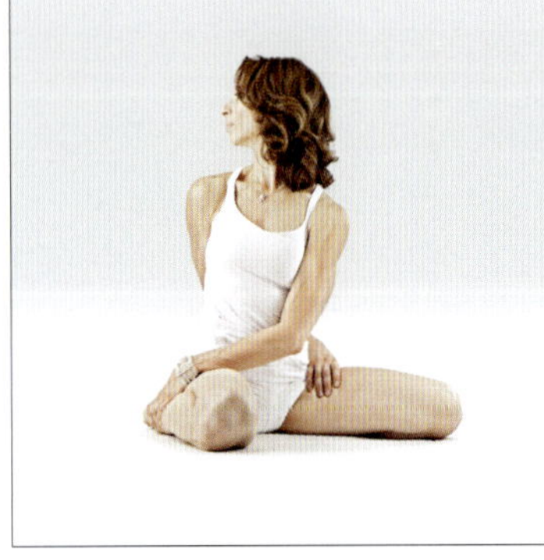

Postura del héroe con torsión con las rodillas separadas y media inclinación

Ardha baddha parivritta prasarita janu virasana

Tipo de postura: sentada, torsión, agarre.
Punto de _drishti_: _parshva drishti_ (hacia la derecha), _parshva drishti_ (hacia la izquierda).

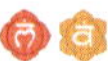

POSTURA DEL RAYO: SENTADA, GLÚTEOS APOYADOS EN EL SUELO, PIES GIRADOS HACIA ARRIBA

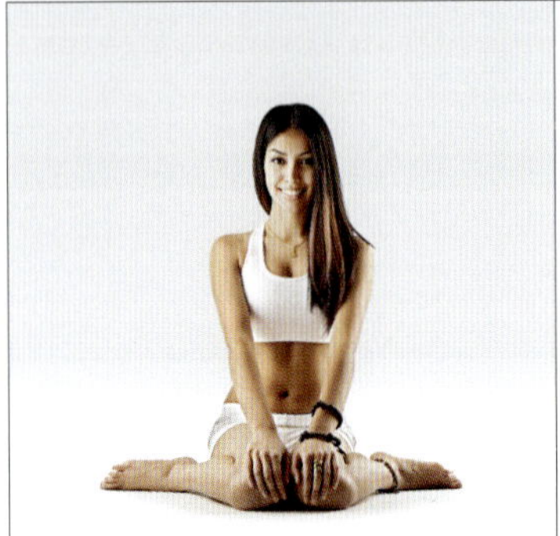

Postura del rayo completa

Paripurna vajrasana

Tipo de postura: sentada.
Punto de _drishti_: _nasagrai_ o _nasagre_ (nariz).

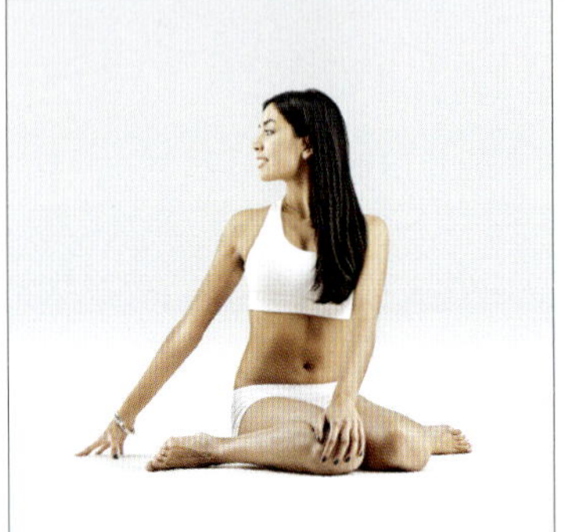

Postura rayo completa con torsión

Parivritta paripurna vajrasana

Tipo de postura: sentada, torsión.
Punto de _drishti_: _parshva drishti_ (hacia la derecha), _parshva drishti_ (hacia la izquierda).

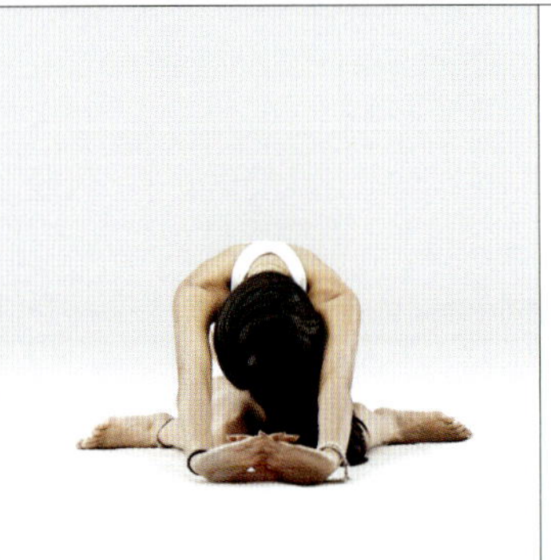

Postura de estiramiento intenso occidental en la postura del rayo completa

Paschimottanasana en paripurna vajrasana

También conocida como: postura del rayo sentada con inclinación hacia delante.
Modificación: se inclina hacia delante, dedos de los pies girados hacia fuera.
Tipo de postura: sentada, inclinación hacia delante.
Punto de _drishti_: _nasagrai_ o _nasagre_ (nariz).

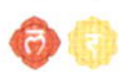

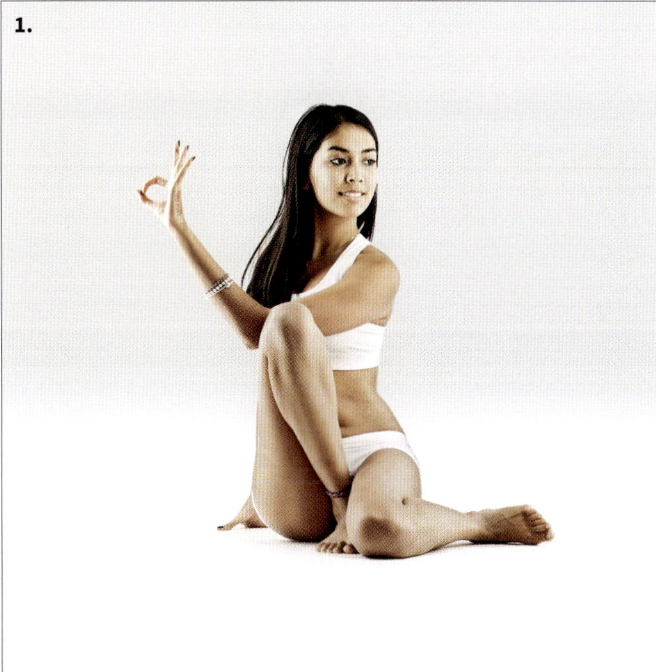

1.

Media postura dedicada al sabio Marichi en media postura del rayo con torsión

Ardha marichyasana en *parivritta ardha vajrasana*

Modificación: 1. Mirando hacia delante.
2. Mirando por encima del hombro.
Tipo de postura: sentada, inclinación hacia delante, torsión.
Punto de *drishti*: *parshva drishti* (hacia la derecha), *parshva drishti* (hacia la izquierda).

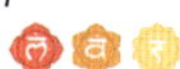

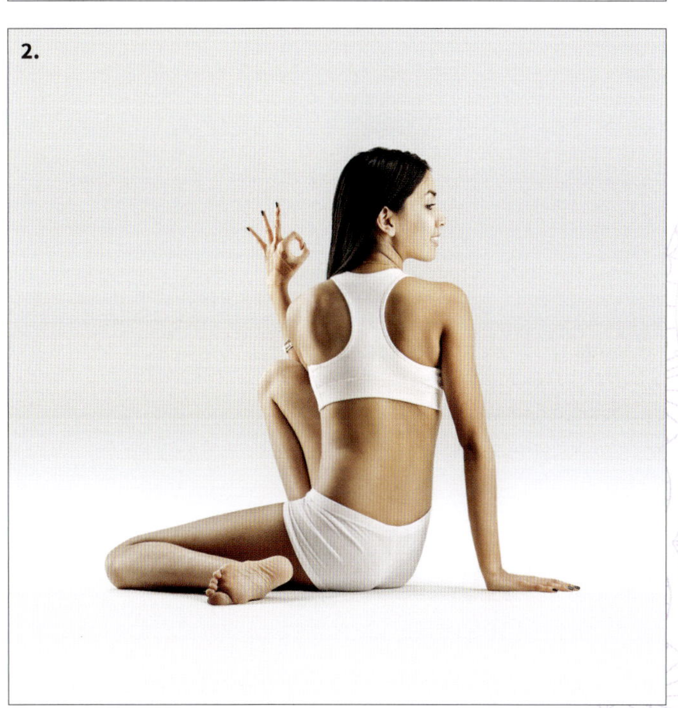

2.

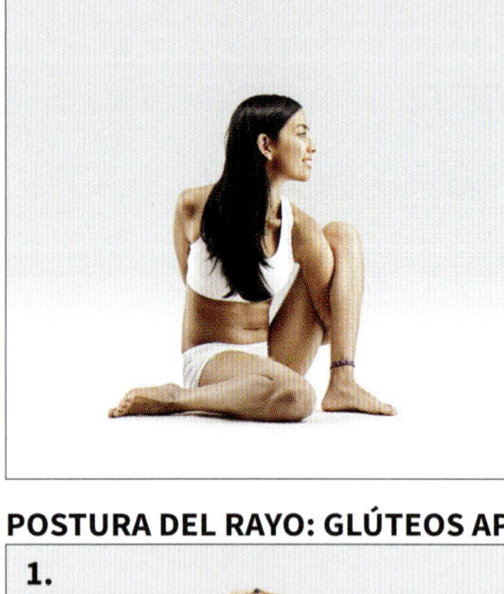

Postura de media inclinación dedicada al sabio Marichi en media postura del rayo

Ardha baddha marichyasana en *ardha vajrasana*

Tipo de postura: sentada, inclinación hacia delante, torsión, agarre.
Punto de *drishti*: *parshva drishti* (hacia la derecha), *parshva drishti* (hacia la izquierda).

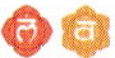

POSTURA DEL RAYO: GLÚTEOS APOYADOS EN EL SUELO, PIES GIRADOS HACIA FUERA, BRAZOS POR ENCIMA DE LA CABEZA

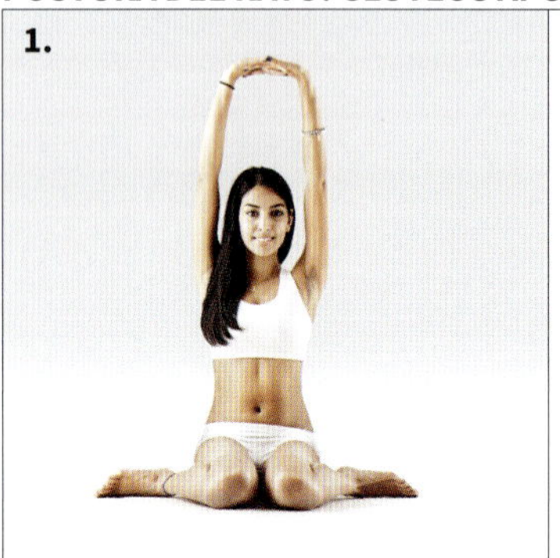

Postura del rayo completa con las manos entrelazadas

Paripurna vajrasana—urdhva baddha hastasana

Modificación: 1. Mirando hacia delante.
2. Cabeza inclinada hacia atrás.
Tipo de postura: 1. Sentada.
2. Sentada, inclinación hacia atrás suave.
Punto de *drishti*: 1. *Nasagrai* o *nasagre* (nariz).
2. *Angushtamadhye* (pulgares).

1.
2.

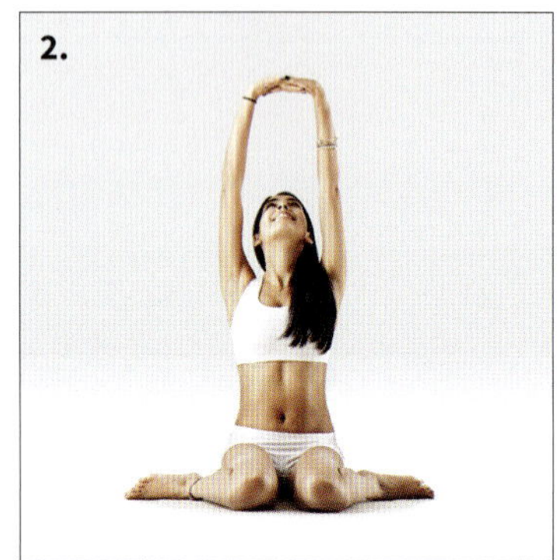

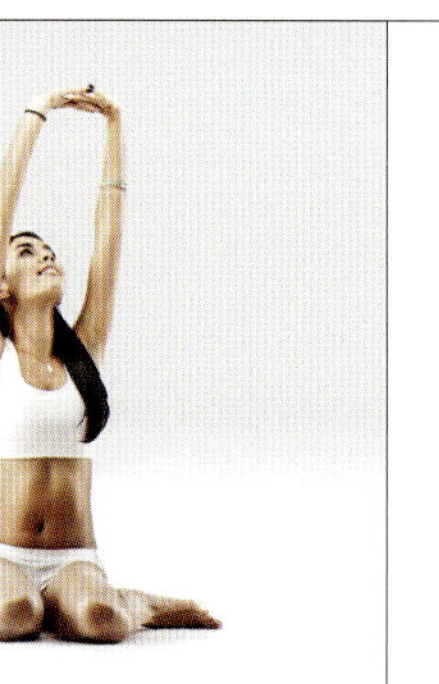

Postura del rayo completa con las manos entrelazadas con torsión

Parivritta paripurna vajrasana—urdhva baddha hastasana

Tipo de postura: sentada, torsión.
Punto de *drishti*: *angushtamadhye* (pulgares).

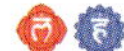

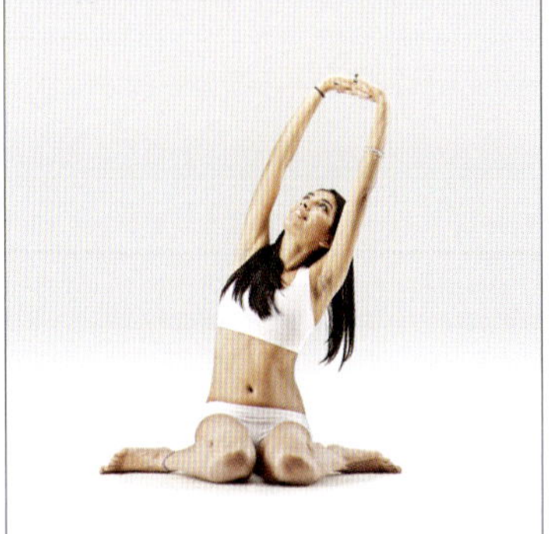
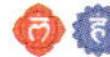

Postura del rayo completa lateral con las manos entrelazadas

Parshva paripurna vajrasana—urdhva baddha hastasana
Tipo de postura: sentada, inclinación lateral.
Punto de *drishti*: *angushtamadhye* (pulgares).

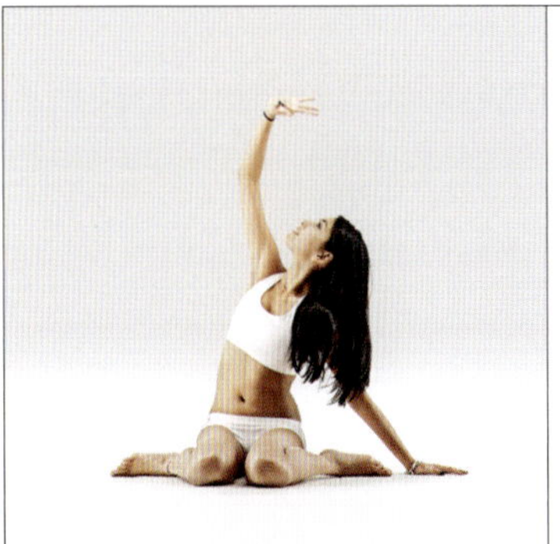

Postura del rayo completa lateral con una sola mano

Eka hasta parshva paripurna vajrasana
Tipo de postura: sentada, inclinación lateral.
Punto de *drishti*: *hastagrai* o *hastagre* (manos).

POSTURA DEL RAYO: GLÚTEOS EN EL SUELO: PIES GIRADOS HACIA ARRIBA, UNA SOLA PIERNA, INCLINACIÓN HACIA DELANTE

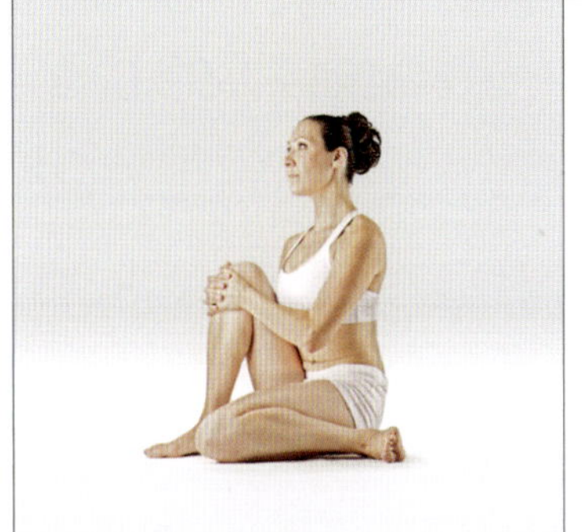

Media postura dedicada al sabio Marichi en media postura del rayo

Ardha marichyasana **en** ***ardha vajrasana***
Modificación: agarre de la rodilla con ambas manos.
Tipo de postura: sentada, inclinación hacia delante.
Punto de *drishti*: *nasagrai* o *nasagre* (nariz).

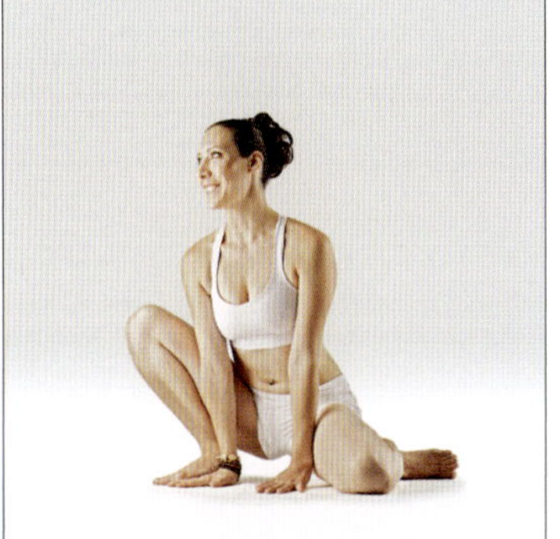
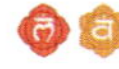

Media postura dedicada al sabio Marichi en media postura del rayo

Ardha marichyasana **en** ***ardha vajrasana***
Modificación: palmas de las manos apoyadas en el suelo delante de las caderas.
Tipo de postura: sentada, inclinación hacia delante.
Punto de *drishti*: *nasagrai* o *nasagre* (nariz), *bhrumadhye* o *ajna chakra* (tercer ojo, entre las cejas).

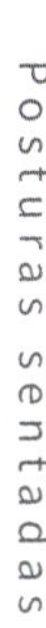

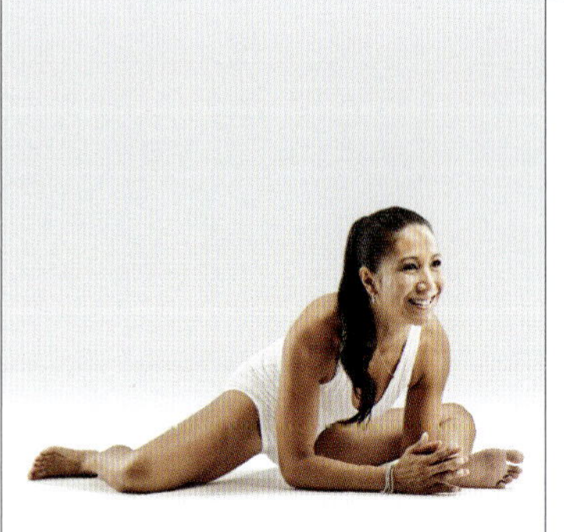

Postura de la media estrella en postura de la media rana

Ardha tarasana* en *ardha mandukasana

Tipo de postura: sentada, inclinación hacia delante.
Punto de *drishti*: *nasagrai* o *nasagre* (nariz).

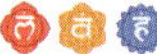

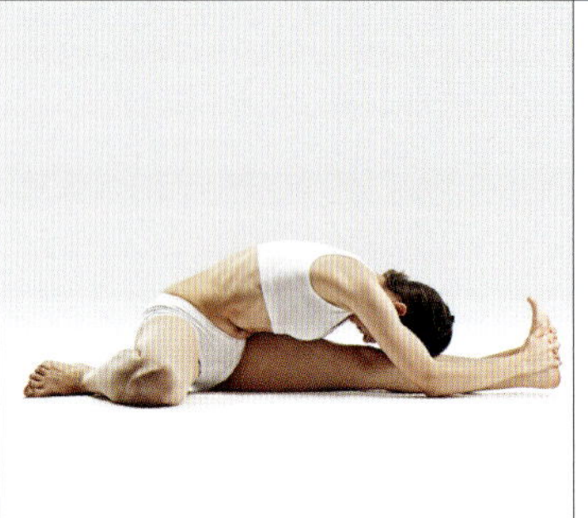

Postura preparatoria dedicada a Virancha (Brahma) 1

***Viranchyasana* 1 preparatoria**

Tipo de postura: sentada, inclinación hacia delante.
Punto de *drishti*: *nasagrai* o *nasagre* (nariz).

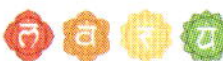
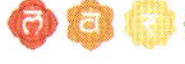

UNA RODILLA HACIA ATRÁS: EL OTRO PIE EN EL MUSLO, COLUMNA VERTEBRAL RECTA, TORSIÓN, INCLINACIÓN LATERAL

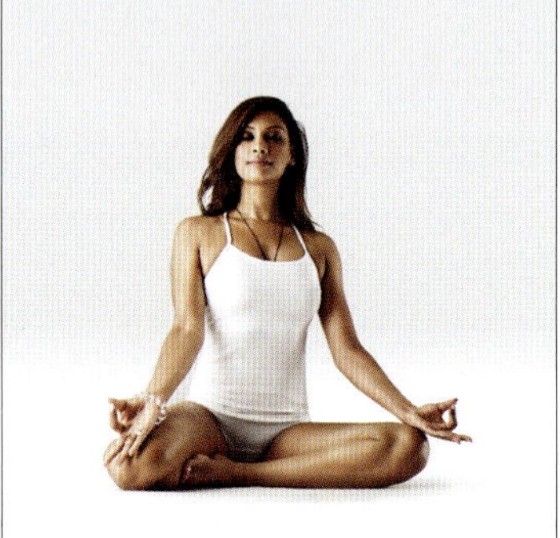

Postura preparatoria fácil dedicada al sabio Bharadvaja 2

***Sukha bharadvajasana* 2 preparatoria**

Modificación: columna vertebral neutra, dorsos de las manos apoyados en las rodillas.
Tipo de postura: sentada.
Punto de *drishti*: *nasagrai* o *nasagre* (nariz).

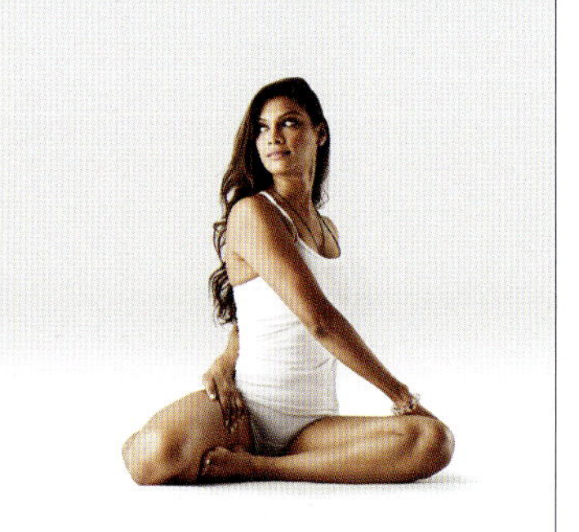

Postura dedicada al sabio Bharadvaja fácil 2

***Sukha bharadvajasana* 2**

Modificación: pie en la parte interior del muslo.
Tipo de postura: sentada, torsión, agarre.
Punto de *drishti*: *parshva drishti* (hacia la derecha), *parshva drishti* (hacia la izquierda).

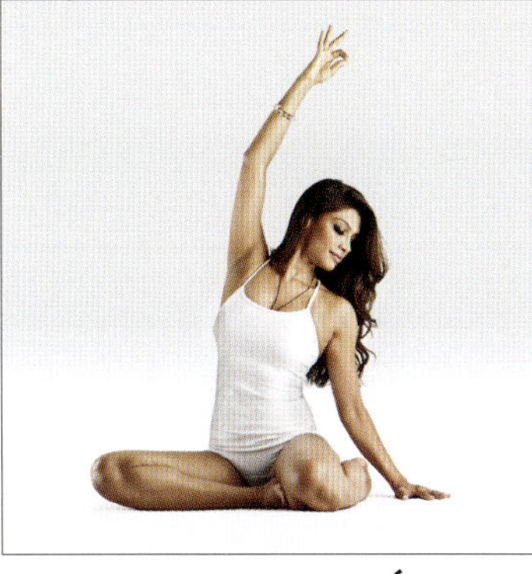

Postura dedicada al sabio Bharadvaja fácil lateral 2

Parshva sukha bharadvajasana 2

Modificación: pie hacia la parte interior del muslo, inclinación lateral.
Tipo de postura: sentada, inclinación lateral.
Punto de *drishti:* *hastagrai* o *hastagre* (manos).

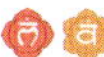

UNA RODILLA HACIA ATRÁS: EL OTRO PIE EN EL MUSLO, INCLINACIÓN LATERAL

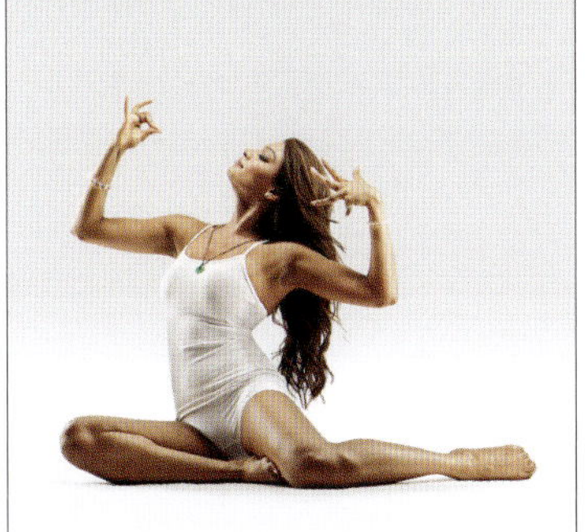

Postura del rey Palomo fácil con una sola pierna 1

Sukha eka pada raja kapotasana 1

Tipo de postura: sentada, inclinación lateral.
Punto de *drishti:* *hastagrai* o *hastagre* (manos).

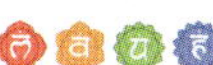

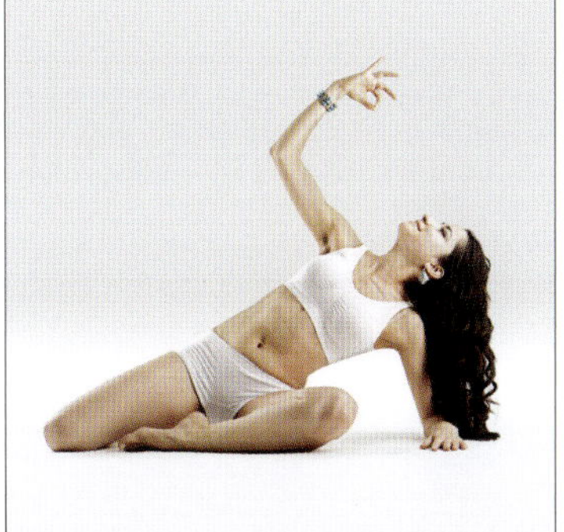

Postura del ángulo con media inclinación en media postura del héroe lateral

Parshva ardha vira ardha baddha konasana

Modificación: antebrazo apoyado en el suelo.
Tipo de postura: sentada, inclinación lateral.
Punto de *drishti:* *hastagrai* o *hastagre* (manos).

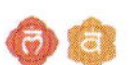

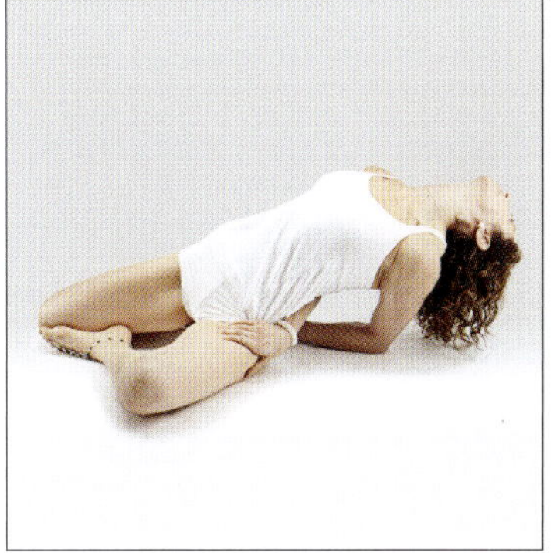

Media postura del ángulo con media inclinación en media postura del héroe

Ardha vira ardha baddha konasana

Modificación: brazo detrás de la espalda, mano en la cadera, inclinación hacia atrás.
Tipo de postura: sentada, inclinación hacia atrás.
Punto de *drishti:* *bhrumadhye* o *ajna chakra* (tercer ojo, entre las cejas).

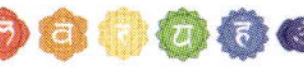

1.

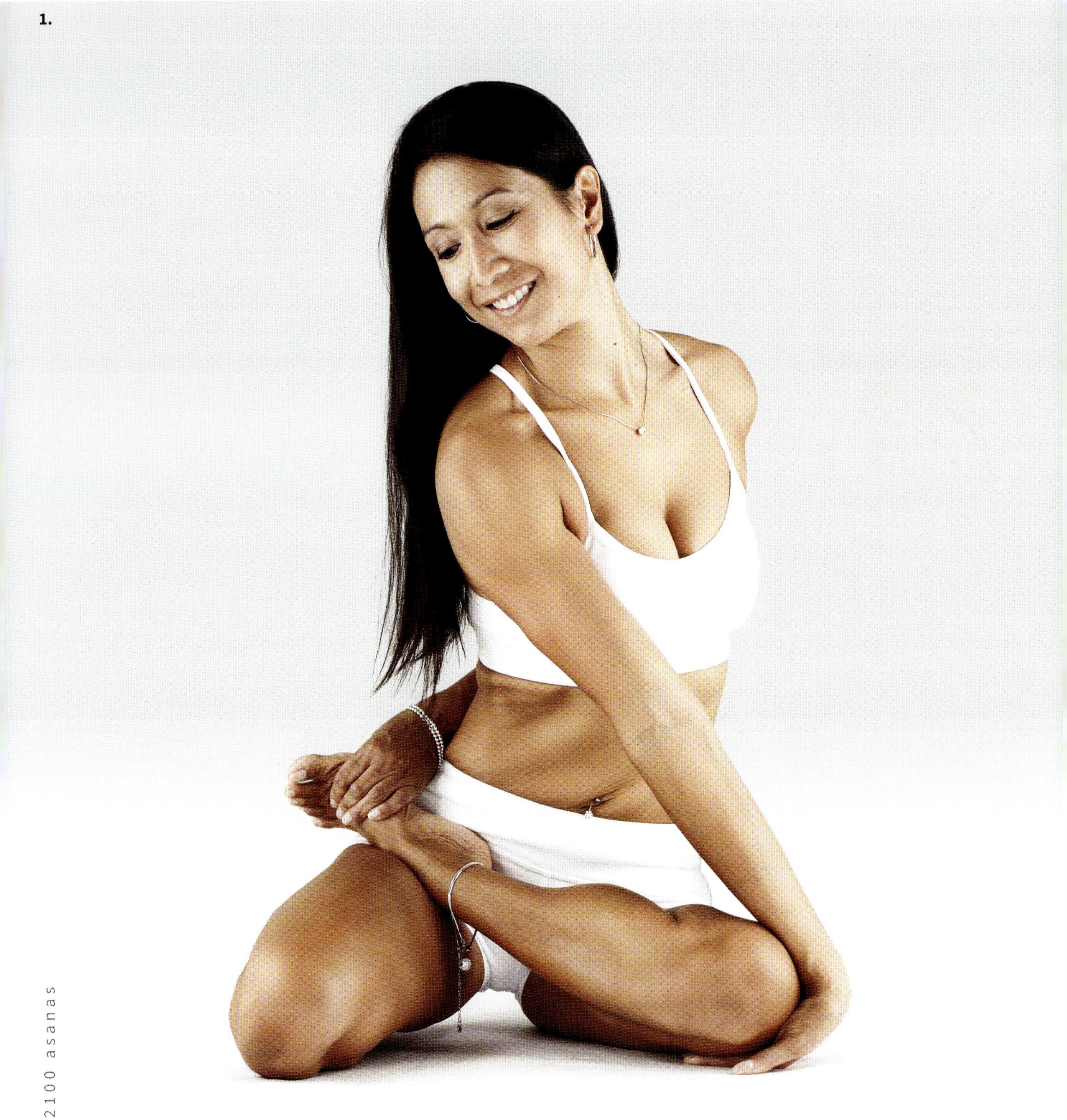

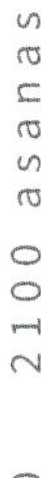

sabio Bharadvaja 2

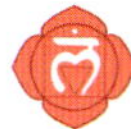

Bharadvajasana 2

Tipo de postura: sentada, torsión, agarre.
Punto de *drishti:* *parsva drishti* (hacia la derecha), *parsva drishti* (hacia la izquierda).

Cómo realizar la postura:

1. Comienza por sentarte en el suelo con ambas piernas extendidas hacia fuera delante de ti. Realiza *mula bandha, uddhiyana bandha* y la respiración *ujjayi*.

2. Inhala mientras te inclinas hacia la izquierda, doblando la rodilla derecha y llevándola con la espinilla y el tobillo hasta el suelo. El talón derecho debe estar cerca de la cadera derecha para proteger la rodilla, y ésta debe estar abierta ligeramente hacia un lado.

3. Exhala mientras flexionas la rodilla izquierda y llevas el pie izquierdo a la cavidad de la cadera derecha en la media postura del loto *(ardha padmasana)*, gira la planta del pie izquierdo hacia el cielo. Trata de mantener las dos rodillas apoyadas en el suelo.

4. Inhala a medida que expandes el pecho y mantén los brazos rectos hacia los lados, paralelos al suelo.

5. Exhala mientras giras hacia la izquierda, el brazo izquierdo queda detrás de la espalda y te agarras el pie izquierdo con la mano izquierda. Agárrate la rodilla izquierda con la mano derecha y mira por encima del hombro izquierdo (postura 2).

6. Inhala mientras extiendes la columna vertebral. Exhala mientras llevas el dorso de la mano izquierda hasta debajo de la rodilla derecha (postura 1). En la siguiente exhalación, mira por encima del hombro derecho para profundizar en el giro (postura 3).

7. Mantén la postura durante al menos 30 segundos y hasta 90 con el fin de recibir todos los beneficios del estiramiento.

8. Inhala mientras sueltas el agarre y mira hacia delante. Exhala mientras llevas ambas piernas extendidas hacia fuera delante de ti. Repite todos los movimientos por el otro lado.

Modificación:
1. Palma de la mano debajo de la rodilla, torsión hacia el interior.
2. Mano apoyada en la rodilla, torsión hacia el interior.
3. Palma de la mano debajo de la rodilla, torsión hacia el exterior.

Bharadvaja = Pindola bharadvaja era una de las cuatro *arhats* formuladas por Buda para permanecer en la tierra para extender la ley budista o *Dharma*

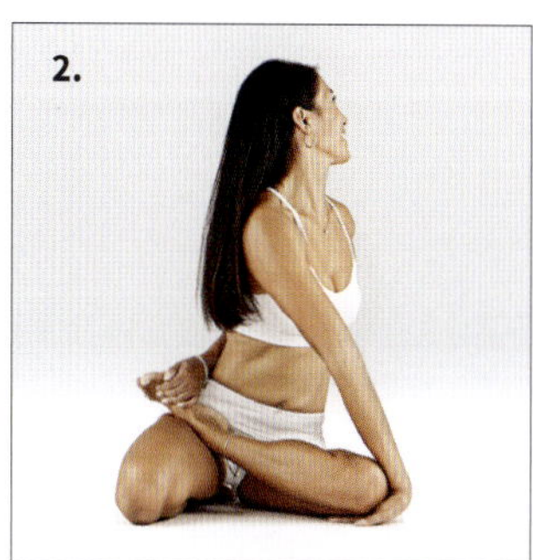

2.

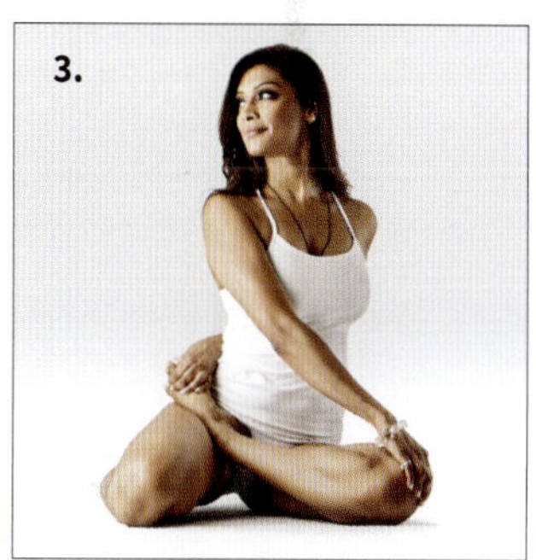

3.

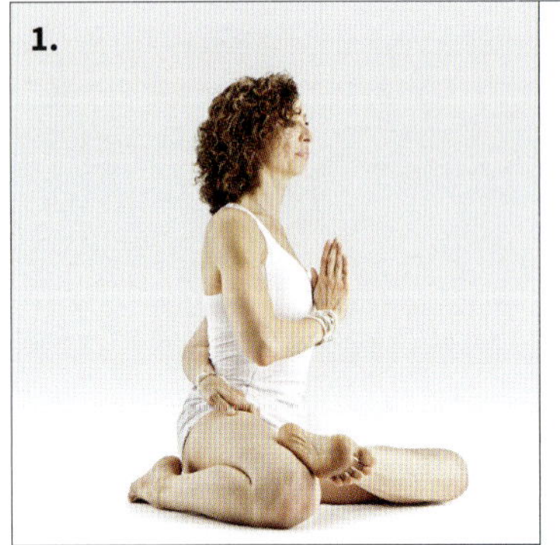

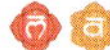

Postura del medio leño en la postura del héroe con media inclinación

Ardha agnistambhasana en *ardha baddha virasana*

Modificación: 1. Agarre de la cadera.

2. Agarre del talón.

Tipo de postura: sentada, agarre.

Punto de *drishti*: *nasagrai* o *nasagre* (nariz), o *hastagrai hastagre* (manos).

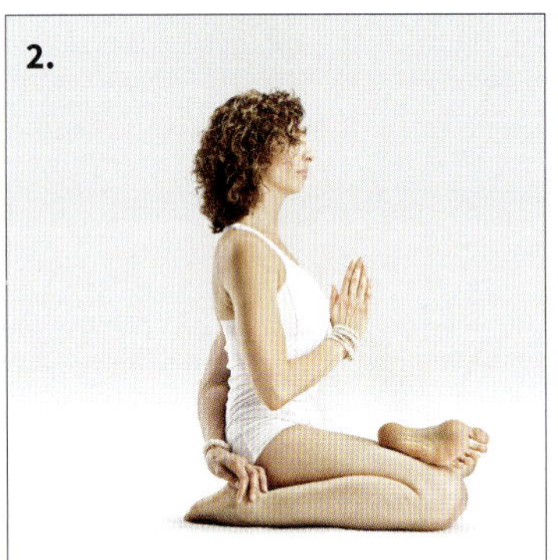

Postura preparatoria dedicada al sabio Bharadvaja 2

Bharadvajasana 2 preparatoria

Modificación: palmas de las manos juntas, base de las manos descansando en la coronilla, columna vertebral neutra.

Tipo de postura: sentada.

Punto de *drishti*: *nasagrai* o *nasagre* (nariz), *bhrumadhye* o *ajna chakra* (tercer ojo, entre las cejas).

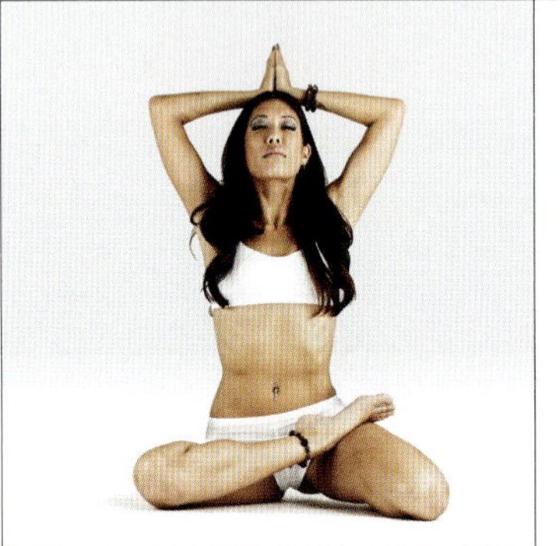

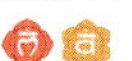

Postura preparatoria dedicada al sabio Bharadvaja 2

Bharadvajasana 2 preparatoria *(buh-ruhd-vuhj-AHS-uh-nuh)*

También conocida como: postura de la raíz bloqueada *(mula bandhasana)*.

Modificación: sentada sobre el talón, agarre del pie con las manos, columna vertebral neutra.

Tipo de postura: sentada, agarre.

Punto de *drishti*: *nasagrai* o *nasagre* (nariz), *bhrumadhye* o *ajna chakra* (tercer ojo, entre las cejas).

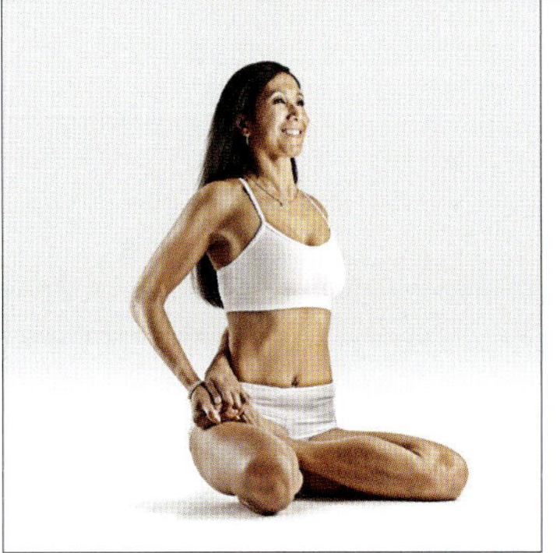

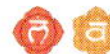

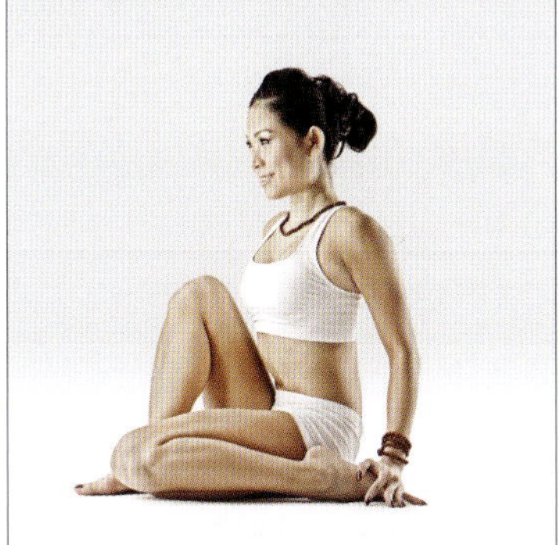

Postura preparatoria dedicada al sabio Marichi 5 y 6

Marichyasana **5 y 6 preparatoria**

También conocida como: postura preparatoria dedicada al sabio Marichi E y F (*marichyasana* E y F preparatoria).

Modificación: columna vertebral recta.

Tipo de postura: sentada, inclinación hacia delante.

Punto de *drishti*: *nasagrai* o *nasagre* (nariz).

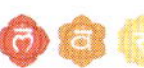

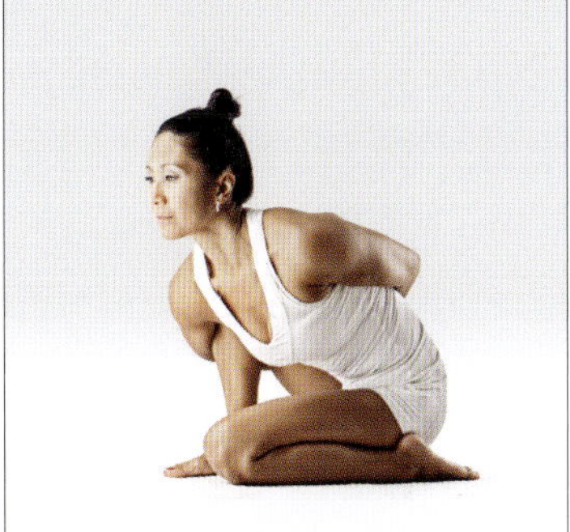

Postura dedicada al sabio Marichi 5

Marichyasana **5**

También conocida como: postura dedicada al sabio Marichi E (*marichyasana* E).

Tipo de postura: sentada, inclinación hacia delante, agarre.

Punto de *drishti*: *nasagrai* o *nasagre* (nariz).

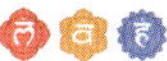

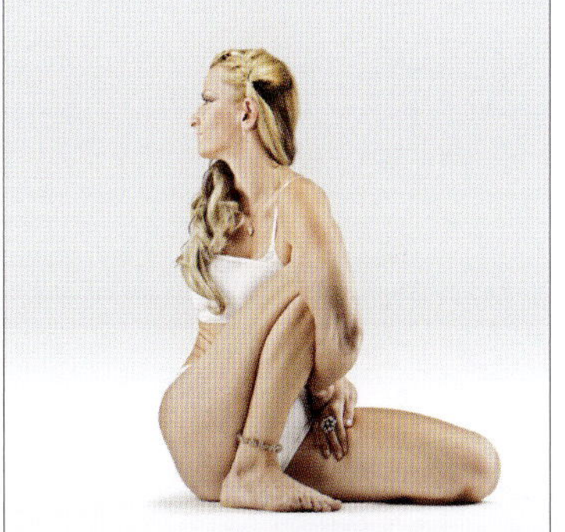

Postura dedicada al sabio Marichi 6

Marichyasana **6**

También conocida como: postura dedicada al sabio Marichi F (*marichyasana* F).

Tipo de postura: sentada, inclinación hacia delante, torsión, agarre.

Punto de *drishti*: *parshva drishti* (hacia la derecha), *parshva drishti* (hacia la izquierda).

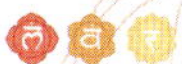

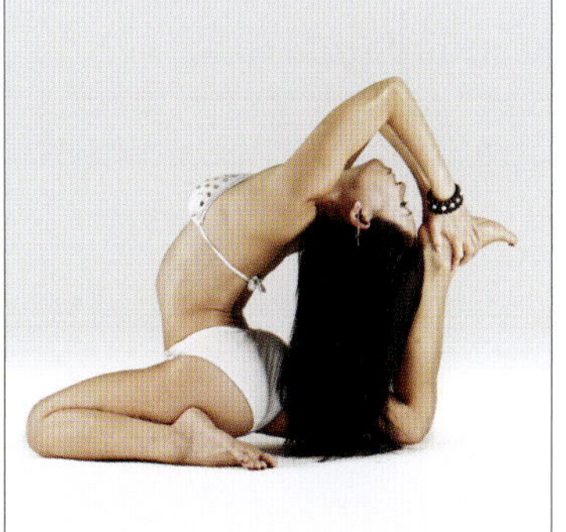

Postura del rey Palomo con una sola pierna 3

Eka pada raja kapotasana **3**

Tipo de postura: sentada, inclinación hacia atrás.

Punto de *drishti*: *bhrumadhye* o *ajna chakra* (tercer ojo, entre las cejas).

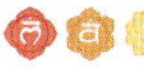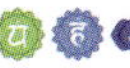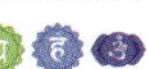

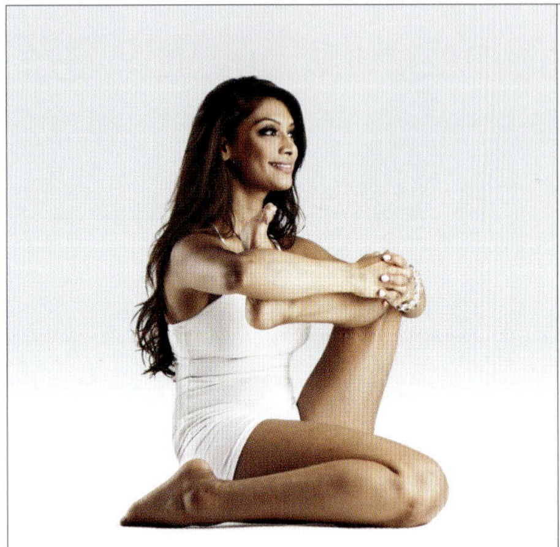

Postura de la cuna en la postura del medio héroe

Hindolasana en *ardha virasana*

También conocida como: postura de la cuna en media postura del rayo *(hindolasana en ardha vajrasana).*

Tipo de postura: sentada, inclinación hacia delante.

Punto de *drishti:* *nasagrai* o *nasagre* (nariz).

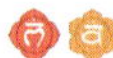

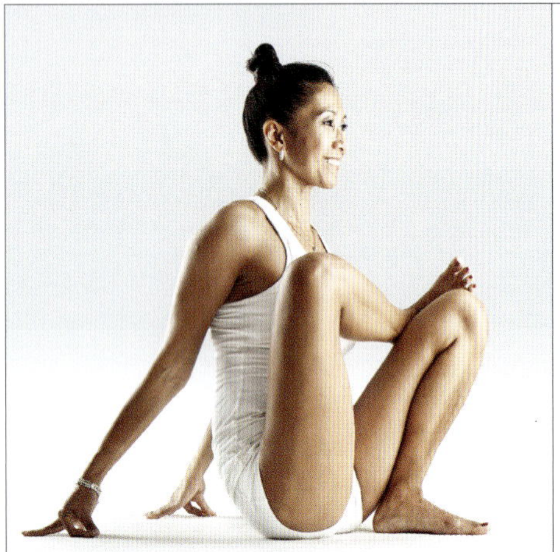

Postura preparatoria de la cuna

Hindolasana preparatoria

Modificación: palmas de las manos apoyadas en el suelo por detrás de la cadera, talón del pie inferior apoyado en el glúteo.

Tipo de postura: sentada, inclinación hacia delante.

Punto de *drishti:* *nasagrai* o *nasagre* (nariz).

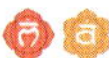

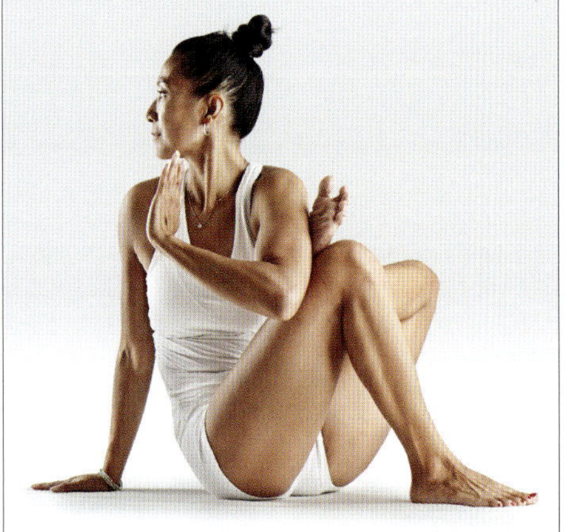

Media postura del leño en postura preparatoria del medio báculo yóguico

Ardha agnistambhasana en *ardha yogadandasana* preparatoria

Tipo de postura: sentada, inclinación hacia delante, torsión.

Punto de *drishti:* *parshva drishti* (hacia la derecha), *parshva drishti* (hacia la izquierda).

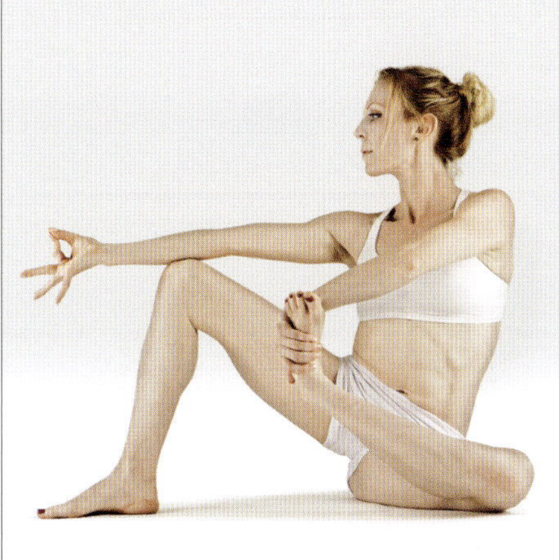

Postura preparatoria del báculo yóguico

Yogadandasana preparatoria

Modificación: agarre del pie con una mano.
Tipo de postura: sentada, inclinación hacia delante.
Punto de *drishti:* *hastagrai* o *hastagre* (manos).

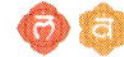

Postura preparatoria del báculo yóguico

Yogadandasana preparatoria

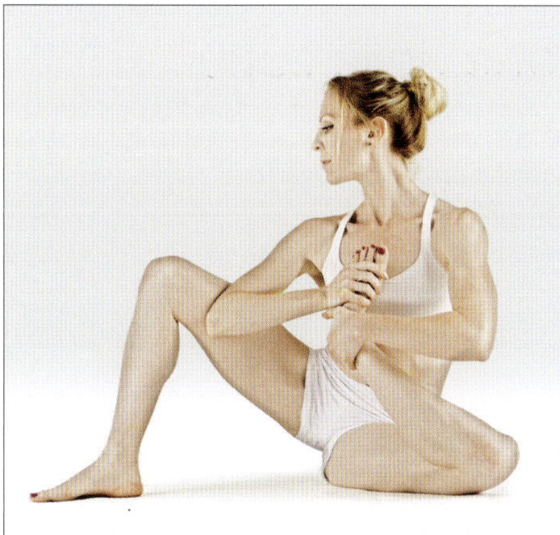

Modificación: agarre del pie con ambas manos, pie en el pecho.
Tipo de postura: sentada, inclinación hacia delante.
Punto de *drishti:* *Padhayoragrai* o *padayoragre* (dedos de los pies/pies).

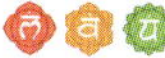

PIERNA EN CUNA: PIE EN LA CADERA, MEDIO LOTO

Postura preparatoria de la cuna

Hindolasana preparatoria

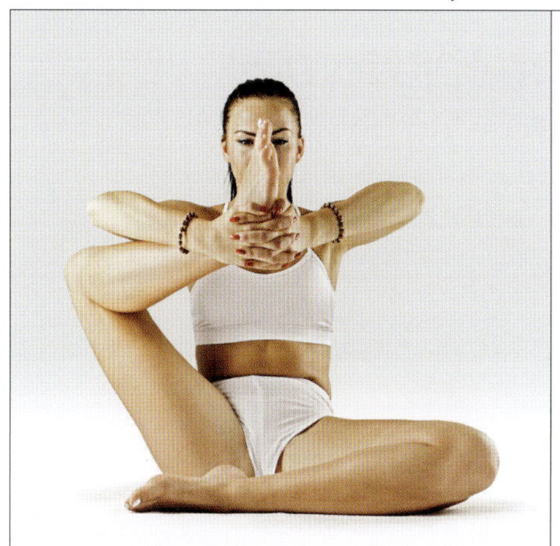

Modificación: agarre del pie con ambas manos, dedos de las manos entrelazados.
Tipo de postura: sentada, inclinación hacia delante.
Punto de *drishti:* *Padhayoragrai* o *padayoragre* (dedos de los pies/pies).

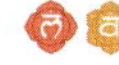

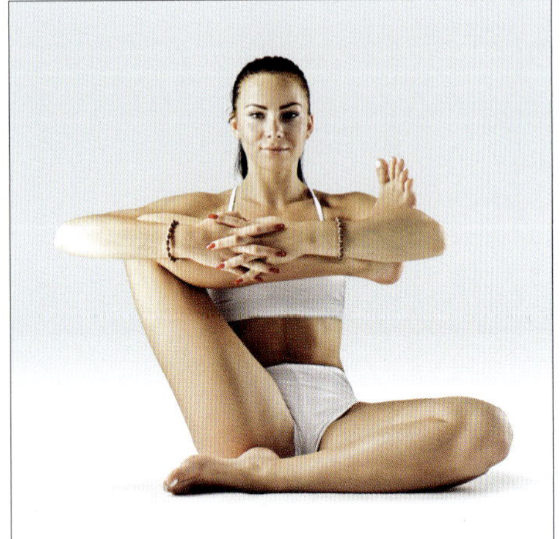
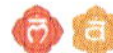

Postura de la cuna

Hindolasana

Tipo de postura: sentada, inclinación hacia delante.
Punto de *drishti*: *nasagrai* o *nasagre* (nariz).

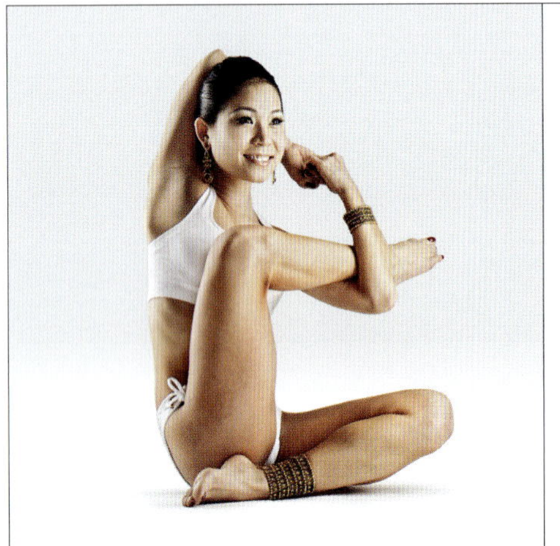
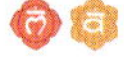

Postura de las cuatro esquinas

Chatushkonasana

Tipo de postura: sentada, inclinación hacia delante, agarre.
Punto de *drishti*: *nasagrai* o *nasagre* (nariz).

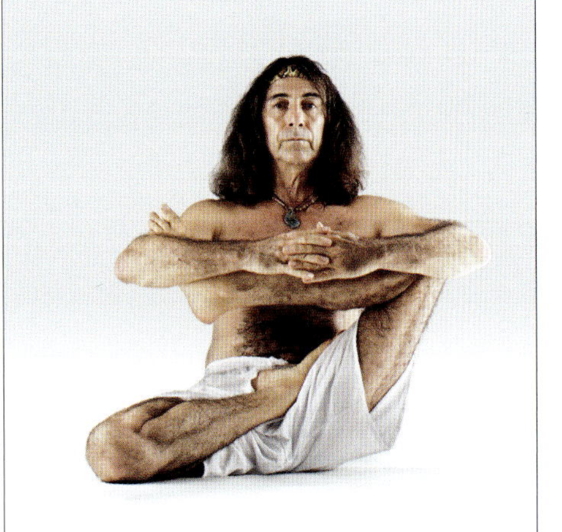
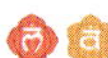

Postura cuna en medio loto

Ardha padma hindolasana

También conocida como: postura preparatoria dedicada a Virancha
(Brahma) 1 o A (*viranchyasana* 1 o A preparatoria).
Tipo de postura: sentada, inclinación hacia delante.
Punto de *drishti*: *nasagrai* o *nasagre* (nariz).

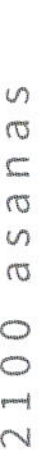

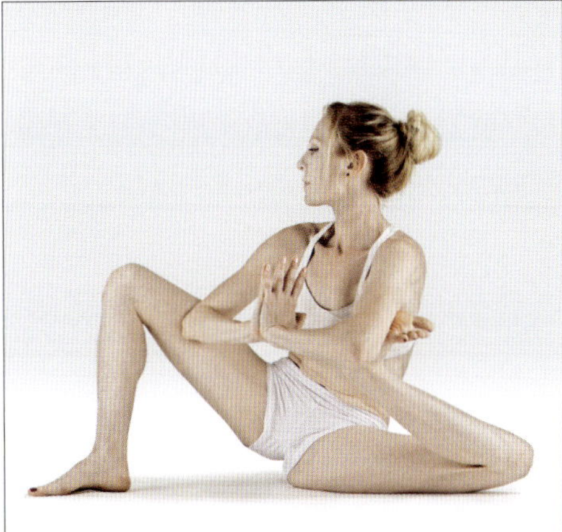

Postura del báculo yóguico con las manos en oración

Yogadandasana namaskar

Tipo de postura: sentada, inclinación hacia delante.
Punto de *drishti*: *nasagrai* o *nasagre* (nariz), o *hastagrai hastagre* (manos).

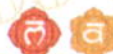

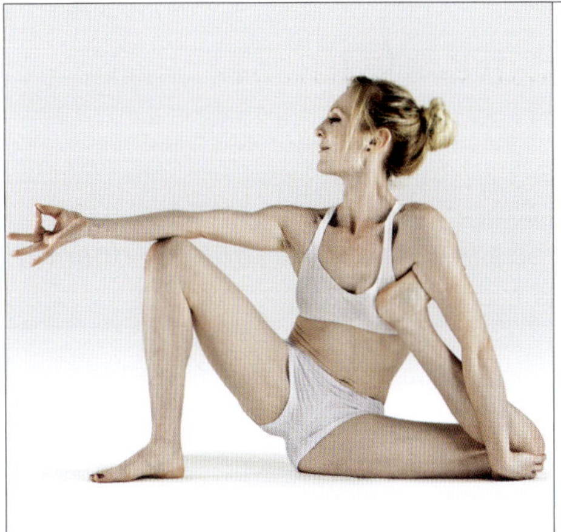

Postura del báculo yóguico

Yogadandasana

Tipo de postura: sentada, inclinación hacia delante.
Punto de *drishti*: *nasagrai* o *nasagre* (nariz), o *hastagrai hastagre* (manos).

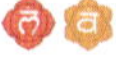

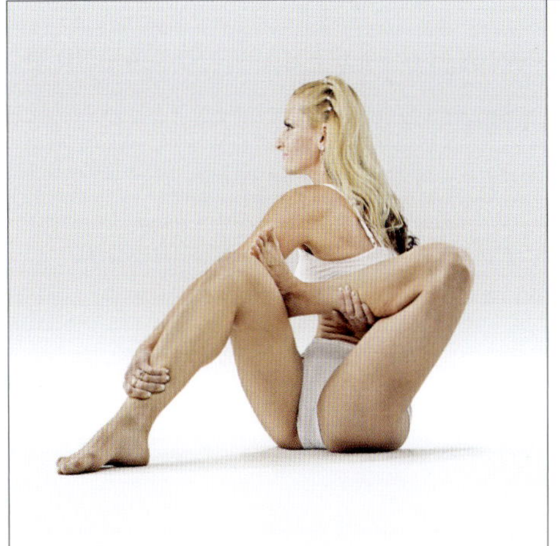

Postura del leño con media inclinación en media postura preparatoria del báculo yóguico

Ardha baddha agnistambhasana en ardha yogadandasana preparatoria

Tipo de postura: sentada, inclinación hacia delante, torsión, agarre.
Punto de *drishti*: *parshva drishti* (hacia la derecha), *parshva drishti* (hacia la izquierda).

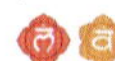

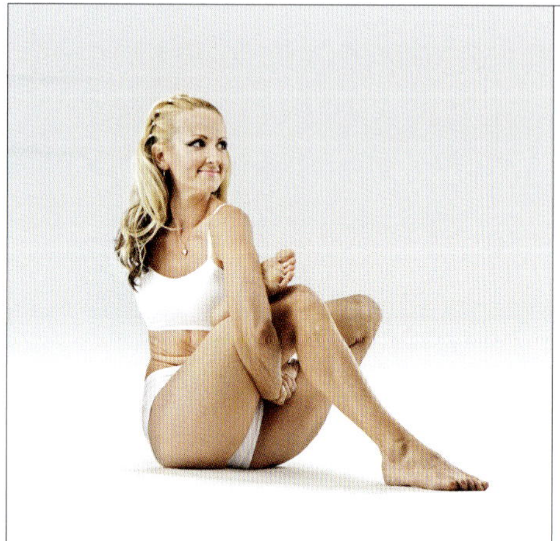

Postura del leño inclinada en postura preparatoria del medio báculo yóguico

Baddha agnistambhasana en ardha yogadandasana preparatoria

Tipo de postura: sentada, inclinación hacia delante, torsión, agarre.
Punto de *drishti*: *parshva drishti* (hacia la derecha), *parshva drishti* (hacia la izquierda).

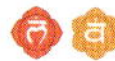

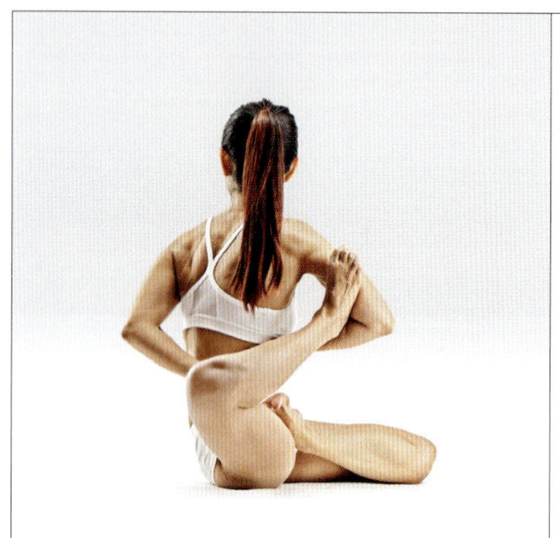

Media postura del loto con las manos entrelazadas en media postura preparatoria del báculo yóguico

Baddha hasta ardha padmasana en ardha yogadandasana preparatoria

Tipo de postura: sentada, torsión, agarre.
Punto de *drishti*: *parshva drishti* (hacia la derecha), *parshva drishti* (hacia la izquierda).

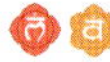

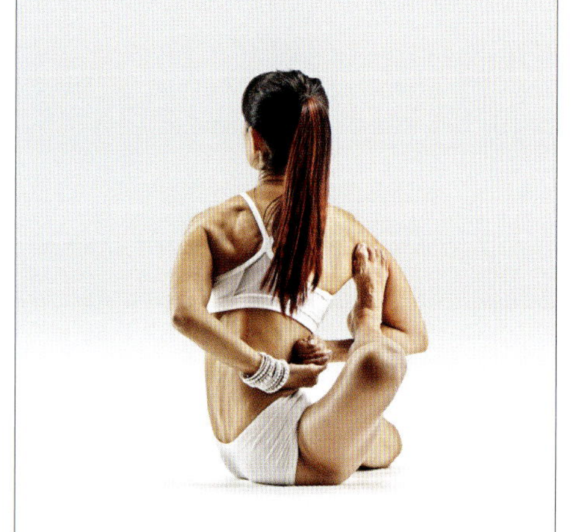

Media postura del héroe con las manos entrelazadas en media postura preparatoria del báculo yóguico

Baddha hasta ardha virasana en ardha yogadandasana preparatoria

Tipo de postura: sentada, torsión, agarre.
Punto de *drishti*: *parshva drishti* (hacia la derecha), *parshva drishti* (hacia la izquierda).

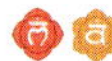

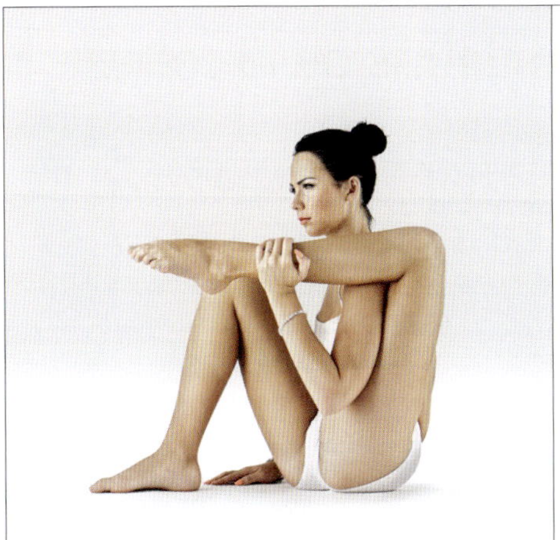

Postura preparatoria del reloj de sol 2

Surya yantrasana 2 preparatoria

Modificación: hombro hacia la parte posterior de la rodilla, rodilla flexionada.

Tipo de postura: sentada, inclinación hacia delante.

Punto de *drishti*: *padayoragrai* o *padayoragre* (dedos de los pies/pies).

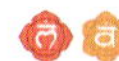

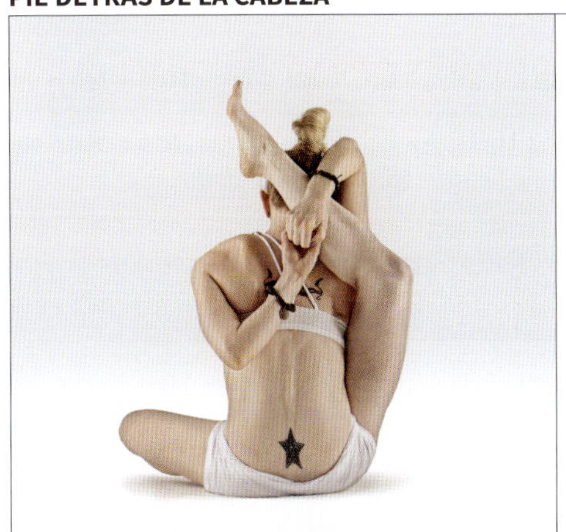

Postura dedicada a Virancha (Brahma) 1

Viranchyasana 1

También conocida como: postura dedicada a Virancha (Brahma) a (*Viranchyasana* A).

Tipo de postura: sentada, agarre.

Punto de *drishti*: *bhrumadhye* o *ajna chakra* (tercer ojo, entre las cejas).

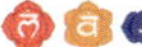 

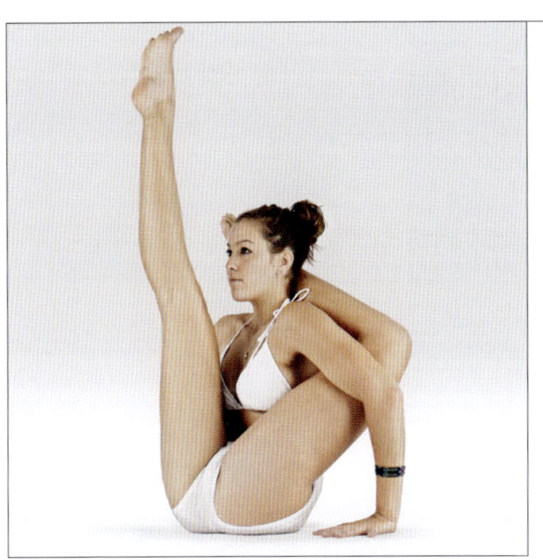

Postura del correlimo sentada

Upavishta chakorasana

También conocida como: upavistha chakorasana.

Tipo de postura: sentada, inclinación hacia delante.

Punto de *drishti*: *bhrumadhye* o *ajna chakra* (tercer ojo, entre las cejas).

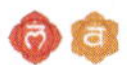 

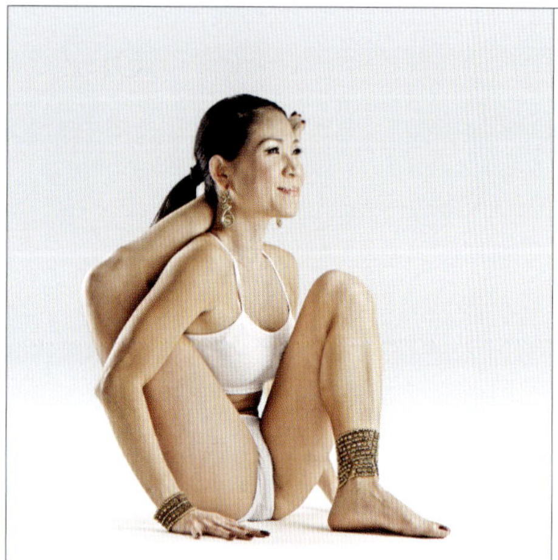

Postura de un pie detrás de la cabeza

Eka pada shirshasana

Modificación: palmas de las manos apoyadas en el suelo a los lados de las caderas, rodilla flexionada hacia el pecho.

Tipo de postura: sentada, inclinación hacia delante.

Punto de *drishti*: *bhrumadhye* o *ajna chakra* (tercer ojo, entre las cejas).

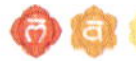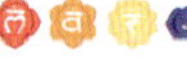

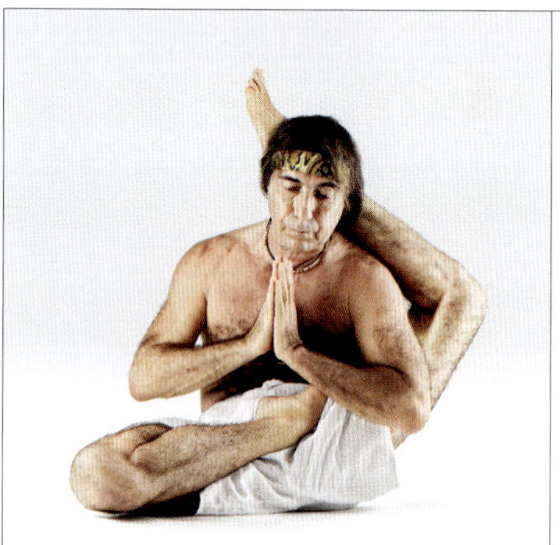

Postura dedicada a Virancha (Brahma) 1

Viranchyasana **1**

También conocida como: postura dedicada a Virancha (Brahma) a (*viranchyasana* A).

Modificación: manos en *anjali mudra* (manos en oración).

Tipo de postura: sentada.

Punto de *drishti*: *bhrumadhye* o *ajna chakra* (tercer ojo, entre las cejas).

POSTURA DE LA CARA DE VACA: COLUMNA VERTEBRAL RECTA

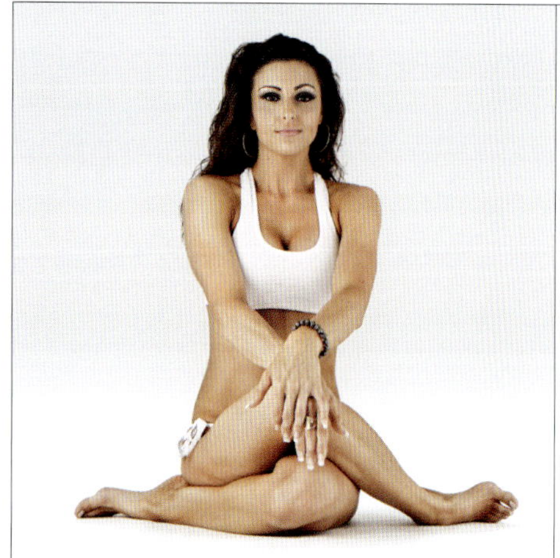

Posición de la pierna en la postura de la cara de vaca

Pada gomukhasana

Modificación: ambas manos apoyadas en la rodilla, una palma sobre el dorso de la otra.

Tipo de postura: sentada.

Punto de *drishti*: *nasagrai* o *nasagre* (nariz).

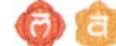

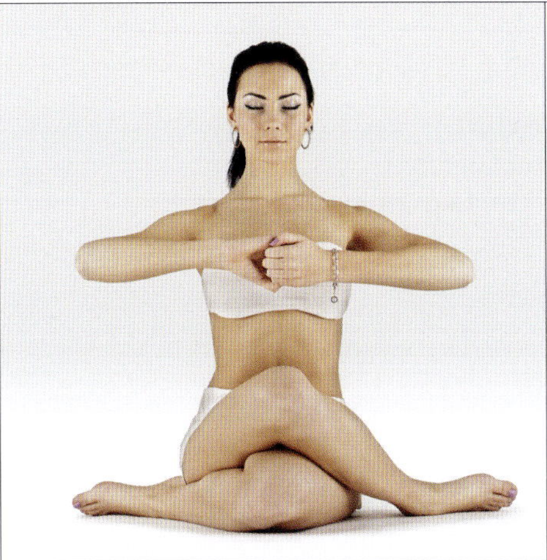

Postura del sello de Ganesh en la postura de la pierna en la postura de la cara de vaca

Ganesh mudra en *pada gomukhasana*

Tipo de postura: sentada.
Punto de *drishti:* *nasagrai* o *nasagre* (nariz).

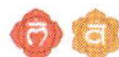

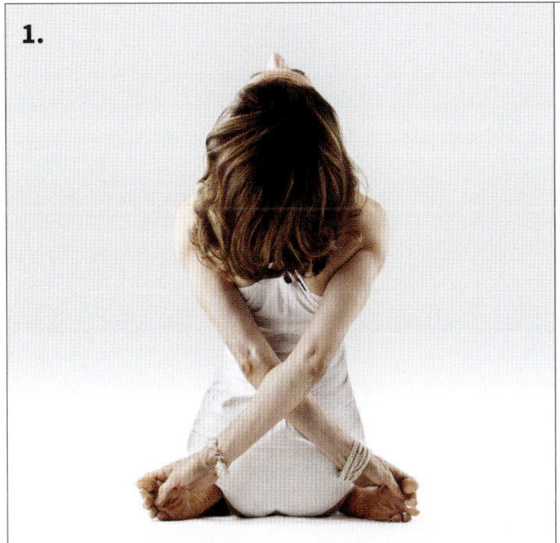
1.

Postura de ambas manos en los pies en la postura de la cara de vaca

Dwi hasta pada gomukhasana

Modificación: brazos cruzados por la espalda, agarre de ambos pies.
1. Vista posterior.
2. Vista frontal.
Tipo de postura: sentada, inclinación hacia atrás.
Punto de *drishti:* *bhrumadhye* o *ajna chakra* (tercer ojo, entre las cejas).

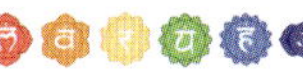

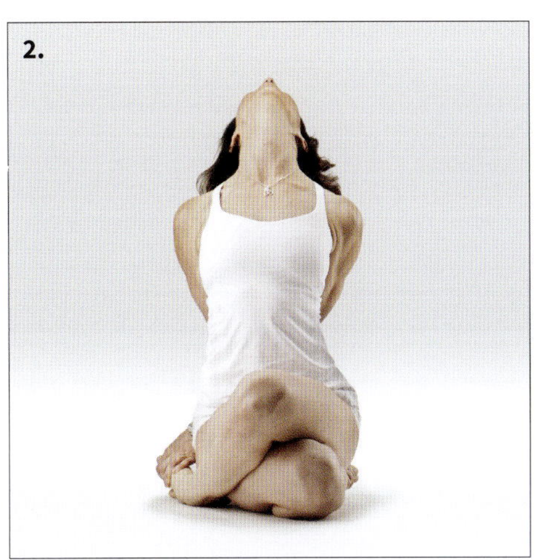
2.

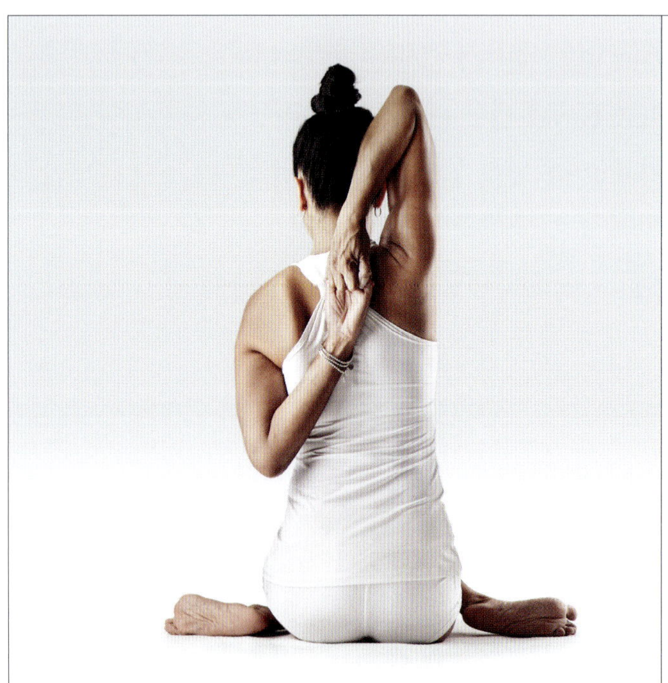

Postura de la cara de vaca

Gomukhasana

Tipo de postura: sentada.
Punto de *drishti*: *nasagrai* o *nasagre* (nariz).

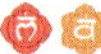

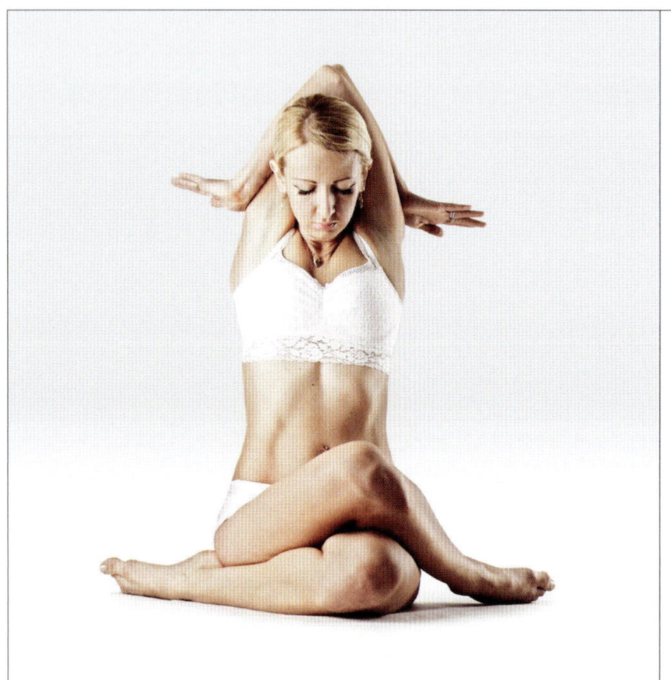

Posición de la pierna en la postura de la cara de vaca

Pada gomukhasana

Modificación: codos tocando detrás de la cabeza.
Tipo de postura: sentada.
Punto de *drishti*: *nasagrai* o *nasagre* (nariz).

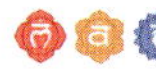

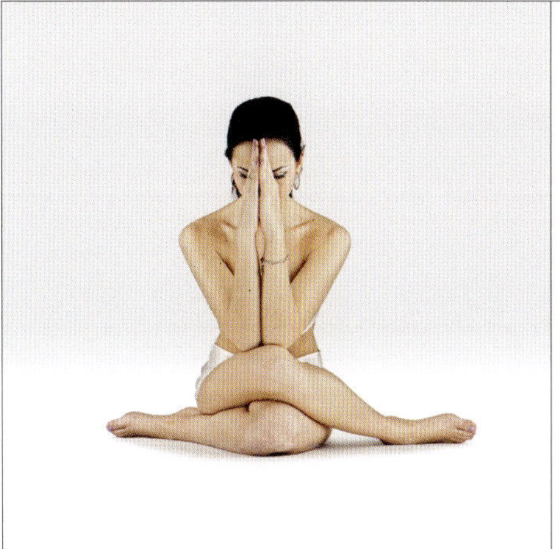

Posición de la pierna en la postura de la cara de vaca

Pada gomukhasana

Modificación: manos en *anjali mudra* (manos en oración), pulgares en el tercer ojo, codos juntos.

Tipo de postura: sentada, inclinación hacia delante.

Punto de *drishti*: *nasagrai* o *nasagre* (nariz) o *angushtamadhye* o *angustha ma dyai* (pulgares).

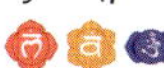

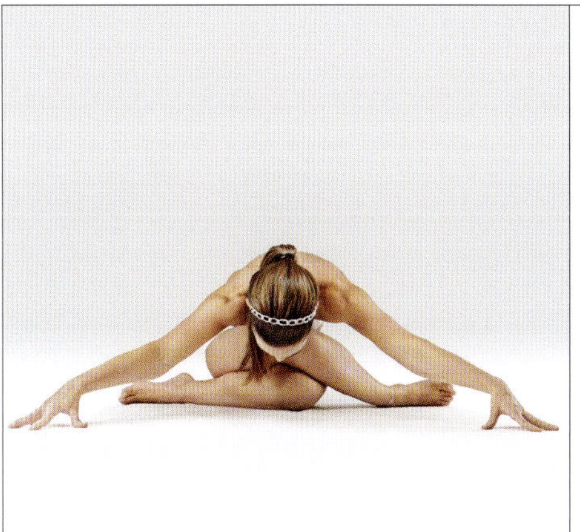

Postura de estiramiento intenso occidental de la postura de la pierna en la postura de la cara de vaca

Paschimottanasana en *pada gomukhasana*

También conocida como: inclinación hacia delante sentada en la postura de las piernas en la postura de la cara de vaca y en la postura del cuerno largo (*dighasrngasana*).

Tipo de postura: sentada, inclinación hacia delante.

Punto de *drishti*: *nasagrai* o *nasagre* (nariz).

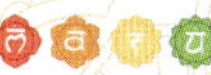

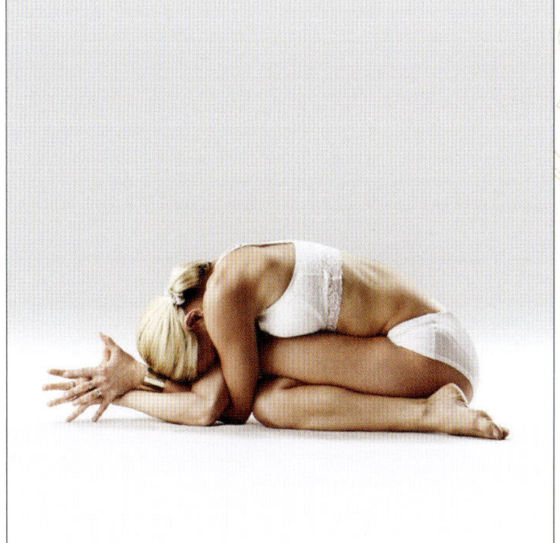

Postura de las manos de la postura dedicada a Garuda en la postura de las piernas en la postura de la cara de vaca

Hasta garudasana en *pada gomukhasana*

Modificación: inclinación hacia delante.

Tipo de postura: sentada, inclinación hacia delante.

Punto de *drishti*: *nasagrai* o *nasagre* (nariz), *bhrumadhye* o *ajna chakra* (tercer ojo, entre las cejas).

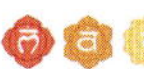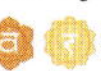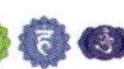

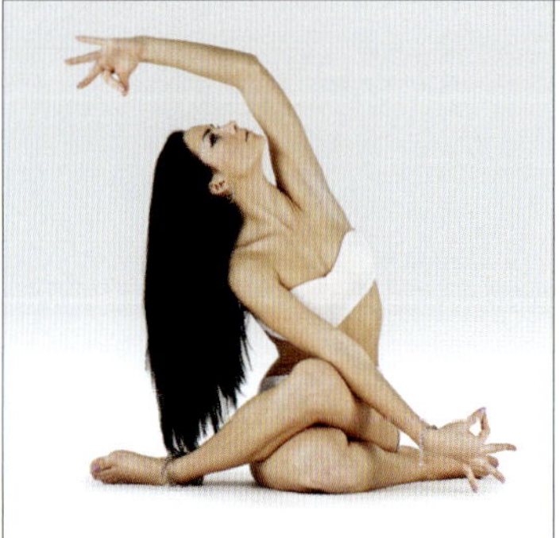

Postura lateral de las piernas en la postura de la cara de vaca

Parshva pada gomukhasana
Tipo de postura: sentada, inclinación lateral.
Punto de *drishti*: *hastagrai* o *hastagre* (manos).

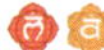

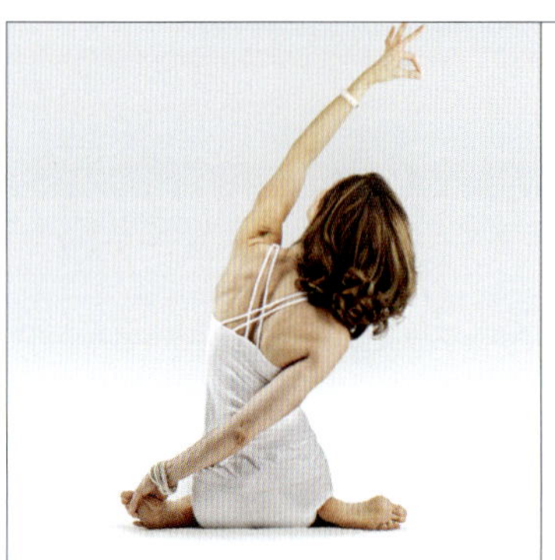

Postura lateral de las piernas con la mano en el pie en la postura de la cara de vaca

Hasta pada parshva pada gomukhasana
Tipo de postura: sentada, inclinación lateral.
Punto de *drishti*: *hastagrai* o *hastagre* (manos).

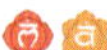

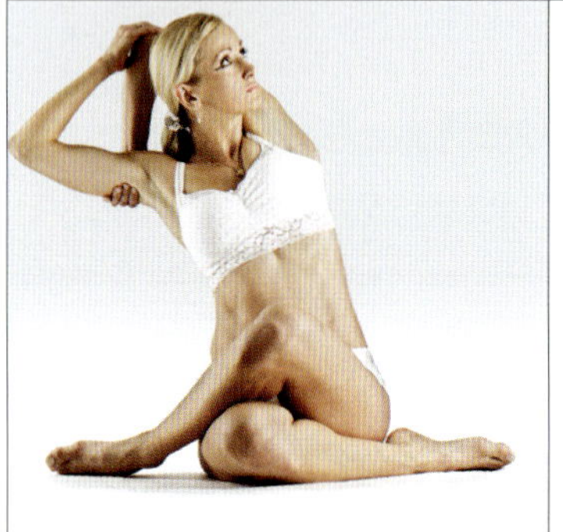

Postura lateral de las piernas en la postura de la cara de vaca

Parshva pada gomukhasana
Modificación: estiramiento intenso del hombro.
Tipo de postura: sentada, inclinación lateral.
Punto de *drishti*: *urdhva* o *antara drishti* (hacia el cielo).

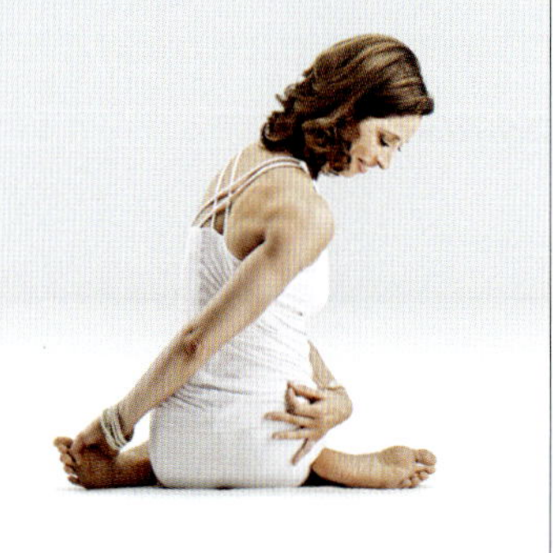

Postura de la mano en el pie con torsión en la postura de la cara de vaca

Hasta pada parivritta pada gomukhasana
Modificación: agarre del dedo gordo del pie, brazo por detrás de la espalda, el otro brazo delante del cuerpo, mano en la cadera.
Tipo de postura: sentada, torsión, agarre.
Punto de *drishti*: *padayoragrai* o *padayoragre* (dedos de los pies/pies).

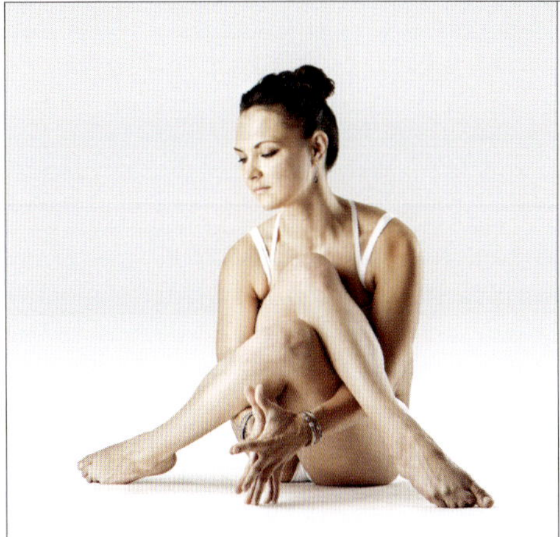

Postura de las piernas levantadas en la postura de la cara de vaca

Urdhva pada gomukhasana

Modificación: brazos por debajo de las piernas, rodillas levantadas hacia el pecho.

Tipo de postura: sentada, inclinación hacia delante.

Punto de *drishti*: *padayoragrai* o *padayoragre* (dedos de los pies/pies), o *hastagrai hastagre* (manos).

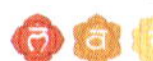 

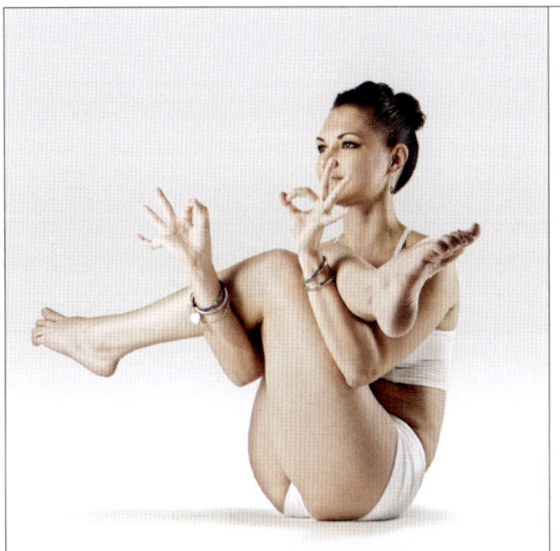

Postura de las manos y las piernas levantadas en la postura de la cara de vaca

Urdhva hasta urdhva pada gomukhasana

Tipo de postura: sentada, inclinación hacia delante, abdominal.

Punto de *drishti*: *hastagrai* o *hastagre* (manos), *nasagrai* o *nasagre* (nariz).

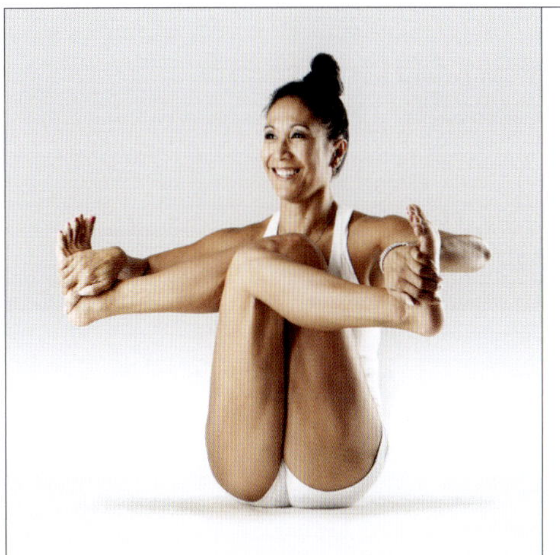

Postura de ambas manos en los pies con las piernas levantadas en la postura de la cara de vaca

Dwi hasta pada urdhva pada gomukhasana

Modificación: agarre de los bordes exteriores de ambos pies.

Tipo de postura: sentada, inclinación hacia delante, abdominal.

Punto de *drishti*: *nasagrai* o *nasagre* (nariz).

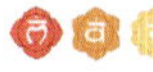

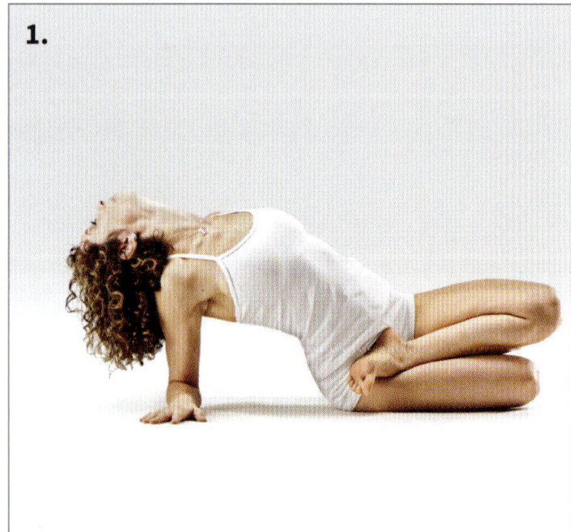

Postura de la pierna con media inclinación lateral fácil en la postura de la cara de vaca

Ardha baddha parshva sukha pada gomukhasana

Modificación: antebrazo apoyado en el suelo, sentado sobre el talón inferior.

1. Vista frontal.

2. Vista posterior.

Tipo de postura: sentada, inclinación hacia atrás.

Punto de *drishti*: *bhrumadhye* o *ajna chakra* (tercer ojo, entre las cejas).

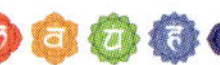

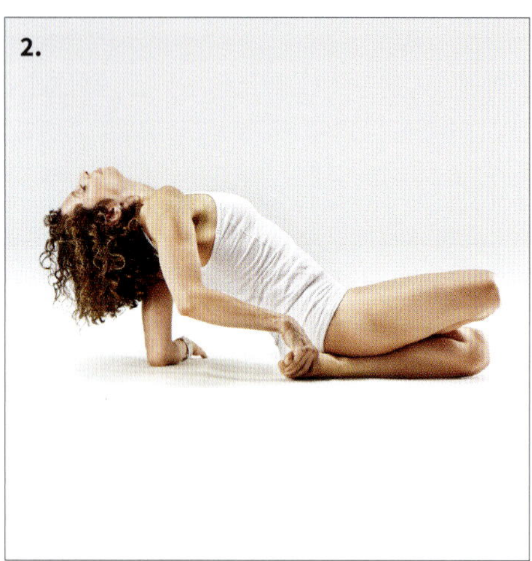

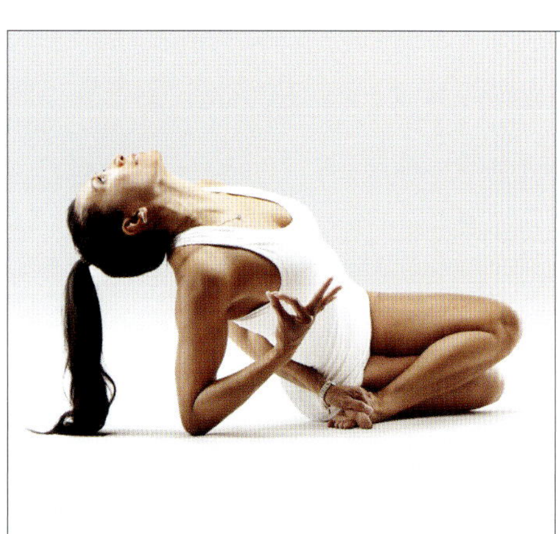

Postura de la pierna con media inclinación lateral fácil en la postura de la cara de vaca

Ardha baddha parshva sukha pada gomukhasana

Modificación: codo apoyado en el suelo.

Tipo de postura: sentada, inclinación hacia atrás, agarre.

Punto de *drishti*: *bhrumadhye* o *ajna chakra* (tercer ojo, entre las cejas).

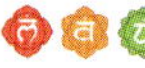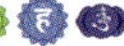

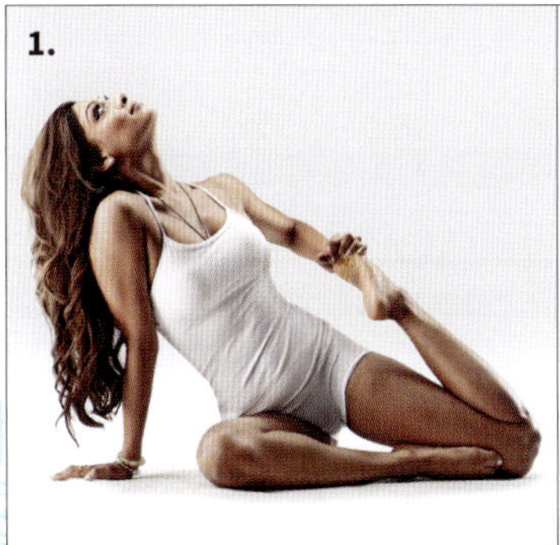

Postura preparatoria dedicada al sabio Vamadeva

Vamadevasana preparatoria

Modificación: 1. Palma de la mano apoyada en el suelo, el pecho girado hacia arriba.

2. Un brazo cruzado por delante, agarre del pie trasero con la mano, mano superior en la cabeza.

Tipo de postura: sentada, inclinación lateral.

Punto de *drishti*: *bhrumadhye* o *ajna chakra* (tercer ojo, entre las cejas).

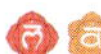

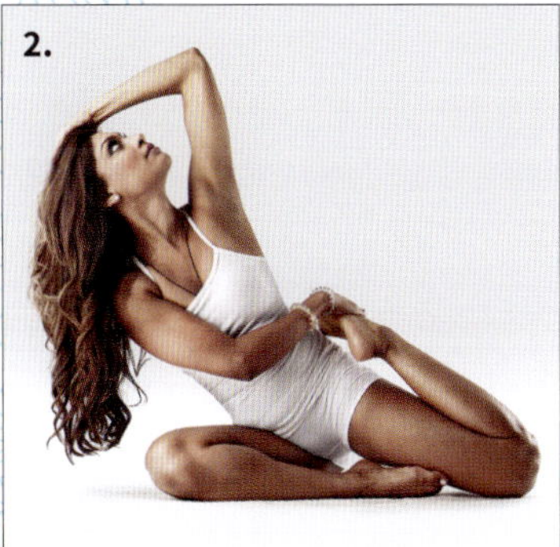

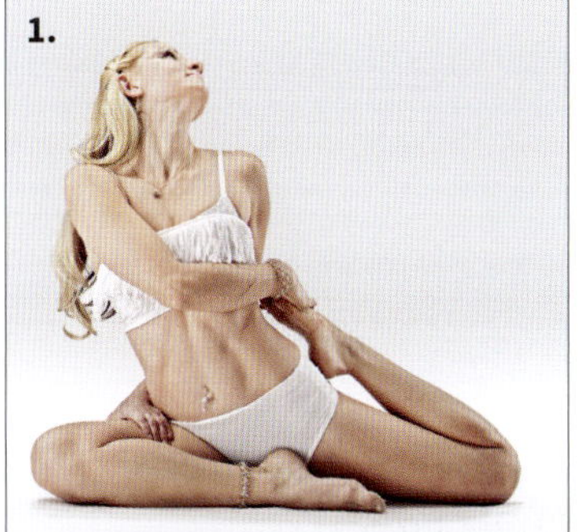

Postura dedicada al sabio Vamadeva

Vamadevasana

Modificación: unión.

1. Mano en la cavidad de la cadera.

2. Mano en la rodilla.

Tipo de postura: sentada, inclinación lateral, torsión, agarre.

Punto de *drishti*: 1. *Urdhva* o *antara drishti* (hacia el cielo).

2. *Padayoragrai* o *padayoragre* (dedos de los pies/pies).

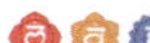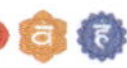

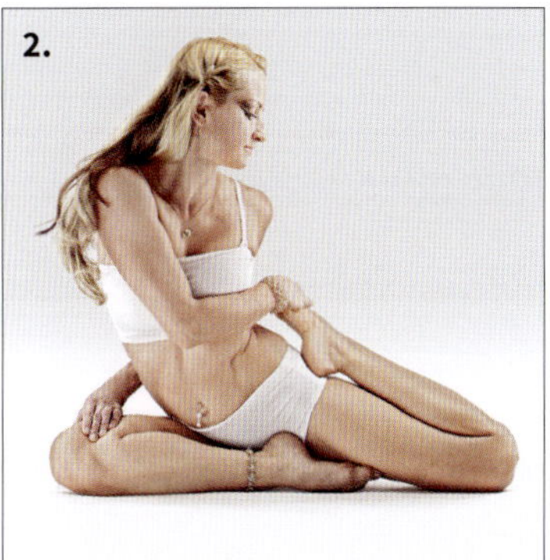

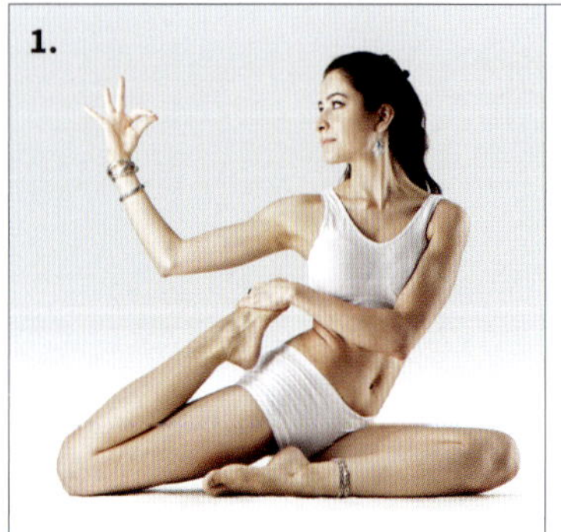

Postura preparatoria del rey Palomo con torsión con una sola pierna 1

Parivritta eka pada raja kapotasana **1 preparatoria**

Modificación: agarre del pie trasero.

1. Un brazo cruzado por encima, el otro brazo a un lado, codo flexionado.

2. Ambos brazos cruzados delante del cuerpo, el dorso de la mano libre apoyado en la rodilla opuesta.

Tipo de postura: sentada, inclinación lateral, torsión.

Punto de *drishti*: *hastagrai* o *hastagre* (manos), *parshva drishti* (hacia la derecha), *parshva drishti* (hacia la izquierda).

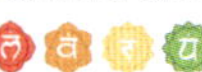

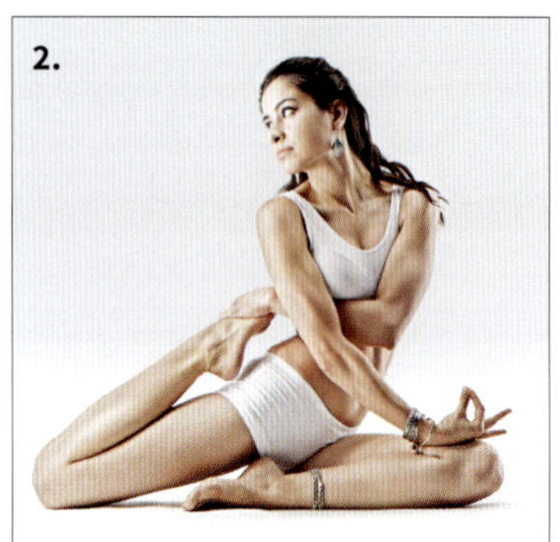

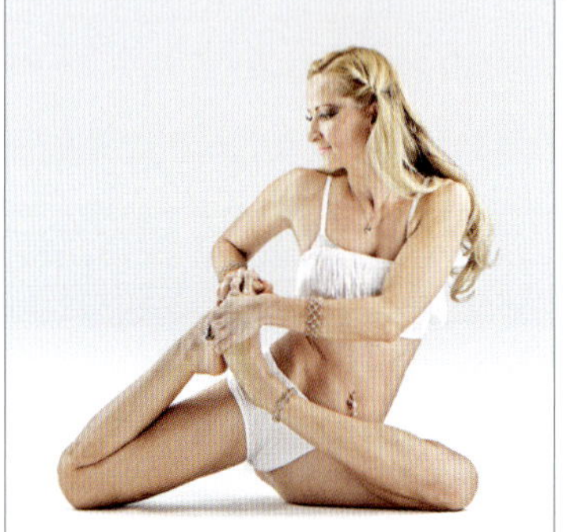

Postura dedicada al sabio Vamadeva 2

Vamadevasana **2**

Tipo de postura: sentada, torsión.

Punto de *drishti*: *padayoragrai* o *padayoragre* (dedos de los pies/pies).

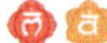

POSTURA DEL REY PALOMO CON UNA SOLA PIERNA: CADERAS APOYADAS EN EL SUELO

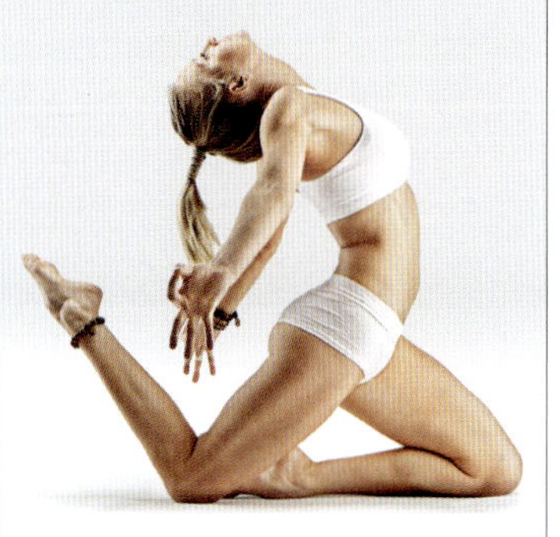

Postura del rey Palomo con una sola pierna 1 versión B

Eka pada raja kapotasana **1B**

Tipo de postura: de rodillas, inclinación hacia atrás.

Punto de *drishti*: *bhrumadhye* o *ajna chakra* (tercer ojo, entre las cejas).

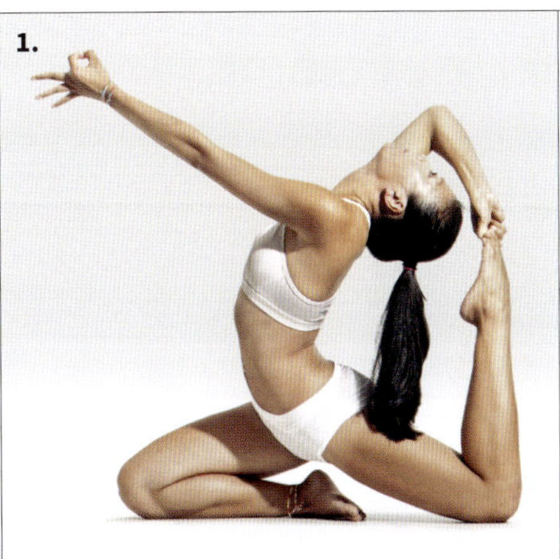

Postura del rey Palomo
con una sola pierna fácil 1

Sukha eka pada raja kapotasana **1**

Modificación: caderas levantadas del suelo, agarre del pie del lado opuesto por encima de la cabeza.

1. Brazo libre extendido hacia delante.

2. Mano libre apoyada en el suelo al lado de la rodilla opuesta.

Tipo de postura: de rodillas, inclinación hacia atrás.

Punto de *drishti*: *bhrumadhye* o *ajna chakra* (tercer ojo, entre las cejas).

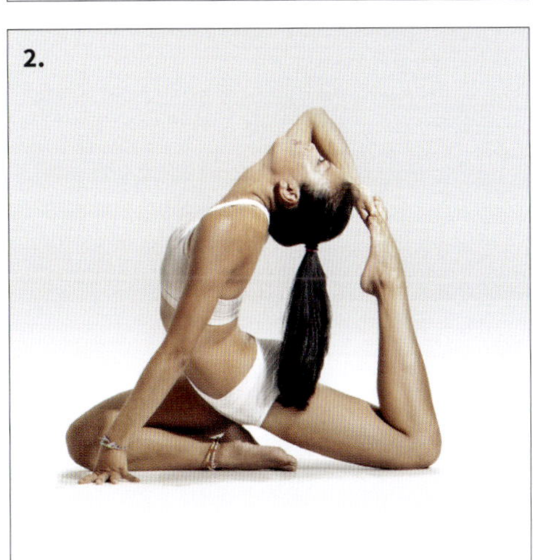

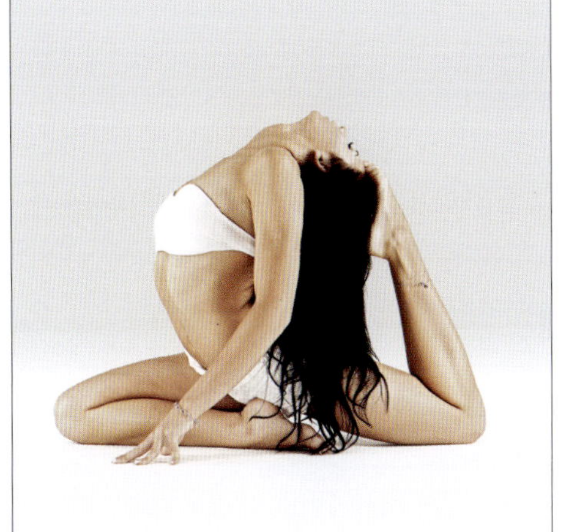

Postura del rey Palomo
con una sola pierna fácil 1

Sukha eka pada raja kapotasana **1**

Modificación: caderas hacia el suelo, yemas de los dedos apoyadas en el suelo a los lados de las caderas, pie apoyado en la cabeza.

Tipo de postura: sentada, inclinación hacia atrás.

Punto de *drishti*: *bhrumadhye* o *ajna chakra* (tercer ojo, entre las cejas).

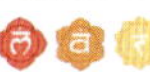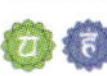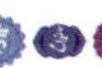

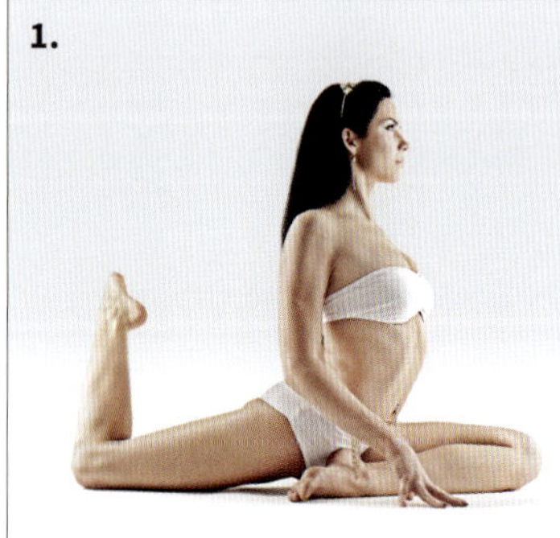

Postura preparatoria del rey Palomo con una pierna 1

Eka pada raja kapotasana **1 preparatoria**

Modificación: 1. Rodilla flexionada hacia atrás.

2. Agarre del pie trasero con la mano del mismo lado.

Tipo de postura: sentada, inclinación hacia atrás.

Punto de *drishti*: *bhrumadhye* o *ajna chakra* (tercer ojo, entre las cejas).

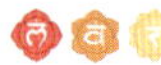

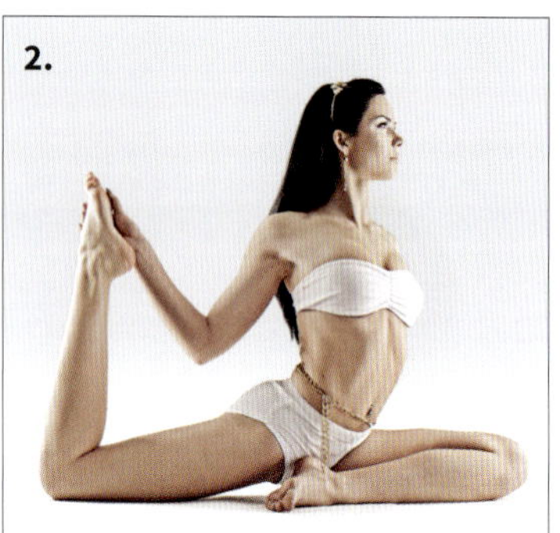

Postura del rey Palomo con una sola pierna 1

Eka pada raja kapotasana **1**

Modificación: una mano en la rodilla delantera del mismo lado, la otra mano presionando el pie trasero hacia la cadera.

Tipo de postura: sentada, inclinación hacia atrás.

Punto de *drishti*: *nasagrai* o *nasagre* (nariz), o *hastagrai hastagre* (manos).

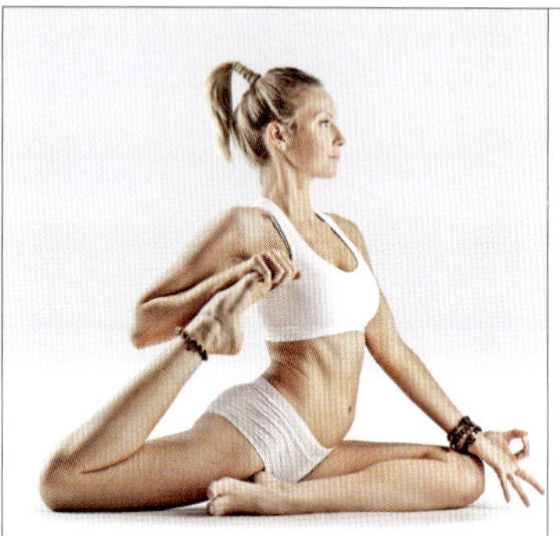
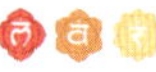

Postura del rey Palomo con una sola pierna 1

Eka pada raja kapotasana **1**

Modificación: una mano en la rodilla trasera, una mano en la rodilla delantera, pie hacia la nuca.

Tipo de postura: sentada, inclinación hacia atrás.

Punto de *drishti*: *bhrumadhye* o *ajna chakra* (tercer ojo, entre las cejas).

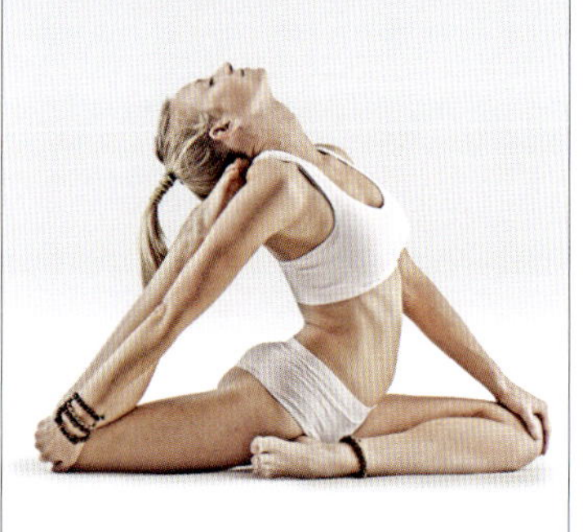
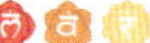

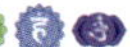

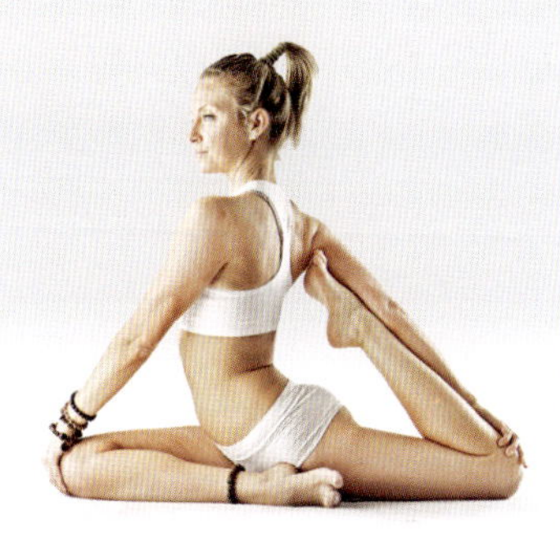

Postura del rey Palomo con una sola pierna 1

Eka pada raja kapotasana 1

Modificación: pie hacia la axila opuesta.

Tipo de postura: sentada, inclinación hacia atrás, torsión.

Punto de *drishti*: *nasagrai* o *nasagre* (nariz) o *hastagrai* o *hastagre* (manos).

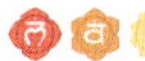

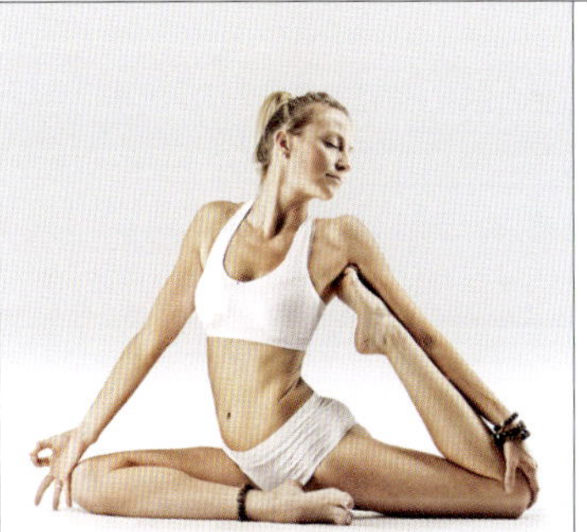

Postura del rey Palomo con una sola pierna con torsión 1

Parivritta eka pada raja kapotasana 1

Modificación: pie hacia la axila del mismo lado.

Tipo de postura: sentada, inclinación hacia atrás, torsión.

Punto de drishti: *hastagrai* o *hastagre* (manos).

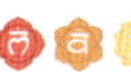

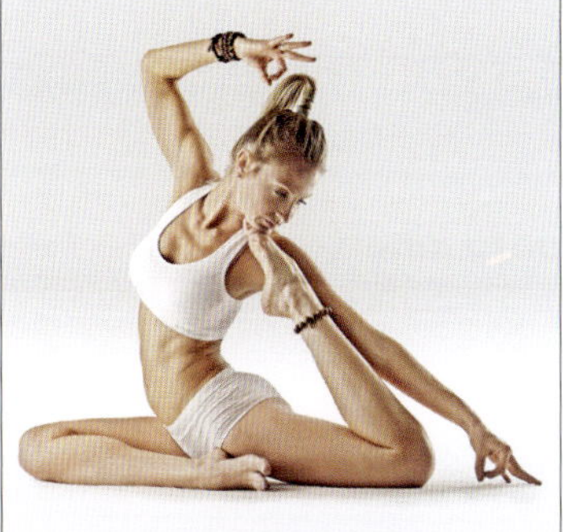

Postura del rey Palomo con una sola pierna con torsión 1

Parivritta eka pada raja kapotasana 1

Modificación: punta del pie debajo de la barbilla.

Tipo de postura: sentada, inclinación hacia atrás, torsión.

Punto de *drishti*: *hastagrai* o *hastagre* (manos).

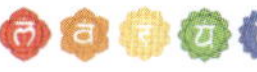

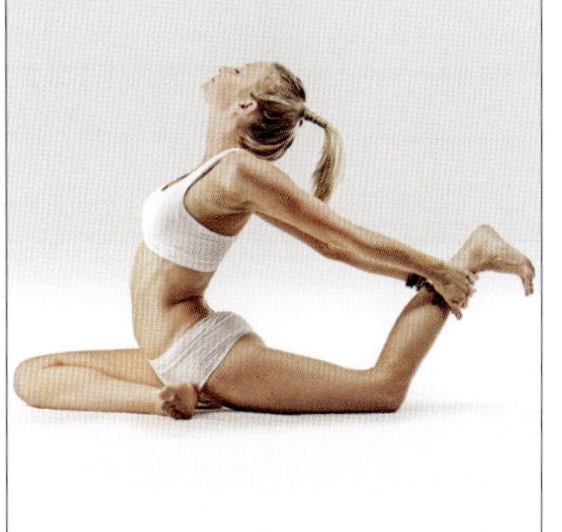

Postura preparatoria de los espíritus celestiales

Valakhilyasana preparatoria

Modificación: agarre por debajo de la cabeza.

Tipo de postura: sentada, inclinación hacia atrás.

Punto de *drishti*: *bhrumadhye* o *ajna chakra* (tercer ojo, entre las cejas).

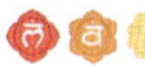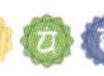

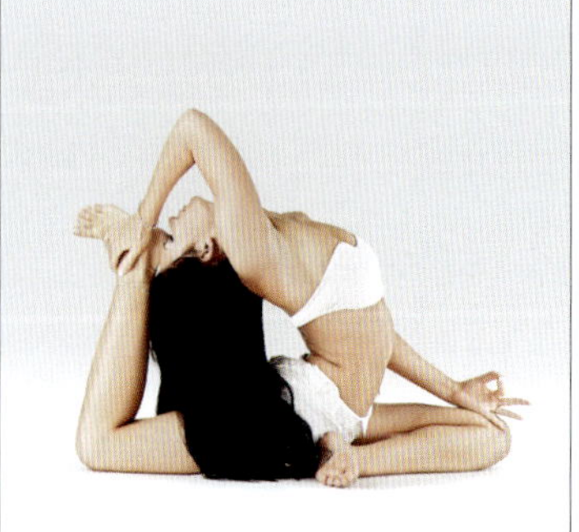

Postura del rey Palomo con una sola pierna 1

Eka pada raja kapotasana 1

Modificación: agarre del pie con la mano del mismo lado, agarre por encima de la cabeza, el dorso de la otra mano apoyado encima de la rodilla.

Tipo de postura: sentada, inclinación hacia atrás.

Punto de *drishti*: *bhrumadhye* o *ajna chakra* (tercer ojo, entre las cejas).

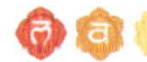  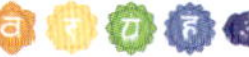

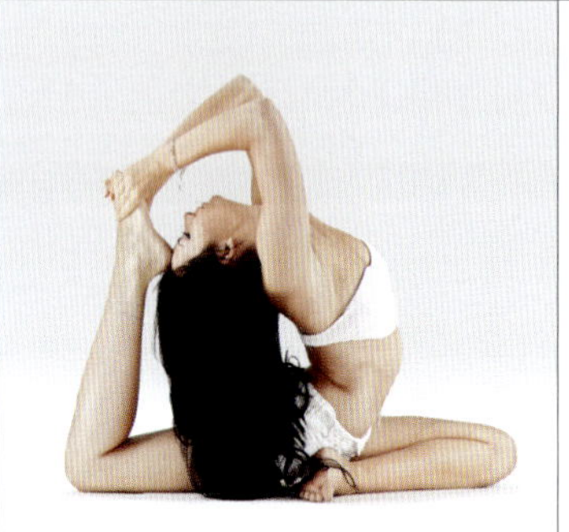

Postura del rey Palomo con una sola pierna 1

Eka pada raja kapotasana 1

Modificación: agarre del pie con ambas manos, agarre por encima de la cabeza, talón del pie trasero apoyado en la frente.

Tipo de postura: sentada, inclinación hacia atrás.

Punto de *drishti*: *bhrumadhye* o *ajna chakra* (tercer ojo, entre las cejas).

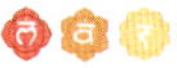  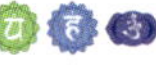

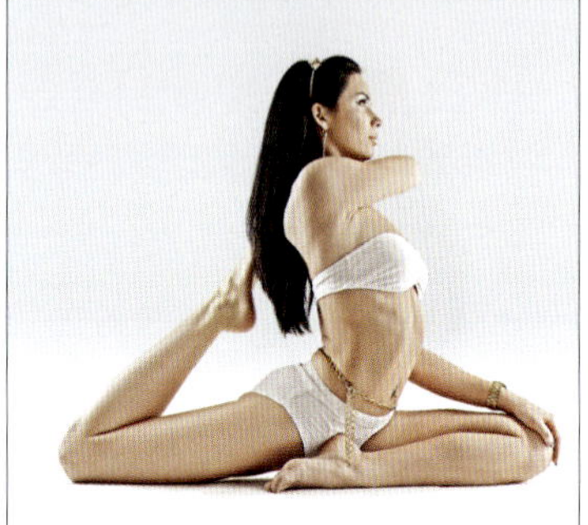

Postura del rey Palomo con agarre de un pie con una mano 1

Eka hasta pada baddha eka pada raja kapotasana 1

Modificación: brazo cruzado por delante del cuello, la otra mano apoyada en la rodilla.

Tipo de postura: sentada, inclinación hacia atrás.

Punto de *drishti*: *nasagrai* o *nasagre* (nariz).

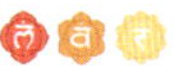 

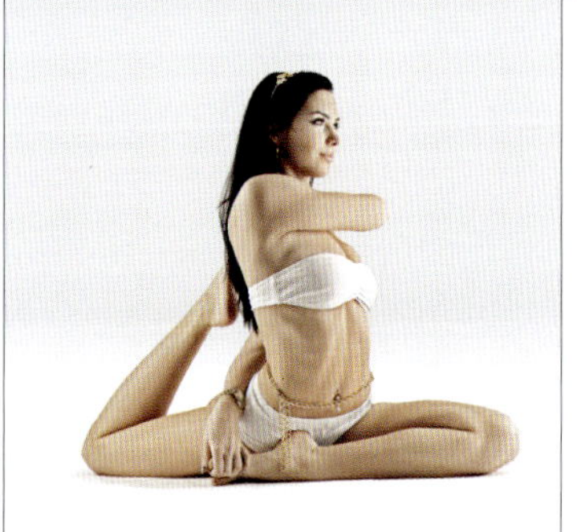

Postura del rey Palomo con una sola pierna con agarre de ambos pies 1

Dwi hasta pada baddha eka pada raja kapotasana 1

Modificación: brazo cruzado por delante del cuello.

Tipo de postura: sentada, inclinación hacia atrás, agarre.

Punto de *drishti*: *nasagrai* o *nasagre* (nariz).

 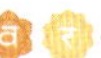

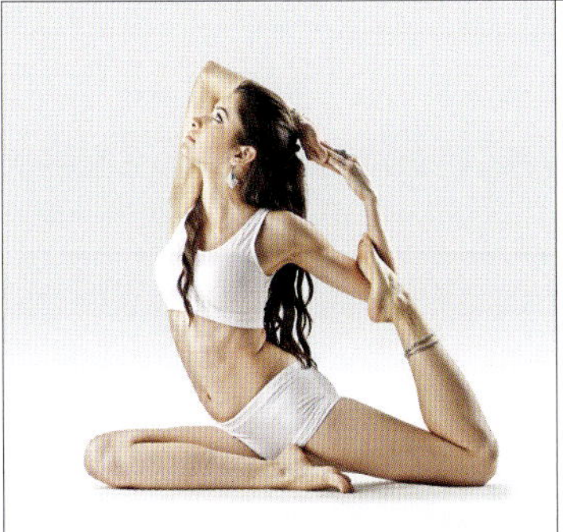

Postura de la sirena 1

Naginyasana 1

Tipo de postura: sentada, inclinación hacia atrás, agarre.

Punto de *drishti*: *bhrumadhye* o *ajna chakra* (tercer ojo, entre las cejas).

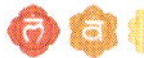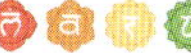

POSTURA DEL REY PALOMO: BRAZOS POR ENCIMA Y POR DEBAJO DE LA CABEZA, AGARRE POR ENCIMA DE LA CABEZA

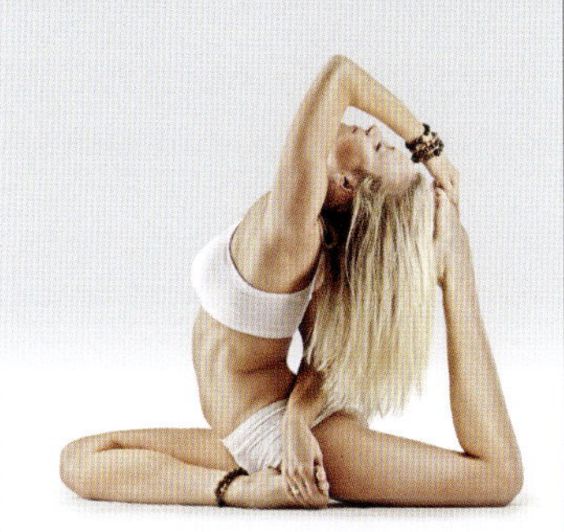

Postura del rey Palomo con una sola pierna con agarre de ambos pies 1

Dwi hasta pada baddha eka pada raja kapotasana 1

Modificación: agarre del pie opuesto por encima de la cabeza.

Tipo de postura: sentada, inclinación hacia atrás, agarre.

Punto de *drishti*: *bhrumadhye* o *ajna chakra* (tercer ojo, entre las cejas).

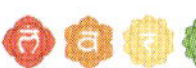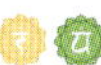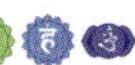

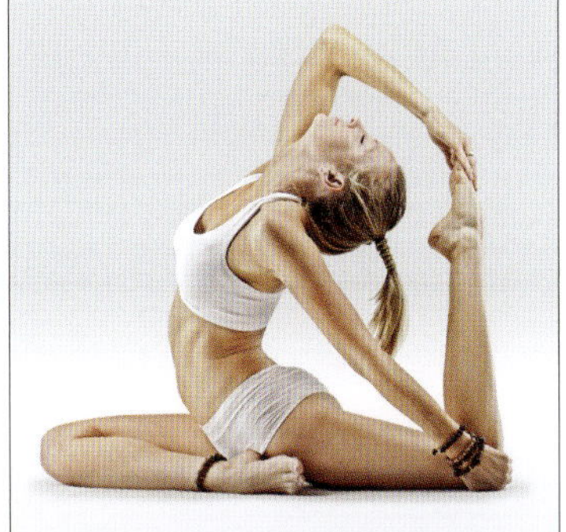

Postura del rey Palomo con una sola pierna 1

Eka pada raja kapotasana 1

Modificación: una mano en la rodilla trasera, agarre del pie con la mano opuesta por encima de la cabeza.

Tipo de postura: sentada, inclinación hacia atrás.

Punto de *drishti*: *bhrumadhye* o *ajna chakra* (tercer ojo, entre las cejas).

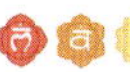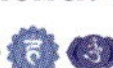

POSTURA DEL REY PALOMO CON UNA SOLA PIERNA: PIE HACIA LA NUCA

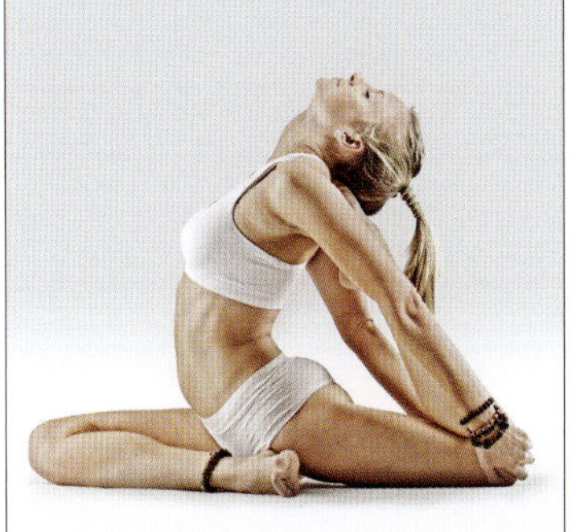

Postura del rey Palomo con una sola pierna 1

Eka pada raja kapotasana 1

Modificación: agarre de la rodilla con ambas manos por debajo de la cabeza, pie hacia la nuca.

Tipo de postura: sentada, inclinación hacia atrás.

Punto de *drishti*: *bhrumadhye* o *ajna chakra* (tercer ojo, entre las cejas).

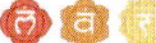

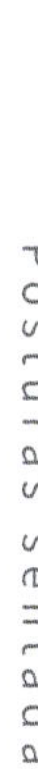

1.

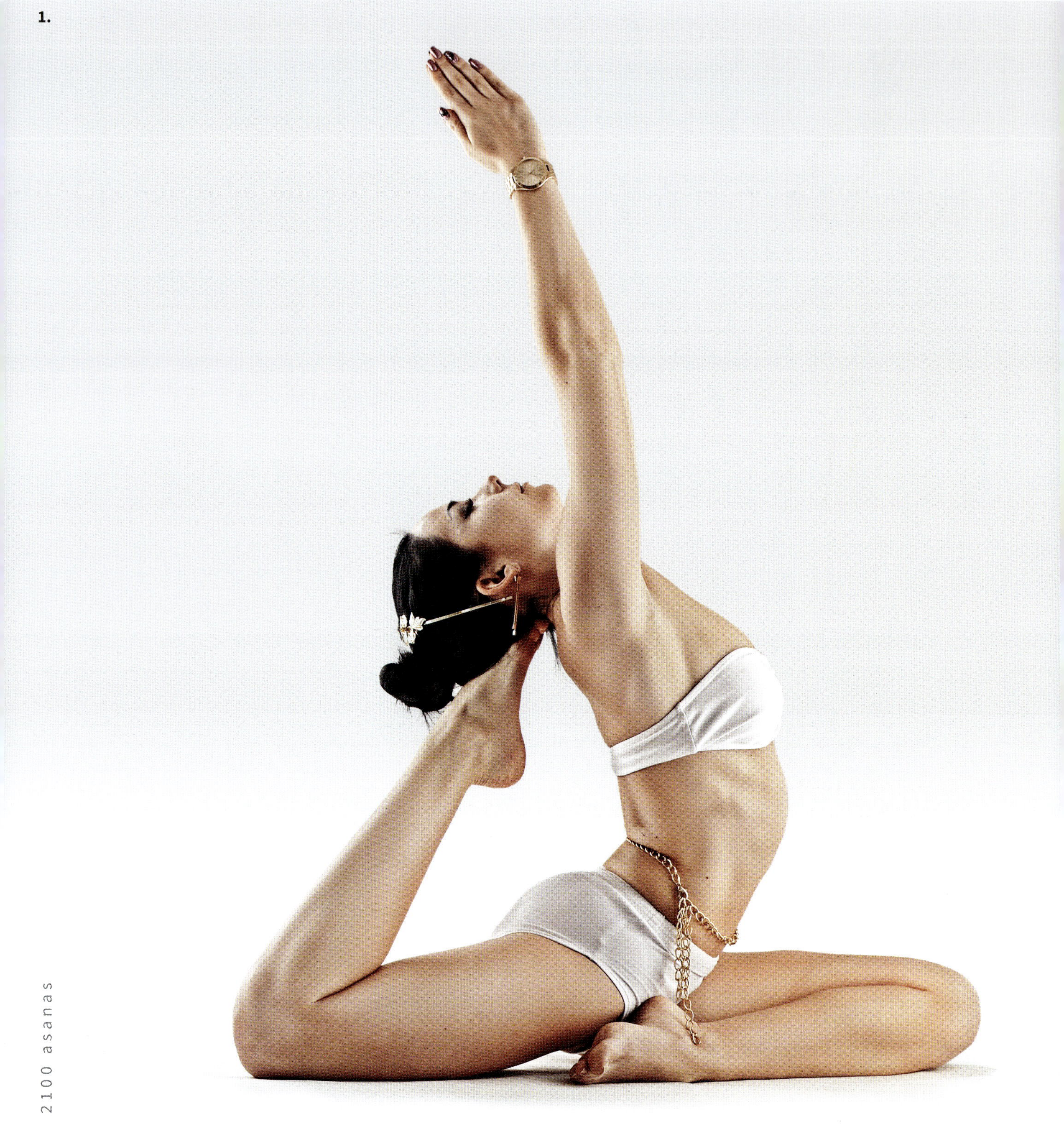

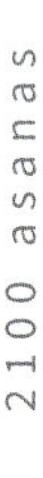

Rey Palomo con una pierna 1

***Eka pada raja kapotasana* 1**
Tipo de postura: sentada, inclinación hacia atrás.
Punto de *drishti*: *angusthamadhye* o *angustha ma dyai* (pulgares).

Cómo realizar la postura:

1. Comienza por sentarte en el suelo con ambas piernas extendidas hacia fuera delante de ti. Realiza *mula bandha, uddhiyana bandha* y la respiración *ujjayi*.

2. Exhala y dobla la rodilla izquierda, manteniendo la rodilla en el suelo, y desliza el talón izquierdo hacia el interior del muslo derecho.

3. Inhala mientras te inclinas hacia delante. Exhala, extiende la pierna derecha hacia fuera por detrás de ti con el muslo derecho, la rodilla, la espinilla y la parte delantera del pie derecho en el suelo. Ajusta las caderas tirando de la cadera izquierda hacia atrás y de la cadera derecha hacia delante.

4. Inhala mientras extiendes la columna vertebral, presionando ambas manos contra el suelo a los lados de las caderas. Exhala mientras dejas que la cabeza se incline hacia atrás.

5. Exhala mientras doblas la rodilla derecha, llevando el pie derecho hacia la cabeza. Una vez que el pie derecho toque la cabeza, deslízalo por debajo de la nuca y fíjalo en su lugar.

6. Inhala mientras extiendes ambos brazos por encima de la cabeza. Exhala mientras juntas las palmas de las manos, manteniendo los brazos rectos y fuertes (postura 1). Empuja el pecho hacia delante. Puedes experimentar con los dedos entrelazados y manteniendo los dedos índices y pulgares bien rectos. También puedes llevar el pie al lado de la cabeza (postura 2).

7. Mantén la postura durante al menos 30 segundos y hasta 90 con el fin de recibir todos los beneficios del estiramiento.

8. Exhala mientras sueltas el pie derecho de debajo de la cabeza y lo bajas al suelo. Inhala y endereza la columna vertebral. Exhala mientras llevas ambas piernas extendidas hacia fuera delante de ti. Repite todos los movimientos por el otro lado.

Modificación: ambos brazos extendidos hacia el cielo.
1. Pie hacia la nuca, palmas de las manos juntas.
2. Pie a un lado de la cabeza, dedos entrelazados, dedos índices extendidos.

eka = uno
pada = pie o pierna
raja = rey, real
kapota = paloma o palomo

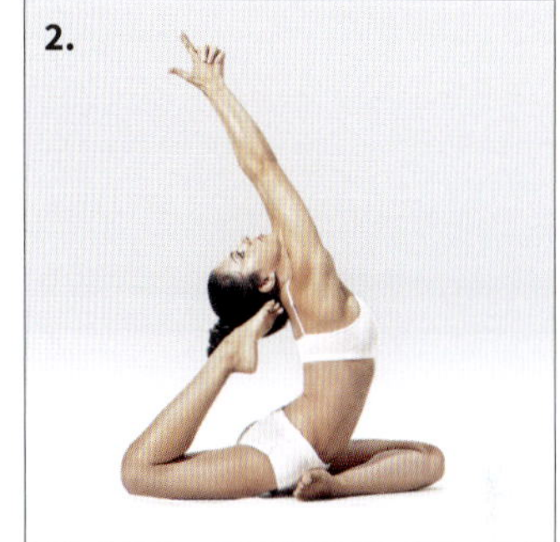

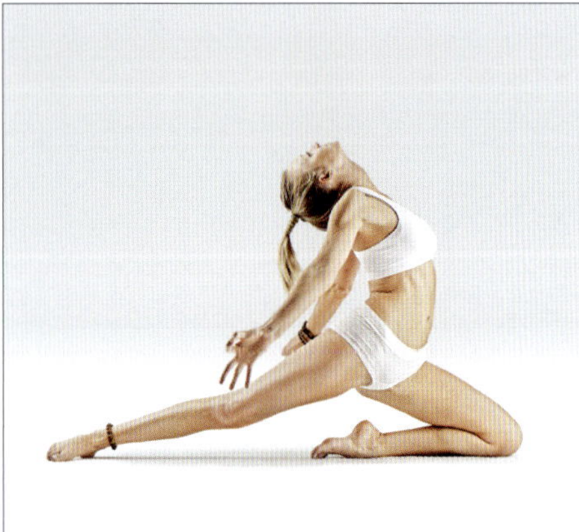

Postura rey Palomo con una sola pierna fácil 1

Sukha eka pada raja kapotasana 1

Modificación: caderas levantadas, pierna trasera extendida, brazos abiertos a los lados.

Tipo de postura: de rodillas, inclinación hacia atrás.

Punto de *drishti*: *bhrumadhye* o *ajna chakra* (tercer ojo, entre las cejas).

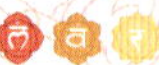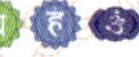

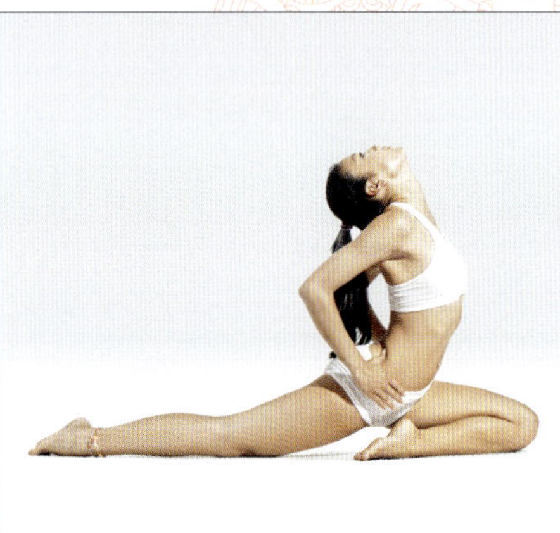

Postura preparatoria del rey Palomo con una pierna 1

Eka pada raja kapotasana 1preparatoria

Modificación: caderas hacia el suelo, pierna trasera extendida, las manos en las caderas.

Tipo de postura: sentada, inclinación hacia atrás.

Punto de *drishti*: *bhrumadhye* o *ajna chakra* (tercer ojo, entre las cejas).

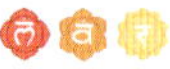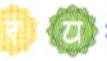

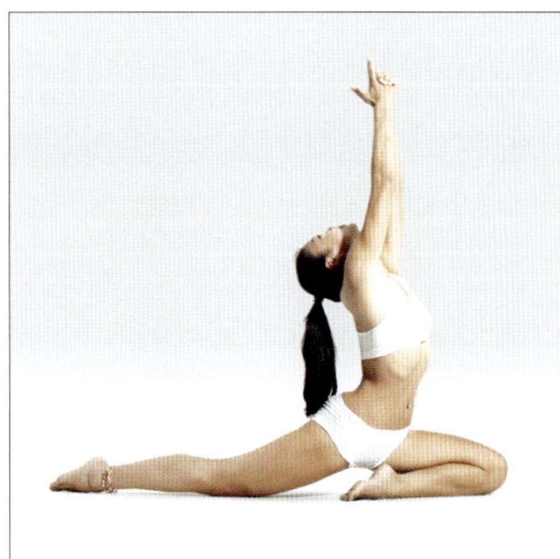

Postura del rey Palomo con una pierna con las manos hacia arriba 1

Urdhva hasta eka pada raja kapotasana 1

Modificación: caderas hacia el suelo, pierna trasera extendida, brazos extendidos hacia el cielo.

Tipo de postura: sentada, inclinación hacia atrás.

Punto de *drishti*: *angushtamadhye* o *Angustha ma dyai* (pulgares).

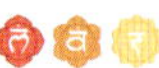

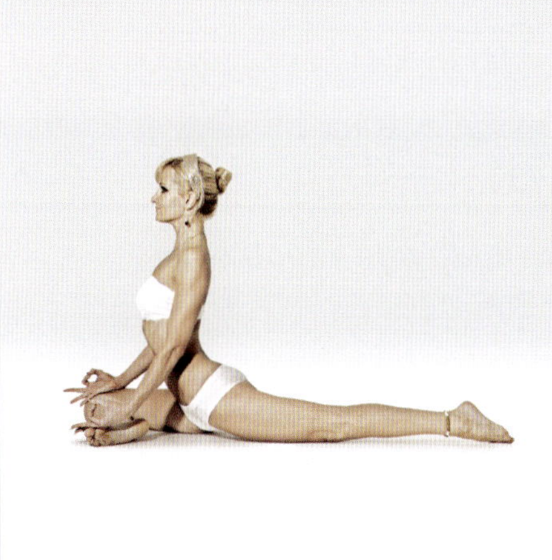

Postura preparatoria del rey Palomo con una pierna 1

Eka pada raja kapotasana 1 preparatoria

Modificación: una pierna estirada hacia atrás, palmas de las manos hacia arriba, el dorso de una mano apoyado en el pie y el otro en la rodilla.

Tipo de postura: sentada, inclinación hacia atrás.

Punto de *drishti:* *nasagrai* o *nasagre* (nariz).

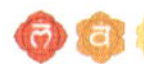

POSTURA DEL REY PALOMO CON UNA SOLA PIERNA: PIERNA ESTIRADA HACA ATRÁS, INCLINACIÓN HACIA DELANTE Y TORSIÓN

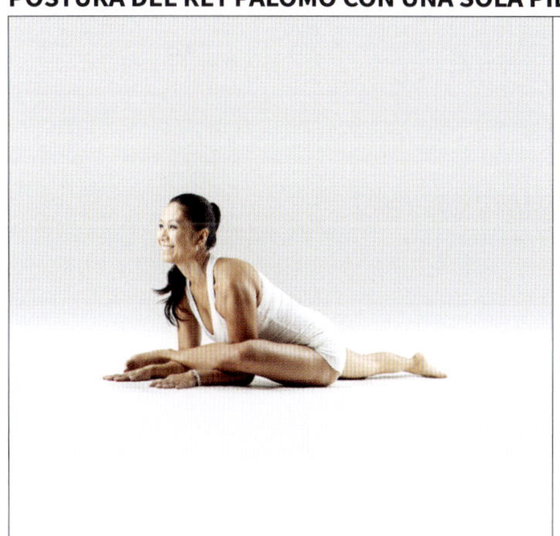

Postura del rey Palomo con una pierna 1

Eka pada raja kapotasana 1

Modificación: una pierna estirada hacia atrás, inclinación hacia delante, antebrazos apoyados en el suelo, el pie y la corva de la rodilla en las corvas de los codos.

Tipo de postura: sentada, inclinación hacia delante.

Punto de *drishti:* *nasagrai* o *nasagre* (nariz).

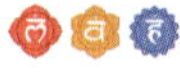

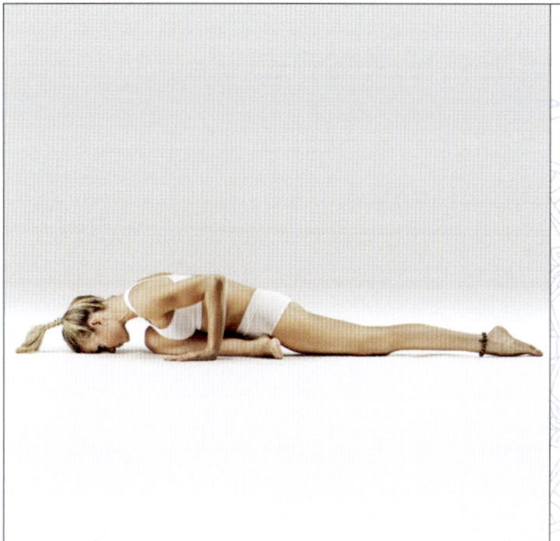

Postura del rey Palomo con una pierna 1

Eka pada raja kapotasana 1

Modificación: una pierna estirada hacia atrás, frente apoyada en el suelo, palmas de las manos apoyadas en el suelo, codos alineados con las muñecas.

Tipo de postura: sentada, inclinación hacia delante.

Punto de *drishti:* *nasagrai* o *nasagre* (nariz).

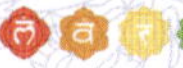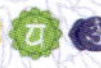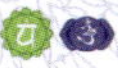

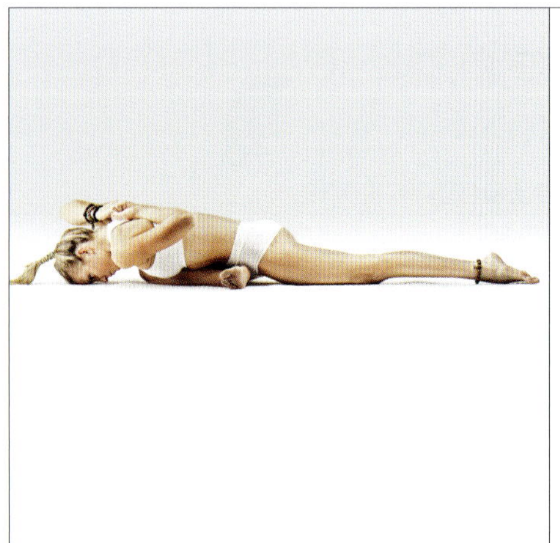

Posición de las manos en la postura de la cara de vaca con una sola en postura del rey Palomo 1

Hasta gomukhasana en *eka pada raja kapotasana* **1**

Modificación: pierna estirada hacia atrás, inclinación hacia delante con los brazos en *gomukhasana*.

Tipo de postura: sentada, inclinación hacia delante.

Punto de *drishti*: *nasagrai* o *nasagre* (nariz).

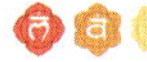

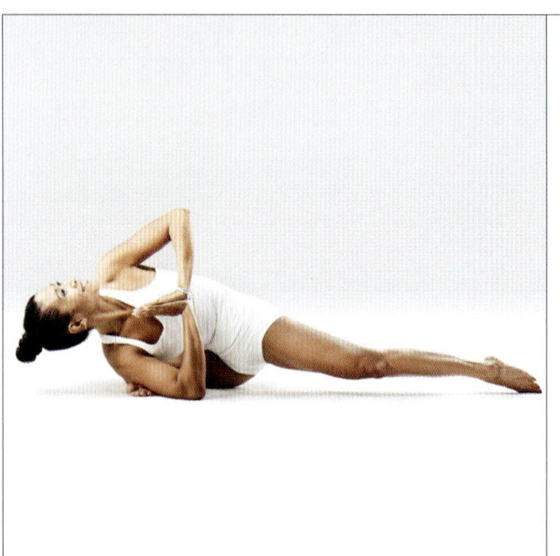

Postura del rey Palomo con una sola pierna con torsión 1

Parivritta eka pada raja kapotasana **1**

Modificación: torsión hacia el interior del cuerpo, pierna trasera estirada, el otro pie en la axila.

Tipo de postura: sentada, inclinación hacia delante, torsión.

Punto de *drishti*: *urdhva* o *antara drishti* (hacia el cielo).

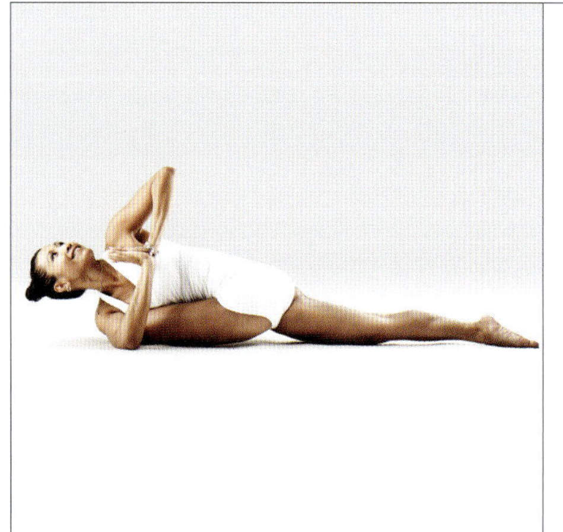

Postura del rey Palomo con una sola pierna con torsión 1

Parivritta eka pada raja kapotasana **1**

Modificación: torsión hacia el exterior del cuerpo, pierna trasera estirada, la otra rodilla en la axila.

Tipo de postura: sentada, inclinación hacia delante, torsión.

Punto de *drishti*: *urdhva* o *antara drishti* (hacia el cielo).

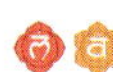

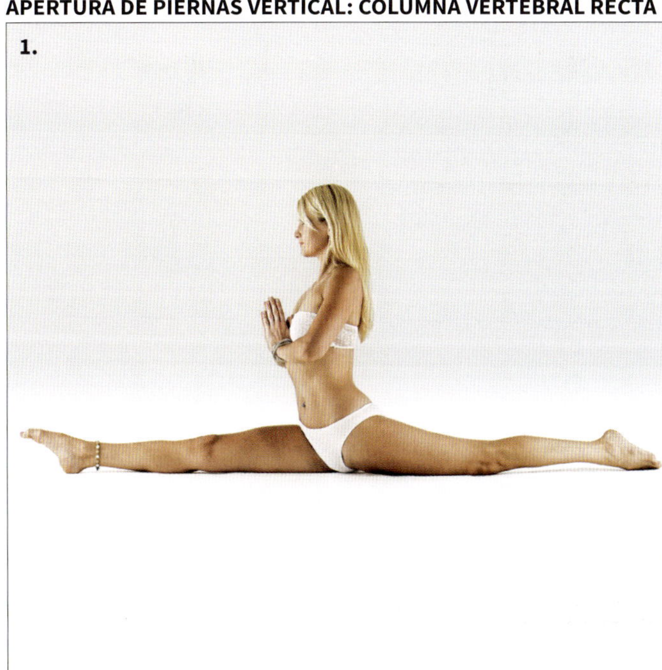

1.

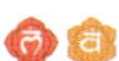

Postura dedicada a Hanuman

Hanumanasana

También conocida como: postura dedicada a Hanuman A (*hanumanasana* A).

Modificación: manos en *anjali mudra* (manos en oración).

1. Vista lateral.

2. Vista frontal.

Tipo de postura: sentada.

Punto de *drishti*: *nasagrai* o *nasagre* (nariz) o *hastagrai* o *hastagre* (manos).

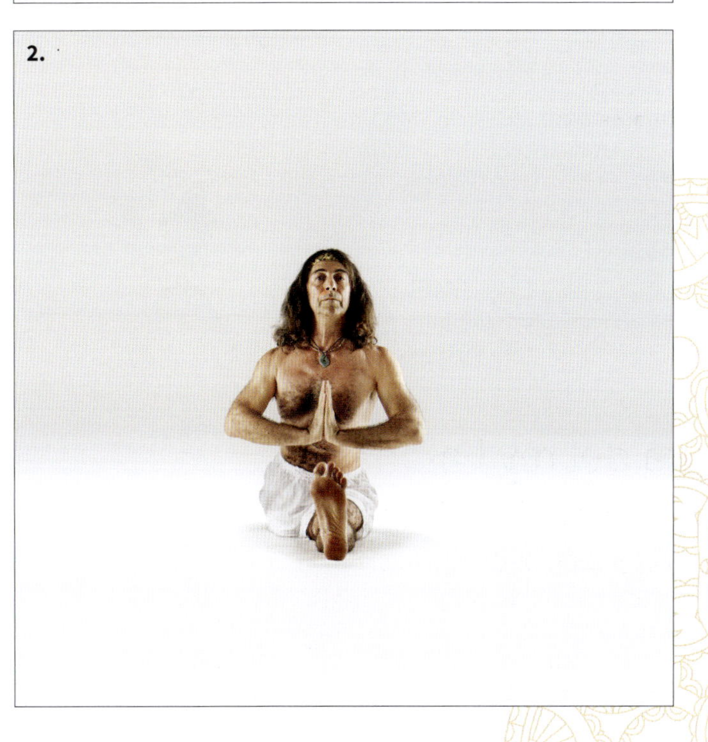

2.

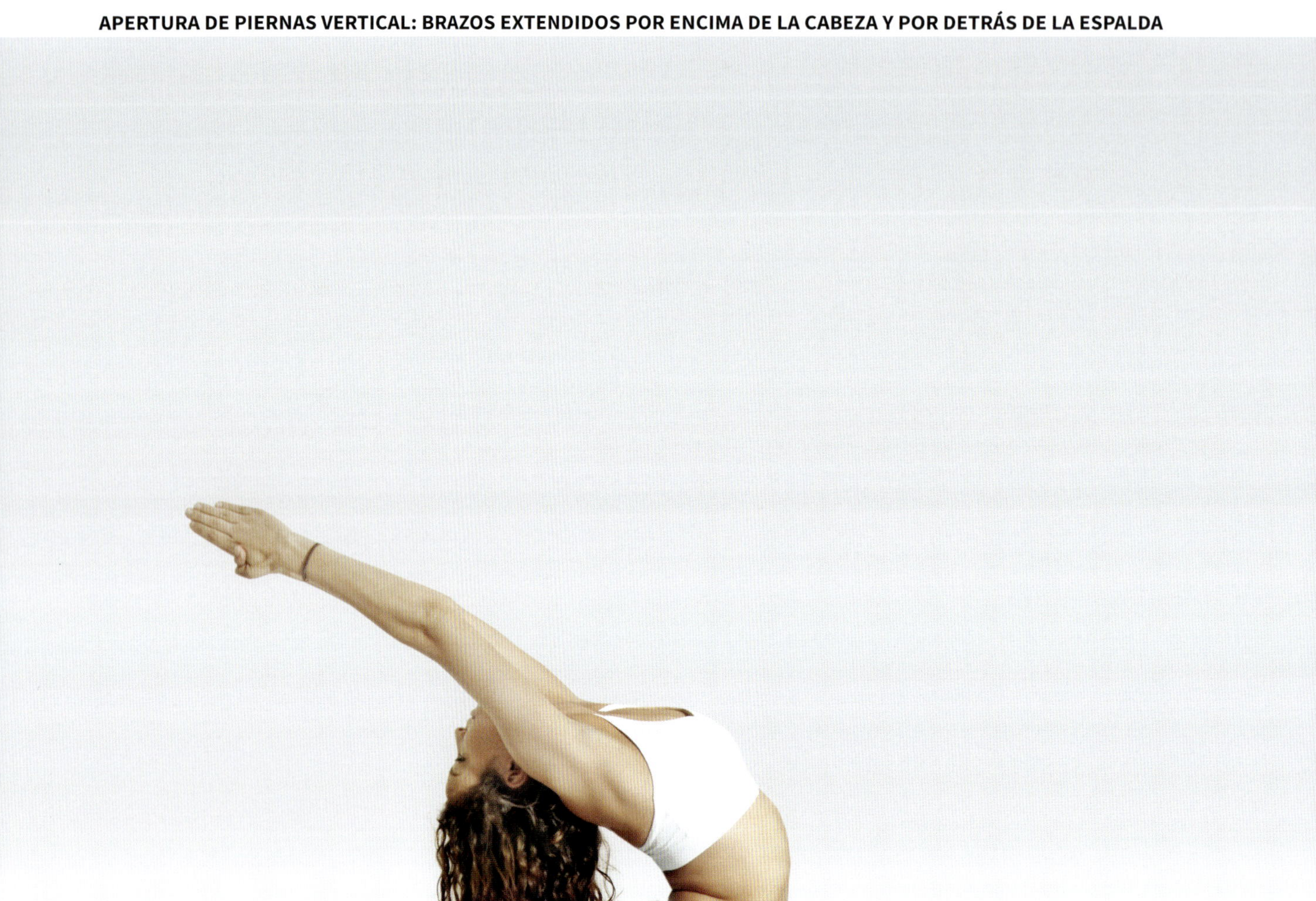

postura dedicada a Hanuman

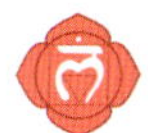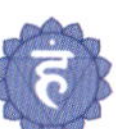

Urdhva Hasta Hanumanasana
También conocida como: postura dedicada a Hanuman B (*hanumanasana* B).
Tipo de postura: sentada, inclinación hacia atrás.
Punto de *drishti:* *angusthamadhye* o *angustha ma dyai* (pulgares).

Modificación: inclinación hacia atrás de profundidad.

urdhva = hacia arriba
hasta = mano
Hanuman = deidad hindú, señor
    de los monos

Cómo realizar la postura:

1. Comienza de rodillas con los glúteos separados de los talones. Realiza *mula bandha, uddhiyana bandha* y la respiración *ujjayi*.

2. Exhala, avanza el pie izquierdo un paso. Mantén la rodilla izquierda en la parte superior del tobillo izquierdo y la rodilla derecha debajo de la cadera derecha.

3. Inhala mientras deslizas el pie izquierdo hacia delante, levanta los dedos del pie izquierdo del suelo hasta que la pierna izquierda esté estirada.

4. Inhala y extiende los brazos hacia arriba para alargar la columna vertebral. Exhala a medida que te inclinas hacia delante desde las caderas, llevando las manos al suelo a ambos lados de la pierna izquierda.

5. En la próxima exhalación, desliza el pie izquierdo hacia delante y la rodilla derecha hacia atrás, abriendo las piernas en direcciones opuestas, entrando en una apertura de piernas vertical completa. Mantén las caderas abiertas tirando de la cadera izquierda hacia atrás y de la cadera derecha hacia delante.

6. Inhala y eleva ambos brazos hacia el cielo. Exhala a medida que profundices en la inclinación hacia atrás, dejando que la cabeza se incline hacia atrás, y lleva los brazos en la dirección del pie trasero.

7. Mantén la postura durante al menos 30 segundos y hasta 90 con el fin de recibir todos los beneficios del estiramiento.

8. Inhala al salir de la inclinación hacia atrás. Exhala y apoya ambas palmas de las manos en el suelo en la parte interior de la pierna izquierda. Inhala. Al exhalar, balancea la pierna izquierda hacia atrás y lleva la rodilla izquierda al suelo por la rodilla derecha. Inhala y vuelve a la postura inicial con las dos rodillas en el suelo. Repite todos los movimientos por el otro lado.

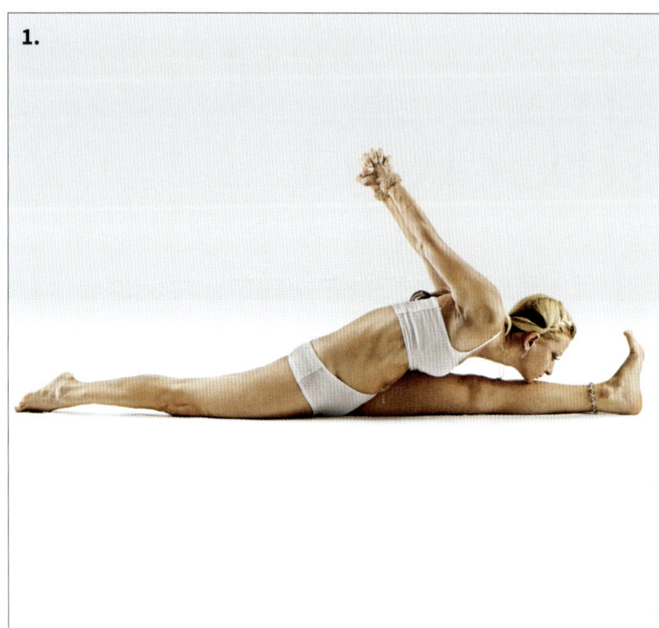

Postura de las manos con inclinación dedicada a Hanuman

Baddha hasta hanumanasana

Modificación: inclinación hacia delante.

1. Vista lateral.
2. Vista frontal.

Tipo de postura: sentada, inclinación hacia delante.
Punto de *drishti:* *padayoragrai* o *padayoragre* (dedos de los pies/pies), o *nasagrai nasagre* (nariz).

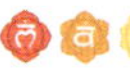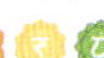

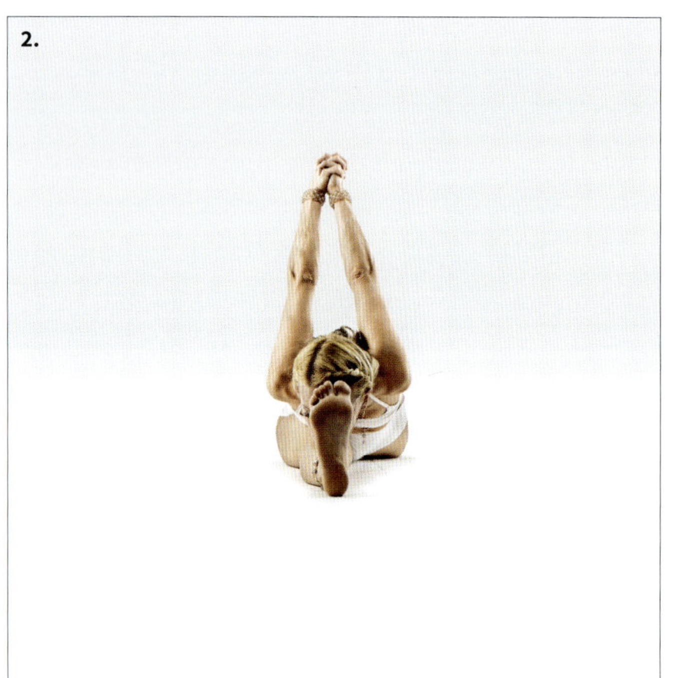

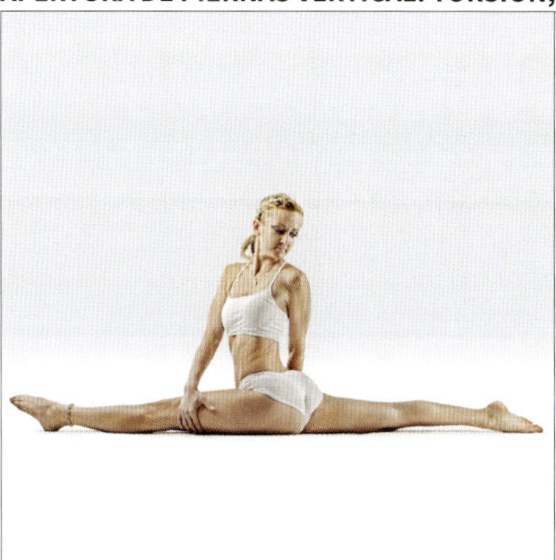

Postura dedicada a Hanuman con torsión

Parivritta hanumanasana

Tipo de postura: sentada, torsión.
Punto de *drishti*: *padayoragrai* o *padayoragre* (dedos de los pies/pies).

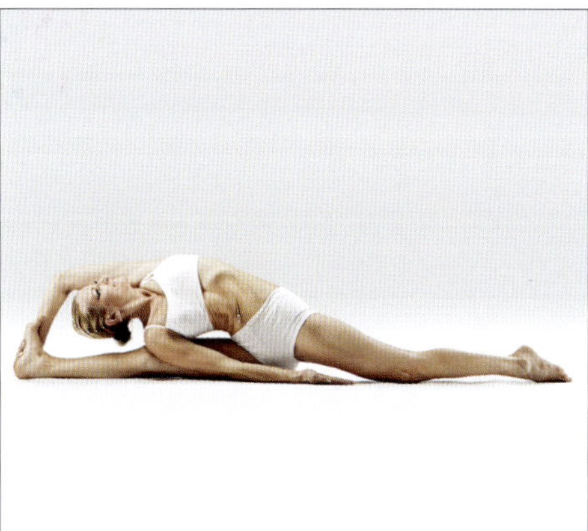

Postura dedicada a Hanuman con torsión lateral

Parivritta parshva hanumanasana

Modificación: torsión hacia el interior del cuerpo.
Tipo de postura: sentada, inclinación hacia delante, torsión, inclinación lateral.
Punto de *drishti*: *urdhva* o *antara drishti* (hacia el cielo).

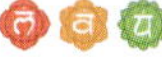

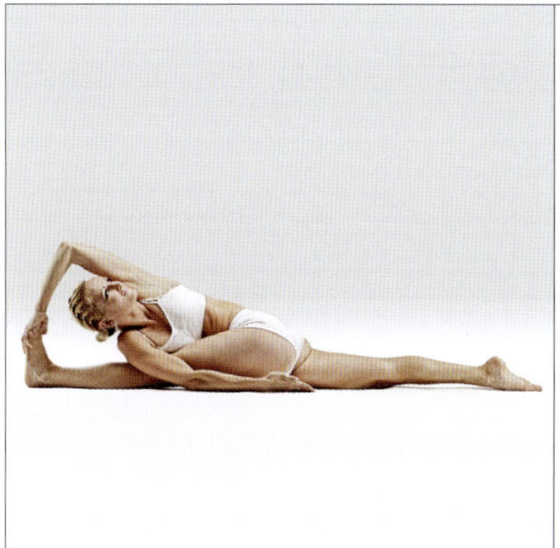

Postura dedicada a Hanuman con torsión lateral

Parivritta parshva hanumanasana

Modificación: torsión hacia el exterior del cuerpo.
Tipo de postura: sentada, inclinación hacia delante, torsión, inclinación lateral.
Punto de *drishti*: *urdhva* o *antara drishti* (hacia el cielo).

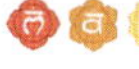 

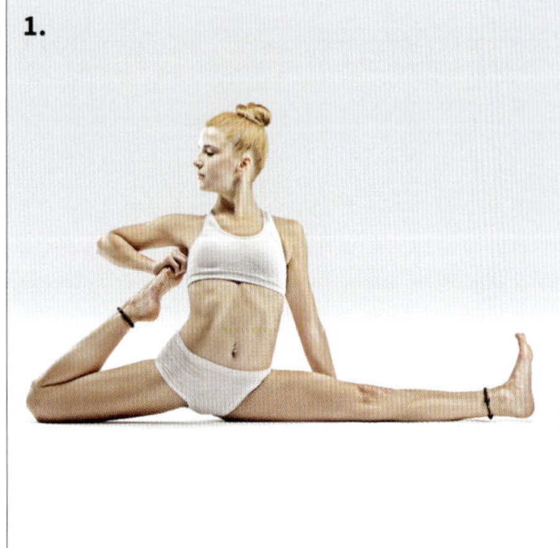

Postura preparatoria del rey Palomo con una sola pierna con torsión 4

Parivritta eka pada raja kapotasana **4 preparatoria**

Modificación: 1. Una mano apoyada en el suelo al lado de la cadera, la otra presionando el pie hacia la otra cadera.

2. Agarre del dedo gordo del pie delantero con la mano del mismo lado, la otra presionando el pie hacia la otra cadera.

Tipo de postura: sentada, inclinación hacia atrás, torsión.

Punto de *drishti:* *padayoragrai* o *padayoragre* (dedos de los pies/pies), *parshva drishti* (hacia la derecha), *parshva drishti* (hacia la izquierda).

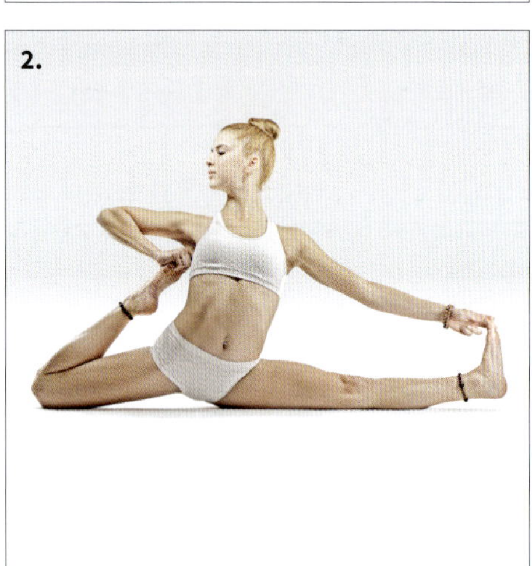

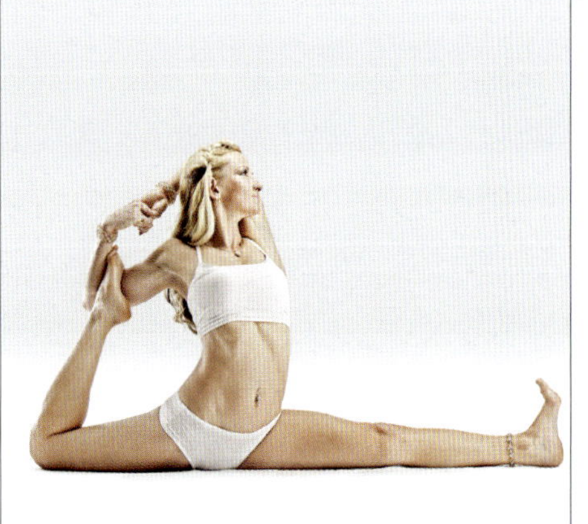

Postura de la sirena 4

Naginyasana **4**

Tipo de postura: sentada, inclinación hacia atrás, agarre.

Punto de *drishti:* *bhrumadhye* o *ajna chakra* (tercer ojo, entre las cejas).

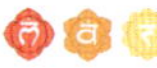

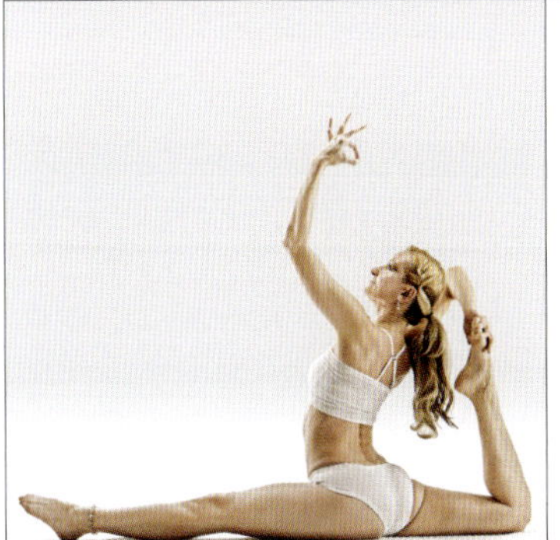

Postura del rey Palomo con una sola pierna 4

Eka pada raja kapotasana 4

Modificación: agarre del pie posterior con la mano del mismo lado por encima de la cabeza.

Tipo de postura: sentada, inclinación hacia atrás.

Punto de *drishti*: *hastagrai* o *hastagre* (manos).

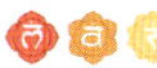
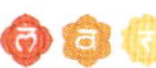

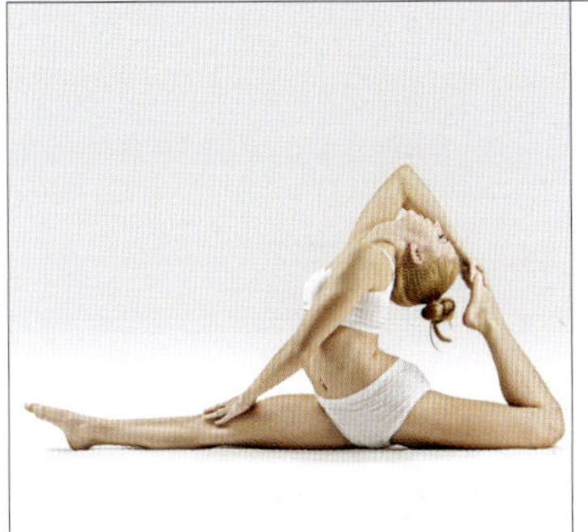

Postura del rey Palomo con una sola pierna 4

Eka pada raja kapotasana 4

Modificación: agarre del pie con la mano opuesta por encima de la cabeza, pie en la coronilla, la otra mano apoyada en la rodilla de la pierna delantera.

Tipo de postura: sentada, inclinación hacia atrás.

Punto de *drishti*: *bhrumadhye* o *ajna chakra* (tercer ojo, entre las cejas).

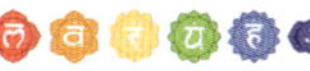

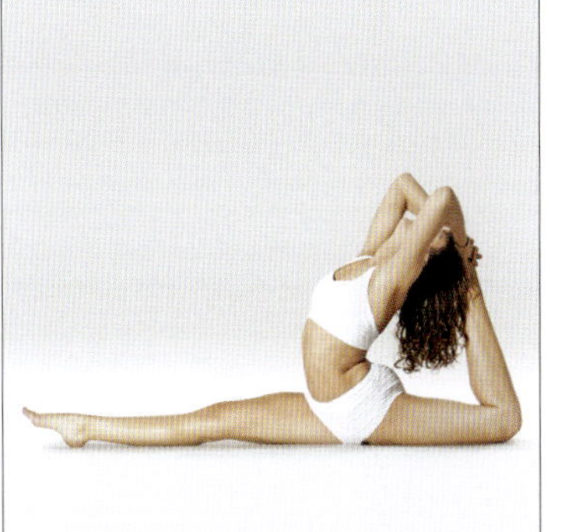

Postura del rey Palomo con una sola pierna 4

Eka pada raja kapotasana 4

También conocida como: postura del rey Palomo con una pierna extendida hacia fuera *(prasarita pada raja kapotasana)*, postura de lord Kailasha *(kailashasana)*, postura de la sierra A *(kroukachasana A)*.

Modificación: ambas manos agarrando el pie posterior por encima de la cabeza.

Tipo de postura: sentada, inclinación hacia atrás.

Punto de *drishti*: *bhrumadhye* o *ajna chakra* (tercer ojo, entre las cejas).

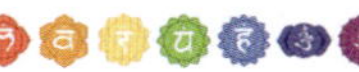

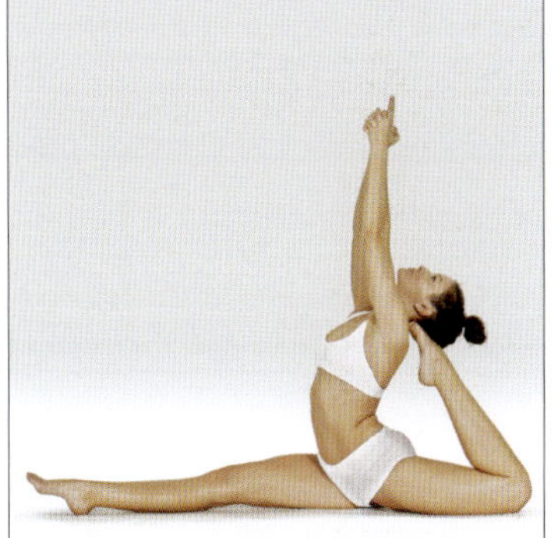

Postura del rey Palomo con una sola pierna con un pie en la cabeza 4

Shirsha pada eka pada raja kapotasana 4

También conocida como: postura del saludo a Hanuman *(hanumana namaskara)*.

Modificación: ambos brazos extendidos hacia el cielo, pie posterior en la coronilla.

Tipo de postura: sentada, inclinación hacia atrás.

Punto de *drishti*: *angushtamadhye* o *angushta ma dyai* (pulgares).

Posturas abdominales

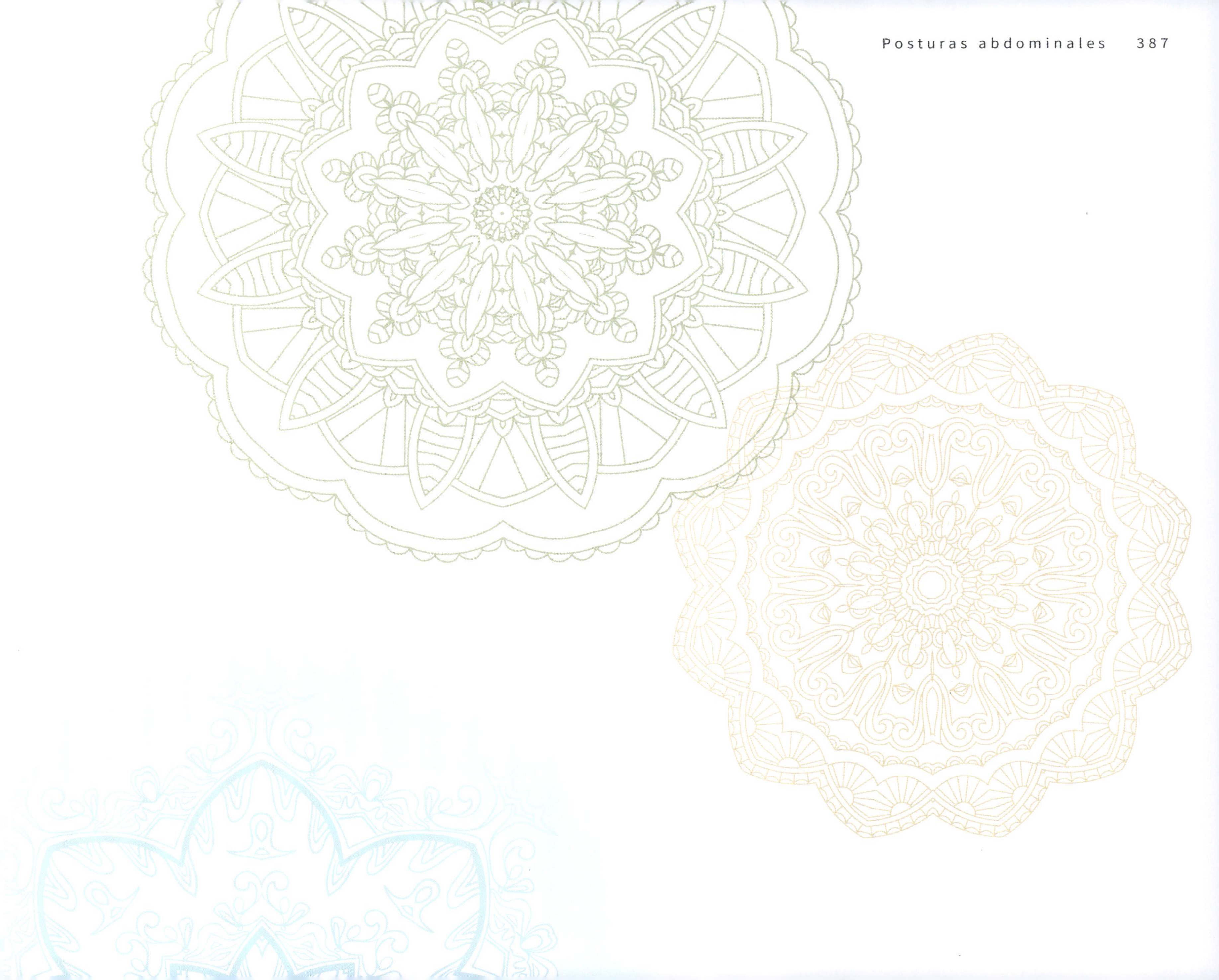

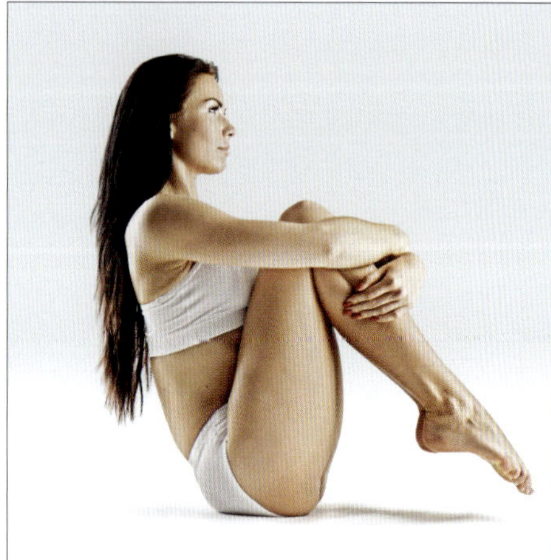

Postura del barco fácil

Sukha navasana

Modificación: rodillas flexionadas, brazos alrededor de las espinillas.
Tipo de postura: abdominal, sentada.
Punto de *drishti*: *nasagrai* o *nasagre* (nariz).

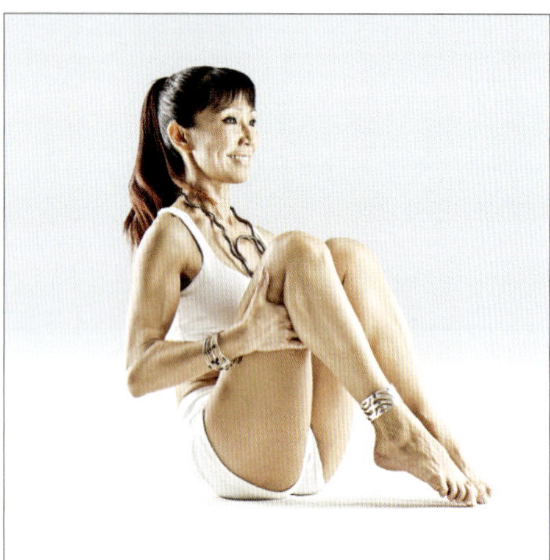

Postura del barco fácil

Sukha navasana

Modificación: rodillas flexionadas, agarre de la parte posterior de los muslos, dedos de los pies en el suelo.
Tipo de postura: sentada, abdominal.
Punto de *drishti*: *nasagrai* o *nasagre* (nariz).

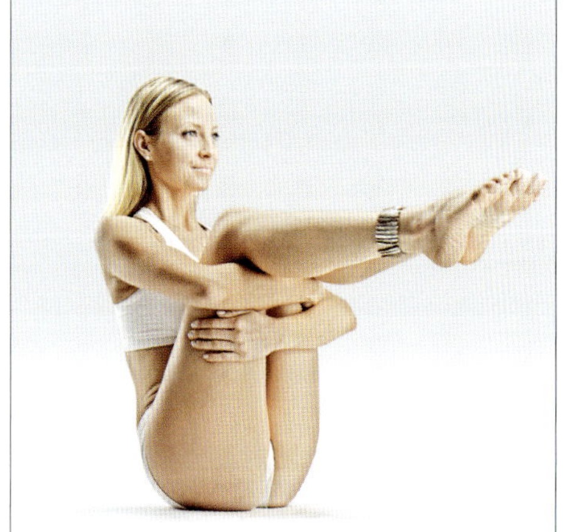

Postura del barco fácil

Sukha navasana

Modificación: rodillas flexionadas, brazos alrededor de la parte posterior de los muslos, espinillas paralelas al suelo.
Tipo de postura: abdominal, sentada.
Punto de *drishti*: *padayoragrai* o *padayoragre* (dedos de los pies/pies).

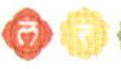

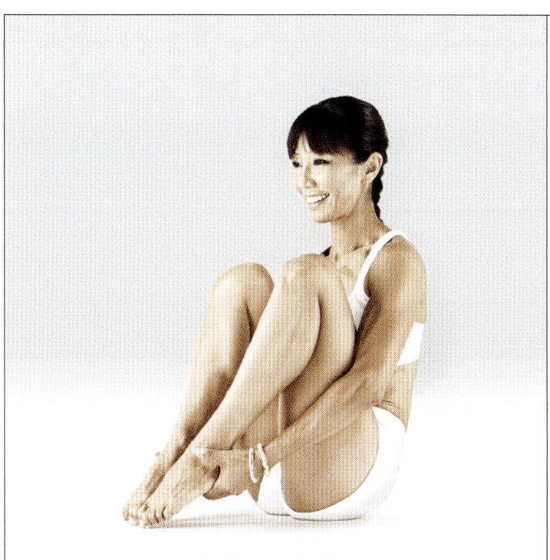

Postura del barco fácil

Sukha navasana

Modificación: agarre de los talones, dedos de los pies en el suelo.
Tipo de postura: sentada, abdominal.
Punto de *drishti*: *nasagrai* o *nasagre* (nariz).

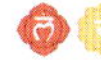 

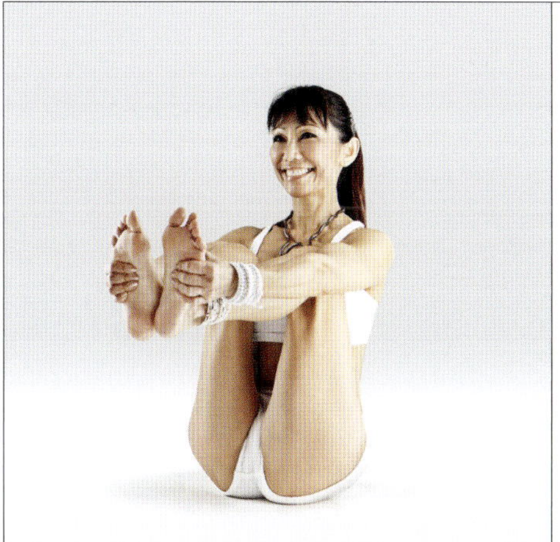

Postura del barco fácil

Sukha navasana

Modificación: agarre de los bordes exteriores de los pies, pantorrillas paralelas al suelo.
Tipo de postura: abdominal, sentada.
Punto de *drishti*: *nasagrai* o *nasagre* (nariz).

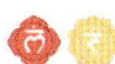

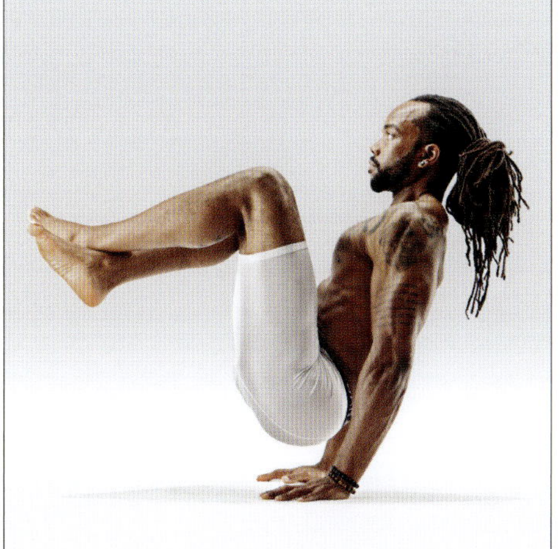

Postura del columpio

Lolasana

Modificación: rodillas enfrente del pecho, tobillos cruzados.
Tipo de postura: abdominal, equilibrio sobre los brazos.
Punto de *drishti*: *nasagrai* o *nasagre* (nariz).

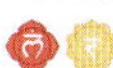

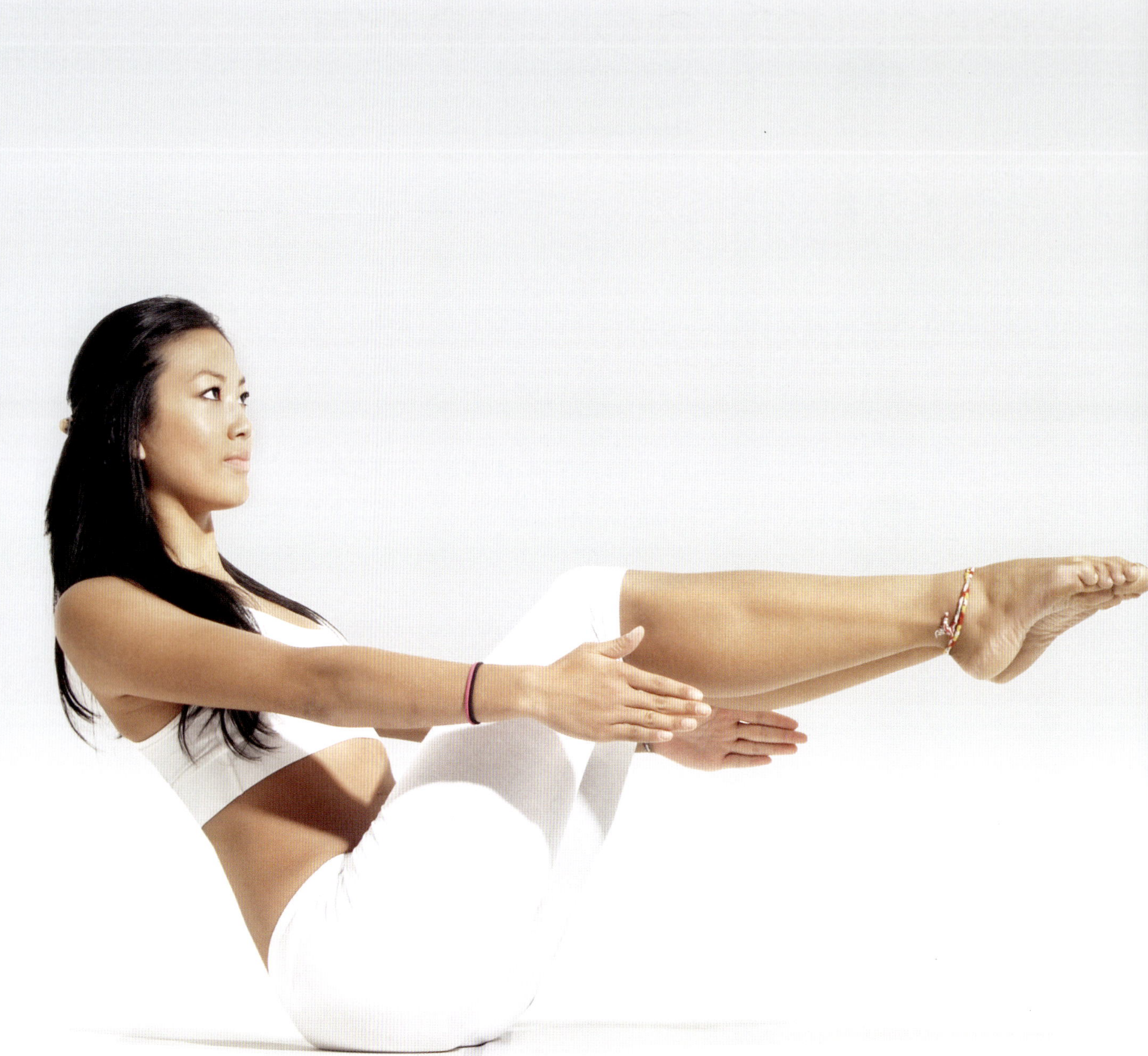

Postura del barco

Navasana

Tipo de postura: abdominal, sentada.
Punto de *drishti*: *padhayoragrai* o *padayoragre* (dedos de los pies/pies).

Variación: brazos rectos y paralelos al suelo, rodillas flexionadas, espinillas paralelas al suelo.

nava = barco

Cómo realizar la postura:

1. Comienza por sentarte en el suelo con ambas piernas estiradas delante de ti. Mantén las manos apoyadas en el suelo a los lados de las caderas. Realiza *mula bandha, uddhiyana bandha* y la respiración *ujjayi*.

2. Espira, dobla las rodillas y desliza los pies hacia los glúteos. Mantén los pies y las rodillas juntas.

3. Inhala mientras enderezas la columna vertebral. Tensa los abdominales e inclínate hacia atrás. Asegúrate de que la columna vertebral esté recta y la zona lumbar esté separada del suelo.

4. Exhala y levanta los pies hasta que las espinillas estén paralelas al suelo.

5. Una vez que consigas el equilibrio, exhala y levanta los brazos del suelo, manteniéndolos paralelos al suelo.

6. Mantén la postura durante al menos 30 segundos y hasta 90 con el fin de recibir todos los beneficios de la postura.

7. Inhala mientras sales de la postura poniendo las manos y los pies en el suelo. Exhala y desliza los pies hacia delante hasta que las piernas estén rectas para volver a la postura inicial.

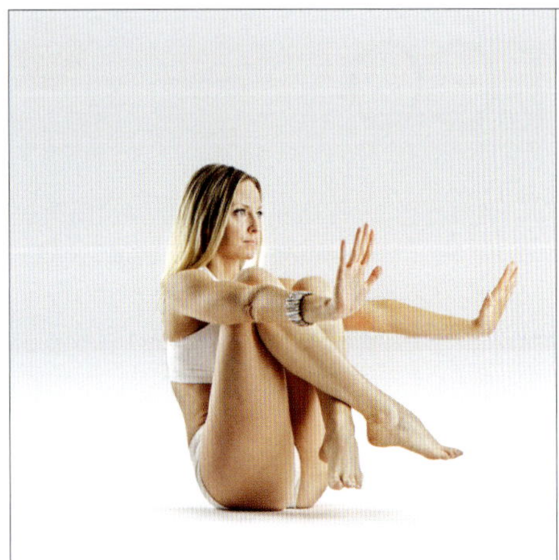

Postura del barco fácil

Sukha navasana

Modificación: rodillas flexionadas, tobillos cruzados, brazos extendidos y paralelos al suelo.

Tipo de postura: abdominal, sentada.

Punto de *drishti:* *angushtamadhye* o *angushta ma dyai* (pulgares).

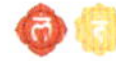

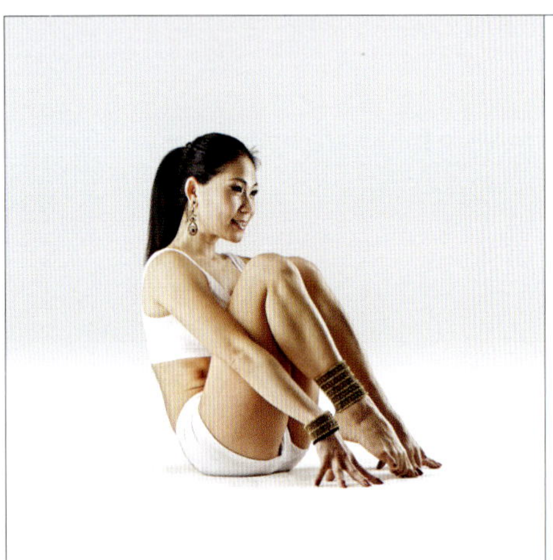

Postura del barco fácil

Sukha navasana

Modificación: rodillas flexionadas, dedos de las manos y de los pies en el suelo.

Tipo de postura: abdominal, sentada.

Punto de *drishti:* *nasagrai* o *nasagre* (nariz).

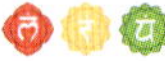

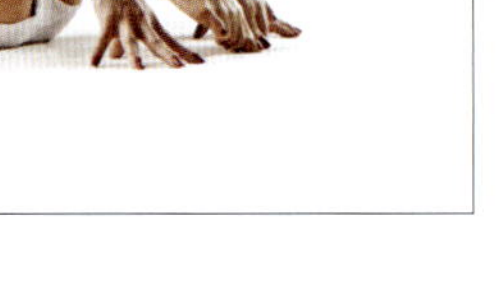

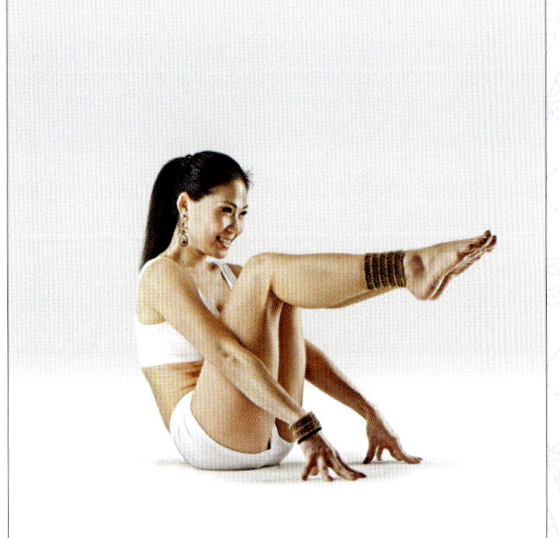

Postura del barco fácil

Sukha navasana

Modificación: rodillas flexionadas, dedos de las manos en el suelo, espinillas paralelas al suelo.

Tipo de postura: abdominal, sentada.

Punto de *drishti:* *padayoragrai* o *padayoragre* (dedos de los pies/pies).

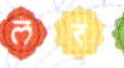

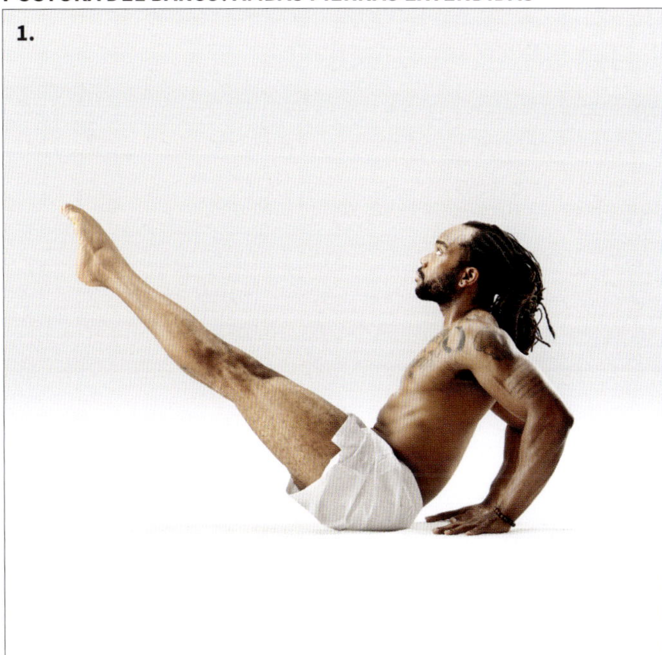

Postura del barco con apoyo

Salamba navasana

Modificación: palmas de las manos apoyadas en el suelo por detrás de las caderas.

1. Ambas piernas rectas, puntas de los dedos de las manos apuntando hacia las caderas.

2. Ambas piernas rectas, brazos rectos, dedos de las manos apuntando hacia atrás.

Tipo de postura: abdominal, sentada.

Punto de *drishti*: *bhrumadhye* o *ajna chakra* (tercer ojo, entre las cejas), *padayoragrai* o *padayoragre* (dedos de los pies/pies).

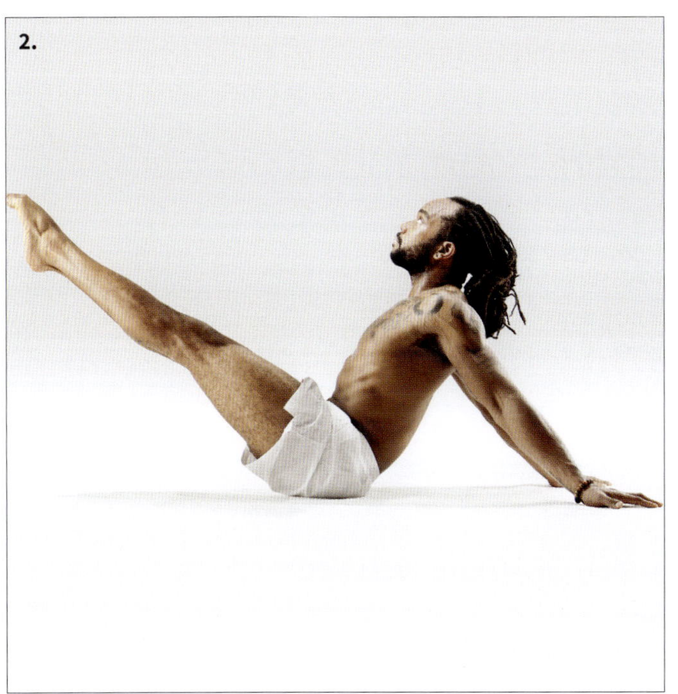

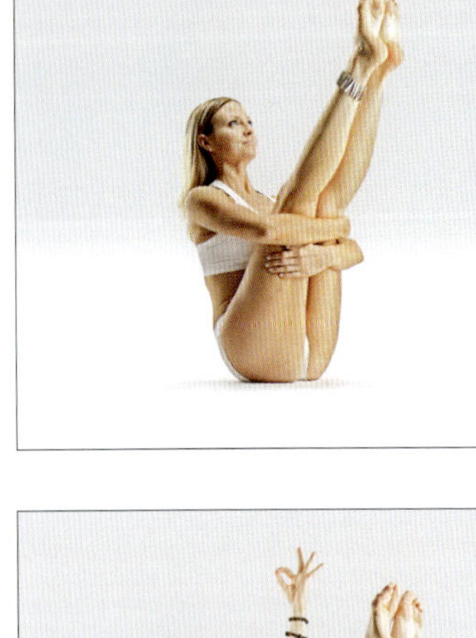

Postura del barco con apoyo

Salamba navasana

Modificación: ambos brazos alrededor de ambas piernas, piernas rectas.
Tipo de postura: abdominal, sentada.
Punto de *drishti*: *padayoragrai* o *padayoragre* (dedos de los pies/pies).

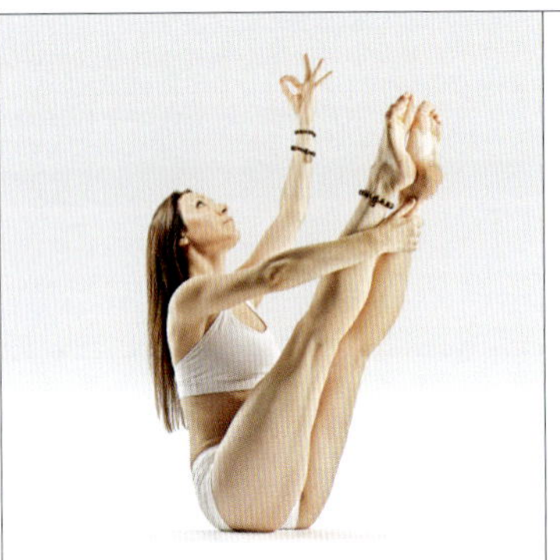

Postura del barco con apoyo de una sola mano

Eka hasta salamba navasana

Modificación: ambas piernas rectas, un brazo levantado hacia el cielo, puntas de los dedos de los pies hacia el cielo, la otra mano sostiene los tobillos de ambas piernas.
Tipo de postura: abdominal, sentada.
Punto de *drishti*: *urdhva* o *antara drishti* (hacia el cielo) o *hastagrai* o *hastagre* (manos).

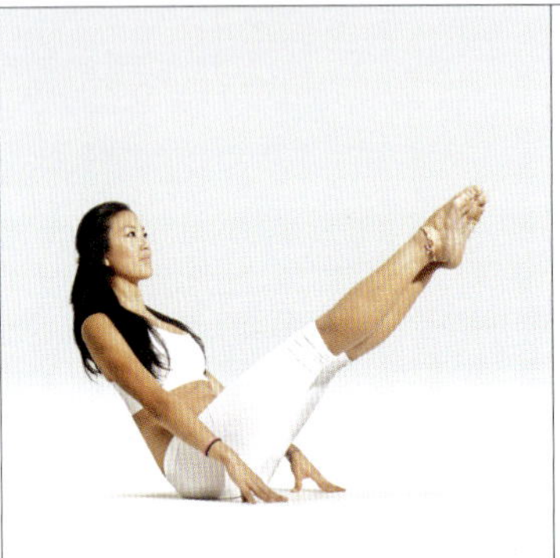

Postura del barco con apoyo

Salamba navasana

Modificación: puntas de los dedos de las manos apoyadas en el suelo, apuntando hacia delante.
Tipo de postura: abdominal, sentada.
Punto de *drishti*: *padayoragrai* o *padayoragre* (dedos de los pies/pies).

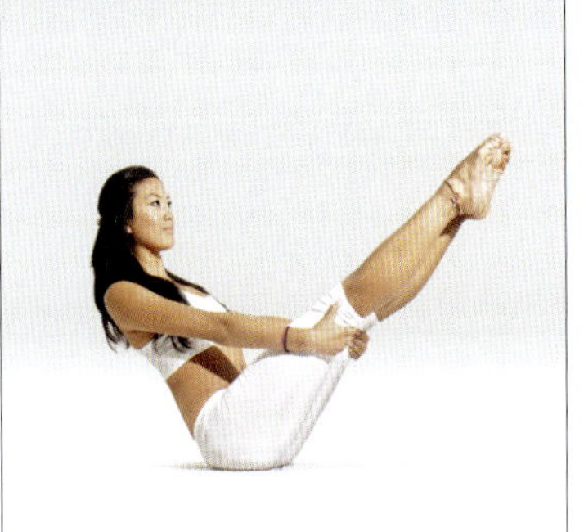

Postura del barco con apoyo

Salamba navasana

Modificación: agarre por detrás de las rodillas, piernas rectas.
Tipo de postura: abdominal, sentada.
Punto de *drishti*: *padayoragrai* o *padayoragre* (dedos de los pies/pies).

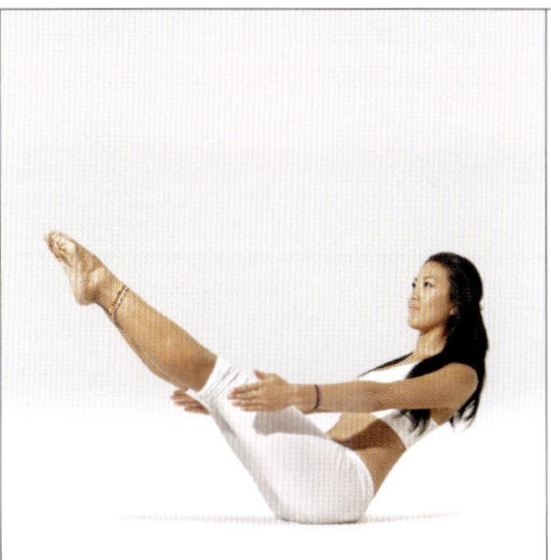

Postura del barco completa

Paripurna navasana

Modificación: brazos rectos y paralelos al suelo, piernas rectas.
Tipo de postura: abdominal, sentada.
Punto de *drishti*: *padayoragrai* o *padayoragre* (dedos de los pies/pies).

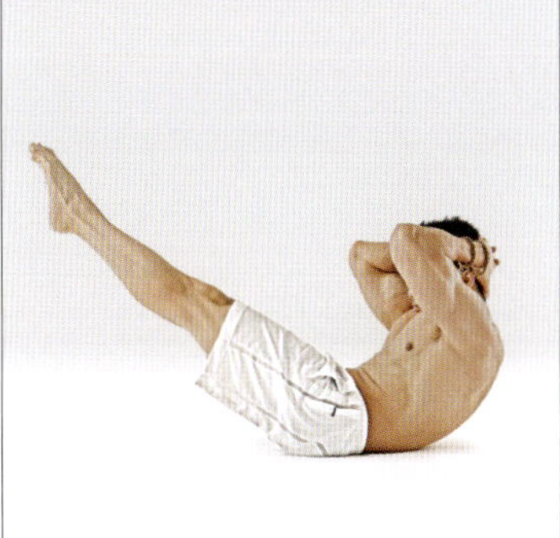

Media postura del barco

Ardha navasana

Modificación: dedos entrelazados detrás de la cabeza.
Tipo de postura: abdominal, sentada.
Punto de *drishti*: *padayoragrai* o *padayoragre* (dedos de los pies/pies).

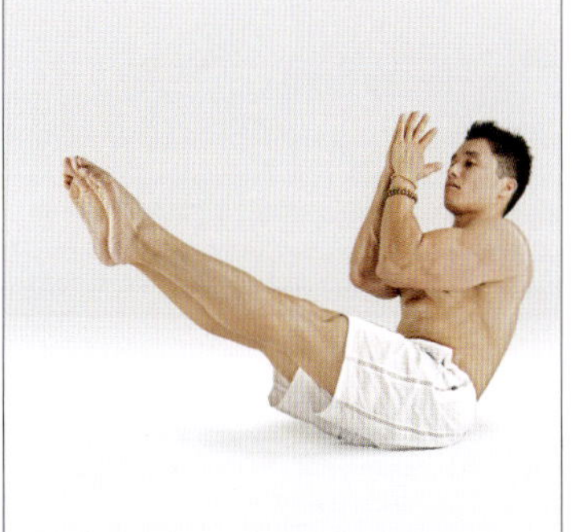

Postura del barco

Navasana

Modificación: palmas de las manos y codos juntos, codos flexionados.
Tipo de postura: abdominal, sentada.
Punto de *drishti*: *angushtamadhye* o *angushta ma dyai* (pulgares).

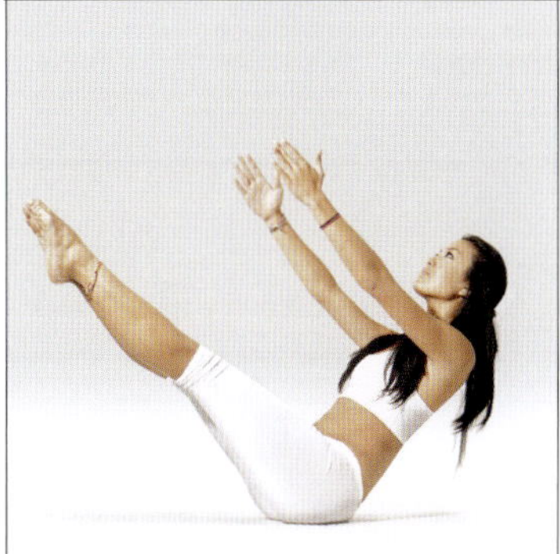

Postura del barco sin apoyo

Niralamba navasana

Modificación: brazos separados el ancho de los hombros.
Tipo de postura: abdominal, sentada.
Punto de *drishti*: *angushtamadhye* o *angushta ma dyai* (pulgares), *bhrumadhye* o *ajna chakra* (tercer ojo, entre las cejas).

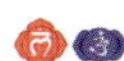

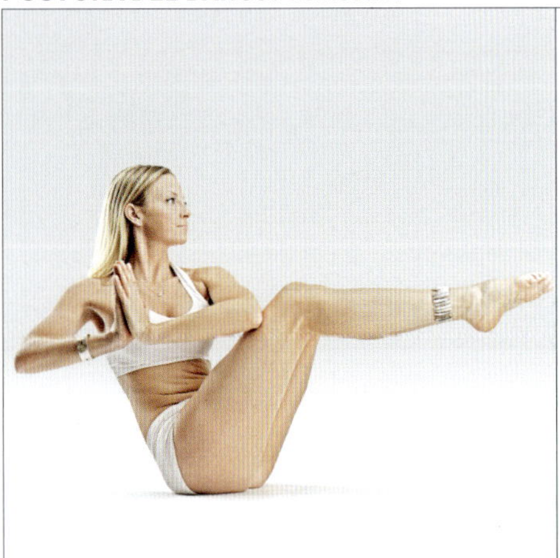

Postura del barco con torsión con las manos en oración

Parivritta navasana namaskar

Tipo de postura: abdominal, sentada, torsión.
Punto de *drishti*: *padayoragrai* o *padayoragre* (dedos de los pies/pies).

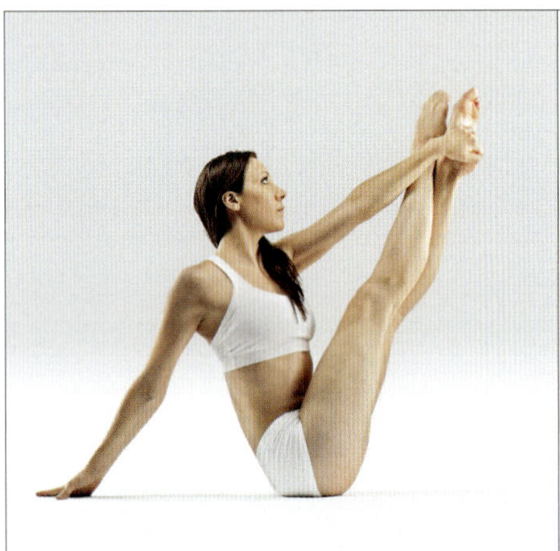

Postura del barco con apoyo de una sola mano

Eka hasta salamba navasana

Modificación: ambas piernas rectas, tobillos cruzados, un brazo recto con la palma de la mano apoyada en el suelo por detrás de las caderas, la otra mano sostiene los tobillos de ambas piernas.
Tipo de postura: abdominal, sentada.
Punto de *drishti*: *padayoragrai* o *padayoragre* (dedos de los pies/pies).

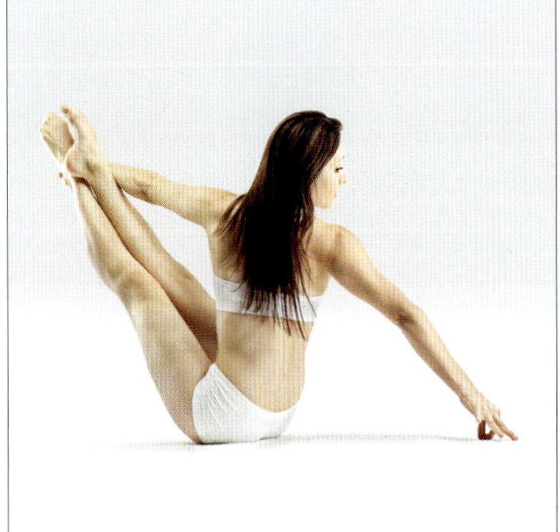

Postura del barco con apoyo de una sola mano y con torsión

Parivritta eka hasta salamba navasana

Modificación: ambas piernas rectas, tobillos cruzados, brazos rectos, yemas de los dedos de una mano apoyada en el suelo por detrás de las caderas, agarre del talón con la otra mano.
Tipo de postura: abdominal, sentada, torsión.
Punto de *drishti*: *hastagrai* o *hastagre* (manos).

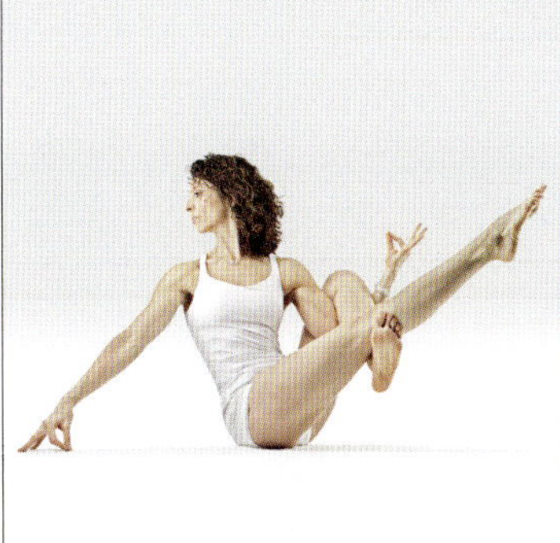
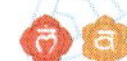

Postura del barco con apoyo de una sola mano y con torsión

Parivritta eka hasta salamba navasana

Modificación: un pie debajo de la rodilla, la otra pierna extendida, un brazo por debajo de la pierna flexionada, las yemas de los dedos de la otra mano apoyadas en el suelo.
Tipo de postura: abdominal, sentada, torsión.
Punto de *drishti:* *hastagrai* o *hastagre* (manos).

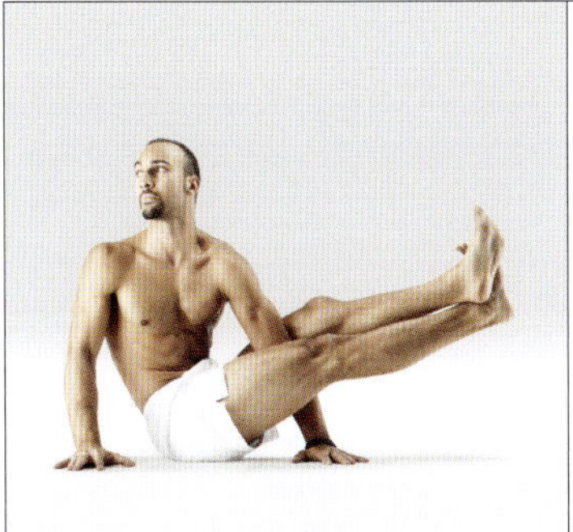
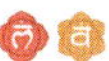

Postura del barco con torsión y con apoyo

Parivritta salamba navasana

Modificación: tobillos cruzados, piernas alrededor del antebrazo.
Tipo de postura: abdominal, sentada, torsión.
Punto de *drishti:* *parshva* (más a la derecha), *parshva* (hacia la izquierda).

POSTURA DEL BARCO: TORSIÓN, PIERNAS EN TIJERA

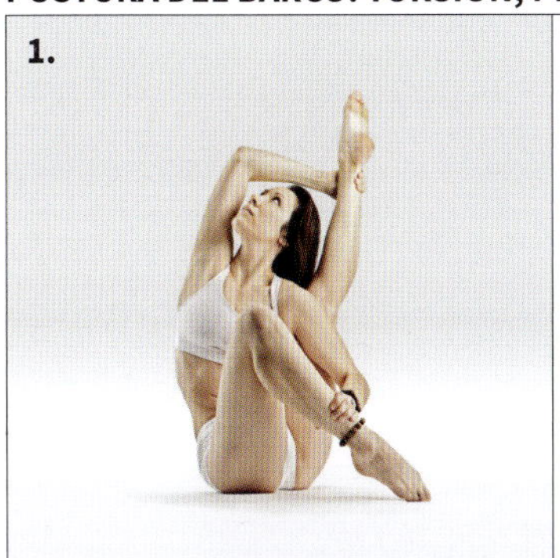
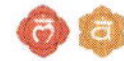
1.

Postura del barco con torsión

Parivritta navasana

Modificación: una pierna recta sobre el hombro, dedos de los pies de la otra pierna en el suelo.
1. Vista frontal.
2. Vista posterior.
Tipo de postura: abdominal, sentada, torsión.
Punto de *drishti:* *urdhva* o *antara drishti* (hacia el cielo).

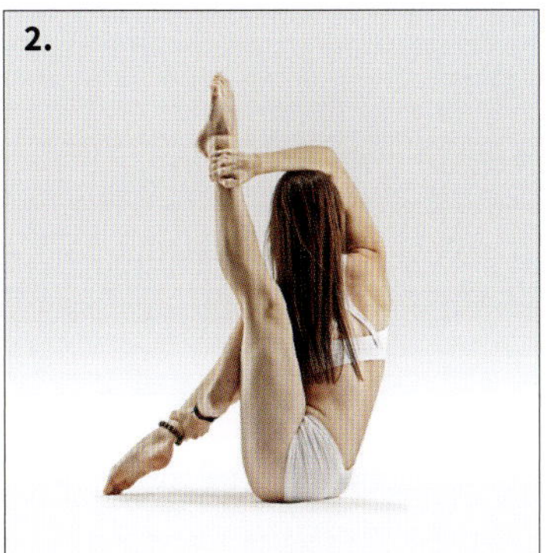
2.

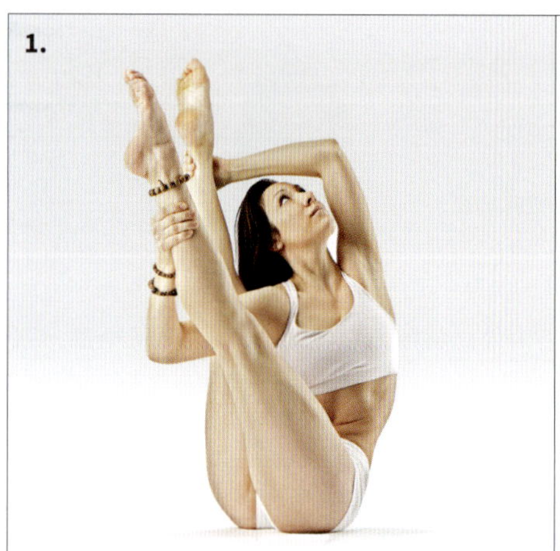

1.

Postura del barco con torsión

Parivritta navasana

Modificación: una pierna recta sobre el hombro, ambas piernas extendidas hacia arriba.

1. Vista frontal.

2. Vista posterior.

Tipo de postura: abdominal, sentada, torsión.

Punto de *drishti:* *urdhva* o *antara drishti* (hacia el cielo).

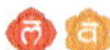

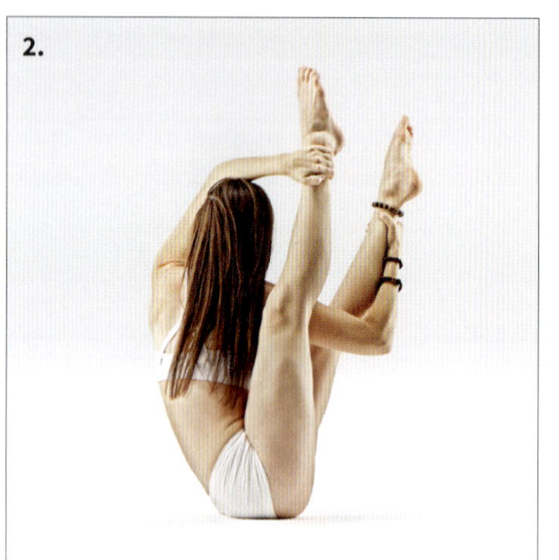

2.

POSTURA DEL BARCO: UNA PIERNA EXTENDIDA, UNA PIERNA FLEXIONADA

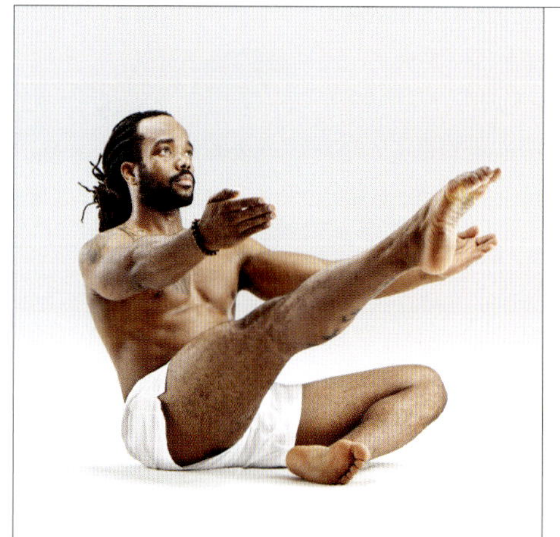

Postura del barco con apoyo de una sola pierna

Eka pada salamba navasana

Modificación: una pierna estirada, una rodilla flexionada y a un lado.

Tipo de postura: abdominal, sentada.

Punto de *drishti:* *bhrumadhye* o *ajna chakra* (tercer ojo, entre las cejas) o *padayoragrai* o *padayoragre* (dedos de los pies/pies).

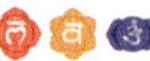

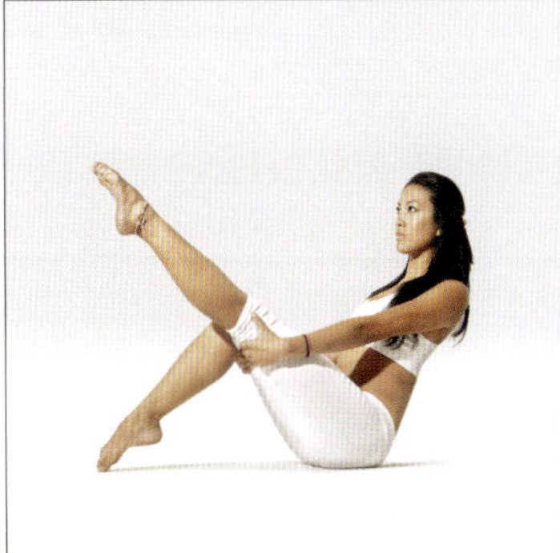

Postura del barco con apoyo de una sola pierna

Eka pada salamba navasana

Modificación: agarre de la parte posterior de los muslos, una pierna extendida, la otra flexionada con los dedos de los pies tocando el suelo.

Tipo de postura: abdominal, sentada.

Punto de *drishti*: *padayoragrai* o *padayoragre* (dedos de los pies/pies).

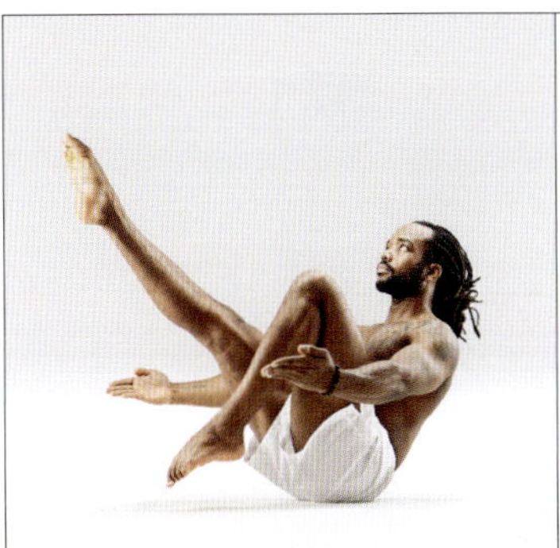

Postura del barco con apoyo de una sola pierna

Eka pada niralamba navasana

Modificación: una pierna estirada; la otra flexionada hacia el pecho con el pie hacia el suelo.

Tipo de postura: abdominal, sentada.

Punto de *drishti*: *padayoragrai* o *padayoragre* (dedos de los pies/pies).

POSTURA DEL BARCO: PIERNAS EN TIJERA

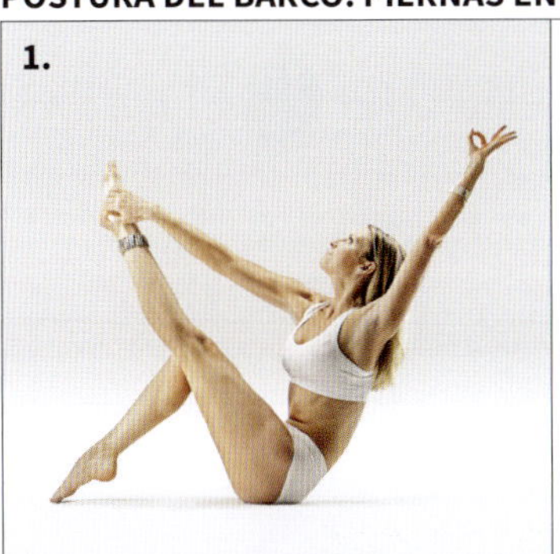

Postura del barco con apoyo de una sola pierna y una mano

Eka pada eka hasta salamba navasana

Modificación: agarre del borde exterior del pie con la mano opuesta para el apoyo, pierna estirada, el otro brazo hacia el cielo.

1. La otra pierna flexionada, dedos de los pies tocando el suelo.

2. La otra pierna extendida, pies separados del suelo.

Tipo de postura: abdominal, sentada.

Punto de *drishti*: *bhrumadhye* o *ajna chakra* (tercer ojo, entre las cejas), *padayoragrai* o *padayoragre* (dedos de los pies/pies).

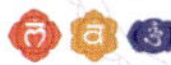

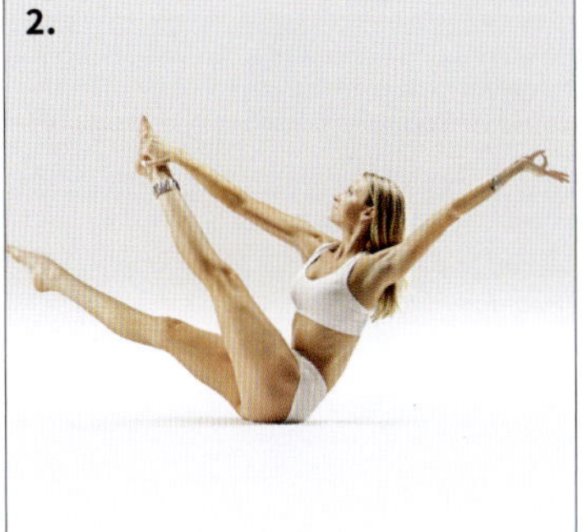

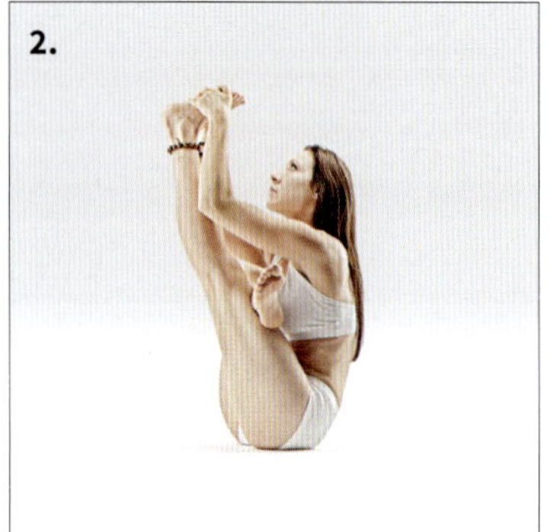

Postura de estiramiento intenso occidental hacia arriba en la postura del medio leño

Urdhva ardha agnistambha paschimottanasana

También conocida como: media postura del leño sentada con flexión hacia delante.

Modificación: 1. Frente en la espinilla.

2. Frente separada de la espinilla.

Tipo de postura: abdominal, sentada, inclinación hacia delante.

Punto de *drishti*: *nasagrai* o *nasagre* (nariz), o *padayoragrai padayoragre* (dedos de los pies/pies).

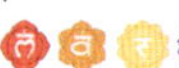

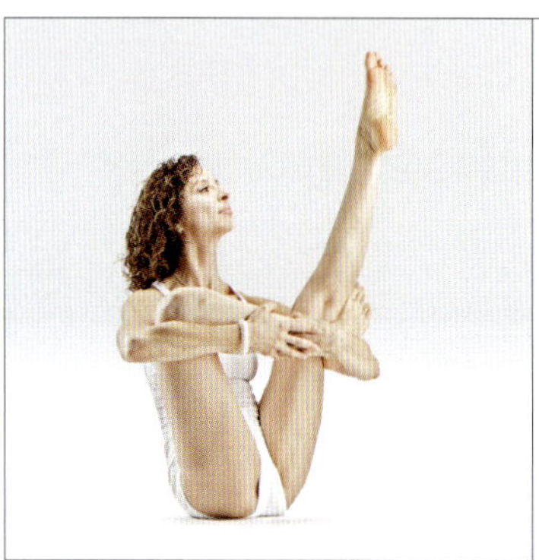

Postura de la cuna en la postura del barco

Hindolasana en navasana

Modificación: pie de la pierna flexionada colocado en la parte posterior de la rodilla de la pierna extendida.

Tipo de postura: abdominal, sentada, inclinación hacia delante.

Punto de *drishti*: *padayoragrai* o *padayoragre* (dedos de los pies/pies).

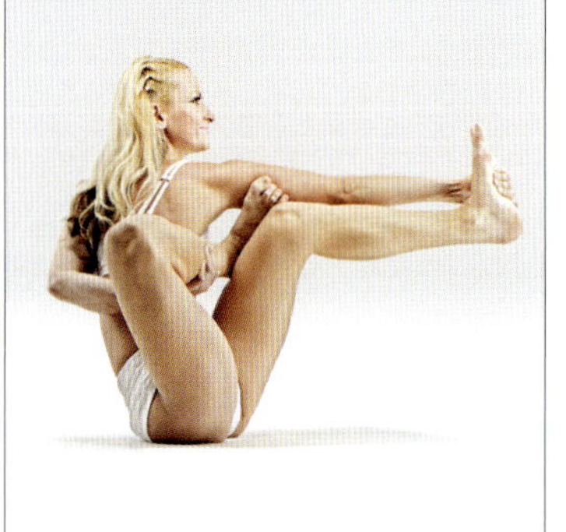

Postura del barco en la postura del báculo yóguico con torsión

Parivritta yogadanda navasana

Modificación: ambas rodillas flexionadas, un brazo por detrás de la espalda con la mano agarrando el tobillo, la otra mano agarrando el borde exterior del pie.

Tipo de postura: abdominal, sentada, torsión, de unión.

Punto de *drishti*: *padayoragrai* o *padayoragre* (dedos de los pies/pies).

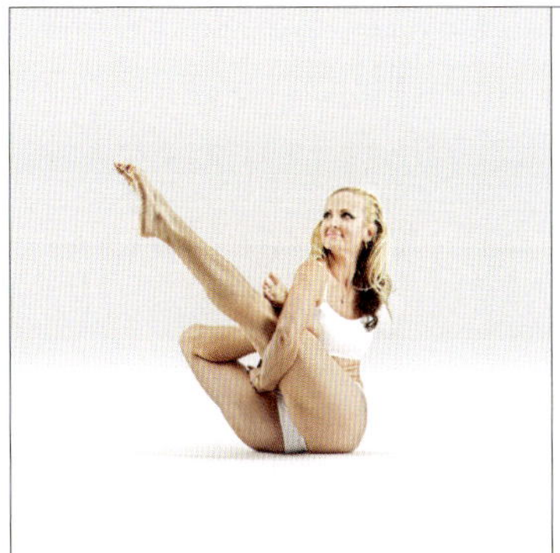

Postura del barco en la postura del báculo yóguico con torsión y agarre

Parivritta baddha yogadanda navasana

Modificación: brazos unidos alrededor de la pierna estirada.

Tipo de postura: abdominal, sentada, torsión, de unión.

Punto de *drishti*: *padayoragrai* o *padayoragre* (dedos de los pies/pies).

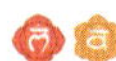

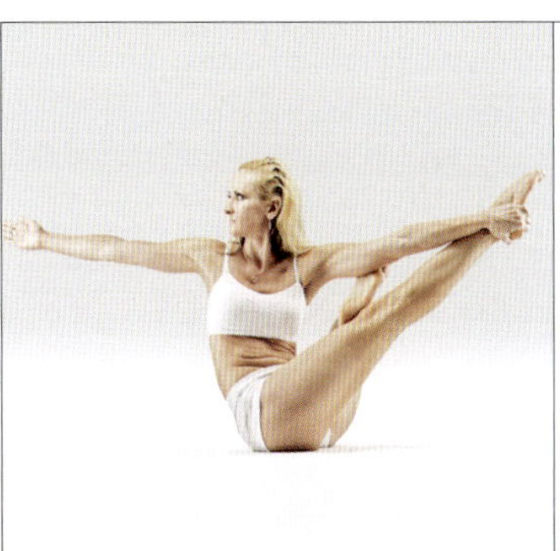

Postura del barco en la postura del báculo yóguico

Parivritta yogadanda navasana

Modificación: pie hacia el tríceps, un brazo extendido con agarre del talón de la pierna extendida, el otro brazo extendido hacia el lado opuesto.

Tipo de postura: abdominal, sentada, torsión.

Punto de *drishti*: *hastagrai* o *hastagre* (manos).

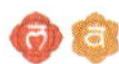

POSTURA BARCO: UN PIE HACIA EL HUECO DE LA CADERA

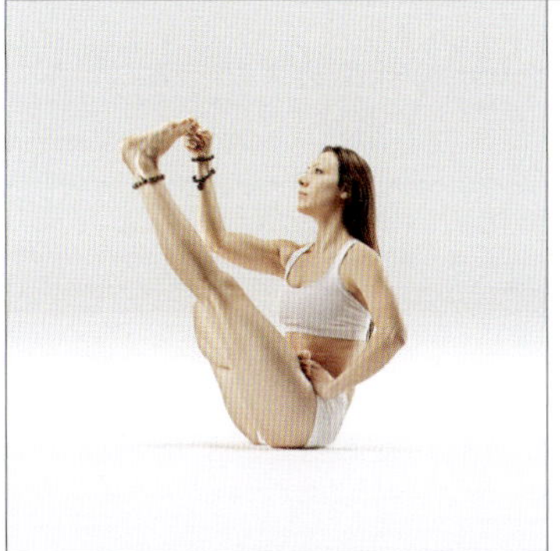

Postura de estiramiento intenso occidental hacia arriba con una sola pierna en la postura del medio loto

Urdhva eka pada ardha padma paschimottanasana

También conocida como: medio loto sentada hacia delante con una pierna levantada.

Modificación: agarre del dedo gordo del pie con una mano, la otra mano en la cadera.

Tipo de postura: abdominal, sentada, inclinación hacia delante.

Punto de *drishti*: *padayoragrai* o *padayoragre* (dedos de los pies/pies).

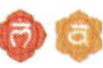

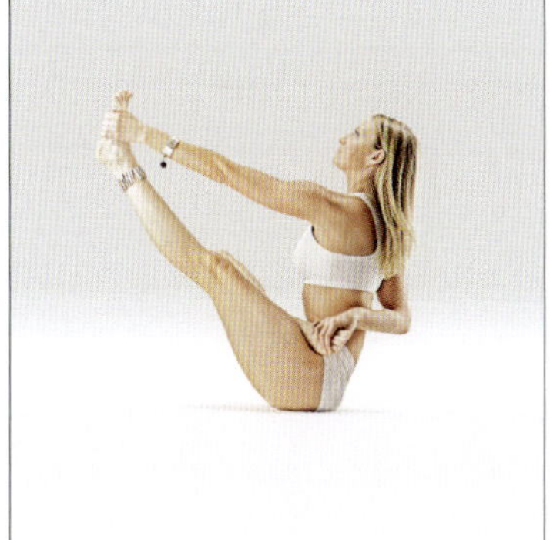

Postura de estiramiento intenso occidental hacia arriba con una sola pierna en la postura del medio loto inclinada

Urdhva eka pada ardha baddha padma paschimottanasana

También conocida como: postura del loto sentada hacia delante con media inclinación con una pierna levantada.

Tipo de postura: abdominal, sentada, inclinación hacia delante, agarre.

Punto de *drishti*: *padayoragrai* o *padayoragre* (dedos de los pies/pies).

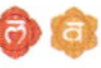

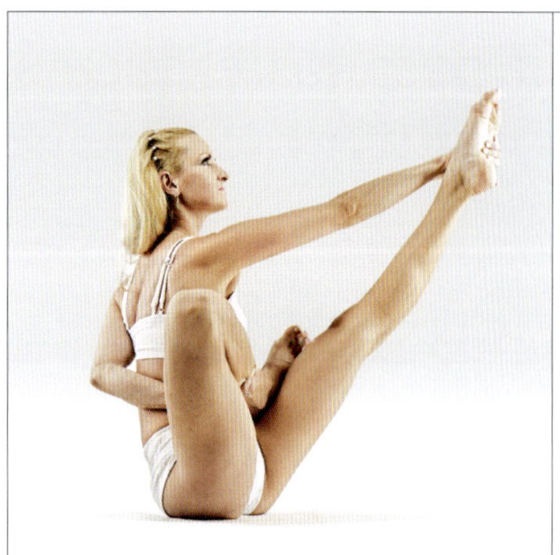

Postura de estiramiento intenso occidental hacia arriba con una sola pierna en la postura del medio loto inclinada

Urdhva eka pada ardha baddha padma paschimottanasana

También conocida como: postura del loto sentada hacia delante con media inclinación con una pierna levantada.

Modificación: agarre del pie, mano entre el músculo de la pantorrilla y el tendón de la corva.

Tipo de postura: abdominal, sentada, inclinación hacia delante, agarre.

Punto de *drishti*: *padayoragrai* o *padayoragre* (dedos de los pies/pies).

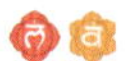

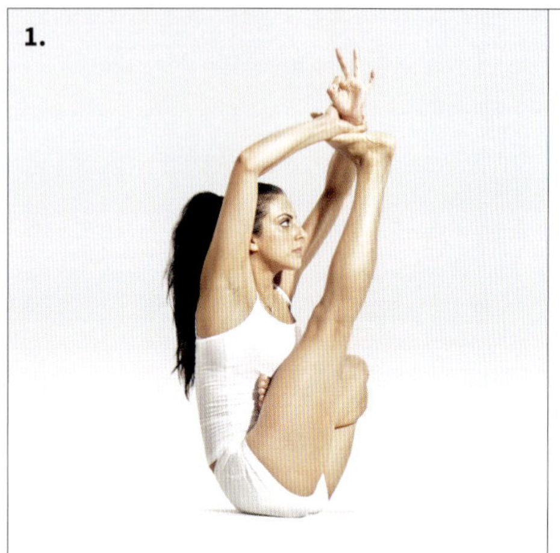

Postura de estiramiento intenso occidental hacia arriba con una sola pierna en la postura del medio loto

Urdhva eka pada ardha padma paschimottanasana

También conocida como: media postura del loto sentada hacia delante con una pierna levantada.

Modificación: 1. Agarre de la muñeca, manos sobre el pie.
2. Agarre del pie, nariz de la espinilla.

Tipo de postura: abdominal, sentada, inclinación hacia delante.

Punto de *drishti*: *padayoragrai* o *padayoragre* (dedos de los pies/pies) o *nasagrai* o *nasagre* (nariz).

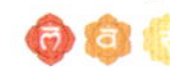

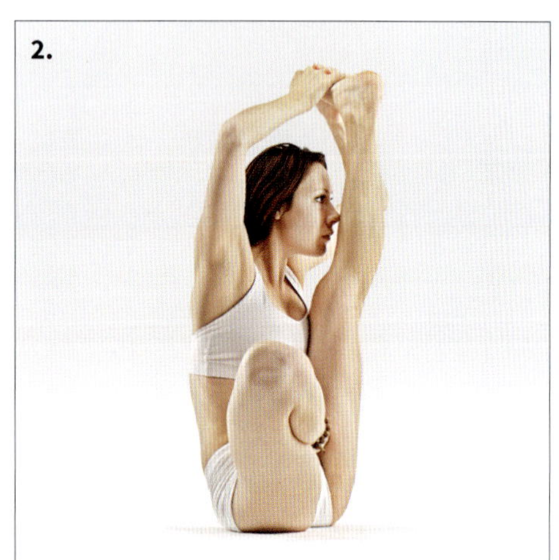

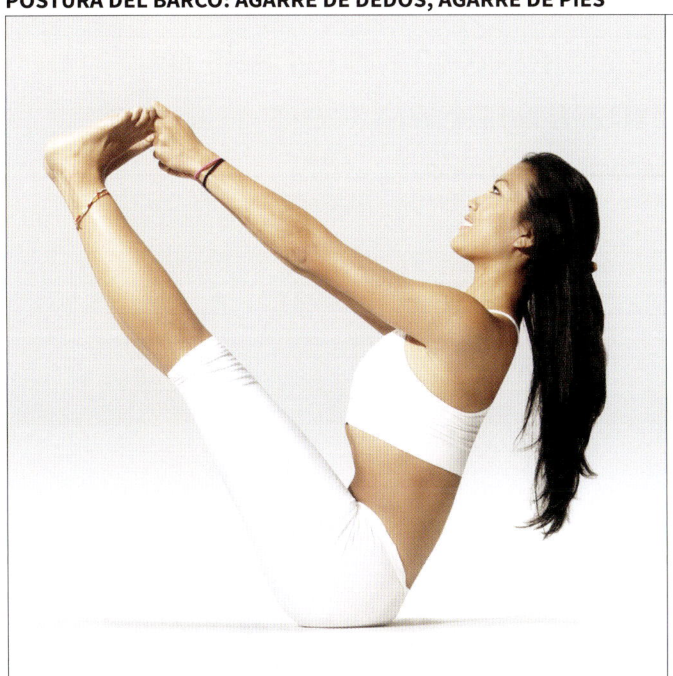

Postura del dedo gordo

Ubhaya padangusthasana

Modificación: agarre de los dedos gordos del pie, dedos de los pies flexionados hacia atrás.

Tipo de postura: abdominal, sentada.

Punto de *drishti*: *padayoragrai* o *padayoragre* (dedos de los pies/pies).

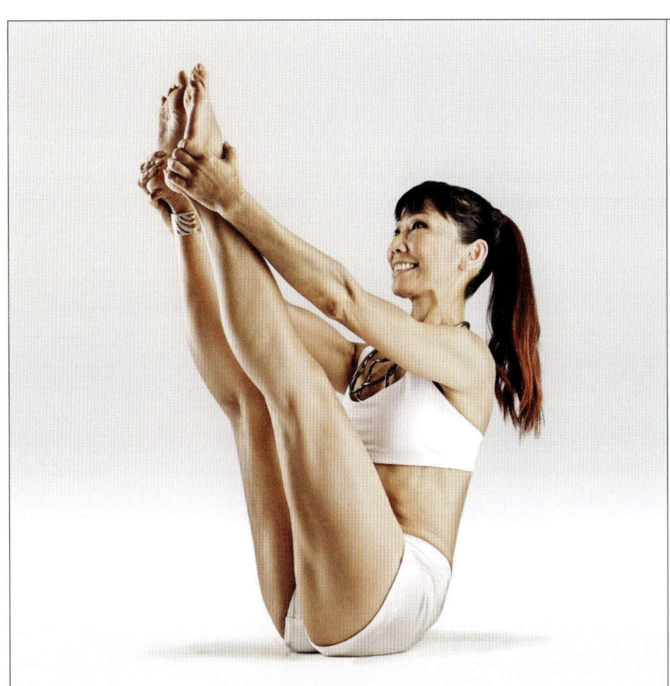

Postura de estiramiento intenso occidental hacia arriba

Urdhva mukha paschimottanasana

También conocida como: postura de inclinación hacia delante sentada y hacia arriba.

Modificación: agarre de los talones con los brazos rectos.

Tipo de postura: abdominal, sentada, inclinación hacia delante, cuádriceps en el pecho.

Punto de *drishti*: *padayoragrai* o *padayoragre* (dedos de los pies/pies).

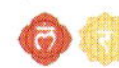

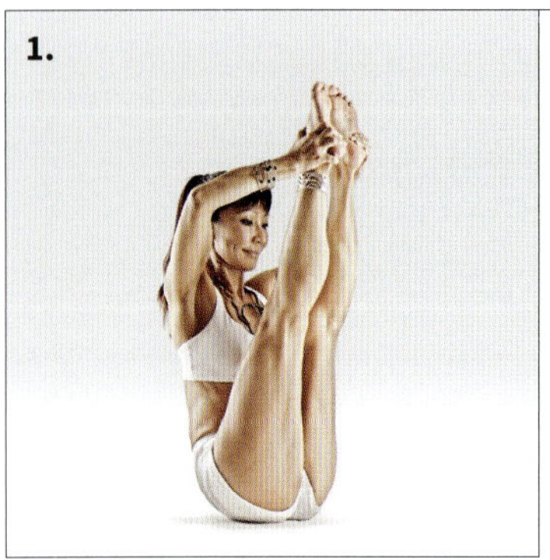

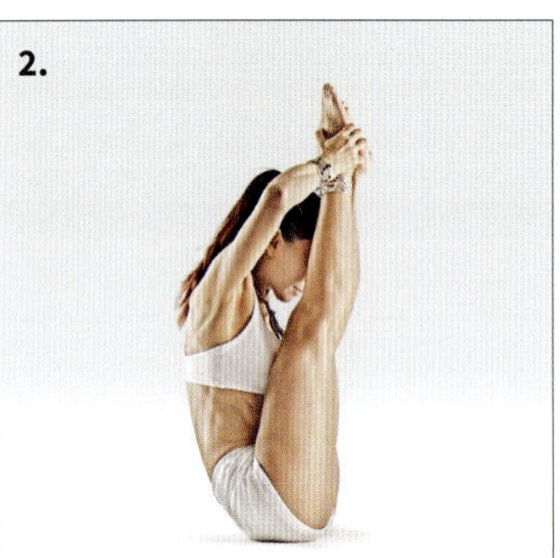

Postura de estiramiento intenso occidental hacia arriba

Urdhva mukha paschimottanasana

También conocida como: postura de inclinación hacia delante sentada y hacia arriba.

Modificación: agarre de los talones.

1. Frente separada de las espinillas.

2. Frente en las espinillas.

Tipo de postura: abdominal, sentada, inclinación hacia delante.

Punto de *drishti*: *nasagrai* o *nasagre* (nariz).

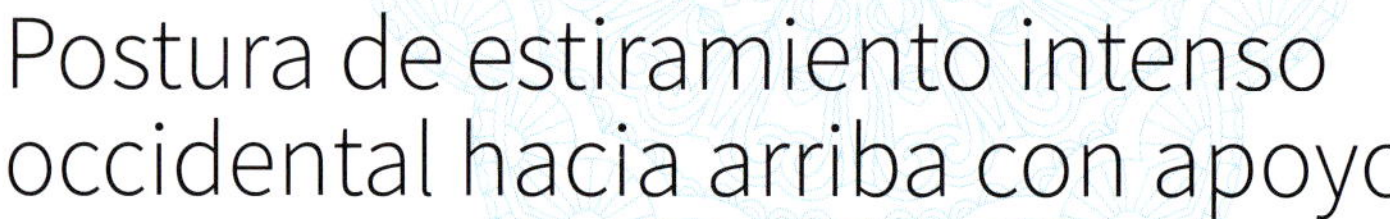

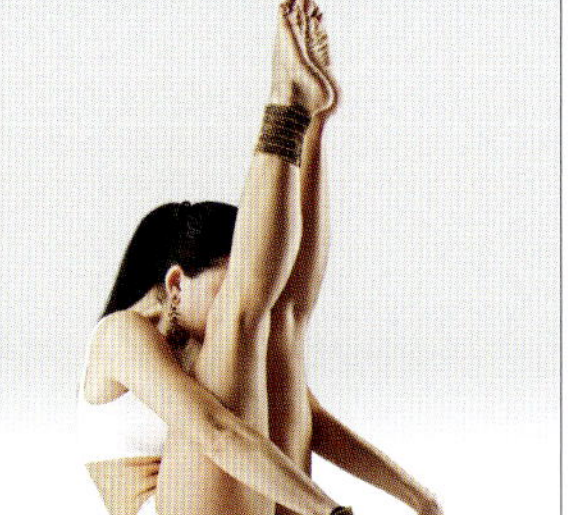

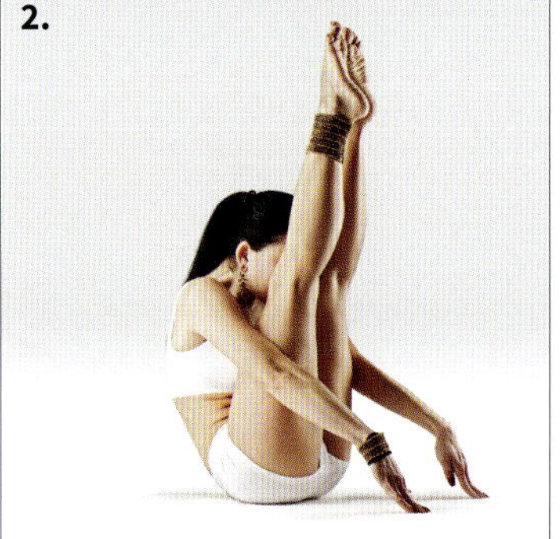

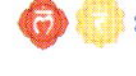

Postura de estiramiento intenso occidental hacia arriba con apoyo

Urdhva mukha salamba paschimottanasana

También conocida como: postura de inclinación hacia delante sentada y hacia arriba con apoyo.

Modificación: brazos extendidos hacia delante, puntas de los dedos apoyadas en el suelo.

1. Frente separada de las espinillas.

2. Frente en las espinillas.

Tipo de postura: abdominal, sentada, inclinación hacia delante.

Punto de *drishti*: *padayoragrai* o *padayoragre* (dedos de los pies/pies) o *nasagrai* o *nasagre* (nariz).

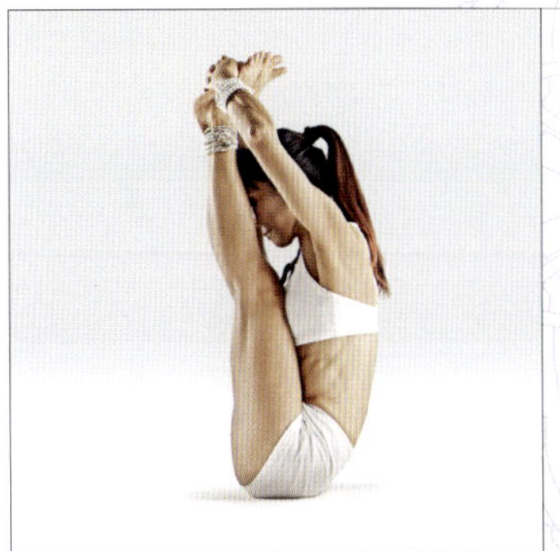

Postura de estiramiento intenso occidental con agarre de ambas manos

Baddha hasta urdhva mukha paschimottanasana

También conocida como: postura plegada hacia delante sentada con agarre de ambas manos.

Tipo de postura: abdominal, sentada, inclinación hacia delante.

Punto de *drishti:* *nasagrai* o *nasagre* (nariz).

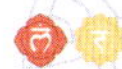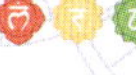

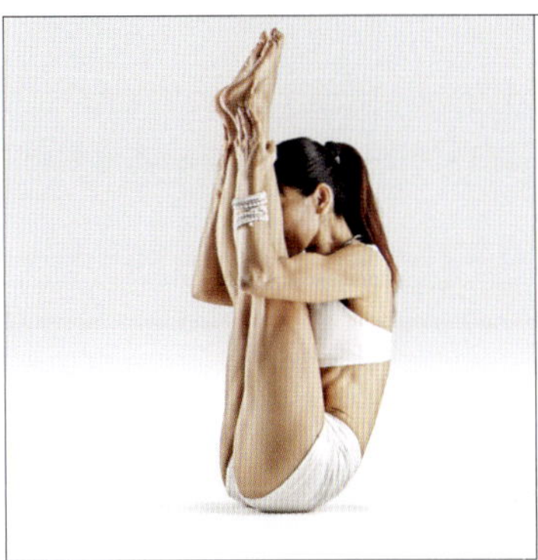

Postura de estiramiento intenso occidental hacia arriba

Urdhva mukha paschimottanasana

También conocida como: postura plegada hacia delante sentada hacia arriba.

Modificación: agarre de los tobillos, frente en las espinillas.

Tipo de postura: abdominal, sentada, inclinación hacia delante.

Punto de *drishti:* *nasagrai* o *nasagre* (nariz).

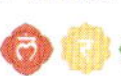

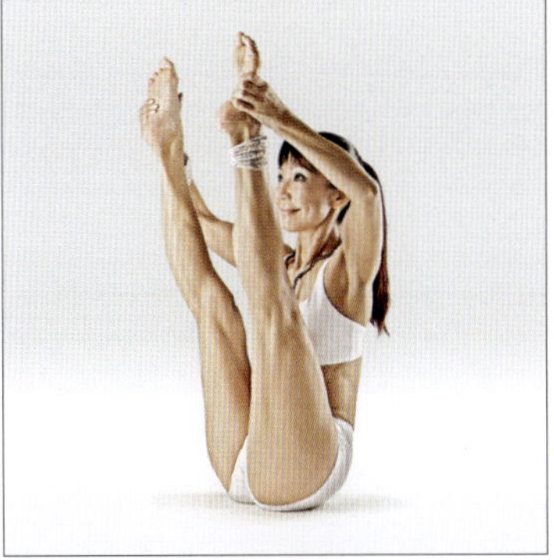

Postura de estiramiento intenso occidental hacia arriba

Urdhva mukha paschimottanasana)

También conocida como: postura plegada hacia delante sentada hacia arriba.

Modificación: agarre de los bordes exteriores de los pies, pies separados el ancho de las caderas, dedos de los pies apuntando al cielo.

Tipo de postura: abdominal, sentada, inclinación hacia delante.

Punto de *drishti:* *padayoragrai* o *padayoragre* (dedos de los pies/pies). 

EQUILIBRIO SOBRE BRAZOS: GLÚTEOS Y PIES SEPARADOS DEL SUELO

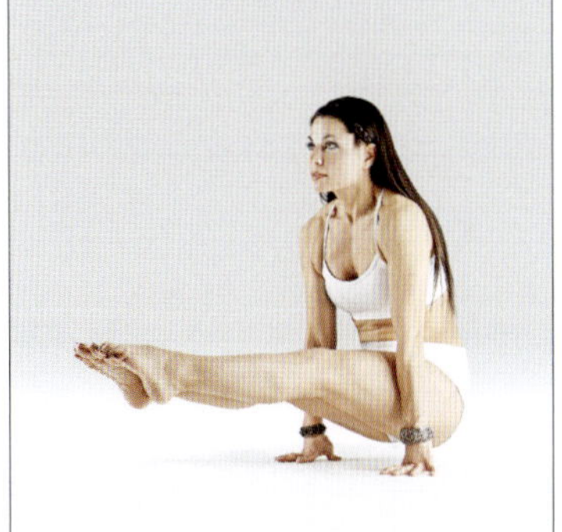

Postura del célibe

Brahmacharyasana

También conocida como: postura del báculo levantada *(dandasana utpluti).*

Modificación: dedos de las manos apoyados en el suelo, pulgares apuntando hacia atrás.

Tipo de postura: abdominal, equilibrio de brazos.

Punto de *drishti:* *nasagrai* o *nasagre* (nariz).

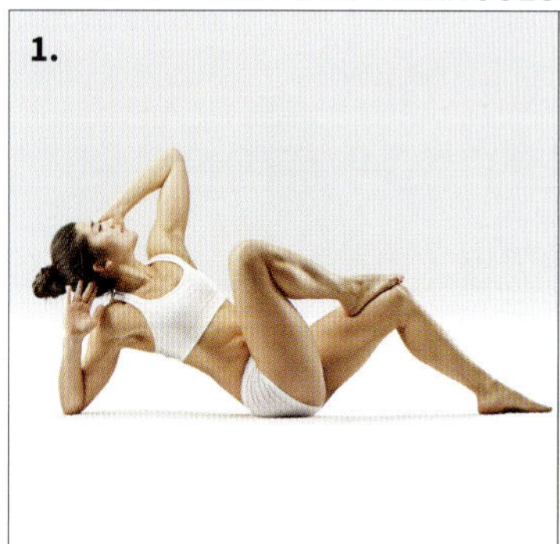

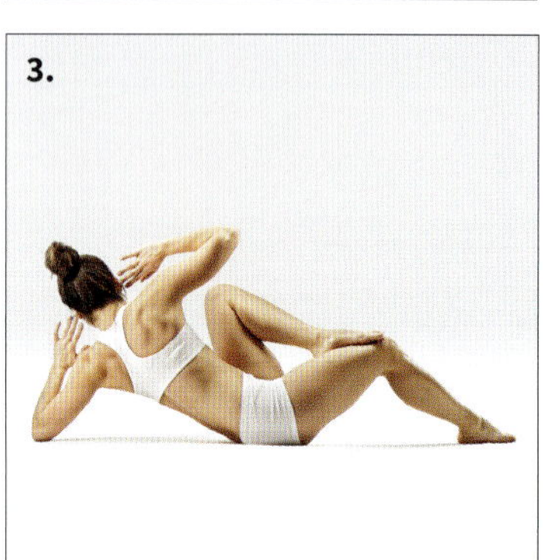

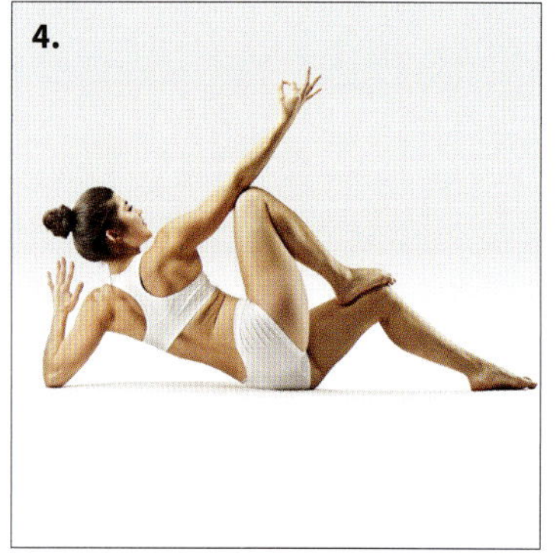

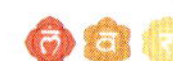

Postura de los seis triángulos

Shatkonasana

Modificación: pie superior sobre la rodilla inferior.

1. Yemas de los dedos en las sienes.

2. Un antebrazo apoyado en el suelo, el otro brazo alrededor de la parte superior de la rodilla.

3. Yemas de los dedos en las sienes, codo hacia la rodilla superior.

4. Un codo en el suelo, el otro codo en la parte superior de la rodilla del mismo lado.

Tipo de postura: abdominal, sentada, torsión.

Punto de *drishti:* 1. *Urdhva* o *antara drishti* (hacia el cielo).

2. *Nasagrai* o *nasagre* (nariz).

3. *Nasagrai* o *nasagre* (nariz).

4. *Hastagrai* o *hastagre* (manos).

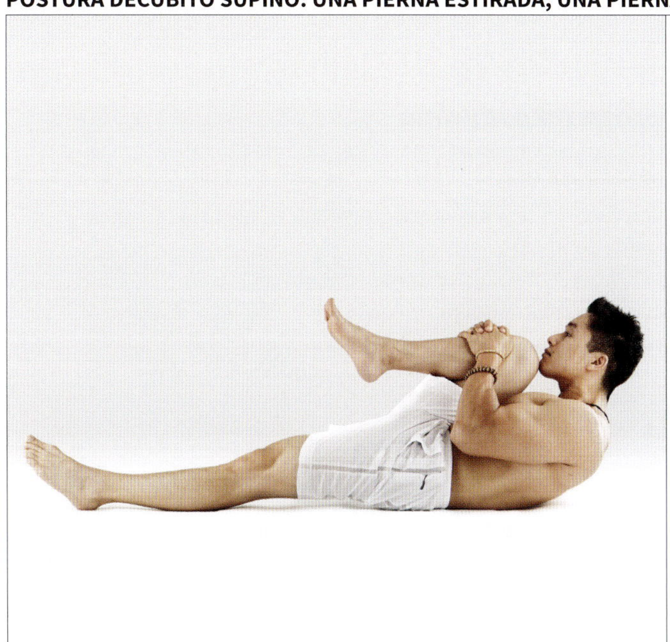

Postura de la media liberación del viento

Ardha vayu muktyasana

También conocida como: postura de la liberación del viento *(pavana muktasana).*

Tipo de postura: abdominal, decúbito supino.

Punto de *drishti:* *nasagrai* o *nasagre* (nariz).

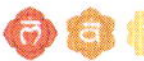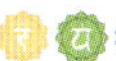

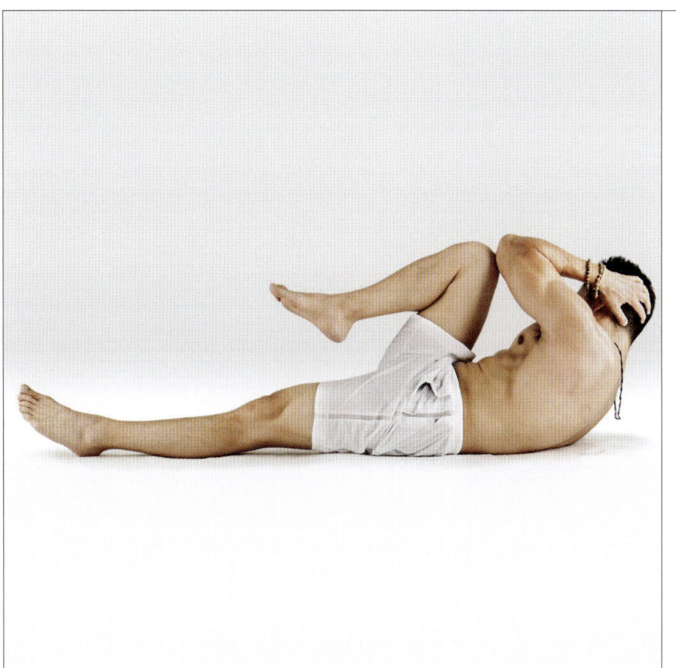

Postura de la media liberación del viento con torsión

Parivritta ardha vayu muktyasana

Modificación: una rodilla flexionada, la otra pierna estirada.

Tipo de postura: abdominal, decúbito supino, torsión.

Punto de *drishti:* *nasagrai* o *nasagre* (nariz), *bhrumadhye* (tercer ojo, entre las cejas).

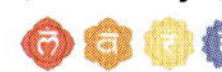

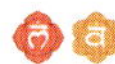

Postura de la pierna extendida hacia arriba

Eka pada urdhva prasarita padasana

Modificación: 1. Un brazo extendido hacia el cielo, la palma de la otra mano apoyada en el suelo, cabeza apoyada en el suelo.

2. Un brazo extendido hacia el cielo, la palma de la otra mano apoyada en el suelo, cabeza y hombros separados del suelo.

3. Dedos entrelazados en la nuca, cabeza y hombros separados del suelo.

Tipo de postura: abdominal, decúbito supino.

Punto de *drishti*: *padayoragrai* o *padayoragre* (dedos de los pies/pies).

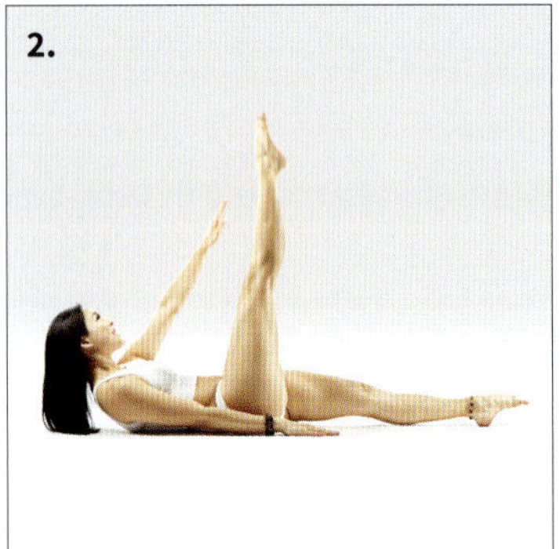

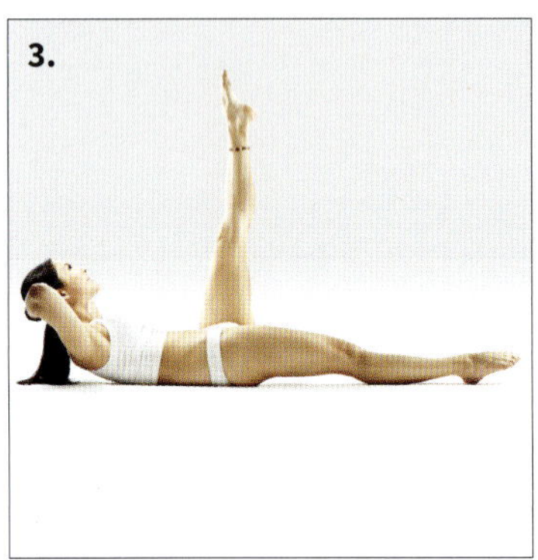

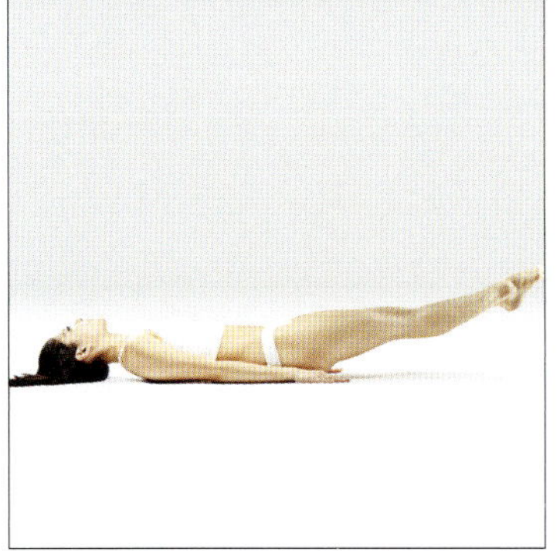

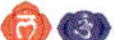

Postura de elevación abdominal

Jatharasana

Modificación: cabeza en el suelo, palmas de las manos apoyadas en el suelo por debajo de las caderas.

Tipo de postura: abdominal, decúbito supino.

Punto de *drishti*: *bhrumadhye* o *ajna chakra* (tercer ojo, entre las cejas).

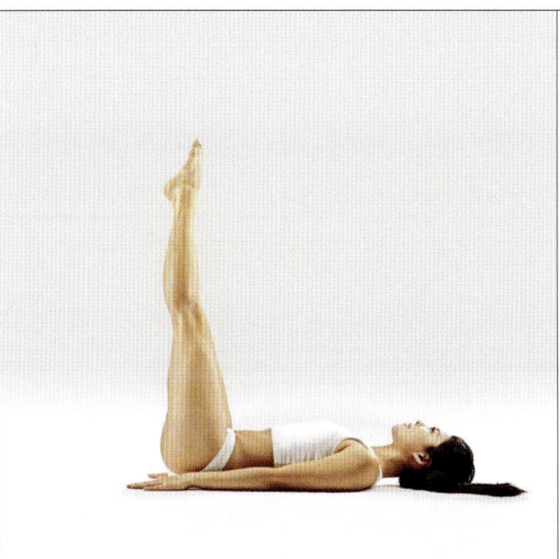
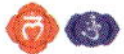

Postura de las piernas estiradas hacia arriba

Urdhva prasarita padasana

Tipo de postura: abdominal, decúbito supino.

Punto de *drishti*: *bhrumadhye* o *ajna chakra* (tercer ojo, entre las cejas).

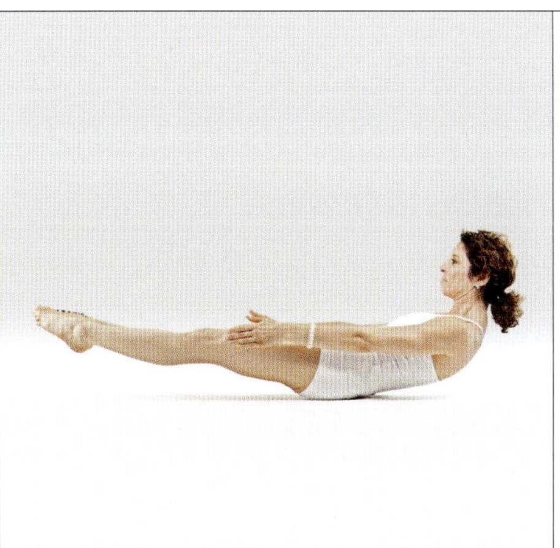
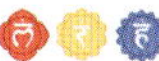

Postura de elevación abdominal

Jatharasana

Modificación: cabeza y hombros separados del suelo, pies separados del suelo.

Tipo de postura: abdominal, decúbito supino.

Punto de *drishti*: *padayoragrai* o *padayoragre* (dedos de los pies/pies).

POSTURA DECÚBITO SUPINO: AMBAS PIERNAS ESTIRADAS

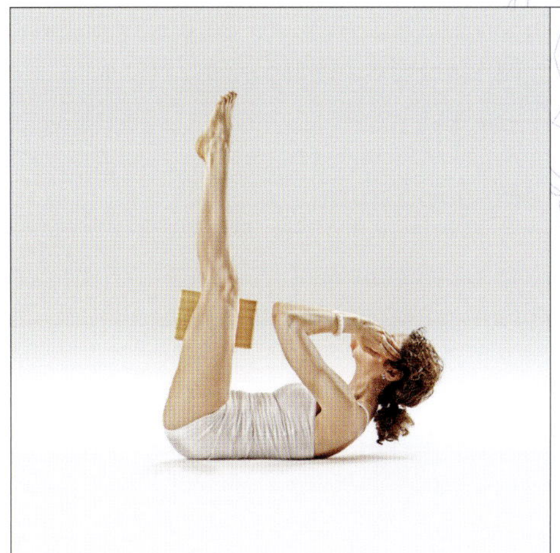

Postura de las piernas estiradas con elevación abdominal de ambas piernas

Dwi pada jathara urdhva prasarita padasana

Modificación: con un bloque de yoga.

Tipo de postura: abdominal, decúbito supino.

Punto de *drishti*: *urdhva* o *antara drishti* (hacia el cielo), o *padayoragrai* *padayoragre* (dedos de los pies/pies).

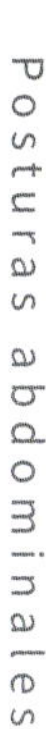

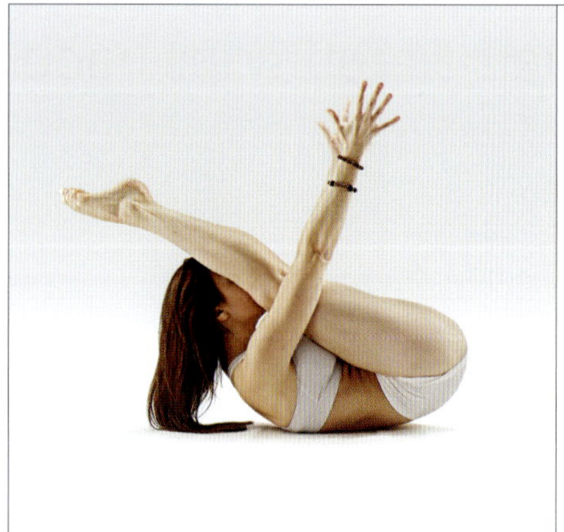

Postura de estiramiento intenso occidental con elevación abdominal

Jathara urdhva mukha paschimottanasana

También conocida como: postura de elevación abdominal con inclinación hacia delante.

Modificación: cabeza levantada del suelo, frente en las espinillas.

Tipo de postura: abdominal, decúbito supino.

Punto de *drishti*: *nasagrai* o *nasagre* (nariz).

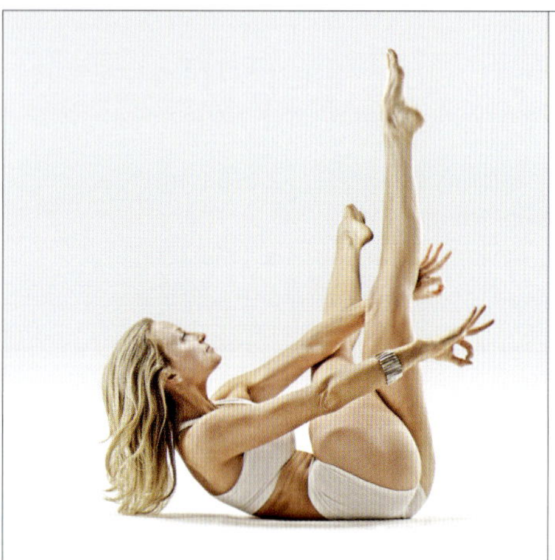

Postura de estiramiento intenso occidental con elevación abdominal

Jathara urdhva mukha paschimottanasana

También conocida como: postura de elevación abdominal con inclinación hacia delante.

Modificación: cabeza levantada del suelo, piernas cruzadas.

Tipo de postura: abdominal, decúbito supino.

Punto de *drishti*: *padayoragrai* o *padayoragre* (dedos de los pies/pies).

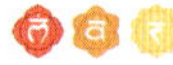

POSTURA DECÚBITO SUPINO: UNA PIERNA ESTIRADA, UNA RODILLA FLEXIONADA

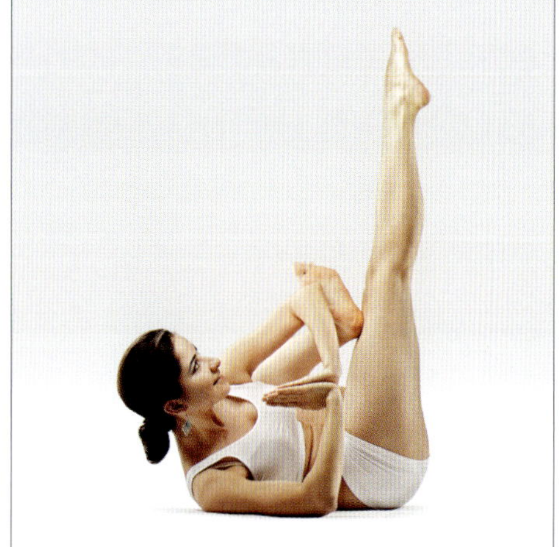

Postura de la pierna estirada con torsión de vientre

Parivritta jathara utthita eka padasana

Modificación: codo en el pie.

Tipo de postura: abdominal, decúbito supino, torsión.

Punto de *drishti*: *padayoragrai* o *padayoragre* (dedos de los pies/pies).

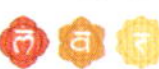

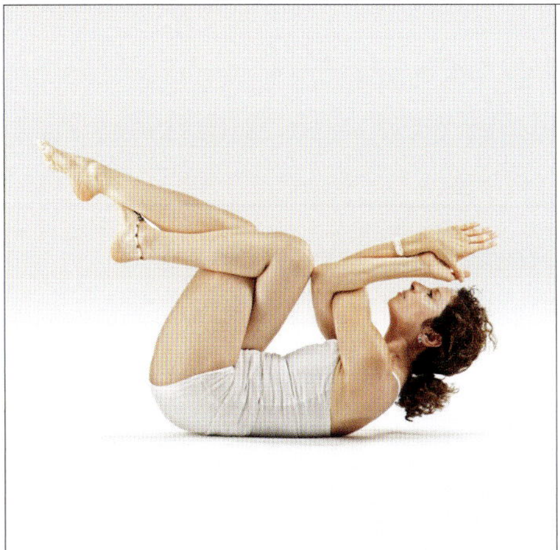

Postura dedicada a Garuda reclinada con elevación abdominal

Supta jathara garudasana

Tipo de postura: abdominal, decúbito supino.
Punto de *drishti*: *angushtamadhye* o *angushta ma dyai* (pulgares).

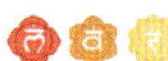

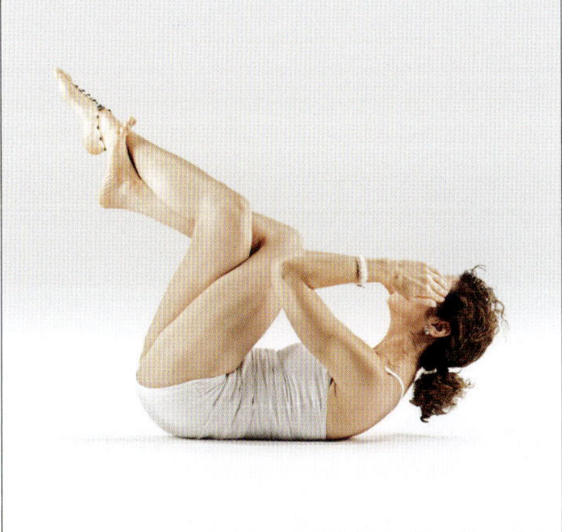

Postura dedicada a Garuda reclinada con elevación abdominal

Supta jathara garudasana

Modificación: dedos en las sienes, codos en las rodillas.
Tipo de postura: abdominal, decúbito supino.
Punto de *drishti*: *urdhva* o *antara drishti* (hacia el cielo) o *padayoragrai padayoragre* (dedos de los pies/pies).

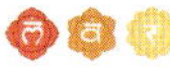

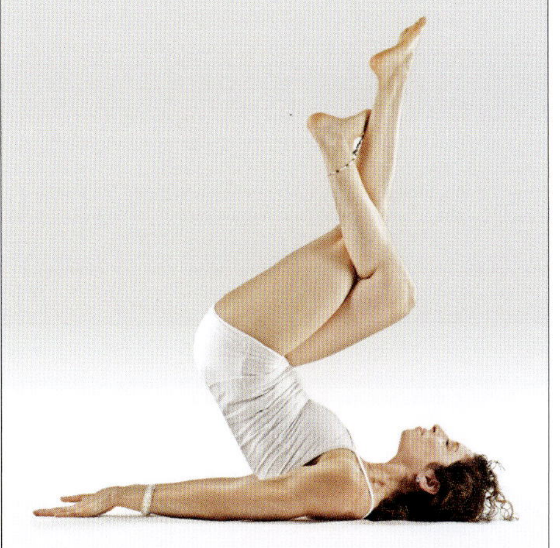

Postura dedicada a Garuda con elevación abdominal

Jathara garudasana

Modificación: palmas de las manos apoyadas en el suelo, brazos rectos, glúteos levantados del suelo.
Tipo de postura: abdominal, decúbito supino.
Punto de *drishti*: *urdhva* o *antara drishti* (hacia el cielo), o *padayoragrai padayoragre* (dedos de los pies/pies).

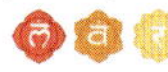

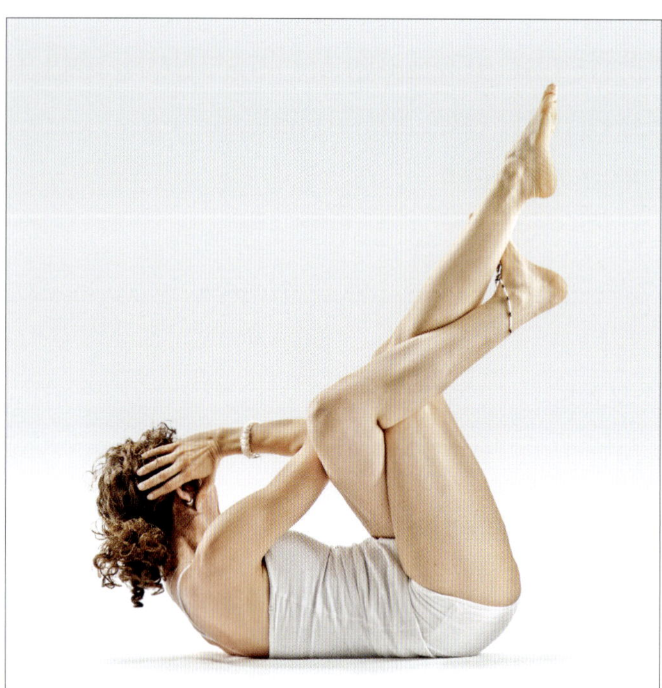

Postura dedicada a Garuda reclinada con torsión de vientre

Parivritta jathara supta garudasana

Modificación: dedos en las sienes, codos a los lados.
Tipo de postura: abdominal, decúbito supino, torsión.
Punto de *drishti*: *parshva drishti* (hacia la derecha),
parshva drishti (hacia la izquierda).

POSICIÓN DECÚBITO SUPINO: POSTURA DEL LOTO

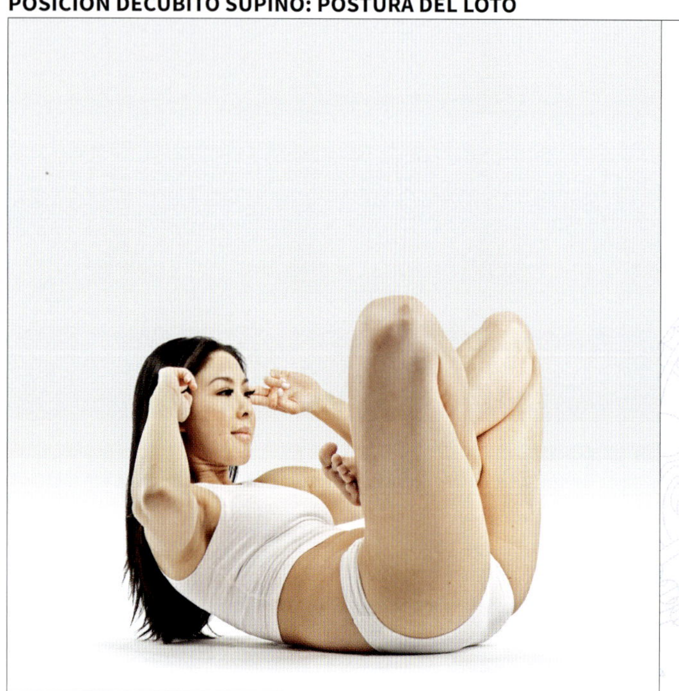

Postura del loto reclinada con elevación abdominal

Supta jathara padmasana

Modificación: dedos en las sienes, rodillas hacia el cielo.
Tipo de postura: abdominal, decúbito supino.
Punto de *drishti*: *nasagrai* o *nasagre* (nariz).

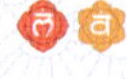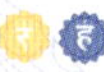

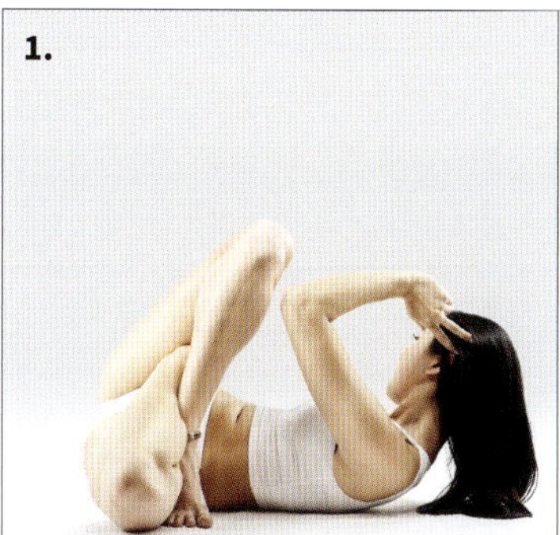

1.

Postura del loto reclinada con torsión de vientre

Parivritta jathara supta padmasana
Modificación: dedos en las sienes, codos a los lados.
1. Vista posterior.
2. Vista frontal.

Tipo de postura: abdominal, decúbito supino, torsión.
Punto de *drishti*: *parshva drishti* (hacia la derecha), *parshva drishti* (hacia la izquierda).

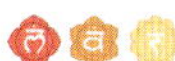

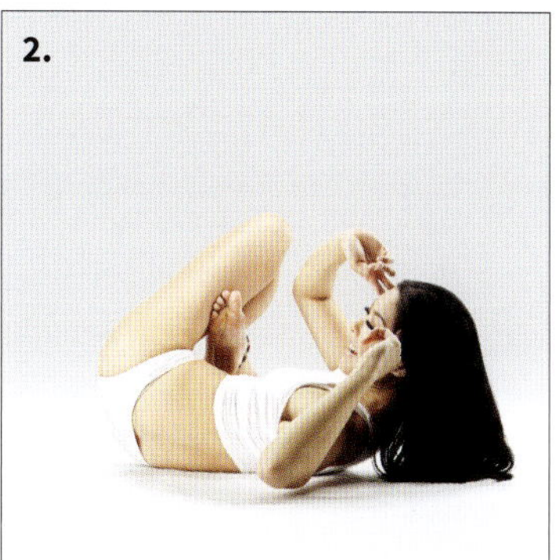

2.

Postura del loto con elevación abdominal

Jathara padmasana
Modificación: palmas en el suelo, brazos rectos, glúteos levantados del suelo.
Tipo de postura: abdominal, decúbito supino.
Punto de *drishti*: *nasagrai* o *nasagre* (nariz), *bhrumadhye* o *ajna chakra* (tercer ojo, entre las cejas).

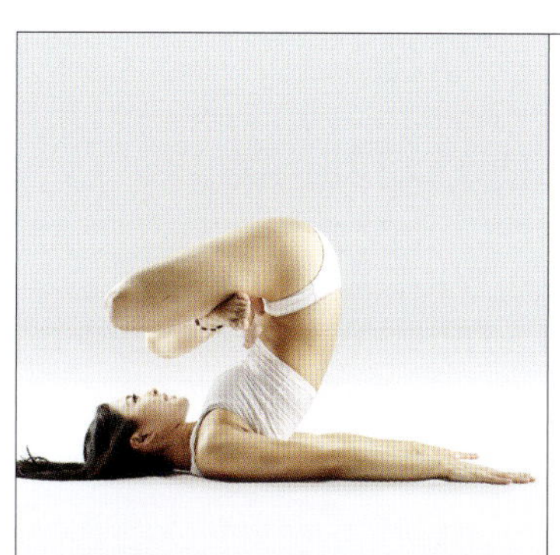

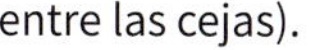
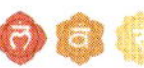

Postura del loto con elevación abdominal sin apoyo

Niralamba jathara padmasana
Modificación: brazos extendidos hacia delante, rodillas en los antebrazos.
Tipo de postura: abdominal, decúbito supino.
Punto de *drishti*: *nasagrai* o *nasagre* (nariz).

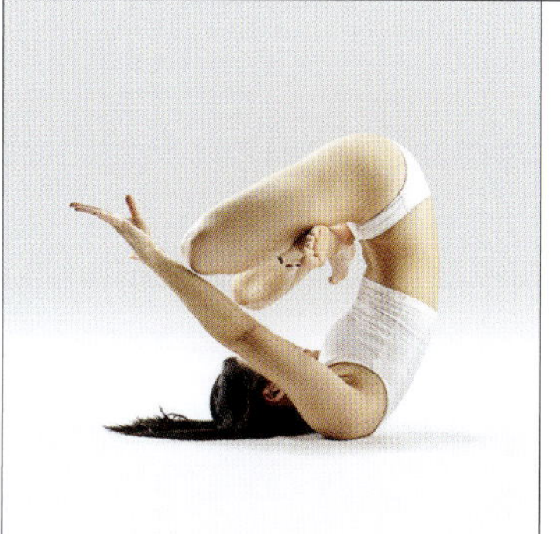

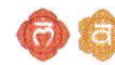

Posturas sobre las cuatro extremidades

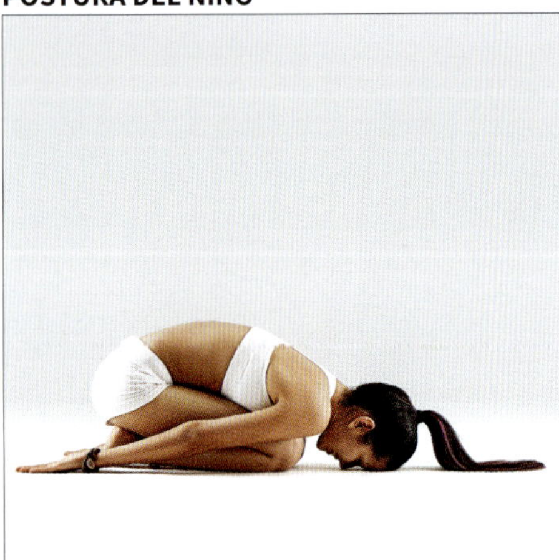

Postura del niño

Balasana

También conocida como: postura del niño *(garbhasana).*
Modificación: brazos extendidos hacia atrás, palmas de las manos hacia arriba, dedos apuntando hacia atrás.
Tipo de postura: inclinación hacia delante.
Punto de *drishti:* *nasagrai* o *nasagre* (nariz).

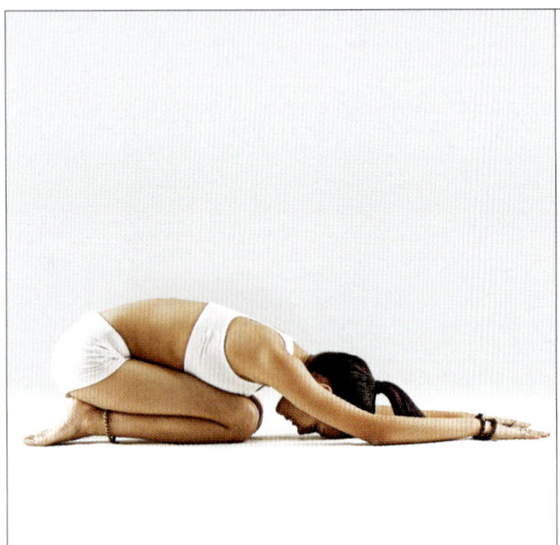

Postura del niño

Balasana

También conocida como: postura del niño *(garbhasana).*
Modificación: brazos extendidos hacia delante, palmas de las manos hacia abajo, dedos apuntando hacia atrás.
Tipo de postura: inclinación hacia delante.
Punto de *drishti:* *nasagrai* o *nasagre* (nariz).

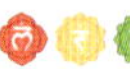

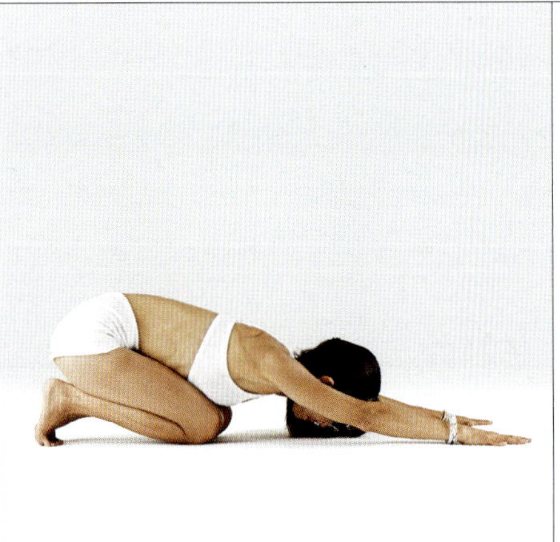

Postura del niño

Balasana

También conocida como: postura del niño *(garbhasana).*
Modificación: brazos extendidos hacia delante, palmas de las manos apoyadas en el suelo, dedos de los pies curvados hacia dentro.
Tipo de postura: inclinación hacia delante.
Punto de *drishti:* *nasagrai* o *nasagre* (nariz).

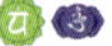

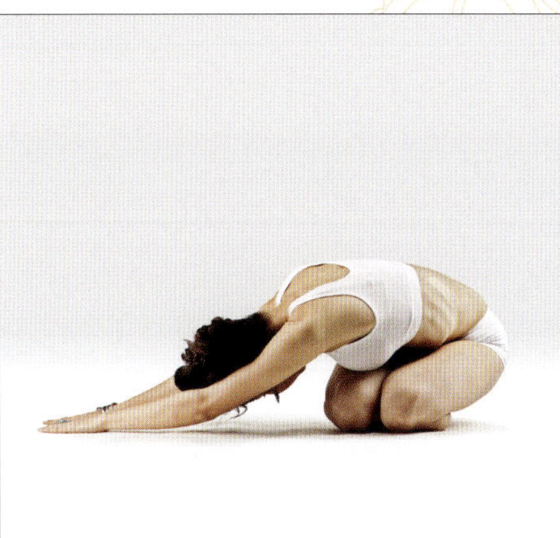

Postura del niño con las manos a un lado

Parshva hasta balasana

Tipo de postura: inclinación hacia delante, inclinación lateral.

Punto de *drishti*: *parshva drishti* (hacia la derecha), *parshva drishti* (hacia la izquierda).

 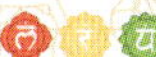

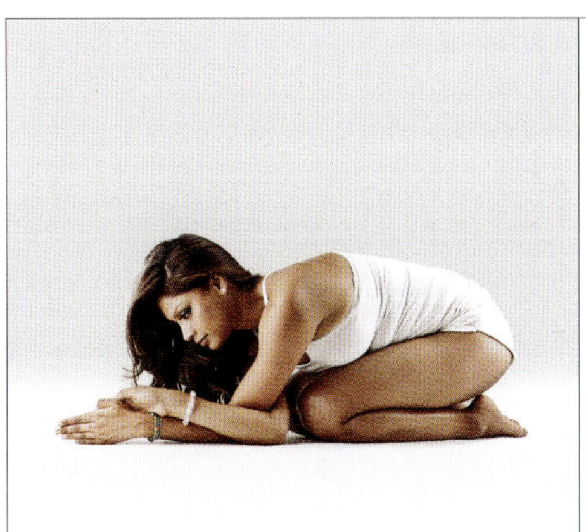

Posición de las manos de la postura dedicada a Garuda en la postura del niño

Hasta garudasana en *balasana*

Tipo de postura: inclinación hacia delante.

Punto de *drishti*: *angushtamadhye* o *angushta ma dyai* (pulgares).

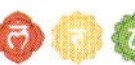 

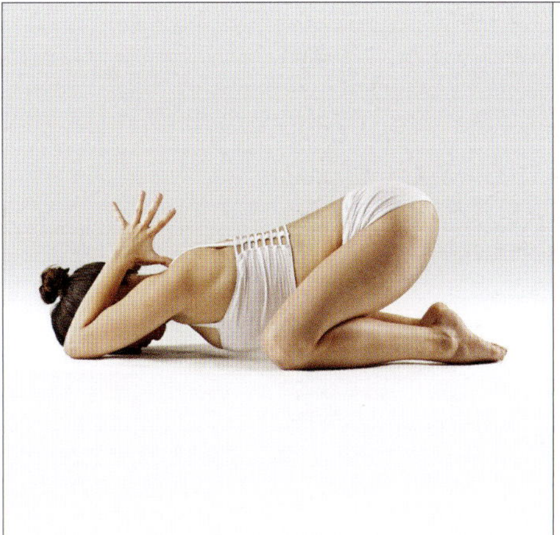

Postura del niño

Balasana

Modificación: rodillas completamente separadas, palmas de las manos juntas, dedos separados en la nuca.

Tipo de postura: inclinación hacia delante, inclinación suave hacia atrás.

Punto de *drishti*: *nasagrai* o *nasagre* (nariz).

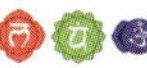 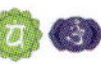

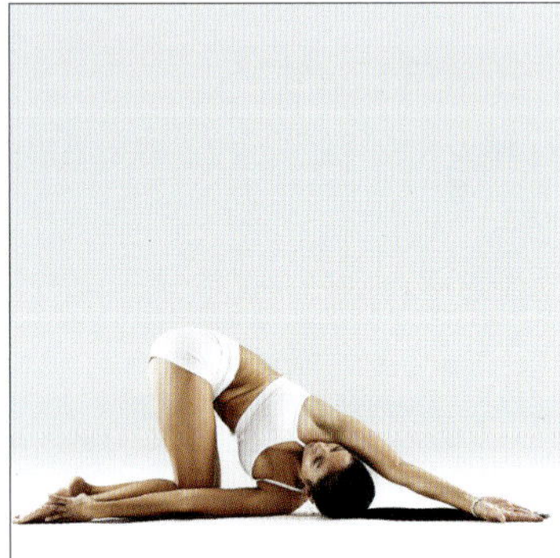

Postura del niño lateral con torsión

Parivritta parshva balasana

Tipo de postura: inclinación hacia delante, torsión.
Punto de *drishti:* *urdhva* o *antara drishti* (hacia el cielo).

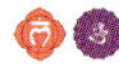

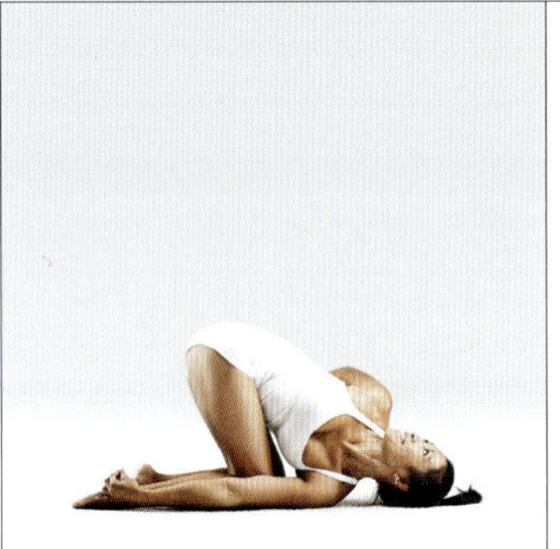

Postura del niño con torsión con ambas manos en las piernas

Dwi hasta pada baddha parivritta balasana

Tipo de postura: inclinación hacia delante, torsión, agarre.
Punto de *drishti:* *urdhva* o *antara drishti* (hacia el cielo).

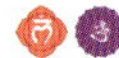

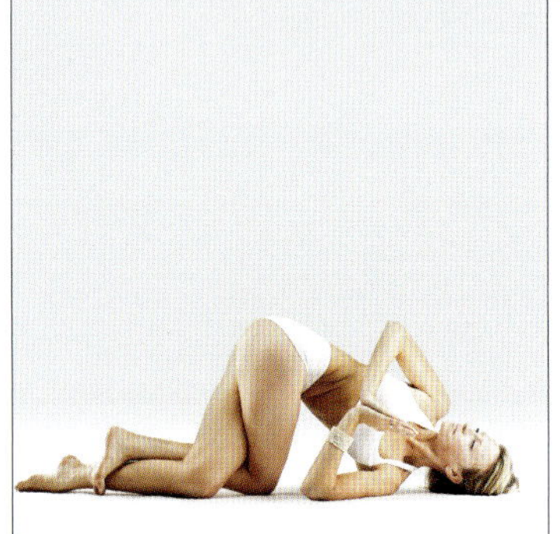

Posición de las piernas en la postura dedicada a Garuda en la postura del niño con torsión

Pada garudasana **en** *parivritta balasana*

Modificación: manos en *anjali mudra* (manos en oración).
Tipo de postura: inclinación hacia delante, torsión.
Punto de *drishti:* *urdhva* o *antara drishti* (hacia el cielo).

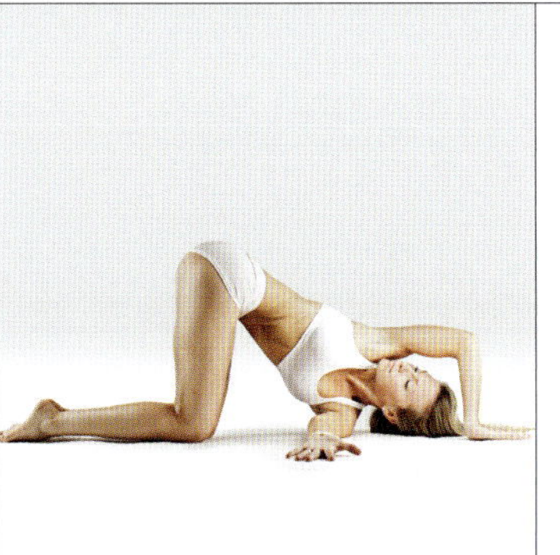

Postura del niño con torsión

Parivritta balasana

También conocida como: postura del niño con torsión *(parshva balasana).*
Modificación: brazo inferior recto hacia un lado, brazo superior flexionado 90 grados, Wcon la palma de la mano apoyada en el suelo.
Tipo de postura: inclinación hacia delante, torsión.
Punto de *drishti:* *urdhva* o *antara drishti* (hacia el cielo).

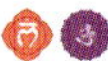

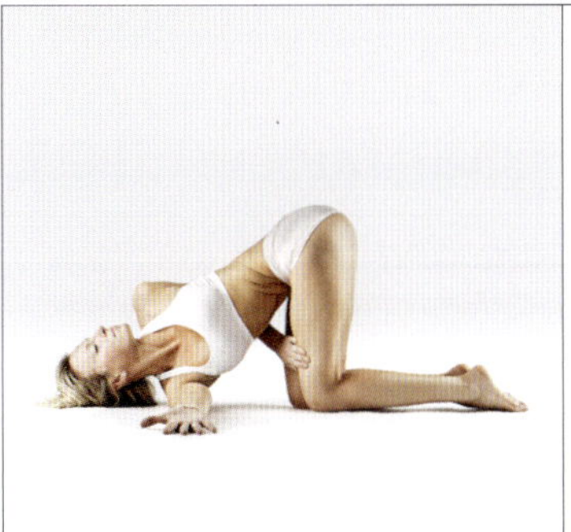

Postura del niño con torsión y agarre con una mano

Eka hasta baddha parivritta balasana
Modificación: agarre del cuádriceps.
Tipo de postura: inclinación hacia delante, torsión, agarre.
Punto de *drishti*: *urdhva* o *antara drishti* (hacia el cielo).

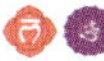

POSTURA DEL NIÑO: TORSIÓN, MEDIO LOTO, AGARRE

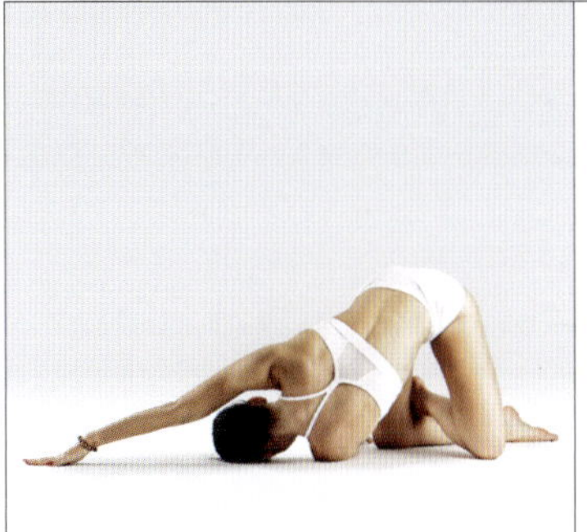

Postura de la mano en el pie en postura del niño lateral con torsión

Hasta pada parivritta parshva balasana
Modificación: pies descansando en la parte posterior de la rodilla.
Tipo de postura: inclinación hacia delante, torsión.
Punto de *drishti*: *urdhva* o *antara drishti* (hacia el cielo).

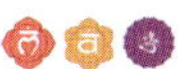

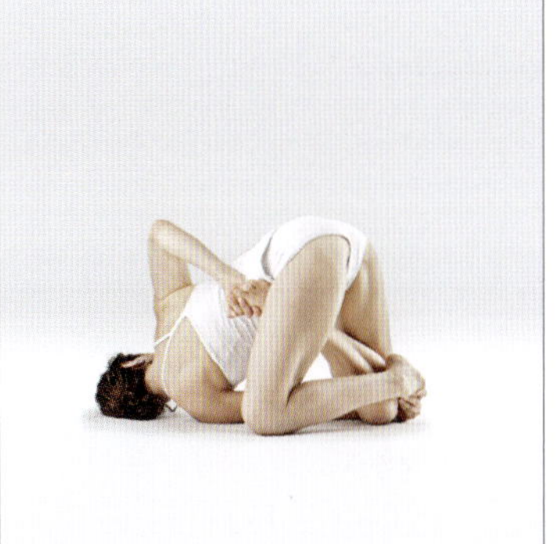

Postura del niño con torsión en la media postura del loto con agarre de ambas manos

Dwi hasta pada ardha baddha padma parivritta balasana
Tipo de postura: inclinación hacia delante, torsión, agarre.
Punto de *drishti*: *urdhva* o *antara drishti* (hacia el cielo).

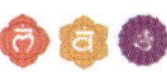
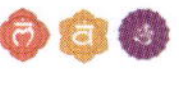

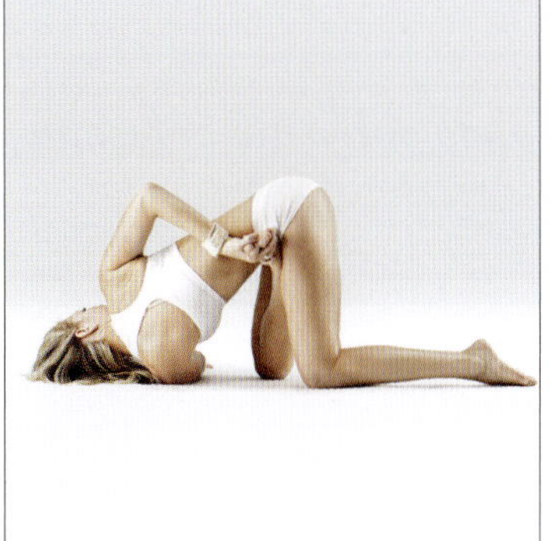

Postura del niño con torsión en la media postura del loto con agarre

Ardha baddha padma parivritta balasana
Modificación: torso girado hacia el exterior del cuerpo, agarre del pie con la mano.
Tipo de postura: inclinación hacia delante, torsión, agarre.
Punto de *drishti*: *urdhva* o *antara drishti* (hacia el cielo).

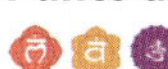

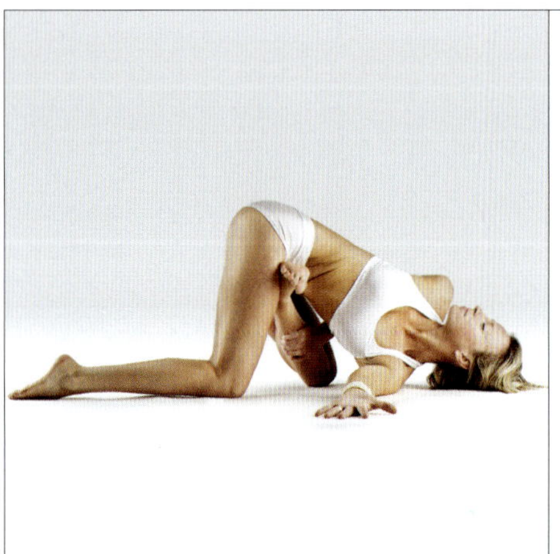

Postura del niño con torsión en la media postura del loto

Ardha baddha padma parivritta balasana

Modificación: torso girado hacia el interior del cuerpo, agarre de la espinilla con la mano.

Tipo de postura: inclinación hacia delante, torsión, agarre.

Punto de *drishti*: *urdhva* o *antara drishti* (hacia el cielo).

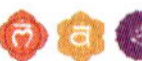

POSTURA DEL NIÑO: TORSIÓN, UNA SOLA PIERNA, PIE TRASERO ELEVADO

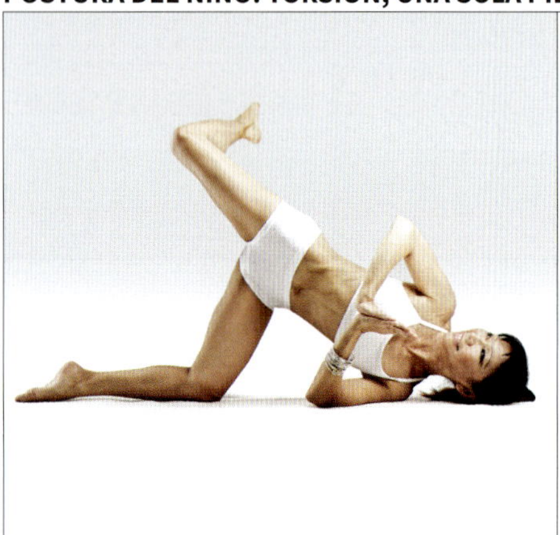

Postura de equilibrio sobre una sola pierna en la postura del niño con torsión con las manos en oración

Tulya eka pada parivritta balasana namaskar

Modificación: la rodilla de la pierna superior flexionada.

Tipo de postura: inclinación hacia delante, torsión.

Punto de *drishti*: *urdhva* o *antara drishti* (hacia el cielo).

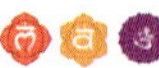

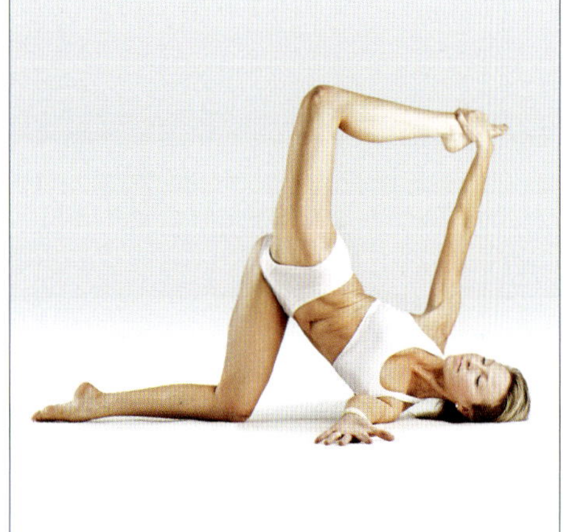

Postura del medio arco en equilibrio sobre una sola pierna en la postura del niño con torsión

Ardha dhanurasana en *tulya eka pada parivritta balasana*

Tipo de postura: inclinación hacia delante, torsión, inclinación hacia atrás.

Punto de *drishti*: *hastagrai* o *hastagre* (manos).

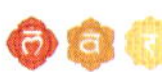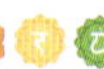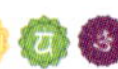

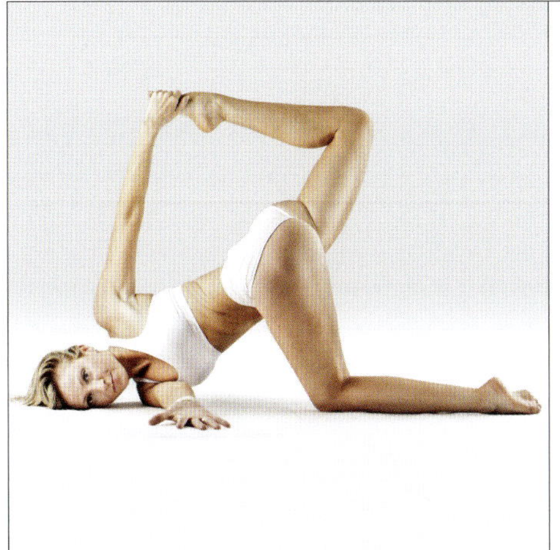

Postura del medio arco en equilibrio sobre una sola pierna con torsión en la postura del niño con torsión

Parivritta ardha dhanurasana* en *tulya eka pada parivritta balasana

Tipo de postura: inclinación hacia delante, torsión, inclinación hacia atrás.
Punto de *drishti:* *hastagrai* o *hastagre* (manos).

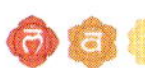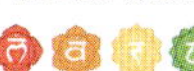

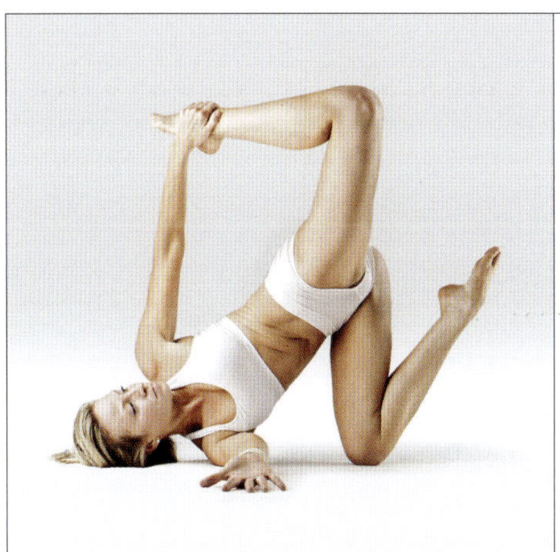

Postura del medio arco en equilibrio sobre una sola pierna en la postura del niño con torsión

Ardha dhanurasana* en *tulya eka pada parivritta balasana
Modificación: talón hacia el glúteo.
Tipo de postura: inclinación hacia delante, torsión, inclinación hacia atrás.
Punto de *drishti:* *hastagrai* o *hastagre* (manos).

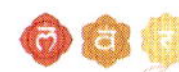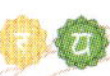

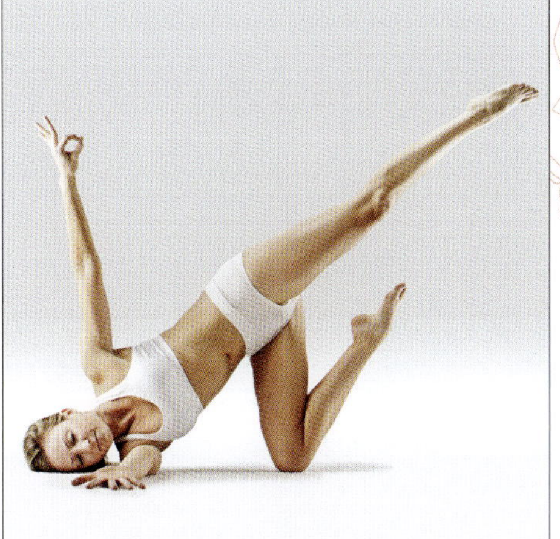

Postura del niño con torsión en equilibrio sobre una sola pierna

Tulya eka pada parivritta balasana
Modificación: una pierna extendida, la otra rodilla flexionada, el talón hacia el glúteo.
Tipo de postura: inclinación hacia delante, torsión.
Punto de *drishti:* *hastagrai* o *hastagre* (manos).

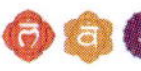

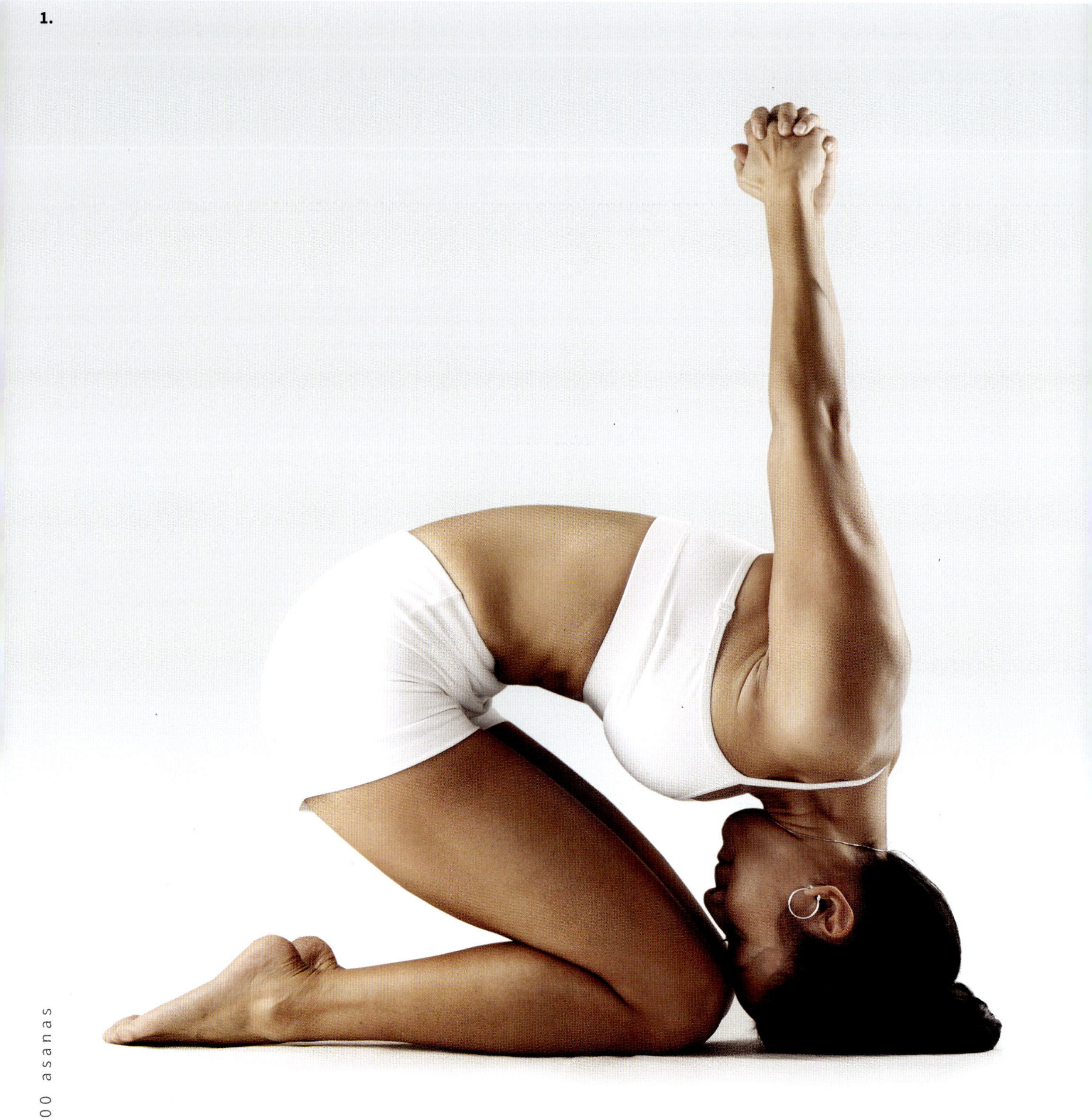

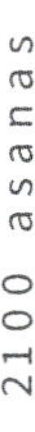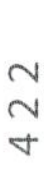

Postura del conejo
con agarre de manos

Baddha hasta sasangasana

Tipo de postura: inclinación hacia delante.
Punto de *drishti*: *nasagrai* o *nasagre* (nariz) o *nabhi*, *nabhicakre* o *nabi chakra* (ombligo).

Cómo realizar la postura:

1. Comienza por sentarte sobre los talones en la postura del héroe (*virasana*). Realiza *mula bandha, uddhiyana bandha* y la respiración *ujjayi*.

Modificación:
1. Frente en las rodillas, glúteos levantados.
2. Frente separada de las rodillas, glúteos apoyados en los talones.

baddha = agarre
hasta = mano
sasanga = conejo

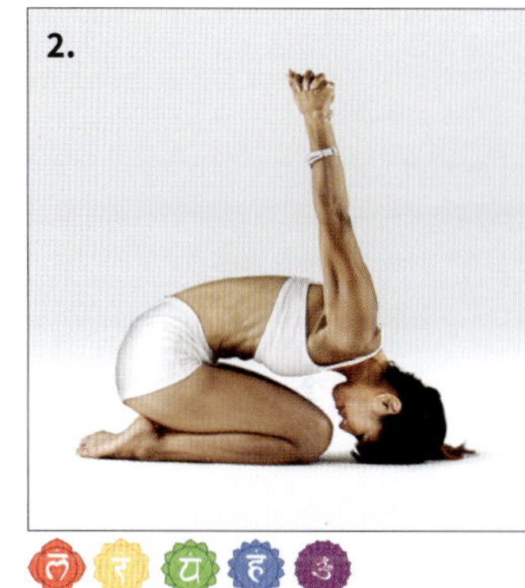

2. Exhala e inclínate hacia delante, dejando que la parte superior de la cabeza toque el suelo, y separa los glúteos de los talones. Agárrate los talones con las dos manos, manteniendo los brazos a los lados exteriores de las espinillas.

3. Exhala mientras te balanceas hacia delante, llevando la frente hacia las rodillas. Siente el estiramiento de la parte superior de la espalda, entre los omóplatos.

4. Inhala mientras levantas las manos de los talones y entrelazas los dedos detrás de la espalda. Trata de presionar las palmas juntas. Exhala y estira los brazos hacia el cielo por detrás de la espalda. Siente el estiramiento de los hombros y del pecho (postura 1). Puedes experimentar dejando los glúteos apoyados sobre los talones y separando la frente de las rodillas (postura 2).

5. Mantén la postura durante al menos 30 segundos y hasta 90 con el fin de recibir todos los beneficios del estiramiento.

6. Inhala a medida que liberes los brazos. Exhala mientras enderezas la columna vertebral, volviendo a la postura del héroe *(Virasana)*.

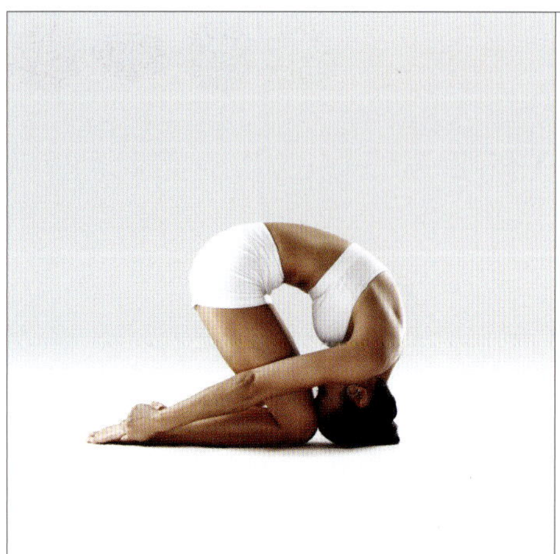

Postura del conejo

Sasangasana

También conocida como: postura del pie del conejo.
Tipo de postura: inclinación hacia delante, invertida.
Punto de *drishti*: *nabhi, nabhicakre* o *nabi chakra* (ombligo).

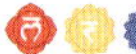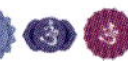

POSTURA DE LA VACA SOBRE LA CABEZA: MEDIO LOTO, PIERNAS EN GARUDA

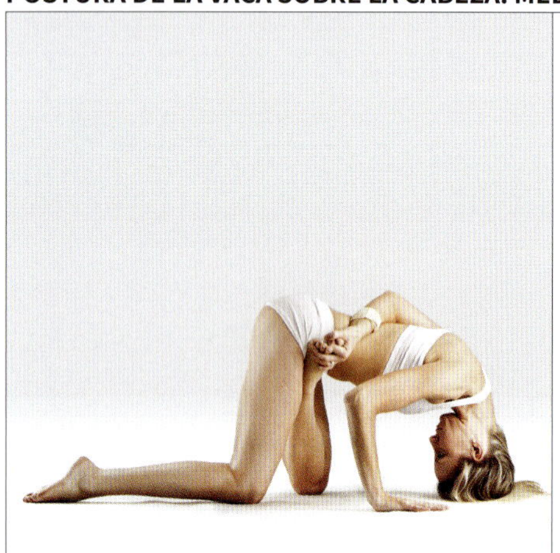

Postura del medio loto sobre la cabeza con agarre

Ardha baddha padma shirsha bitilasana

También conocida como: *ardha baddha padma shirsha* gavasana.*
Modificación: parte superior de la cabeza apoyada en el suelo.
Tipo de postura: inclinación hacia delante, invertida, agarre.
Punto de *drishti*: *nasagrai* o *nasagre* (nariz), *nabhi, nabhicakre* o *nabi chakra* (ombligo).

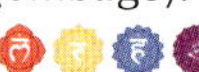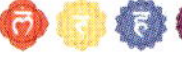

★ *Bitilisana* también puede ser traducido como *gavasana* en las siguientes posturas de la vaca.

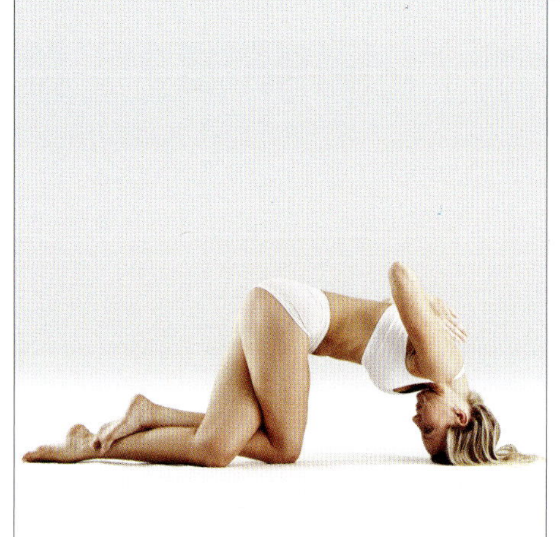

Postura de la oración invertida de la postura de las piernas en la postura dedicada a Garuda en la postura de la vaca sobre la cabeza

Viparita namaskar en *pada garudasana* en *shirsha bitilasana*

También conocida como: postura de las piernas en oración por la espalda en la postura dedicada a Garuda en la postura de la vaca sobre la cabeza *(paschima namaskara pada garudasana en shirsha bitilasana)*.
Tipo de postura: inclinación hacia delante, invertida.
Punto de *drishti*: *nasagrai* o *nasagre* (nariz), *nabhi, nabhicakre* o *nabi chakra* (ombligo).

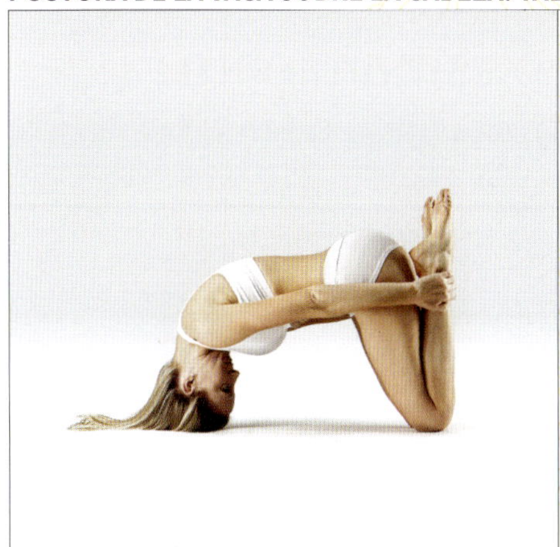

Postura de la vaca sobre la cabeza con ambas manos en las piernas

Dwi hasta pada shirsha bitilasana

Modificación: talones hacia los glúteos.

Tipo de postura: inclinación hacia delante, invertida.

Punto de *drishti*: *nabhi, nabhicakre* o *nabi chakra* (ombligo).

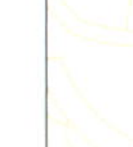

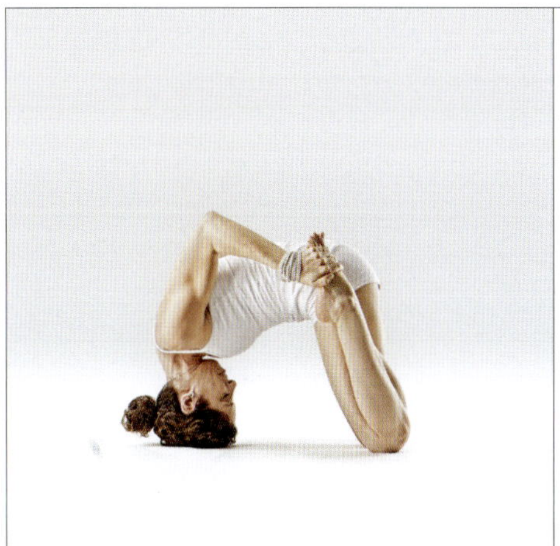

Postura de la vaca sobre la cabeza con ambas manos en las piernas

Dwi hasta pada shirsha bitilasana

Modificación: talones hacia el exterior de las caderas.

Tipo de postura: inclinación hacia delante, invertida.

Punto de *drishti*: *nabhi, nabhicakre* o *nabi chakra* (ombligo).

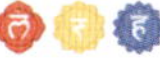

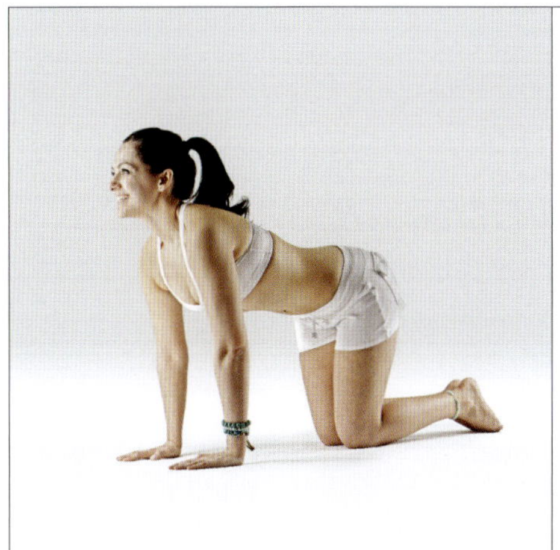

Postura de la vaca

Bitilasana

También conocida como: postura de la mesa *(bharmanasana)*.

Tipo de postura: sobre las manos y las rodillas.

Punto de *drishti*: *nasagrai* o *nasagre* (nariz), *bhrumadhye* o *ajna chakra* (tercer ojo, entre las cejas).

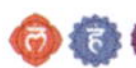

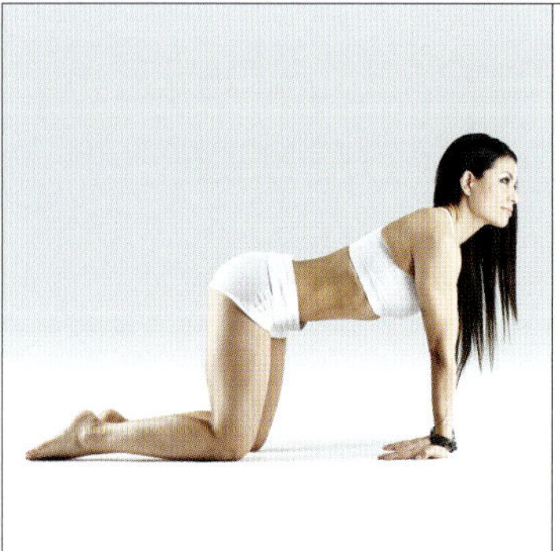

Postura de la vaca con estiramiento intenso de la muñeca

Uttana manibandha bitilasana

También conocida como: postura de la mesa modificada *(bharmanasana)*.
Tipo de postura: sobre las manos y las rodillas.
Punto de *drishti*: *nasagrai* o *nasagre* (nariz), *bhrumadhye* o *ajna chakra* (tercer ojo, entre las cejas).

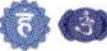

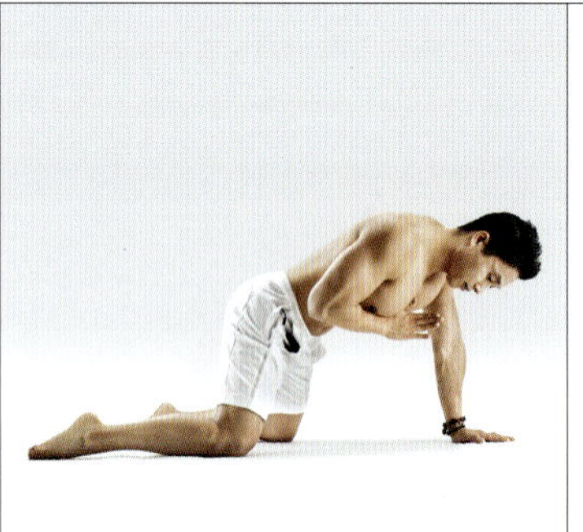

Postura de la vaca sobre una sola mano

Eka hasta bitilasana

También conocida como: postura de la mesa *(bharmanasana)*.
Tipo de postura: sobre las manos y las rodillas.
Punto de *drishti*: *nasagrai* o *nasagre* (nariz), *bhrumadhye* o *ajna chakra* (tercer ojo, entre las cejas).

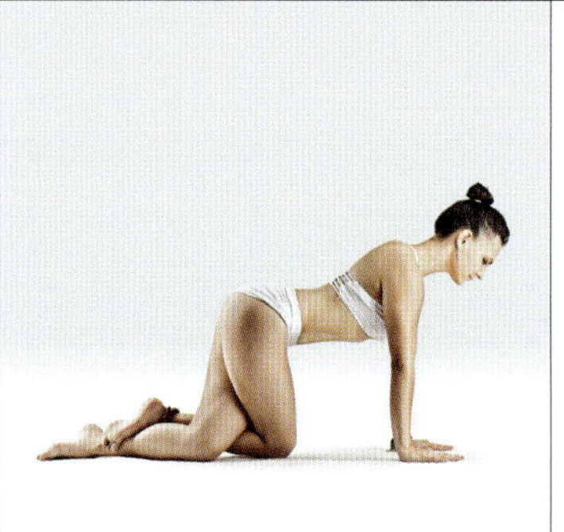

Posición de las piernas de la postura dedicada a Garuda en la postura de la vaca

Pada garudasana en *bitilasana*

También conocida como: postura de la mesa modificada *(bharmanasana)*.
Tipo de postura: sobre las manos y las rodillas.
Punto de *drishti*: *angushtamadhye* o *angushta ma dyai* (pulgares), *nasagrai* o *nasagre* (nariz).

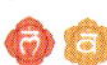

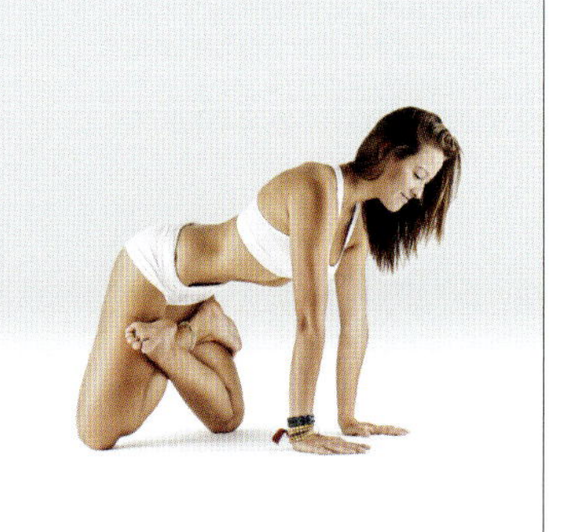

Postura del loto en la postura de la vaca

Padmasana en *bitilasana*

También conocida como: postura de la mesa modificada *(bharmanasana)*.
Tipo de postura: sobre las manos y las rodillas.
Punto de *drishti*: *angushtamadhye* o *angushta ma dyai* (pulgares), *nasagrai* o *nasagre* (nariz).

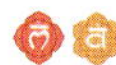

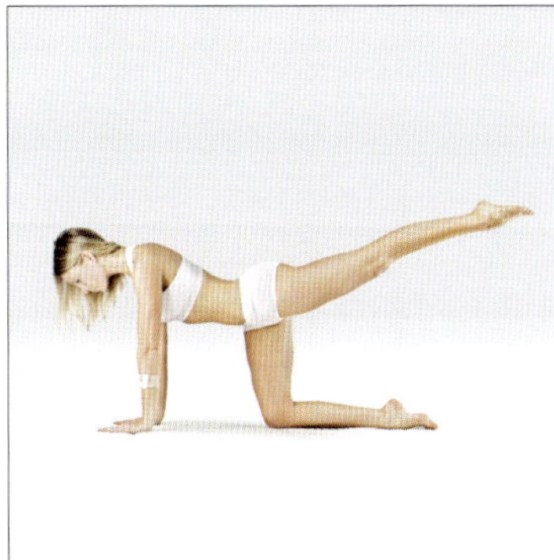

Postura del tigre

Vyaghrasana

También conocida como: postura de la mesa modificada *(bharmanasana).*
Modificación: columna vertebral neutra.
Tipo de postura: sobre las manos y las rodillas.
Punto de *drishti:* *angushtamadhye* o *angushta ma dyai* (pulgares).

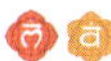

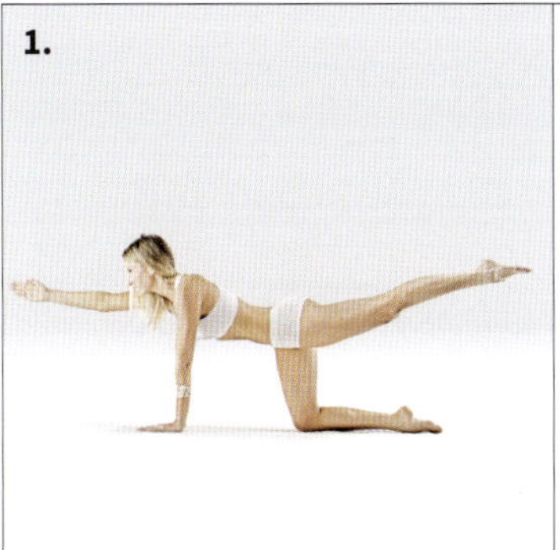

Postura de la vaca con una sola mano y una sola pierna

Eka hasta eka pada bitilasana

También conocida como: postura del gato *(marjarasana)* y postura de la mesa en equilibrio modificada *(dandayamana bharmanasana).*
Modificación: columna vertebral neutra.
1. Brazo extendido hacia delante, pierna opuesta estirada hacia atrás.
2. Brazo extendido hacia atrás, pierna opuesta estirada hacia atrás.
3. Brazo extendido hacia atrás, pierna del mismo lado estirada hacia atrás.
Tipo de postura: sobre las manos y las rodillas.
Punto de *drishti:* *angushtamadhye* o *angushta ma dyai* (pulgares).

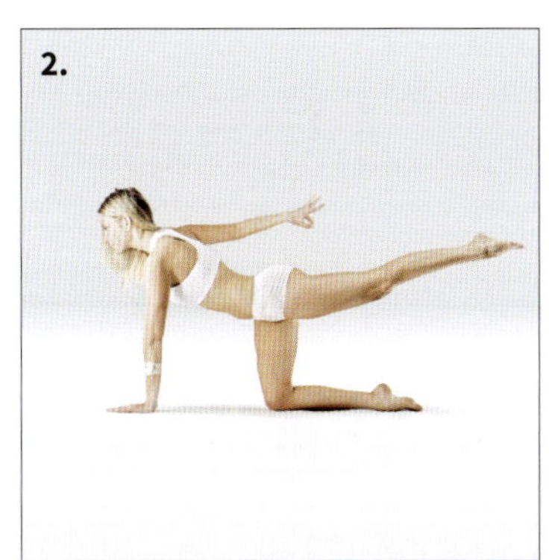

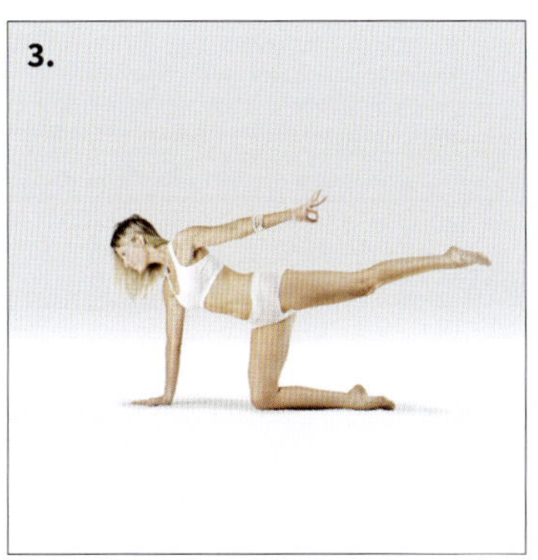

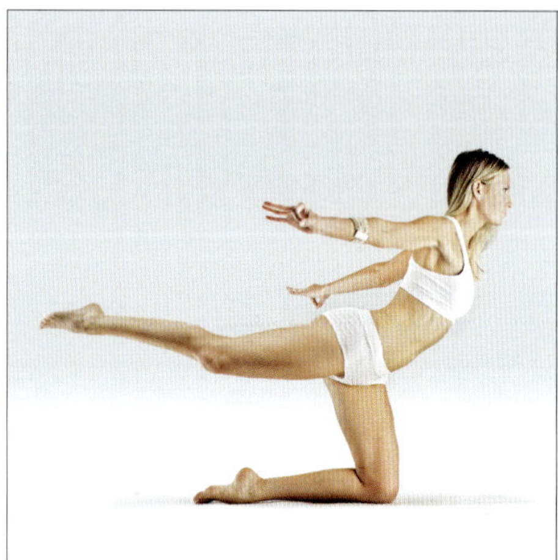

Posición de la vaca sobre una sola rodilla

Eka janu bitilasana

También conocida como: postura de la mesa en equilibrio modificada y sin apoyo *(niralamba dandayamana bharmanasana)*.

Tipo de postura: sobre una rodilla, equilibrio.

Punto de *drishti*: *bhrumadhye* o *ajna chakra* (tercer ojo, entre las cejas), *nasagrai* o *nasagre* (nariz).

SOBRE LAS CUATRO EXTREMIDADES: COLUMNA VERTEBRAL NEUTRA, UNA PIERNA ESTIRADA HACIA ATRÁS, MEDIO LOTO

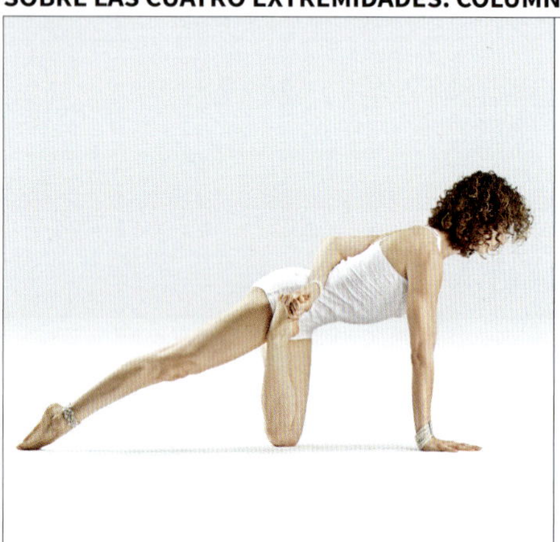

Postura dedicada a Kashyapa mirando hacia abajo

Adho mukha kashyapasana

Modificación: pierna 1: rodilla en el suelo.

Pierna 2: pie en el suelo.

Tipo de postura: equilibrio sobre el brazo, agarre.

Punto de *drishti*: *angushtamadhye* o *angushta ma dyai* (pulgares), *nasagrai* o *nasagre* (nariz).

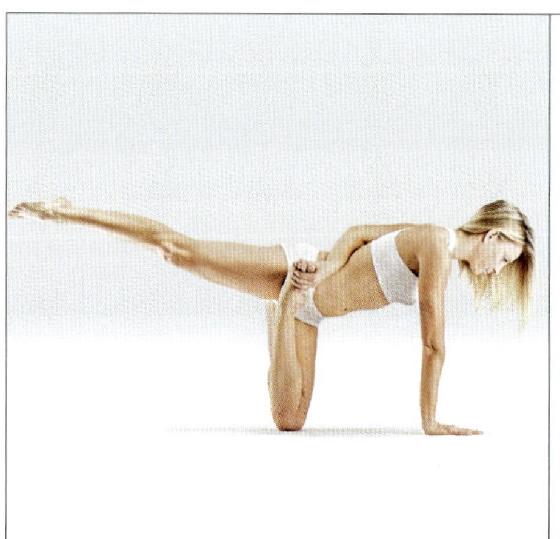

Postura dedicada a Kashyapa mirando hacia abajo

Adho mukha kasyapasana

Modificación: pierna 1: rodilla en el suelo.

Pierna 2: pie separado del suelo.

Tipo de postura: equilibrio sobre el brazo, agarre.

Punto de *drishti*: *angushtamadhye* o *angushta ma dyai* (pulgares).

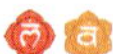

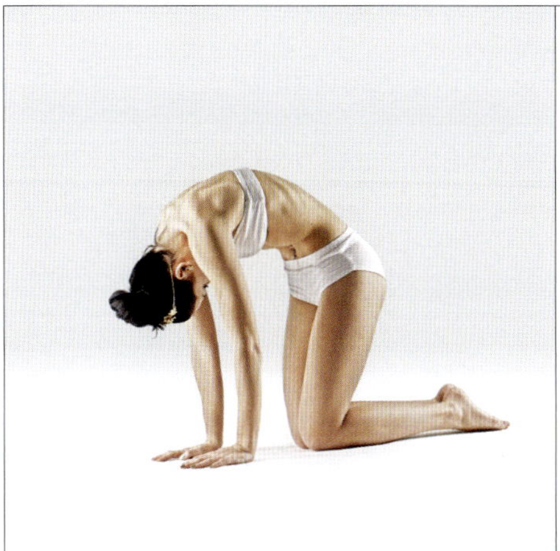

Postura del gato mirando hacia abajo

Adho Mukha Marjarasana

Modificación: dedos de los pies apuntando hacia atrás.

Tipo de postura: sobre las manos y las rodillas, inclinación hacia delante.

Punto de *drishti:* *nabhi, nabhicakre* o *nabi chakra* (ombligo).

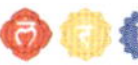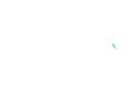

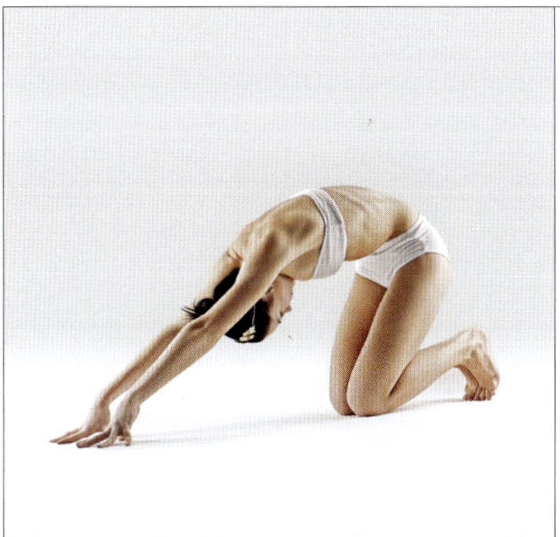

Postura del gato mirando hacia abajo

Adho Mukha Marjarasana

Modificación: brazos extendidos hacia delante, yemas de los dedos de las manos apoyadas en el suelo, curvatura hacia atrás, dedos de los pies flexionados hacia arriba.

Tipo de postura: sobre las manos y las rodillas, inclinación hacia delante.

Punto de *drishti:* *nabhi, nabhicakre* o *nabi chakra* (ombligo).

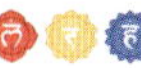

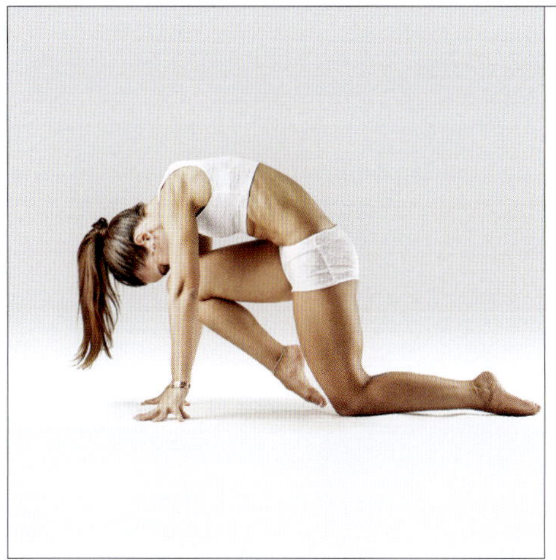

Postura del tigre

Vyaghrasana

También conocida como: postura de la vaca modificada *(bitilasana).*

Modificación: frente hacia la rodilla.

Tipo de postura: sobre las manos y las rodillas, inclinación hacia delante.

Punto de *drishti:* *nabhi, nabhicakre* o *nabi chakra* (ombligo).

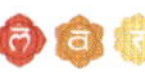

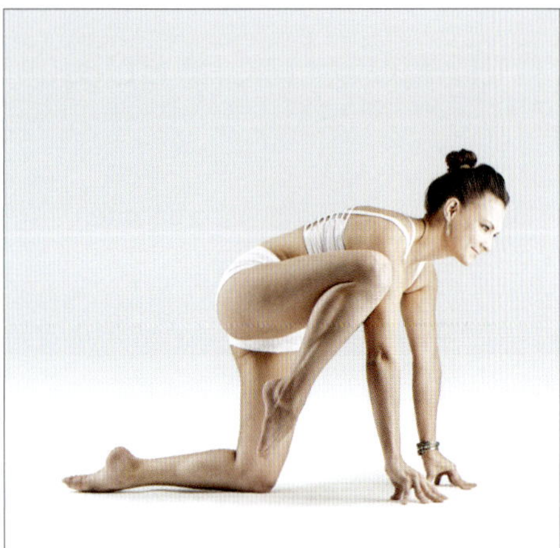

Postura del tigre

Vyaghrasana

También conocida como: postura de la vaca modificada *(bitilasana)*.
Modificación: rodilla hacia el hombro del mismo lado.
Tipo de postura: sobre las manos y las rodillas, inclinación hacia delante.
Punto de *drishti:* *nasagrai* o *nasagre* (nariz).

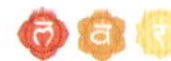

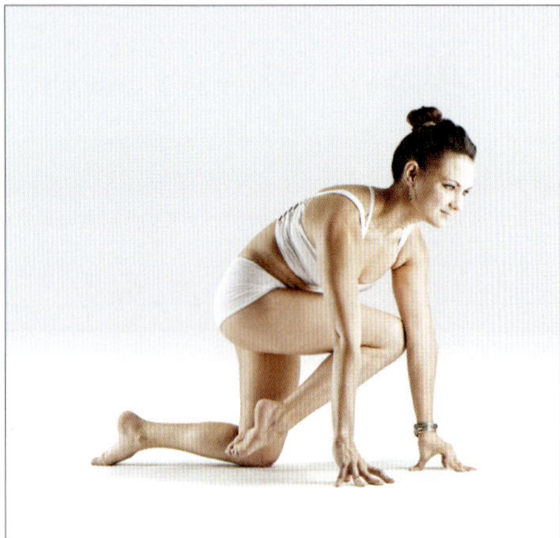

Postura del tigre

Vyaghrasana

También conocida como: postura de la vaca modificada *(bitilasana)*.
Modificación: rodilla hacia el tríceps opuesto.
Tipo de postura: sobre las manos y las rodillas, inclinación hacia delante, torsión.
Punto de *drishti:* *nasagrai* o *nasagre* (nariz).

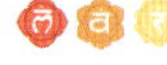

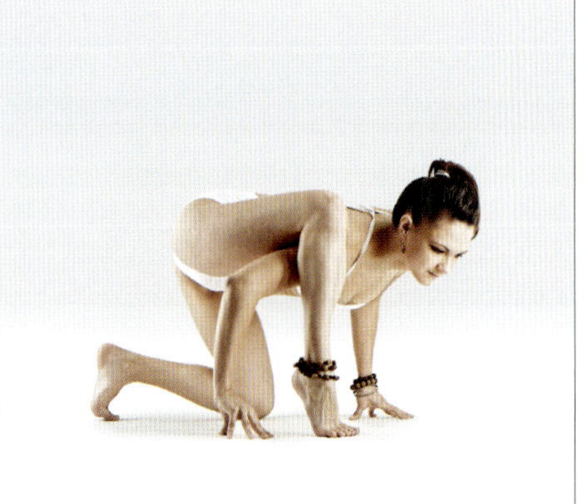

Postura del tigre

Vyaghrasana

También conocida como: postura de la vaca modificada *(bitilasana)*.
Modificación: hombro en la parte posterior de la rodilla, la otra pierna hacia atrás, dedos flexionados hacia arriba.
Tipo de postura: sobre las manos y las rodillas, inclinación hacia delante.
Punto de *drishti:* *nasagrai* o *nasagre* (nariz), *padayoragrai* o *padayoragre* (dedos de los pies/pies).

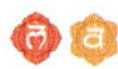

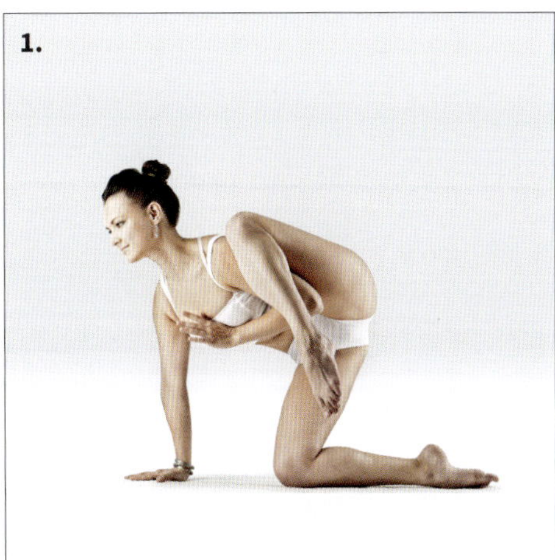

Postura del tigre

Vyaghrasana

También conocida como: postura de la vaca modificada (*bitilasana*).
Modificación: una mano en el corazón.
1. Parte posterior de la rodilla en el hombro, pierna flexionada.
2. Parte posterior de la rodilla en el hombro, pierna estirada.
Tipo de postura: sobre las manos y las rodillas, inclinación hacia delante.
Punto de *drishti*: *bhrumadhye* o *ajna chakra* (tercer ojo, entre las cejas), *nasagrai* o *nasagre* (nariz).

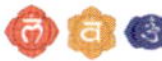

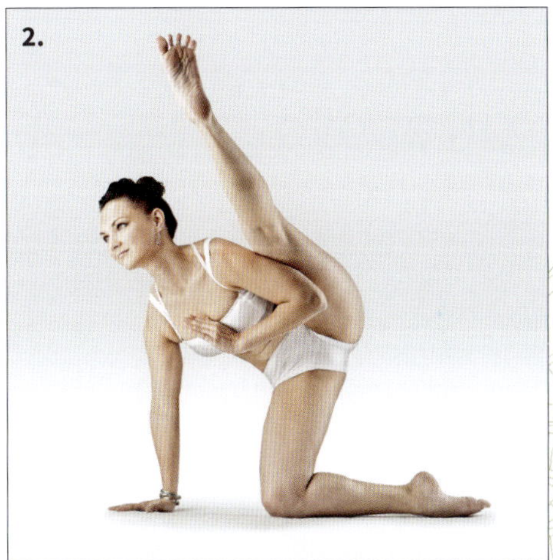

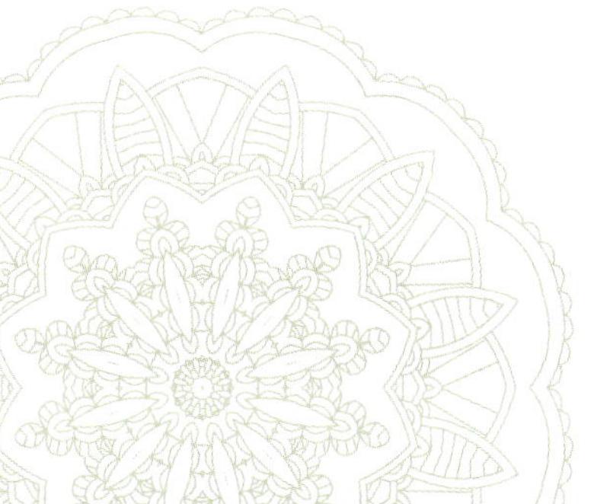

POSTURA SOBRE LAS CUATRO EXTREMIDADES: PERRO CURVADO

Postura del perro curvado mirando hacia arriba

Urdhva mukha shvanasana tilt

Tipo de postura: sobre las manos y las rodillas, inclinación hacia atrás.
Punto de *drishti*: *bhrumadhye* o *ajna chakra* (tercer ojo, entre las cejas).

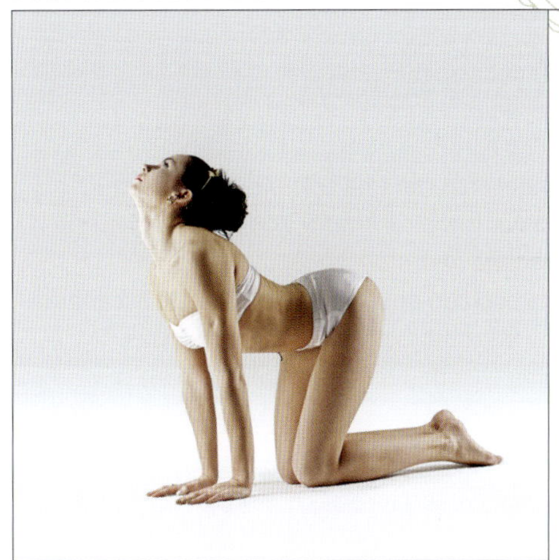
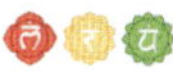

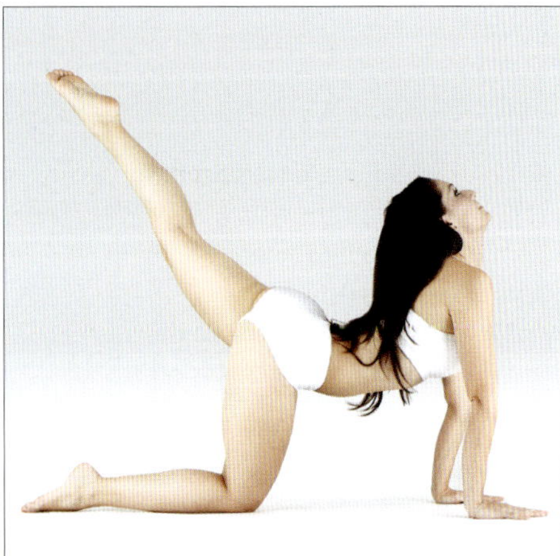

Postura del tigre

Vyaghrasana

También conocida como: postura de la mesa modificada *(niralamba dandayamana bharmanasana).*

Modificación: una pierna extendida hacia atrás y hacia arriba, dedos de los pies apuntando hacia atrás.

Tipo de postura: sobre las manos y las rodillas, inclinación hacia atrás.

Punto de *drishti*: *bhrumadhye* o *ajna chakra* (tercer ojo, entre las cejas).

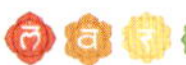

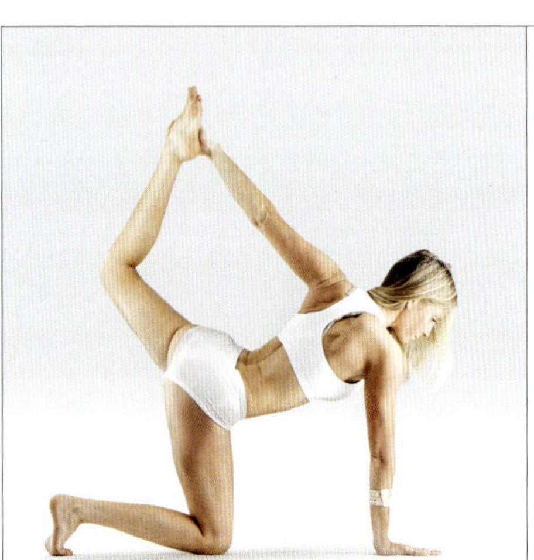

Postura del tigre sin apoyo

Niralamba vyaghrasana

También conocida como: postura del arco con una sola pierna en postura sobre las cuatro extremidades *(eka pada dhanurasana)* y postura de la mesa en equilibrio modificada *(dandayamana bharmanasana).*

Modificación: agarre del pie del mismo lado por encima de la cabeza.

Tipo de postura: sobre las manos y las rodillas, inclinación hacia atrás.

Punto de *drishti*: *angushtamadhye* o *angushta ma dyai* (pulgares).

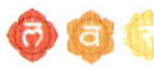

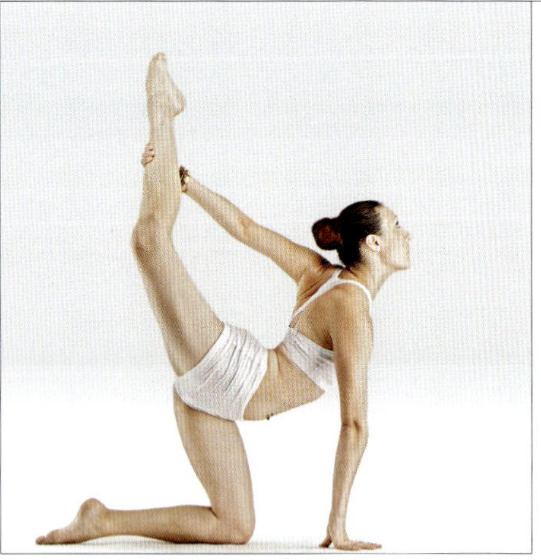

Postura del tigre sin apoyo

Niralamba vyaghrasana

También conocida como: postura del arco con una sola pierna en postura sobre las cuatro extremidades *(eka pada dhanurasana)* y postura de la mesa en equilibrio modificada *(dandayamana bharmanasana).*

Modificación: agarre de la espinilla del lado opuesto por encima de la cabeza.

Tipo de postura: sobre las manos y las rodillas, inclinación hacia atrás.

Punto de *drishti*: *bhrumadhye* o *ajna chakra* (tercer ojo, entre las cejas).

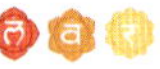

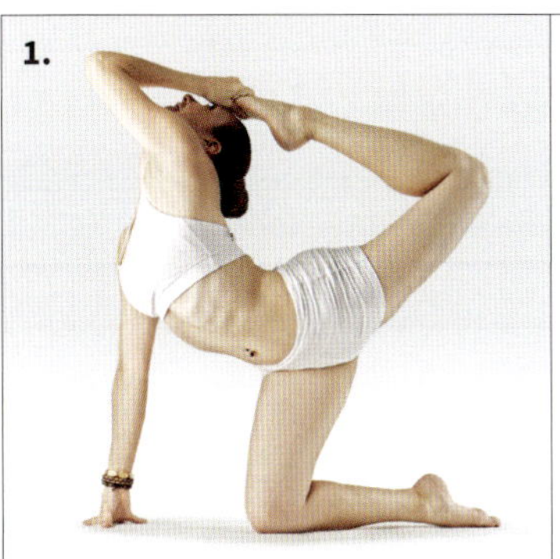

Postura del tigre sin apoyo

Niralamba vyaghrasana

También conocida como: postura de la mesa en equilibrio modificada *(dandayamana bharmanasana)*.

Modificación: agarre del pie del mismo lado por encima de la cabeza.

1. Dedos de los pies apuntando hacia atrás.

2. Dedos de los pies flexionados.

Tipo de postura: sobre las manos y las rodillas, inclinación hacia atrás.

Punto de *drishti:* *bhrumadhye* o *ajna chakra* (tercer ojo, entre las cejas).

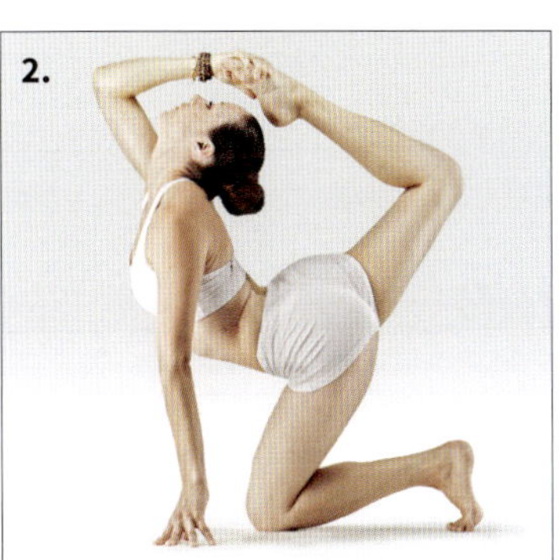

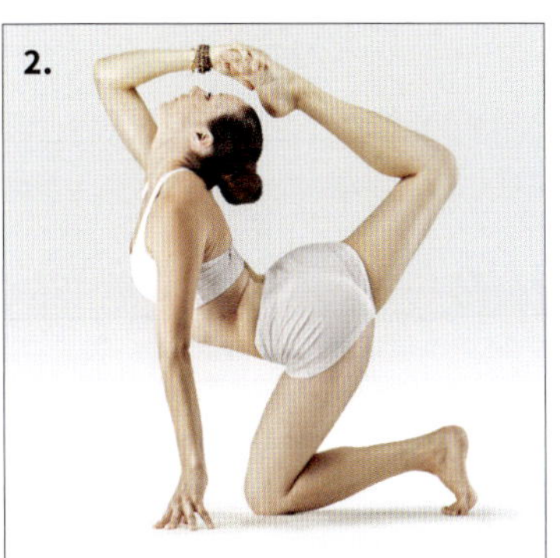

Postura del tigre sin apoyo

Niralamba vyaghrasana

También conocida como: postura de la mesa en equilibrio modificada *(dandayamana bharmanasana)*.

Modificación: agarre del pie del lado opuesto, por encima de la cabeza, pies separados de la cabeza, dedos de los pies flexionados.

Tipo de postura: sobre las manos y las rodillas, inclinación hacia atrás.

Punto de *drishti:* *bhrumadhye* o *ajna chakra* (tercer ojo, entre las cejas).

POSTURA SOBRE LAS CUATRO EXTREMIDADES: ANTEBRAZOS

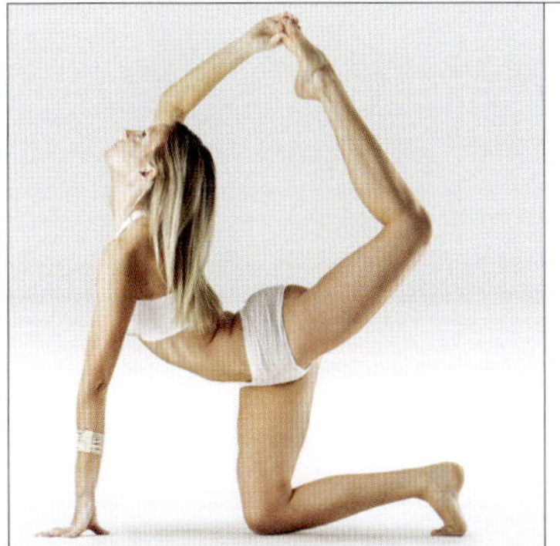

Postura de la vaca

Bitilasana

También conocida como: postura de la mesa modificada *(bharmanasana)*.

Modificación: antebrazos apoyados en el suelo.

Tipo de postura: sobre los antebrazos y las rodillas.

Punto de *drishti:* *bhrumadhye* o *ajna chakra* (tercer ojo, entre las cejas).

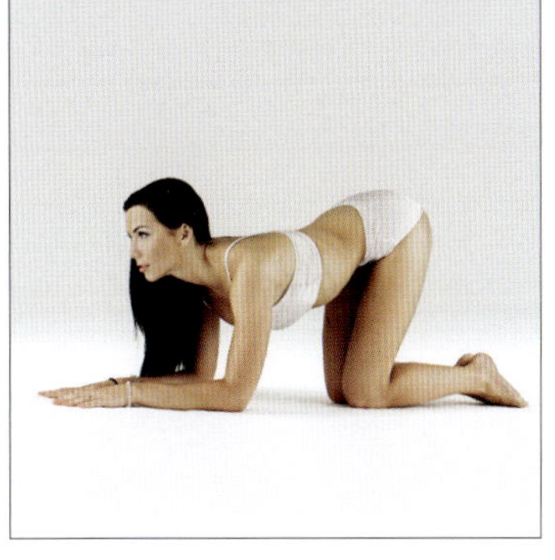
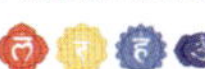

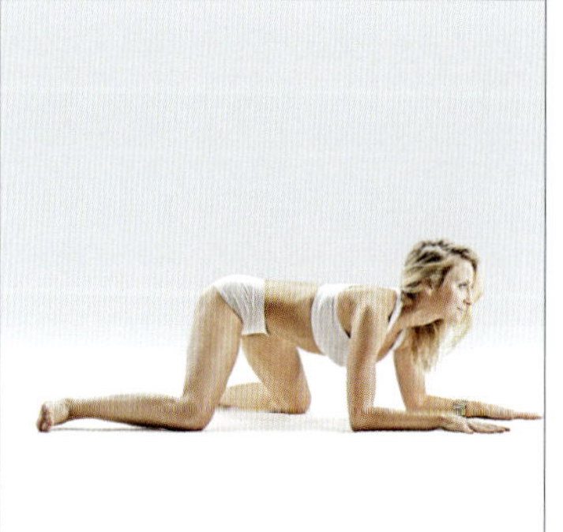

Postura de la rana en la postura de la vaca

Mandukasana en *bitilasana*

También conocida como: postura de la rana en la postura de la mesa modificada *(mandukasana en bharmanasana)*.

Modificación: antebrazos apoyados en el suelo, rodillas más separadas que las caderas.

Tipo de postura: sobre los antebrazos y las rodillas.

Punto de *drishti*: *bhrumadhye* o *ajna chakra* (tercer ojo, entre las cejas).

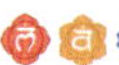

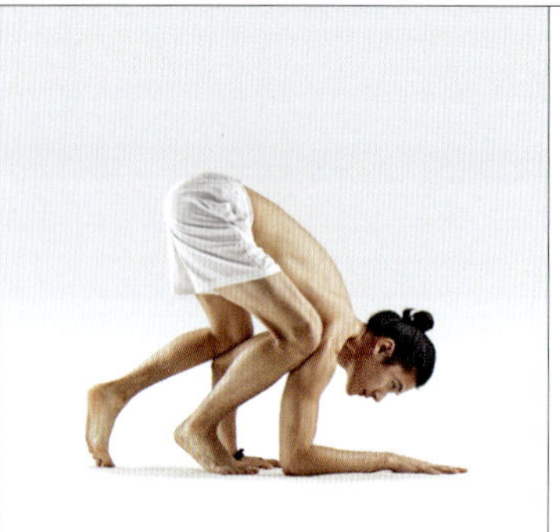

Postura preparatoria del pato herido desigual

Vishama Pungu Karandavasana preparatoria

Modificación: un antebrazo apoyado en el suelo, dedos de ambos pies en el suelo.

Tipo de postura: sobre los antebrazos y los pies, inclinación hacia delante.

Punto de *drishti*: *angushtamadhye* o *angushta ma dyai* (pulgares).

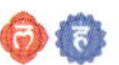

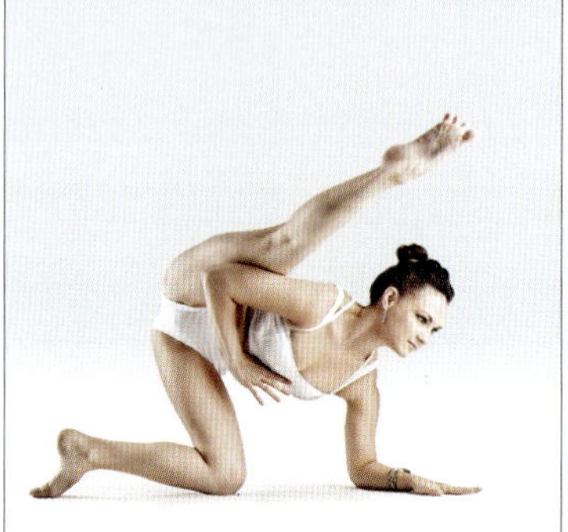

Postura del tigre con apoyo

Salamba vyaghrasana

También conocida como: postura de la vaca modificada *(bitilasana)*.

Modificación: antebrazo apoyado en el suelo, la otra mano en el corazón, parte posterior de la rodilla en el hombro, pierna extendida.

Tipo de postura: sobre los antebrazos y las rodillas, inclinación hacia delante.

Punto de *drishti*: *bhrumadhye* o *ajna chakra* (tercer ojo, entre las cejas), *nasagrai* o *nasagre* (nariz).

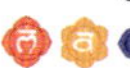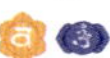

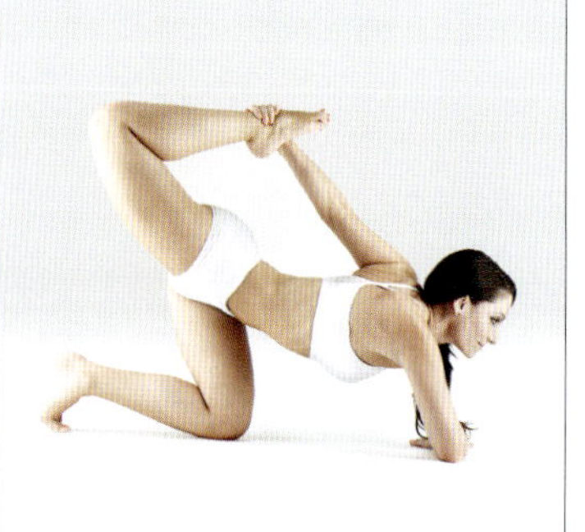

Postura del tigre con apoyo

Salamba vyaghrasana

También conocida como: postura de la vaca modificada *(bitilasana)*.

Modificación: antebrazo apoyado en el suelo, agarre del pie del lado opuesto por encima de la cabeza.

Tipo de postura: sobre los antebrazos y las rodillas, curvatura hacia atrás.

Punto de *drishti*: *bhrumadhye* o *ajna chakra* (tercer ojo, entre las cejas), *nasagrai* o *nasagre* (nariz).

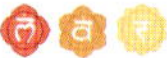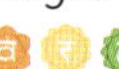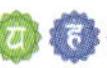

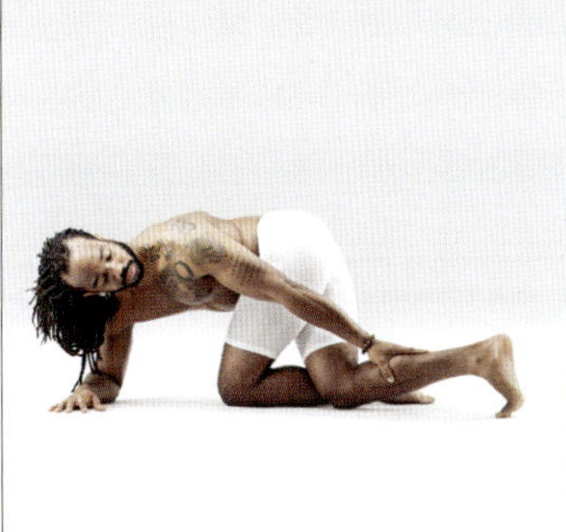

Posición de la pierna lateral con agarre en la postura de la cara de vaca en la postura de la vaca

Hasta pada parshva pada gomukhasana en *bitilasana*

Modificación: antebrazo apoyado en el suelo.

Tipo de postura: sobre los antebrazos y las rodillas, torsión.

Punto de *drishti*: *padayoragrai* o *padayoragre* (dedos de los pies/pies). 

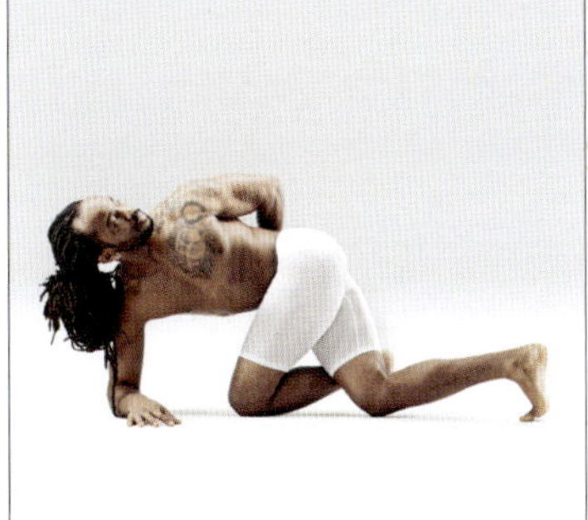

Posición de la pierna lateral con agarre en la postura de la cara de vaca en la postura de la vaca

Ardha Baddha parshva pada gomukhasana en *bitilasana*

Modificación: antebrazo apoyado en el suelo.

Tipo de postura: sobre los antebrazos y las rodillas, torsión, agarre.

Punto de *drishti*: *urdhva* o *antara drishti* (hacia el cielo). 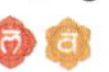

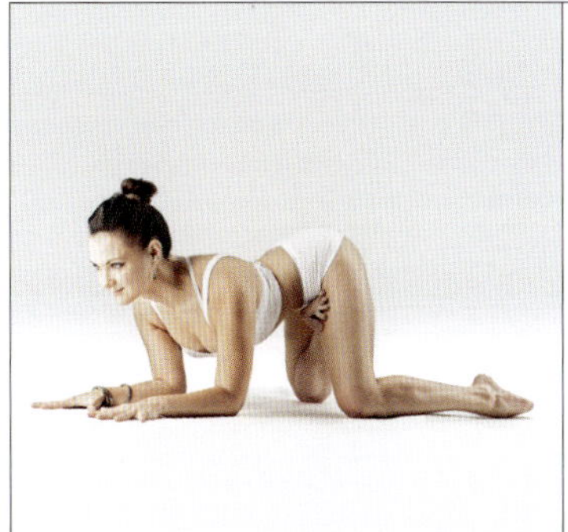

Postura de la vaca en media postura del loto

Ardha padma bitilasana

También conocida como: postura de la mesa modificada en la postura del medio loto modificada *(ardha padma bharmanasana)*.

Modificación: antebrazos apoyados en el suelo.

Tipo de postura: sobre los antebrazos y las rodillas.

Punto de *drishti*: *bhrumadhye* o *ajna chakra* (tercer ojo, entre las cejas).

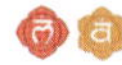 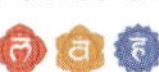

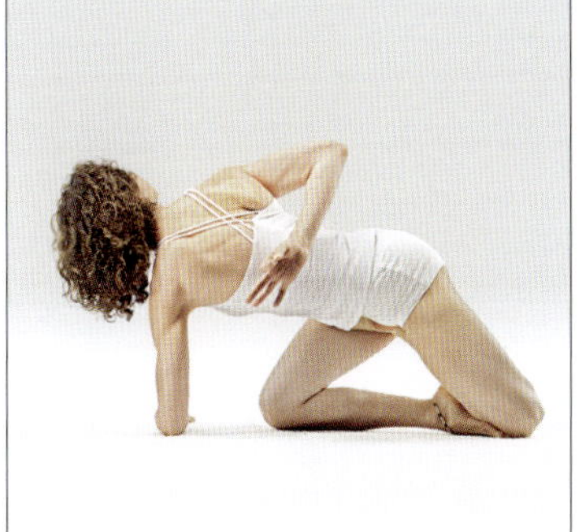

Postura de la vaca en media postura del loto con torsión

Parivritta ardha padma bitilasana

También conocida como: postura de la mesa modificada en media postura del loto *(parivritta ardha padma bharmanasana)*.

Modificación: antebrazo apoyado en el suelo, la otra mano detrás de la espalda.

Tipo de postura: sobre los antebrazos y las rodillas, torsión.

Punto de *drishti*: *urdhva* o *antara drishti* (hacia el cielo). 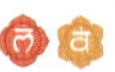

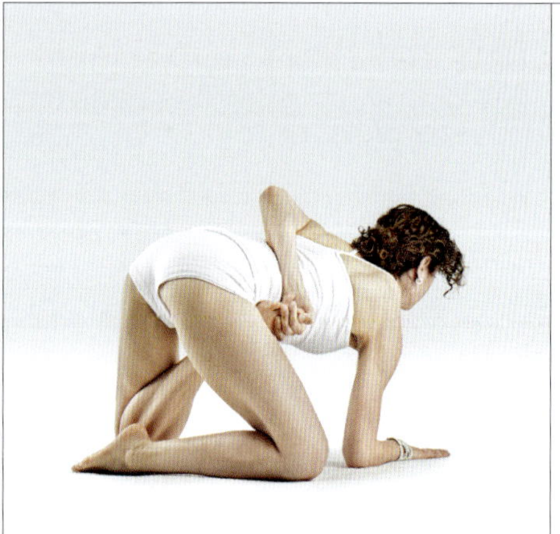

Postura de la vaca en media postura del loto con agarre

Ardha baddha padma bitilasana

También conocida como: postura de la mesa modificada en media postura del loto *(ardha baddha padma bharmanasana)*.
Modificación: antebrazo apoyado en el suelo.
Tipo de postura: sobre los antebrazos y las rodillas, agarre.
Punto de *drishti*: *bhrumadhye* o *ajna chakra* (tercer ojo, entre las cejas).

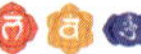

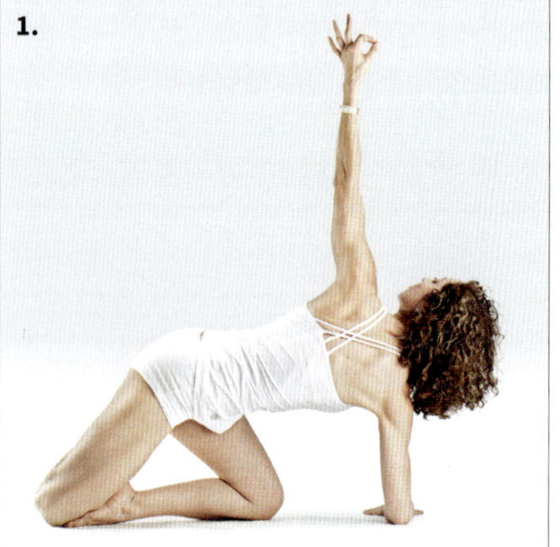
1.

Postura de la vaca en media postura del loto con torsión

Parivritta ardha padma bitilasana

También conocida como: postura de la mesa modificada en media postura del loto con torsión *(parivritta ardha padma bharmanasana)*.
Modificación: antebrazo apoyado en el suelo, el otro brazo extendido hacia el cielo.
1. Vista posterior.
2. Vista frontal.
Tipo de postura: sobre los antebrazos y las rodillas, torsión.
Punto de *drishti*: *hastagrai* o *hastagre* (manos).

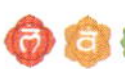
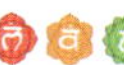

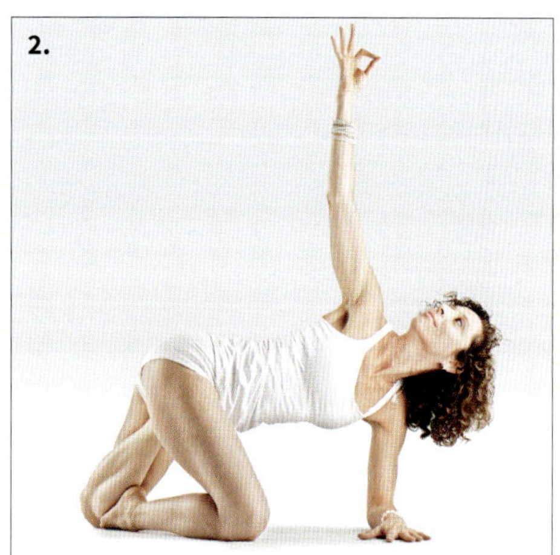
2.

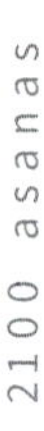

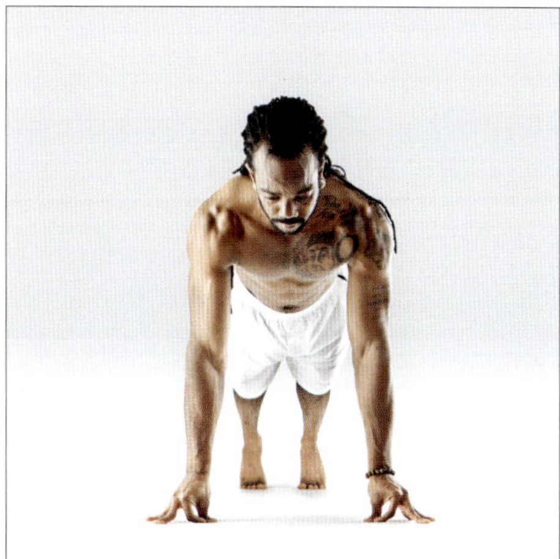

Postura del báculo con las cuatro extremidades extendidas

Utthita chaturanga dandasana
También conocida como: postura de la tabla alta.
Modificación: sobre las yemas de los dedos.
Tipo de postura: equilibrio de brazos, abdominal.
Punto de *drishti*: *nasagrai* o *nasagre* (nariz).

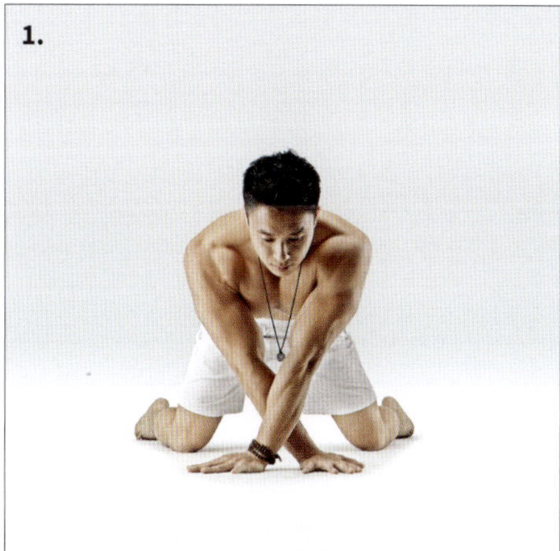

Postura del báculo con las cuatro extremidades extendidas

Utthita chaturanga dandasana
También conocida como: postura de la tabla alta.
Modificación: brazos cruzados.
1. Rodillas en el suelo.
2. Rodillas separadas del suelo.
Tipo de postura: equilibrio de brazos, abdominal.
Punto de *drishti*: *nasagrai* o *nasagre* (nariz).

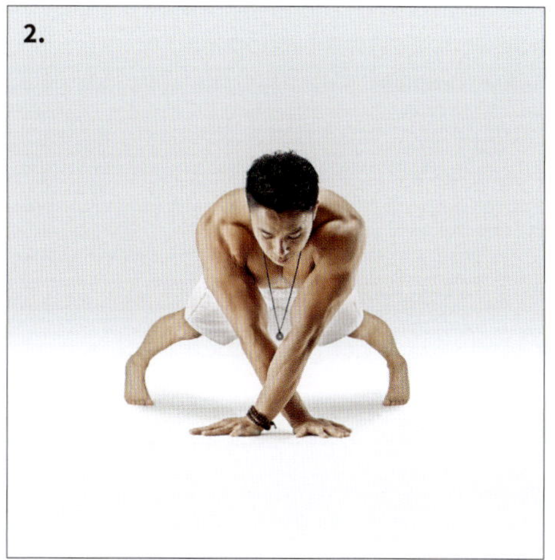

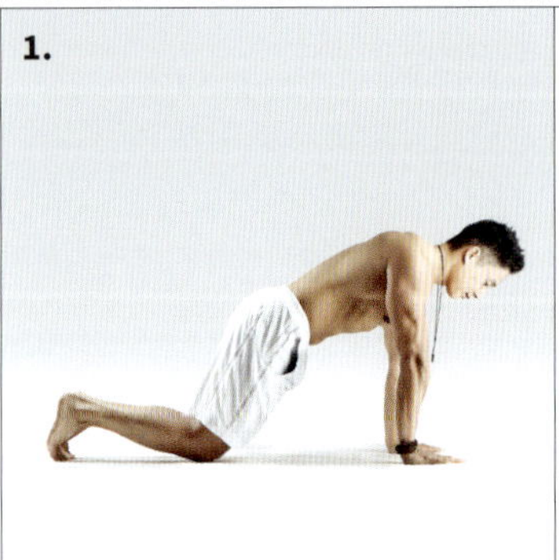

1.

Postura del báculo con las cuatro extremidades estiradas

Utthita chaturanga dandasana

También conocida como: postura de la tabla alta modificada.
Modificación: 1. Rodillas apoyadas en el suelo.
2. Rodillas separadas en el suelo.
Tipo de postura: equilibrio sobre los brazos, abdominal.
Punto de *drishti:* *nasagrai* o *nasagre* (nariz).

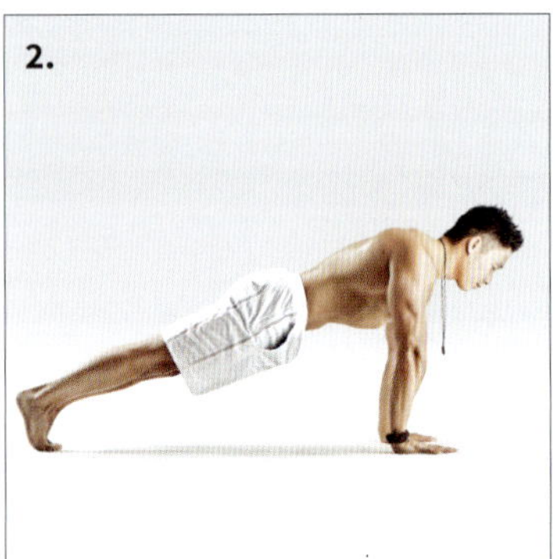

2.

Postura del báculo con las cuatro extremidades estiradas con una pierna

Eka pada utthita chaturanga dandasana

También conocida como: postura de la tabla alta modificada con una sola pierna.
Modificación: rodilla en la nariz.
Tipo de postura: equilibrio de brazos, inclinación hacia delante, abdominal.
Punto de *drishti:* *nabhi, nabhicakre* o *nabi chakra* (ombligo).

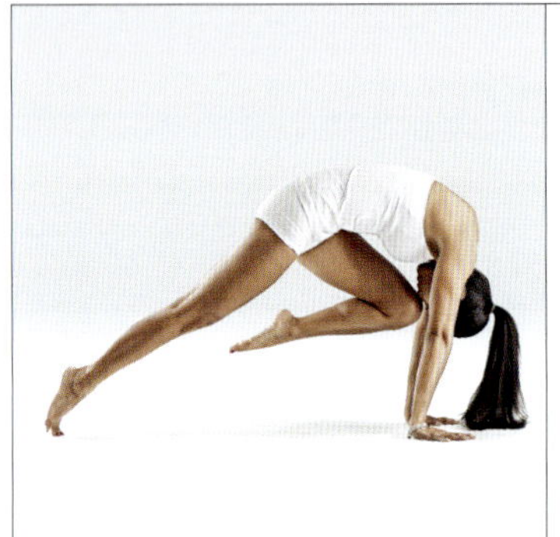

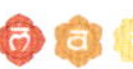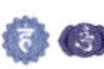

Postura del báculo con las cuatro extremidades estiradas con una pierna

Eka pada utthita chaturanga dandasana

También conocida como: postura de la tabla alta modificada con una sola pierna.
Modificación: rodilla en el hombro del mismo lado.
Tipo de postura: equilibrio de brazos, inclinación hacia delante, abdominal.
Punto de *drishti:* *nasagrai* o *nasagre* (nariz).

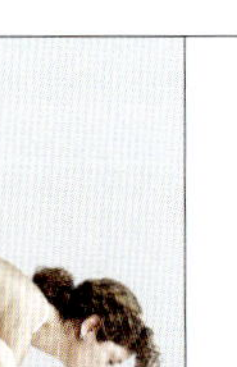

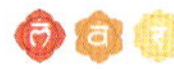

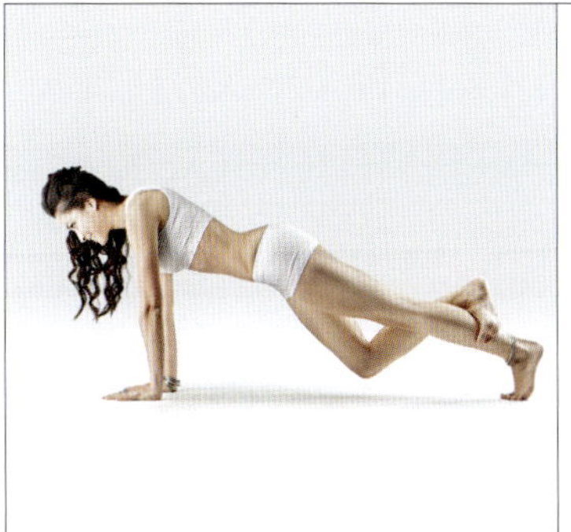

Postura del báculo con las cuatro extremidades estiradas con una pierna

Eka pada utthita chaturanga dandasana

También conocida como: postura de la tabla alta modificada con una sola pierna.
Modificación: pie alrededor del músculo de la pantorrilla.
Tipo de postura: equilibrio de brazos, abdominal.
Punto de *drishti*: *nasagrai* o *nasagre* (nariz).

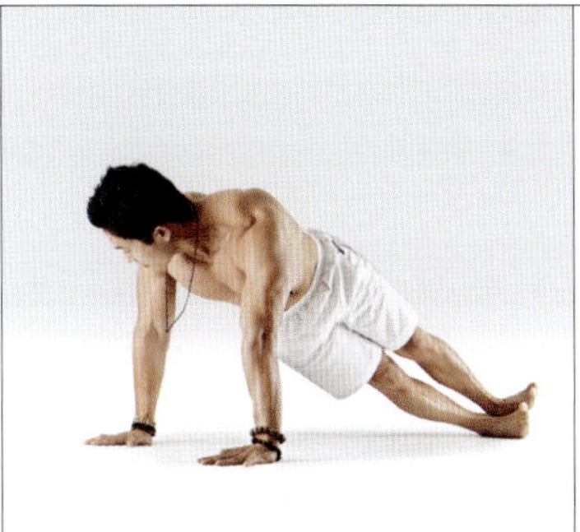

Postura del báculo con torsión con las cuatro extremidades estiradas

Parivritta utthita chaturanga dandasana

También conocida como: postura de la tabla alta modificada con torsión.
Tipo de postura: equilibrio de brazos, torsión, abdominal.
Punto de *drishti*: *parshva drishti* (hacia la derecha), *parshva drishti* (hacia la izquierda).

POSTURA DE LA TABLA: MODIFICACIONES DE BRAZOS Y PIERNAS

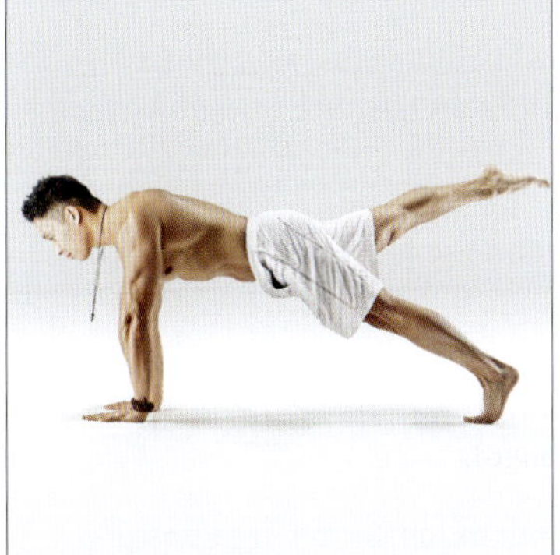

Postura del báculo con las cuatro extremidades estiradas con una pierna

Eka pada utthita chaturanga dandasana

También conocida como: postura de la tabla alta modificada con una sola pierna.
Tipo de postura: equilibrio de brazos, abdominal.
Punto de *drishti*: *nasagrai* o *nasagre* (nariz).

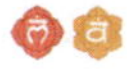

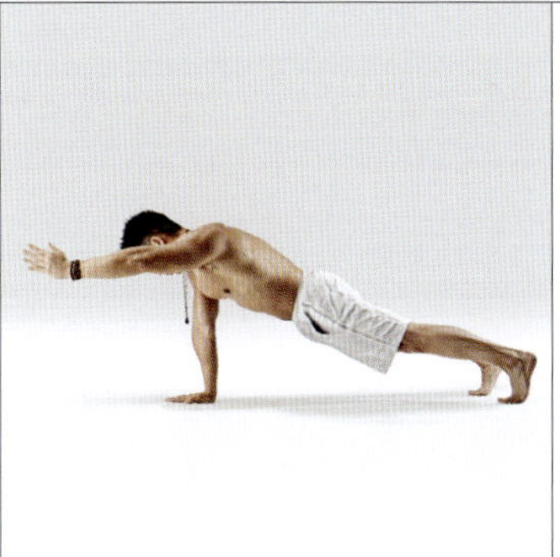

Postura del báculo con las cuatro extremidades estiradas con una mano

Eka hasta utthita chaturanga dandasana

También conocida como: postura de la tabla alta modificada con una sola mano.
Tipo de postura: equilibrio de brazos, abdominal.
Punto de *drishti*: *angushtamadhye* o *angushta ma dyai* (pulgares), *nasagrai* o *nasagre* (nariz).

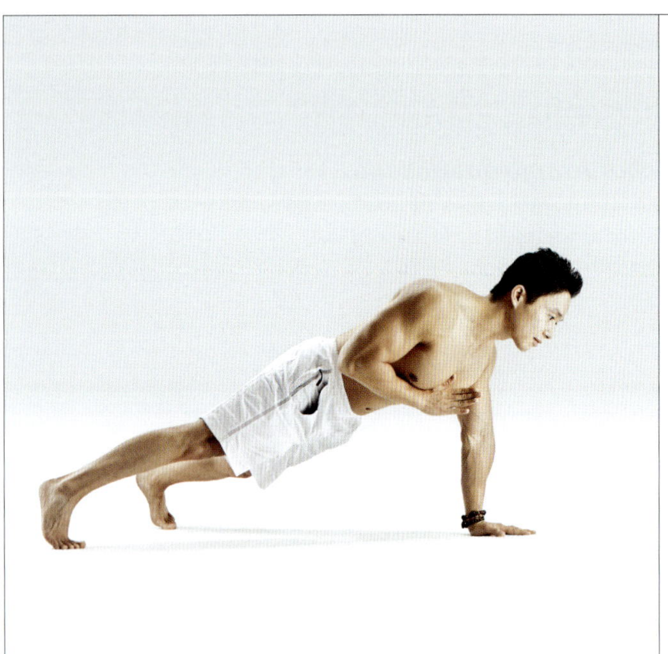

Postura del báculo con las cuatro extremidades estiradas con una mano

Eka hasta utthita chaturanga dandasana

También conocida como: postura de la tabla alta modificada con una sola mano.
Modificación: mano en el corazón.
Tipo de postura: equilibrio de brazos, abdominal.
Punto de *drishti*: *angushtamadhye* o *angushtha ma dyai* (pulgares), *nasagrai* o *nasagre* (nariz).

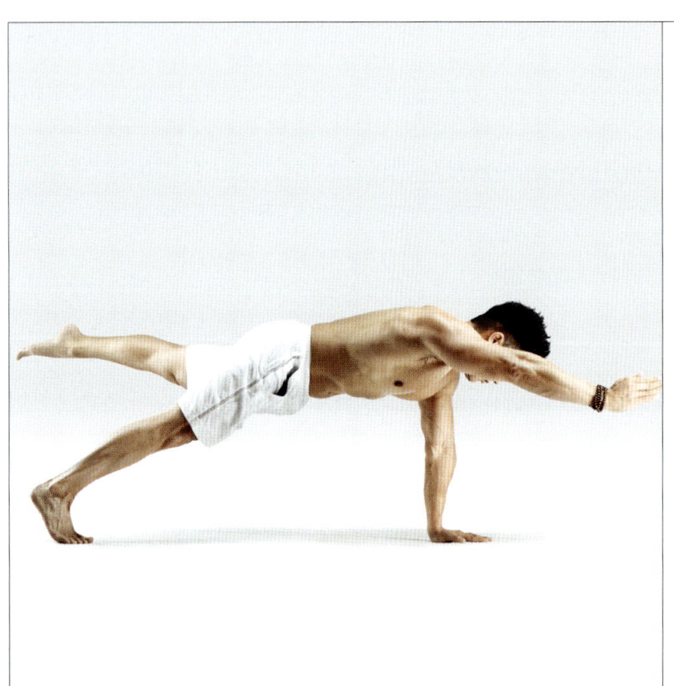

Postura del báculo con las cuatro extremidades estiradas con una sola mano y una sola pierna

Eka pada eka hasta utthita chaturanga dandasana

También conocida como: modificación de la postura de la tabla con una mano levantada.
Tipo de postura: equilibrio de brazos, abdominal.
Punto de *drishti*: *angushtamadhye* o *angushta ma dyai* (pulgares), *nasagrai* o *nasagre* (nariz).

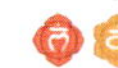

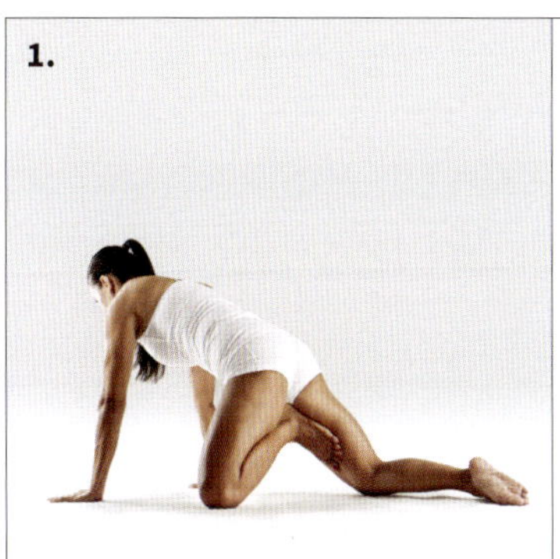

1.

Postura del árbol en la postura del báculo con las cuatro extremidades extendidas con una pierna

Vrikshasana **en** *eka pada utthita chaturanga dandasana*

También conocida como: postura del árbol en la postura de la tabla alta modificada con una sola pierna.

Modificación: 1. Rodillas apoyadas en el suelo.

2. Rodillas separadas del suelo.

Tipo de postura: equilibrio sobre los brazos, abdominal.

Punto de *drishti*: *nasagrai* o *nasagre* (nariz).

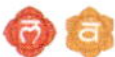

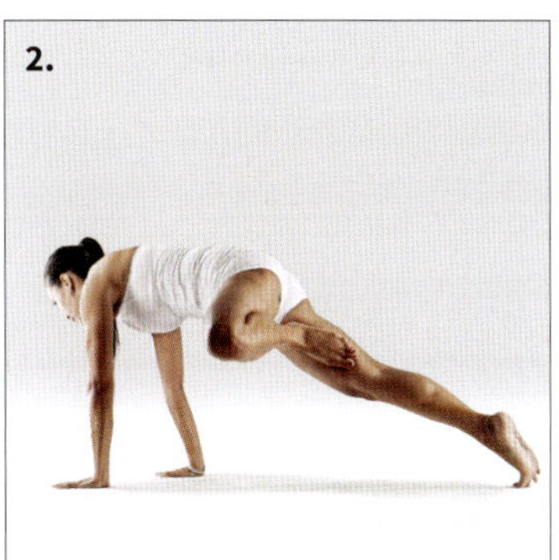

2.

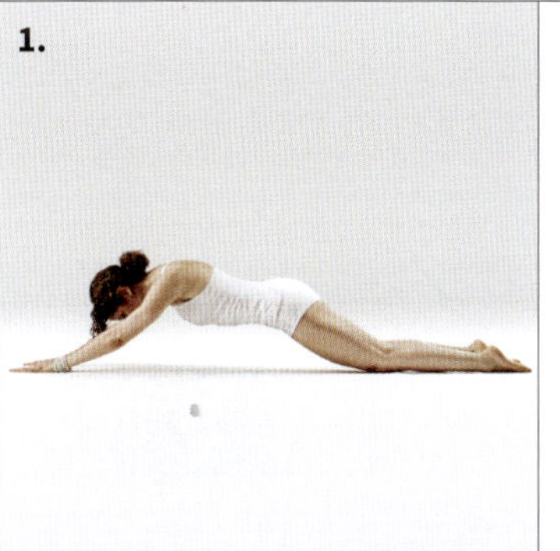

1.

Postura del báculo con las cuatro extremidades extendidas

Utthita chaturanga dandasana

También conocida como: postura de la tabla alta modificada.

Modificación: brazos extendidos hacia delante, dorsos de los pies apoyados en el suelo.

1. Rodillas apoyadas en el suelo.

2. Rodillas separadas del suelo.

Tipo de postura: equilibrio sobre los brazos, abdominal.

Punto de *drishti*: *nasagrai* o *nasagre* (nariz).

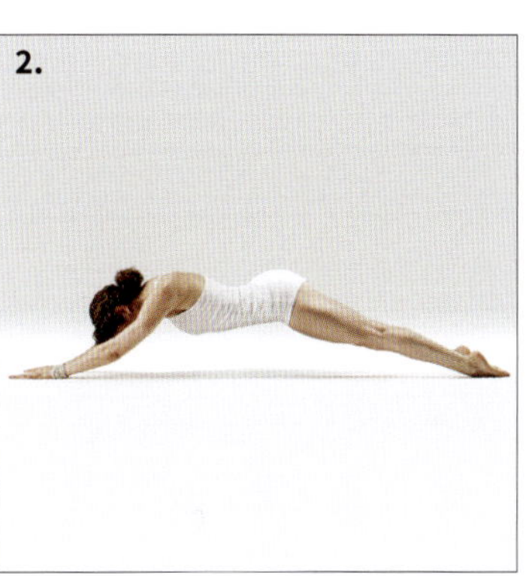

2.

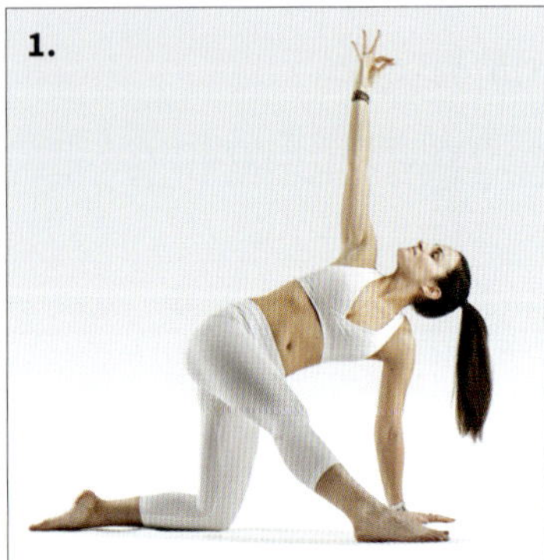

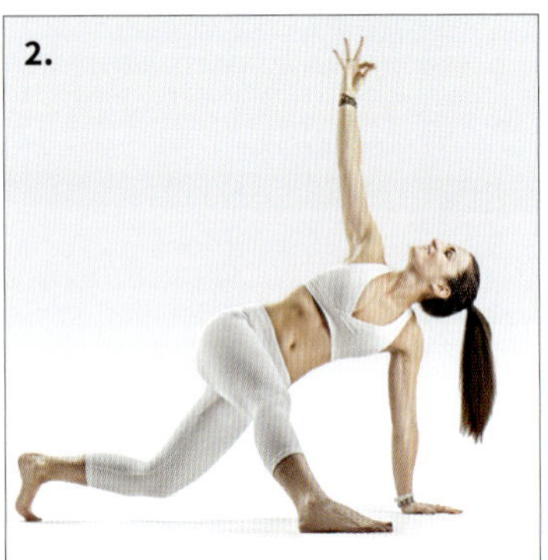

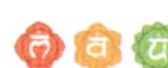

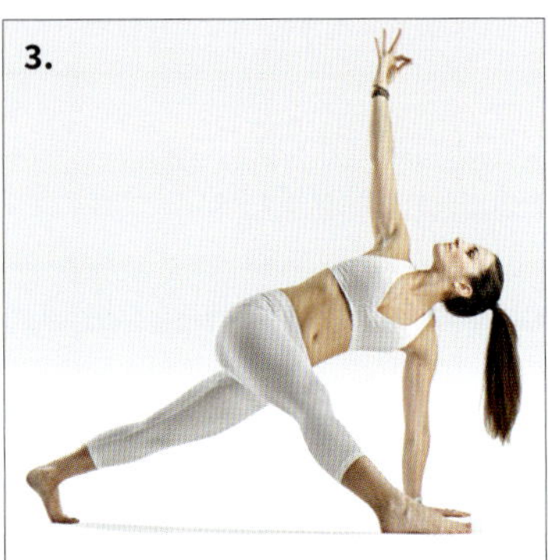

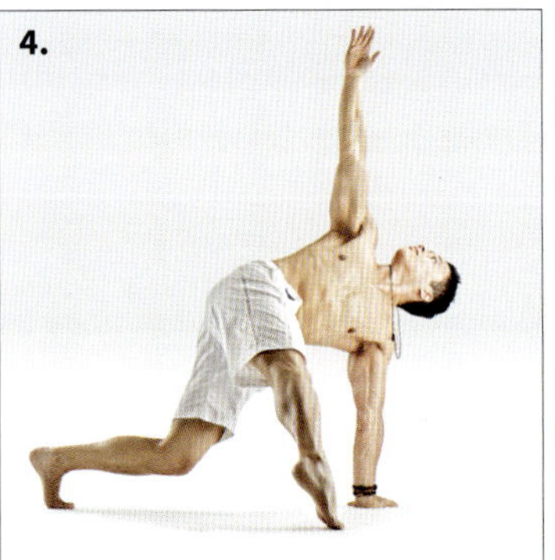

Postura del báculo con las cuatro extremidades extendidas con torsión sobre una mano y una pierna extendida a un lado

Parshva pada parivritta eka hasta utthita chaturanga dandasana

También conocida como: postura de la tabla alta con torsión sobre una mano y una pierna extendida a un lado.

Modificación: 1. Rodilla posterior apoyada en el suelo.

2. Rodilla posterior separada del suelo y flexionada.

3. Rodilla posterior separada del suelo, ambas piernas rectas.

4. Rodilla posterior separada del suelo y flexionada, puntas de los dedos del pie de la pierna extendida apoyados en el suelo.

Tipo de postura: equilibrio de brazos, torsión, abdominal.

Punto de *drishti:* *angushtamadhye* o *angushta ma dyai* (pulgares).

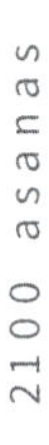

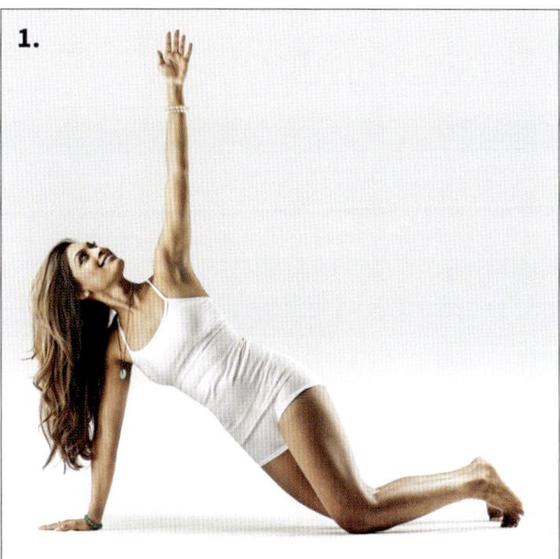

Postura del báculo con las cuatro extremidades extendidas con torsión

Parivritta eka hasta utthita chaturanga dandasana

También conocida como: postura de la tabla alta modificada sobre una sola mano con torsión.

Modificación: 1. Rodillas apoyadas en el suelo.

2. Rodillas separadas del suelo.

Tipo de postura: equilibrio de los brazos, torsión, abdominal.

Punto de *drishti*: *angushtamadhye* o *angushta ma dyai* (pulgares).

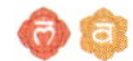

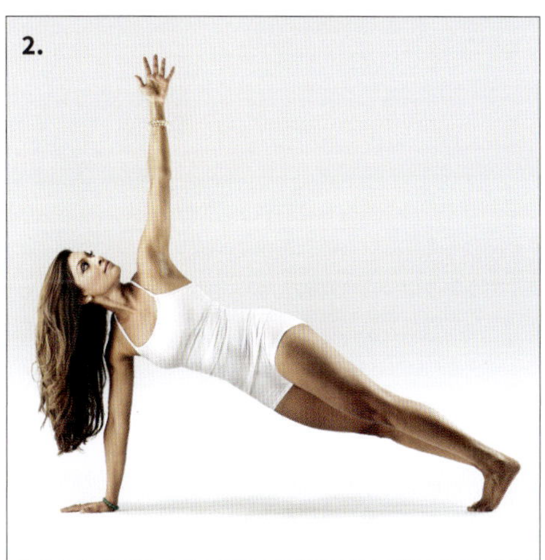

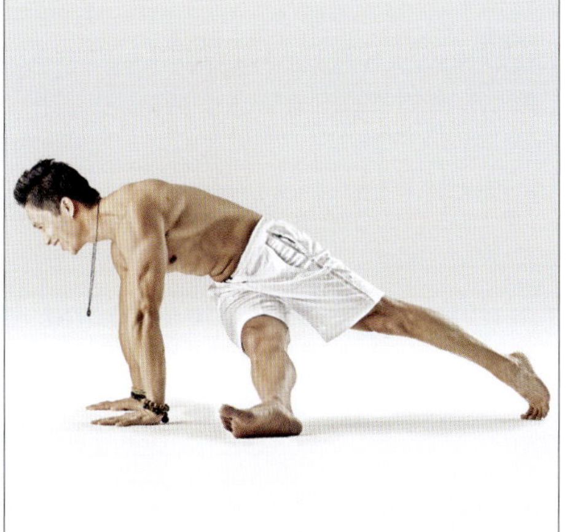

Postura del báculo con las cuatro extremidades extendidas con torsión con una pierna extendida a un lado

Parivritta parshva pada utthita chaturanga dandasana

También conocida como: postura de la tabla alta modificada con torsión con una pierna extendida a un lado.

Modificación: pierna por debajo del torso.

Tipo de postura: equilibrio de brazos, torsión, abdominal.

Punto de *drishti*: *nasagrai* o *nasagre* (nariz).

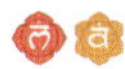

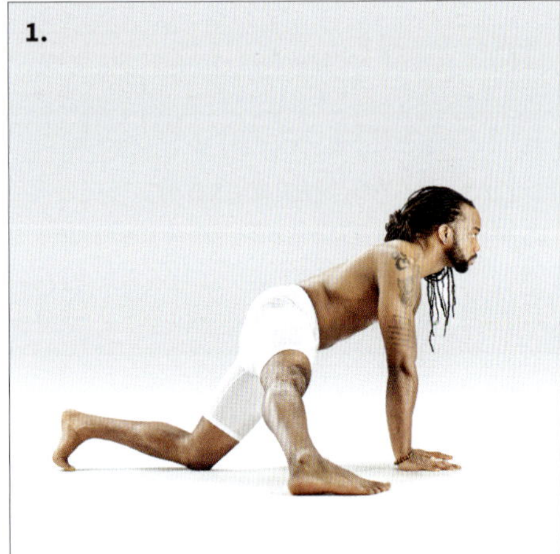

1.

Postura del báculo con las cuatro extremidades extendidas con una pierna extendida a un lado

Parshva pada utthita chaturanga dandasana

También conocida como: postura de la tabla alta modificada con una pierna extendida a un lado.

Modificación: 1. Rodilla posterior apoyada en el suelo.

2. Ambas rodillas separadas del suelo.

Tipo de postura: equilibrio de brazos, abdominal.

Punto de *drishti:* *nasagrai* o *nasagre* (nariz).

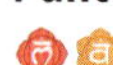

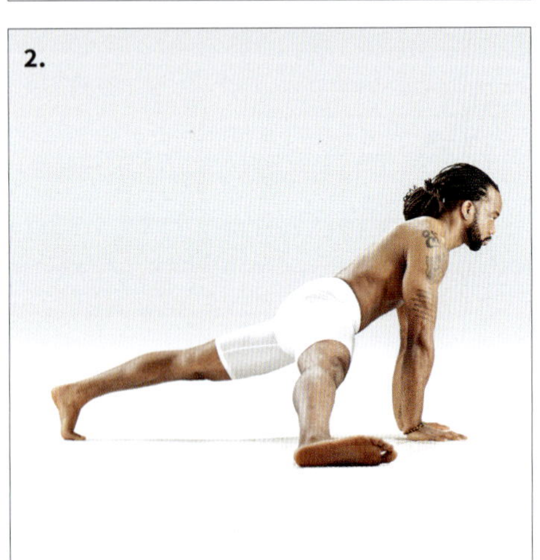

2.

Postura del báculo con las cuatro extremidades extendidas con una pierna extendida a un lado y levantada

Urdhva parshva eka pada utthita chaturanga dandasana

También conocida como: postura de la tabla alta modificada sobre una sola pierna con la otra pierna extendida a un lado.

Modificación: rodilla posterior separada del suelo, la otra pierna separada del suelo.

Tipo de postura: equilibrio de brazos, abdominal.

Punto de *drishti:* *nasagrai* o *nasagre* (nariz).

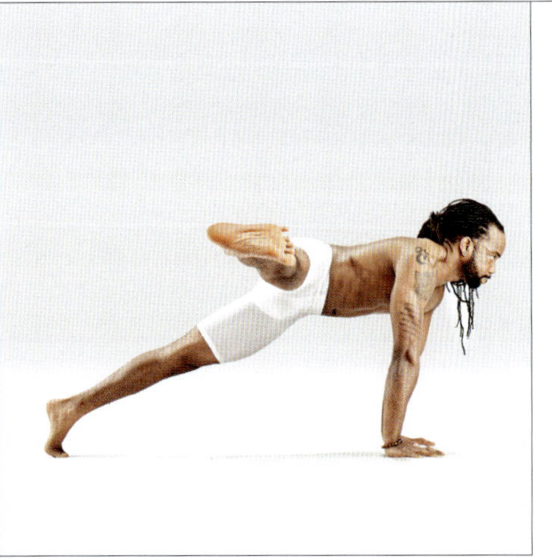

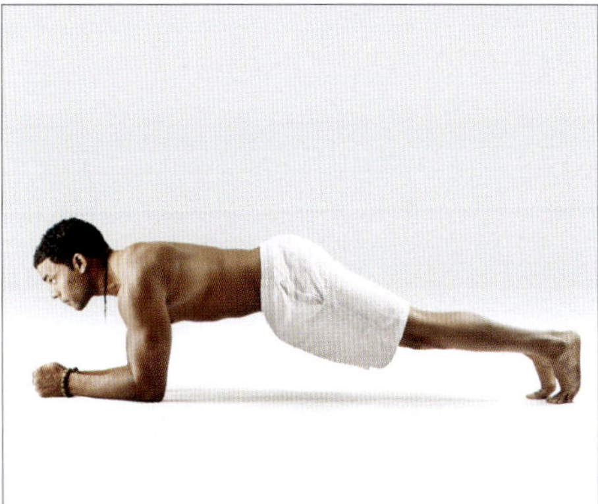

Postura del báculo dedicada a Makara

Makara dandasana

También conocida como: modificación de la postura de la tabla delfín.

Tipo de postura: equilibrio de antebrazos, abdominal.

Punto de *drishti*: *nasagrai* o *nasagre* (nariz), *angushtamadhye* o *angushta ma dyai* (pulgares).

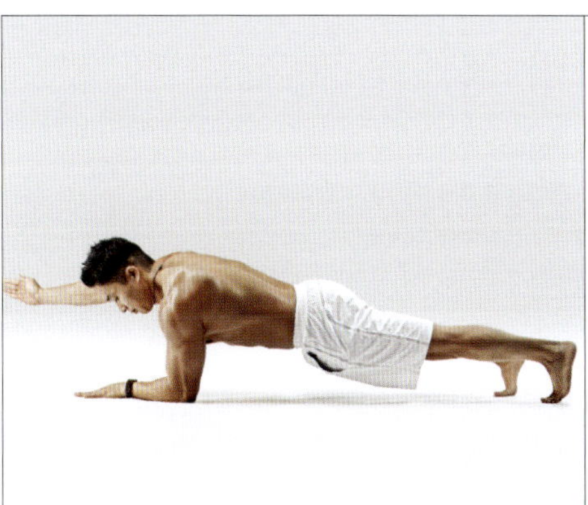

Postura del báculo dedicada a Makara con una sola mano

Eka hasta makara dandasana

También conocida como: modificación de la postura de la tabla delfín sobre una sola mano.

Tipo de postura: equilibrio de antebrazos, abdominal.

Punto de *drishti*: *angushtamadhye* o *angushta ma dyai* (pulgares).

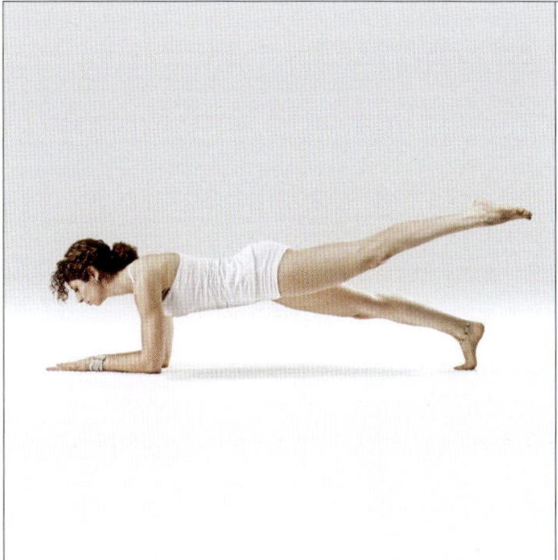

Postura del báculo dedicada a Makara con una sola pierna

Eka pada makara dandasana

También conocida como: modificación de la postura de la tabla delfín sobre una sola pierna.

Tipo de postura: equilibrio de antebrazos, abdominal.

Punto de *drishti*: *angushtamadhye* o *angushta ma dyai* (pulgares).

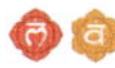

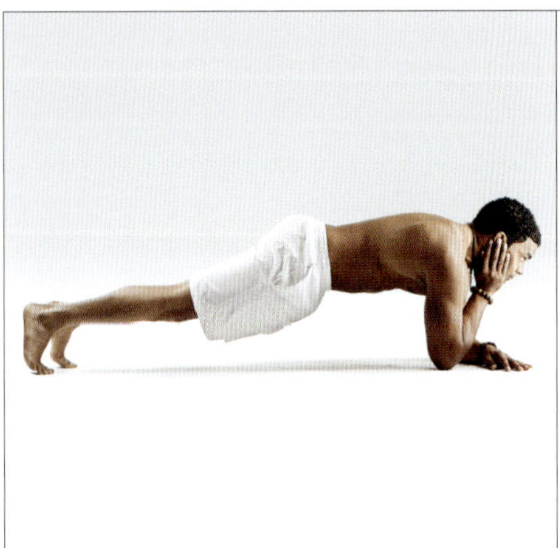

Postura del báculo en reposo desigual

Vishama sayana dandasana

También conocida como: modificación de la postura de la tabla sobre los codos desigual.
Modificación: una mano en la cara, el otro antebrazo apoyado en el suelo.
Tipo de postura: equilibrio/codo de antebrazo, abdominal.
Punto de *drishti*: *bhrumadhye* o *ajna chakra* (tercer ojo, entre las cejas).

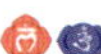

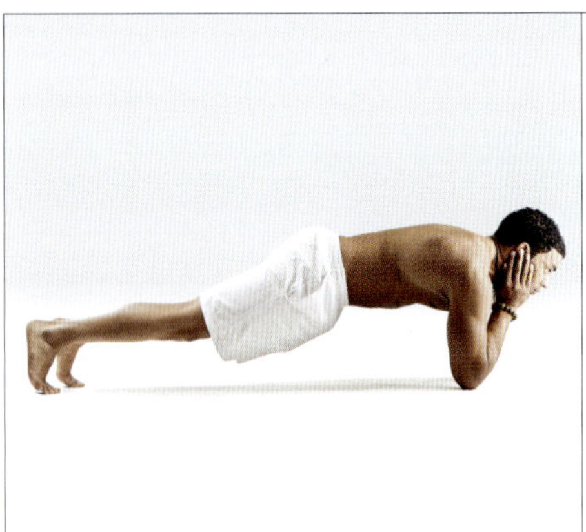

Postura del báculo en reposo

Sayana dandasana

También conocida como: postura de la tabla sobre los codos.
Tipo de postura: equilibrio de codos, abdominal.
Punto de *drishti*: *bhrumadhye* o *ajna chakra* (tercer ojo, entre las cejas).

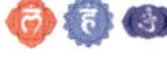

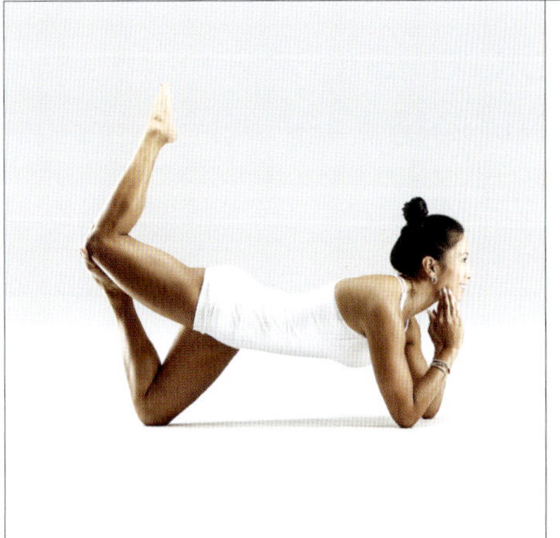

Posición de la pierna de la postura del rey Palomo con una sola pierna 1 versión B en la postura del báculo en reposo

Pada eka pada raja kapotasana **1B en** *sayana dandasana*

Tipo de postura: equilibrio de codos, inclinación hacia atrás suave.
Punto de *drishti*: *bhrumadhye* o *ajna chakra* (tercer ojo, entre las cejas).

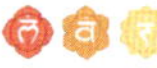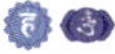

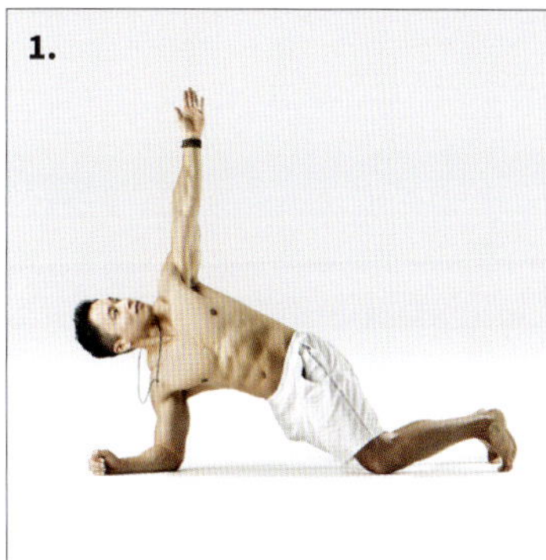

Postura del báculo con una sola mano con torsión dedicada a Makara

Parivritta eka hasta makara dandasana

También conocida como: modificación de la postura de la tabla delfín con torsión.

Modificación: 1 y 2. Rodillas apoyadas en el suelo, vista frontal y posterior.

3 y 4. Rodillas separadas del suelo, vista frontal y posterior.

Tipo de postura: equilibrio de antebrazos, torsión, abdominal.

Punto de *drishti*: *angushtamadhye* o *angushta ma dyai* (pulgares).

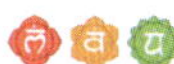

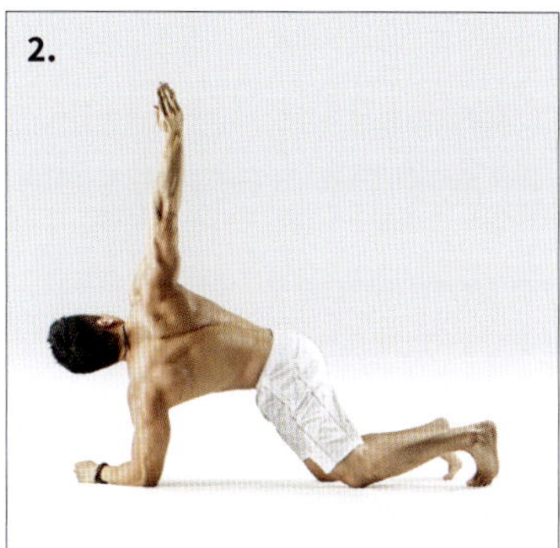

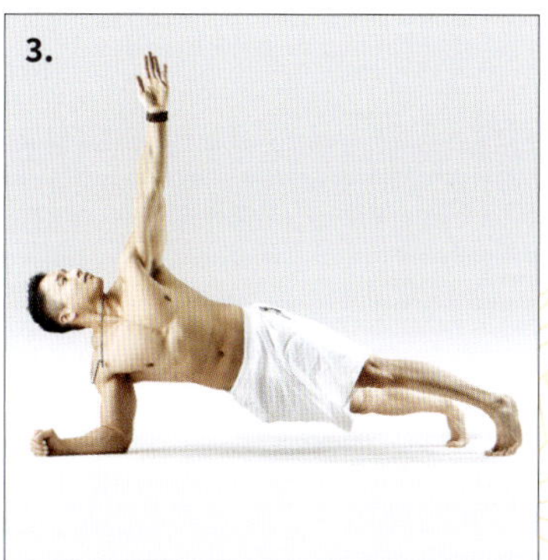

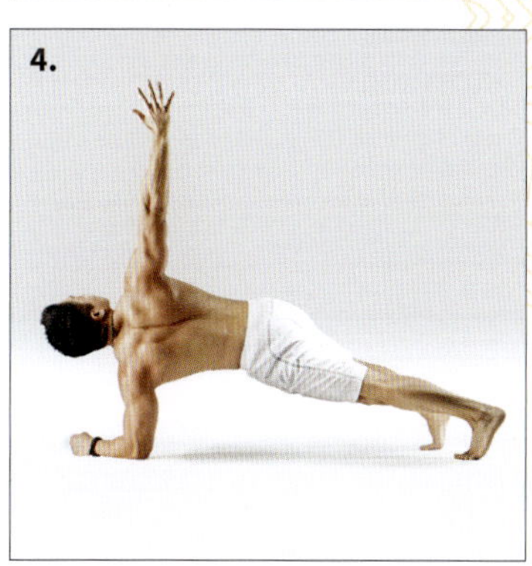

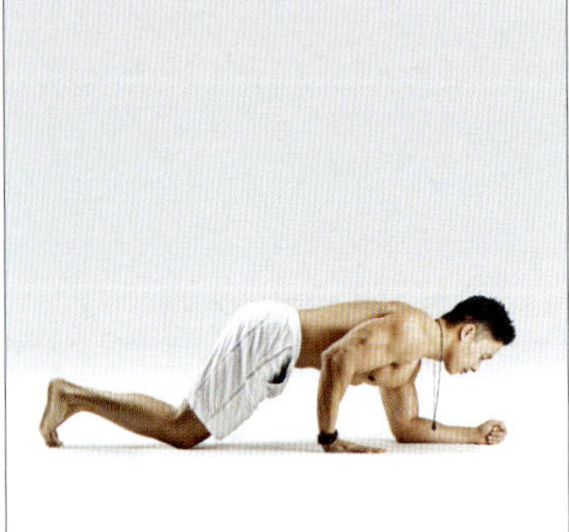

Postura del báculo desigual dedicada a Makara

Vishama makara dandasana

También conocida como: modificación de la postura de la tabla delfín desigual.

Modificación: un codo flexionado 90 grados, el otro antebrazo apoyado en el suelo, rodillas apoyadas en el suelo.

Tipo de postura: equilibrio de brazos o de antebrazos, abdominal.

Punto de *drishti*: *angushtamadhye* o *angushta ma dyai* (pulgares). 

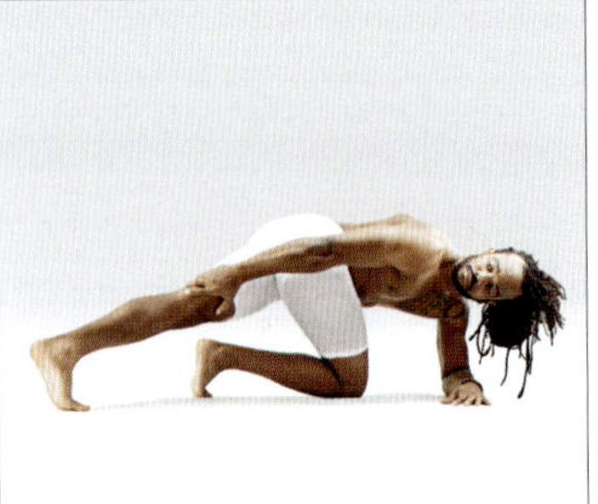

Postura del báculo lateral con las piernas desiguales y con una mano en la pierna

Hasta pada parshva vishama pada makara dandasana

También conocida como: modificación de la postura de la tabla delfín con una pierna extendida a un lado.

Tipo de postura: equilibrio de antebrazos, torsión, abdominal.

Punto de *drishti*: *padayoragrai* o *padayoragre* (dedos de los pies/pies).

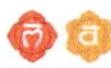

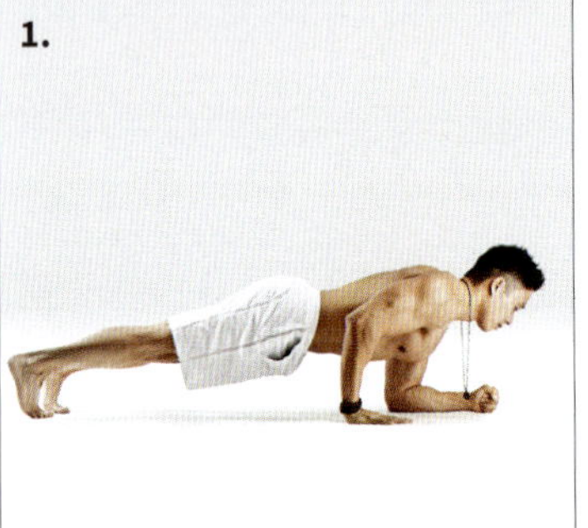

Postura del báculo desigual dedicada a Makara

Vishama makara dandasana

También conocida como: modificación de la postura de la tabla delfín desigual.

Modificación: un codo flexionado 90 grados, el otro antebrazo apoyado en el suelo, rodillas separadas del suelo.

1. Antebrazo izquierdo apoyado en el suelo, brazo derecho a 90 grados.

2. Antebrazo derecho apoyado en el suelo, brazo izquierdo a 90 grados.

Tipo de postura: equilibrio de brazos o de antebrazos, abdominal.

Punto de *drishti*: *angushtamadhye* o *angushta ma dyai* (pulgares). 

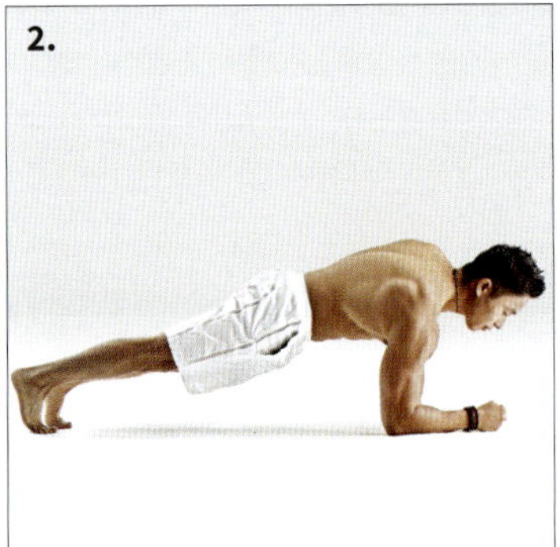

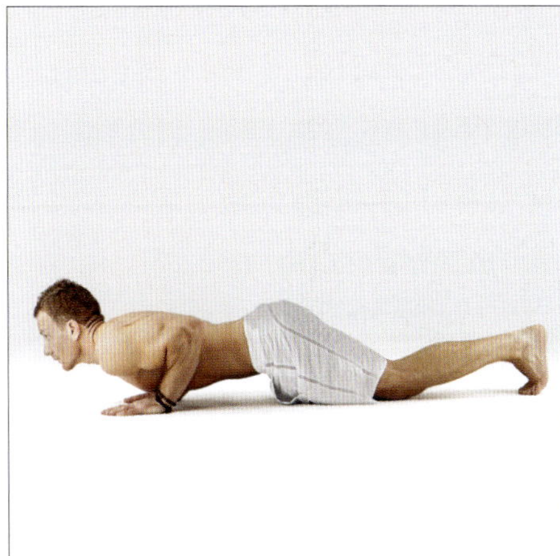

Postura del báculo sobre las cuatro extremidades

Chaturanga dandasana

Modificación: rodillas apoyadas en el suelo.
Tipo de postura: equilibrio de brazos, abdominal.
Punto de *drishti:* *nasagrai* o *nasagre* (nariz).

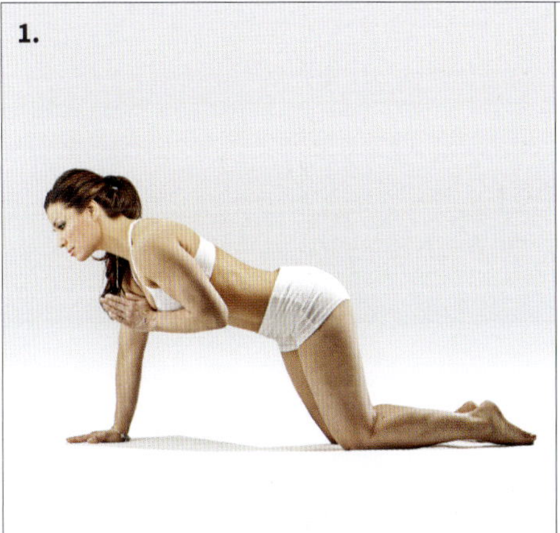

Postura del báculo sobre las cuatro extremidades con una sola mano

Eka hasta chaturanga dandasana

Modificación: rodillas apoyadas en el suelo.
1. Postura inicial.
2. Postura final.
Tipo de postura: equilibrio de brazos, abdominal.
Punto de *drishti:* *nasagrai* o *nasagre* (nariz).

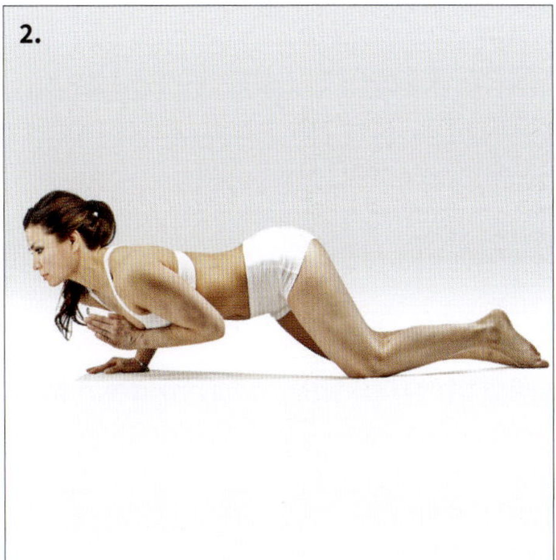

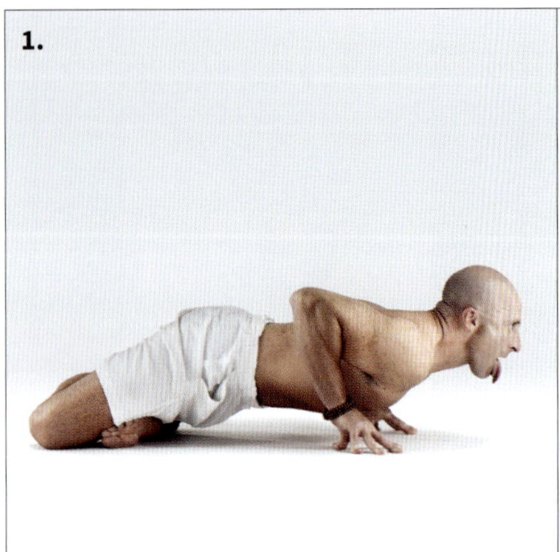

1.

Postura del león dedicada a un avatar de Vishnu en la postura del báculo sobre las cuatro extremidades

Narasimhasana en *chaturanga dandasana*

También conocida como: postura del león *(simhasana).*

Modificación: 1. Sobre las yemas de los dedos.

2. Sobre los puños.

Tipo de postura: equilibrio de brazos, abdominal.

Punto de *drishti:* *bhrumadhye* o *ajna chakra* (tercer ojo, entre las cejas).

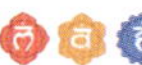

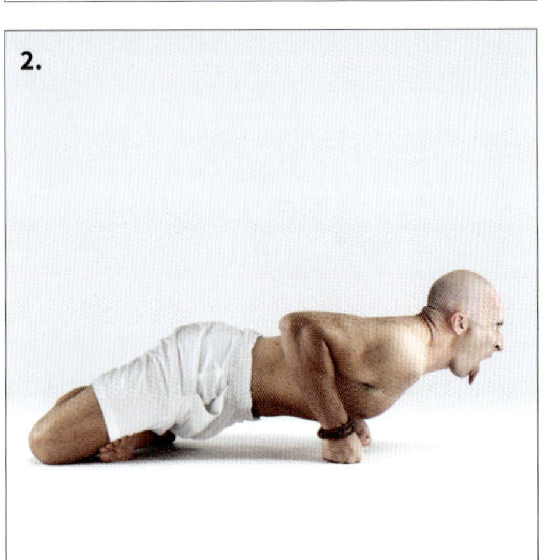

2.

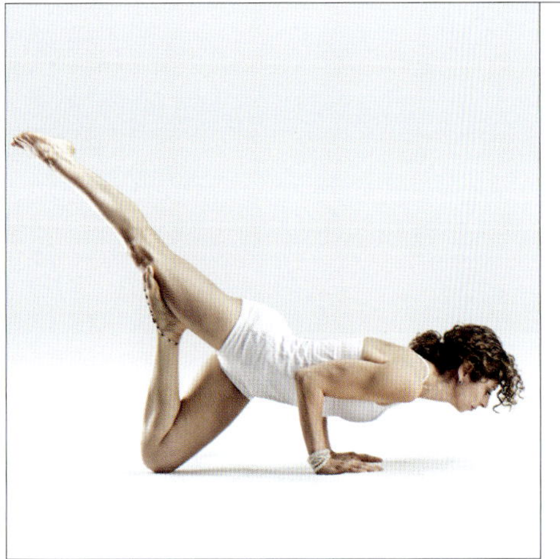

Posición de las piernas de la postura del rey Palomo 1 versión B con una sola pierna en la postura del báculo sobre las cuatro extremidades

Pada eka pada raja kapotasana **1b en** *chaturanga dandasana*

Modificación: rodilla inferior flexionada y apoyada en el suelo, pierna superior extendida con la rodilla apoyada en la planta del pie inferior.

Tipo de postura: equilibrio de brazos, abdominal.

Punto de *drishti:* *nasagrai* o *nasagre* (nariz).

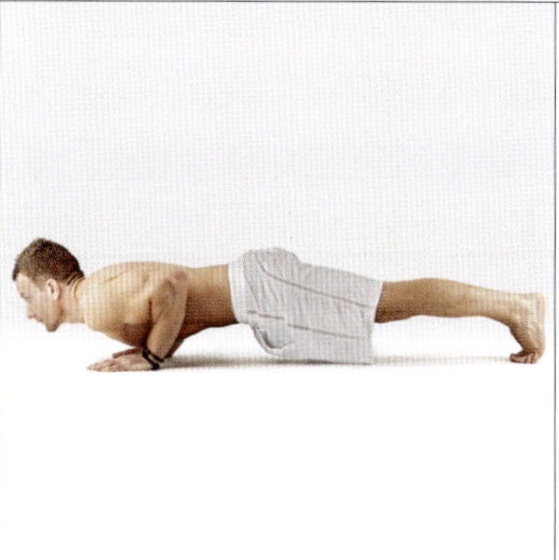

Postura del báculo sobre las cuatro extremidades

Chaturanga dandasana

Tipo de postura: equilibrio de brazos, abdominal.
Punto de *drishti*: *nasagrai* o *nasagre* (nariz).

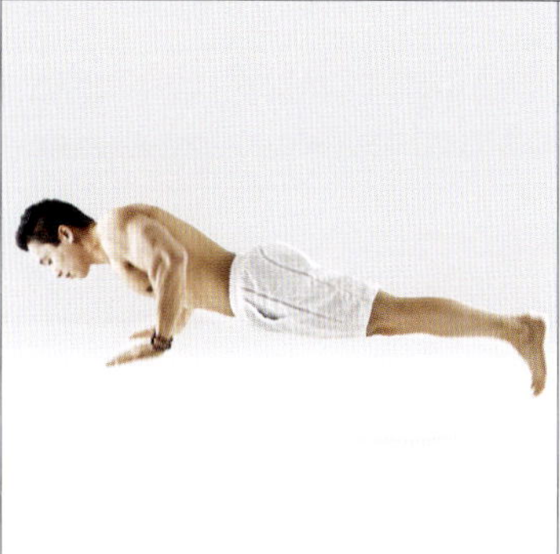

Postura del cocodrilo

Nakrasana
Modificación: pies y manos separados del suelo y levantados.
Tipo de postura: equilibrio de brazos, abdominal.
Punto de *drishti*: *nasagrai* o *nasagre* (nariz).

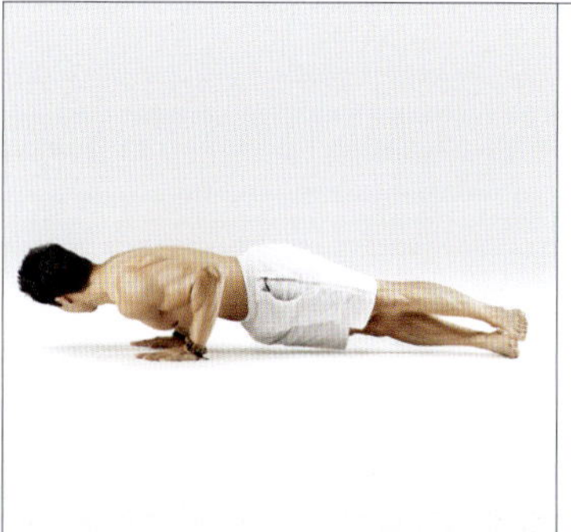

Postura del báculo sobre las cuatro extremidades con torsión

Parivritta chaturanga dandasana
Tipo de postura: equilibrio de brazos, torsión, abdominal.
Punto de *drishti*: *parshva drishti* (hacia la derecha), *parshva drishti* (hacia la izquierda).

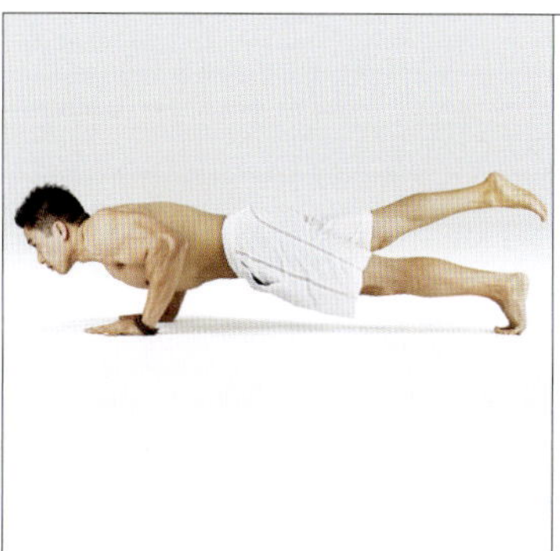

Postura del báculo sobre las cuatro extremidades con una sola pierna

Eka pada chaturanga dandasana
Tipo de postura: equilibrio de brazos, abdominal.
Punto de *drishti*: *bhrumadhye* o *ajna chakra* (tercer ojo, entre las cejas), *nasagrai* o *nasagre* (nariz).

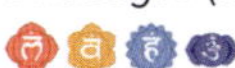

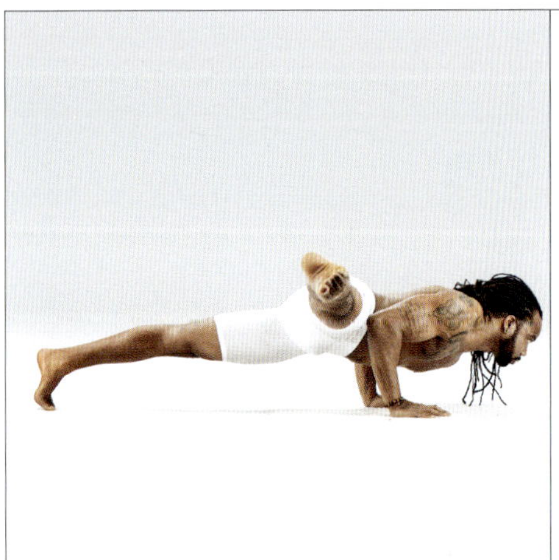

Postura del báculo sobre las cuatro extremidades con una sola pierna hacia arriba

Urdhva parshva eka pada chaturanga dandasana

Tipo de postura: equilibrio de brazos, abdominal.

Punto de *drishti:* *bhrumadhye* o *ajna chakra* (tercer ojo, entre las cejas), *nasagrai* o *nasagre* (nariz).

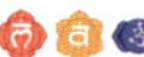

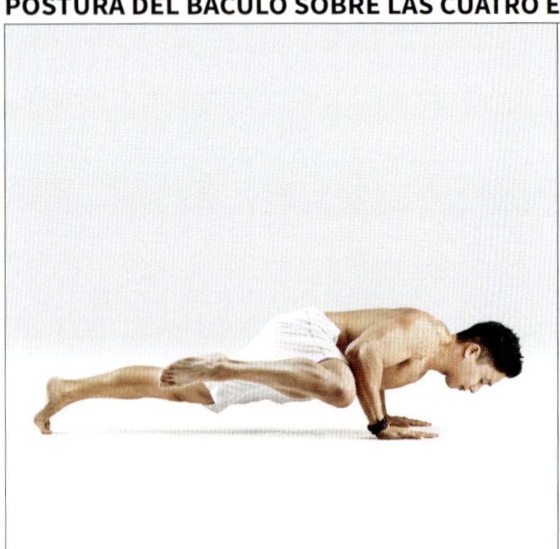

Postura del báculo sobre las cuatro extremidades con una sola pierna

Eka pada chaturanga dandasana

Modificación: rodilla en el antebrazo.

Tipo de postura: equilibrio de brazos, inclinación hacia delante, abdominal.

Punto de *drishti:* *nasagrai* o *nasagre* (nariz).

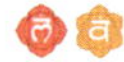

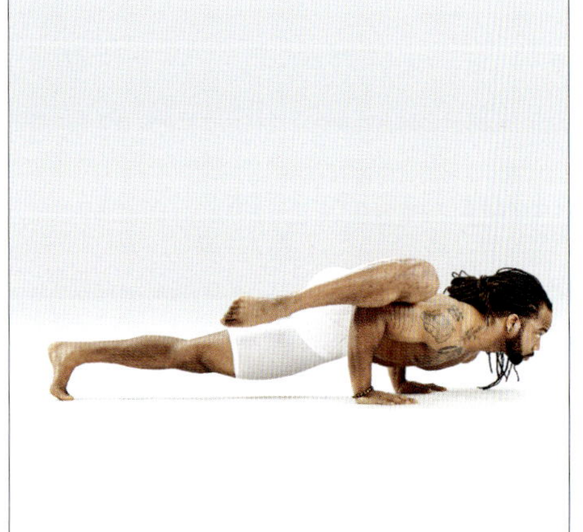

Postura del báculo sobre las cuatro extremidades con una sola pierna

Eka pada chaturanga dandasana

Modificación: rodilla en la parte superior del tríceps.

Tipo de postura: equilibrio de brazos, inclinación hacia delante, abdominal.

Punto de *drishti:* *bhrumadhye* o *ajna chakra* (tercer ojo, entre las cejas), *nasagrai* o *nasagre* (nariz).

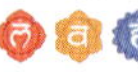

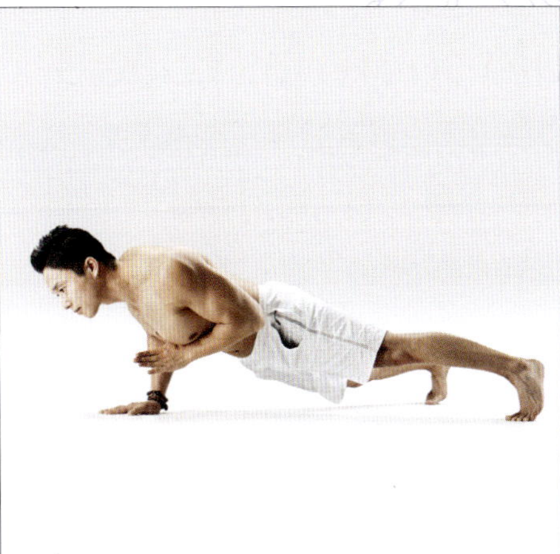

Postura del báculo sobre las cuatro extremidades con una sola mano

Eka hasta chaturanga dandasana

Modificación: mano en el corazón.

Tipo de postura: equilibrio de brazos, abdominal.

Punto de *drishti*: *hastagrai* o *hastagre* (manos) o *nasagrai* o *nasagre* (nariz).

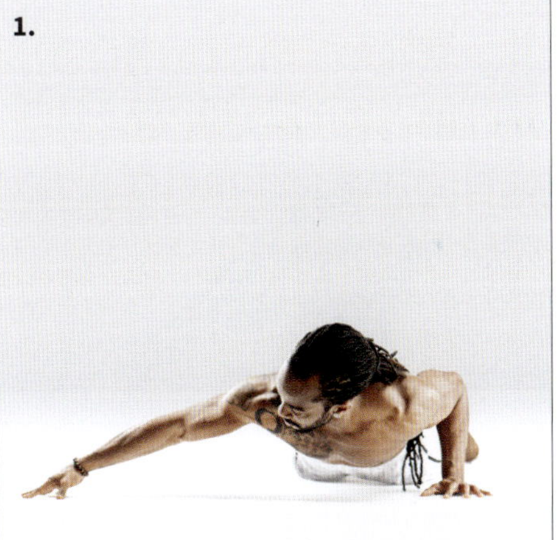

Postura del báculo sobre las cuatro extremidades con una mano extendida a un lado

Parshva hasta chaturanga dandasana

Modificación: 1. Rodillas apoyadas en el suelo.

2. Rodillas separadas del suelo.

Tipo de postura: equilibrio de brazos, abdominal.

Punto de *drishti*: *hastagrai* o *hastagre* (manos) o *nasagrai* o *nasagre* (nariz).

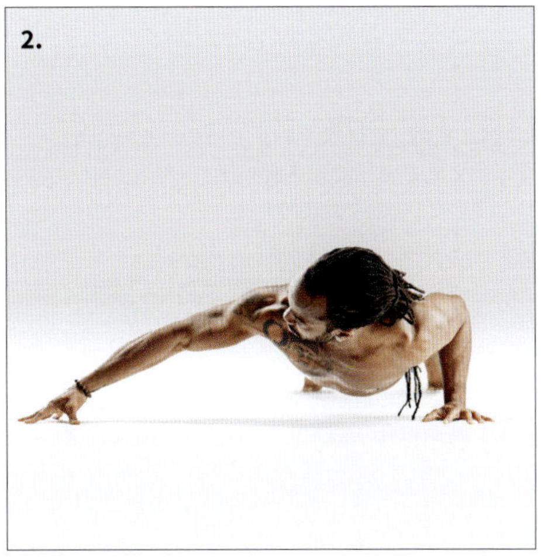

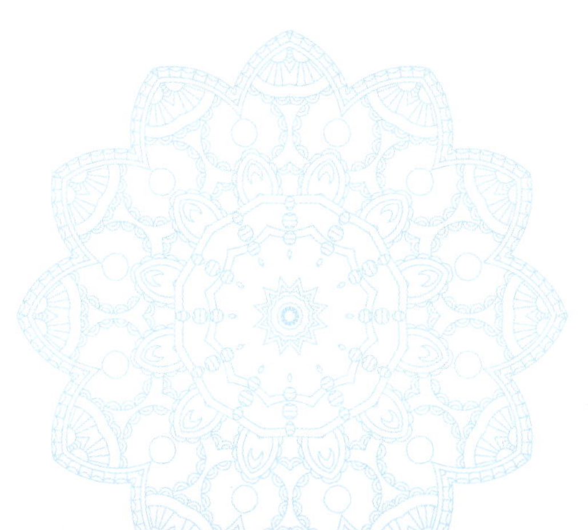

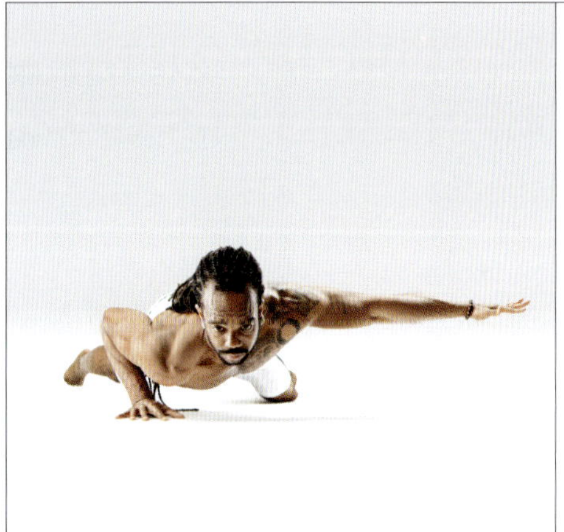

Postura del báculo sobre las cuatro extremidades con un solo brazo y una mano extendida a un lado

Parshva eka hasta chaturanga dandasana

Modificación: una rodilla apoyada en el suelo, la otra rodilla separada del suelo.

Tipo de postura: equilibrio de brazos, abdominal.

Punto de *drishti:* *nasagrai* o *nasagre* (nariz).

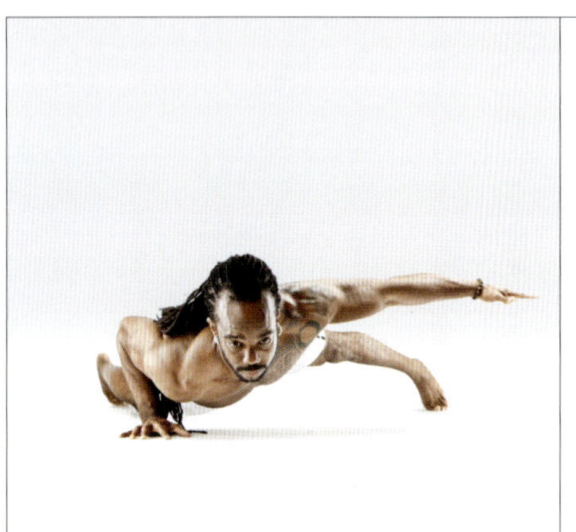
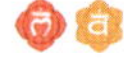

Postura del báculo sobre las cuatro extremidades con un solo brazo y una mano extendida a un lado

Parshva eka hasta chaturanga dandasana

Modificación: ambas rodillas separadas del suelo.

Tipo de postura: equilibrio de brazos, abdominal.

Punto de *drishti:* *nasagrai* o *nasagre* (nariz).

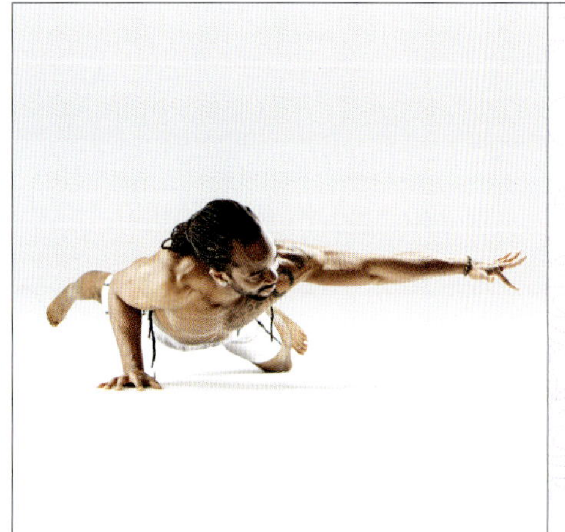
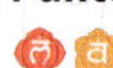

Postura del báculo sobre las cuatro extremidades con una sola pierna y una mano extendida a un lado

Parshva eka hasta eka pada chaturanga dandasana

Modificación: una rodilla apoyada en el suelo.

Tipo de postura: equilibrio de brazos, abdominal.

Punto de *drishti:* *hastagrai* o *hastagre* (manos).

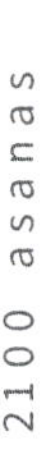

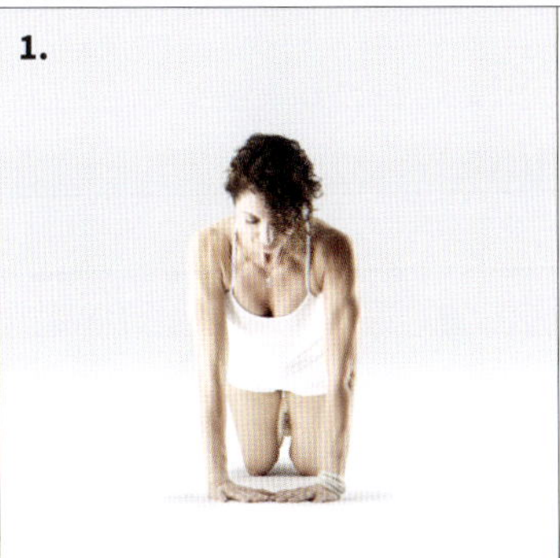

Postura del báculo sobre las cuatro extremidades en diamante

Vajra chaturanga dandasana

Modificación: rodillas apoyadas en el suelo.

1. Postura de inicio.

2. Postura final.

Tipo de postura: equilibrio de brazos, abdominal.

Punto de *drishti:* *nasagrai* o *nasagre* (nariz).

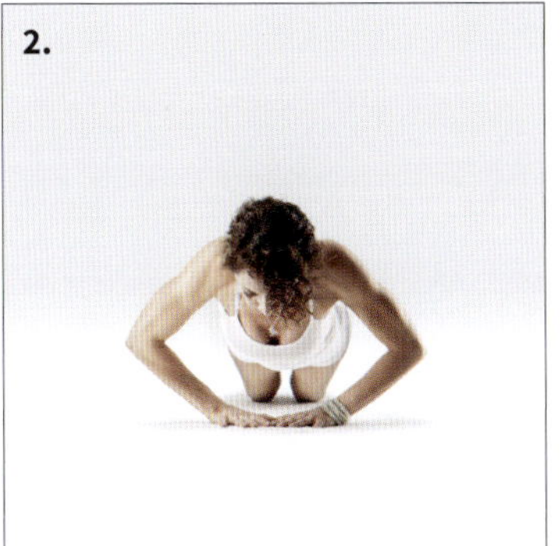

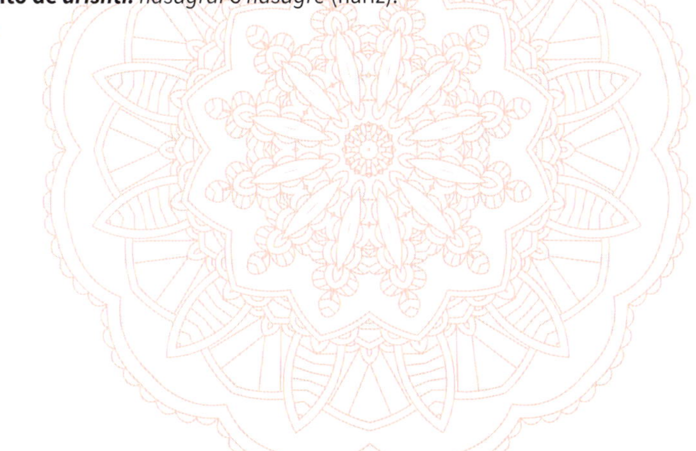

Postura del báculo sobre las cuatro extremidades en diamante

Vajra chaturanga dandasana

Modificación: rodillas separadas del suelo.

1. Postura de inicio.

2. Postura final.

Tipo de postura: equilibrio de brazos, abdominal.

Punto de *drishti:* *nasagrai* o *nasagre* (nariz).

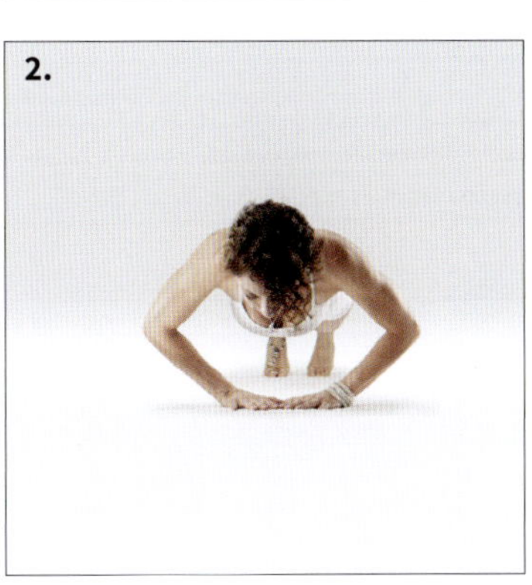

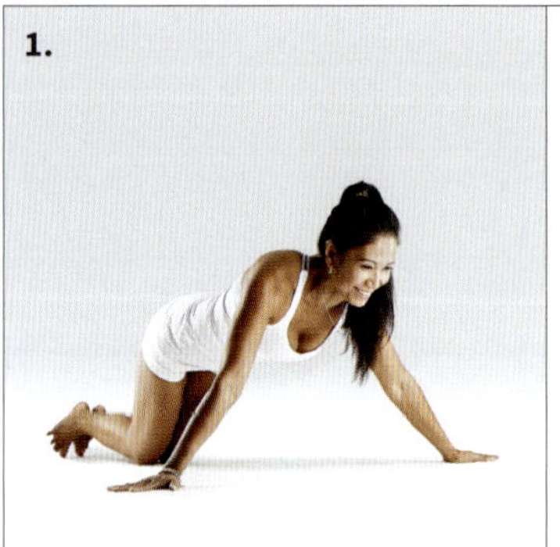

Postura del báculo sobre las cuatro extremidades con las manos muy separadas

Prasarita hasta chaturanga dandasana

Modificación: rodillas apoyadas en el suelo.

1. Postura de inicio.

2. Postura final.

Tipo de postura: equilibrio de brazos, abdominal.

Punto de *drishti:* *nasagrai* o *nasagre* (nariz).

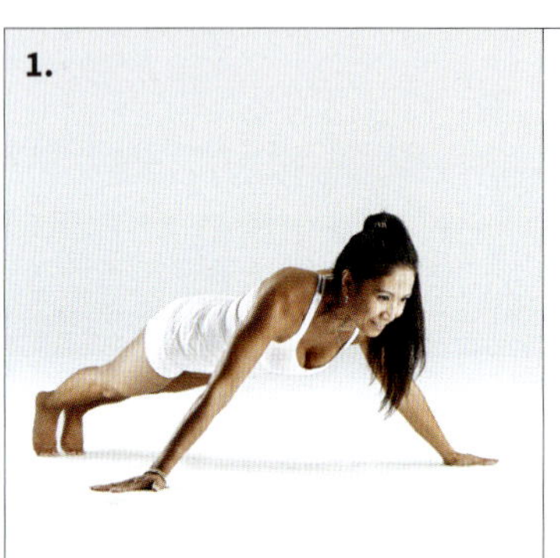

Postura del báculo sobre las cuatro extremidades con las manos muy separadas

Prasarita hasta chaturanga dandasana

Modificación: rodillas separadas del suelo.

1. Postura de inicio.

2. Postura final.

Tipo de postura: equilibrio de brazos, abdominal.

Punto de *drishti:* *nasagrai* o *nasagre* (nariz).

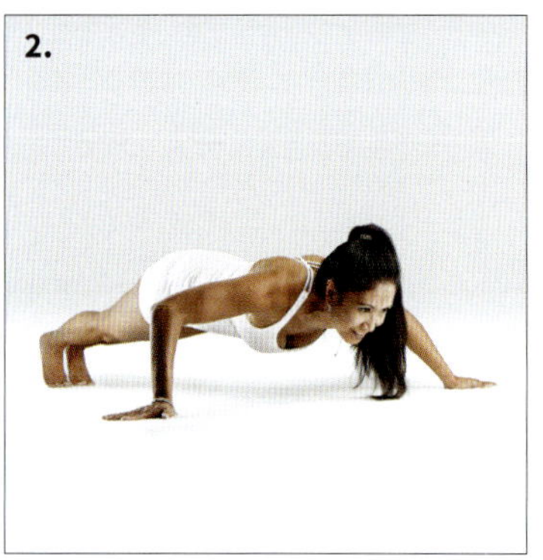

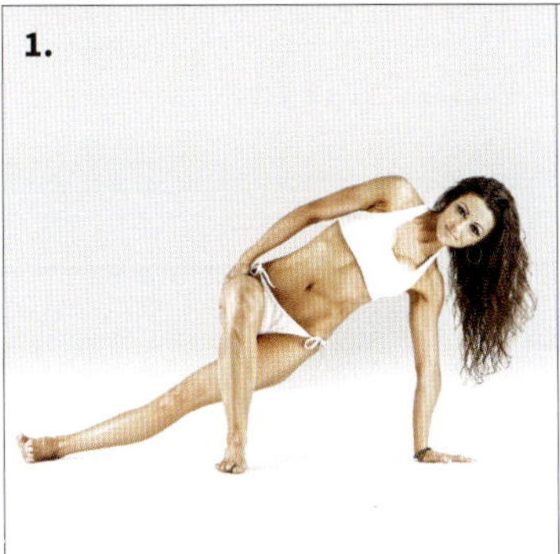

Postura dedicada al sabio Vasishtha

Vasisthasana

También conocida como: modificación de la postura de la tabla lateral.

Modificación: pierna superior cruzada por encima.

1. Brazo junto al torso.

2. Brazo extendido hacia arriba.

Tipo de postura: equilibrio de brazos, abdominal.

Punto de *drishti*: *nasagrai* o *nasagre* (nariz), *angushtamadhye* o *angushta ma dyai* (pulgares).

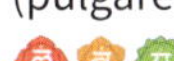

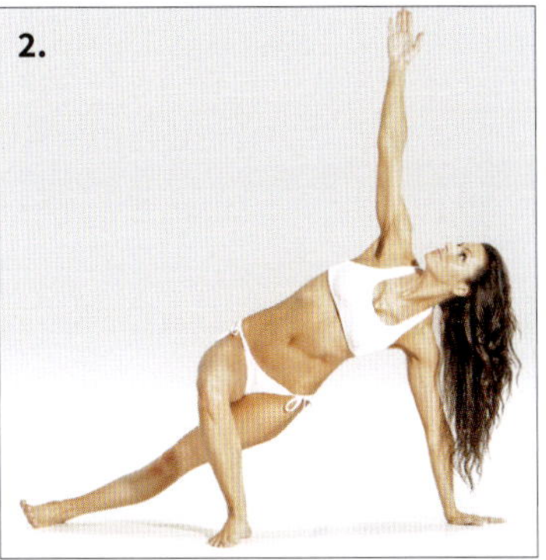

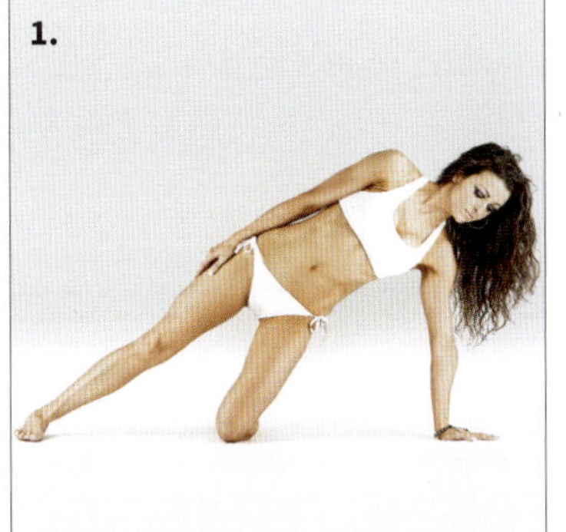

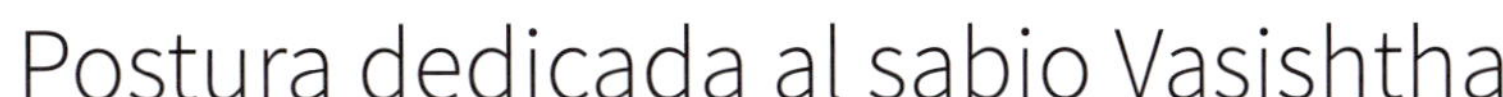

Postura dedicada al sabio Vasishtha

Vasisthasana

También conocida como: modificación de la postura de la tabla lateral.

Modificación: rodilla inferior apoyada en el suelo.

1. Brazo junto al torso.

2. Brazo extendido hacia arriba.

Tipo de postura: equilibrio de brazos, abdominal.

Punto de *drishti*: *angushtamadhye* o *angushtha ma dyai* (pulgares).

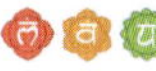

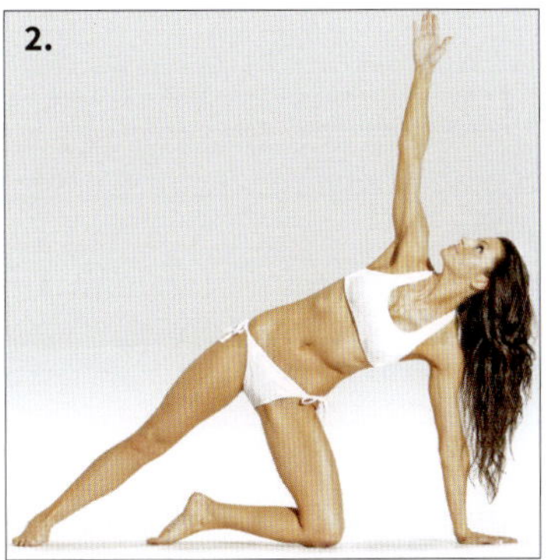

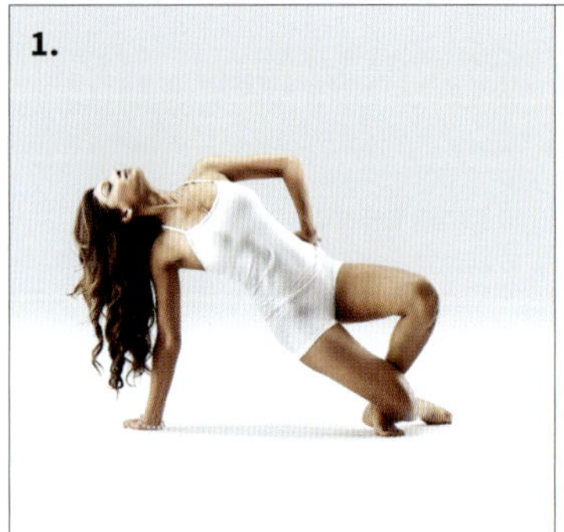

Postura dedicada al sabio Vasishtha

Vasishtasana

También conocida como: modificación de la postura de la tabla lateral.

Modificación: ambas rodillas flexionadas, espinilla de la pierna superior en el interior de la rodilla de la pierna inferior.

1. Pierna inferior flexionada 90 grados.

2. Pierna inferior ligeramente flexionadas.

Tipo de postura: equilibrio de brazos, abdominal.

Punto de *drishti*: *urdhva* o *antara drishti* (hacia el cielo).

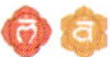

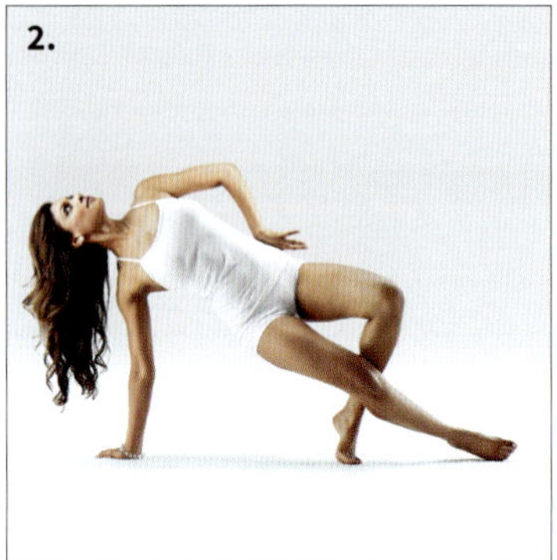

POSTURA DE LA TABLA LATERAL: PIERNAS EXTENDIDAS

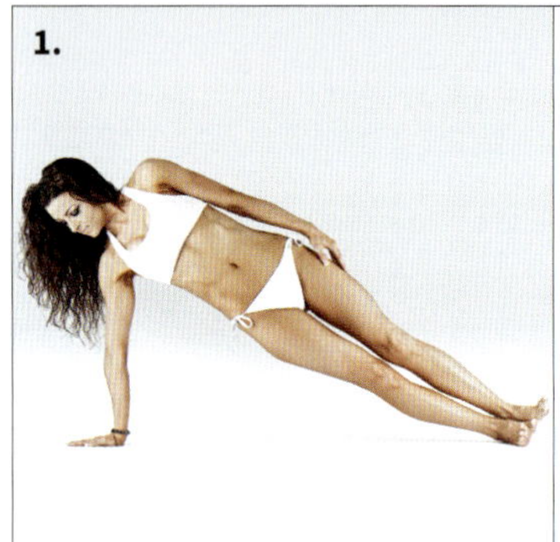

Postura dedicada al sabio Vasishtha

Vasishtasana

También conocida como: modificación de la postura de la tabla lateral.

Modificación: ambas piernas extendidas.

1. Brazo junto al torso.

2. Brazo extendido hacia arriba.

Tipo de postura: equilibrio de brazos, abdominal.

Punto de *drishti*: *angushtamadhye* o *angushta ma dyai* (pulgares).

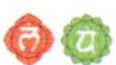

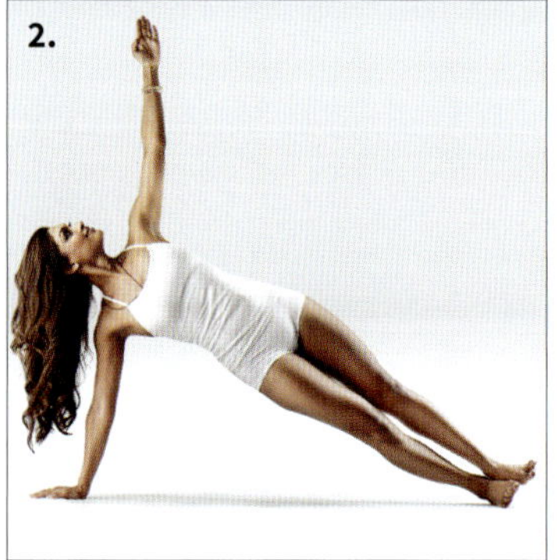

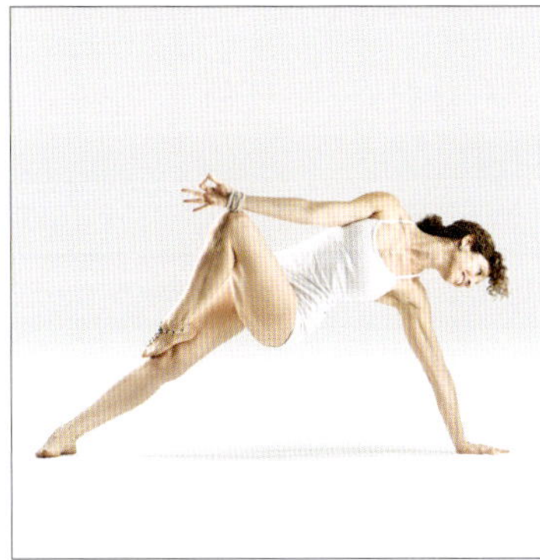

Postura dedicada al sabio Vasishtha con torsión

Parivritta vasisthasana

También conocida como: modificación de la postura de la tabla lateral.
Modificación: rodilla inferior flexionada, pie apoyado en el muslo de la pierna superior, muñeca del brazo superior en la rodilla de la pierna inferior.
Tipo de postura: equilibrio de brazos, torsión, inclinación hacia delante, abdominal.
Punto de *drishti*: *hastagrai* o *hastagre* (manos).

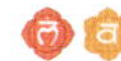

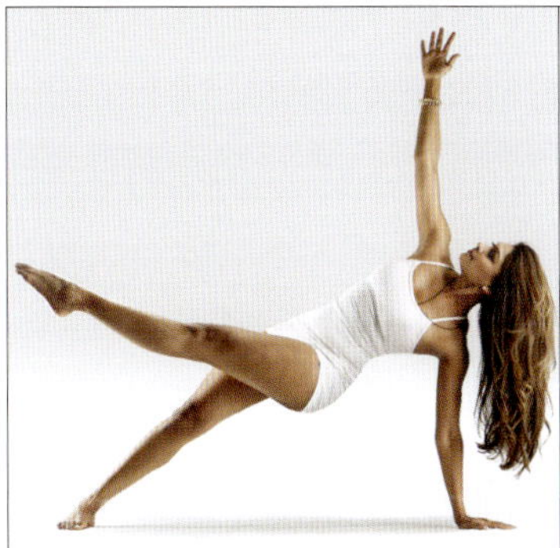

Postura dedicada al sabio Vasishtha con torsión con una pierna extendida a un lado

Parivritta parshva pada vasisthasana

También conocida como: modificación de la postura de la tabla lateral.
Modificación: piernas extendidas, pie inferior levantado, pierna cruzada delante del cuerpo.
Tipo de postura: equilibrio de brazos, torsión, abdominal.
Punto de *drishti*: *angushtamadhye* o *angushta ma dyai* (pulgares), *padayoragrai* o *padayoragre* (dedos de los pies/pies).

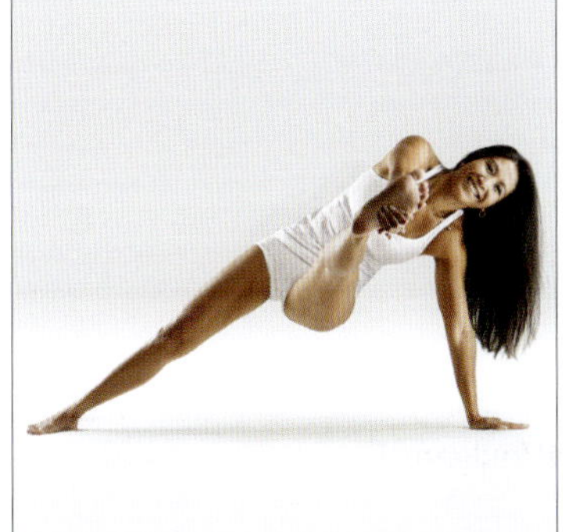

Postura de la mano en el pie dedicada al sabio Vasishtha

Hasta pada vasisthasana

También conocida como: modificación de la postura de la tabla lateral con mano en el pie.
Modificación: ambas piernas rectas, pierna inferior cruzada delante del cuerpo, pie alineado con el centro del pecho.
Tipo de postura: equilibrio de brazos, inclinación hacia delante, abdominal.
Punto de *drishti*: *padayoragrai* o *padayoragre* (dedos de los pies/pies).

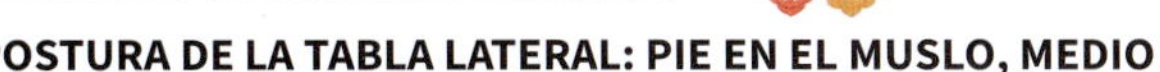

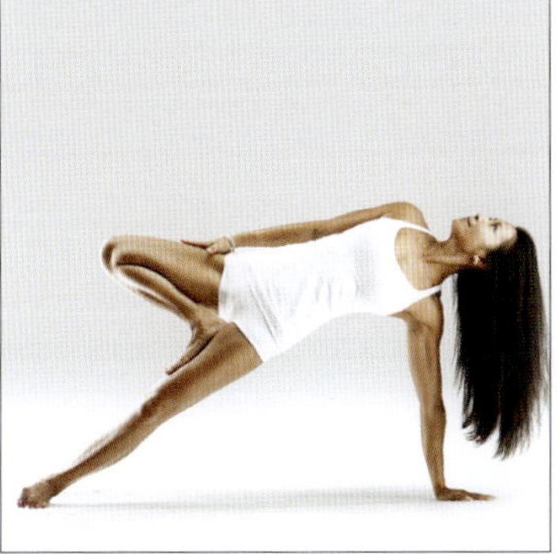

Postura del árbol en la postura dedicada al sabio Vasishtha

Vrikshasana en *vasishtasana*

También conocida como: postura del árbol en la postura de la tabla lateral modificada.
Modificación: pie superior en la cara interna del muslo.
Tipo de postura: equilibrio de brazos, abdominal.
Punto de *drishti*: *urdhva* o *antara drishti* (hacia el cielo).

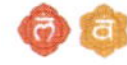

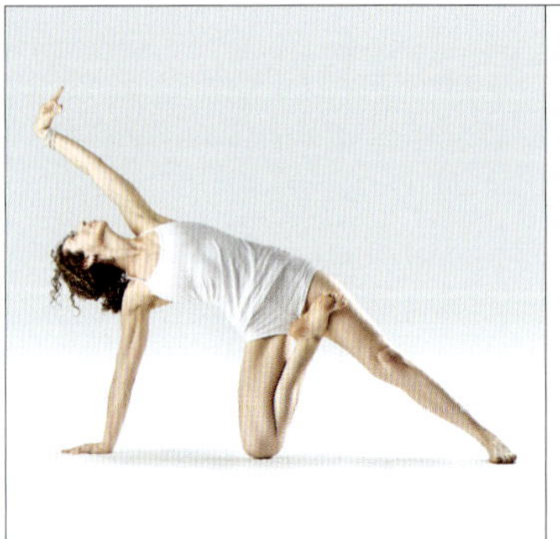

Postura del medio loto en la postura dedicada al sabio Vasishtha

Ardha padmasana en *vasishtasana*

También conocida como: media postura del loto en la postura de la tabla lateral modificada.

Modificación: rodilla inferior apoyada en el suelo.

Tipo de postura: equilibrio de brazos, abdominal.

Punto de *drishti*: *hastagrai* o *hastagre* (manos).

POSTURA DE LA TABLA LATERAL: PIERNA SUPERIOR LEVANTADA

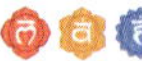
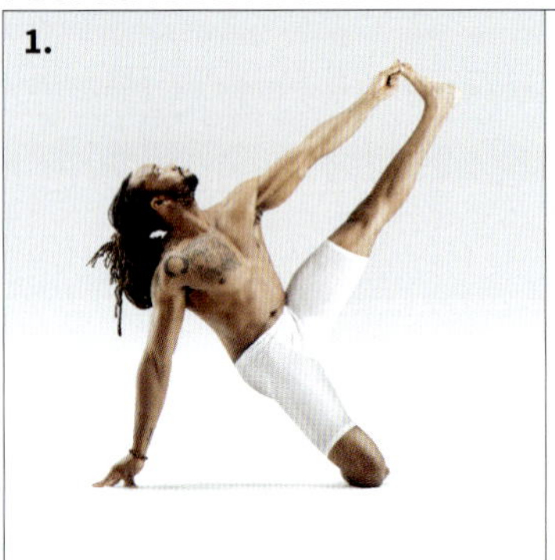

Postura del dedo gordo dedicada al sabio Vasishtha

Eka padangushta vasisthasana

También conocida como: postura del dedo gordo en la postura de la tabla lateral modificada.

Modificación: 1. Rodilla inferior apoyada en el suelo, pierna flexionada, dedos de los pies apuntando hacia atrás, yemas de los dedos de las manos apoyadas en el suelo.
2. Rodilla inferior separada del suelo; palma de la mano apoyada en el suelo.

Tipo de postura: equilibrio de brazos, inclinación hacia delante, abdominal.

Punto de *drishti*: *urdhva* o *antara drishti* (hacia el cielo), o *padayoragrai padayoragre* (dedos de los pies/pies).

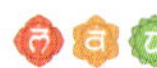
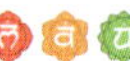
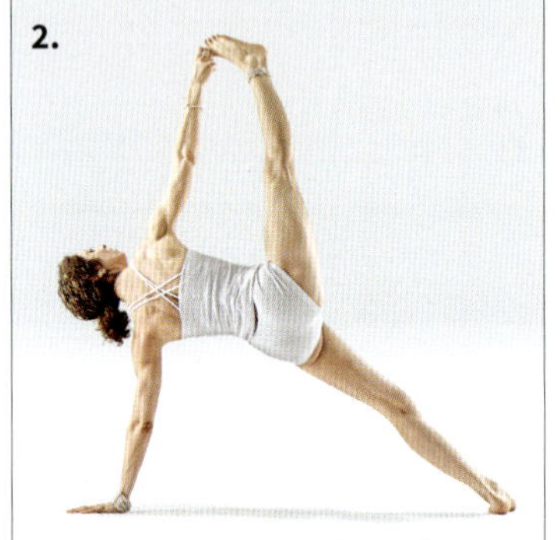

POSTURA DE VISHVAMITRA

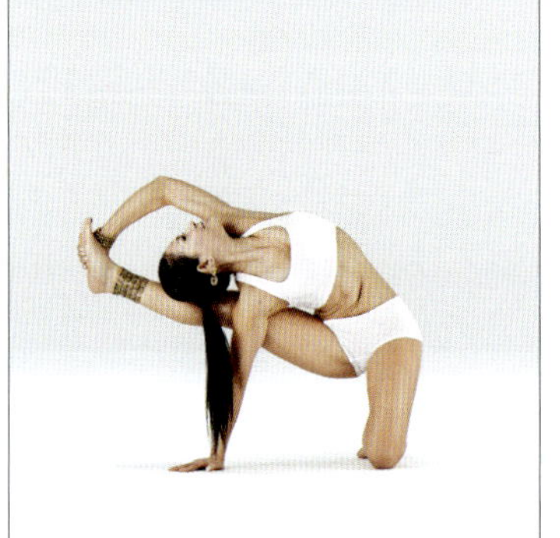

Postura dedicada a Vishvamitra

Vishvamitrasana

Modificación: rodilla apoyada en el suelo, agarre del borde exterior del pie.

Tipo de postura: equilibrio de brazos, inclinación lateral, torsión, abdominal.

Punto de *drishti*: *urdhva* o *antara drishti* (hacia el cielo).

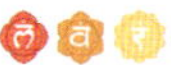

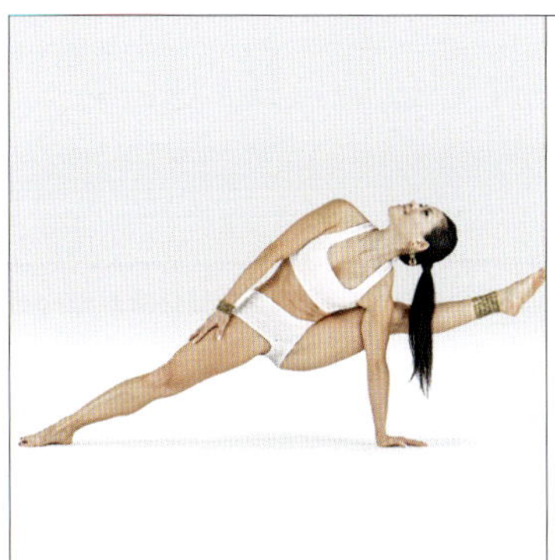

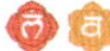

Postura dedicada a Vishvamitra

Vishvamitrasana

Modificación: brazo a lo largo del torso.
Tipo de postura: equilibrio de brazos, abdominal.
Punto de *drishti*: *urdhva* o *antara drishti* (hacia el cielo).

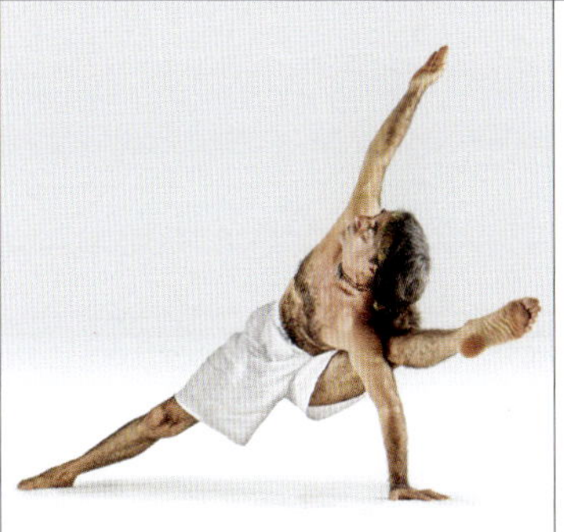

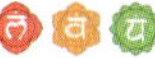

Postura dedicada a Vishvamitra

Vishvamitrasana

Modificación: rodilla separada del suelo, brazo superior extendido hacia el cielo.
Tipo de postura: equilibrio de brazos, inclinación lateral, abdominal.
Punto de *drishti*: *angushtamadhye* o *angushta ma dyai* (pulgares).

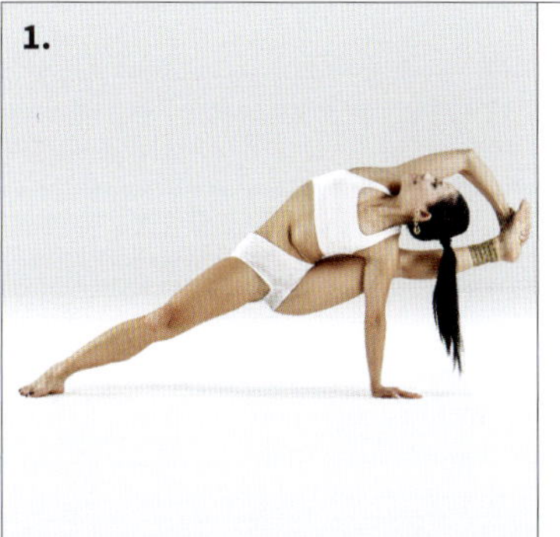

1.

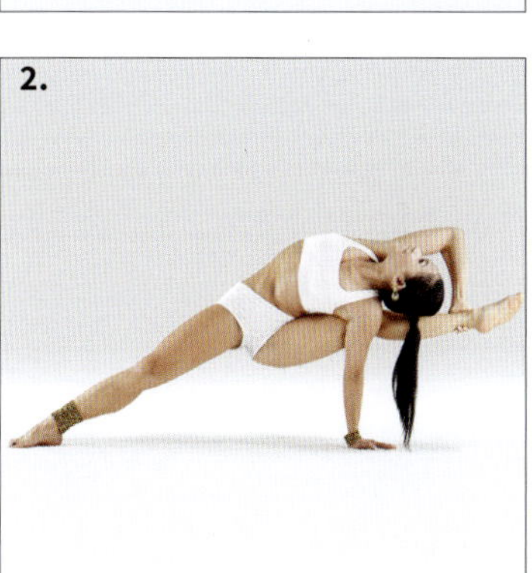

2.

Postura dedicada a Vishvamitra

Vishvamitrasana

Modificación: rodilla separada del suelo.
1. Agarre del borde exterior del pie superior.
2. Agarre del tobillo de la pierna superior.
Tipo de postura: equilibrio de brazos, inclinación lateral, torsión, abdominal.
Punto de *drishti*: *urdhva* o *antara drishti* (hacia el cielo).

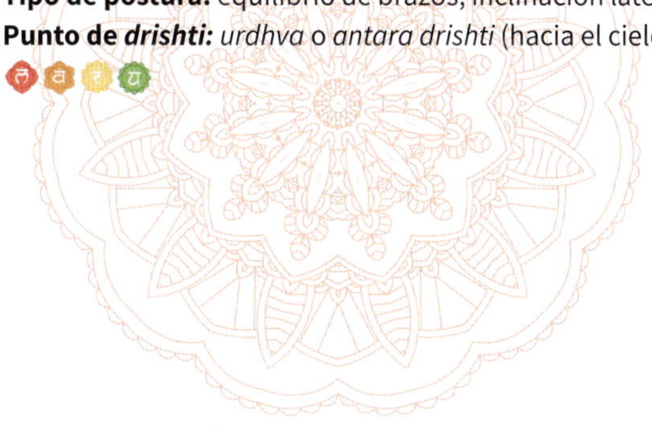

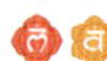

Postura dedicada a Shiva el destructor

Kala bhairavasana

Modificación: 1. Brazo extendido hacia el cielo.

2. Brazo inferior en el interior del muslo inferior.

Tipo de postura: equilibrio de brazos, abdominal.

Punto de *drishti*: *angushtamadhye* o *angushta ma dyai* (pulgares), *padayoragrai* o *padayoragre* (dedos de los pies/pies).

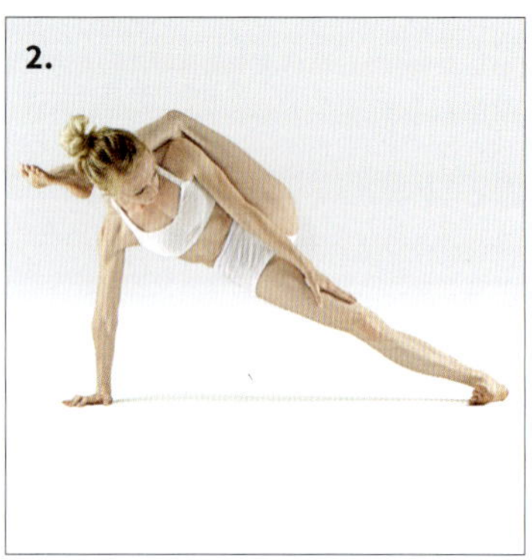

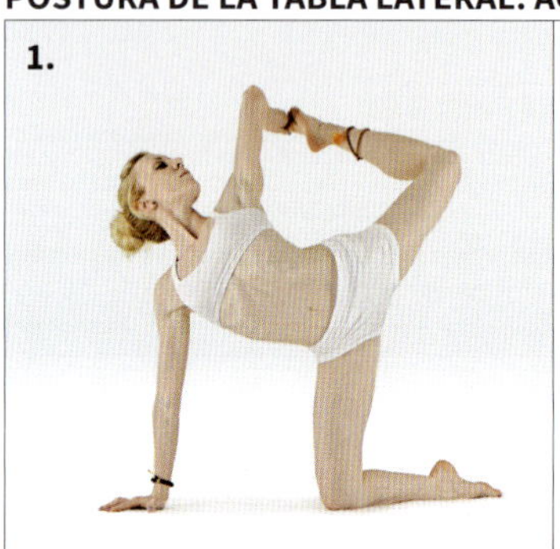

POSTURA DE LA TABLA LATERAL: AGARRE DE LA PIERNA SUPERIOR POR ENCIMA DE LA CABEZA

Postura de la perdiz

Kapinjalasana

Modificación: agarre por encima de la cabeza.

1. Rodilla inferior apoyada en el suelo.

2. Rodilla inferior separada del suelo.

Tipo de postura: equilibrio de brazos, inclinación hacia atrás, abdominal.

Punto de *drishti*: *bhrumadhye* o *ajna chakra* (tercer ojo, entre las cejas).

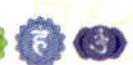

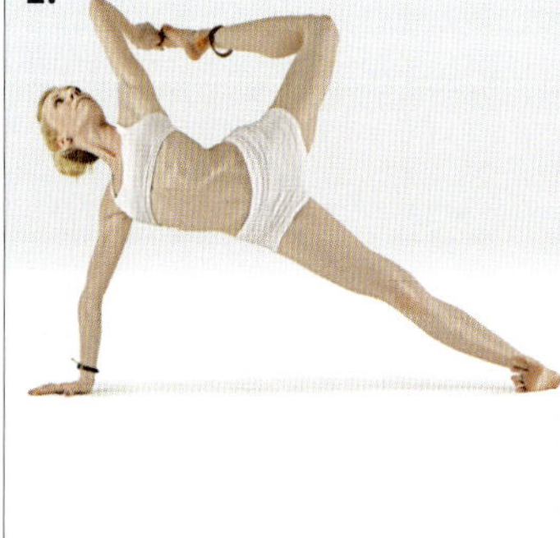

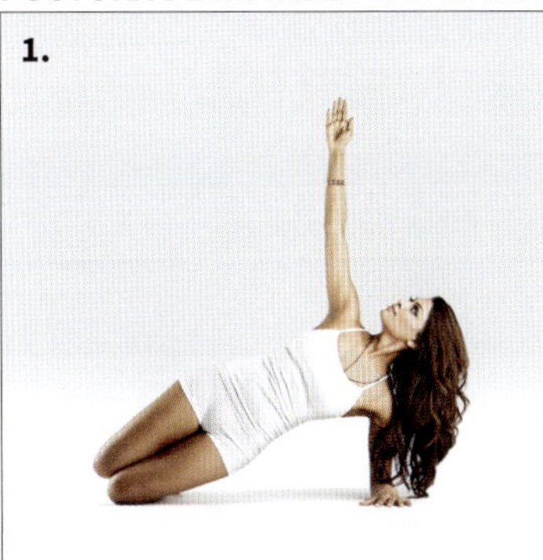

Postura dedicada al sabio Vasishtha

Vasishtasana

También conocida como: modificación de la postura de la tabla delfín lateral.

Modificación: antebrazo apoyado en el suelo, ambas rodillas en el suelo.

1. Brazo levantado hacia el cielo.

2. Brazo a lo largo del torso.

Tipo de postura: equilibrio de antebrazos, abdominal.

Punto de *drishti*: 1. *Angushtamadhye* o *angushta ma dyai* (pulgares).

2. *Nasagrai* o *nasagre* (nariz).

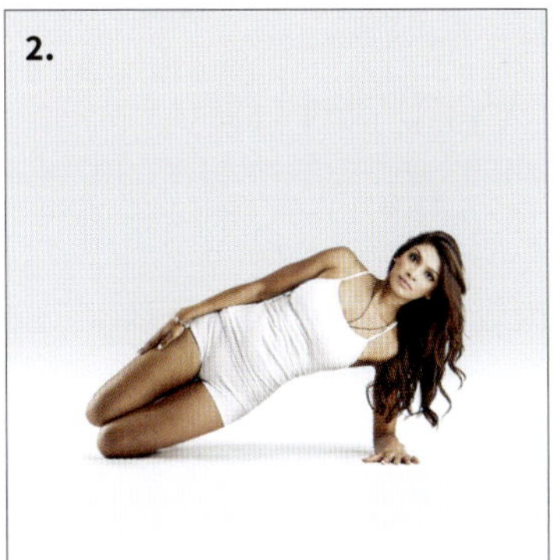

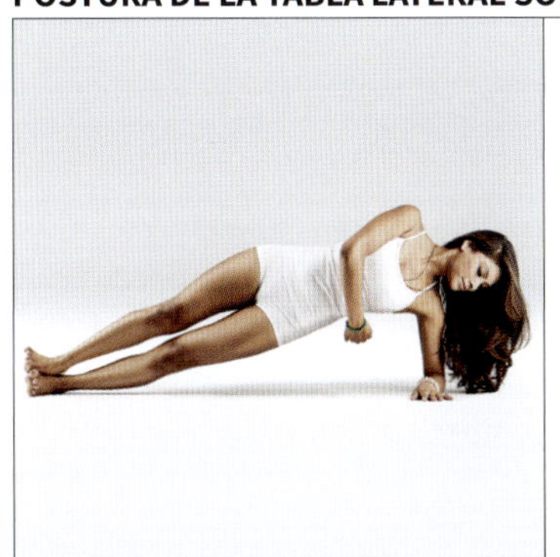

Postura dedicada al sabio Vasishtha

Vasishtasana

También conocida como: modificación de la postura de la tabla delfín lateral.

Modificación: antebrazo apoyado en el suelo, el otro brazo cruzado sobre el pecho, mirando hacia abajo.

Tipo de postura: equilibrio de antebrazos, torsión, abdominal.

Punto de *drishti*: *angushtamadhye* o *angushta ma dyai* (pulgares).

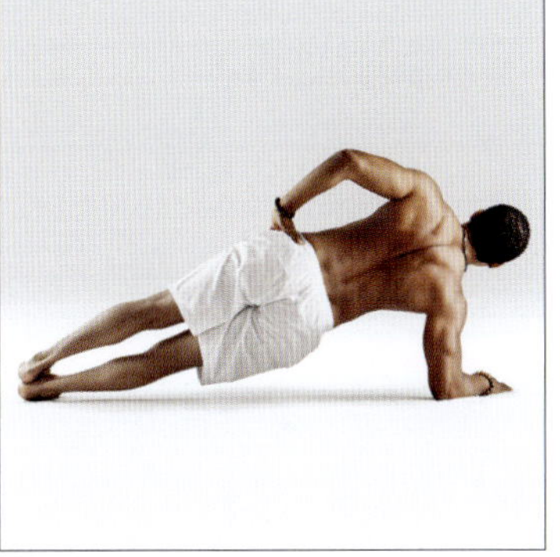

Postura dedicada al sabio Vasishtha

Vasishtasana

También conocida como: modificación de la postura de la tabla delfín lateral.

Modificación: antebrazo apoyado en el suelo, mano superior en la cadera.

Tipo de postura: equilibrio de antebrazos, abdominal.

Punto de *drishti*: *nasagrai* o *nasagre* (nariz).

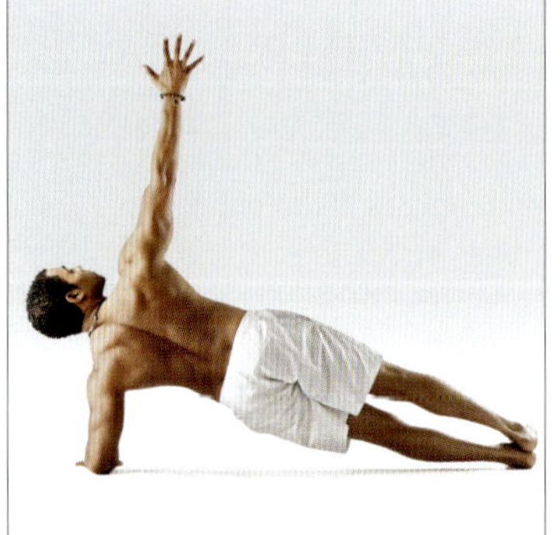

Postura dedicada al sabio Vasishtha

Vasishtasana

También conocida como: modificación de la postura de la tabla delfín lateral.
Modificación: antebrazo apoyado en el suelo, brazo superior extendido hacia el cielo.
Tipo de postura: equilibrio de antebrazos, abdominal.
Punto de *drishti:* *hastagrai* o *hastagre* (manos).

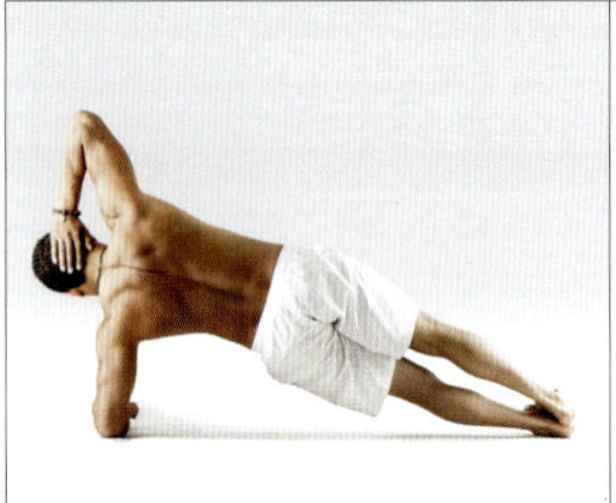

Postura dedicada al sabio Vasishtha

Vasishtasana

También conocida como: modificación de la postura de la tabla delfín lateral.
Modificación: antebrazo apoyado en el suelo, mano superior en la nuca.
Tipo de postura: equilibrio de antebrazos, abdominal.
Punto de *drishti:* *nasagrai* o *nasagre* (nariz).

POSTURA DE LA TABLA LATERAL SOBRE LOS ANTEBRAZOS: UNA PIERNA CRUZADA POR ENCIMA

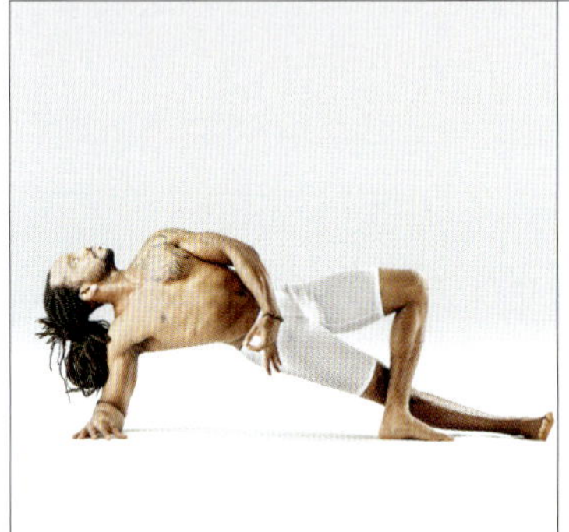

Postura dedicada al sabio Vasishtha

Vasishtasana

También conocida como: modificación de la postura de la tabla delfín lateral.
Modificación: antebrazo apoyado en el suelo, pierna superior cruzada por encima de la pierna inferior, pie plano en el suelo, mano superior en la cavidad de la cadera inferior.
Tipo de postura: equilibrio de antebrazos, abdominal.
Punto de *drishti:* *urdhva* o *antara drishti* (hacia el cielo).

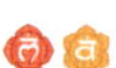

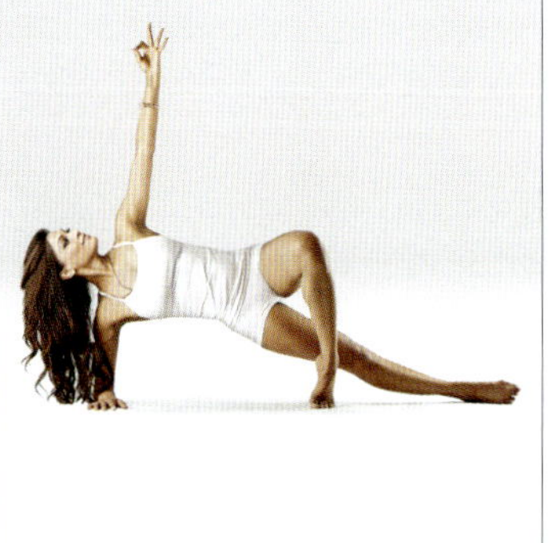

Postura dedicada al sabio Vasishtha

Vasishtasana

También conocida como: modificación de la postura de la tabla delfín lateral.
Modificación: antebrazo apoyado en el suelo, pierna superior cruzada por encima de la pierna inferior, talón levantado, brazo superior extendido hacia el cielo.
Tipo de postura: equilibrio de antebrazos, abdominal.
Punto de *drishti:* *hastagrai* o *hastagre* (manos).

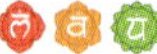

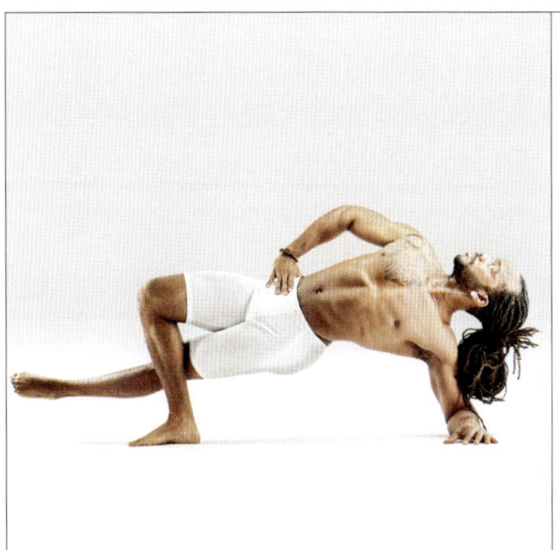

Postura dedicada al sabio Vasishtha

Vasishtasana

También conocida como: modificación de la postura de la tabla delfín lateral.

Modificación: antebrazo apoyado en el suelo, pierna superior cruzada por encima de la pierna inferior, pie plano en el suelo, pierna inferior separada del suelo, mano superior en la cadera.

Tipo de postura: equilibrio de antebrazos, abdominal.

Punto de *drishti*: *urdhva* o *antara drishti* (hacia el cielo).

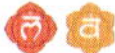

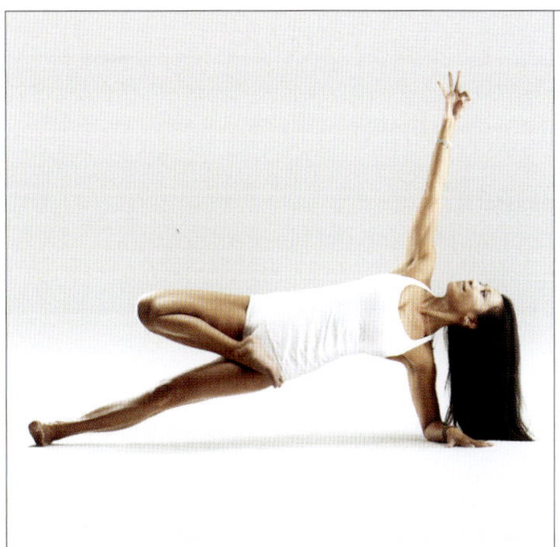

Postura del medio loto en la postura dedicada al sabio Vasishtha

Ardha padmasana en *vasishtasana*

También conocida como: postura del medio loto en la postura de la tabla lateral modificada.

Modificación: antebrazo apoyado en el suelo, brazo superior extendido hacia el cielo.

Tipo de postura: equilibrio de antebrazos, abdominal.

Punto de *drishti*: *hastagrai* o *hastagre* (manos).

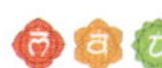

POSTURA DE LA TABLA LATERAL SOBRE LOS ANTEBRAZOS: PIERNA SUPERIOR LEVANTADA

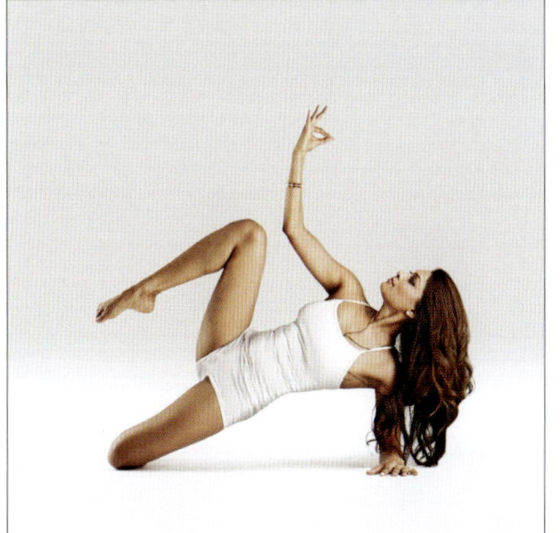

Postura dedicada al sabio Vasishtha

Vasishtasana

También conocida como: modificación de la postura de la tabla delfín lateral.

Modificación: antebrazo apoyado en el suelo, rodilla superior hacia el codo superior, rodilla inferior apoyada en el suelo, pierna inferior flexionada, dedos de los pies apuntando hacia atrás.

Tipo de postura: equilibrio de antebrazos, inclinación hacia delante, abdominal.

Punto de *drishti*: *hastagrai* o *hastagre* (manos).

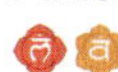

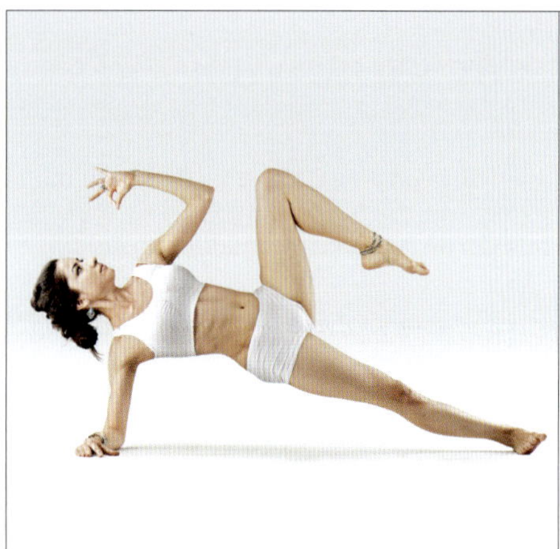

Postura dedicada al sabio Vasishtha

Vasishtasana

También conocida como: modificación de la postura de la tabla delfín lateral.

Modificación: antebrazo apoyado en el suelo, rodilla superior hacia el codo superior, pierna inferior extendida, rodilla separada de suelo.

Tipo de postura: equilibrio de los antebrazos, inclinación hacia delante, abdominal.

Punto de *drishti:* *hastagrai* o *hastagre* (manos).

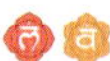

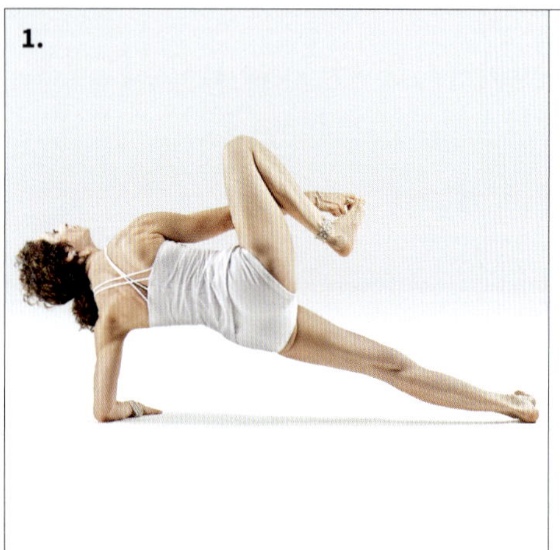

Postura del dedo gordo en la postura dedicada al sabio Vasishtha

Eka padangushta vasishtasana

También conocida como: postura del dedo gordo del pie en la postura de la tabla delfín lateral modificada.

Modificación: antebrazo apoyado en el suelo.

1. Rodilla flexionada.

2. Pierna extendida.

Tipo de postura: equilibrio de antebrazos, inclinación hacia delante, abdominal.

Punto de *drishti:* *padayoragrai* o *padayoragre* (dedos de los pies/pies).

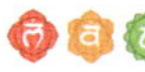

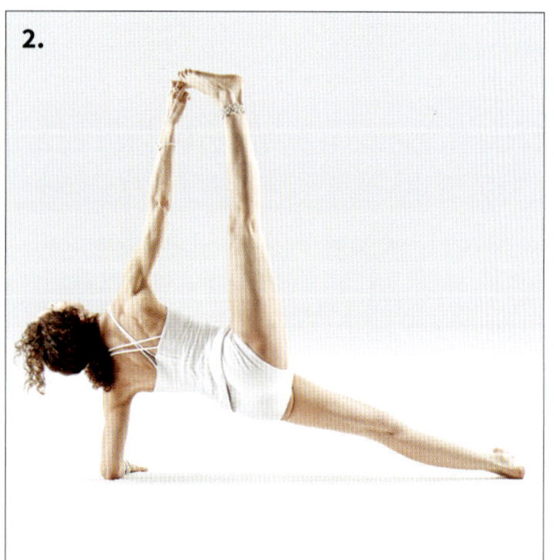

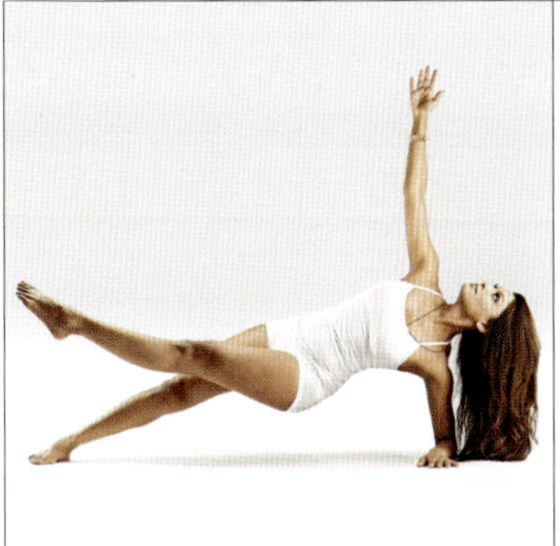

Postura de la pierna extendida a un lado con torsión dedicada al sabio Vasishtha

Parivritta parshva pada vasishtasana

También conocida como: modificación de la postura de la pierna extendida a un lado con torsión en la postura de la tabla delfín lateral.

Modificación: antebrazo en el suelo, piernas rectas, la inferior elevada delante del cuerpo.

Tipo de postura: equilibrio de antebrazos, torsión, abdominal.

Punto de *drishti*: *hastagrai* o *hastagre* (manos). 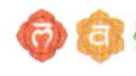

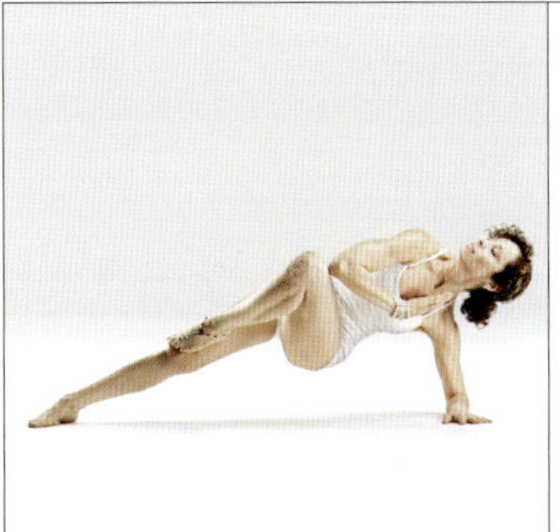

Postura dedicada al sabio Vasishtha con torsión

Parivritta vasishtasana

También conocida como: modificación de la postura de la tabla delfín lateral con torsión.

Modificación: antebrazo apoyado en el suelo, rodilla inferior flexionada, pie apoyado en el muslo de la pierna superior, codo del brazo superior hasta la rodilla de la pierna inferior.

Tipo de postura: equilibrio de antebrazos, inclinación hacia delante, torsión, abdominal.

Punto de *drishti*: *urdhva* o *antara drishti* (hacia el cielo). 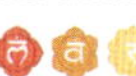

1.

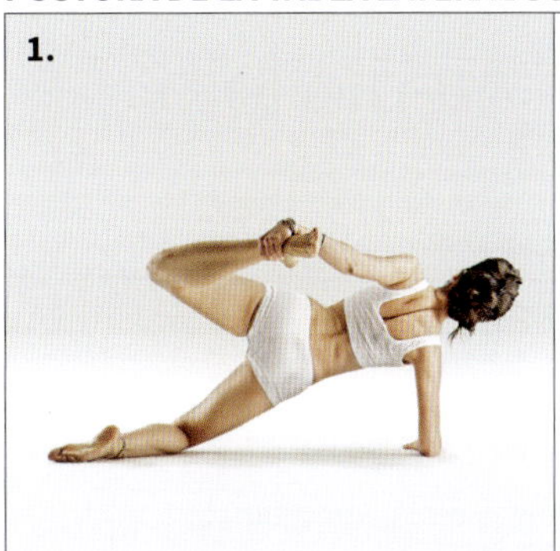

Postura de la perdiz

Kapinjalasana

Modificación: antebrazo apoyado en el suelo, agarre por debajo de la cabeza.

1. Rodilla apoyada en el suelo.

2. Rodilla separada del suelo.

Tipo de postura: equilibrio de antebrazos, inclinación hacia atrás, abdominal.

Punto de *drishti*: *bhrumadhye* o *ajna chakra* (tercer ojo, entre las cejas).

2.

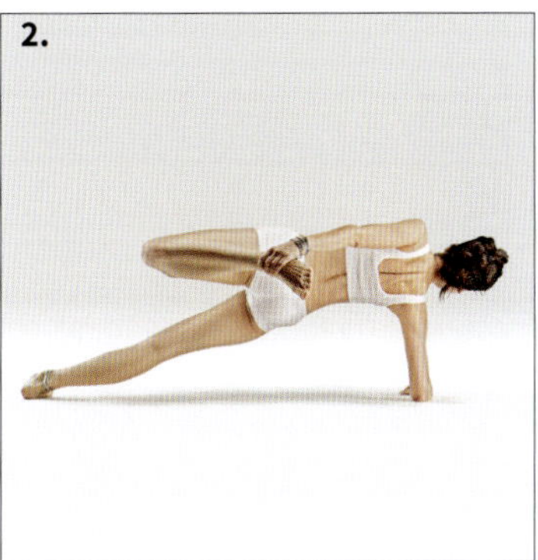

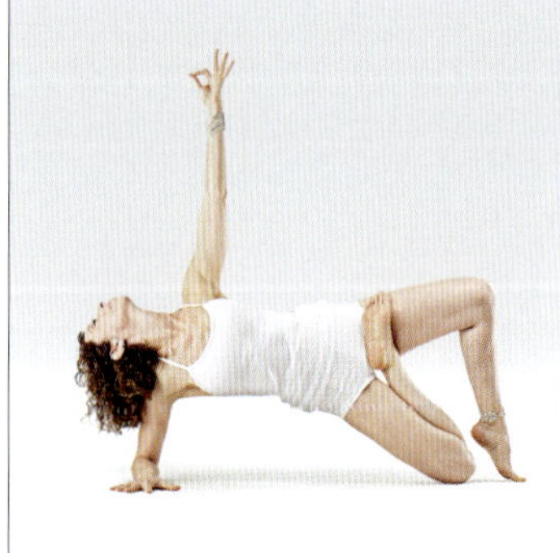

Media postura del loto de Vasishtha

Ardha padmasana en *vasishtasana*

También conocida como: modificación de la postura de la tabla delfín lateral en media postura del loto con agarre del dedo gordo del pie.

Modificación: antebrazo apoyado en el suelo, pierna inferior en media postura del loto, rodilla superior flexionada, puntas de los dedos de los pies apoyadas en el suelo.

Tipo de postura: equilibrio de antebrazos, abdominal.

Punto de *drishti:* *hastagrai* o *hastagre* (manos). 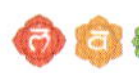

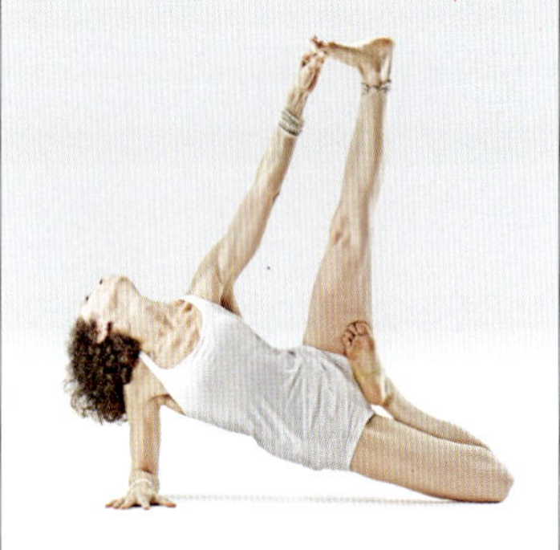

Postura del medio loto dedicada a Vasishtha

Ardha padma eka padangushta vasisthasana

También conocida como: modificación de la postura de la tabla delfín lateral en la postura del medio loto con medio agarre.

Modificación: antebrazo apoyado en el suelo.

Tipo de postura: equilibrio de antebrazos, inclinación hacia delante, abdominal.

Punto de *drishti:* *padayoragrai* o *padayoragre* (dedos de los pies/pies), *urdhva* o *antara drishti* (hacia el cielo).

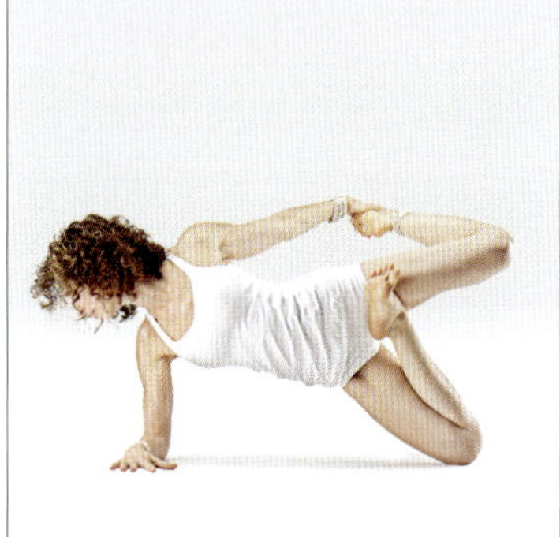

Postura del medio arco en medio loto dedicada a Vasishtha

Ardha padma dhanurasana en *vasishtasana*

También conocida como: media postura del arco en media postura del loto en la postura de la tabla delfín lateral modificada.

Modificación: antebrazo apoyado en el suelo, pierna inferior en medio loto, agarre del pie superior por debajo de la cabeza.

Tipo de postura: equilibrio de antebrazos, inclinación hacia atrás, abdominal.

Punto de *drishti:* *hastagrai* o *hastagre* (manos). 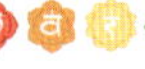

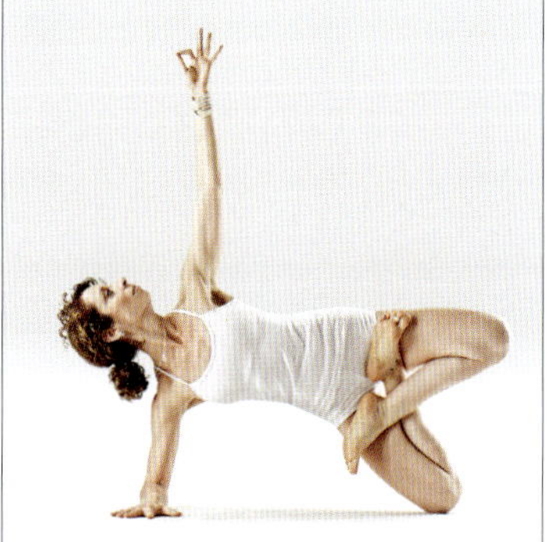

Postura del loto en la postura dedicada al sabio Vasishtha

Padmasana en *vasisthasana*

También conocida como: media postura del loto en la postura de la tabla delfín lateral modificada.

Modificación: antebrazo apoyado en el suelo.

Tipo de postura: equilibrio de antebrazos, abdominal.

Punto de *drishti:* *hastagrai* o *hastagre* (manos).

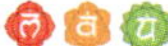

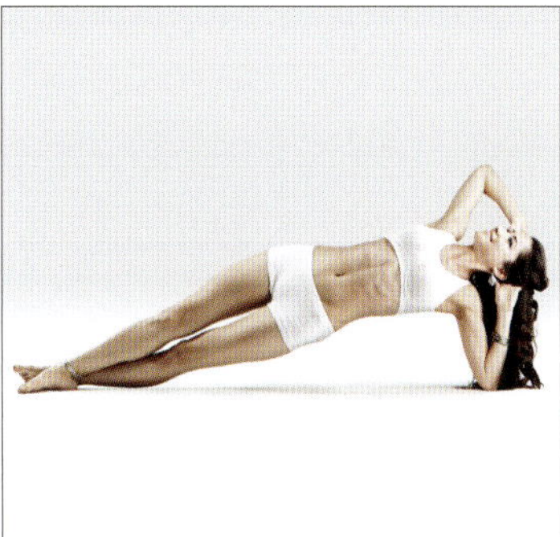

Postura dedicada al sabio Vasishtha

Vasishtasana

También conocida como: modificación de la postura de la tabla lateral sobre el codo.
Modificación: sobre el codo, ambas piernas extendidas, tobillos cruzados.
Tipo de postura: equilibrio de codos, abdominal.
Punto de *drishti*: *urdhva* o *antara drishti* (hacia el cielo).

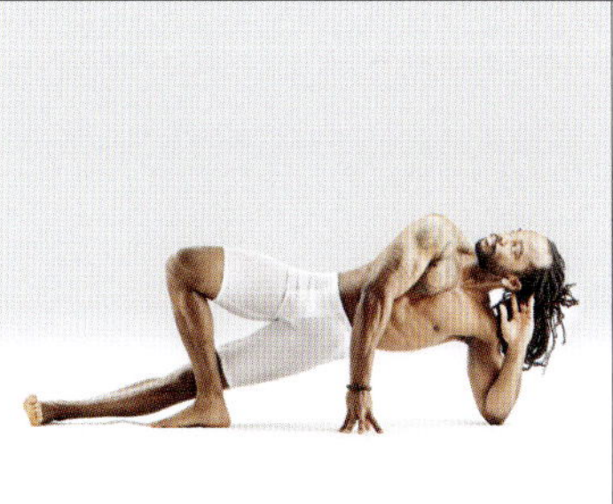

Postura dedicada al sabio Vasishtha

Vasishtasana

También conocida como: modificación de la postura de la tabla lateral sobre el codo.
Modificación: sobre el codo, pierna inferior extendida, la pierna cruzada por encima de la pierna inferior, pie plano en el suelo, yemas de los dedos del brazo superior apoyadas en el suelo delante del cuerpo.
Tipo de postura: equilibrio de codos, abdominal.
Punto de *drishti*: *urdhva* o *antara drishti* (hacia el cielo).

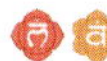

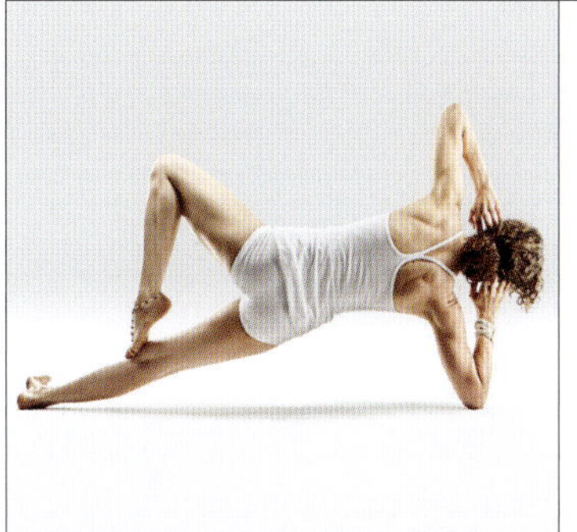

Postura dedicada al sabio Vasishtha

Vasishtasana

También conocida como: modificación de la postura de la tabla lateral sobre el codo.
Modificación: sobre el codo, pie superior apoyado en el lado de la pierna inferior.
Tipo de postura: equilibrio de codos, abdominal.
Punto de *drishti*: *nasagrai* o *nasagre* (nariz).

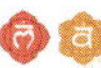

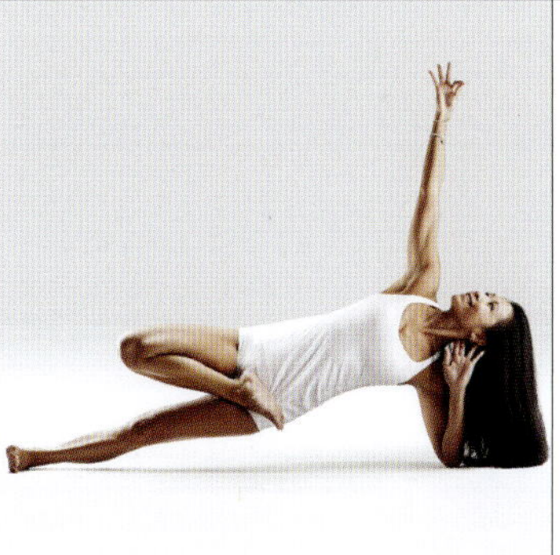

Postura del medio loto en la postura dedicada al sabio Vasishtha

Ardha padmasana en *vasisthasana*

También conocida como: modificación de la postura de la tabla lateral sobre el hombro en la postura del medio loto.
Modificación: sobre el codo.
Tipo de postura: equilibrio de codos, abdominal.
Punto de *drishti*: *hastagrai* o *hastagre* (manos).

Inclinaciones hacia atrás

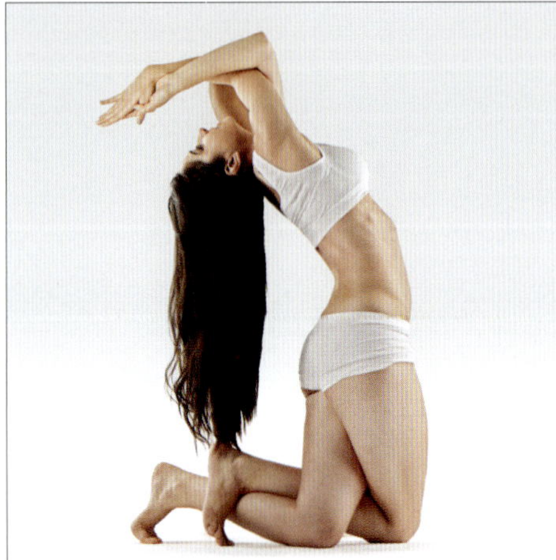

Postura dedicada a Garuda de rodillas

Janu garudasana

Tipo de postura: de rodillas, inclinación hacia atrás.

Punto de *drishti*: *angushtamadhye* o *angushta ma dyai* (pulgares).

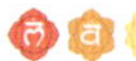

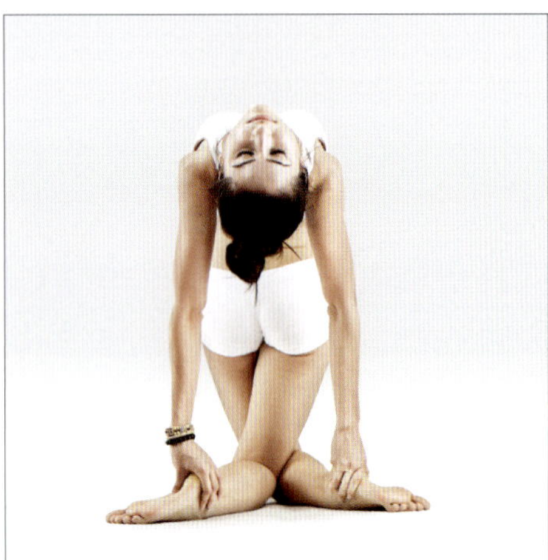

Posición de la pierna de la postura de la cara de vaca en la postura del camello

Pada gomukhasana **en** *ushtrasana**

Modificación: modificación de la postura de las piernas *gomukhasana*.

Tipo de postura: inclinación hacia atrás, de rodillas.

Punto de *drishti*: *bhrumadhye* o *ajna chakra* (tercer ojo, entre las cejas).

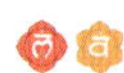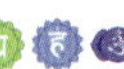

* «Ushtrasana» también puede escribirse como *Ustrasana* en las siguientes posturas del camello.

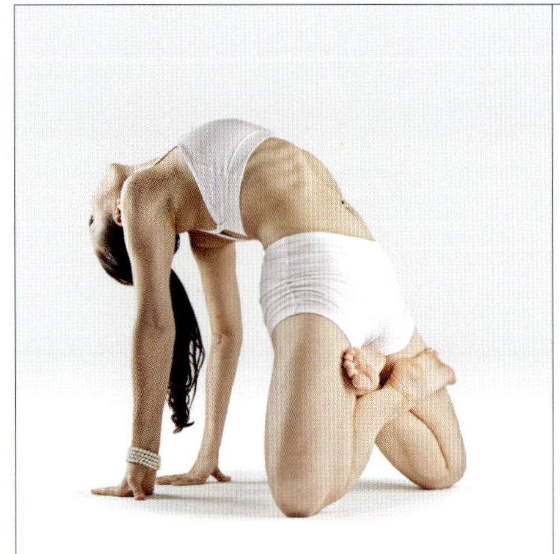

Media postura dedicada a Siddhar Kamalamuni

Ardha kamalamunyasana

También conocida como: postura del loto ascendente con la cara hacia arriba *(padmasana urdhva mukha)*.

Modificación: dedos de las manos apuntando hacia atrás, pulgares apuntando hacia delante, rodillas cerca de las manos.

Tipo de postura: inclinación hacia atrás, de rodillas.

Punto de *drishti*: *bhrumadhye* o *ajna chakra* (tercer ojo, entre las cejas).

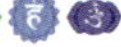

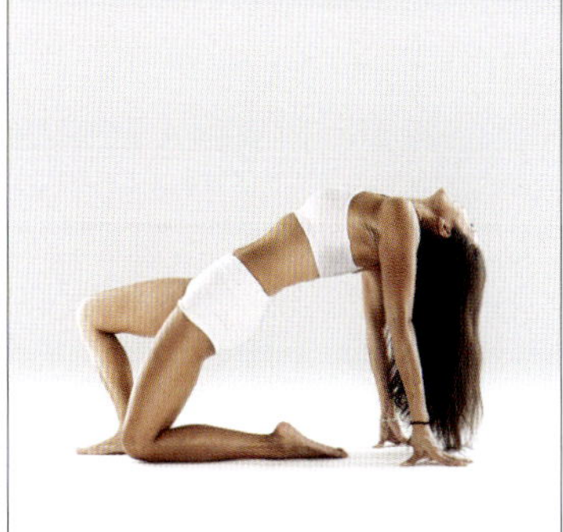

Postura del camello con una sola pierna

Eka pada ushtrasana

Modificación: pierna 1: rodilla apoyada en el suelo.

Pierna 2: pie apoyado en el suelo en postura semi en estocada.

Tipo de postura: inclinación hacia atrás, de rodillas.

Punto de *drishti*: *bhrumadhye* o *ajna chakra* (tercer ojo, entre las cejas).

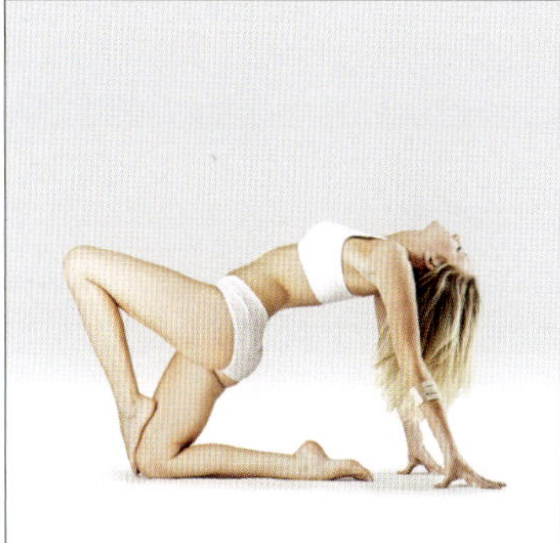

Postura del camello con una sola pierna

Eka pada ushtrasana

Modificación: pierna 1: rodilla apoyada en el suelo.

Pierna 2: planta del pie en el cuádriceps.

Tipo de postura: inclinación hacia atrás, de rodillas.

Punto de *drishti*: *bhrumadhye* o *ajna chakra* (tercer ojo, entre las cejas).

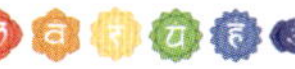

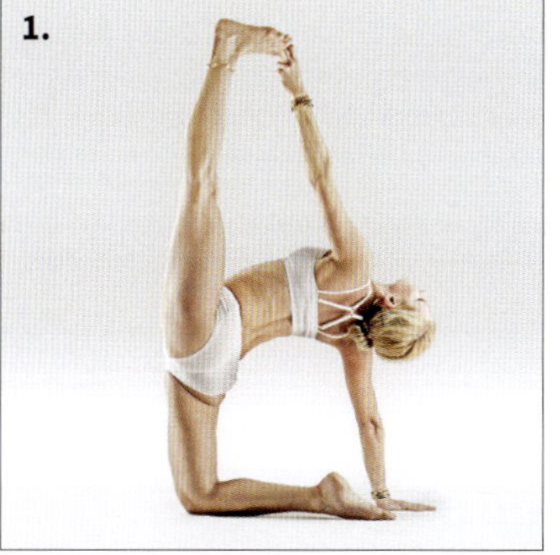

1.

Postura de la mano extendida hacia el dedo gordo en la postura del medio camello

Utthita hasta padangushtasana en *ardha ushtrasana*

Modificación: 1. Dedos apuntando hacia atrás.

2. Dedos flexionados hacia dentro.

Tipo de postura: inclinación hacia atrás, de rodillas.

Punto de *drishti*: *bhrumadhye* o *ajna chakra* (tercer ojo, entre las cejas).

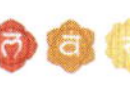

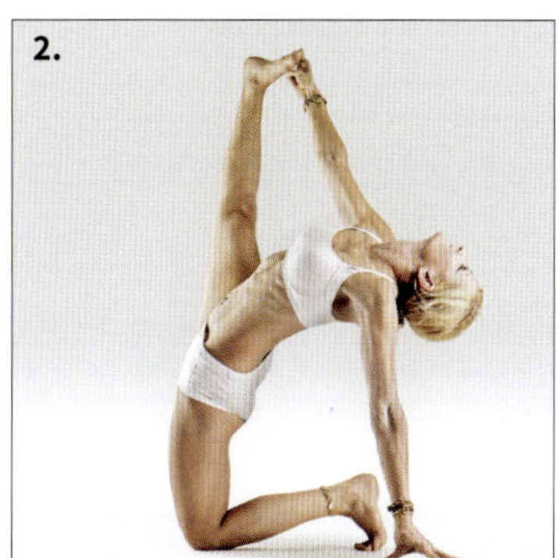

2.

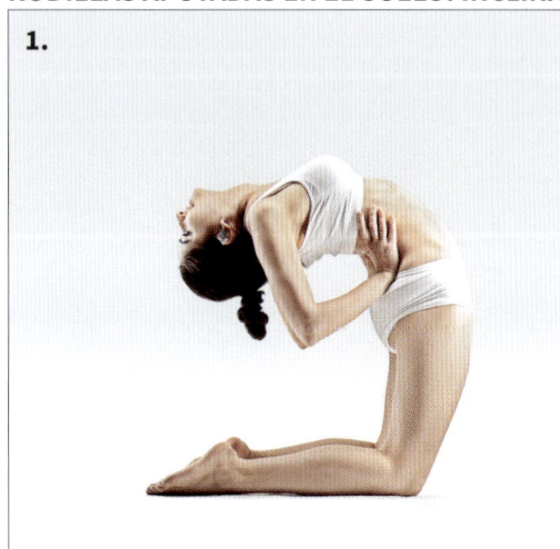

1.

Postura preparatoria del camello

Ushtrasana preparatoria

Modificación: 1. Manos en la zona lumbar.

2. Manos en *anjali mudra* (manos en oración).

Tipo de postura: inclinación hacia atrás, de rodillas.

Punto de *drishti*: *bhrumadhye* o *ajna chakra* (tercer ojo, entre las cejas).

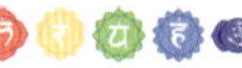

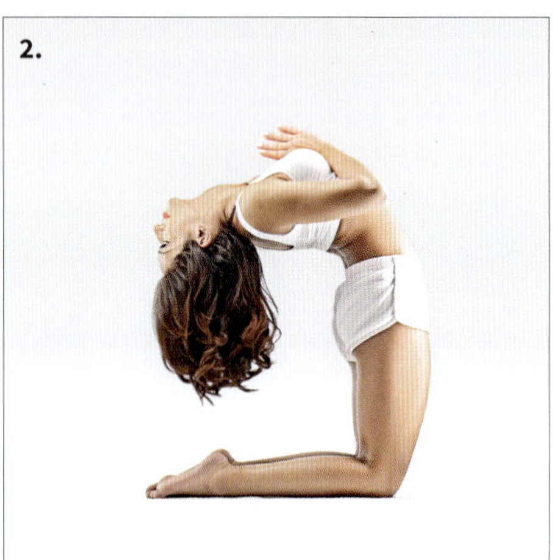

2.

Postura del saludo hacia arriba en la postura del camello

Urdhva hastasana en *ushtrasana*

También conocida como: postura preparatoria de la paloma (*Kapotasana* preparatoria).

Modificación: palmas de las manos juntas.

Tipo de postura: inclinación hacia atrás, de rodillas.

Punto de *drishti*: *bhrumadhye* o *ajna chakra* (tercer ojo, entre las cejas), *angushtamadhye* o *angushta ma dyai* (pulgares).

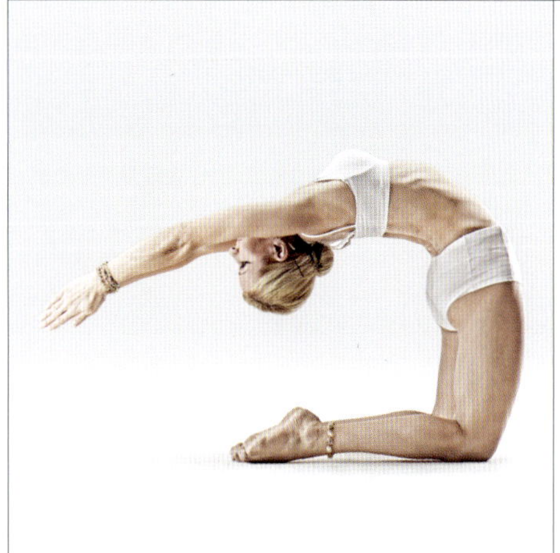
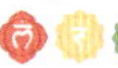

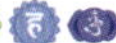

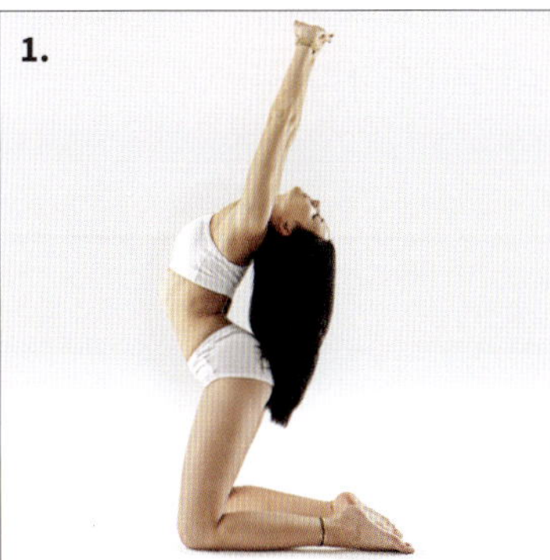

Postura de las manos entrelazadas y elevadas en la postura del camello

Urdhva baddha hastasana en *ushtrasana*

Modificación: 1. Caderas hacia atrás.

2. Caderas hacia delante.

Tipo de postura: inclinación hacia atrás, de rodillas.

Punto de *drishti:* *bhrumadhye* o *ajna chakra* (tercer ojo, entre las cejas).

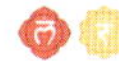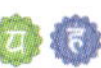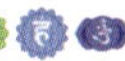

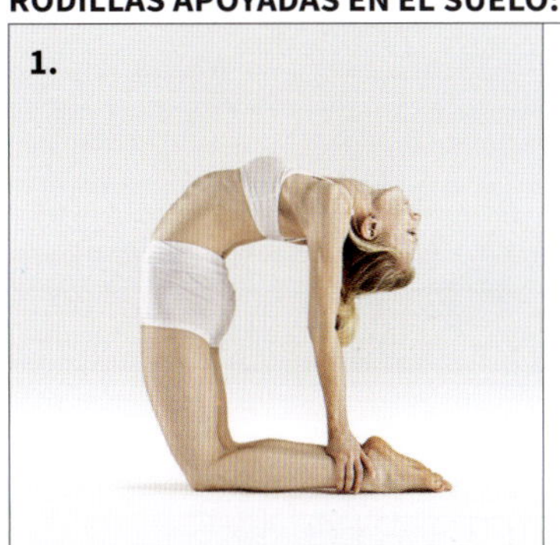

RODILLAS APOYADAS EN EL SUELO: INCLINACIÓN HACIA ATRÁS, MANOS EN LOS TALONES Y EN EL SUELO

Postura del camello

Ushtrasana

Modificación: 1. Agarrarse de ambos tobillos.

2. Palmas de las manos en los talones, dedos de las manos apuntando hacia atrás.

Tipo de postura: inclinación hacia atrás, de rodillas.

Punto de *drishti:* *bhrumadhye* o *ajna chakra* (tercer ojo, entre las cejas).

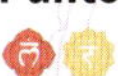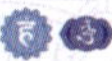

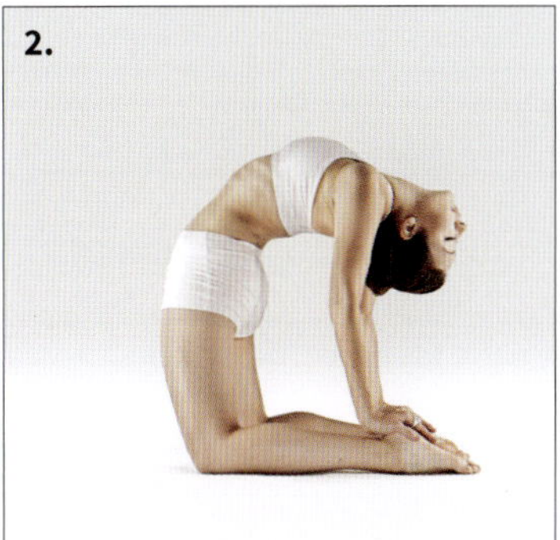

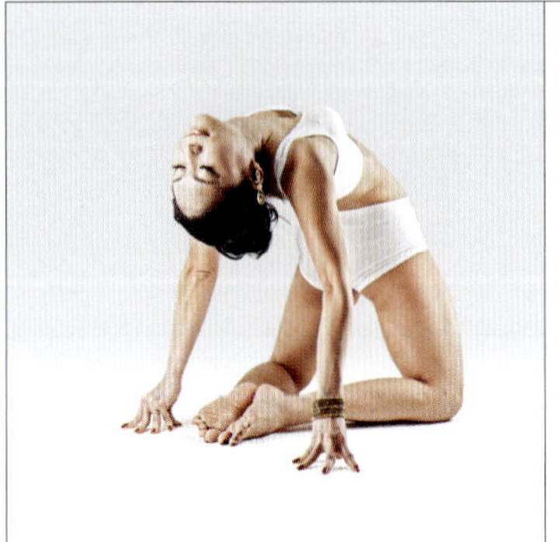

Postura dedicada al rey Nahusha

Nahushasana

Tipo de postura: inclinación hacia atrás, de rodillas.

Punto de *drishti*: *bhrumadhye* o *ajna chakra* (tercer ojo, entre las cejas).

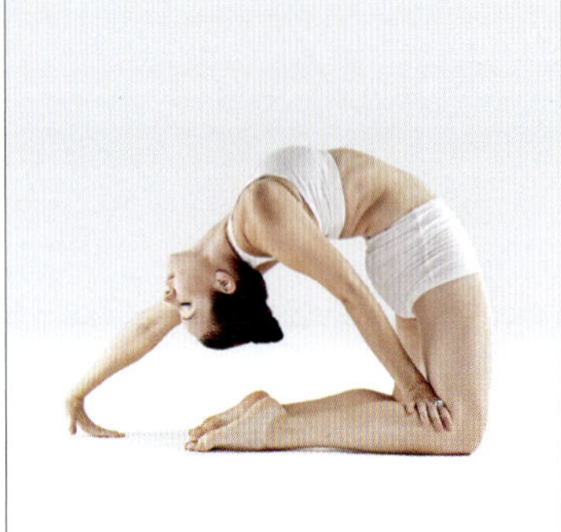

Postura del rayo gracioso con una sola mano

Eka hasta laghuvajrasana

Tipo de postura: inclinación hacia atrás, de rodillas.

Punto de *drishti*: *bhrumadhye* o *ajna chakra* (tercer ojo, entre las cejas).

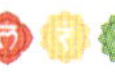

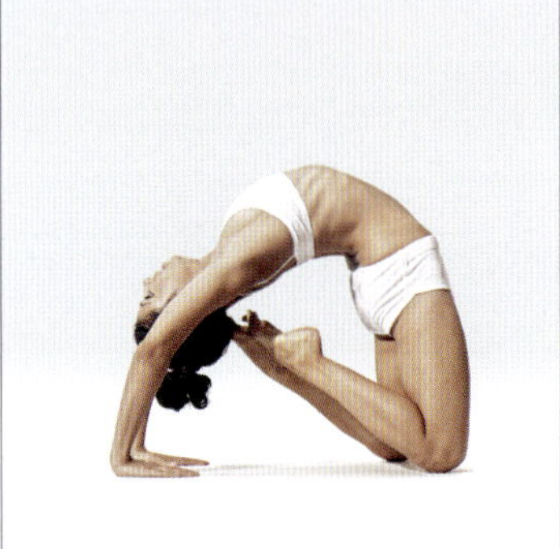

Postura de la paloma

Kapotasana

También conocida como: postura del sabio Korakar *(korakarasana)* y postura del rayo gracioso *(laghuvajrasana)*.

Modificación: brazos por encima de la cabeza, palmas de las manos apoyadas en el suelo, pies hacia la cabeza.

Tipo de postura: inclinación hacia atrás, de rodillas.

Punto de *drishti*: *bhrumadhye* o *ajna chakra* (tercer ojo, entre las cejas).

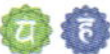

RODILLAS APOYADAS EN EL SUELO: UN BRAZO EXTENDIDO

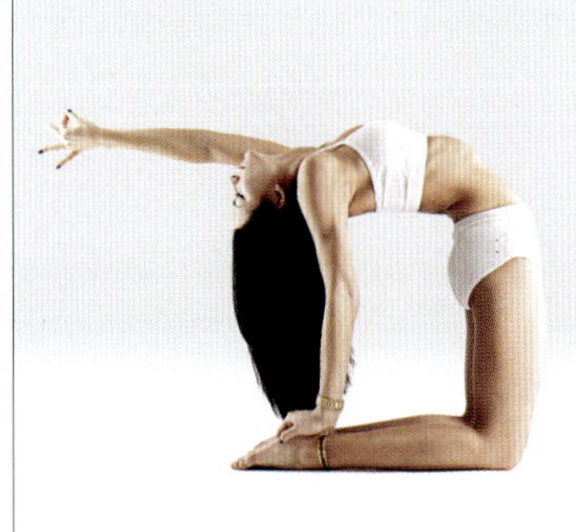

Postura del medio camello

Ardha ushtrasana

También conocida como: postura del camello con un solo brazo *(eka hasta ustrasana)*.

Tipo de postura: inclinación hacia atrás, de rodillas.

Punto de *drishti*: *bhrumadhye* o *ajna chakra* (tercer ojo, entre las cejas), *hastagrai* o *hastagre* (manos).

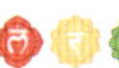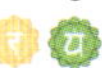

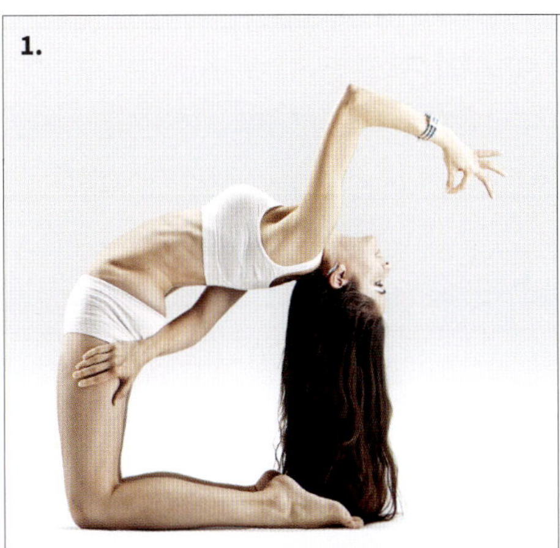

Postura del medio camello

Ardha ushtrasana

Modificación: brazo cruzado por la espalda hasta la pierna opuesta.

1. Mano en la parte externa de la cadera.

2. Mano en la parte interior de la rodilla.

Tipo de postura: inclinación hacia atrás, de rodillas.

Punto de *drishti:* *bhrumadhye* o *ajna chakra* (tercer ojo, entre las cejas), *hastagrai* o *hastagre* (manos).

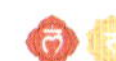  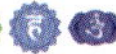

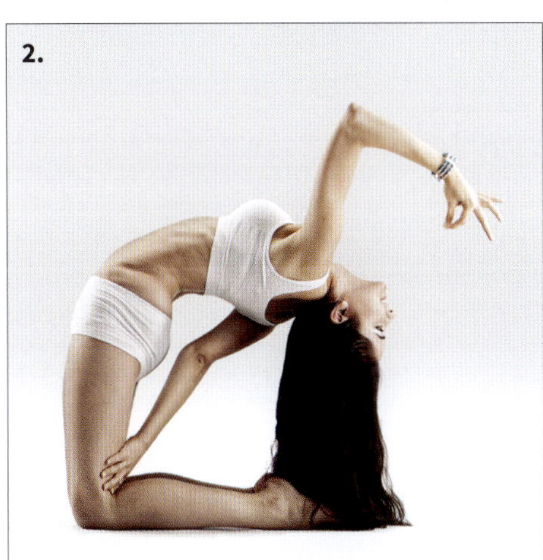

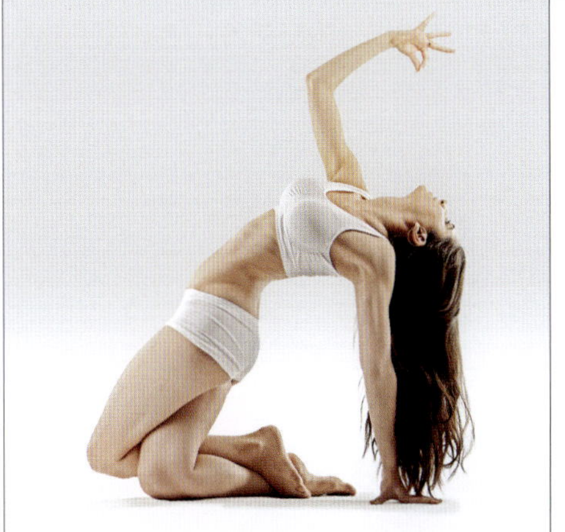

Posición de la pierna de la postura dedicada a Garuda en la postura del medio camello

Pada garudasana en *ardha ushtrasana*

Modificación: una mano apoyada en el suelo, el otro brazo levantado con el codo flexionado.

Tipo de postura: inclinación hacia atrás, de rodillas.

Punto de drishti: hastagrai o hastagre (manos), *bhrumadhye* o *ajna chakra* (tercer ojo, entre las cejas).

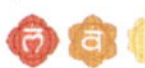  

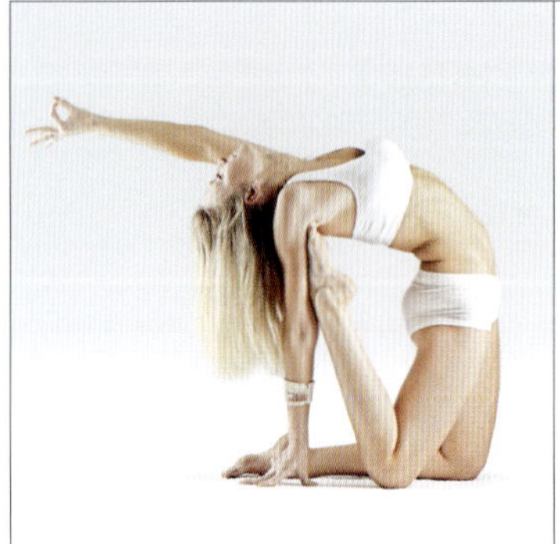

Postura del medio camello

Ardha ushtrasana

Modificación: un pie en la axila del mismo lado, el brazo opuesto extendido hacia atrás por encima de la cabeza.

Tipo de postura: inclinación hacia atrás, de rodillas.

Punto de *drishti*: *hastagrai* o *hastagre* (manos), *bhrumadhye* o *ajna chakra* (tercer ojo, entre las cejas).

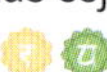

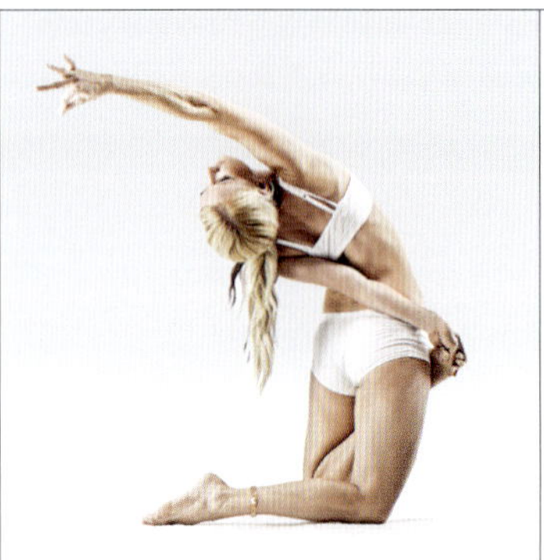

Postura del loto con medio agarre en la postura de camello

Ardha baddha padma ushtrasana

Modificación: brazo libre levantado por encima de la cabeza.

Tipo de postura: inclinación hacia atrás, de rodillas, la unión.

Punto de *drishti*: *hastagrai* o *hastagre* (manos) o *bhrumadhye* o *ajna chakra* (tercer ojo, entre las cejas).

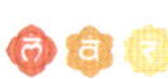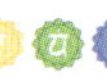

UNA RODILLA HACIA LA CADERA: INCLINACIÓN HACIA ATRÁS

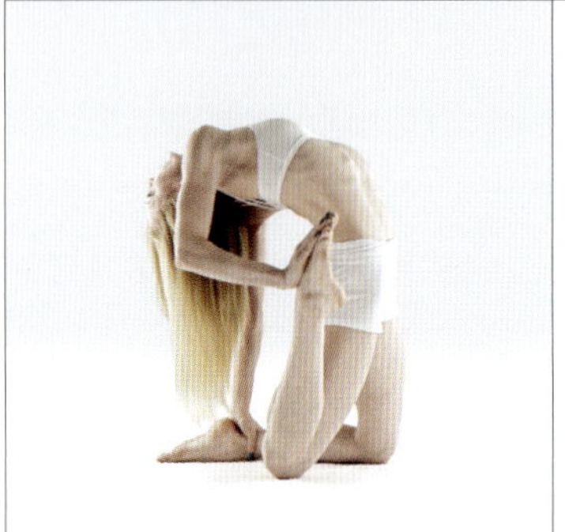

Postura de la rana con una sola pierna en la postura del camello

Eka pada bhekasana en *ushtrasana*

Tipo de postura: inclinación hacia atrás, de rodillas.

Punto de *drishti*: *bhrumadhye* o *ajna chakra* (tercer ojo, entre las cejas).

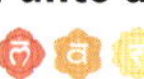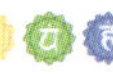

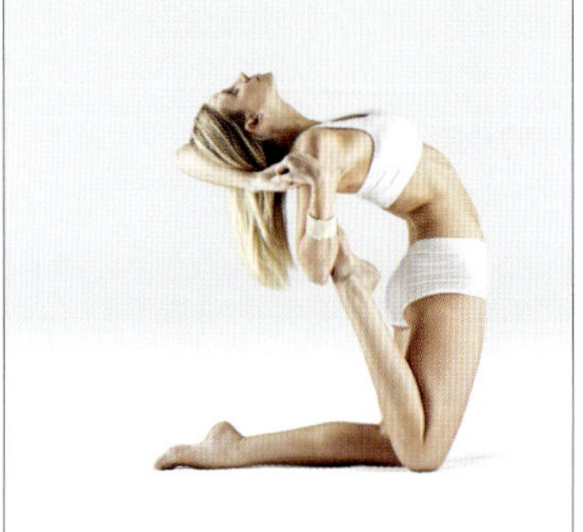

Postura del brazo de la sirena en la postura del camello

Hasta naginyasana en *ushtrasana*

Tipo de postura: inclinación hacia atrás, de rodillas.

Punto de *drishti*: *bhrumadhye* o *ajna chakra* (tercer ojo, entre las cejas).

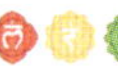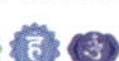

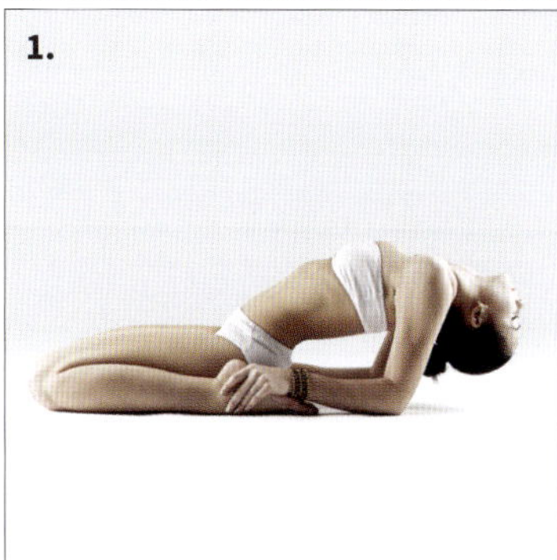

Postura de la cama

Paryankasana

También conocida como: postura del rayo reclinada *(supta vajrasana).*

Modificación: 1. Cabeza separada del suelo.

2. Cabeza apoyada en el suelo.

Tipo de postura: sentada, inclinación hacia atrás.

Punto de *drishti:* *bhrumadhye* o *ajna chakra* (tercer ojo, entre las cejas).

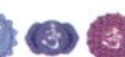

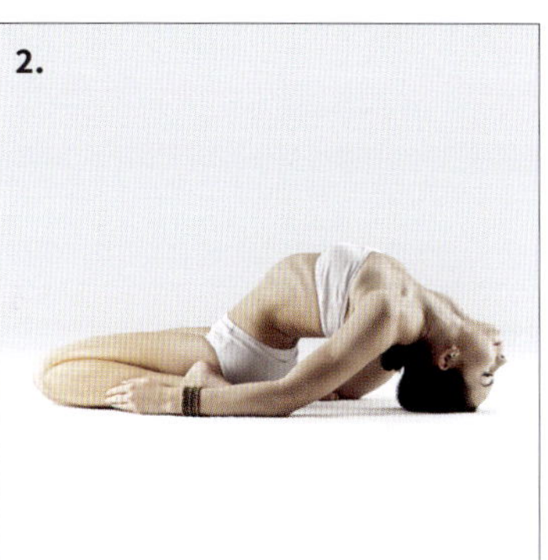

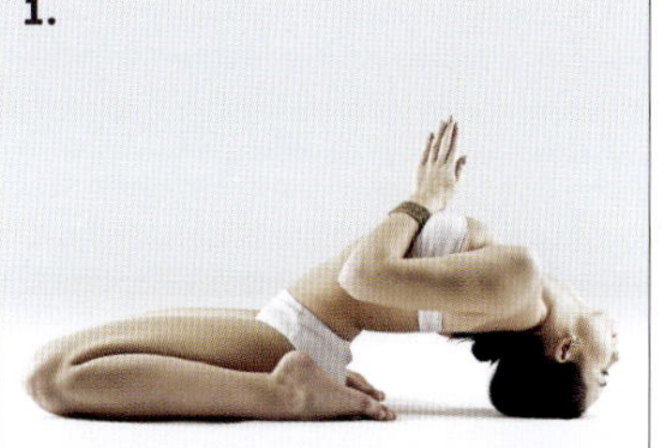

Postura de la cama

Paryankasana

También conocida como: postura del rayo reclinada *(supta vajrasana).*

Modificación: 1. Manos en *anjali mudra* (manos en oración), puntas de los dedos elevadas al cielo.

2. Agarre de los antebrazos, brazos hacia abajo encima de la cabeza.

Tipo de postura: sentada, inclinación hacia atrás.

Punto de *drishti:* *bhrumadhye* o *ajna chakra* (tercer ojo, entre las cejas).

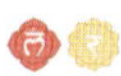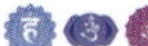

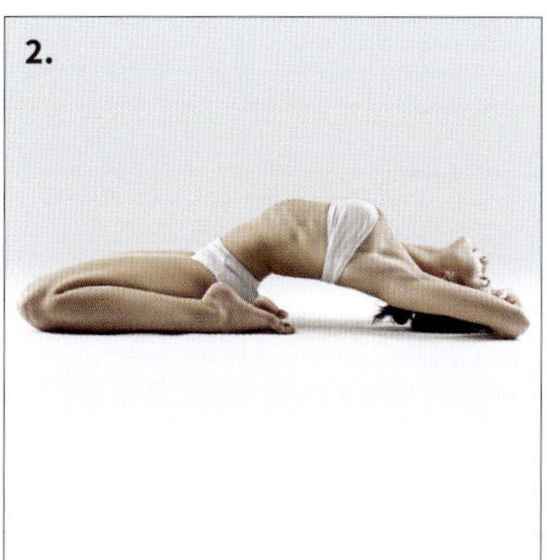

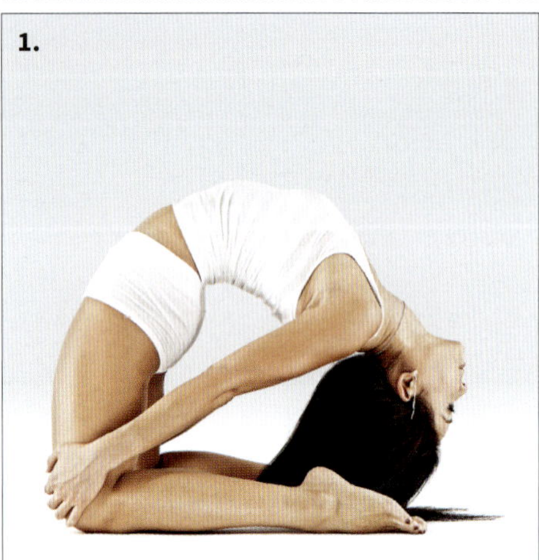

Postura del pequeño rayo

Laghuvajrasana

Modificación: 1. Agarre de las rodillas, cabeza separada del suelo.

2. Frente apoyada en el suelo, manos en los cuádriceps.

3. Cabeza apoyada en los pies, agarre de las rodillas.

Tipo de postura: inclinación hacia atrás, de rodillas.

Punto de *drishti*: *bhrumadhye* o *ajna chakra* (tercer ojo, entre las cejas).

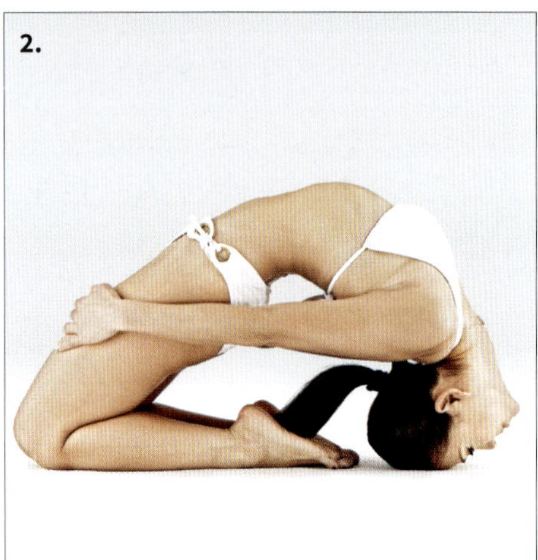

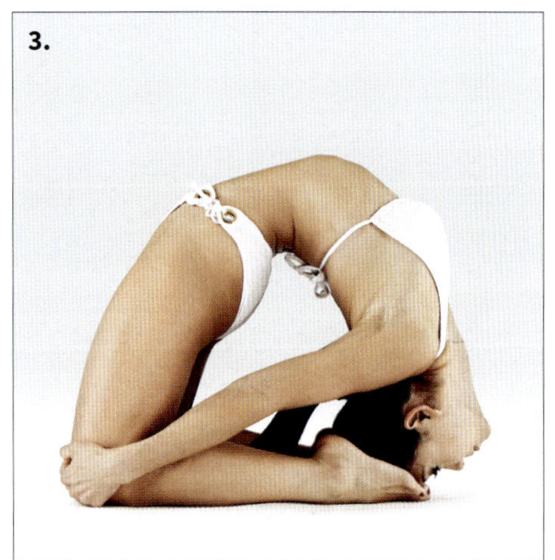

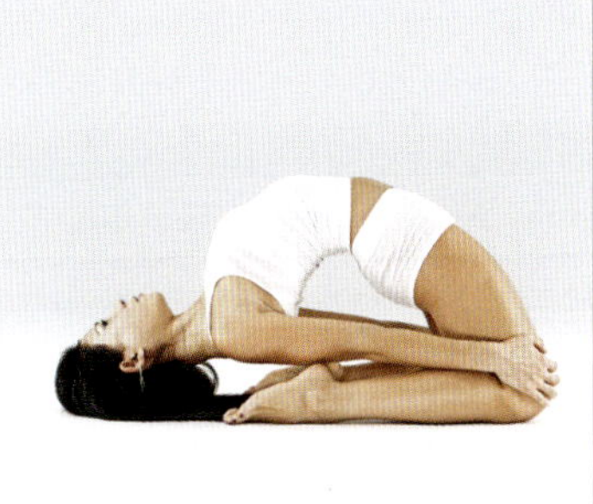

Postura del pequeño rayo

Laghuvajrasana

Modificación: parte posterior de la cabeza apoyada en el suelo, agarre de las rodillas.

Tipo de postura: inclinación hacia atrás, de rodillas.

Punto de *drishti:* *bhrumadhye* o *ajna chakra* (tercer ojo, entre las cejas).

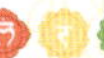

INCLINACIÓN HACIA ATRÁS DE RODILLAS Y SOBRE LA CABEZA: POSTURA DE LA PALOMA

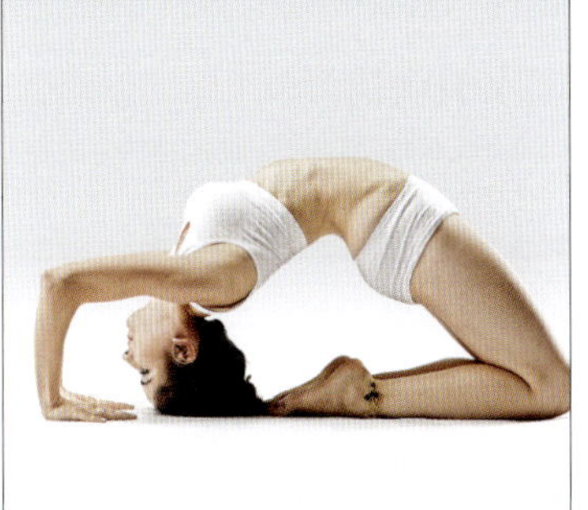

Postura preparatoria del pequeño rayo

Laghuvajrasana preparatoria

Modificación: parte posterior de la cabeza apoyada en el suelo, con los brazos en postura del pino 5 (*véase* pág. 541).

Tipo de postura: inclinación hacia atrás, de rodillas.

Punto de *drishti:* *bhrumadhye* o *ajna chakra* (tercer ojo, entre las cejas).

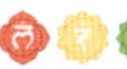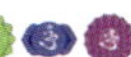

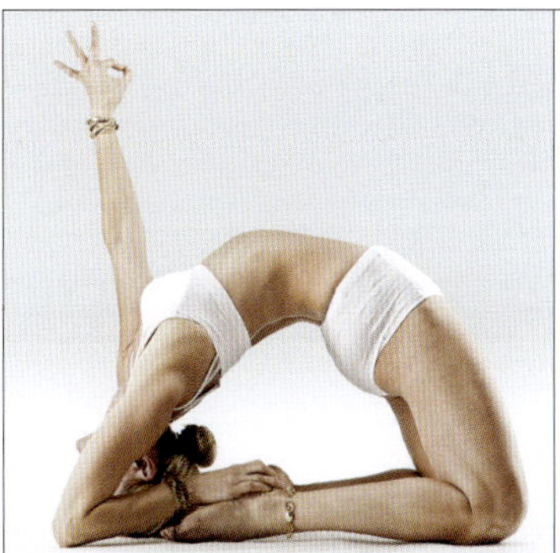

Postura de la paloma con una sola mano

Eka hasta kapotasana

Tipo de postura: inclinación hacia atrás, de rodillas.

Punto de *drishti:* *bhrumadhye* o *ajna chakra* (tercer ojo, entre las cejas).

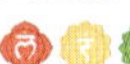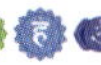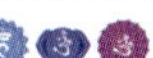

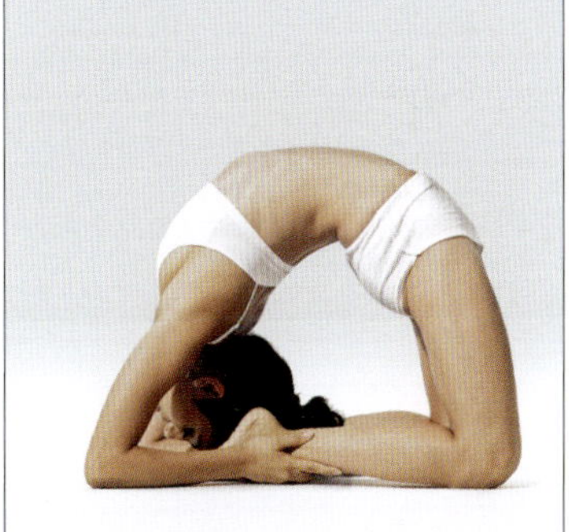

Postura de la paloma

Kapotasana

Modificación: agarre de los tobillos.

Tipo de postura: inclinación hacia atrás, de rodillas.

Punto de *drishti:* *bhrumadhye* o *ajna chakra* (tercer ojo, entre las cejas).

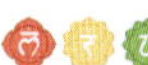

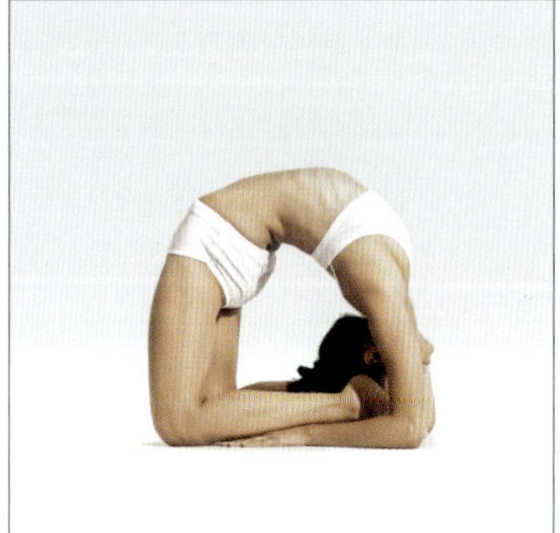

Postura de la paloma

Kapotasana

Modificación: yemas de los dedos hacia las rodillas, palmas de las manos hacia abajo.

Tipo de postura: inclinación hacia atrás, de rodillas.

Punto de *drishti*: *bhrumadhye* o *ajna chakra* (tercer ojo, entre las cejas).

POSTURA DE LA PALOMA: UNA SOLA PIERNA

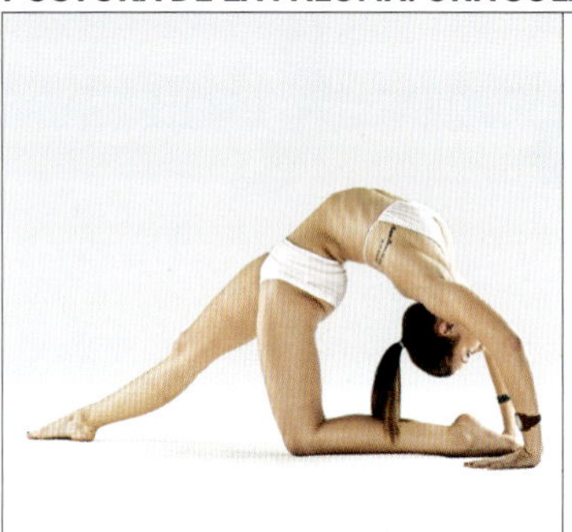

Postura preparatoria de la paloma con una sola pierna

Eka pada kapotasana preparatoria

Modificación: brazos por encima de la cabeza, palmas de las manos apoyadas en el suelo, cabeza separada del pie.

Tipo de postura: inclinación hacia atrás, de rodillas.

Punto de *drishti*: *bhrumadhye* o *ajna chakra* (tercer ojo, entre las cejas).

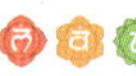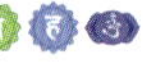

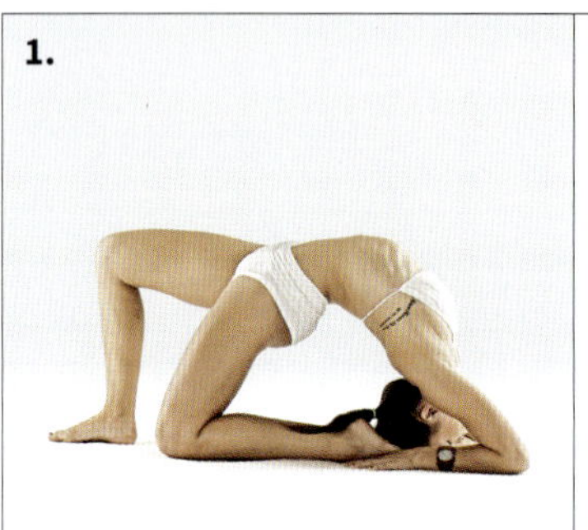

1.

Postura preparatoria de la paloma con una sola pierna

Eka pada kapotasana preparatoria

Modificación: 1. Rodilla flexionada, pie apoyado en el suelo.

2. Pierna extendida, pies apoyados en el suelo.

Tipo de postura: inclinación hacia atrás, de rodillas.

Punto de *drishti*: *bhrumadhye* o *ajna chakra* (tercer ojo, entre las cejas).

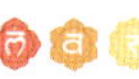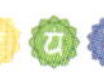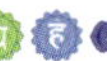

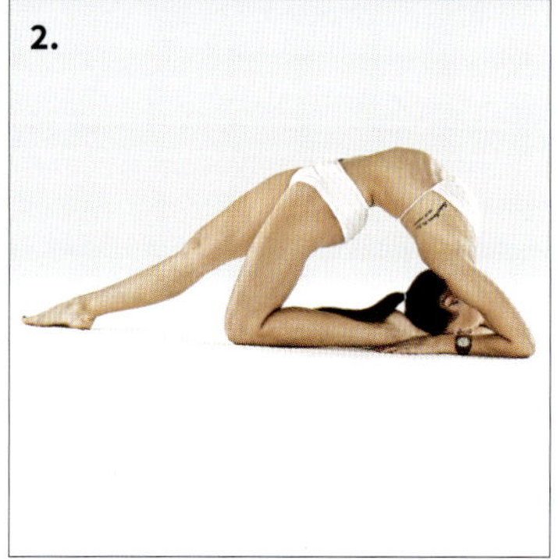

2.

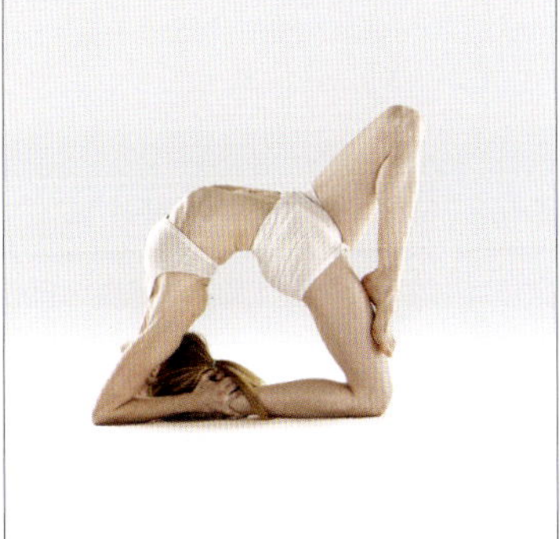

Postura de la paloma con una sola pierna

Eka pada kapotasana

Modificación: pie en el cuádriceps.

Tipo de postura: inclinación hacia atrás, de rodillas.

Punto de *drishti*: *bhrumadhye* o *ajna chakra* (tercer ojo, entre las cejas).

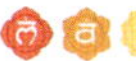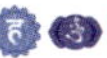

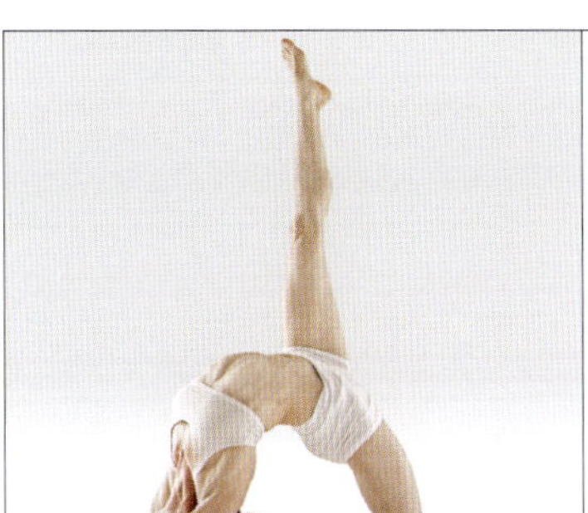

Postura de la paloma con una sola pierna

Eka pada kapotasana

Modificación: pierna extendida.

Tipo de postura: inclinación hacia atrás, de rodillas.

Punto de *drishti*: *bhrumadhye* o *ajna chakra* (tercer ojo, entre las cejas).

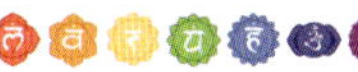

DEDOS FLEXIONADOS: INCLINACIÓN HACIA ATRÁS, HOMBROS EN EL SUELO, CABEZA EN EL SUELO

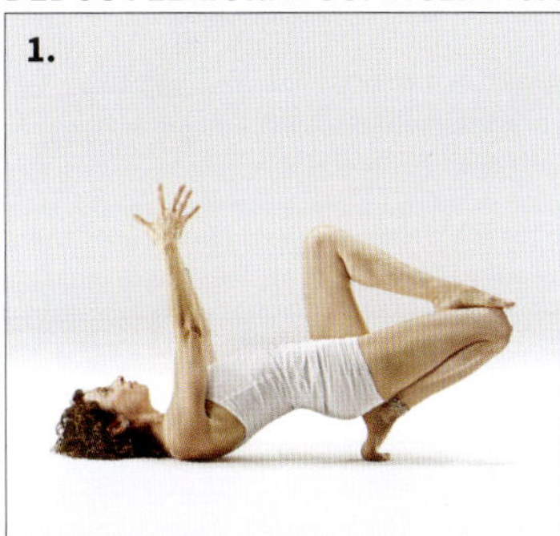

1.

Postura del puente con una sola pierna sobre los dedos del pie

Eka pada prapada setu bandhasana

Modificación: parte posterior de la cabeza apoyada en el suelo, brazos extendidos hacia el cielo.

1. Rodilla flexionada, pie apoyado en la rodilla.

2. Pierna extendida hacia el cielo.

Tipo de postura: decúbito supino, inclinación hacia atrás.

Punto de *drishti*: *angushtamadhye* o *angustha ma dyai* (pulgares).

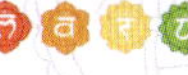

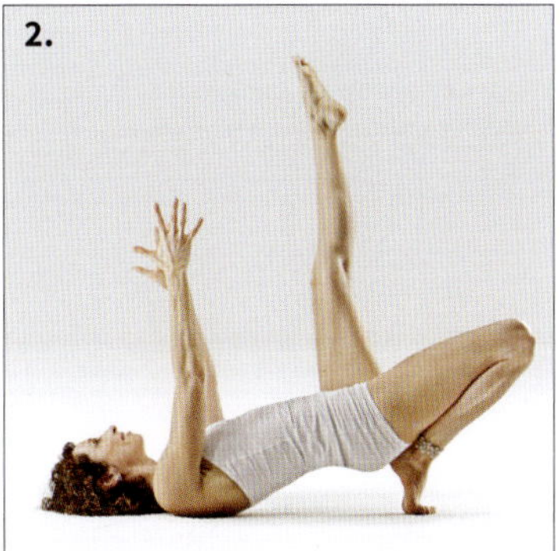

2.

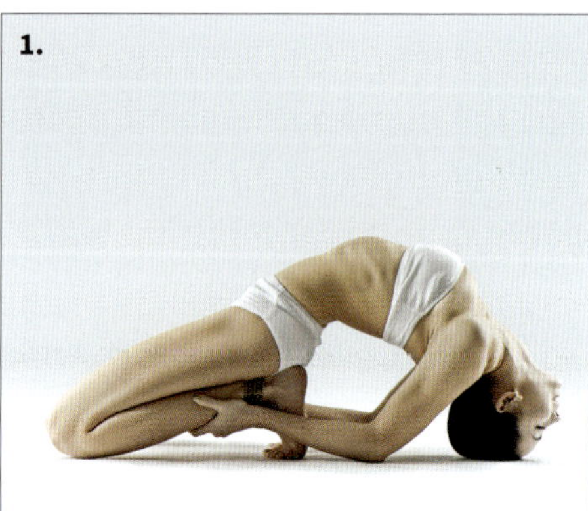

Postura del puente de puntillas

Prapada setu bandhasana

También conocida como: postura de la cama de puntillas *(prapada paryankasana)*, postura del puente sobre el dedo gordo del pie *(padangushta setu bandhasana).*

Modificación: 1. Agarre de las espinillas, codos apoyados en el suelo.

2. Agarre de la espinilla, brazos rectos.

3. Manos en los cuádriceps, brazos rectos.

Tipo de postura: inclinación hacia atrás, de rodillas.

Punto de *drishti:* *bhrumadhye* o *ajna chakra* (tercer ojo, entre las cejas).

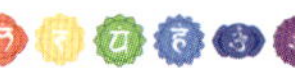

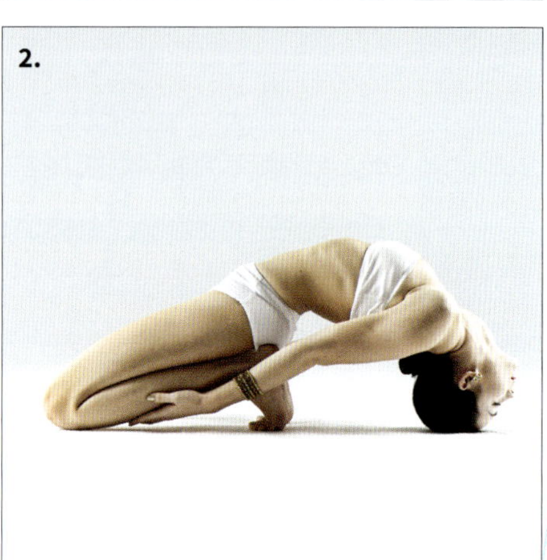

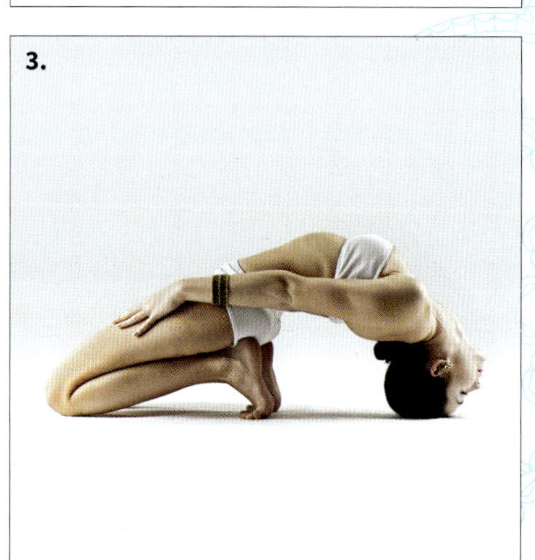

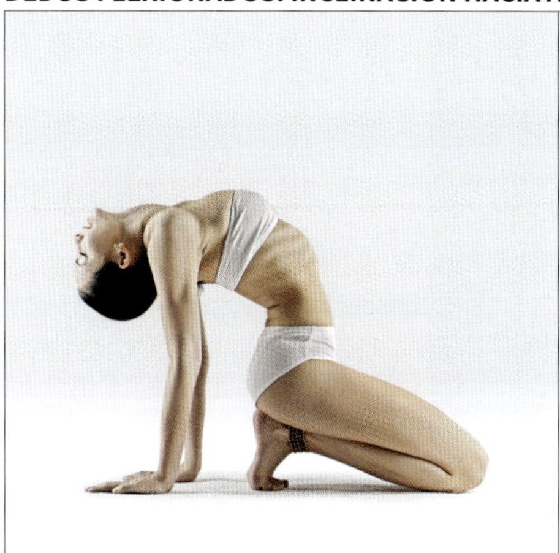

Postura del rayo

Vajrasana

También conocida como: postura preparatoria de la cama sobre la punta de los dedos del pie (*prapada paryankasana* preparatoria).

Modificación: dedos de los pies flexionados, dedos de las manos apuntando hacia atrás, inclinación intensa hacia atrás.

Tipo de postura: inclinación hacia atrás, de rodillas.

Punto de *drishti*: *bhrumadhye* o *ajna chakra* (tercer ojo, entre las cejas).

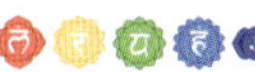

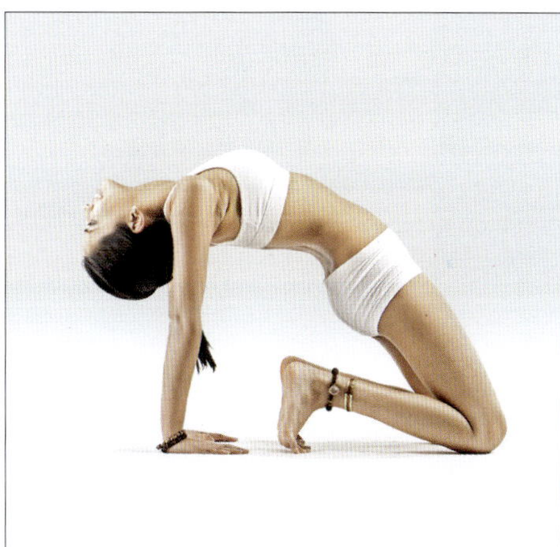

Postura del camello de puntillas

Prapada ushtrasana

Modificación: palmas de las manos apoyadas en el suelo, dedos de las manos apuntando hacia delante.

Tipo de postura: inclinación hacia atrás, de rodillas.

Punto de *drishti*: *bhrumadhye* o *ajna chakra* (tercer ojo, entre las cejas).

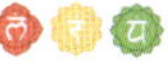

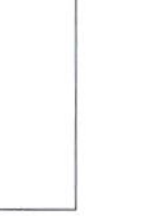

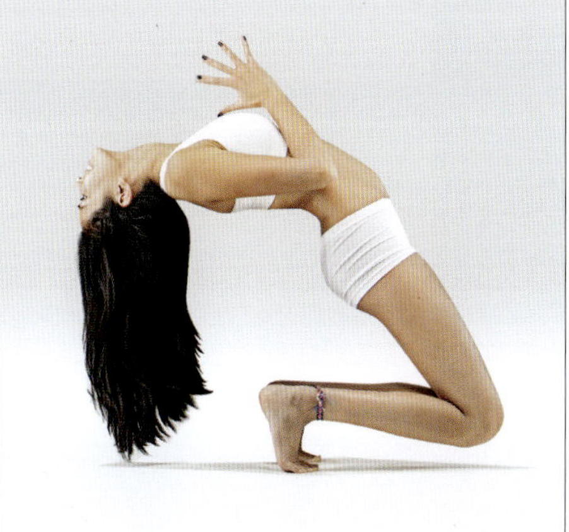

Postura del camello de puntillas sin apoyo

Niralamba prapada ushtrasana

Modificación: rodillas separadas del suelo, manos en *anjali mudra* (manos en oración).

Tipo de postura: de pie, equilibrio, inclinación hacia atrás.

Punto de *drishti*: *bhrumadhye* o *ajna chakra* (tercer ojo, entre las cejas).

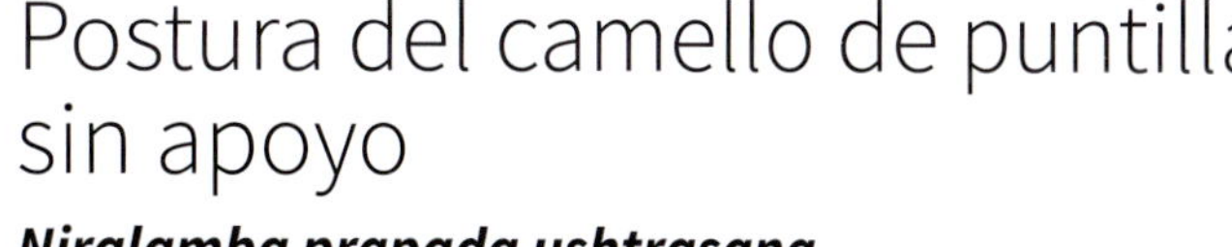

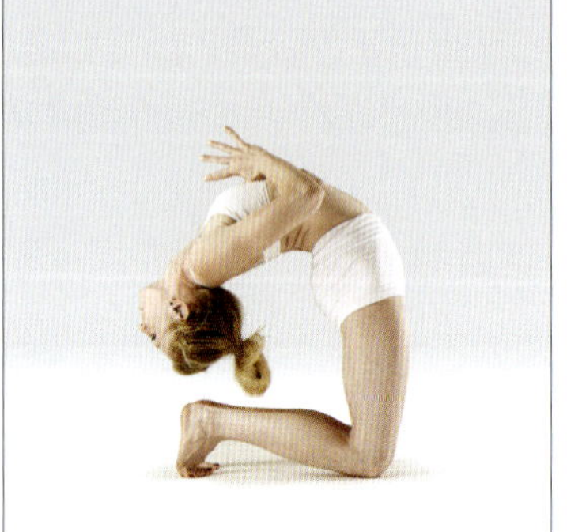

Postura del camello de puntillas

Prapada ushtrasana

Modificación: manos en *anjali mudra* (manos en oración).

Tipo de postura: inclinación hacia atrás, de rodillas.

Punto de *drishti:* *bhrumadhye* o *ajna chakra* (tercer ojo, entre las cejas).

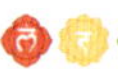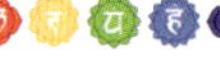

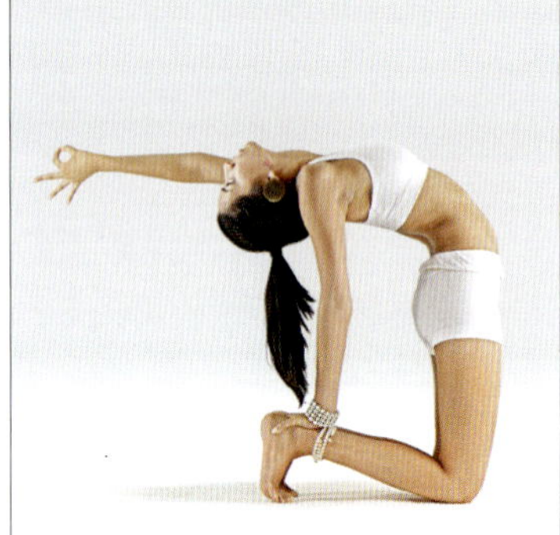

Postura del medio camello de puntillas

Ardha prapada ushtrasana

Tipo de postura: inclinación hacia atrás, de rodillas.

Punto de *drishti:* *bhrumadhye* o *ajna chakra* (tercer ojo, entre las cejas), *hastagrai* o *hastagre* (manos).

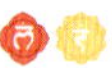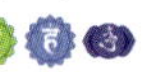

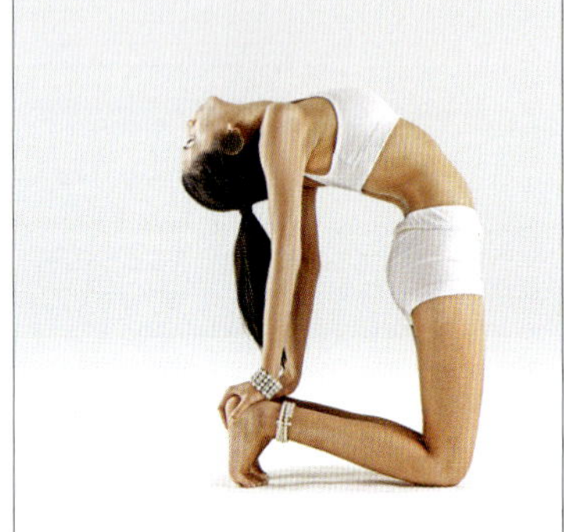

Postura del camello de puntillas

Prapada ushtrasana

Tipo de postura: inclinación hacia atrás, de rodillas.

Punto de *drishti:* *bhrumadhye* o *ajna chakra* (tercer ojo, entre las cejas).

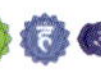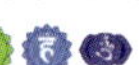

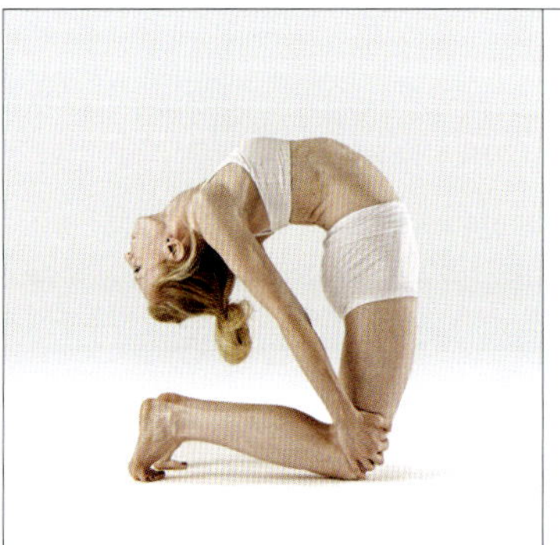

Postura del camello de puntillas

Prapada ushtrasana

Modificación: manos en las rodillas.

Tipo de postura: inclinación hacia atrás, de rodillas.

Punto de *drishti:* *bhrumadhye* o *ajna chakra* (tercer ojo, entre las cejas).

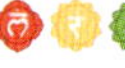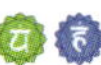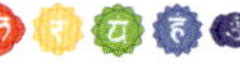

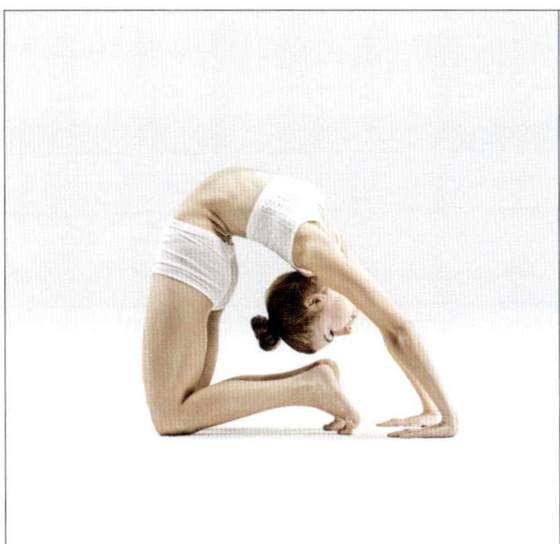

Postura de la paloma de puntillas

Prapada kapotasana

También conocida como: postura de la paloma sobre el dedo gordo del pie *(padangushta kapotasana)*.

Modificación: brazos hacia atrás por encima de la cabeza, palmas de las manos apoyadas en el suelo.

Tipo de postura: inclinación hacia atrás, de rodillas.

Punto de *drishti*: *bhrumadhye* o *ajna chakra* (tercer ojo, entre las cejas), *hastagrai* o *hastagre* (manos).

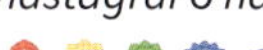

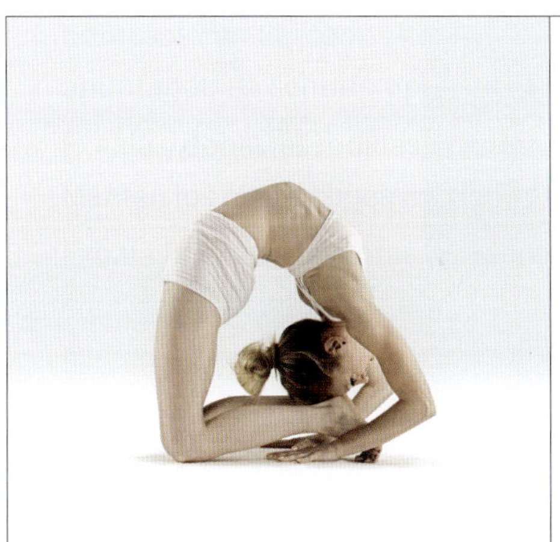

Postura de la paloma de puntillas

Prapada kapotasana

También conocida como: postura de la paloma sobre el dedo gordo del pie *(padangustha kapotasana)* y postura de la pequeña rueda *(laghu chakrasana)*.

Modificación: brazos por encima de la cabeza, codos flexionados, palmas de las manos apoyadas en el suelo, frente a los talones.

Tipo de postura: inclinación hacia atrás, de rodillas.

Punto de *drishti*: *bhrumadhye* o *ajna chakra* (tercer ojo, entre las cejas).

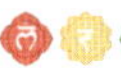

DEDOS FLEXIONADOS: INCLINACIÓN HACIA ATRÁS, BRAZOS EXTENDIDOS, PALMAS DE LAS MANOS JUNTAS

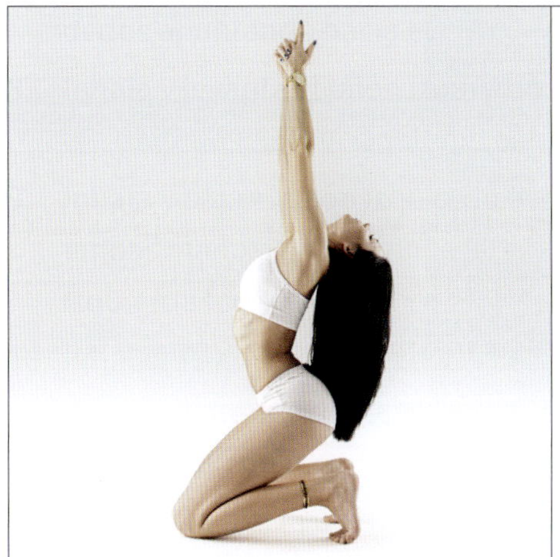

Postura de las manos entrelazadas y extendidas hacia arriba en la postura del camello de puntillas

Urdhva baddha hastasana en *prapada ushtrasana*

Modificación: caderas hacia atrás.

Tipo de postura: inclinación hacia atrás, de rodillas.

Punto de *drishti*: *bhrumadhye* o *ajna chakra* (tercer ojo, entre las cejas), *angushtamadhye* o *angushta ma dyai* (pulgares).

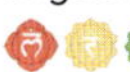

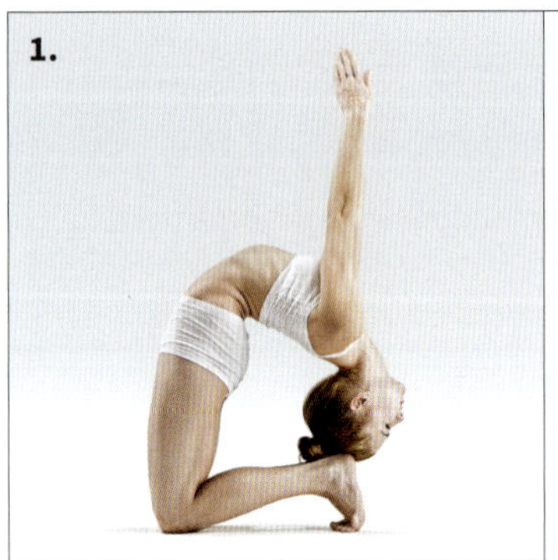

Postura de la paloma de puntillas

Prapada kapotasana

También conocida como: postura de la paloma sobre el dedo gordo *(padangushta kapotasana)*, postura del camello completa *(purna ushtrasana)* y postura de la pequeña rueda *(laghu chakrasana)*.

Modificación: 1. Brazos extendidos hacia el cielo.

2. Brazos paralelos en el suelo.

Tipo de postura: inclinación hacia atrás, de rodillas.

Punto de *drishti*: *bhrumadhye* o *ajna chakra* (tercer ojo, entre las cejas).

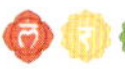

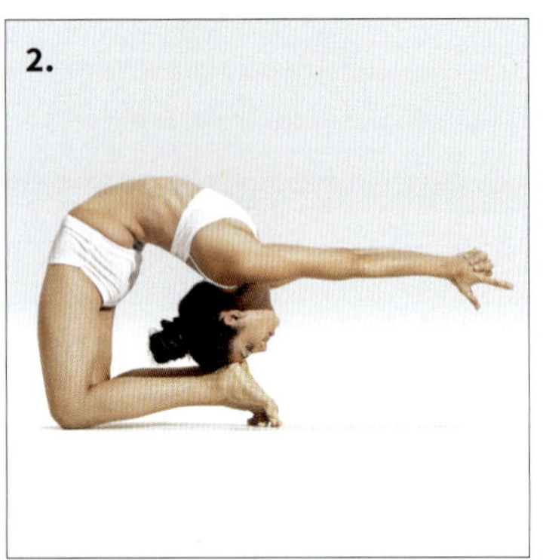

INCLINACIÓN HACIA ATRÁS: POSTURA DEL PINO Y LOS BRAZOS 5

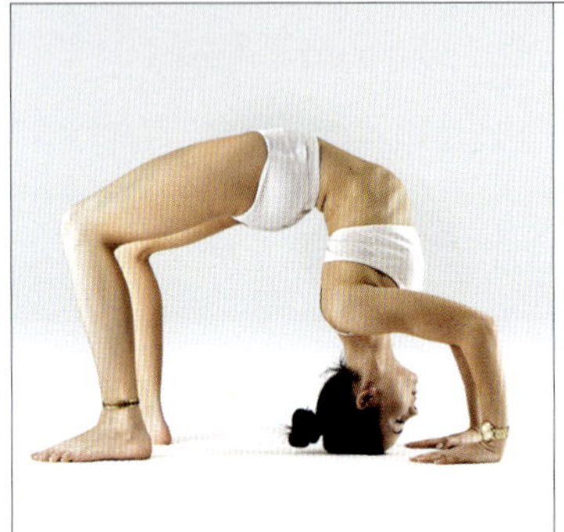

Postura del arco hacia arriba en la postura del pino 5

Urdhva dhanurasana **en** *shirshasana* **5**

Tipo de postura: inclinación hacia atrás, invertida.

Punto de *drishti*: *bhrumadhye* o *ajna chakra* (tercer ojo, entre las cejas).

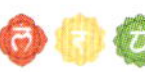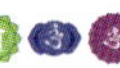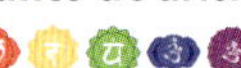

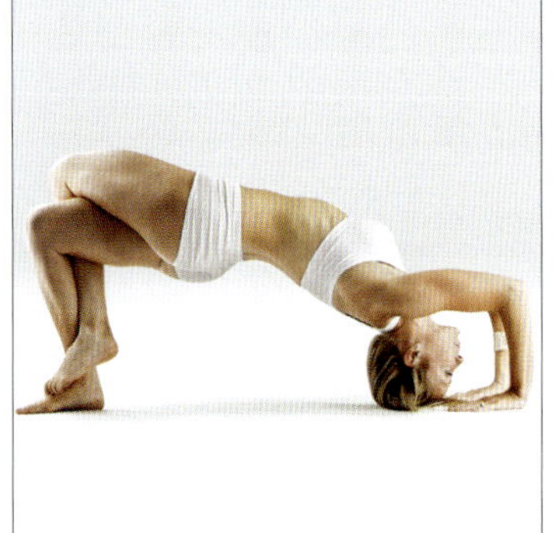

Postura del arco hacia arriba con la postura de las piernas en la postura dedicada a Garuda en la postura del pino 5

Urdhva dhanurasana pada garudasana **en** *shirshasana* **5**

Tipo de postura: inclinación hacia atrás, invertida.

Punto de *drishti*: *bhrumadhye* o *ajna chakra* (tercer ojo, entre las cejas).

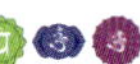

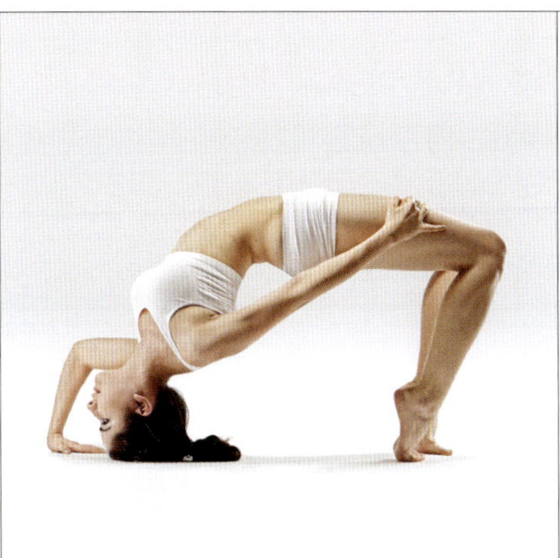

Postura del arco hacia arriba de puntillas en postura del pino y sobre un solo brazo 5

Urdhva prapada dhanurasana **en** *eka hasta shirshasana* **5**

Tipo de postura: inclinación hacia atrás, invertida.

Punto de *drishti:* *bhrumadhye* o *ajna chakra* (tercer ojo, entre las cejas).

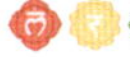

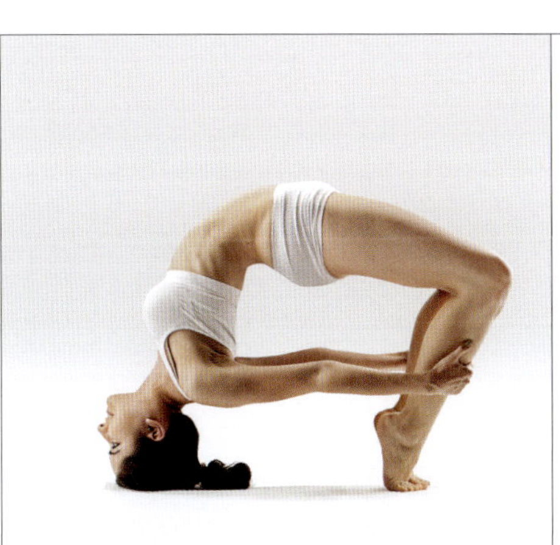

Postura del arco de puntillas invertida

Viparita prapada dhanurasana

También conocida como: postura del arco en la postura del pino *(shirsha dhanurasana).*

Tipo de postura: inclinación hacia atrás, invertida.

Punto de *drishti:* *bhrumadhye* o *ajna chakra* (tercer ojo, entre las cejas).

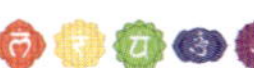

INCLINACIÓN HACIA ATRÁS: POSTURA DE LOS BRAZOS EN LA POSTURA DEL PINO 1, RODILLA O RODILLAS FLEXIONADAS

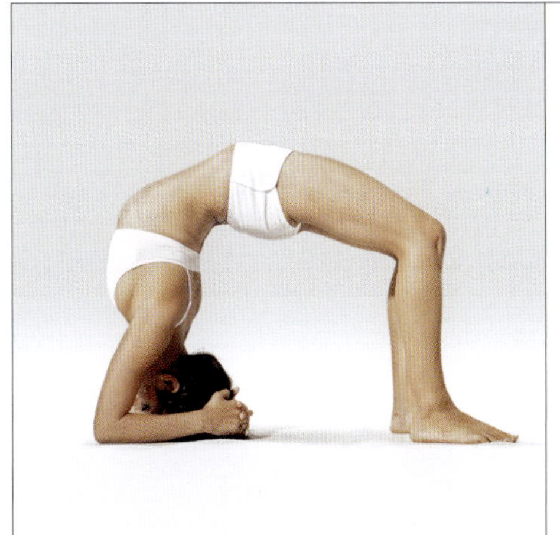

Postura del arco hacia arriba en la postura del pino 1

Urdhva dhanurasana **en** *shirshasana* **1**

Tipo de postura: inclinación hacia atrás, invertida.

Punto de *drishti:* *bhrumadhye* o *ajna chakra* (tercer ojo, entre las cejas).

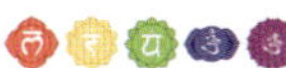

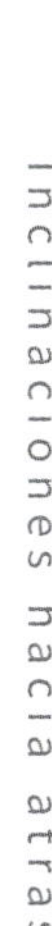

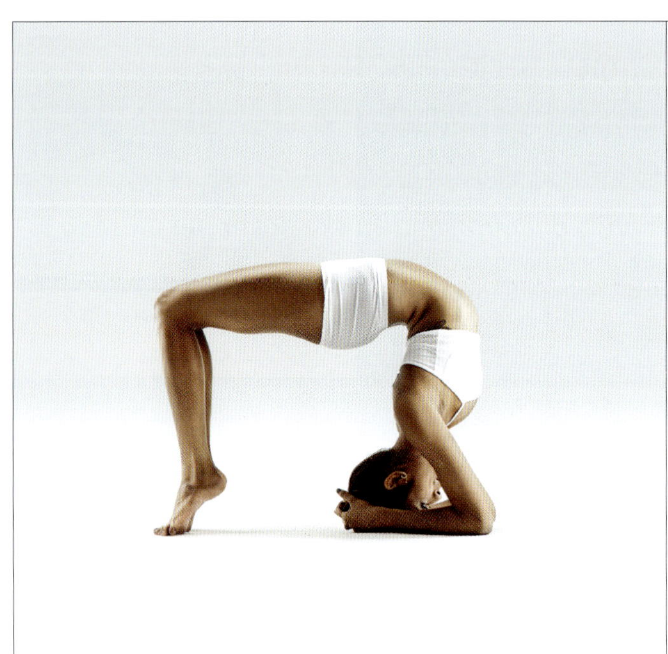

Postura del arco hacia arriba de puntillas en la postura del pino 1

Urdhva prapada dhanurasana en shirshasana 1

Tipo de postura: inclinación hacia atrás, invertida.
Punto de *drishti*: *bhrumadhye* o *ajna chakra* (tercer ojo, entre las cejas).

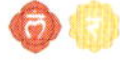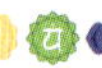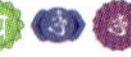

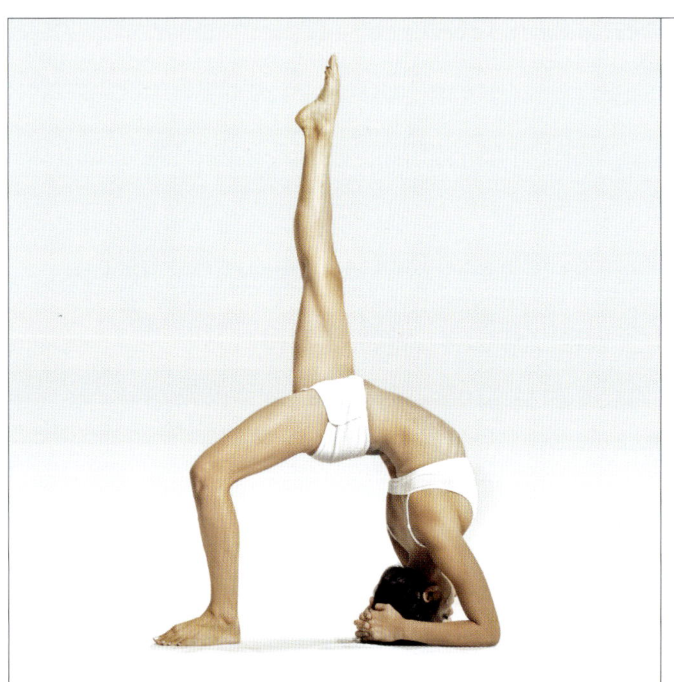

Postura del báculo con una sola pierna invertida

Eka pada viparita dandasana

Modificación: rodilla de la pierna inferior flexionada
Tipo de postura: inclinación hacia atrás, invertida.
Punto de *drishti*: *bhrumadhye* o *ajna chakra* (tercer ojo, entre las cejas).

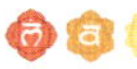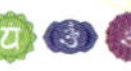

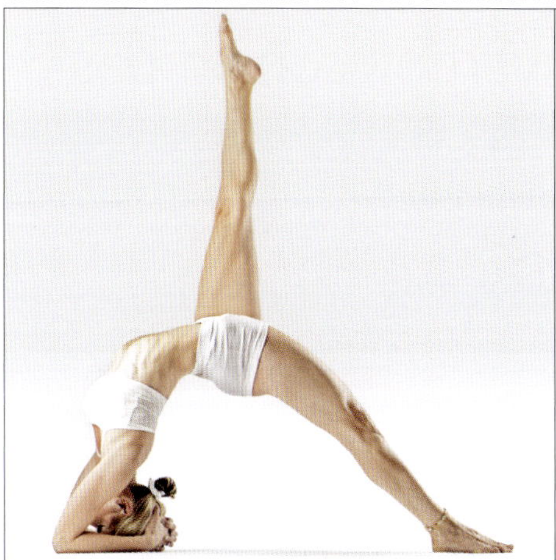

Postura del báculo con una sola pierna invertida

Eka pada viparita dandasana

También conocida como: postura del báculo invertida B (*viparita dandasana* B).
Modificación: ambas piernas extendidas.

Tipo de postura: inclinación hacia atrás, invertida.

Punto de *drishti*: *bhrumadhye* o *ajna chakra* (tercer ojo, entre las cejas).

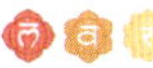  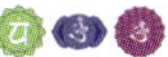

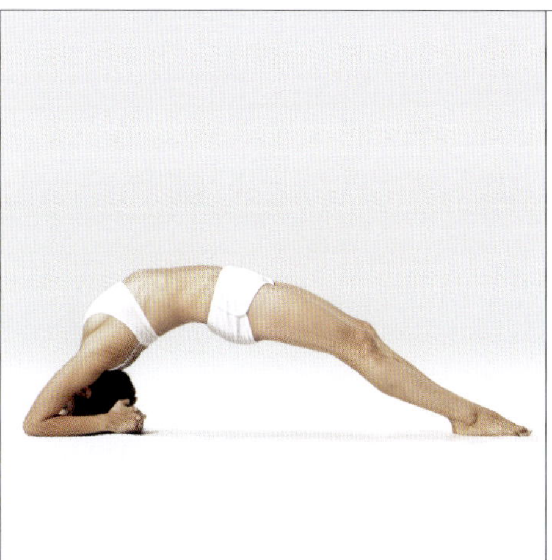

Postura del báculo con ambas piernas invertida

Dwi pada viparita dandasana

También conocida como: postura del báculo invertida A (*viparita dandasana* A).
Tipo de postura: inclinación hacia atrás, invertida.
Punto de *drishti*: *bhrumadhye* o *ajna chakra* (tercer ojo, entre las cejas).

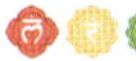 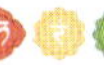 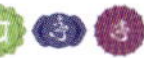

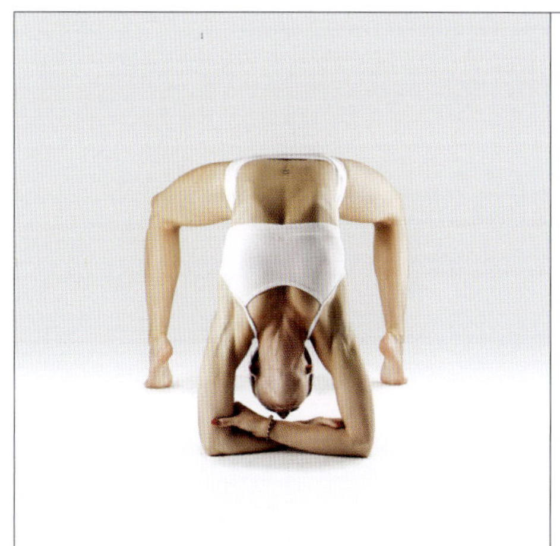

Postura de la rueda con agarre de brazos de puntillas

Baddha hasta prapada chakra bandhasana

Tipo de postura: inclinación hacia atrás, invertida.
Punto de *drishti*: *bhrumadhye* o *ajna chakra* (tercer ojo, entre las cejas).

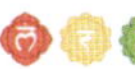  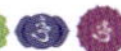

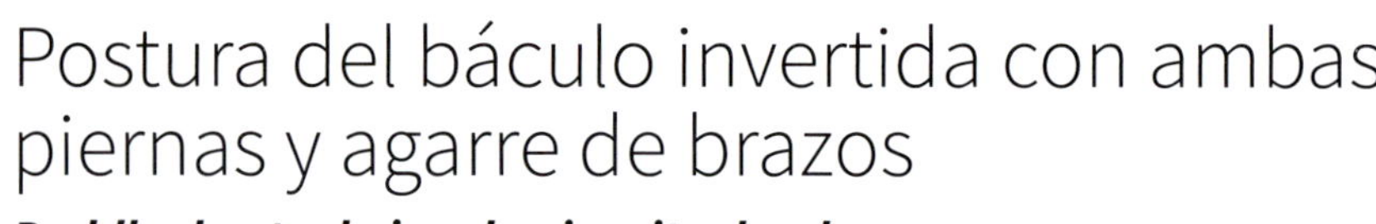

Postura del báculo invertida con ambas piernas y agarre de brazos

Baddha hasta dwi pada viparita dandasana

Tipo de postura: inclinación hacia atrás, invertida.

Punto de *drishti*: *bhrumadhye* o *ajna chakra* (tercer ojo, entre las cejas).

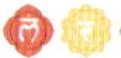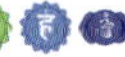

INCLINACIÓN HACIA ATRÁS: ANTEBRAZOS APOYADOS EN EL SUELO, TALONES APOYADOS

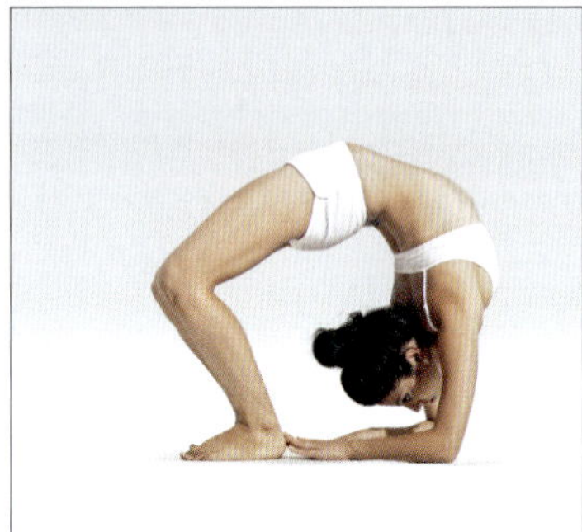

Postura de la rueda con agarre

Chakra bandhasana

Modificación: antebrazos apoyados en el suelo, talones apoyados en el suelo, dedos tocando los talones.

Tipo de postura: inclinación hacia atrás, invertida.

Punto de *drishti*: *bhrumadhye* o *ajna chakra* (tercer ojo, entre las cejas).

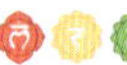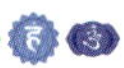

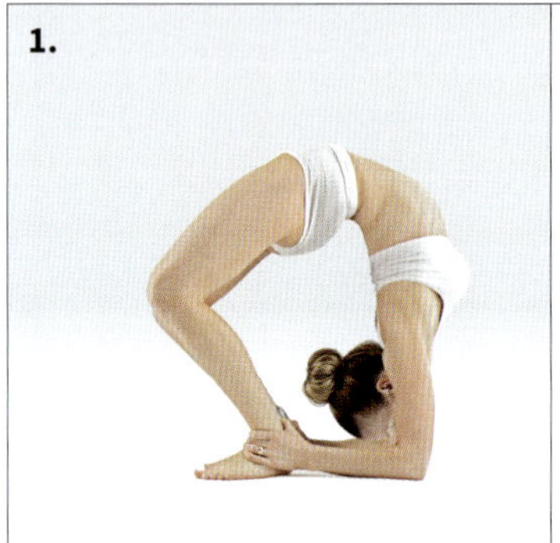

Postura de la rueda con agarre

Chakra bandhasana

También conocida como: postura de la rueda con agarre *(bandha chakrasana)*.

Modificación: agarre de los tobillos.

1. Mirando hacia delante.

2. Cabeza inclinada hacia atrás.

Tipo de postura: inclinación hacia atrás, invertida.

Punto de *drishti*: *bhrumadhye* o *ajna chakra* (tercer ojo, entre las cejas).

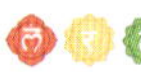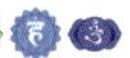

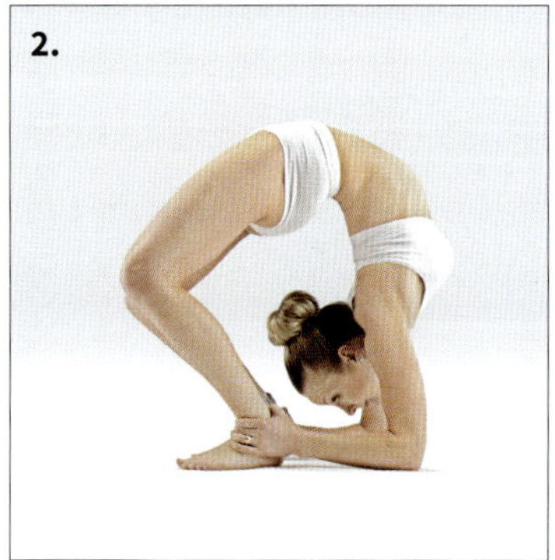

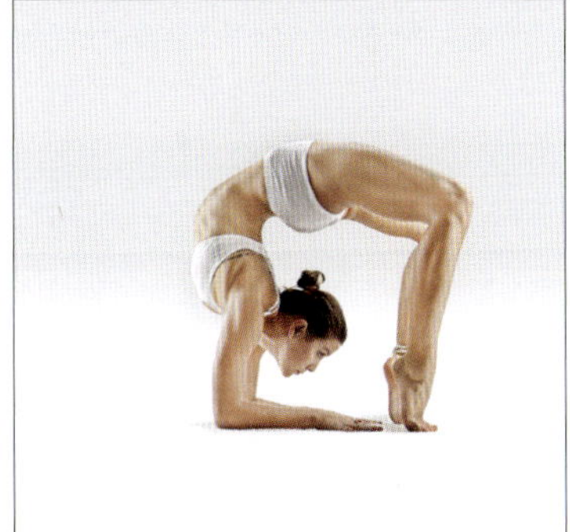

Postura de la rueda de puntillas

Prapada chakra bandhasana

Tipo de postura: inclinación hacia atrás, invertida.
Punto de *drishti*: *bhrumadhye* o *ajna chakra* (tercer ojo, entre las cejas).

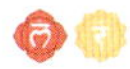

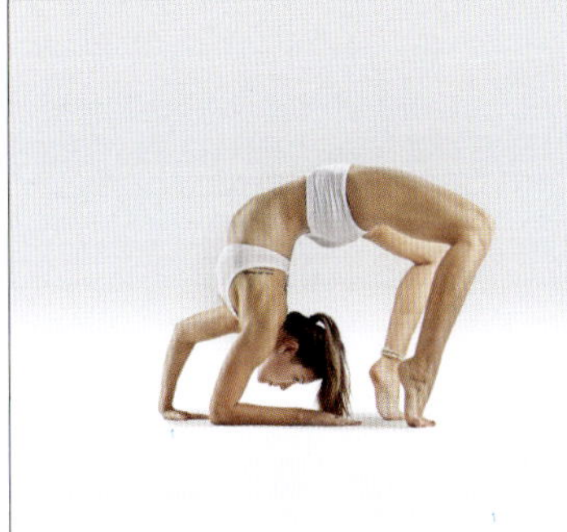

Postura de la rueda de puntillas desigual

Vishama prapada chakra bandhasana

Tipo de postura: inclinación hacia atrás, invertida.
Punto de *drishti*: *bhrumadhye* o *ajna chakra* (tercer ojo, entre las cejas).

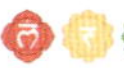

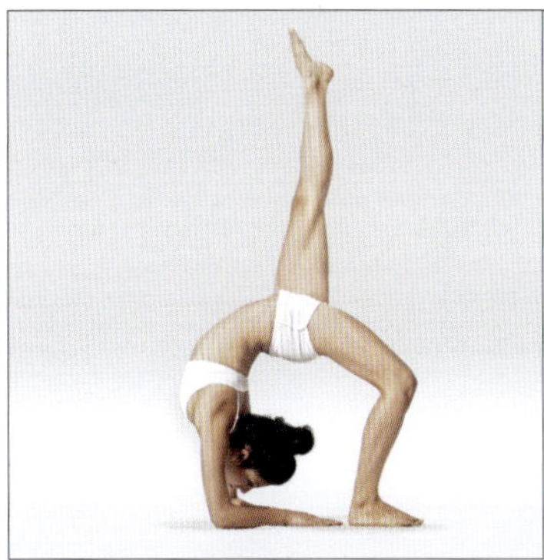

Postura del báculo con una sola pierna invertida

Eka pada viparita dandasana

Modificación: antebrazos apoyados en el suelo, cabeza separada del suelo.
Tipo de postura: inclinación hacia atrás, invertida.
Punto de *drishti*: *bhrumadhye* o *ajna chakra* (tercer ojo, entre las cejas).

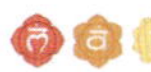

Postura del báculo con una sola pierna con agarre de pie invertida

Baddha pada eka pada viparita dandasana

Modificación: antebrazos apoyados en el suelo, cabeza separada del suelo.
Tipo de postura: inclinación hacia atrás, invertida.
Punto de *drishti*: *bhrumadhye* o *ajna chakra* (tercer ojo, entre las cejas).

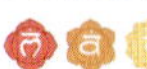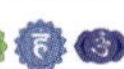

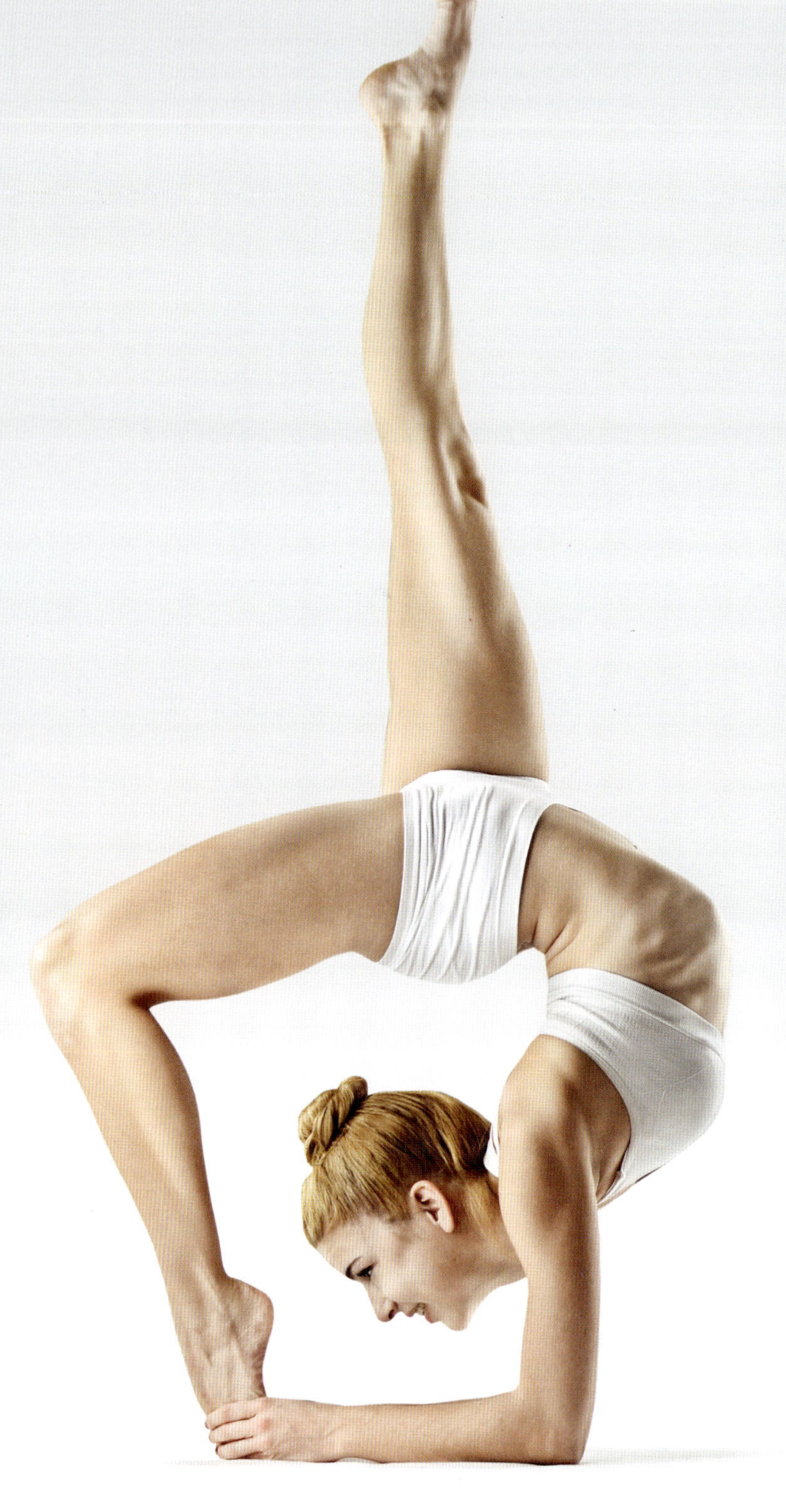

Postura del báculo con una pierna sobre 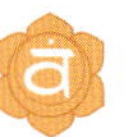

los dedos del pie

Prapada baddha pada eka pada viparita dandasana
Tipo de postura: inclinación hacia atrás, invertida.
Punto de *drishti*: *bhrumadhye* o *ajna chakra* (tercer ojo, entre las cejas).

Cómo realizar la postura:

1. Comienza tumbado boca arriba. Realiza *mula bandha, uddhiyana bandha* y la respiración *ujjayi*. Inhala y lleva las manos debajo de los hombros con los codos flexionados y cerca de la cabeza, con los dedos apuntando en sentido opuesto al de la cabeza.

2. Exhala y dobla las rodillas, mantén los pies apoyados en el suelo y desliza los talones hacia los glúteos. Mantén los pies en línea con los glúteos y paralelos entre sí con los dedos apuntando hacia delante.

3. Exhala mientras levantas los glúteos y la espalda del suelo. Coloca la parte superior de la cabeza en el suelo, mantén el equilibrio sobre las manos, la cabeza y los pies.

4. Exhala mientras deslizas la mano derecha en la dirección de los pies hasta que el antebrazo quede plano en el suelo. En la siguiente exhalación, desliza la mano izquierda para que se encuentre con la derecha. Entrelaza los dedos en la parte posterior de la cabeza.

5. Exhala y levanta la cabeza del suelo.

6. En la siguiente exhalación, lleva los pies hacia las manos. Agarra el tobillo izquierdo con ambas manos.

7. Exhala mientras levantas el pie derecho del suelo, manteniendo la pierna derecha fuerte y recta, con los dedos apuntando hacia el cielo.

8. Inhala y levanta el talón izquierdo hasta colocarlo sobre los dedos del pie izquierdo, mientras te apoyas en los dedos del pie izquierdo con ambas manos. Mantén la postura durante al menos 30 segundos.

9. Inhala y baja el talón izquierdo al suelo, seguido del pie derecho. Exhala y agarra el tobillo derecho con ambas manos. En la siguiente exhalación, levanta el pie izquierdo del suelo, manteniendo la pierna izquierda fuerte y recta, con los dedos apuntando hacia el cielo.

10. Inhala y levanta el talón derecho hasta colocarlo sobre los dedos del pie derecho mientras te apoyas en los dedos del pie derecho con ambas manos. Mantén la postura durante al menos 30 segundos y hasta 90 con el fin de recibir todos los beneficios del estiramiento en el lado izquierdo.

11. Inhala y baja el talón derecho al suelo, seguido del izquierdo. Exhala y baja la cabeza hacia el suelo. Exhala y dirige la barbilla hacia el pecho y baja la columna vertebral hasta el suelo, saliendo de la postura.

Modificación: antebrazos apoyados en el suelo, cabeza separada del suelo.

prapada = punta de los pies
baddha = agarre
pada = pie o pierna
eka = uno
pada = pie o pierna
viparita = invertida
danda = báculo o bastón

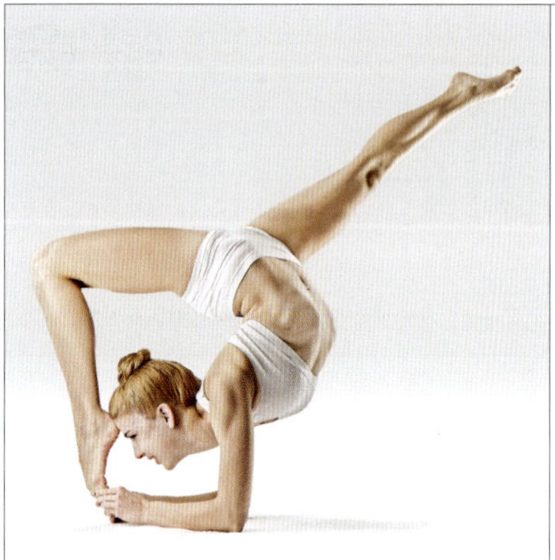

Postura del báculo invertida con una sola pierna con el pie en la cabeza

Shirsha pada eka pada viparita dandasana

Modificación: antebrazos apoyados en el suelo, cabeza separada del suelo.
Tipo de postura: inclinación hacia atrás, invertida.
Punto de drishti: bhrumadhye o ajna chakra (tercer ojo, entre las cejas).

POSTURA DEL ARCO HACIA ARRIBA

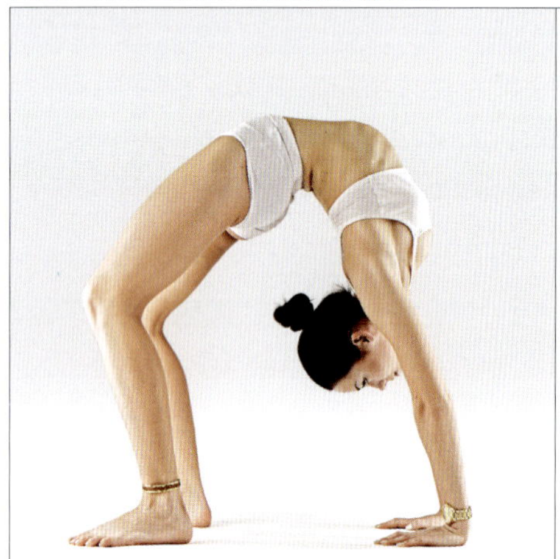

Postura del arco hacia arriba

Urdhva dhanurasana

Modificación: talones apoyados en el suelo.
Tipo de postura: inclinación hacia atrás, invertida.
Punto de drishti: bhrumadhye o ajna chakra (tercer ojo, entre las cejas).

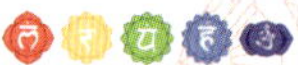

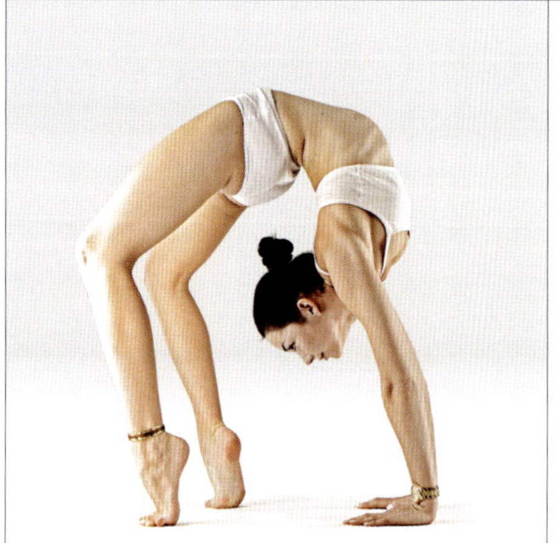

Postura del arco hacia arriba de puntillas

Prapada urdhva dhanurasana

Tipo de postura: inclinación hacia atrás, invertida.
Punto de drishti: bhrumadhye o ajna chakra (tercer ojo, entre las cejas).

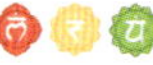

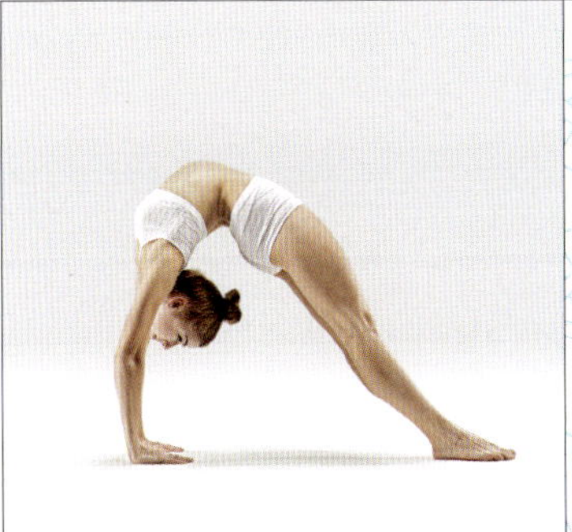

Postura del báculo invertida con ambas piernas elevadas

Utthita dwi pada viparita dandasana

También conocida como: postura del arco hacia arriba *(urdhva dhanurasana)*.
Modificación: cabeza inclinada hacia atrás.
Tipo de postura: inclinación hacia atrás, invertida.
Punto de *drishti*: *bhrumadhye* o *ajna chakra* (tercer ojo, entre las cejas).

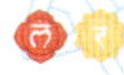  

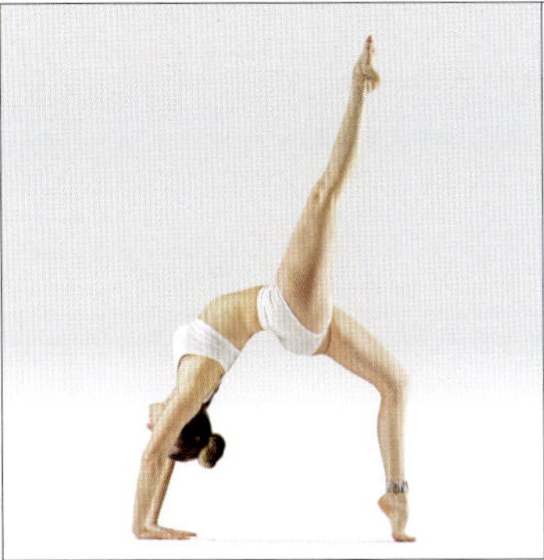

Postura del báculo invertida con una sola pierna sobre los dedos del pie

Prapada eka pada urdhva dhanurasana

Tipo de postura: inclinación hacia atrás, invertida.
Punto de *drishti*: *bhrumadhye* o *ajna chakra* (tercer ojo, entre las cejas).

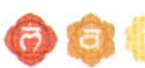  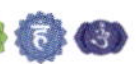

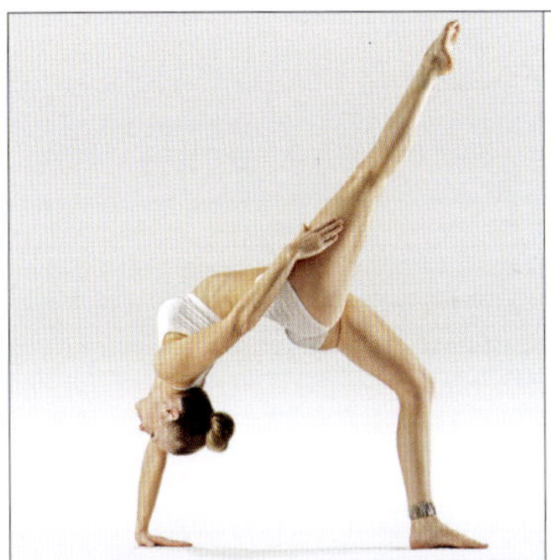

Postura del arco con una sola pierna

Eka pada urdhva dhanurasana

También conocida como: postura del arco hacia arriba con dos extremidades *(dwi anga urdhva dhanurasana)*.
Modificación: una mano en el muslo.
Tipo de postura: inclinación hacia atrás, invertida.
Punto de *drishti*: *bhrumadhye* o *ajna chakra* (tercer ojo, entre las cejas).

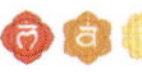  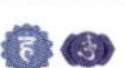

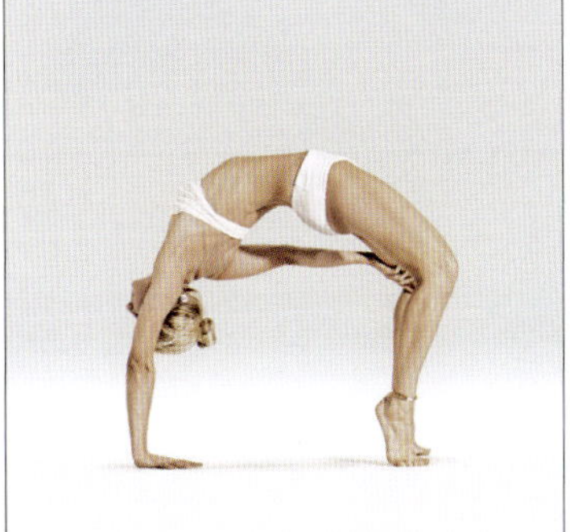

Postura del arco con una sola pierna sobre los dedos del pie

Prapada eka hasta urdhva dhanurasana

Tipo de postura: inclinación hacia atrás, invertida.
Punto de *drishti*: *bhrumadhye* o *ajna chakra* (tercer ojo, entre las cejas).

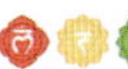  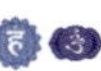

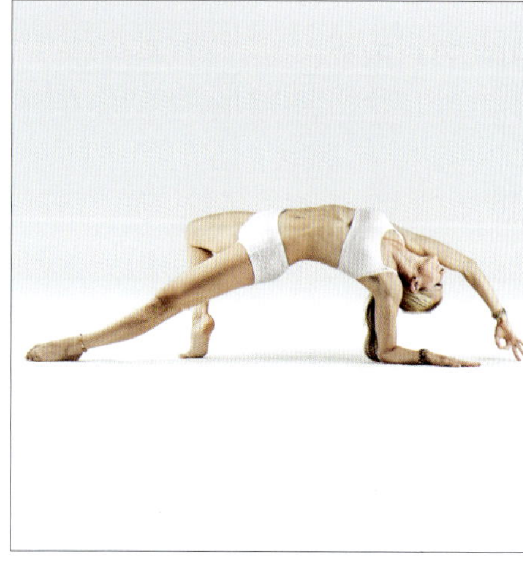

Postura salvaje

Chamatkarasana

Modificación: antebrazo apoyado en el suelo.
Tipo de postura: inclinación hacia atrás.
Punto de *drishti:* *bhrumadhye* o *ajna chakra* (tercer ojo, entre las cejas) o *hastagrai* o *hastagre* (manos).
Véase el glosario para una traducción más precisa de *chamatkarasana*.

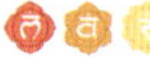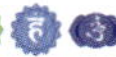

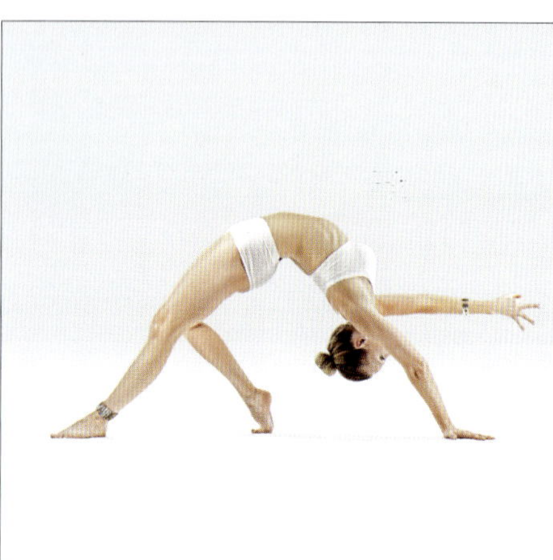

Postura salvaje

Chamatkarasana

Tipo de postura: inclinación hacia atrás, invertida.
Punto de *drishti:* *bhrumadhye* o *ajna chakra* (tercer ojo, entre las cejas) o *hastagrai* o *hastagre* (manos).

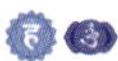

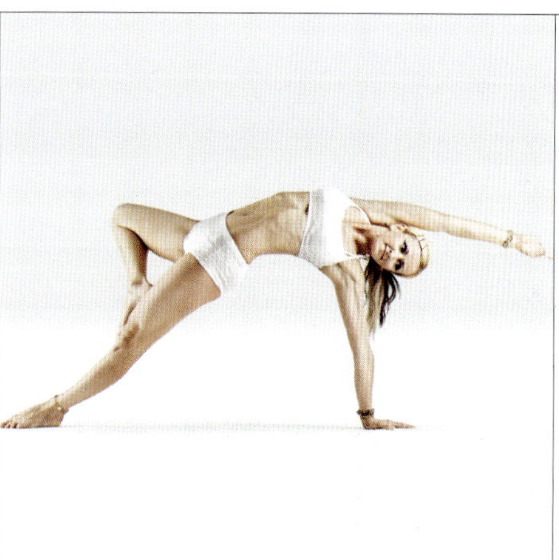

Postura salvaje

Chamatkarasana

Modificación: pie en el interior del muslo.
Tipo de postura: inclinación hacia atrás.
Punto de *drishti:* *hastagrai* o *hastagre* (manos).

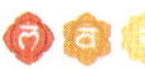

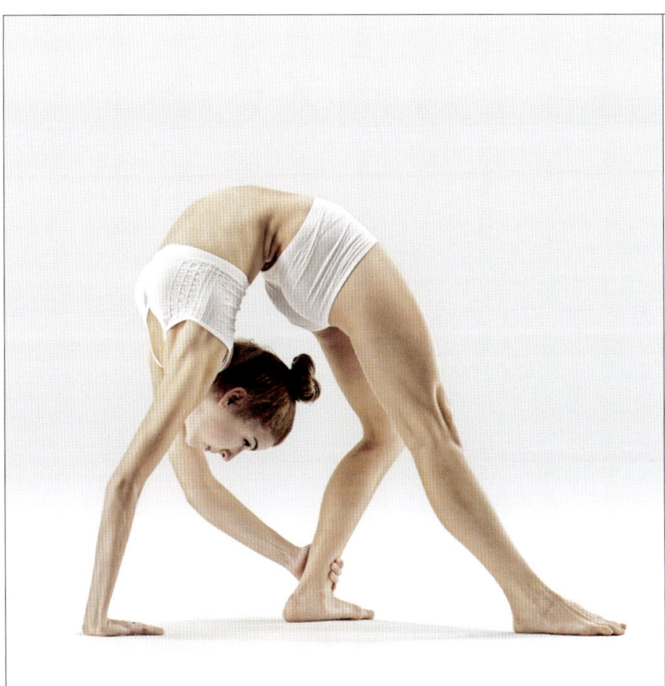

Postura salvaje

Chamatkarasana

Modificación: agarre del tobillo con la mano del mismo lado por encima de la cabeza.

Tipo de postura: inclinación hacia atrás, invertida.

Punto de *drishti*: *bhrumadhye* o *ajna chakra* (tercer ojo, entre las cejas) o *hastagrai* o *hastagre* (manos).

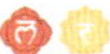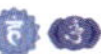

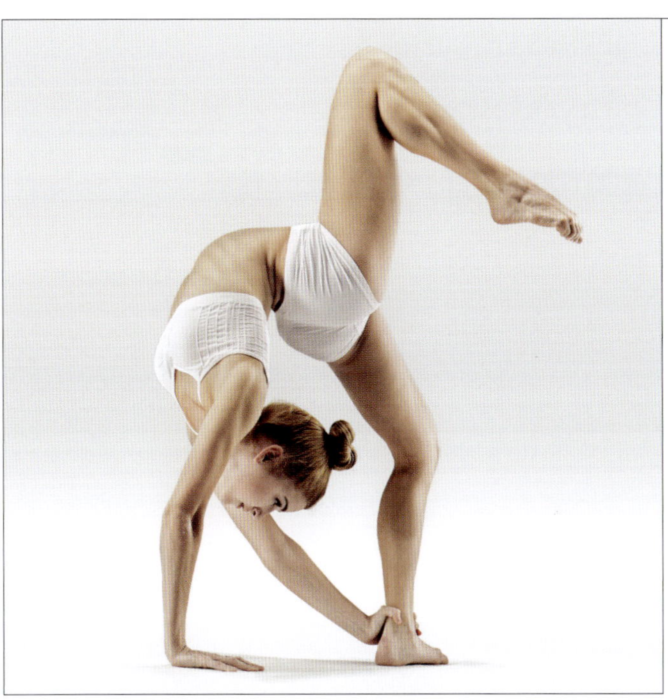

Postura salvaje

Chamatkarasana

Modificación: agarre del tobillo con la mano del mismo lado, el otro pie levantado del suelo, rodilla flexionada.

Tipo de postura: inclinación hacia atrás, invertida.

Punto de *drishti*: *bhrumadhye* o *ajna chakra* (tercer ojo, entre las cejas) o *hastagrai* o *hastagre* (manos).

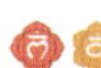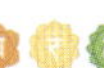

Equilibrio de brazos

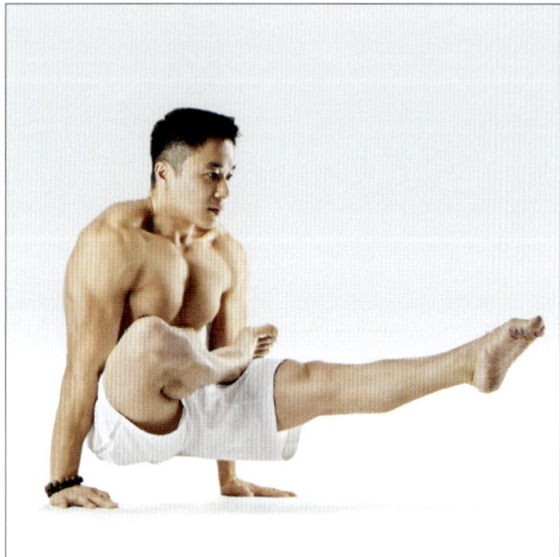

Postura del célibe en la postura del medio leño

Ardha agnistambha brahmacharyasana

Tipo de postura: abdominal, equilibrio de brazos.

Punto de *drishti*: *padayoragrai* o *padayoragre* (dedos de los pies/pies).

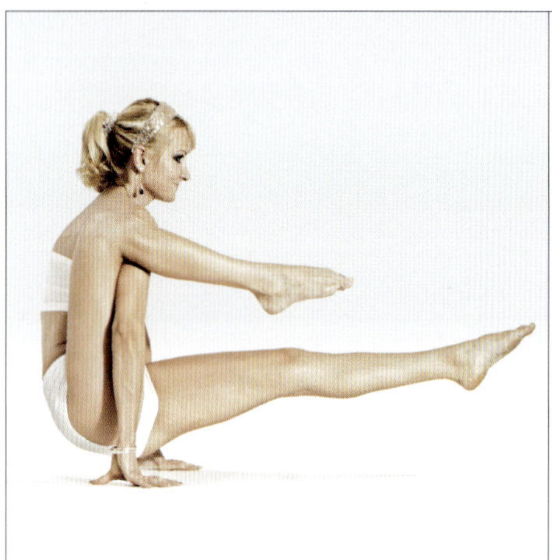

Postura de una pierna sobre el hombro

Eka hasta bhujasana

También conocida como: postura cómoda del pájaro *(sukha chakorasana)*.

Tipo de postura: abdominal, equilibrio de brazos.

Punto de *drishti*: *padayoragrai* o *padayoragre* (dedos de los pies/pies).

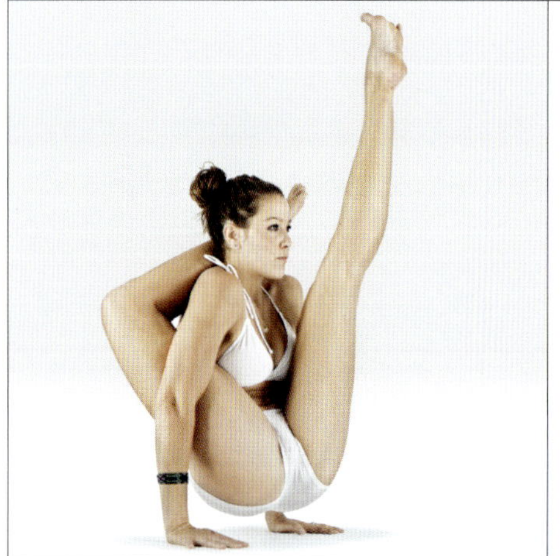

Postura del correlimo

Chakorasana

Tipo de postura: abdominal, equilibrio de brazos.

Punto de *drishti*: *bhrumadhye* o *ajna chakra* (tercer ojo, entre las cejas).

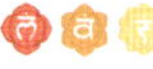

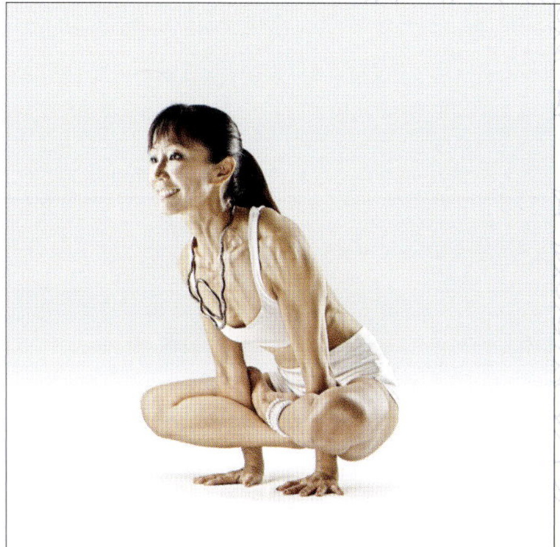

Postura del gallo

Kukkutasana

Tipo de postura: equilibrio de brazos, inclinación hacia delante.
Punto de *drishti:* *nasagrai* o *nasagre* (nariz).

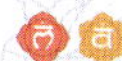

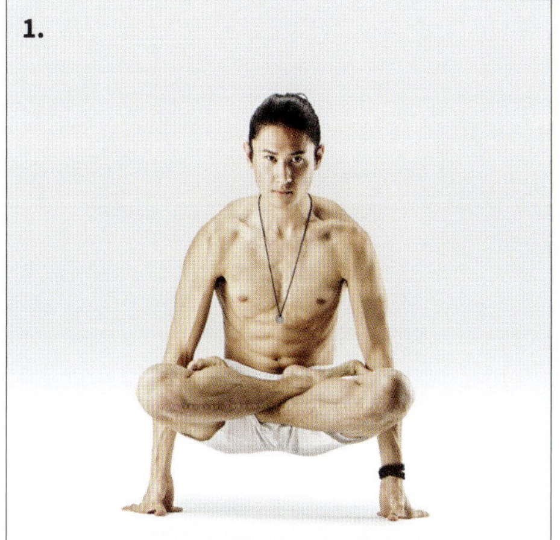

1.

Postura de la balanza

Tolasana

Modificación: 1. Dedos apuntando hacia atrás, con los pulgares apuntando hacia delante.
2. Palmas de las manos apoyadas en el suelo, dedos apuntando hacia delante.
Tipo de postura: equilibrio de brazos, inclinación hacia delante.
Punto de *drishti:* *nasagrai* o *nasagre* (nariz).

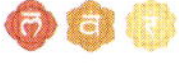

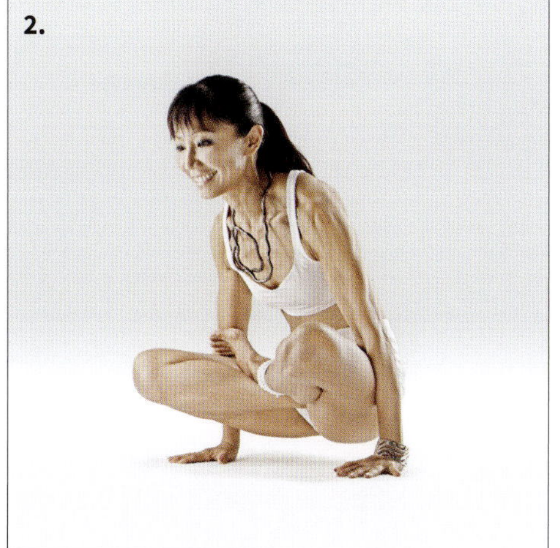

2.

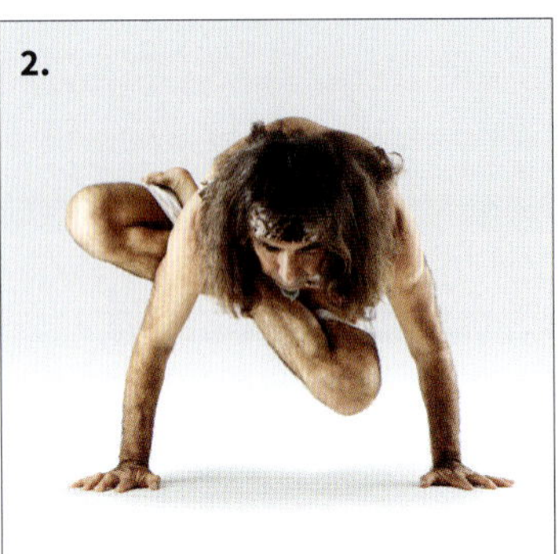

Postura dedicada al sabio Galava

Galavasana

Modificación: 1. Caderas abajo.

2. Caderas arriba.

Tipo de postura: equilibrio de brazos, inclinación hacia delante.

Punto de *drishti:* *nasagrai* o *nasagre* (nariz).

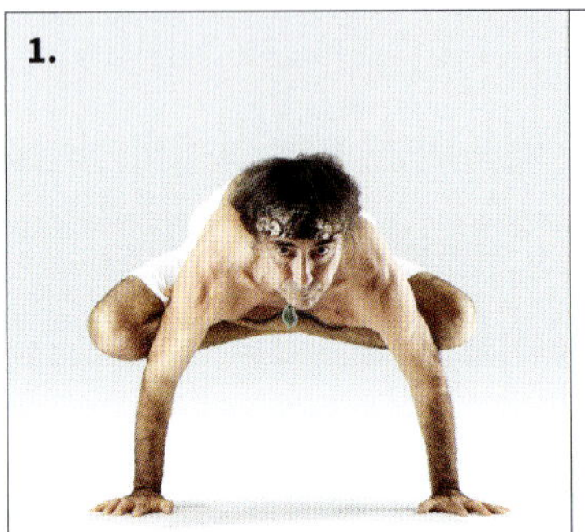

Postura del gallo hacia arriba

Urdhva kukkutasana

Modificación: 1. Caderas a la altura de los hombros.

2. Caderas más arriba que los hombros.

Tipo de postura: equilibrio de brazos, inclinación hacia delante.

Punto de *drishti:* *bhrumadhye* o *ajna chakra* (tercer ojo, entre las cejas), *angushtamadhye* o *angushta ma dyai* (pulgares).

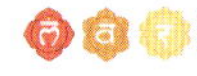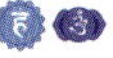

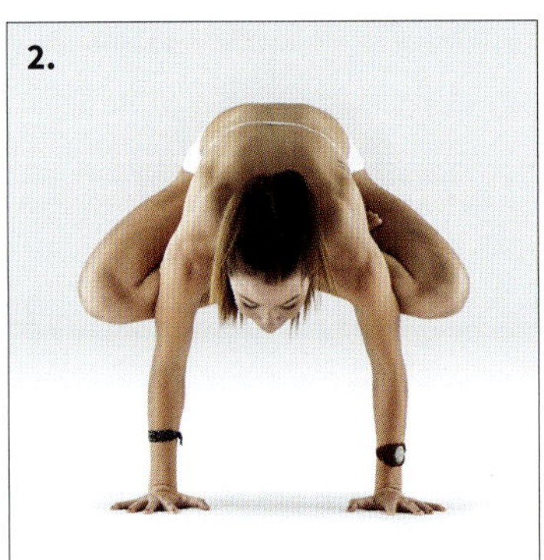

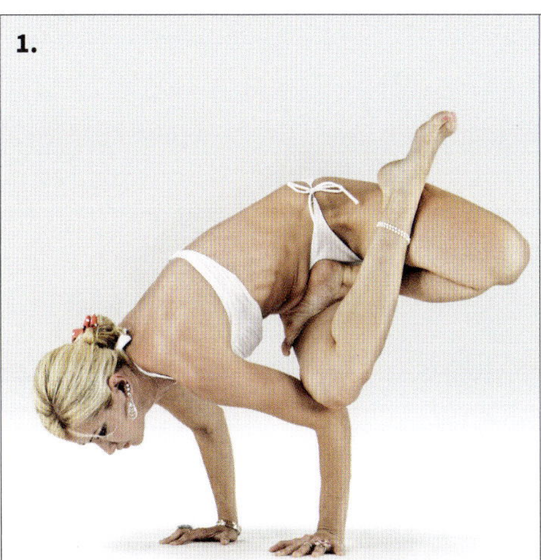

Postura del gallo lateral

Parshva kukkutasana

También conocida como: postura del gallo con torsión *(parivritta kukkutasana)*, y postura del gallo herido *(pungu kukkutasana)*.

Modificación: 1. Codos flexionados.

2. Brazos rectos.

Tipo de postura: equilibrio de brazos, inclinación hacia delante, torsión.

Punto de *drishti*: *nasagrai* o *nasagre* (nariz).

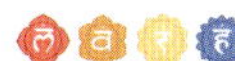

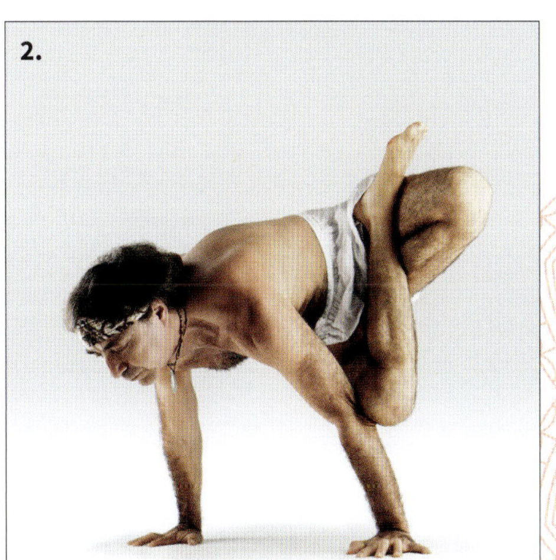

EQUILIBRIO DE BRAZOS: POSTURA DEL COLUMPIO

Postura del columpio

Lolasana

Modificación: tobillos cruzados.

Tipo de postura: equilibrio de brazos, inclinación hacia delante, abdominal.

Punto de *drishti*: *angushtamadhye* o *angushta ma dyai* (pulgares) o *nasagrai* o *nasagre* (nariz).

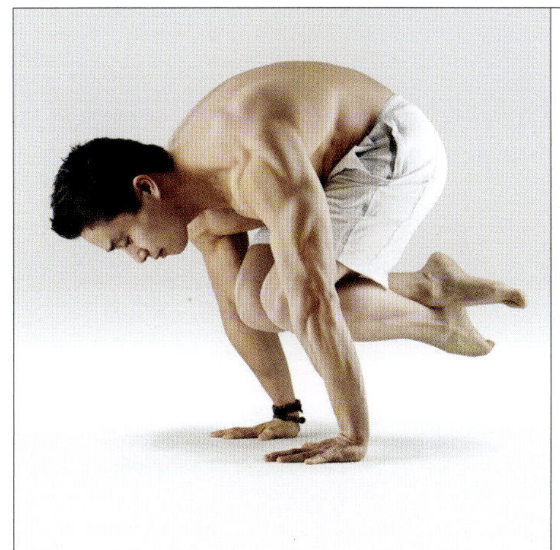
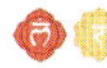

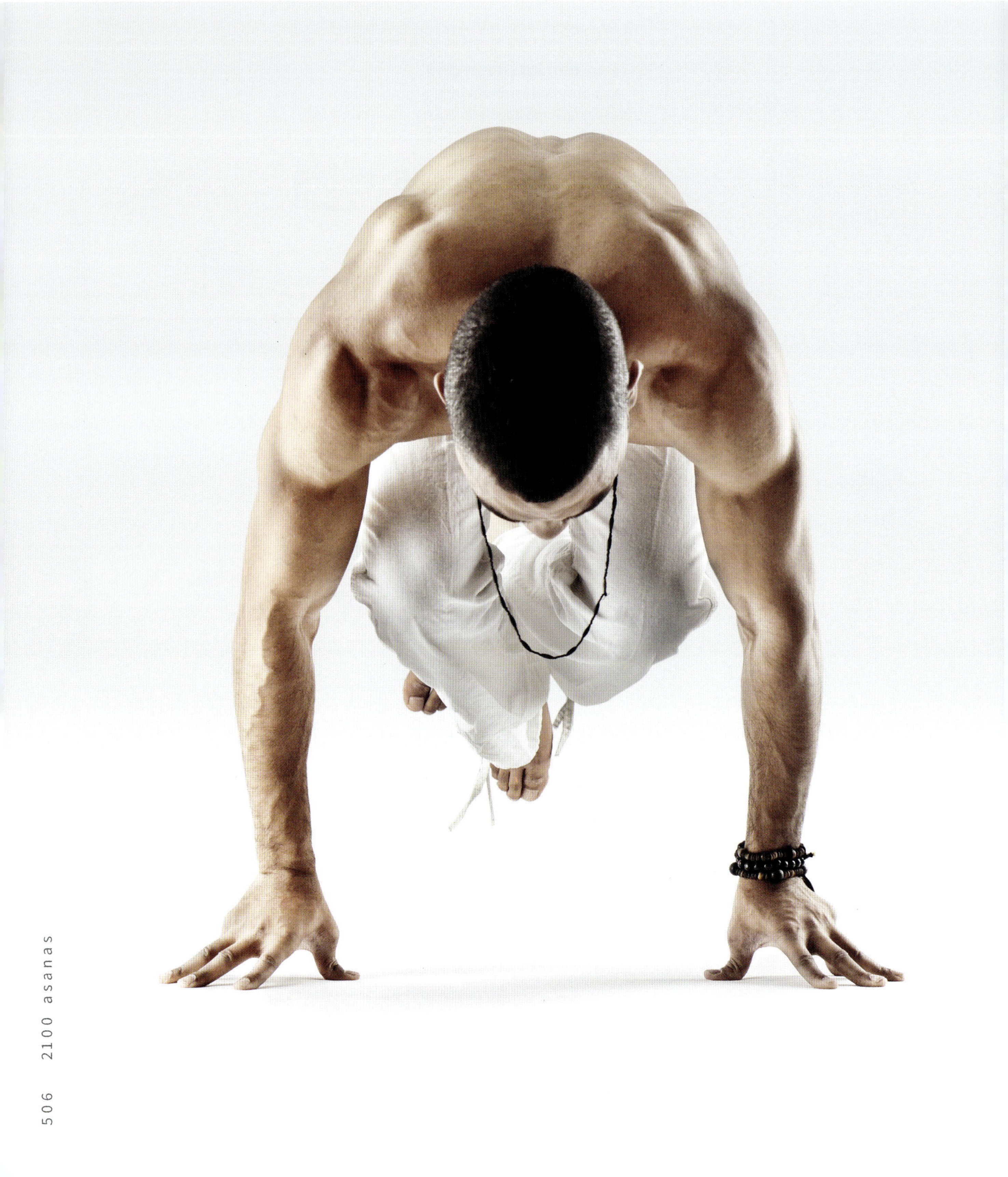

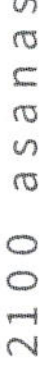

Postura del columpio

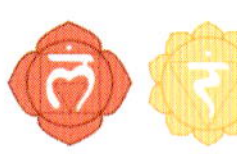

Lolasana
Tipo de postura: equilibrio de brazos, inclinación hacia delante, abdominal.
Punto de *drishti*: *angusthamadhye* o *angustha ma dyai* (pulgares) o *nasagrai* o *nasagre* (nariz).

Modificación: sobre las puntas de los dedos, tobillos cruzados.

lola = columpio

Cómo realizar la postura:

1. Comienza por sentarte en el suelo con ambas piernas extendidas hacia fuera por delante de ti. Mantén los dedos en el suelo a los lados de las caderas. Realiza *mula bandha, uddhiyana bandha* y la respiración *ujjayi*.

2. Exhala, inclínate hacia delante, levanta los glúteos del suelo. Dobla la rodilla derecha, deslizando el pie derecho hacia atrás. En la siguiente exhalación, dobla la rodilla izquierda, deslizando el pie izquierdo hacia atrás para llevarlo hasta el derecho. La espinilla izquierda debe terminar en la parte superior del músculo de la pantorrilla derecha. Siéntate sobre los talones con los tobillos cruzados debajo de los glúteos.

3. Inhala y balancéate hacia delante. Exhala, tensa los abdominales, tira de los cuádriceps hacia el pecho, y levanta las rodillas y los pies del suelo, mantén el equilibrio sobre los dedos. Asegúrate de que los brazos estén fuertes y rectos y los hombros estén alineados con los dedos.

4. Trata de mantener la postura durante al menos 30 segundos y hasta 90 con el fin de recibir todos los beneficios de la postura.

5. Inhala y baja los pies y las rodillas al suelo. Exhala y lleva ambas piernas extendidas hacia fuera por delante de ti. Repite todos los movimientos por el lado opuesto.

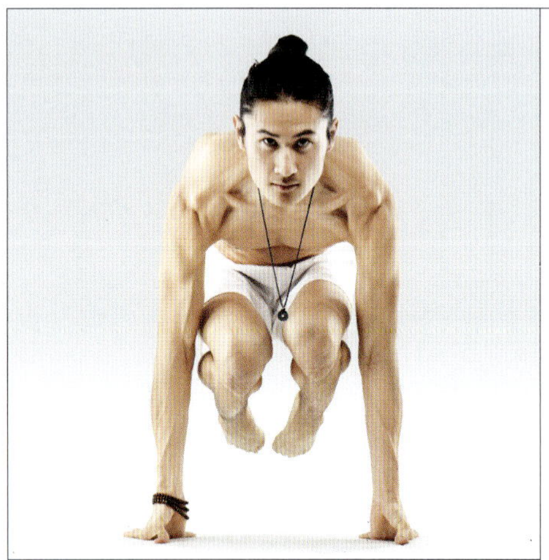

Postura del columpio

Lolasana

Modificación: dedos apuntando hacia atrás, pulgares apuntando hacia delante

Tipo de postura: equilibrio de brazos, inclinación hacia delante, abdominal.

Punto de *drishti:* *bhrumadhye* o *ajna chakra* (tercer ojo, entre las cejas), *nasagrai* o *nasagre* (nariz).

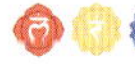

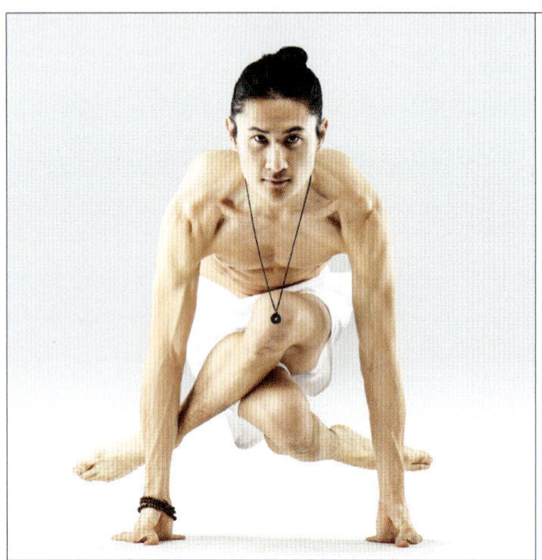

Posición de las piernas de la postura de la cara vaca en la postura del columpio

Pada gomukhasana en *lolasana*

Modificación: dedos apuntando hacia atrás, pulgares apuntando hacia delante.

Tipo de postura: equilibrio de brazos, inclinación hacia delante, abdominal.

Punto de *drishti:* *bhrumadhye* o *ajna chakra* (tercer ojo, entre las cejas), *nasagrai* o *nasagre* (nariz).

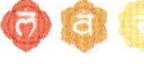

EQUILIBRIO DE BRAZOS: UNA PIERNA EN EL HOMBRO

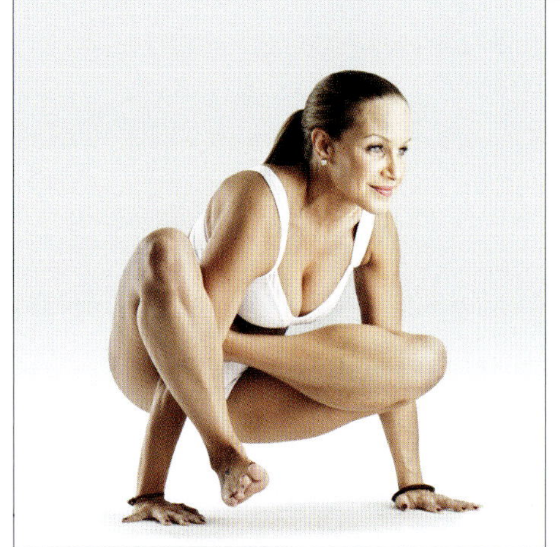

Postura preparatoria dedicada a Virancha (Brahma) 1

Viranchyasana 1 preparatoria

Modificación: rodilla posterior hacia el hombro.

Tipo de postura: equilibrio de brazos, inclinación hacia delante.

Punto de *drishti:* *nasagrai* o *nasagre* (nariz).

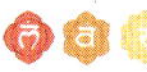

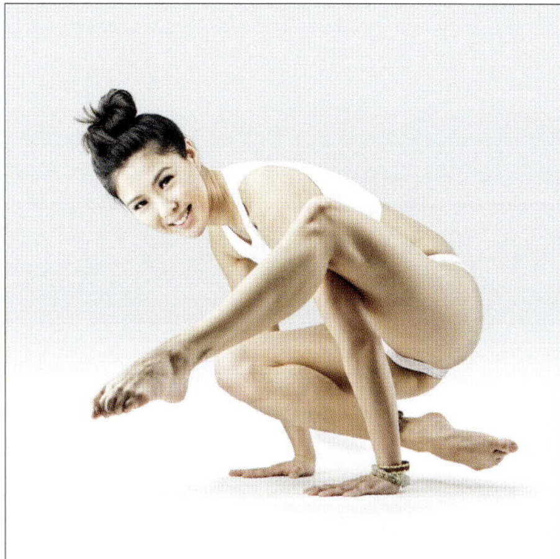

Postura preparatoria de la grulla con una sola pierna 2

Eka pada bakasana **2 preparatoria**

Modificación: ambas rodillas flexionadas, la corva de una rodilla sobre el hombro, la otra rodilla hacia el pecho.

Tipo de postura: equilibrio de brazos, inclinación hacia delante.

Punto de *drishti*: *padayoragrai* o *padayoragre* (dedos de los pies/pies).

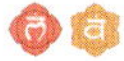

1.

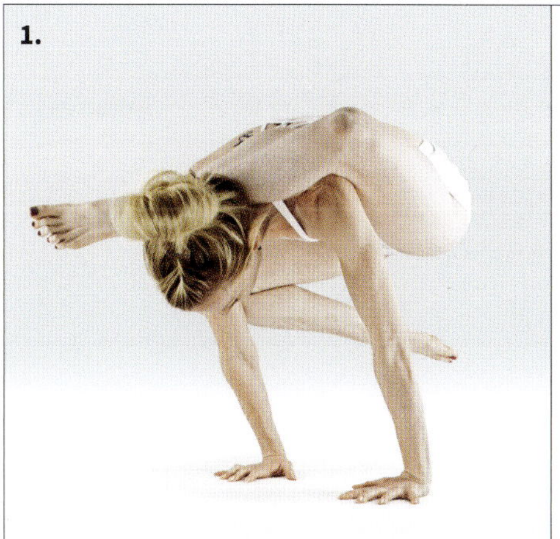

Postura de la grulla con un pie detrás de la cabeza

Eka pada shirsha bakasana

Modificación: 1. Caderas a la altura del hombro.

2. Caderas a la altura del codo, cabeza levantada.

Tipo de postura: equilibrio de brazos, inclinación hacia delante.

Punto de *drishti*: *bhrumadhye* o *ajna chakra* (tercer ojo, entre las cejas).

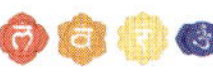

2.

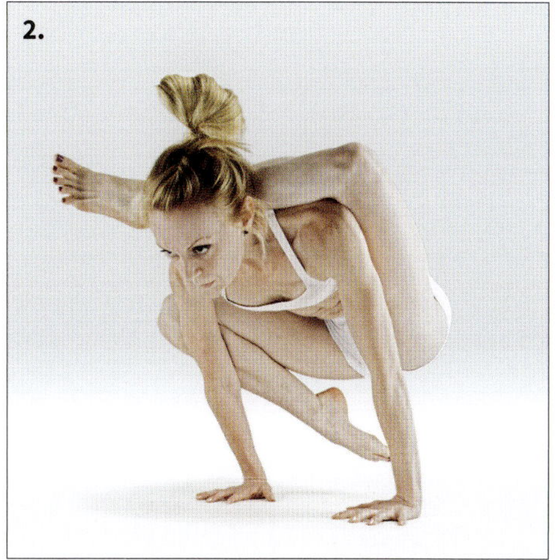

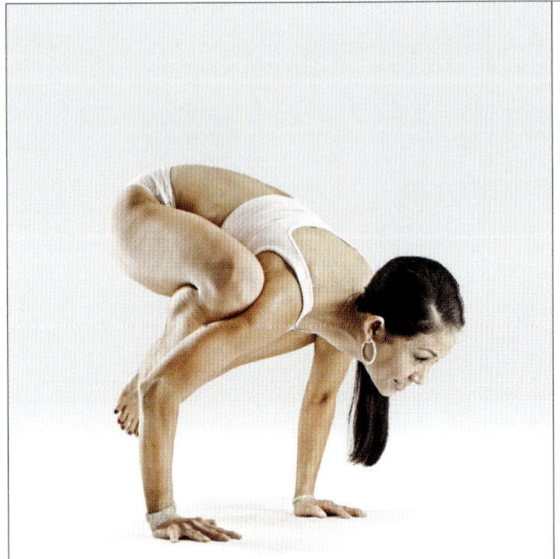

Postura de la grulla

Bakasana

También conocida como: postura del cuervo *(kakasana).*
Modificación: codos flexionados.
Tipo de postura: equilibrio de brazos, inclinación hacia delante.
Punto de *drishti*: *nasagrai* o *nasagre* (nariz).

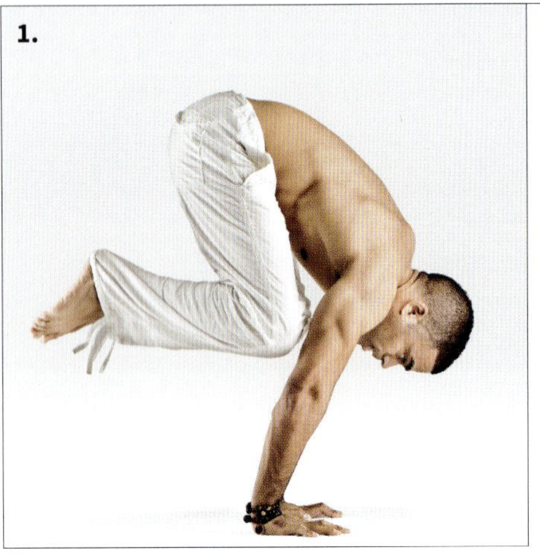

Postura de la grulla

Bakasana

Modificación: 1. Rodillas separadas de los tríceps.
2. Rodillas apoyadas en el tríceps.
Tipo de postura: equilibrio de brazos, inclinación hacia delante.
Punto de *drishti*: *angushtamadhye* o *angushta ma dyai* (pulgares), *nasagrai*
o *nasagre* (nariz).

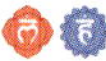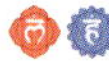

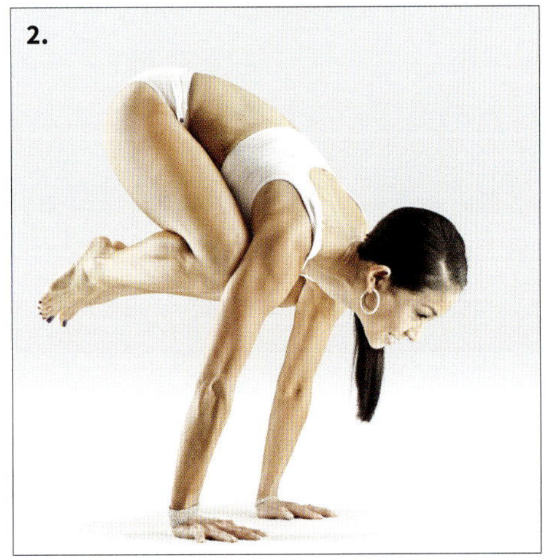

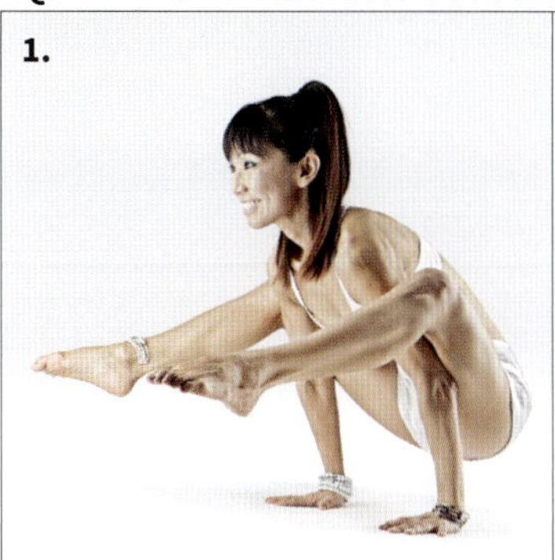

1.

Postura de equilibrio de brazos sobre ambas manos

Dwi hasta bhujasana

Modificación: 1. Pies separados del suelo.

2. Dedos de los pies tocando el suelo.

Tipo de postura: equilibrio de brazos, inclinación hacia delante.

Punto de *drishti:* *nasagrai* o *nasagre* (nariz), o *padayoragrai padayoragre* (dedos de los pies/pies).

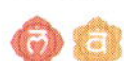

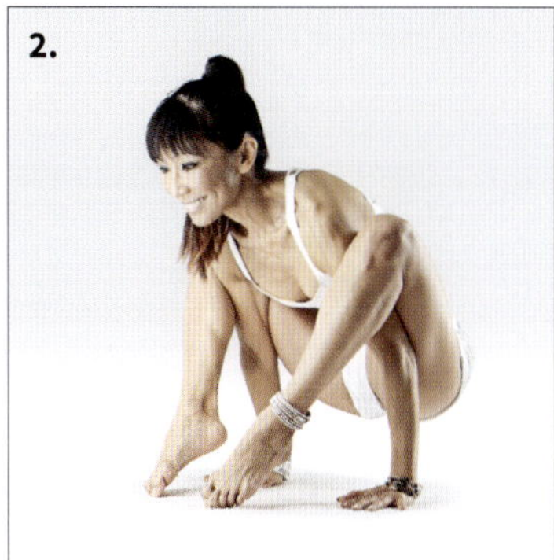

2.

Postura de presión del hombro

Bhujapidasana

También conocida como: presión del hombro *(bhujapidasana A).*

Modificación: cabeza alejada del suelo.

Tipo de postura: equilibrio de brazos, inclinación hacia delante.

Punto de *drishti:* *nasagrai* o *nasagre* (nariz), o *padayoragrai padayoragre* (dedos de los pies/pies).

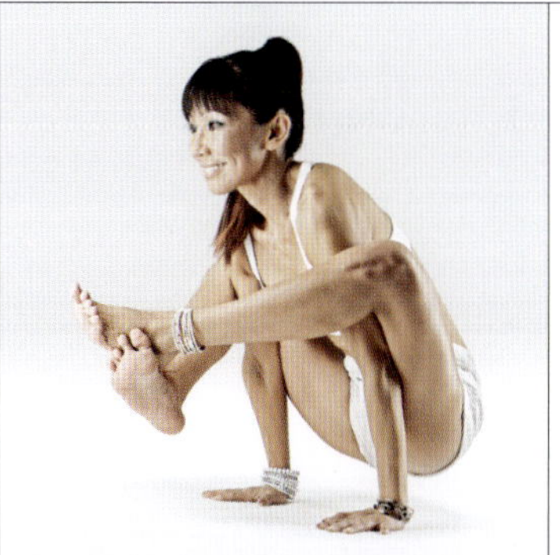

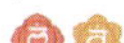
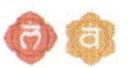

Postura de la luciérnaga 1

Tittibhasana **1**

También conocida como: postura de la luciérnaga A (*tittibhasana* A).

Modificación: codos flexionados, piernas en la parte superior de los hombros.

Tipo de postura: equilibrio de brazos, inclinación hacia delante.

Punto de *drishti:* *bhrumadhye* o *ajna chakra* (tercer ojo, entre las cejas), o *nasagrai* o *nasagre* (nariz).

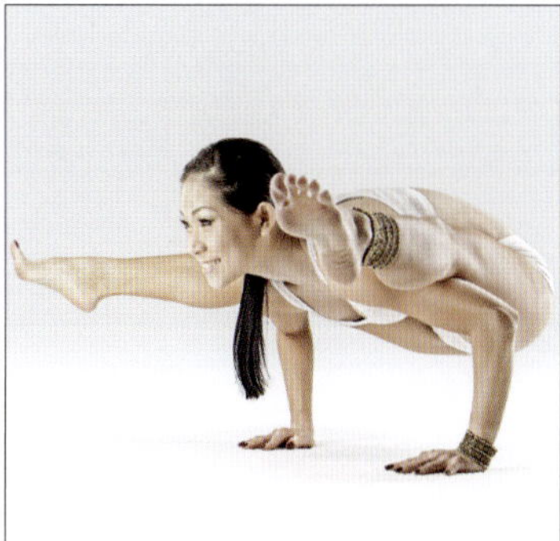

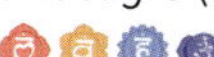

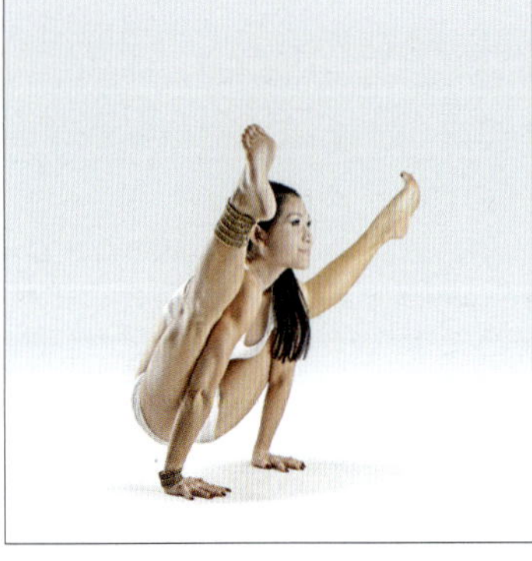

Postura de la luciérnaga 1

Tittibhasana 1

También conocida como: postura de la luciérnaga A (*tittibhasana* A).
Modificación: brazos rectos, pies extendidos hacia el cielo.
Tipo de postura: equilibrio de brazos, inclinación hacia delante.
Punto de *drishti*: *bhrumadhye* o *ajna chakra* (tercer ojo, entre las cejas) o *nasagrai* o *nasagre* (nariz).

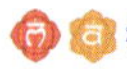 

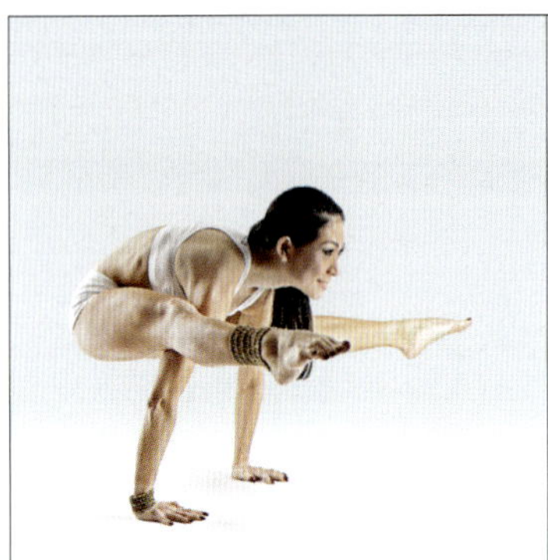

Postura de la luciérnaga 1

Tittibhasana 1

También conocida como: postura de la luciérnaga A (*tittibhasana* A), y postura de la tortuga levantada *(utthita kurmasana).*
Modificación: brazos rectos, piernas paralelas al suelo.
Tipo de postura: equilibrio de brazos, inclinación hacia delante.
Punto de *drishti*: *nasagrai* o *nasagre* (nariz).

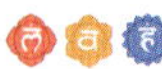 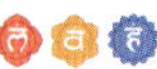

EQUILIBRIO DE BRAZOS: POSICIÓN DE LA LUCIÉRNAGA

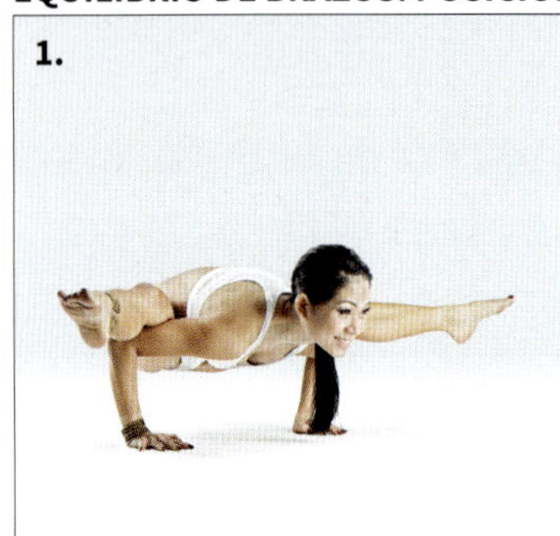

1.

Posición de la luciérnaga

Tittibhasana

También conocida como: postura de las piernas abiertas a los lados descansando sobre los brazos *(utthita dwi pada vrishtasana).*
Modificación: codos flexionados, piernas en el tríceps, piernas muy abiertas.
1. Vista lateral.
2. Vista frontal.
Tipo de postura: equilibrio de brazos, inclinación hacia delante.
Punto de *drishti*: *nasagrai* o *nasagre* (nariz), *bhrumadhye* o *ajna chakra* (tercer ojo, entre las cejas).

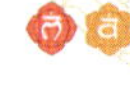 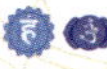

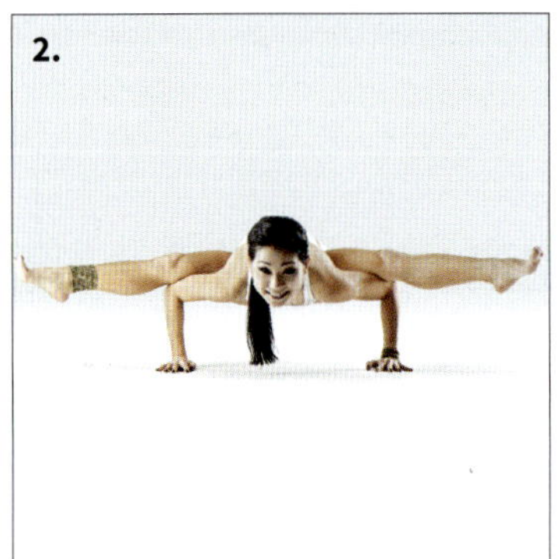

2.

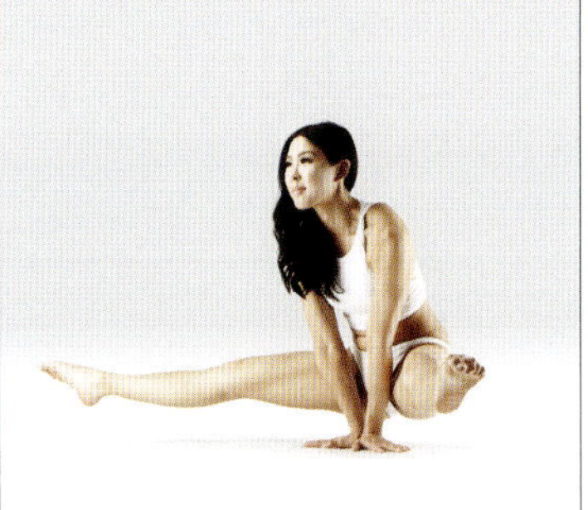

Postura de los pies elevados hacia fuera

Utthita dwi pada vrishtasana

Modificación: brazos rectos, palma de las manos apoyadas en el suelo, dedos apuntando hacia los lados.

Tipo de postura: equilibrio de brazos, inclinación hacia delante.

Punto de *drishti*: *nasagrai* o *nasagre* (nariz).

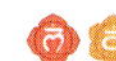

EQUILIBRIO DE BRAZOS: UNA PIERNA EXTENDIDA, UNA RODILLA FLEXIONADA

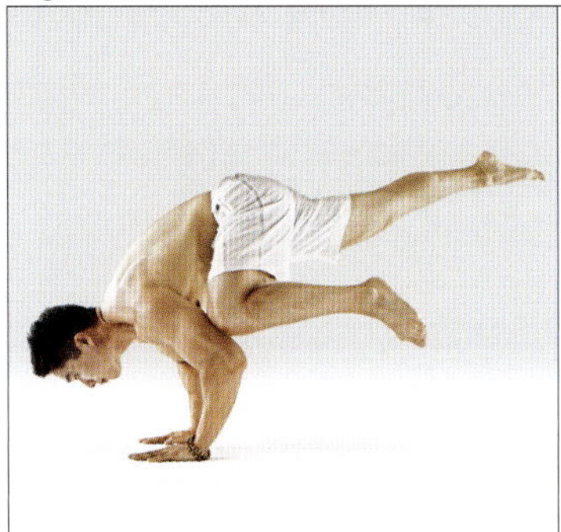

Postura de la grulla con una sola pierna 1

Eka pada bakasana 1

Modificación: rodilla hasta el tríceps.

Tipo de postura: equilibrio de brazos, inclinación hacia delante.

Punto de *drishti*: *bhrumadhye* o *ajna chakra* (tercer ojo, entre las cejas), *nasagrai* o *nasagre* (nariz).

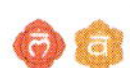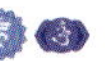

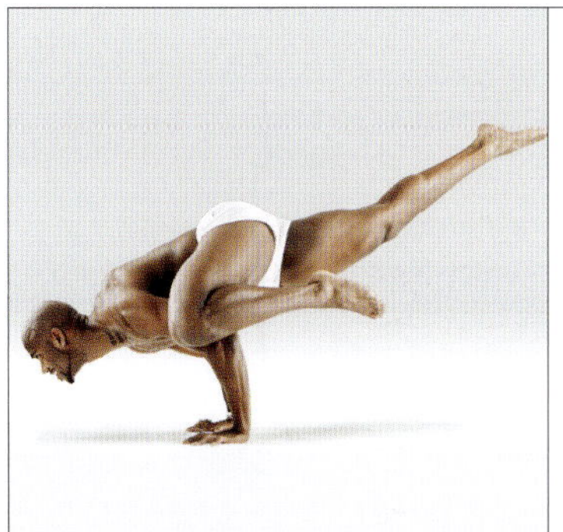

Postura de la grulla con una sola pierna 1

Eka pada bakasana 1

Modificación: rodilla hacia el exterior del hombro.

Tipo de postura: equilibrio de brazos, inclinación hacia delante.

Punto de *drishti*: *bhrumadhye* o *ajna chakra* (tercer ojo, entre las cejas), *nasagrai* o *nasagre* (nariz).

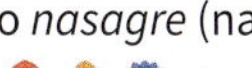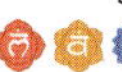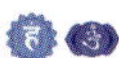

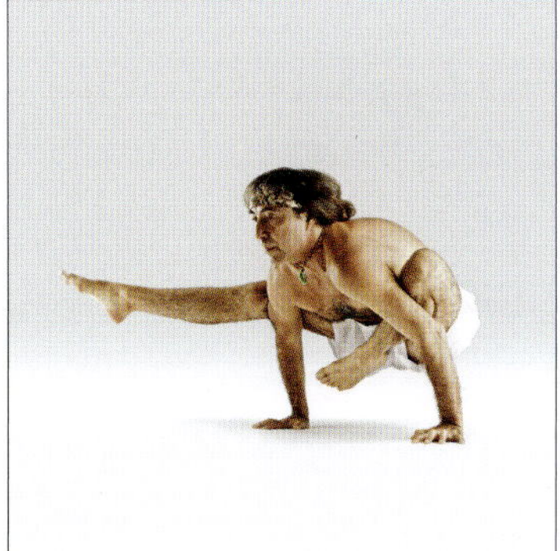

Postura de la grulla con una sola pierna 2

Eka pada bakasana 2

Modificación: espinilla de la pierna flexionada hacia el tríceps.

Tipo de postura: equilibrio de brazos, inclinación hacia delante.

Punto de *drishti*: *bhrumadhye* o *ajna chakra* (tercer ojo, entre las cejas) o *nasagrai* o *nasagre* (nariz).

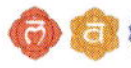

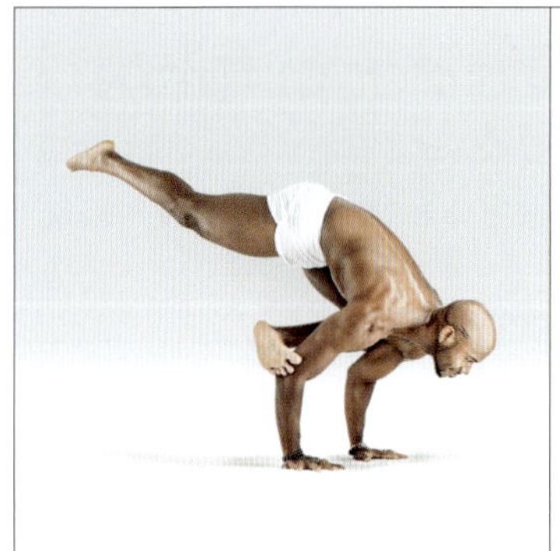

Postura dedicada a Galava modificada con una sola pierna

Eka pada galavasana
Tipo de postura: equilibrio de brazos, inclinación hacia delante.
Punto de *drishti*: *nasagrai* o *nasagre* (nariz).

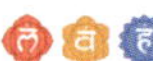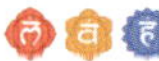

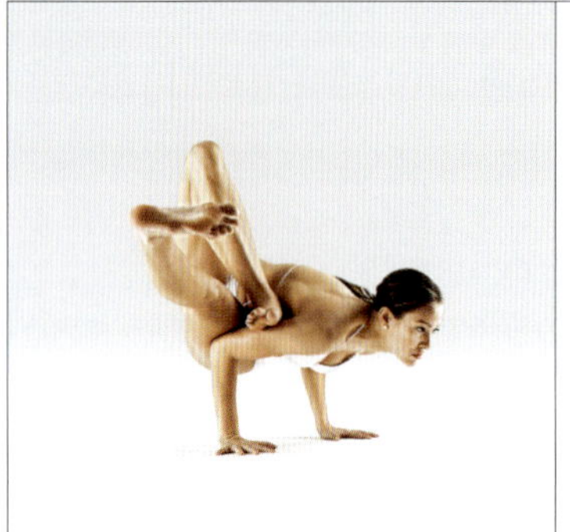

Postura de la libélula 1

Maksikanagasana 1
También conocida como: postura del saltamontes con las piernas sobre un brazo al lado *(parshva bhuja danda salabhasana)*.
Tipo de postura: equilibrio de brazos, inclinación hacia delante, torsión.
Punto de *drishti*: *nasagrai* o *nasagre* (nariz).

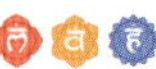

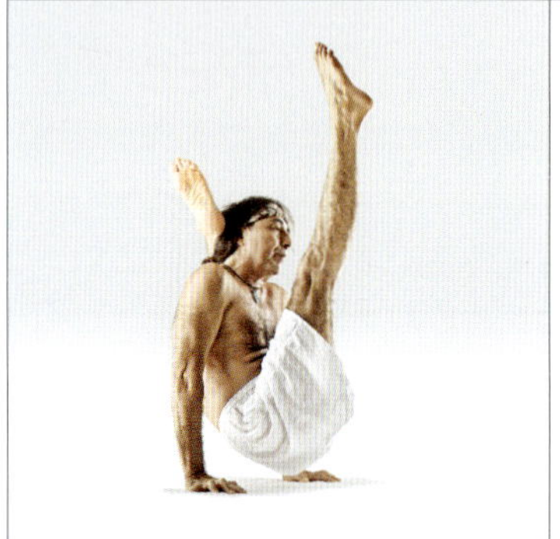

Postura del correlimo

Chakorasana
Tipo de postura: equilibrio de brazos, inclinación hacia delante.
Punto de *drishti*: *bhrumadhye* o *ajna chakra* (tercer ojo, entre las cejas).

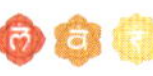

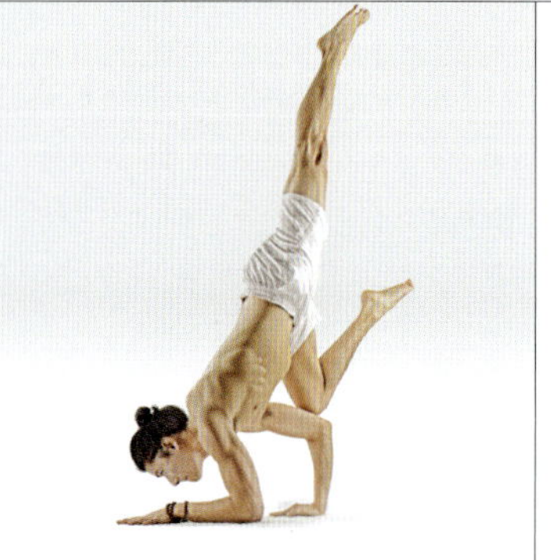

Postura de la grulla con una sola pierna desigual 1

Vishama eka pada bakasana 1
Modificación: un antebrazo apoyado en el suelo, el otro codo flexionado 90 grados.
Tipo de postura: equilibrio de brazos/antebrazos, inclinación hacia delante, invertida.
Punto de *drishti*: *angushtamadhye* o *angushta ma dyai* (pulgares).

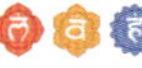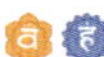

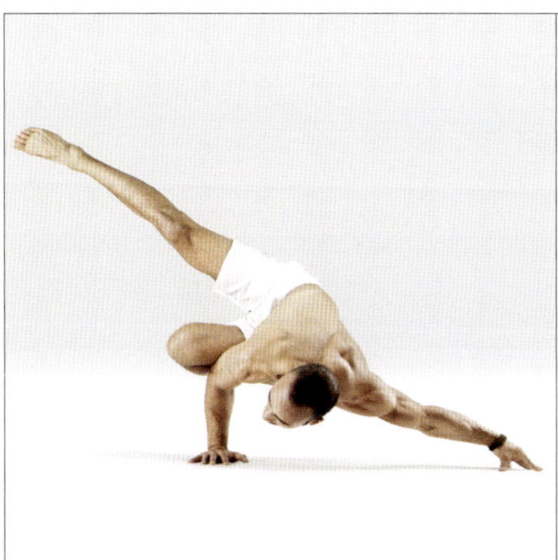

Postura del brazo a un lado dedicada al sabio Koundinya con una pierna 1

Parshva hasta eka pada koundinyasana 1

Modificación: rodilla inferior flexionada.

Tipo de postura: equilibrio de brazos, inclinación hacia delante, torsión.

Punto de *drishti*: *parshva drishti* (hacia la derecha), *parshva drishti* (hacia la izquierda).

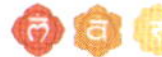

EQUILIBRIO DE BRAZOS: PIERNAS EN TIJERA

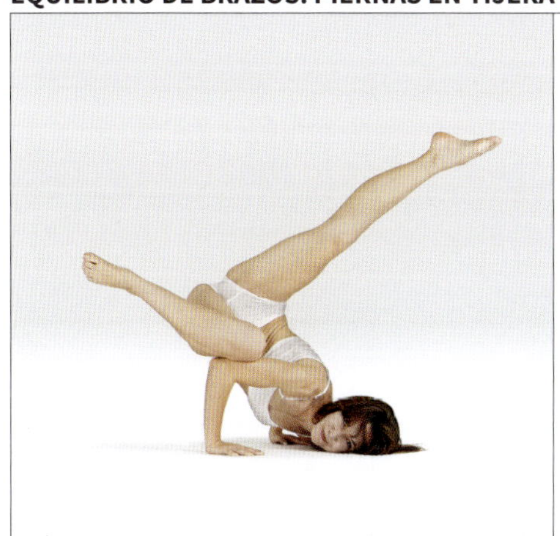

Postura preparatoria dedicada al sabio Koundinya con una pierna 1

Eka pada koundinyasana 1 preparatoria

Modificación: oreja apoyada en el suelo, rodilla inferior flexionada.

Tipo de postura: equilibrio de brazos, inclinación hacia delante, torsión.

Punto de *drishti*: *bhrumadhye* o *ajna chakra* (tercer ojo, entre las cejas).

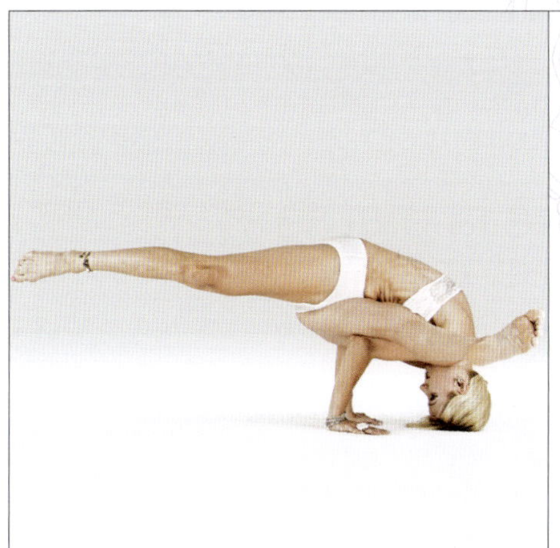

Postura preparatoria dedicada al sabio Koundinya con una pierna 1

Eka pada koundinyasana 1 preparatoria

Modificación: cabeza apoyada en el suelo.

Tipo de postura: equilibrio de brazos, inclinación hacia delante, torsión.

Punto de *drishti*: *nasagrai* o *nasagre* (nariz).

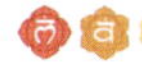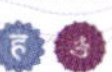

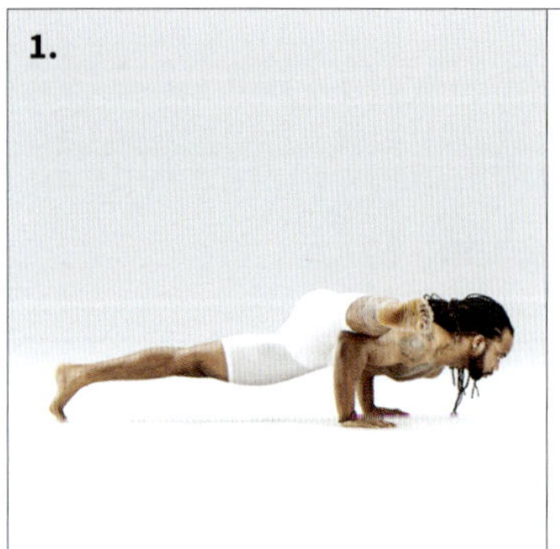

Postura dedicada al sabio Koundinya con una sola pierna 2

Eka pada koundinyasana **2**

Modificación: 1. Preparación, pie trasero apoyado en el suelo, dedos del pie flexionados.
2. Pie trasero levantado.

Tipo de postura: equilibrio de brazos, inclinación hacia delante.

Punto de *drishti*: *bhrumadhye* o *ajna chakra* (tercer ojo, entre las cejas), *nasagrai* o *nasagre* (nariz).

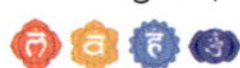

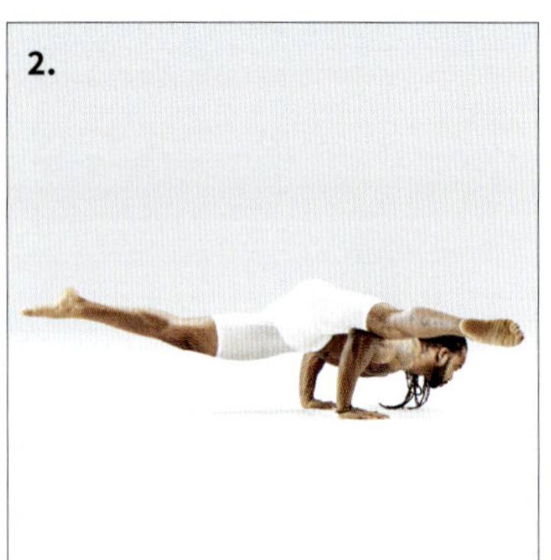

EQUILIBRIO DE BRAZOS: PIERNAS EN GARUDA

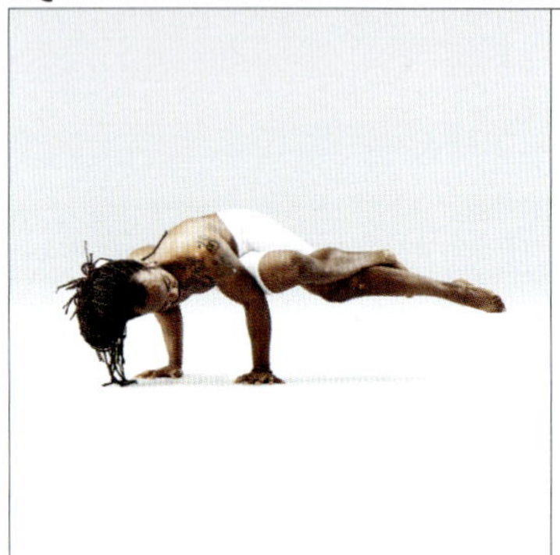

Posición de torsión de la pierna de la postura dedicada a Garuda en la postura del cisne

Parivritta pada garudasana **en** *hamsasana*

Tipo de postura: equilibrio de brazos, inclinación hacia delante, torsión.

Punto de *drishti*: *padayoragrai* o *padayoragre* (dedos de los pies/pies).

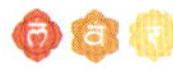

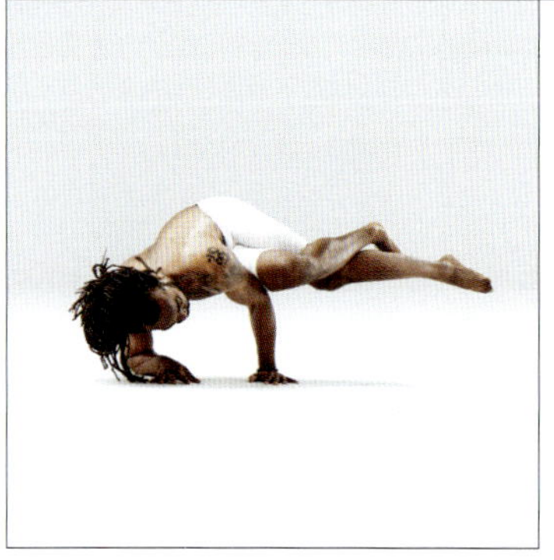

Posición de torsión de la pierna de la postura dedicada a Garuda en el cisne desigual

Parivritta pada garudasana **en** *vishama hamsasana*

Modificación: antebrazo apoyado en el suelo.

Tipo de postura: equilibrio de brazos, inclinación hacia delante, torsión.

Punto de *drishti*: *padayoragrai* o *padayoragre* (dedos de los pies/pies).

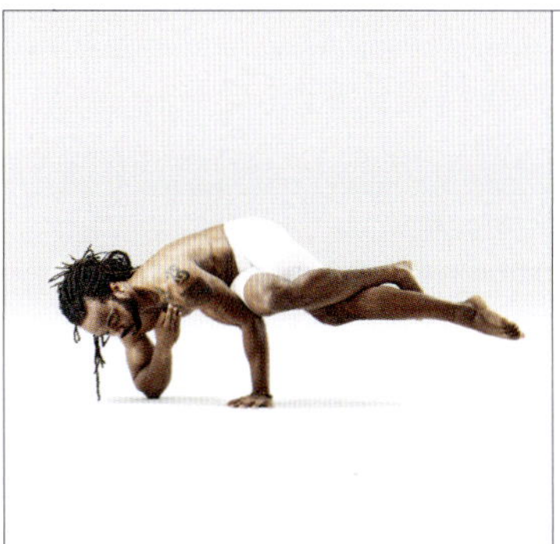

Posición de torsión de la pierna de la postura dedicada a Garuda en el cisne desigual

Parivritta pada garudasana en *vishama hamsasana*

Modificación: codo hasta el suelo.

Tipo de postura: equilibrio de brazos, inclinación hacia delante, torsión.

Punto de *drishti*: *nasagrai* o *nasagre* (nariz) o *padayoragrai* o *padayoragre* (dedos de los pies/pies). 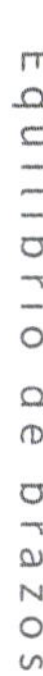

EQUILIBRIO DE BRAZOS: AMBAS PIERNAS A UN LADO

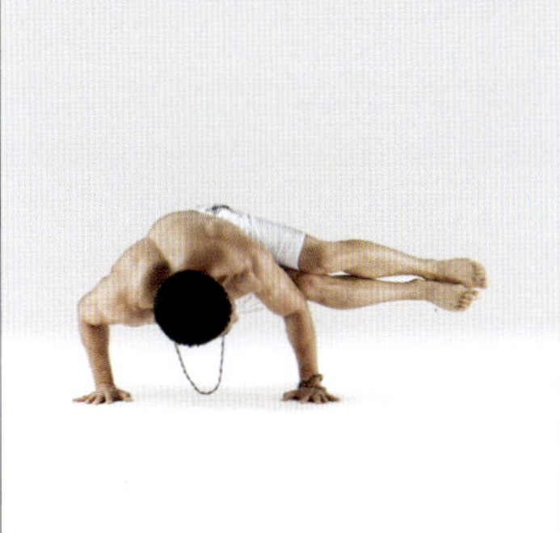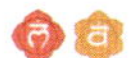

Postura dedicada a Koundinya con ambas piernas

Dwi pada koundinyasana

Tipo de postura: equilibrio de brazos, inclinación hacia delante, torsión.

Punto de *drishti*: *padayoragrai* o *padayoragre* (dedos de los pies/pies).

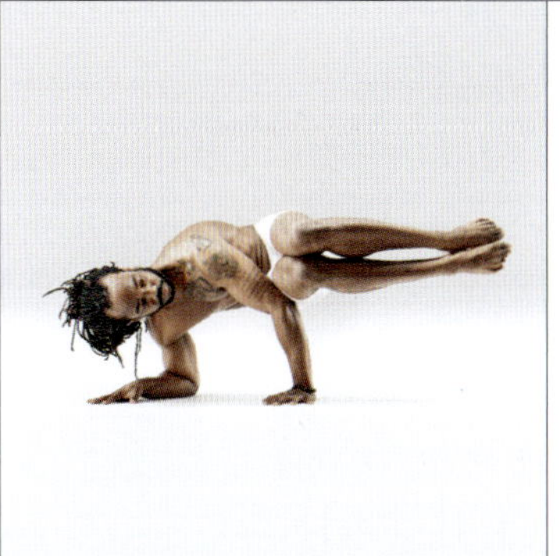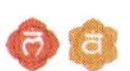

Postura dedicada a Koundinya con ambas piernas desigual

Vishama dwi pada koundinyasana

Modificación: antebrazo apoyado en el suelo, rodillas flexionadas.

Tipo de postura: equilibrio de brazos, inclinación hacia delante, torsión.

Punto de *drishti*: *padayoragrai* o *padayoragre* (dedos de los pies/pies).

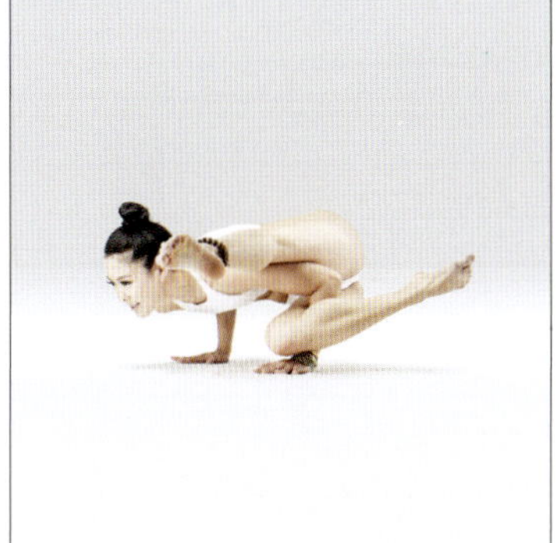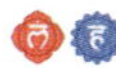

Postura preparatoria dedicada a Ashtavakra

Ashtavakrasana preparatoria

También conocida como: postura preparatoria de los ocho ángulos.

Modificación: pies separados.

Tipo de postura: equilibrio de brazos, inclinación hacia delante, torsión.

Punto de *drishti*: *nasagrai* o *nasagre* (nariz).

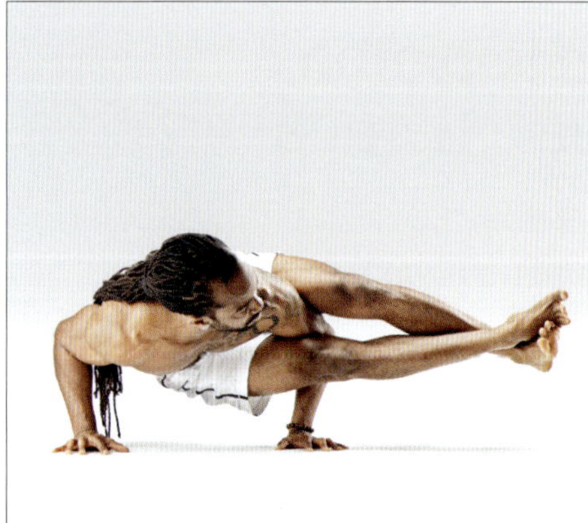

Postura dedicada a Ashtavakra

Ashtavakrasana

También conocida como: postura de los ocho ángulos.
Tipo de postura: equilibrio de brazos, inclinación hacia delante, torsión.
Punto de *drishti*: *padayoragrai* o *padayoragre* (dedos de los pies/pies).

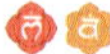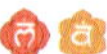

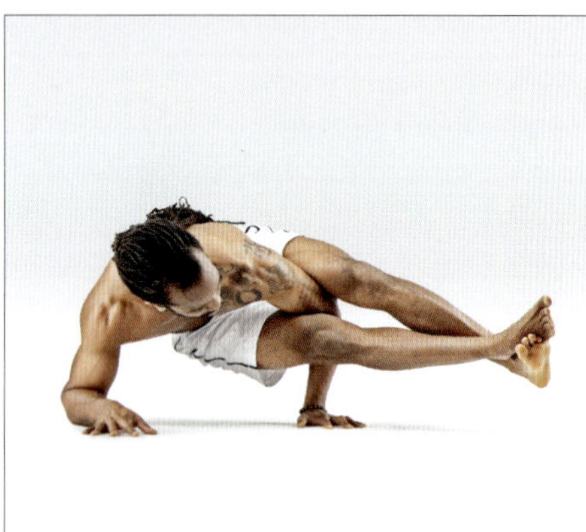

Postura dedicada a Ashtavakra desigual

Vishama ashtavakrasana

También conocida como: postura de los ocho ángulos desigual.
Modificación: antebrazo apoyado en el suelo.
Tipo de postura: equilibrio de brazos/antebrazos, inclinación hacia delante, torsión.
Punto de *drishti*: *padayoragrai* o *padayoragre* (dedos de los pies/pies).

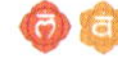

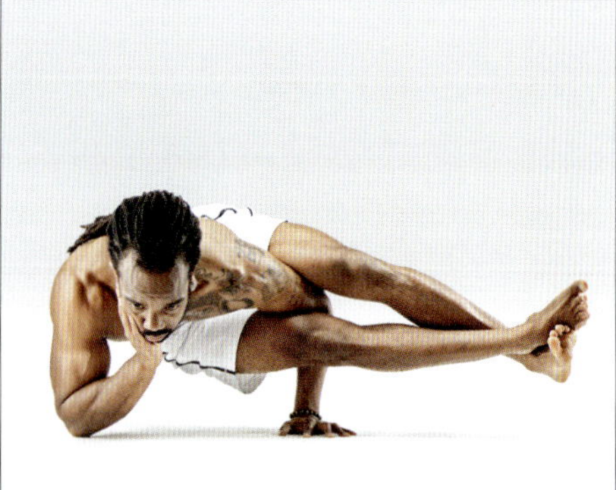

Postura dedicada a Ashtavakra desigual con medio apoyo

Vishama ardha shayana ashtavakrasana

También conocida como: postura de los ocho ángulos desigual con medio apoyo.
Modificación: un codo en el suelo, mano en la barbilla.
Tipo de postura: equilibrio de brazos/codo, inclinación hacia delante, torsión.
Punto de *drishti*: *nasagrai* o *nasagre* (nariz).

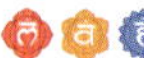

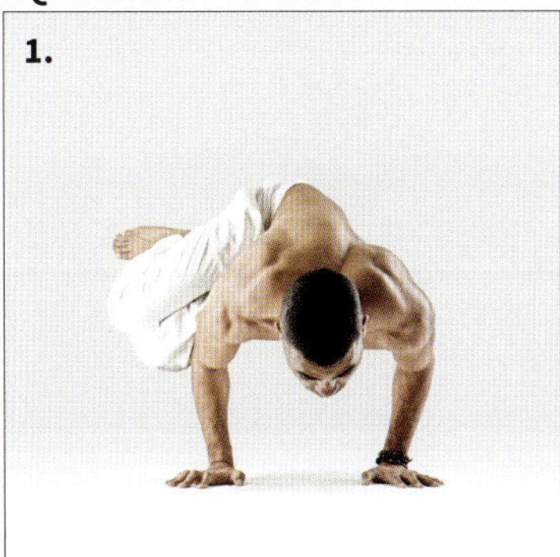

1.

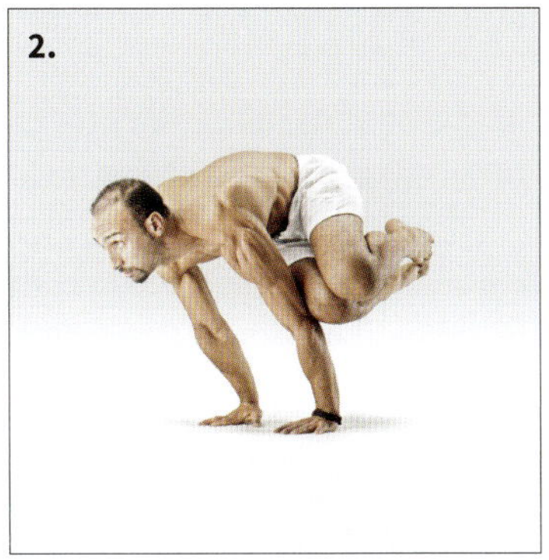

2.

Postura de la grulla lateral

Parshva bakasana

También conocida como: postura de la grulla con torsión *(parivritta bakasana)* y postura del cuervo lateral *(parshva kakasana)*.

Modificación: 1. Codos flexionados.

2. Brazos rectos.

Tipo de postura: equilibrio de brazos, inclinación hacia delante, torsión.

Punto de *drishti*: *bhrumadhye* o *ajna chakra* (tercer ojo, entre las cejas), *nasagrai* o *nasagre* (nariz).

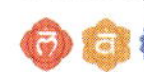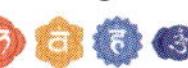

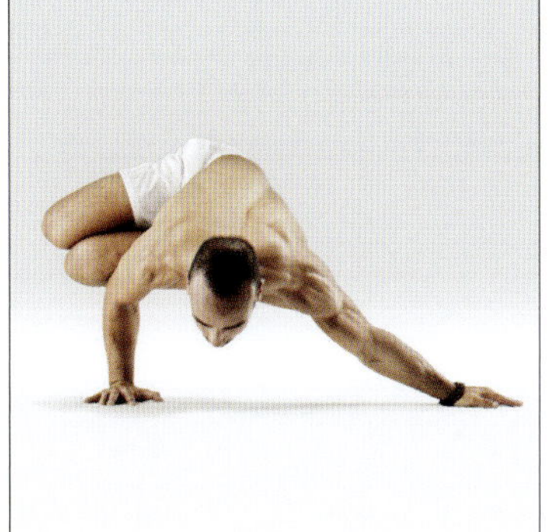

Postura dedicada a Koundinya con ambas piernas modificada sobre los puños

Mushti dwi pada koundinyasana

Modificación: tobillos cruzados.

Tipo de postura: equilibrio de brazos, inclinación hacia delante, torsión.

Punto de *drishti*: *bhrumadhye* o *ajna chakra* (tercer ojo, entre las cejas).

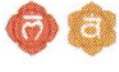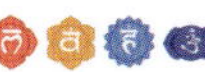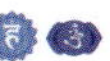

Postura de la grulla lateral con los brazos desiguales

Vishama hasta parshva bakasana

Tipo de postura: equilibrio de brazos, inclinación hacia delante, torsión.

Punto de *drishti*: *nasagrai* o *nasagre* (nariz).

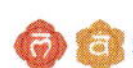

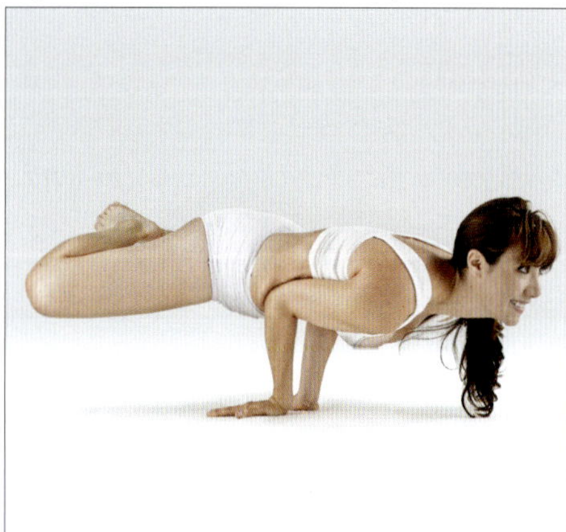

Postura del ángulo inclinada en la postura del pavo real

Baddha konasana en *mayurasana*

Tipo de postura: equilibrio de brazos.
Punto de *drishti:* *bhrumadhye* o *ajna chakra* (tercer ojo, entre las cejas).

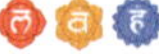

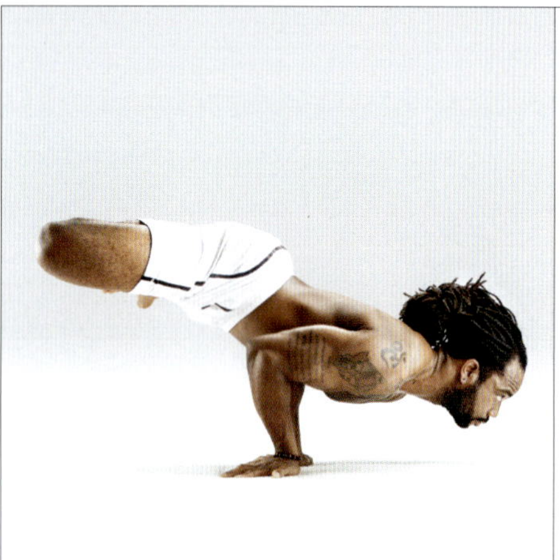

Postura del loto en la postura del pavo real

Padmasana en *mayurasana*

Tipo de postura: equilibrio de brazos, el abridor de la cadera.
Punto de *drishti:* *bhrumadhye* o *ajna chakra* (tercer ojo, entre las cejas).

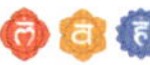

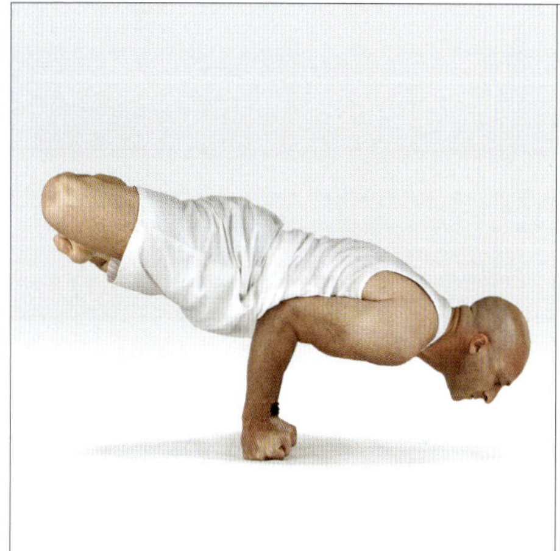

Postura del loto sobre los puños en la postura del pavo real

Mushti padma mayurasana

Tipo de postura: equilibrio de brazos.
Punto de *drishti:* *nasagrai* o *nasagre* (nariz).

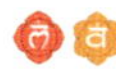

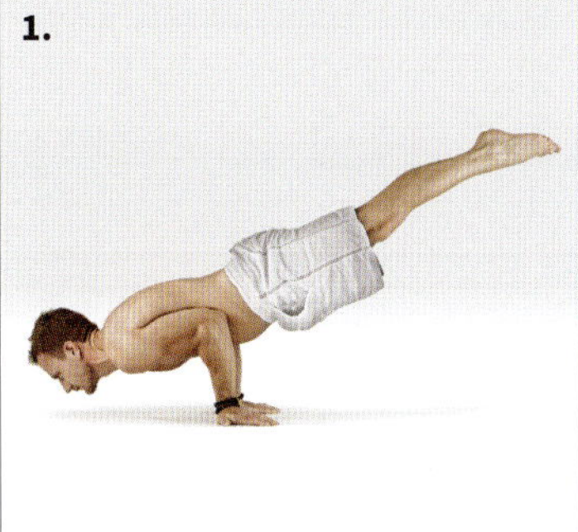

Postura del pavo real

Mayurasana

Modificación: 1. Pies levantados por encima de las caderas.

2. Cuerpo paralelo al suelo.

Tipo de postura: equilibrio de brazos.

Punto de *drishti*: *bhrumadhye* o *ajna chakra* (tercer ojo, entre las cejas), *nasagrai* o *nasagre* (nariz).

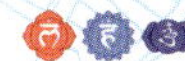

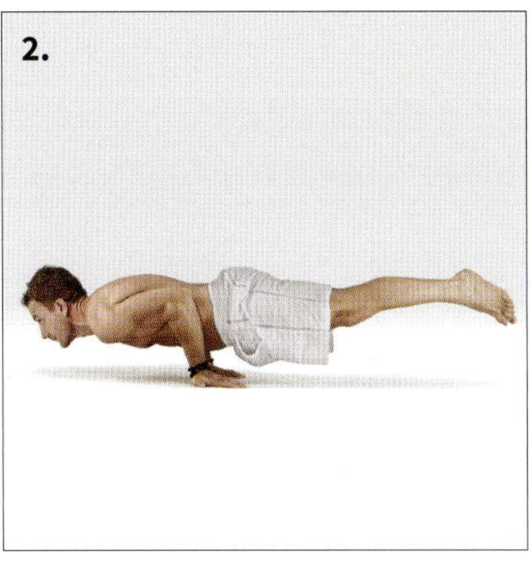

Postura del cisne

Hamsasana

Tipo de postura: equilibrio de brazos.

Punto de *drishti*: *nasagrai* o *nasagre* (nariz).

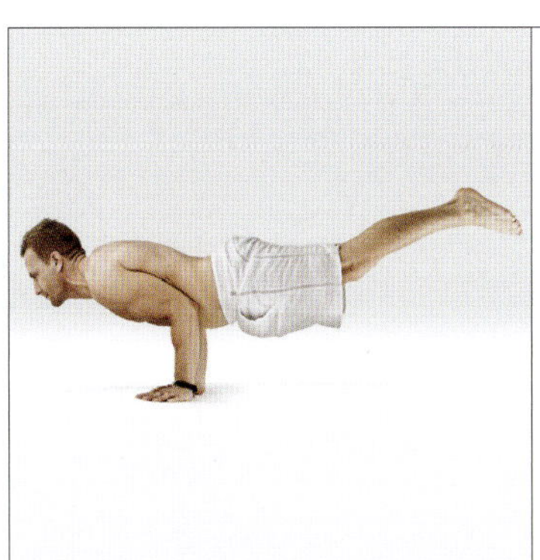

Postura del pavo real sobre una sola mano

Eka hasta mayurasana

También conocida como: postura del pavo real herido *(pungu mayurasana)*.

Tipo de postura: equilibrio de brazos.

Punto de *drishti*: *nasagrai* o *nasagre* (nariz).

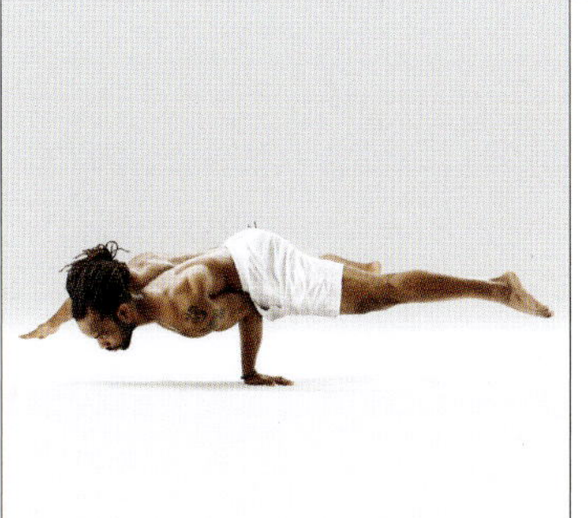

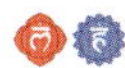

Posturas invertidas

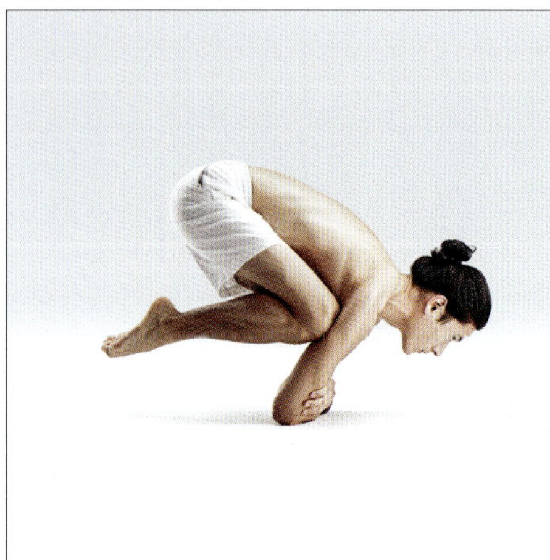

Postura del pato

Karandavasana

También conocida como: postura del patito.
Modificación: agarre del bíceps con pulgares, agarre de los tríceps con los dedos, rodillas en las axilas, pies juntos.
Tipo de postura: equilibrio de antebrazos, invertida.
Punto de *drishti:* *bhrumadhye* o *ajna chakra* (tercer ojo, entre las cejas).

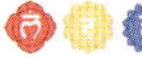

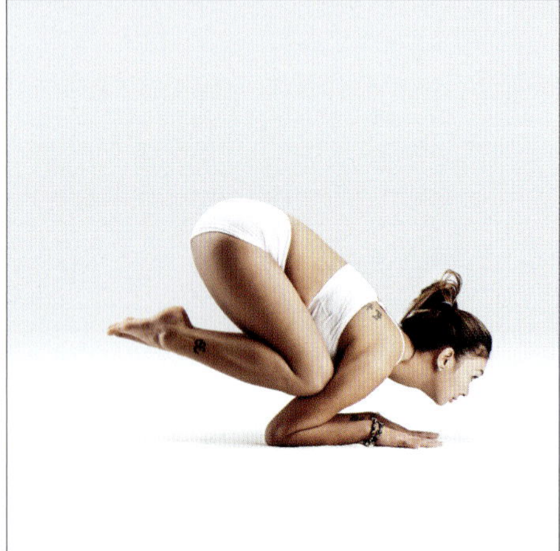

Postura del pato

Karandavasana

También conocida como: postura del patito.
Modificación: antebrazos apoyados en el suelo, rodillas en las axilas, pies juntos.
Tipo de postura: equilibrio de antebrazos, invertida.
Punto de *drishti:* *bhrumadhye* o *ajna chakra* (tercer ojo, entre las cejas).

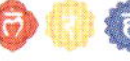

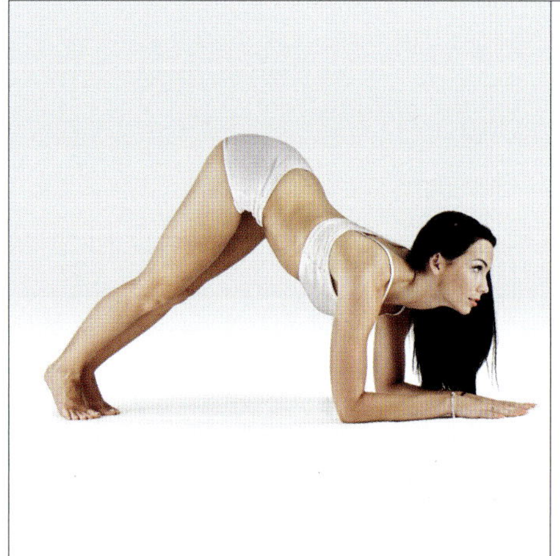

Postura dedicada a Makara hacia abajo

Adho mukha makarasana

También conocida como: posición del delfín.
Tipo de postura: inclinación hacia delante, invertida, abdominal.
Punto de *drishti:* *bhrumadhye* o *ajna chakra* (tercer ojo, entre las cejas).

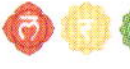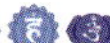

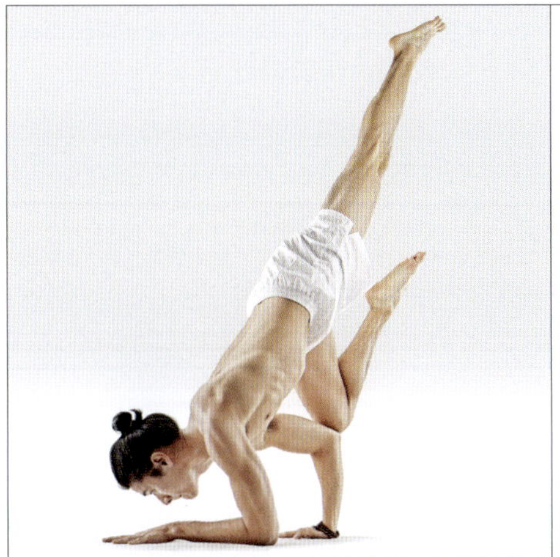

Postura de la pluma de pavo real con una sola pierna desigual

Eka pada vishama picha mayurasana

También conocida como: *Eka pada vishama pincha mayurasana*.

Tipo de postura: equilibrio de antebrazos, invertida, inclinación hacia delante.

Punto de *drishti*: *angushtamadhye* o *angushta ma dyai* (pulgares).

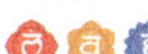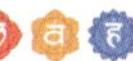

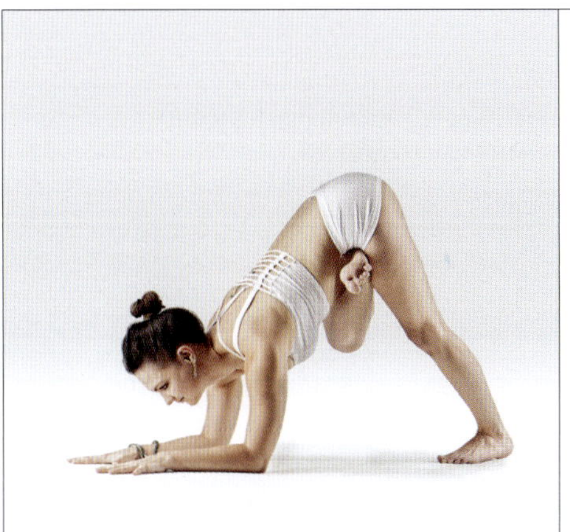

Postura del medio loto hacia abajo dedicada a Makara

Ardha padma adho mukha makarasana

También conocida como: posición del delfín en medio loto.

Modificación: talón hacia abajo.

Tipo de postura: inclinación hacia delante, invertida, abdominal.

Punto de *drishti*: *angushtamadhye* o *angushta ma dyai* (pulgares).

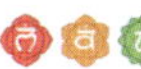

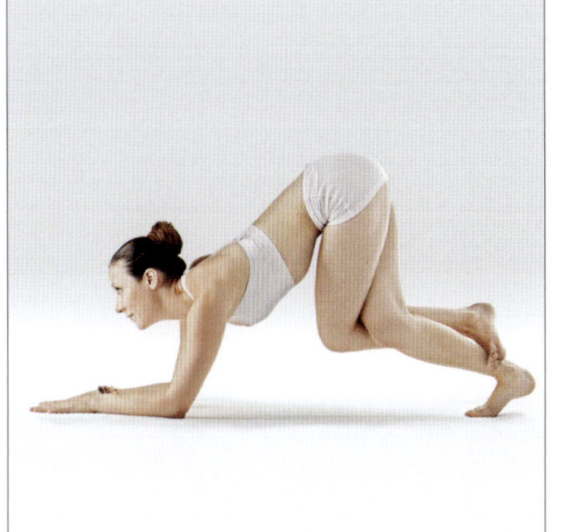

Posición de las piernas de la postura dedicada a Garuda hacia abajo en la postura dedicada a Makara

Pada garudasana en *adho mukha makarasana*

También conocida como: postura de las piernas de la postura dedicada a Garuda en la postura del delfín.

Tipo de postura: inclinación hacia delante, invertida, abdominal.

Punto de *drishti*: *bhrumadhye* o *ajna chakra* (tercer ojo, entre las cejas).

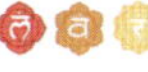

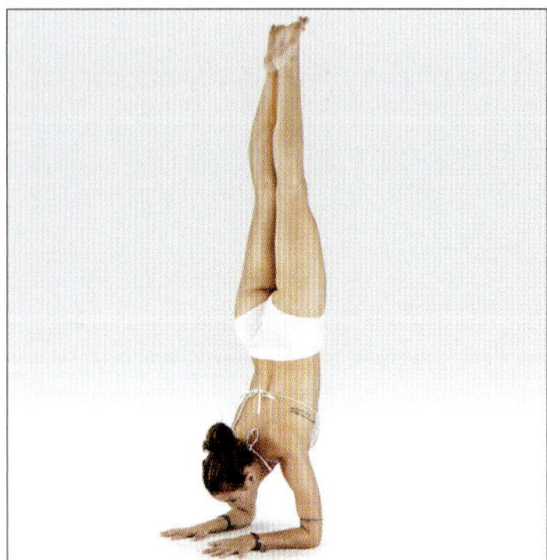

Postura de la pluma de pavo real

Picha mayurasana

También conocida como: posición del escorpión hacia arriba *(avakra vrishchikasana),* *pincha mayurasana.*

Tipo de postura: equilibrio de antebrazos, invertida.

Punto de *drishti:* *angushtamadhye* o *angushta ma dyai* (pulgares).

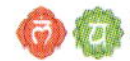

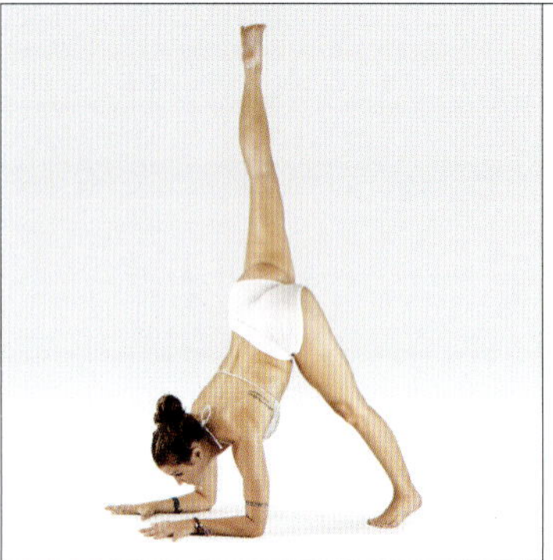

Postura de la pluma de pavo real con una sola pierna

Eka pada picha mayurasana

También conocida como: *eka pada picha mayurasana.*

Tipo de postura: equilibrio de antebrazos, invertida, inclinación hacia delante.

Punto de *drishti:* *angushtamadhye* o *angushta ma dyai* (pulgares).

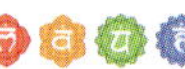

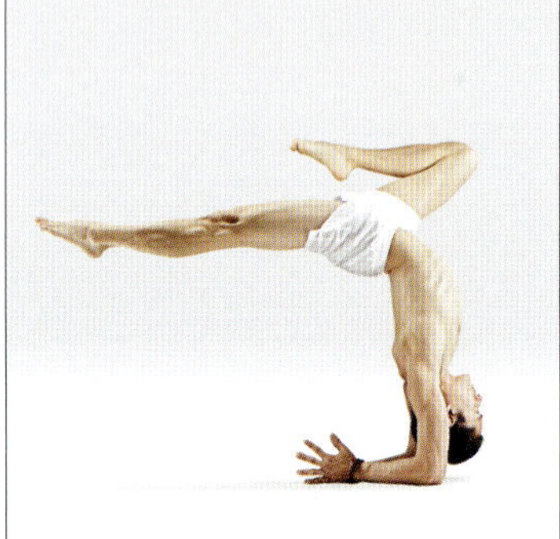

Postura del escorpión con una sola pierna

Eka pada vrishchikasana

Modificación: bíceps alineados con las orejas.

Tipo de postura: equilibrio de antebrazos, invertida, inclinación hacia atrás.

Punto de *drishti:* *nasagrai* o *nasagre* (nariz).

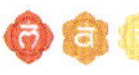

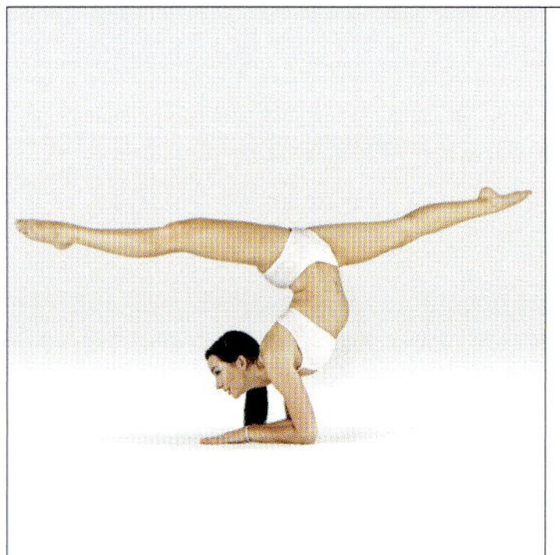

Postura dedicada a lord Hanuman en la postura de la pluma de pavo real

Hanumanasana en *picha mayurasana*

También conocida como: *hanumanasana* en *pincha mayurasana.*

Tipo de postura: equilibrio de antebrazos, invertida, inclinación hacia atrás.

Punto de *drishti:* *bhrumadhye* o *ajna chakra* (tercer ojo, entre las cejas).

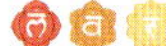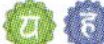

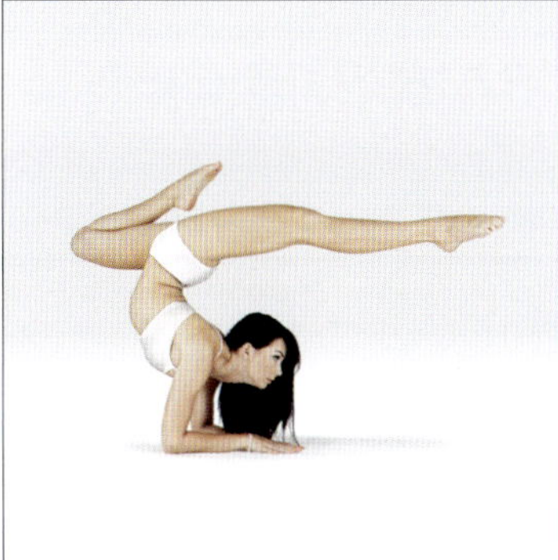

Postura del escorpión con una sola pierna extendida

Eka pada paripurna vrishchikasana
Tipo de postura: equilibrio de antebrazos, invertida, inclinación hacia atrás.
Punto de *drishti*: *bhrumadhye* o *ajna chakra* (tercer ojo, entre las cejas).

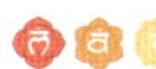

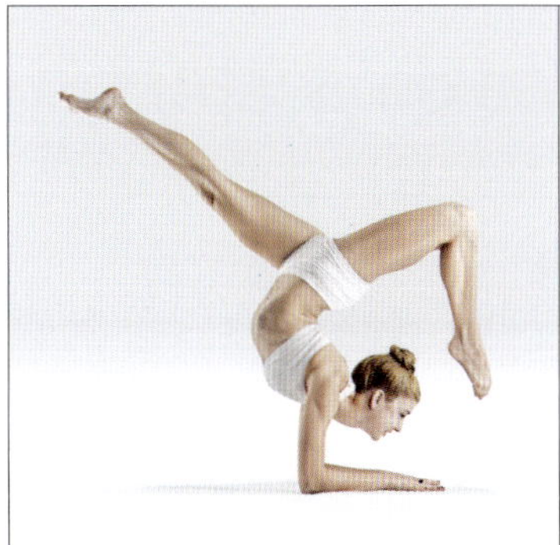

Postura del escorpión con una sola pierna

Eka pada vrishchikasana
Modificación: antebrazos apoyados en el suelo, pie separado de la cabeza.
Tipo de postura: equilibrio de antebrazos, invertida, inclinación hacia atrás.
Punto de *drishti*: *bhrumadhye* o *ajna chakra* (tercer ojo, entre las cejas).

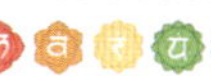

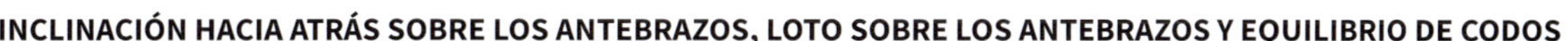

INCLINACIÓN HACIA ATRÁS SOBRE LOS ANTEBRAZOS, LOTO SOBRE LOS ANTEBRAZOS Y EQUILIBRIO DE CODOS

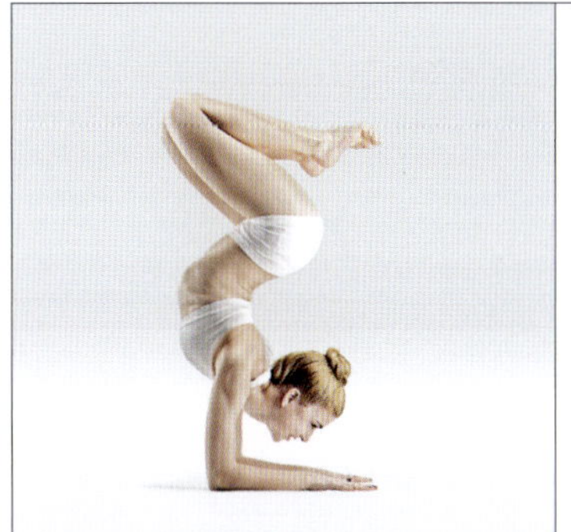

Postura del perrito invertida en la postura de la pluma de pavo real

Viparita shvanakasana **en** *picha mayurasana*
También conocida como: *viparita shvanakasana* en *pincha mayurasana*.
Modificación: rodillas flexionadas, inclinación hacia atrás.
Tipo de postura: equilibrio de antebrazos, invertida, inclinación hacia atrás.
Punto de *drishti*: *angushtamadhye* o *angushta ma dyai* (pulgares).

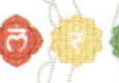

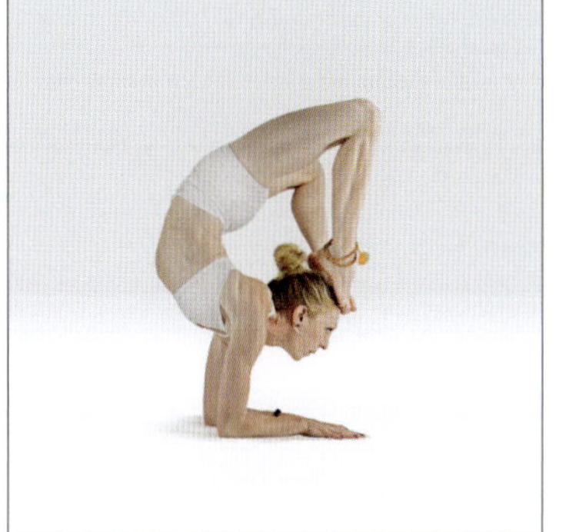

Postura del escorpión

Vrishchikasana
Modificación: antebrazos apoyados en el suelo, pies en la cabeza.
Tipo de postura: equilibrio de antebrazos, invertida, inclinación hacia atrás.
Punto de *drishti*: *bhrumadhye* o *ajna chakra* (tercer ojo, entre las cejas).

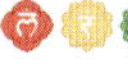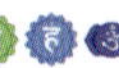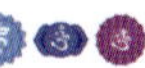

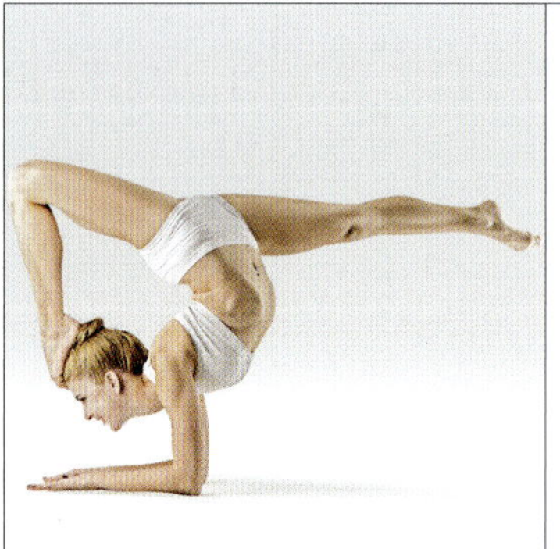

Posición del escorpión con una sola pierna

Eka pada vrishchikasana

Modificación: antebrazos apoyados en el suelo, pie en la cabeza, la otra pierna paralela al suelo.

Tipo de postura: equilibrio de antebrazos, invertida, inclinación hacia atrás.

Punto de *drishti*: *bhrumadhye* o *ajna chakra* (tercer ojo, entre las cejas).

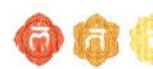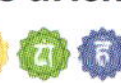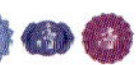

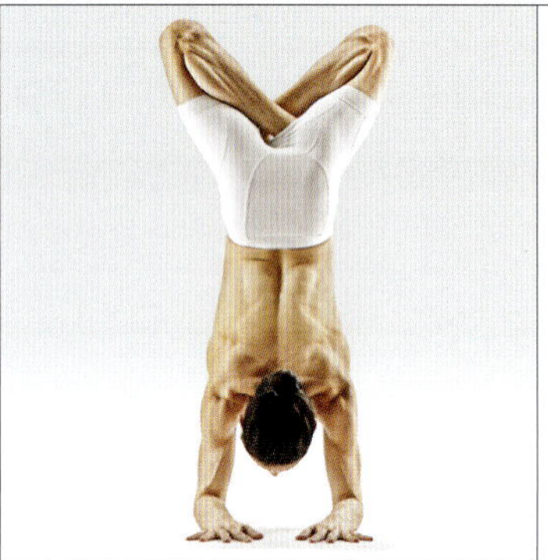

Postura del loto hacia arriba en postura del pavo real

Urdhva padmasana en *picha mayurasana*

También conocida como: postura del escorpión hacia arriba en la postura del loto *(urdhva padma vrishchikasana)* y postura del pato *(karandavasana)*.

Tipo de postura: equilibrio de antebrazos, invertida.

Punto de *drishti*: *angushtamadhye* o *angushta ma dyai* (pulgares).

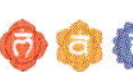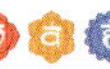

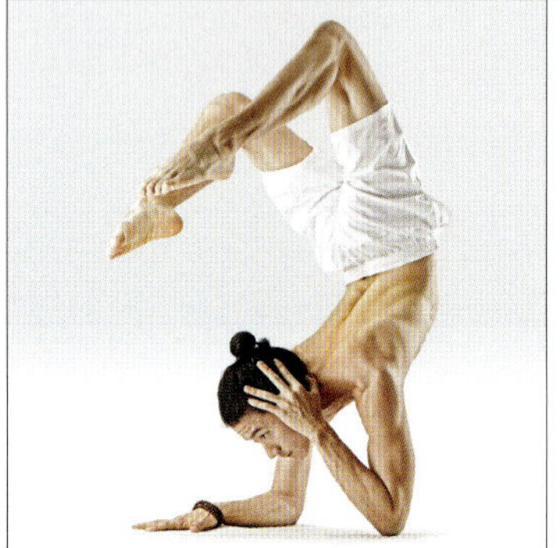

Postura del descanso desigual

Vishama shayanasana

Modificación: ambas rodillas flexionadas.

Tipo de postura: equilibrio de antebrazos/codos, invertida, inclinación hacia atrás.

Punto de *drishti*: *bhrumadhye* o *ajna chakra* (tercer ojo, entre las cejas).

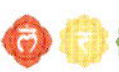

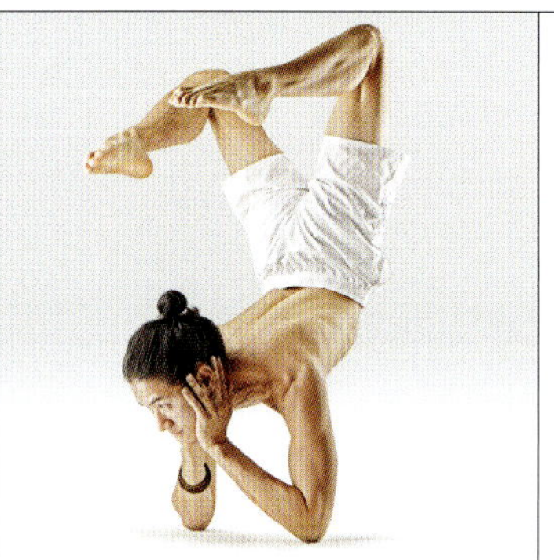

Postura del descanso

Shayanasana

Modificación: ambas rodillas flexionadas.

Tipo de postura: equilibrio de codos, invertida, inclinación hacia atrás.

Punto de *drishti*: *bhrumadhye* o *ajna chakra* (tercer ojo, entre las cejas).

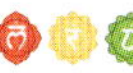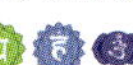

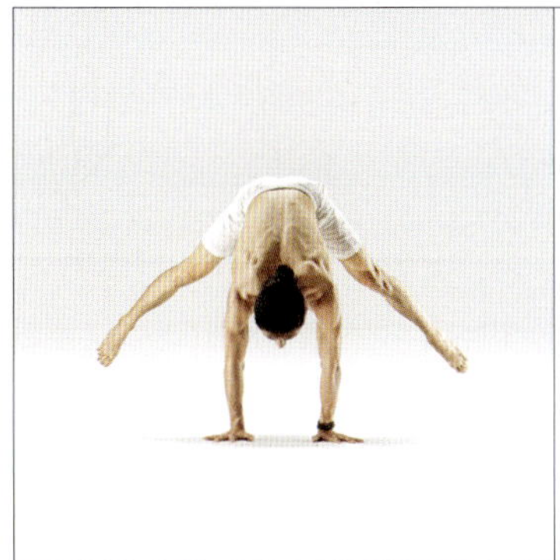

Postura de estiramiento intenso con los pies separados en la postura del árbol hacia abajo

Prasarita padottanasana en *adho mukha vrikshasana*

También conocida como: postura de inclinación hacia delante con los pies separados en la postura del árbol hacia abajo, *prasarita padottanasana* en *adho mukha vriksasana*.

Tipo de postura: invertida, equilibrio de brazos, inclinación hacia delante.

Punto de *drishti*: *angushtamadhye* o *angushta ma dyai* (pulgares). 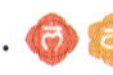

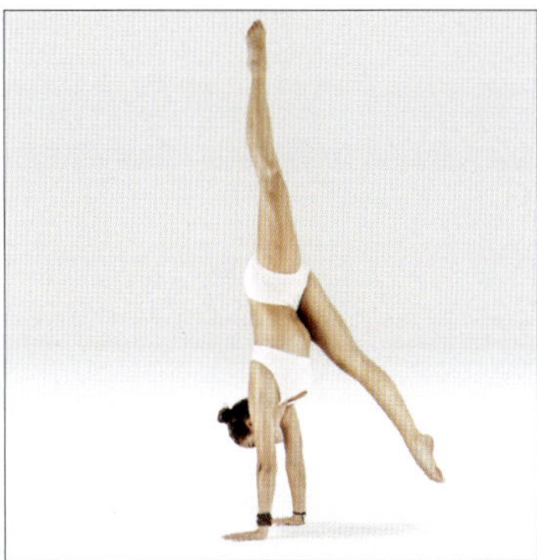

Postura del árbol hacia abajo con una sola pierna

Eka pada adho mukha vrikshasana

También conocida como: *eka pada* Adho Mukha *Vriksasana*.

Tipo de postura: invertida, equilibrio de brazos, inclinación hacia delante.

Punto de *drishti*: *angushtamadhye* o *angushta ma dyai* (pulgares).

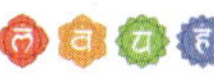

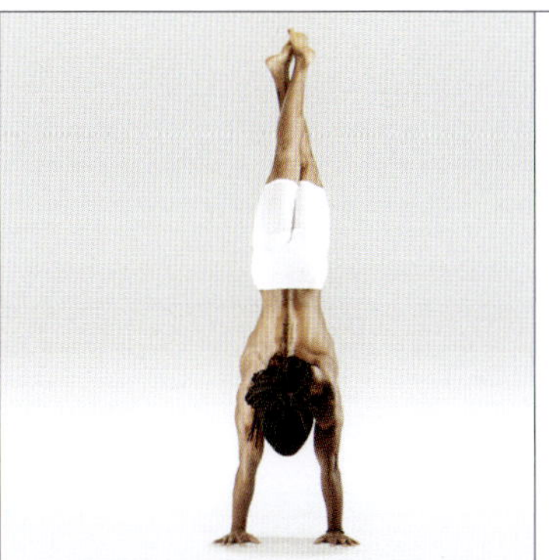

Postura del árbol hacia abajo

Adho mukha vrikshasana

También conocida como: *adho mukha vriksasana*.

Modificación: piernas cruzadas.

Tipo de postura: invertida, equilibrio de brazos.

Punto de *drishti*: *angushtamadhye* o *angushta ma dyai* (pulgares).

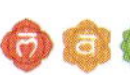

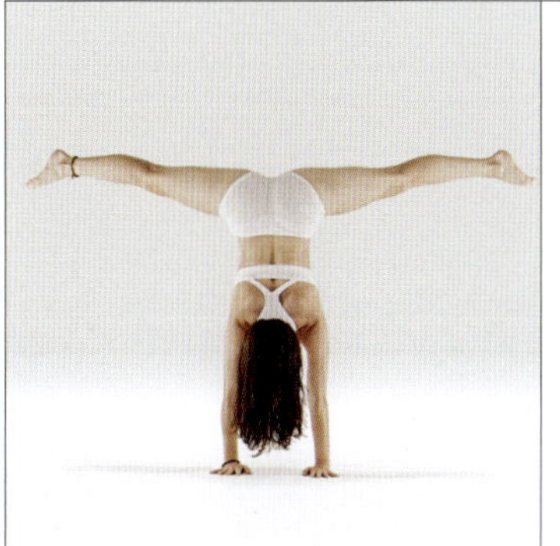

Postura del ángulo sentada en la postura de árbol hacia abajo

Upavishta konasana en *adho mukha vrikshasana*

También conocida como: postura de los pies separados hacia arriba A *(urdhva prasarita padasana A)* y *upavista konasana* en *adho mukha vrikshasana*.

Tipo de postura: invertida, equilibrio de brazos.

Punto de *drishti*: *angushtamadhye* o *angushta ma dyai* (pulgares).

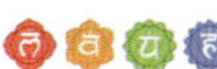

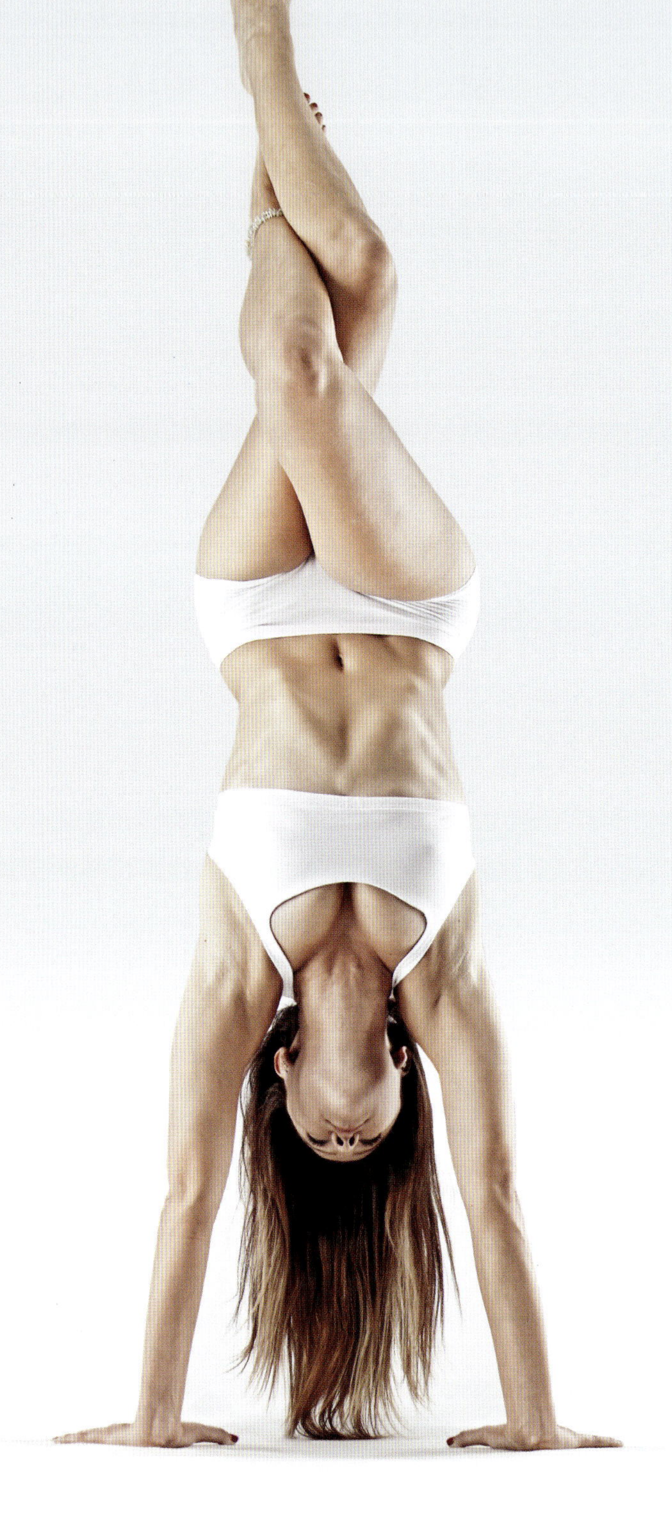

la postura del árbol hacia abajo

Pada Garudasana en Adho Mukha Vrikshasana
También conocida como: *pada garudasana* en *adho mukha vriksasana*.
Tipo de postura: invertida, equilibrio de brazos.
Punto de *drishti*: *angusthamadhye* o *angustha ma dyai* (pulgares).

pada = pie o pierna
Garuda = deidad hindú, mitad águila
  mitad hombre, portador de lord
  Vishnu
adho = hacia abajo
mukha = frente
vriksha = árbol

Cómo realizar la postura:

1. Comienza de pie en la postura de la montaña *(tadasana)*. Realiza *mula bandha, uddhiyana bandha* y la respiración *ujjayi*.

2. Exhala y gira por las caderas, entrando en una inclinación hacia delante, colocando las palmas de las manos en el suelo en los lados exteriores de los pies. Las manos deben estar a la anchura de los hombros o un poco más separadas. Asegúrate de que los brazos estén rectos y los hombros estén justo encima de los dedos.

3. Hay muchas maneras de entrar en una postura sobre las manos. Cuando empieces a practicar el pino, asegúrate de que puedes mantener el equilibrio sobre las manos frente a una pared durante al menos 60 segundos. A continuación, puedes experimentar con pasar a una postura sobre las manos o a levantar las piernas usando los abdominales. Presiona con fuerza en las manos.

4. Una vez encuentres el equilibrio en la postura del árbol hacia abajo *(adho mukha vrikshasana)* también conocida como la postura del pino, exhala y dobla las rodillas, cruza la pierna derecha sobre la pierna izquierda, enganchando el pie derecho alrededor del músculo de la pantorrilla izquierda. Mantén la postura durante al menos 30 segundos y hasta 90 para recibir todos los beneficios del estiramiento.

5. Inhala y lleva las piernas de nuevo a la postura recta. Exhala y cambia de pierna a medida que doblas las rodillas y cruzas la pierna izquierda por encima de la pierna derecha, enganchando el pie izquierdo alrededor del músculo de la pantorrilla derecha. Mantén la postura durante al menos 30 segundos y hasta 90 para recibir todos los beneficios del estiramiento.

6. Inhala y lleva las piernas de nuevo a la postura recta. En la siguiente inhalación, baja los pies al suelo. Inhala al volver a la postura de la montaña *(tadasana)*.

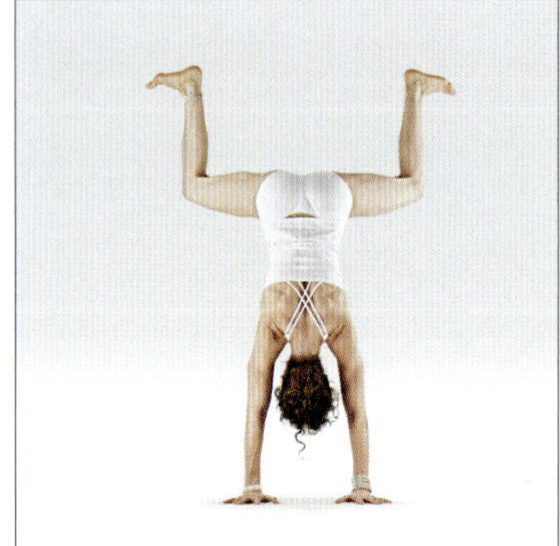

Postura de la rana en la postura del árbol hacia abajo

Mandukasana en *adho mukha vrikshasana*

También conocida como: *mandukasana* en *adho mukha vrikshasana*.

Tipo de postura: invertida, equilibrio de brazos.

Punto de *drishti*: *nasagrai* o *nasagre* (nariz) o *angusthamadhye* o *angustha ma dyai* (pulgares).

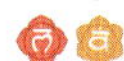

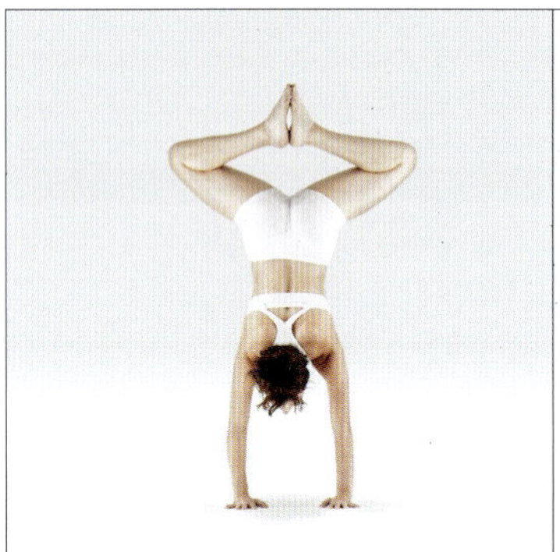

Postura del ángulo enlazada en la postura del árbol hacia abajo

Baddha konasana en *adho mukha vrikshasana*

También conocida como: *baddha konasana* en *adho mukha vriksasana*.

Tipo de postura: invertida, equilibrio de brazos.

Punto de *drishti*: *angushtamadhye* o *angushta ma dyai* (pulgares).

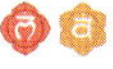 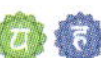

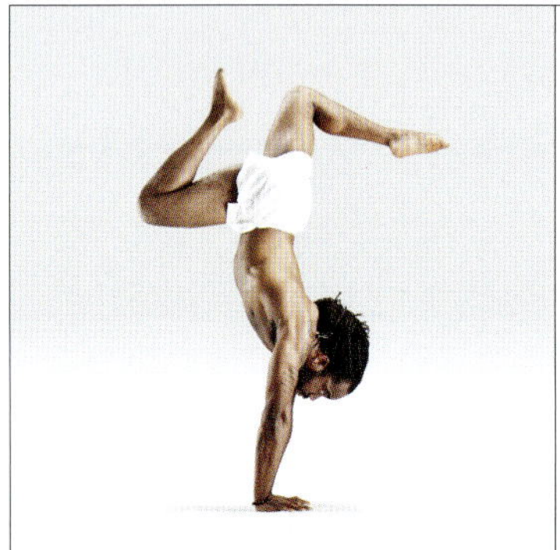

Posición de las piernas en Svastika en la postura del árbol hacia abajo

Pada svastikasana en *adho mukha vrikshasana*

También conocida como: *pada svastikasana* en *adho mukha vriksasana*.

Modificación: ambas rodillas flexionadas, una rodilla flexionada hacia el pecho, el otro pie apuntando hacia atrás.

Tipo de postura: invertida, equilibrio de brazos, inclinación hacia atrás suave.

Punto de *drishti*: *angushtamadhye* o *angushta ma dyai* (pulgares). 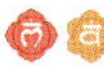 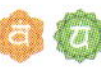 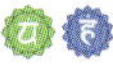

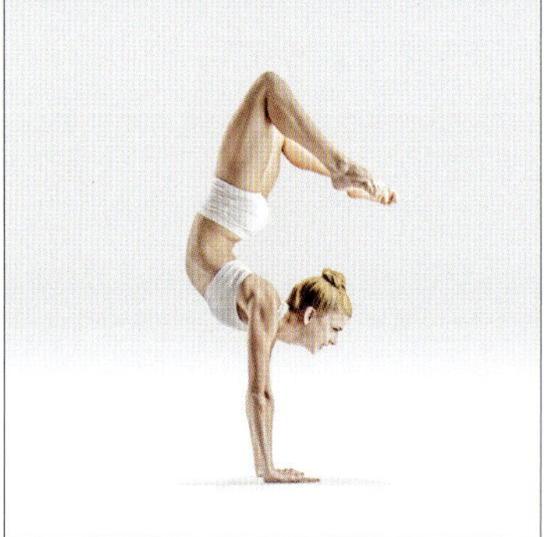

Postura preparatoria del escorpión

Vrishchikasana preparatoria

También conocida como: postura dedicada al demonio Taraka A (*tarakasana* A).

Modificación: rodillas flexionadas, pies separados de la cabeza.

Tipo de postura: invertida, equilibrio de brazos, inclinación hacia atrás.

Punto de *drishti*: *bhrumadhye* o *ajna chakra* (tercer ojo, entre las cejas).

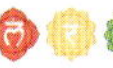 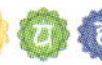 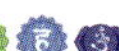

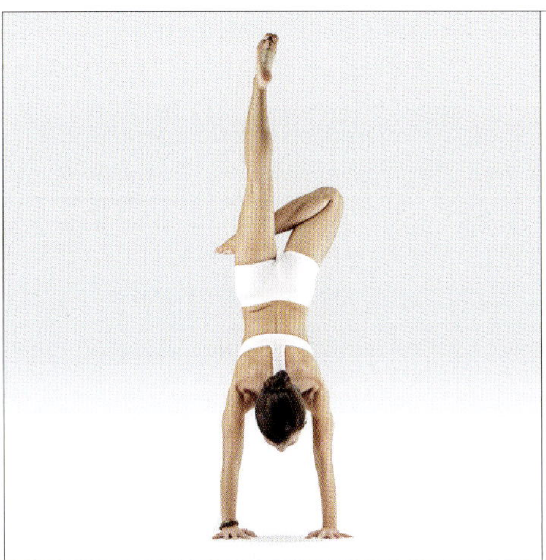

Postura del medio loto en la postura del árbol hacia abajo

Ardha padmasana en *adho mukha vrikshasana*

También conocida como: *ardha padmasana* en *adho mukha vriksasana*.
Tipo de postura: invertida, equilibrio de brazos.
Punto de *drishti*: *angushtamadhye* o *angushta ma dyai* (pulgares).

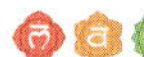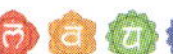

POSTURA SOBRE LAS MANOS, PIERNAS CRUZADAS: PIERNAS EN GARUDA, LOTO

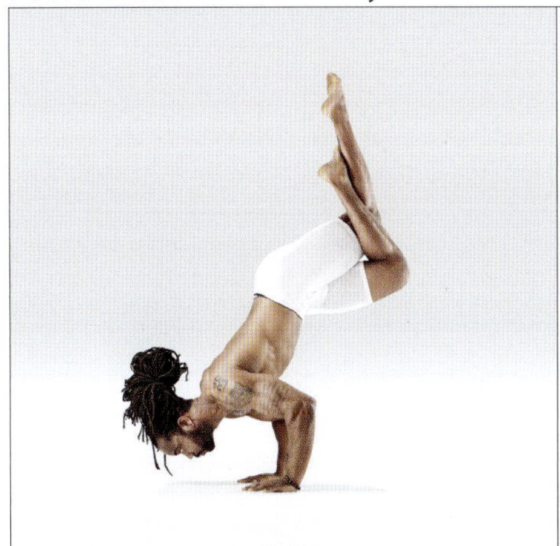

Posición de las piernas de la postura dedicada a Garuda en la postura del árbol hacia abajo

Pada garudasana en *adho mukha vrikshasana*

También conocida como: *pada garudasana* en *adho mukha vriksasana*.
Modificación: brazos flexionados 90 grados.
Tipo de postura: invertida, equilibrio de brazos.
Punto de *drishti*: *nasagrai* o *nasagre* (nariz).

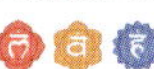

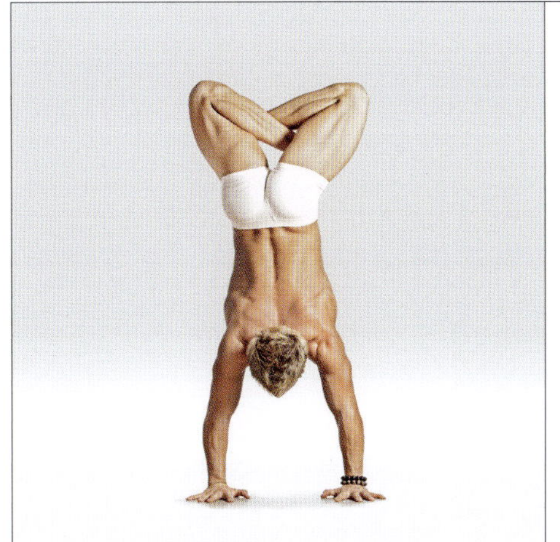

Postura del loto hacia arriba en la postura del árbol hacia abajo

Urdhva padmasana en *adho mukha vrikshasana*

También conocida como: *Urdhva padmasana* en *adho mukha vriksasana*.
Tipo de postura: invertida, equilibrio de brazos.
Punto de *drishti*: *angushtamadhye* o *angushta ma dyai* (pulgares).

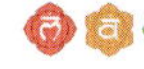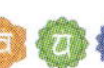

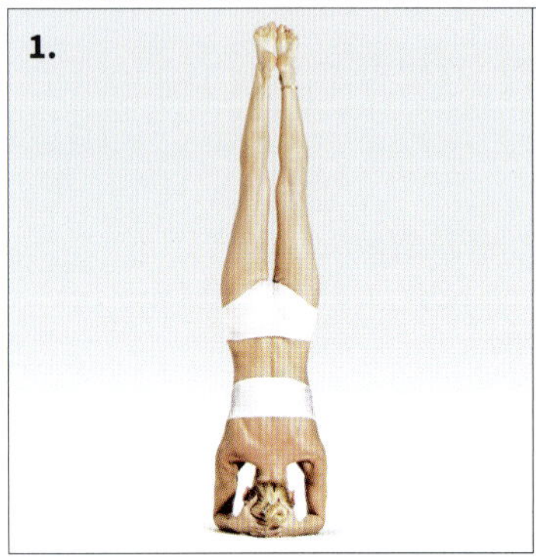

Postura del pino 1

Shirshasana 1

También conocida como: posición sobre la cabeza (*salamba shirshasana*),* y postura sobre la cabeza con las manos entrelazadas A *(baddha hasta shirshasana A).*

Modificación: 1. Vista posterior.

2. Vista lateral.

Tipo de postura: invertida.

Punto de *drishti*: *nasagrai* o *nasagre* (nariz).

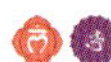

* *Shirshasana* también se denomina *Sirsasana* en las siguientes posturas del pino.

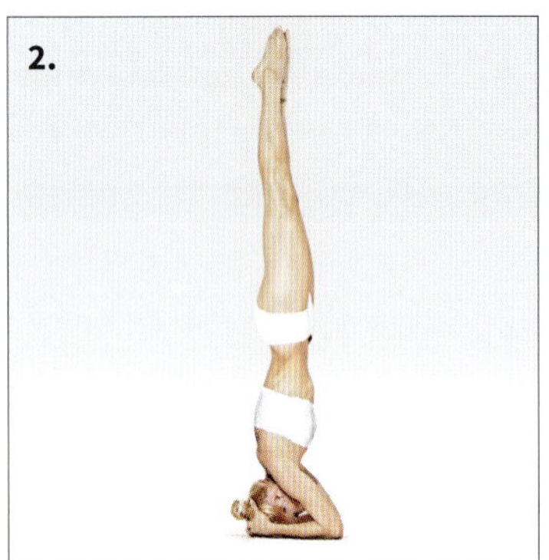

Postura del pino con una sola pierna 1

Eka pada shirshasana 1

Tipo de postura: invertida, inclinación hacia delante.

Punto de *drishti*: *nasagrai* o *nasagre* (nariz), o *padayoragrai padayoragre* (dedos de los pies / pies).

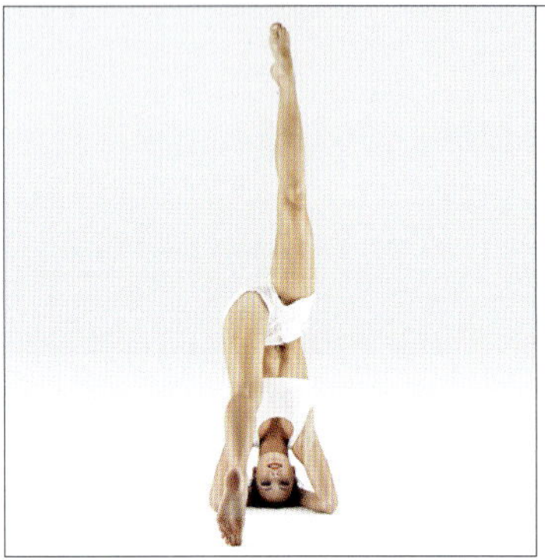

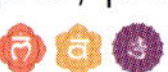

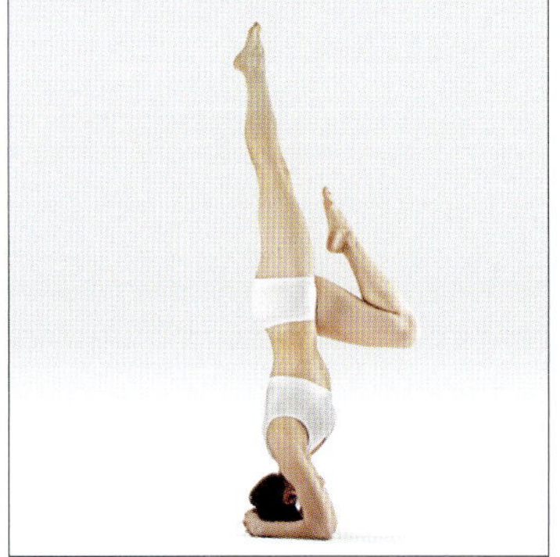

Posición de contracción de la pierna flexionada en la postura del pino 1

Pada akunchanasana en *shirshasana* 1

Modificación: una rodilla flexionada hacia el pecho.

Tipo de postura: invertida, inclinación hacia delante.

Punto de *drishti*: *nasagrai* o *nasagre* (nariz).

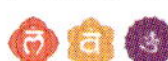
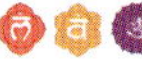

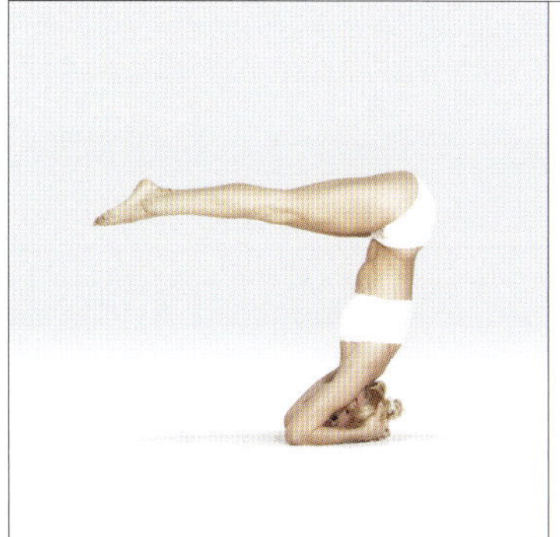

Postura del báculo hacia arriba en la postura del pino 1

***Urdhva dandasana* en *shirshasana* 1**

También conocida como: postura del medio pino *(ardha shirshasana)* y postura del pino B *(shirshana* B).

Tipo de postura: invertida, inclinación hacia delante.

Punto de *drishti*: *nasagrai* o *nasagre* (nariz).

POSICIÓN DE LOS BRAZOS EN LA POSTURA DEL PINO 1: POSICIÓN DE LAS PIERNAS

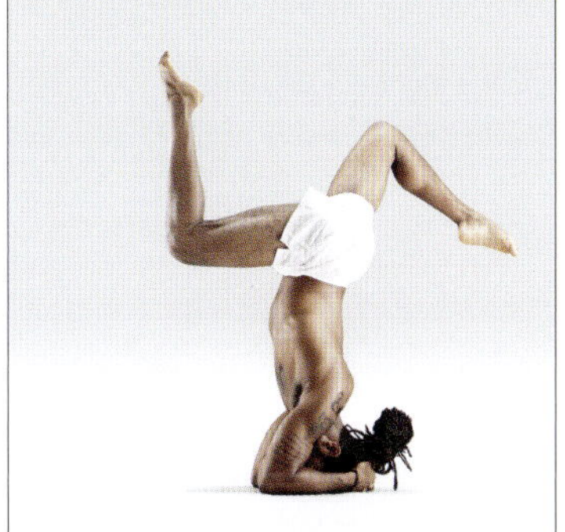

Posición de las piernas en Svastika en la postura del pino 1

***Pada svastikasana* en *shirshasana* 1**

Tipo de postura: invertida, inclinación hacia atrás suave.

Punto de *drishti*: *nasagrai* o *nasagre* (nariz).

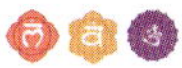

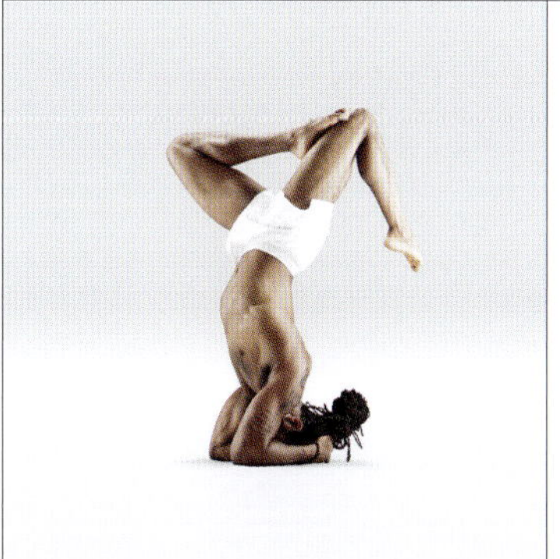

Posición de las piernas de la postura del rey Palomo con una sola pierna 1 versión B en la postura del pino 1

***Pada eka pada raja kapotasana* 1B en *shirshasana* 1**

Modificación: ambas rodillas flexionadas, una rodilla hacia el cielo, el otro pie hasta la rodilla.

Tipo de postura: invertida, inclinación hacia atrás suave.

Punto de *drishti*: *nasagrai* o *nasagre* (nariz). 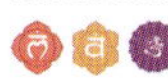

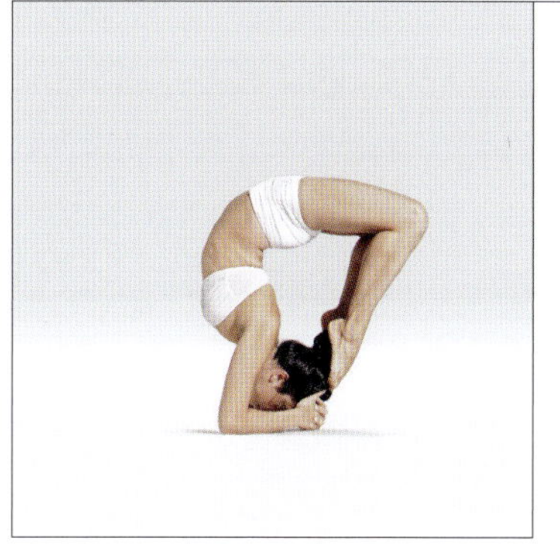

Postura de los pies en la cabeza

Shirsha padasana

Tipo de postura: invertida, inclinación hacia atrás.

Punto de *drishti*: *bhrumadhye* o *ajna chakra* (tercer ojo, entre las cejas).

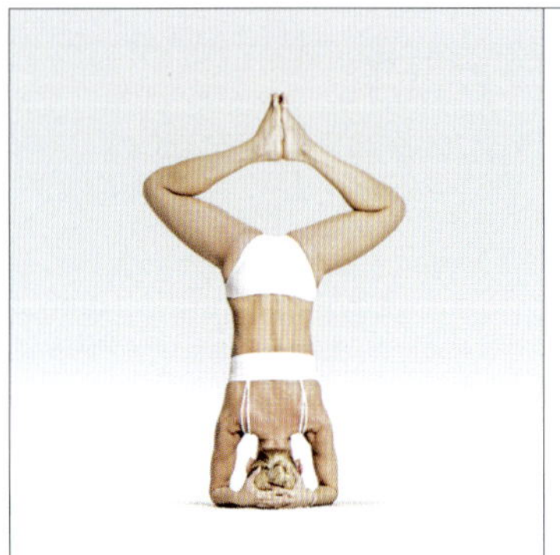

Postura del ángulo enlazada en la postura del pino 1

Baddha konasana en *shirshasana* 1

Tipo de postura: invertida.
Punto de *drishti:* *nasagrai* o *nasagre* (nariz).

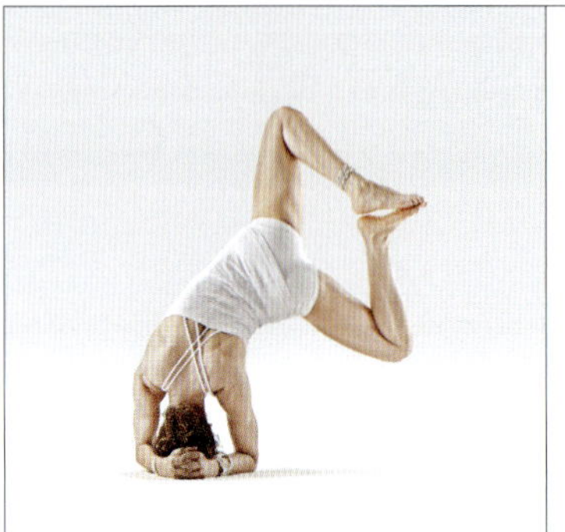

Postura del ángulo lateral enlazada en la postura del pino 1

Parshva baddha konasana en *shirshasana* 1

Tipo de postura: invertida, inclinación lateral.
Punto de *drishti:* *nasagrai* o *nasagre* (nariz).

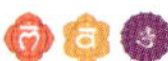

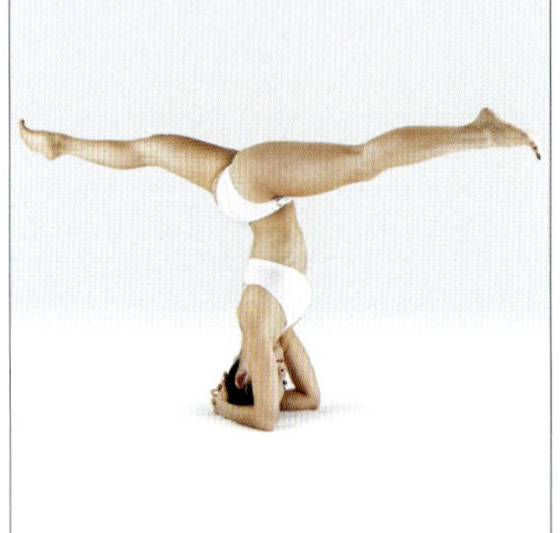

Postura dedicada a Hanuman en la postura del pino 1

Hanumanasana en *shirshasana* 1

Tipo de postura: invertida.
Punto de *drishti:* *nasagrai* o *nasagre* (nariz).

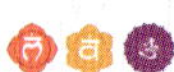

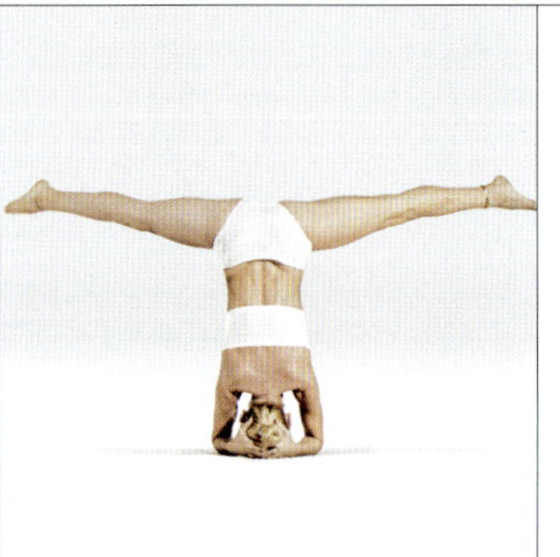

Postura del ángulo sentada en la postura del pino 1

Upavishta konasana en *shirshasana* 1

También conocida como: *upavista konasana* en *adho mukha vrikshasana*, *upavista konasana* en *adho mukha vriksasana*.
Tipo de postura: invertida.
Punto de *drishti:* *nasagrai* o *nasagre* (nariz).

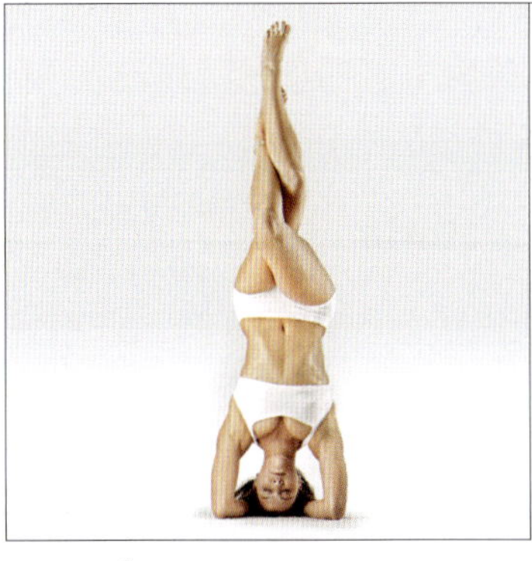

Posición de las piernas de la postura dedicada a Garuda en el pino 1

***Pada garudasana* en *shirshasana* 1**
Tipo de postura: invertida.
Punto de *drishti*: *nasagrai* o *nasagre* (nariz).

POSICIÓN DE LOS BRAZOS EN LA POSTURA DEL PINO 1: POSICIÓN DE LAS PIERNAS EN LOTO

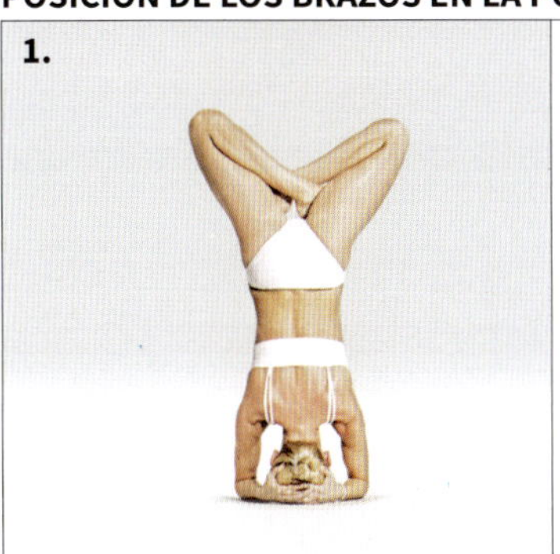
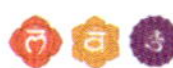

Postura del loto hacia arriba en la postura del pino 1

***Urdhva padmasana* en *shirshasana* 1**
Modificación: 1. Vista posterior.
2. Vista lateral.
Tipo de postura: invertida.
Punto de *drishti*: *nasagrai* o *nasagre* (nariz).

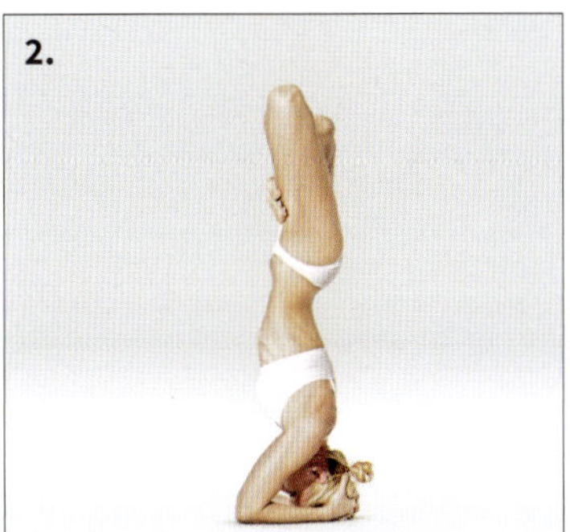
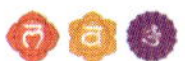

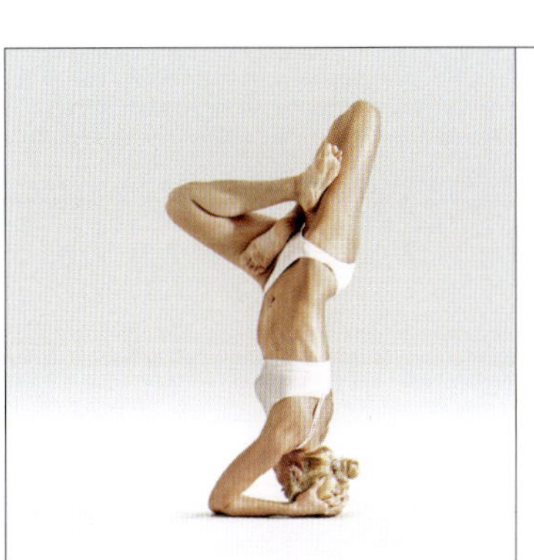

Postura del loto hacia arriba lateral en la postura del pino 1

***Parshva urdhva padmasana* en *shirshasana* 1**
Tipo de postura: invertida, torsión.
Punto de *drishti*: *nasagrai* o *nasagre* (nariz).

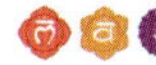

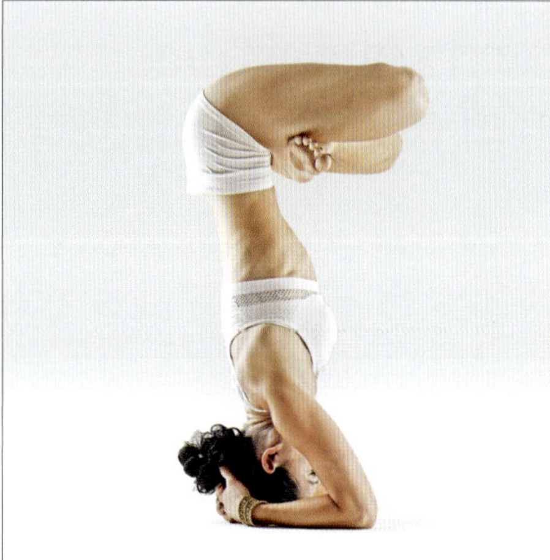

Postura del embrión en la postura preparatoria del pino 1

Pindasana en *shirshasana* **1 preparatoria**
Modificación: muslos paralelos al suelo.
Tipo de postura: invertida, inclinación hacia delante.
Punto de *drishti*: *nasagrai* o *nasagre* (nariz).

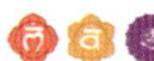 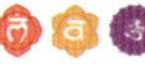

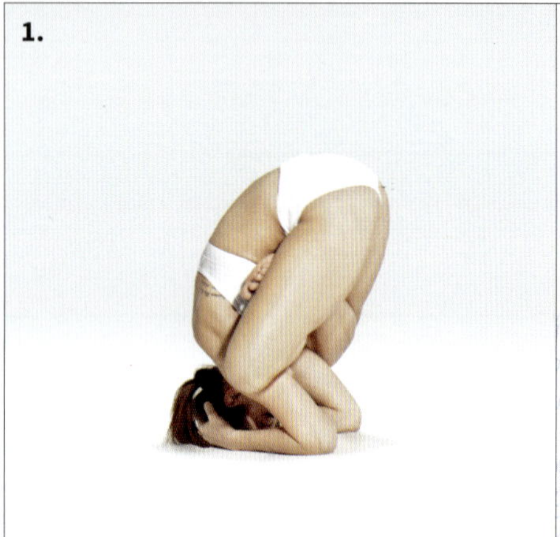

1.

Postura del embrión en la postura del pino 1

Pindasana en *shirshasana* **1**
Modificación: 1. Rodillas en los tríceps.
2. Rodillas en el pecho.
Tipo de postura: invertida, inclinación hacia delante.
Punto de *drishti*: *nasagrai* o *nasagre* (nariz).

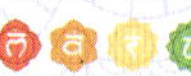

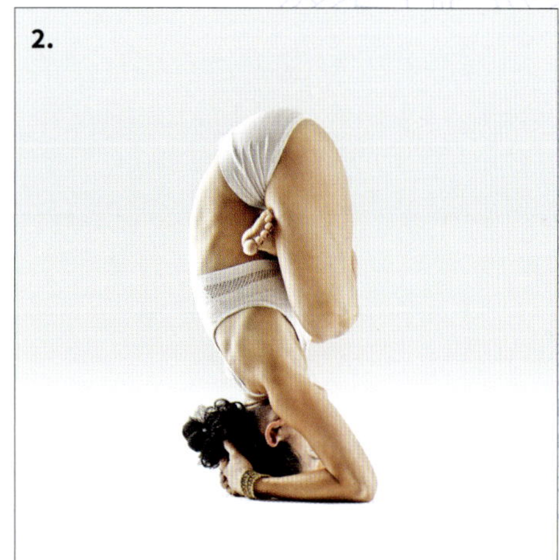

2.

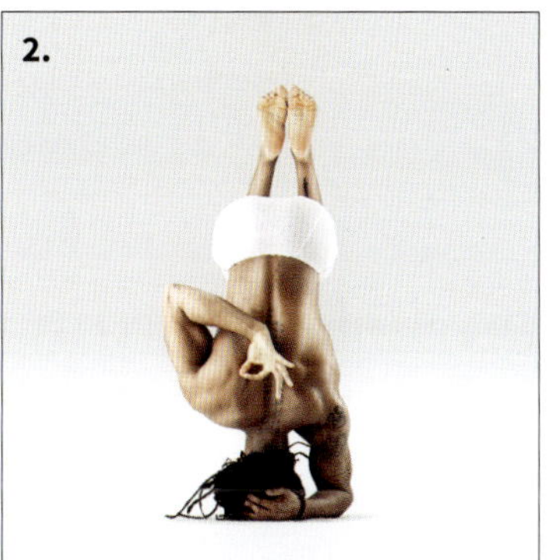

1.

Postura del pino con una sola mano 1

Eka hasta shirshasana 1

Modificación: ambas rodillas flexionadas hacia el pecho, un antebrazo apoyado en el suelo.

1. Un brazo recto, puntas de los dedos apuntando hacia el cielo.

2. El otro brazo detrás de la espalda, puntas de los dedos apuntando hacia la cabeza.

Tipo de postura: invertida, inclinación hacia delante.

Punto de _drishti_: _nasagrai_ o _nasagre_ (nariz).

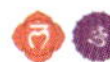

2.

Postura del báculo lateral desigual hacia arriba

Parshva vishama urdhva dandasana

Modificación: antebrazo apoyado en el suelo delante de la cara, palmas de las manos apoyadas en el suelo, piernas paralelas al suelo.

Tipo de postura: invertida, inclinación hacia delante, torsión.

Punto de _drishti_: _hastagrai_ o _hastagre_ (manos).

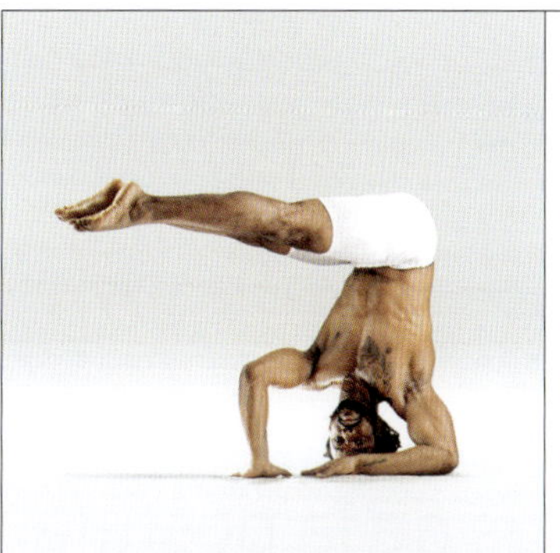

Posición de contracción de la pierna en la postura del pino 3

Pada akunchanasana en shirshasana 3

Modificación: una pierna extendida hacia un lado, la otra rodilla en el pecho.

Tipo de postura: invertida, inclinación hacia delante.

Punto de _drishti_: _nasagrai_ o _nasagre_ (nariz).

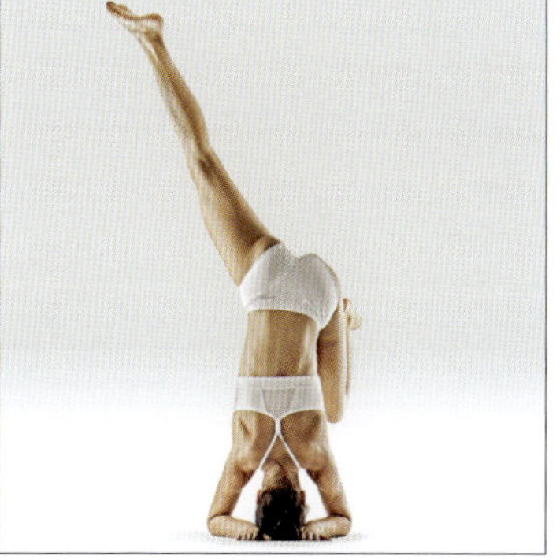

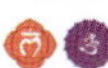

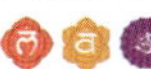

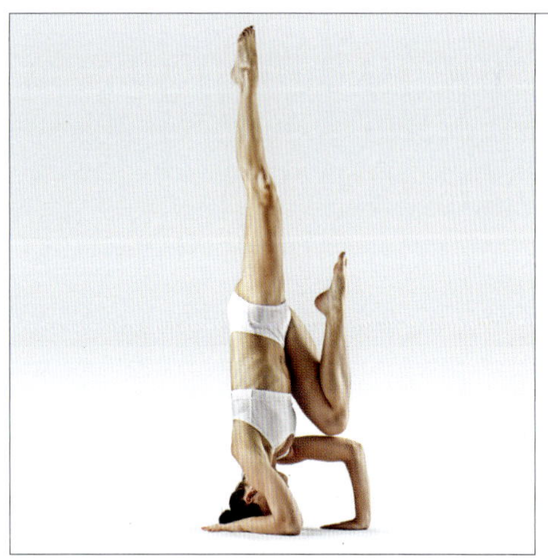

Posición de contracción de la pierna en la postura del pino desigual (fusión de la posición de los brazos del pino 5 y del pino 3)

Pada akunchanasana en vishama shirshasana

Modificación: un antebrazo apoyado en el suelo, el otro codo en la parte superior de la muñeca, rodilla en el tríceps en el mismo lado.

Tipo de postura: invertida, inclinación hacia delante.

Punto de *drishti:* *nasagrai* o *nasagre* (nariz).

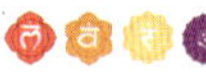

POSICIÓN DE LOS BRAZOS EN LA POSTURA DEL PINO 5: VARIAS POSTURAS DE PIERNAS

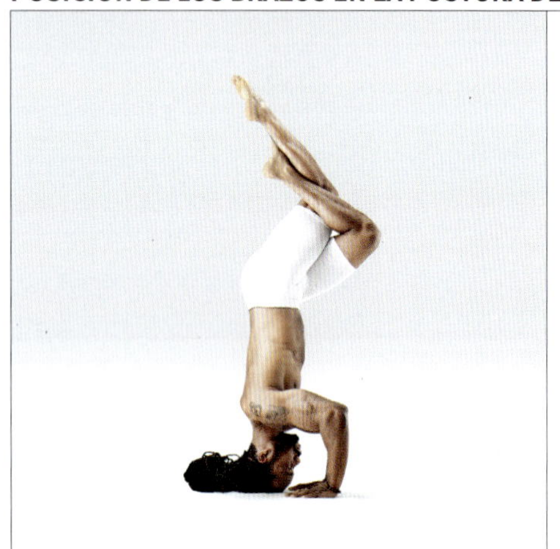

Posición de las piernas de la postura dedicada a Garuda en la postura del pino 5

Pada garudasana en shirshasana 5

Tipo de postura: invertida.

Punto de *drishti:* *nasagrai* o *nasagre* (nariz).

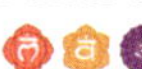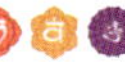

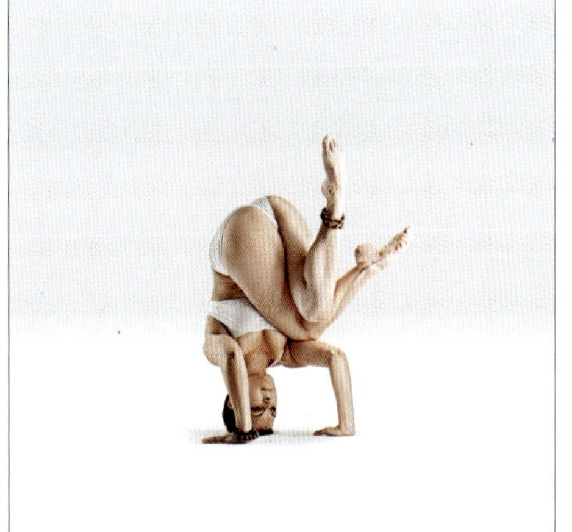

Posición de las piernas de la postura de la cara de vaca en la postura del pino 5

Pada gomukhasana en shirshasana 5

Modificación: rodilla inferior en el tríceps opuesto.

Tipo de postura: invertida, inclinación hacia delante.

Punto de *drishti:* *nasagrai* o *nasagre* (nariz).

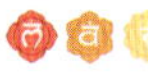

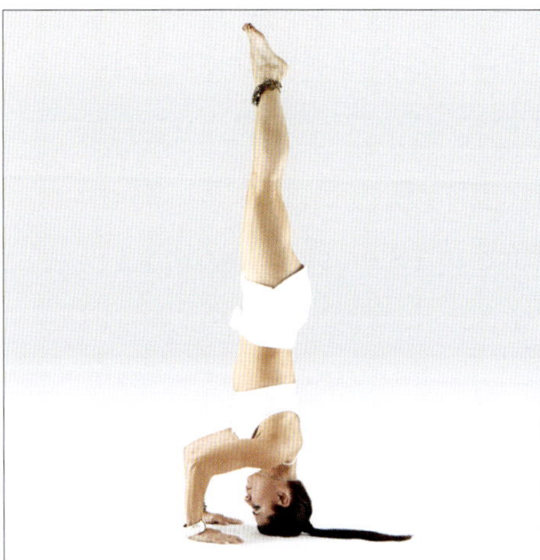

Postura del pino 5

***Shirshasana* 5**

También conocida como: postura del trípode sobre la cabeza.
Tipo de postura: invertida.
Punto de *drishti*: *nasagrai* o *nasagre* (nariz).

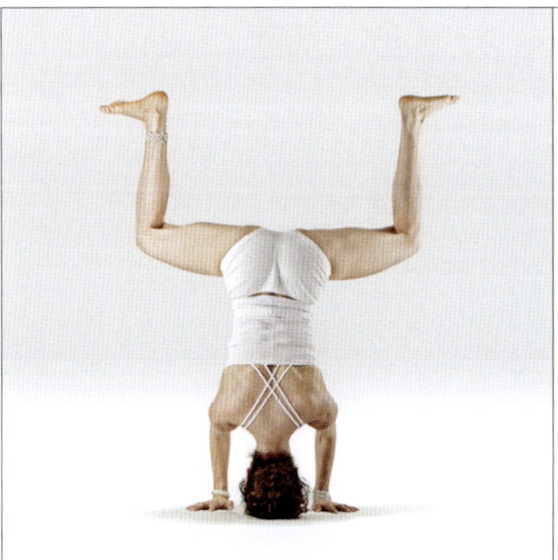

Postura de la rana en la postura del pino 5

***Mandukasana* en *shirshasana* 5**

Tipo de postura: invertida.
Punto de *drishti*: *nasagrai* o *nasagre* (nariz).

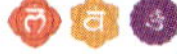

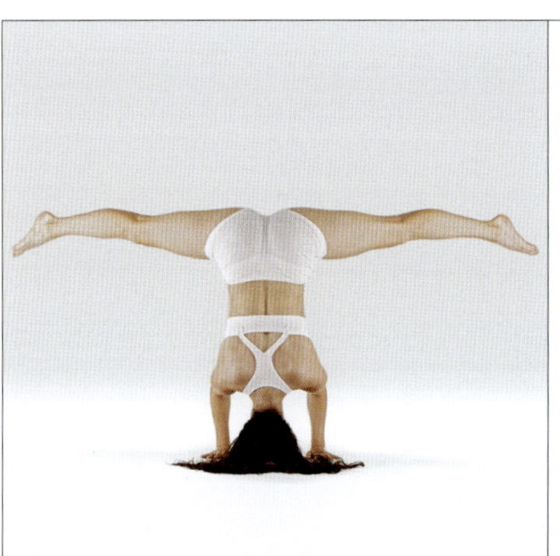

Postura del ángulo sentada en la postura del pino 5

***Upavishta konasana* en *shirshasana* 5**

También conocida como: postura del trípode en el mismo ángulo sobre la cabeza *(utripada shirsha samakonasana)*, y *upavista konasana* en *shirshasana*.
Tipo de postura: invertida.
Punto de *drishti*: *nasagrai* o *nasagre* (nariz).

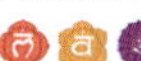
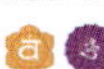

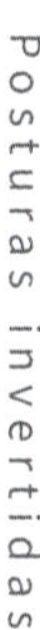

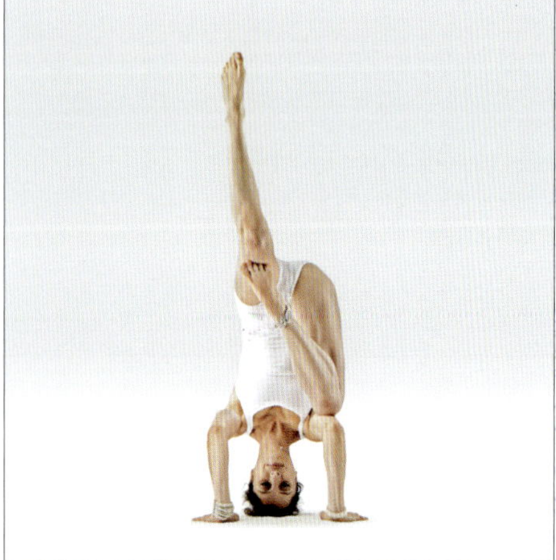

Posición de las piernas en la postura del rey Palomo con una sola pierna en la postura del pino 5

Pada eka pada raja kapotasana **1B en** *shirshasana* **5**

Modificación: rodilla hasta el tríceps del mismo lado, la otra rodilla apoyada en el pie.

Tipo de postura: invertida, inclinación hacia delante.

Punto de *drishti:* *nasagrai* o *nasagre* (nariz).

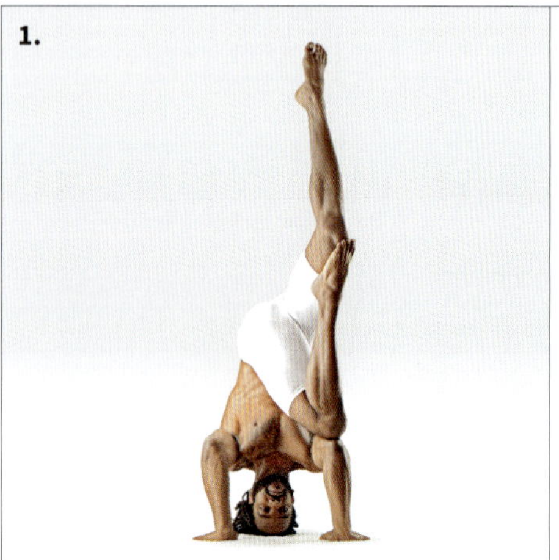

1.

Posición de la pierna con torsión en la postura del rey Palomo 1 versión B en la postura del pino 5

Parivritta pada eka pada raja kapotasana **1B en** *shirshasana* **5**

Modificación: rodilla apoyada en el pie.

1. Pierna superior extendida.

2. Rodilla superior flexionada 90 grados.

Tipo de postura: invertida, inclinación hacia delante, torsión.

Punto de *drishti:* *nasagrai* o *nasagre* (nariz).

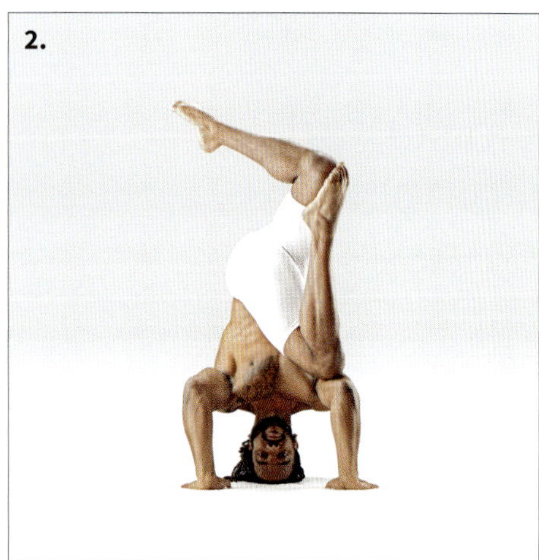

2.

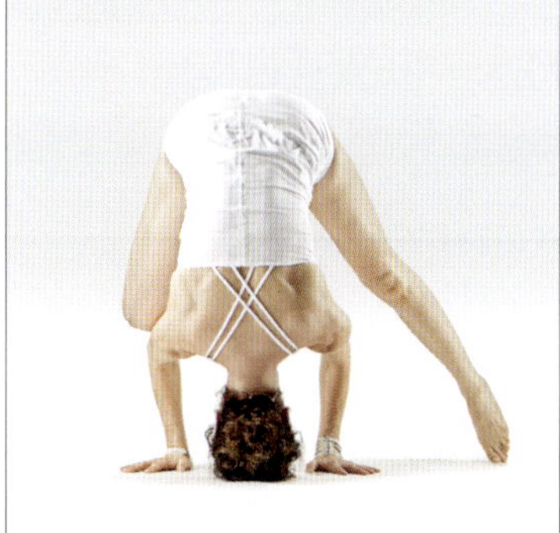

Postura preparatoria sobre la cabeza 5

Shirshasana 5 preparatoria

Modificación: una rodilla en el tríceps, el otro pie en el suelo hacia un lado.

Tipo de postura: invertida, inclinación hacia delante.

Punto de *drishti:* *nasagrai* o *nasagre* (nariz).

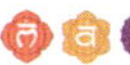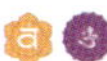

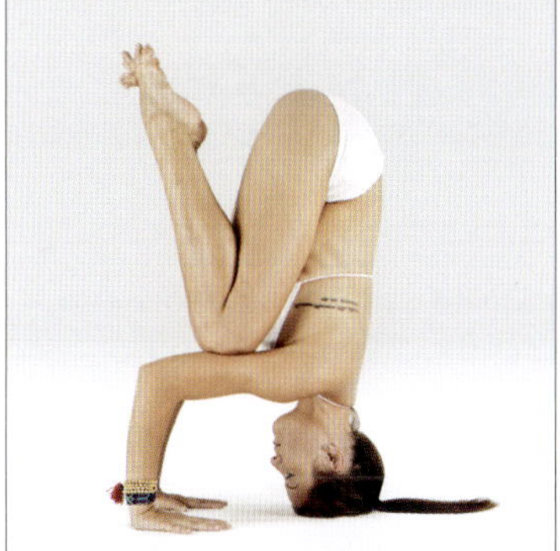

Postura de la grulla en la posición preparatoria sobre la cabeza 5

Bakasana en *shirshasana* 5 preparatoria

Modificación: rodillas en los tríceps.

Tipo de postura: invertida, inclinación hacia delante.

Punto de *drishti:* *nasagrai* o *nasagre* (nariz).

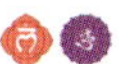

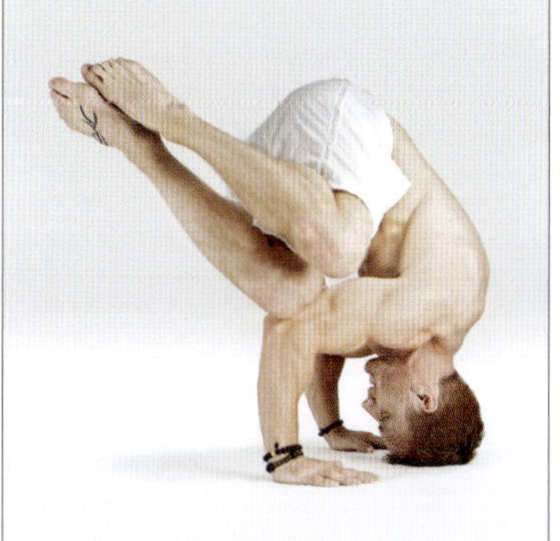

Postura de la grulla lateral en la postura del pino 5

Parshva bakasana en *shirshasana* 5

Modificación: rodillas juntas, rodilla hasta el tríceps opuesto.

Tipo de postura: invertida, inclinación hacia delante, torsión.

Punto de *drishti:* *nasagrai* o *nasagre* (nariz).

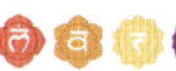

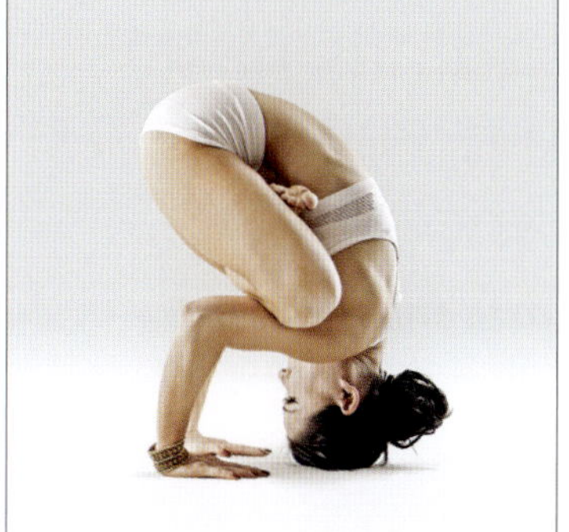

Postura del embrión en el útero en la postura del pino 5

Garba pindasana en *shirshasana* 5

Tipo de postura: invertida, inclinación hacia delante.

Punto de *drishti:* *nasagrai* o *nasagre* (nariz).

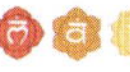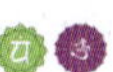

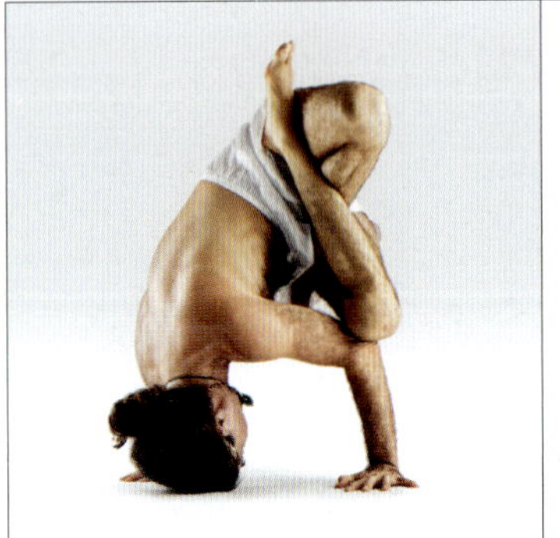

Postura del gallo lateral en la postura preparatoria sobre la cabeza 5

Parshva kukkutasana en *shirshasana* 5 preparatoria

Modificación: parte superior de la cabeza apoyada en el suelo.

Tipo de postura: invertida, inclinación hacia delante, torsión.

Punto de *drishti*: *nasagrai* o *nasagre* (nariz).

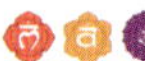 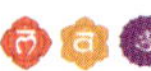

BRAZOS EN EL PINO 5: POSTURAS DE BRAZOS BASADAS EN LA POSTURA DEL PINO 5 Y VARIAS POSTURAS DE PIERNAS

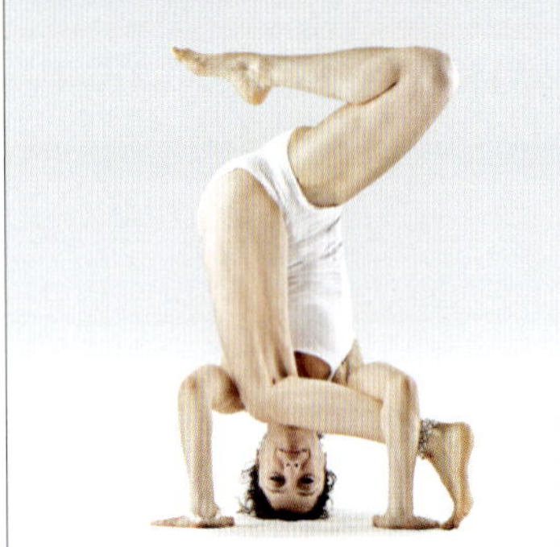

Postura de la cuna en posición sobre la cabeza 5

Hindolasana en *shirshasana* 5

Modificación: lado 1: tobillo en el interior de la articulación del codo del brazo opuesto, rodilla flexionada en el interior del mismo brazo, dedos del pie apoyados en el suelo.

Lado 2: una rodilla flexionada hacia un lado, hacia el glúteo.

Tipo de postura: invertida, inclinación hacia delante.

Punto de *drishti*: *nasagrai* o *nasagre* (nariz).

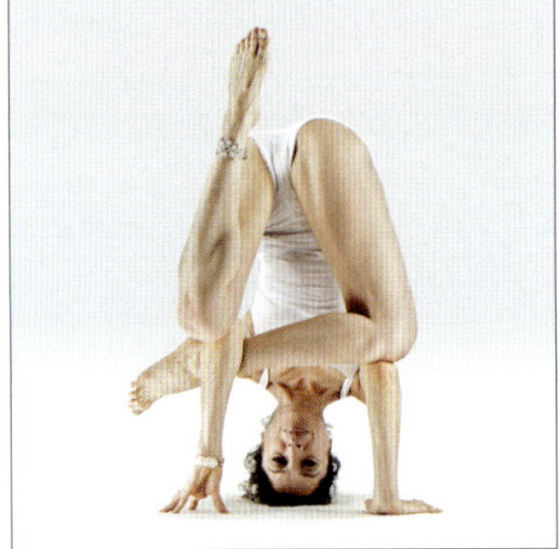

Postura de la cuna en posición sobre la cabeza 5

Hindolasana en *shirshasana* 5

Modificación: lado 1: brazo flexionado 90 grados, yemas de los dedos de las manos apoyadas en el suelo, rodilla en el codo del mismo lado.

Lado 2: brazo flexionado 90 grados, una palma de la mano apoyada en el suelo, el tobillo en el interior de la articulación del codo, dedos del pie levantados del suelo.

Tipo de postura: invertida, inclinación hacia delante.

Punto de *drishti*: *nasagrai* o *nasagre* (nariz).

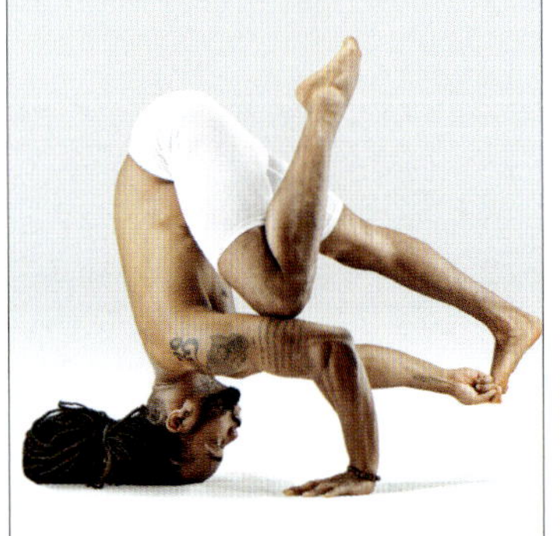

Postura de las manos extendidas hasta el dedo gordo del pie en la postura del pino 5 con una sola mano

Utthita hasta padangushtasana en *eka hasta shirshasana* 5

Modificación: lado 1: brazo y pierna extendidos, agarrando el dedo gordo del pie.

Lado 2: brazo flexionado 90 grados, rodilla apoyada en el tríceps del mismo lado.

Tipo de postura: invertida, inclinación hacia delante.

Punto de *drishti*: *nasagrai* o *nasagre* (nariz), o *hastagrai hastagre* (manos). 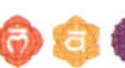 

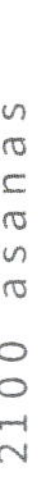

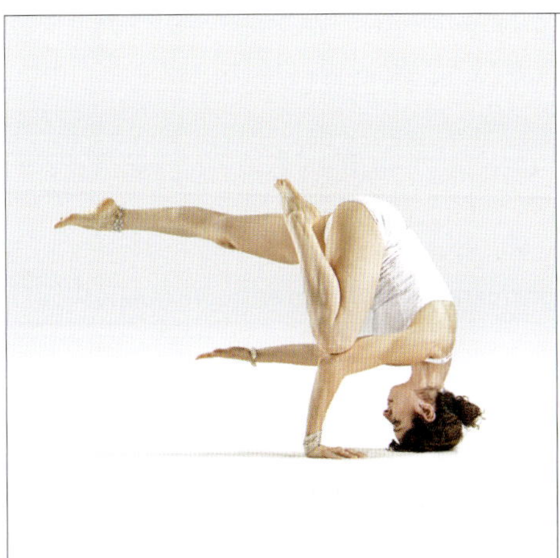

Postura de la grulla con una sola pierna 1 en la postura del pino 5 sobre una mano

Eka pada bakasana **1 en** *eka hasta shirshasana* **5**

Modificación: lado 1: brazo y pierna hacia fuera.

Lado 2: brazo flexionado 90 grados, rodilla apoyada en el tríceps del mismo lado.

Tipo de postura: invertida, inclinación hacia delante.

Punto de *drishti*: *nasagrai* o *nasagre* (nariz), o *hastagrai hastagre* (manos).

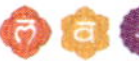

BRAZOS EN EL PINO 6: VARIAS POSTURAS DE BRAZOS BASADAS EN LA POSTURA DEL PINO 6 Y VARIAS POSTURAS DE PIERNAS

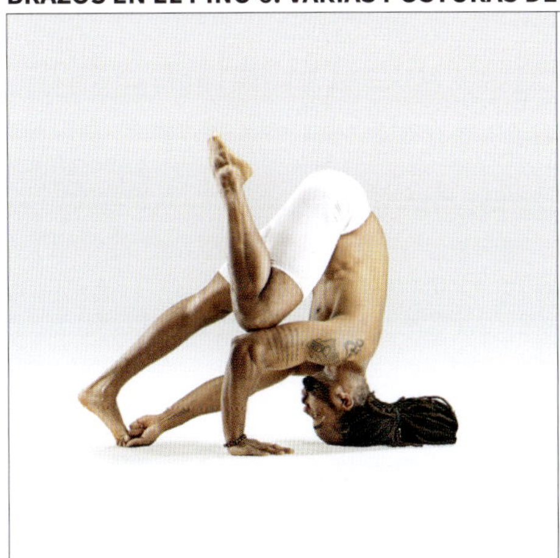

Posición de la mano extendida hasta el dedo gordo del pie en la postura del pino desigual (fusión de la postura del pino 5 y de los brazos en la del pino 6)

Utthita hasta padangushtasana **en** *vishama shirshasana* **5 y 6**

Modificación: lado 1: brazo y pierna extendidos, agarre del dedo gordo del pie.

Lado 2: brazo flexionado 90°, rodilla flexionada hasta el tríceps del mismo lado.

Tipo de postura: invertida, inclinación hacia delante.

Punto de *drishti*: *padayoragrai* o *padayoragre* (dedos de los pies/pies), o *hastagrai hastagre* (manos).

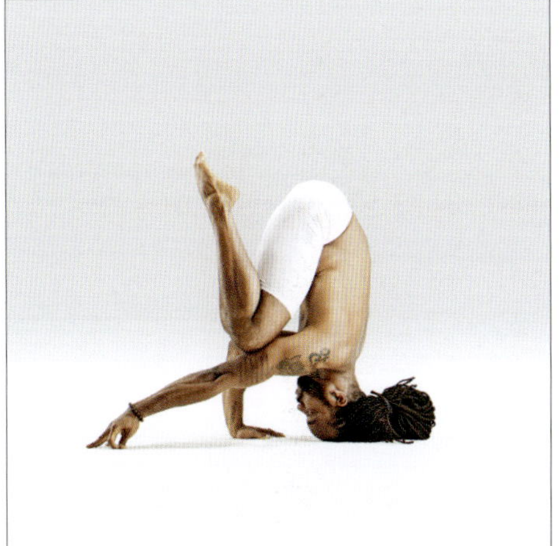

Postura de la grulla en la postura del pino desigual (fusión de la postura del pino 5 y de la posición de los brazos en la postura del pino 6)

Bakasana **en** *vishama shirshasana* **5 y 6**

Modificación: lado 1: brazo extendido, yemas de los dedos apoyadas en el suelo, rodilla en el tríceps. Lado 2: brazo flexionado 90 grados, rodilla flexionada hasta el tríceps del mismo lado.

Tipo de postura: invertida, inclinación hacia delante.

Punto de *drishti*: *hastagrai* o *hastagre* (manos).

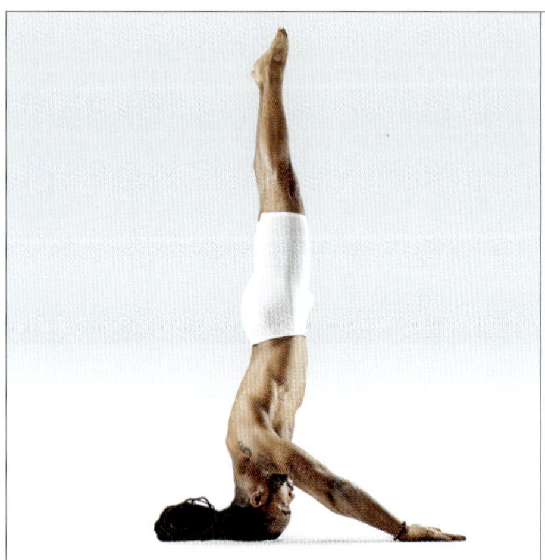

Postura del pino 6

Shirshasana 6

También conocida como: postura del pino con las manos libres *(mukta hasta shirshasana)*.

Tipo de postura: invertida.

Punto de *drishti*: *nasagrai* o *nasagre* (nariz), o *hastagrai hastagre* (manos).

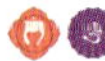

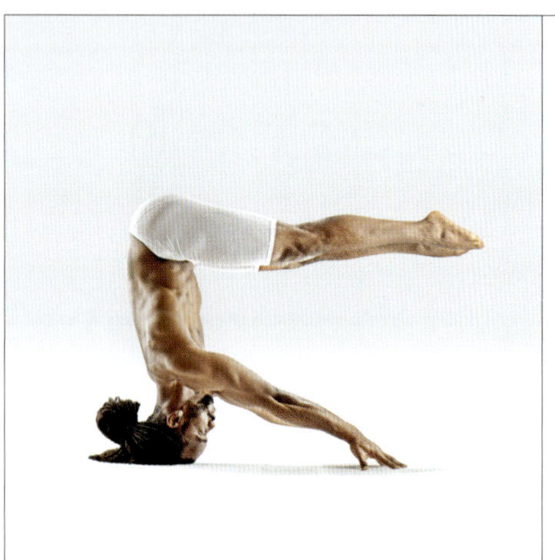

Postura del báculo hacia arriba en la postura del pino 6

Urdhva dandasana en *shirshasana* 6

Modificación: en las yemas de los dedos.

Tipo de postura: invertida, inclinación hacia delante.

Punto de *drishti*: *nasagrai* o *nasagre* (nariz), o *hastagrai hastagre* (manos).

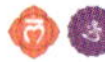

POSTURAS DE LOS BRAZOS EN EL PINO 7: VARIAS POSTURAS DE BRAZOS BASADAS EN EL PINO 7 DE PIERNAS

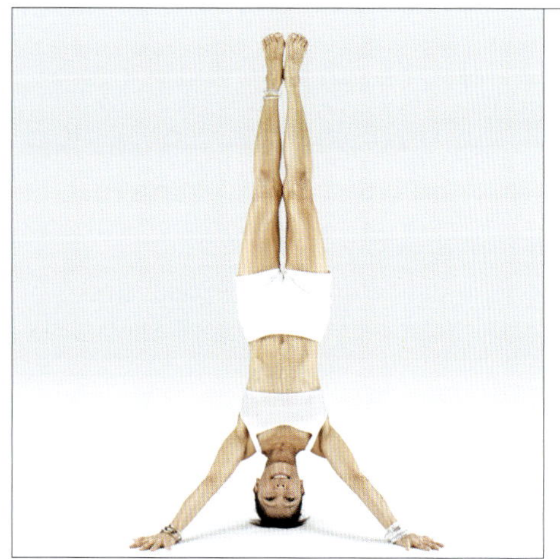

Postura del pino 7A

Shirshasana 7A

También conocida como: postura del pino con las manos abiertas *(prasarita hasta shirshasana)*, y postura del pino C con las manos libres *(mukta hasta shirshasana C)*.

Tipo de postura: invertida.

Punto de *drishti*: *nasagrai* o *nasagre* (nariz).

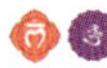

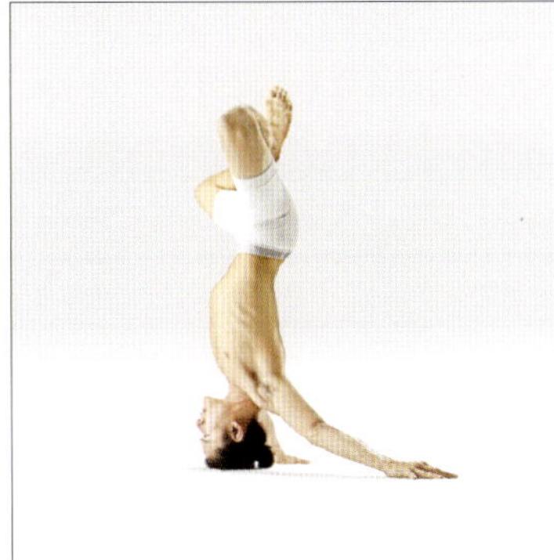

Postura del ángulo sentada en la postura del pino 7B

Baddha konasana en *shirshasana* 7B

También conocida como: postura del ángulo sentada en la postura del pino con las manos libres *(baddha konasana en mukta hasta shirshasana).*

Tipo de postura: invertida.

Punto de *drishti:* *nasagrai* o *nasagre* (nariz).

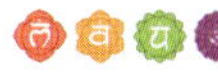

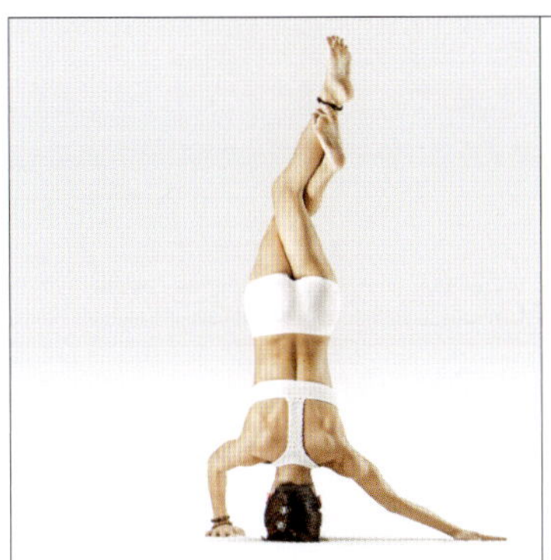

Posición de las piernas de la postura dedicada a Garuda en la postura del pino desigual (fusión de la postura del pino 5 y de los brazos en el pino 7)

Pada garudasana en *vishama shirshasana* 5 y 7A

Tipo de postura: invertida.

Punto de *drishti:* *nasagrai* o *nasagre* (nariz).

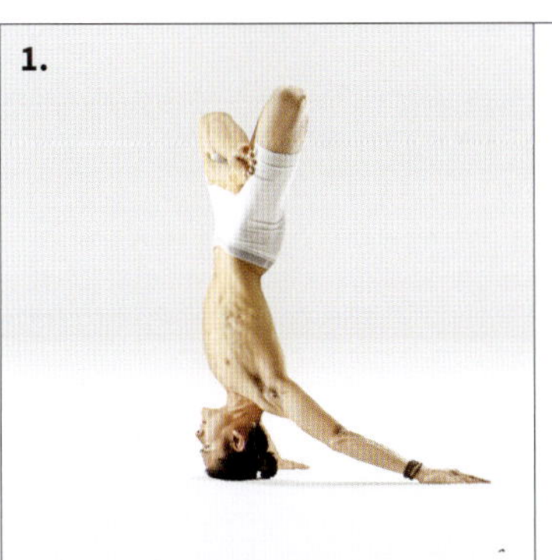

Postura del loto hacia arriba en postura del pino 7 B

Urdhva padmasana en *shirshasana* 7B

También conocida como: postura del pino en la postura del loto con apoyo *(salamba padma shirshasana)*, y postura de loto hacia arriba en la postura del pino con las manos abiertas *(urdhva padmasana en prasarita hasta shirshasana)*, y postura del loto hacia arriba en la postura del pino con las manos libres *(urdhva padmasana en mukta hasta shirshasana).*

Modificación: 1. Columna vertebral neutra.

2. Inclinación hacia atrás.

Tipo de postura: 1. Invertida.

2. Invertida, inclinación hacia atrás.

Punto de *drishti:* *nasagrai* o *nasagre* (nariz).

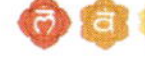
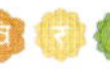
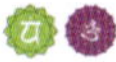

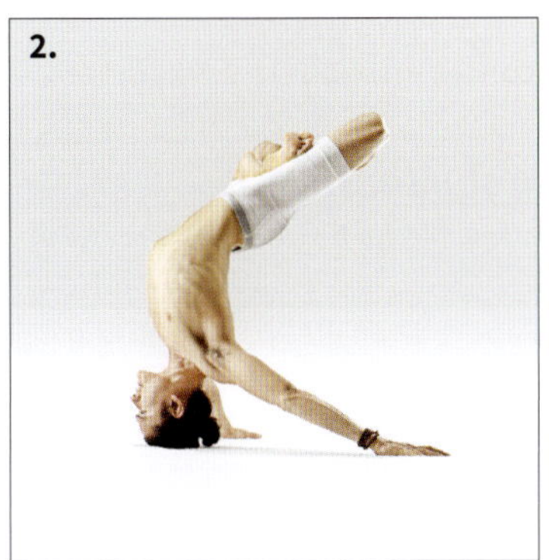

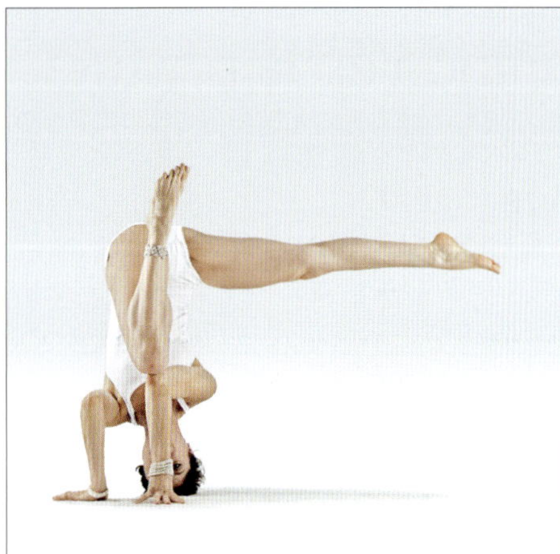

Postura del pino con torsión con una pierna a un lado en la posición del pino desigual (fusión de las posturas de los brazos del pino 5 y 8)

Parshva pada parivritta vishama shirshasana 5 y 8
Modificación: lado 1: brazo flexionado 90 grados, palma de la mano en el suelo, rodilla apoyada en el codo opuesto.
Lado 2: brazo flexionado 90 grados, yemas de los dedos apoyadas en el suelo, pierna extendida hacia un lado.
Tipo de postura: invertida, inclinación hacia delante, torsión.
Punto de *drishti:* *hastagrai* o *hastagre* (manos). 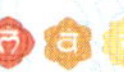 

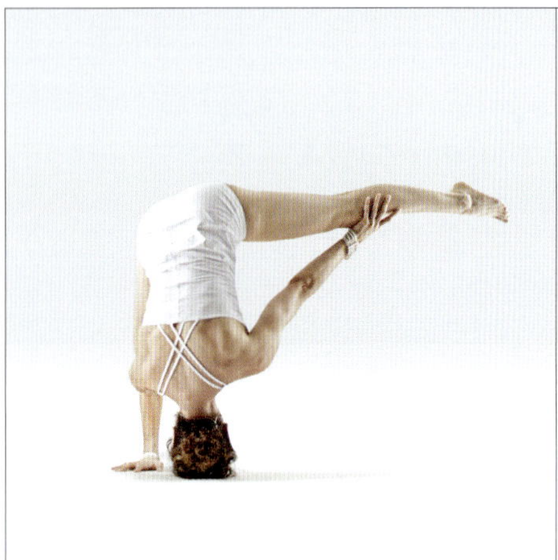

Postura del pino 5 sobre una mano con una pierna hacia un lado

Parshva pada eka hasta shirshasana 5
Modificación: lado 1: brazo flexionado 90 grados, palma de la mano en el suelo, rodilla apoyada en el codo del mismo lado.
Lado 2: brazo recto, agarre de la espinilla del mismo lado, pierna extendida hacia un lado.
Tipo de postura: invertida, inclinación hacia delante.
Punto de *drishti:* *nasagrai* o *nasagre* (nariz).

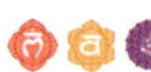

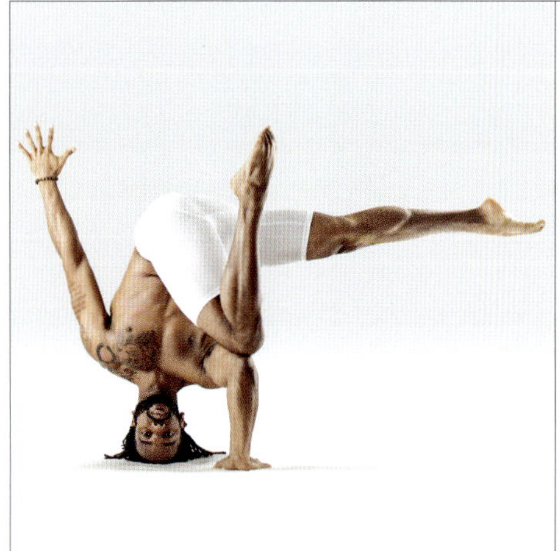

Postura del pino 5 sobre una mano con una pierna hacia un lado y con torsión

Parshva pada parivritta eka hasta shirshasana 5
Modificación: lado 1: brazo flexionado 90 grados, palma de una mano apoyada en el suelo, pierna extendida hacia el lado.
Lado 2: brazo recto extendido al cielo, rodilla apoyada en el tríceps contrario.
Tipo de postura: invertida, inclinación hacia delante, torsión.
Punto de *drishti:* *hastagrai* o *hastagre* (manos), *nasagrai* o *nasagre* (nariz). 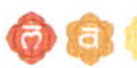 

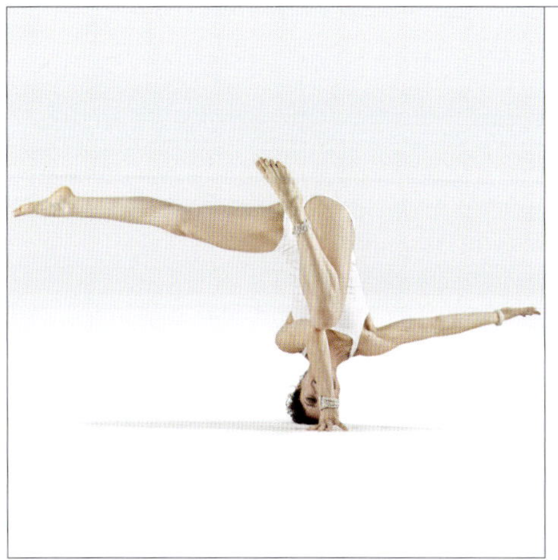

Posición del pino 8 sobre una mano con una pierna hacia un lado y con torsión

Parshva pada parivritta eka hasta shirshasana 8

Modificación: lado 1: brazo flexionado 90 grados, yemas de los dedos apoyadas en el suelo, pierna extendida hacia un lado.

Lado 2: brazo extendido hacia un lado, rodilla apoyada en el tríceps opuesto.

Tipo de postura: invertida, inclinación hacia delante, torsión.

Punto de *drishti*: *hastagrai* o *hastage* (manos), *nasagrai* o *nasagre* (nariz).

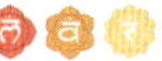

POSICIÓN DE LOS BRAZOS EN LA POSTURA DEL PINO 8: VARIAS POSTURAS DE PIERNAS

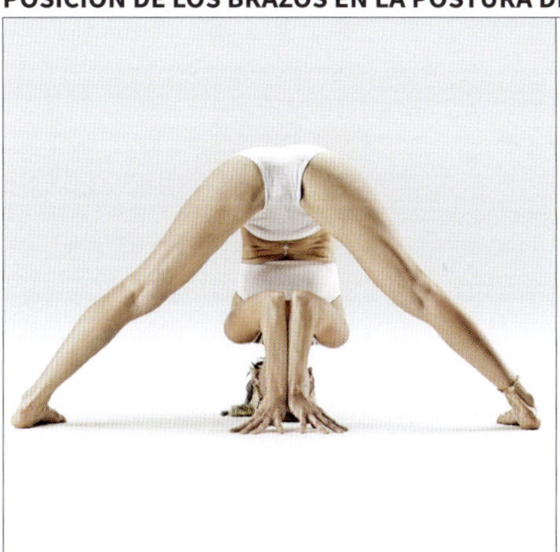

Postura de estiramiento con los pies separados en la postura del pino 8

Prasarita padottanasana en *shirshasana* 8

También conocida como: postura de inclinación completa hacia delante con los pies separados en la parada del pino 8.

Modificación: yemas de los dedos apoyadas en el suelo.

Tipo de postura: invertida, inclinación hacia delante.

Punto de *drishti*: *nasagrai* o *nasagre* (nariz), o *hastagrai hastagre* (manos).

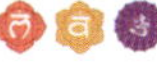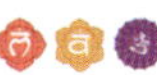

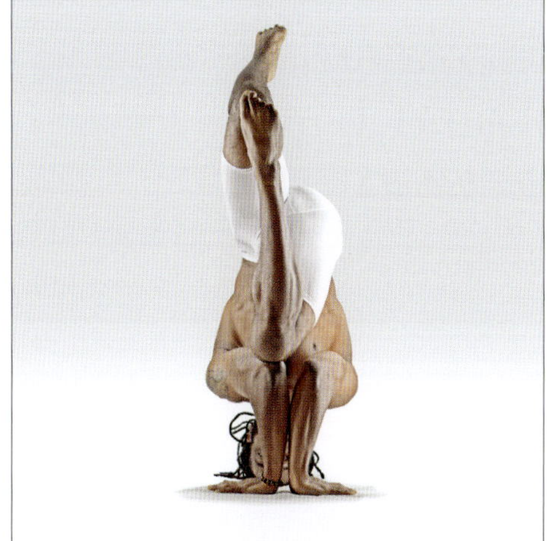

Posición de las piernas con torsión de la postura del rey Palomo 1 versión B con una sola pierna en la postura del pino 8

Parivritta pada eka pada raja kapotasana **1b** en *shirshasana* 8

Modificación: palmas de las manos apoyadas en el suelo.

Tipo de postura: invertida, inclinación hacia delante, torsión.

Punto de *drishti*: *nasagrai* o *nasagre* (nariz), o *hastagrai hastagre* (manos).

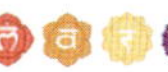

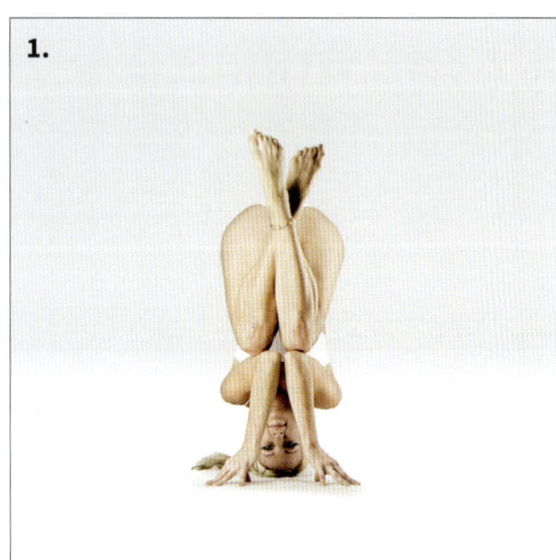

Postura del pino 8

Shirshasana 8

Modificación: rodillas apoyadas en el tríceps, tobillos cruzados.

1. Manos separadas, codos juntos, puntas de los dedos apoyadas en el suelo.

2. Manos juntas, codos juntos, palmas de las manos planas en el suelo.

Tipo de postura: invertida, inclinación hacia delante.

Punto de *drishti*: *nasagrai* o *nasagre* (nariz), o *hastagrai hastagre* (manos).

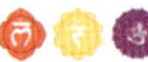

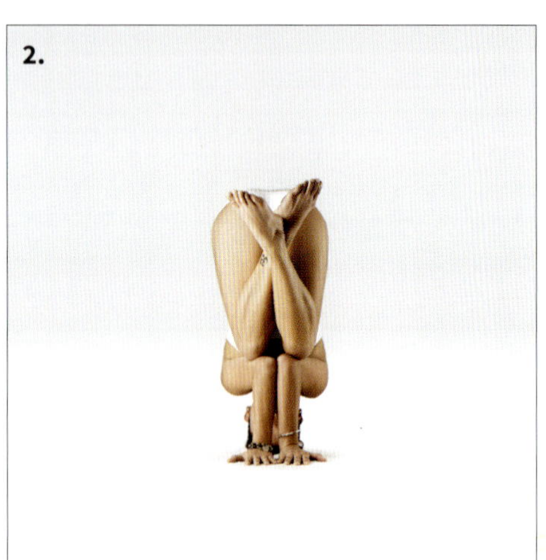

POSICIÓN DE LOS BRAZOS EN LA POSTURA DEL PINO 2: POSTURA DEL LOTO

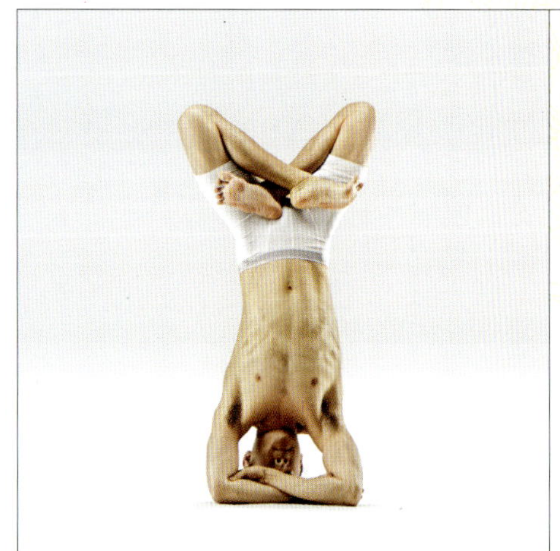

Postura del loto hacia arriba en la postura del pino 2

Urdhva padmasana en *shirshasana* 2

También conocida como: postura del loto en la postura del pino con agarre de manos *(urdhva padmasana en baddha hasta shirshasana)*.

Tipo de postura: invertida.

Punto de *drishti*: *nasagrai* o *nasagre* (nariz).

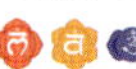

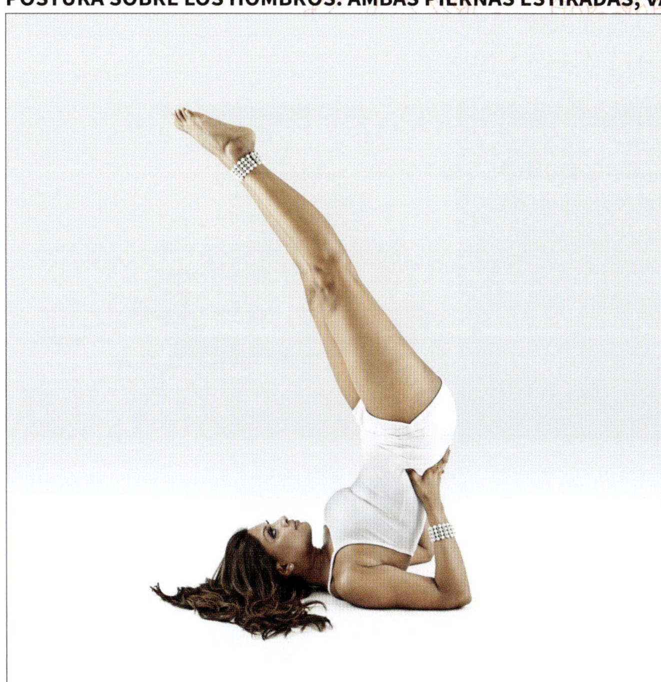

Postura dedicada al mitológico estanque de Khimi Karani invertida

Viparita khimi karanyasana

También conocida como: postura del sello del lago invertida *(viparita karani mudra)*, y postura del medio cuerpo entero *(ardha sarvangasana)*.

Tipo de postura: invertida.

Punto de *drishti*: *bhrumadhye* o *ajna chakra* (tercer ojo entre las cejas).

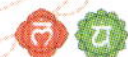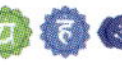

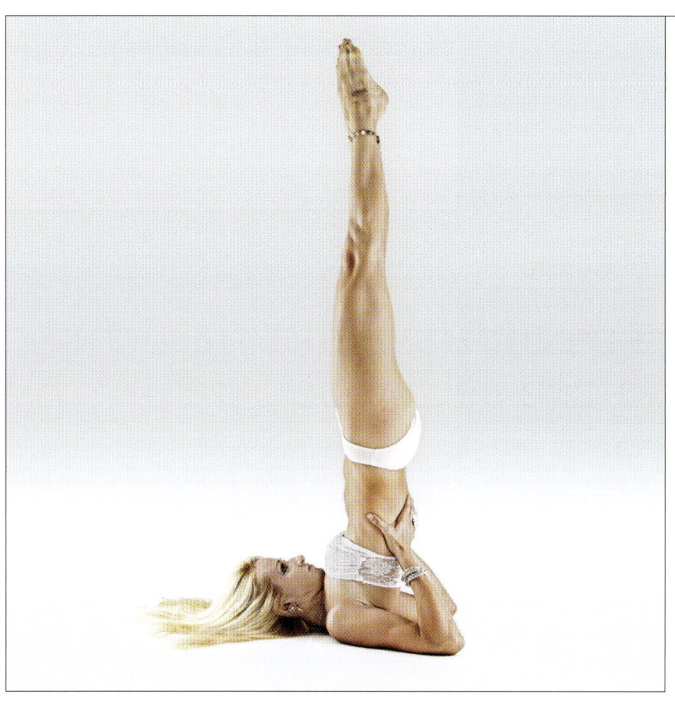

Postura del cuerpo entero con apoyo

Salamba sarvangasana

También conocida como: postura sobre los hombros.

Tipo de postura: invertida.

Punto de *drishti*: *bhrumadhye* o *ajna chakra* (tercer ojo, entre las cejas).

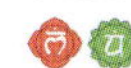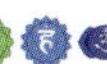

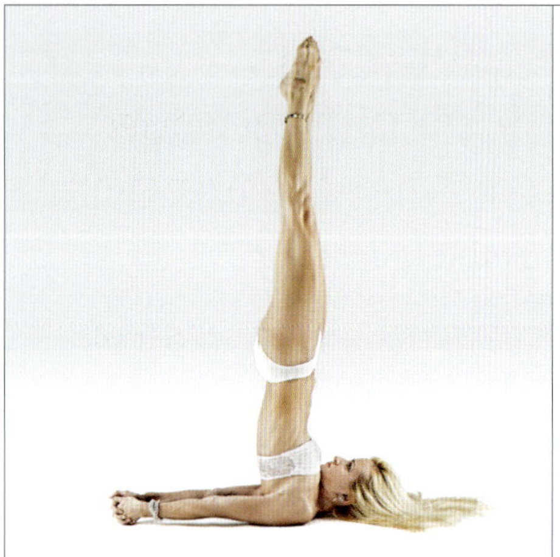

Posición del cuerpo entero con apoyo y manos entrelazadas

Baddha hasta salamba sarvangasana

También conocida como: postura sobre los hombros.
Tipo de postura: invertida.
Punto de *drishti*: *bhrumadhye* o *ajna chakra* (tercer ojo, entre las cejas).

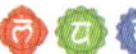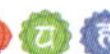

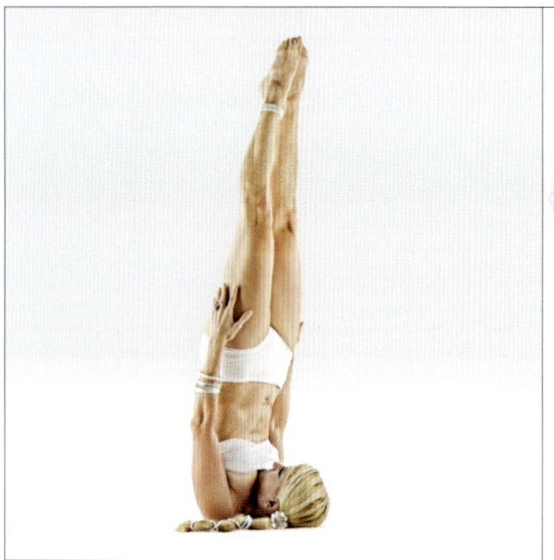

Postura del cuerpo entero sin apoyo

Niralamba sarvangasana

También conocida como: postura sobre los hombros.
Tipo de postura: invertida.
Punto de *drishti*: *bhrumadhye* o *ajna chakra* (tercer ojo, entre las cejas), *nabhi*, *nabhicakre* o *nabi chakra* (ombligo).

POSTURA SOBRE LOS HOMBROS: UNA PIERNA ARRIBA, UNA PIERNA ABAJO

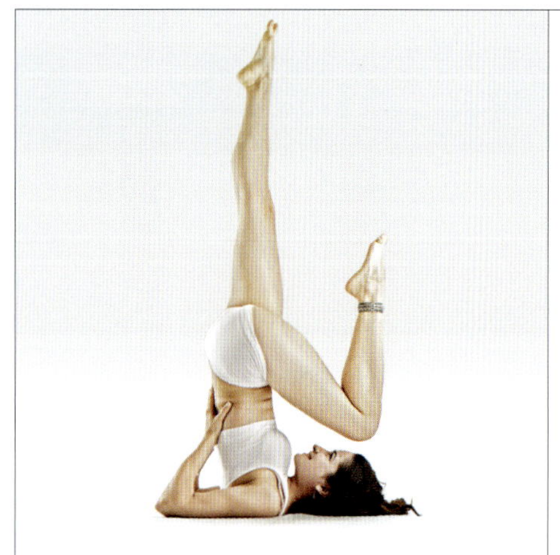

Postura de contracción de la pierna en la postura de cuerpo entero con apoyo

Pada akunchanasana en *salamba sarvangasana*

También conocida como: postura sobre los hombros.
Modificación: una rodilla flexionada hacia delante.
Tipo de postura: invertida, inclinación hacia delante.
Punto de *drishti*: *bhrumadhye* o *ajna chakra* (tercer ojo, entre las cejas).

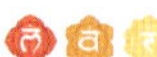

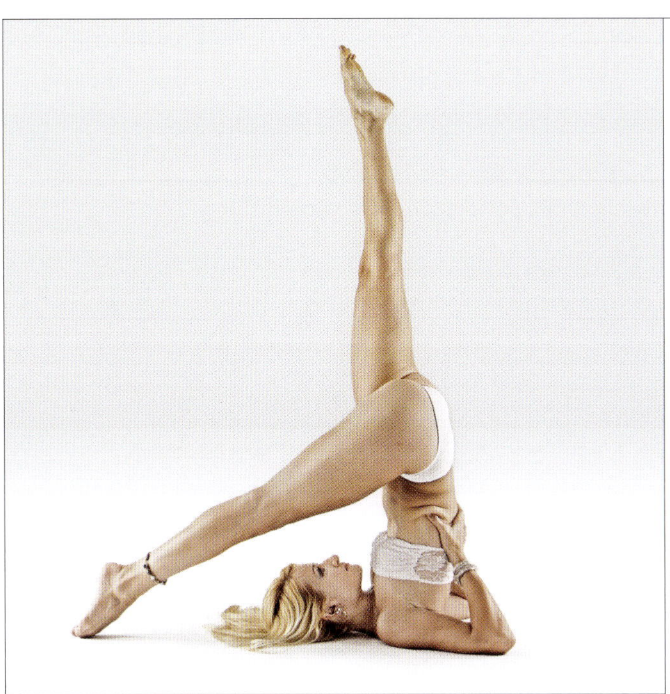

Postura de cuerpo entero con una sola pierna con apoyo

Eka pada salamba sarvangasana

También conocida como: postura del arado con una sola pierna *(Eka pada halasana)*, y postura sobre los hombros.
Tipo de postura: invertida, inclinación hacia delante.
Punto de *drishti:* *bhrumadhye* o *ajna chakra* (tercer ojo, entre las cejas).

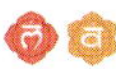  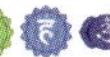

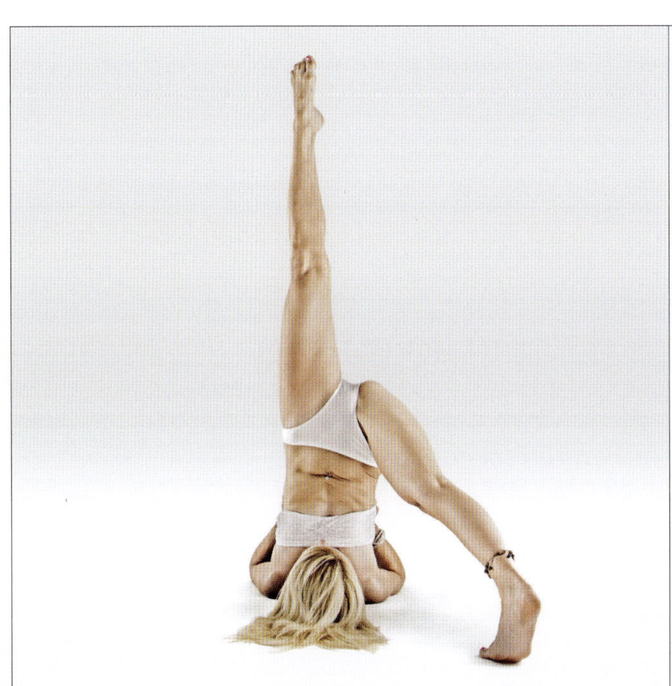

Postura de cuerpo entero con una pierna lateral con apoyo

Parshva eka pada salamba sarvangasana

También conocida como: postura sobre los hombros.
Tipo de postura: invertida, inclinación hacia delante.
Punto de *drishti:* *bhrumadhye* o *ajna chakra* (tercer ojo, entre las cejas).

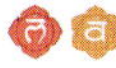  

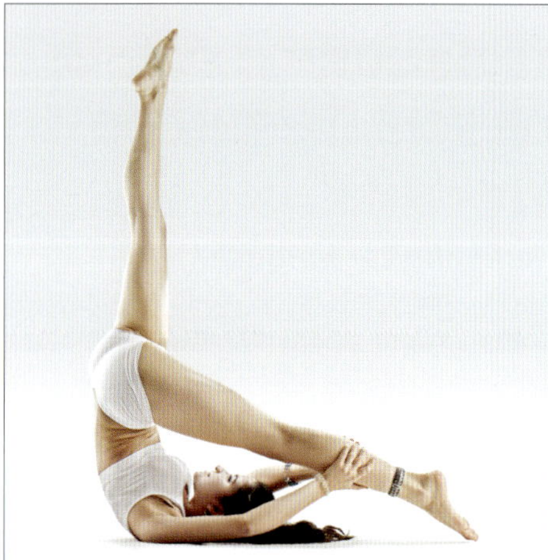

Postura de cuerpo entero con una sola pierna sin apoyo

Eka pada niralamba sarvangasana

También conocida como: postura sobre los hombros.
Modificación: ambas manos en la pantorrilla de la pierna inferior.
Tipo de postura: invertida, inclinación hacia delante.
Punto de *drishti*: *bhrumadhye* o *ajna chakra* (tercer ojo, entre las cejas).

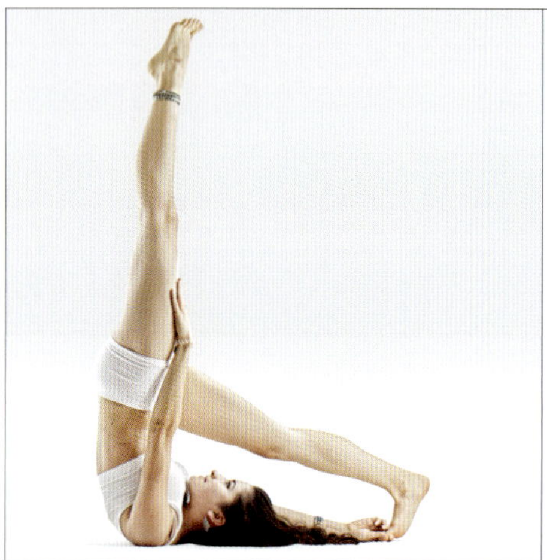

Postura de la mano extendida hasta el dedo gordo en la postura de cuerpo entero sin apoyo

Utthita hasta padangushtasana en niralamba sarvangasana

También conocida como: postura sobre los hombros.
Tipo de postura: invertida, inclinación hacia delante.
Punto de *drishti*: *bhrumadhye* o *ajna chakra* (tercer ojo, entre las cejas).

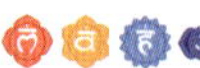

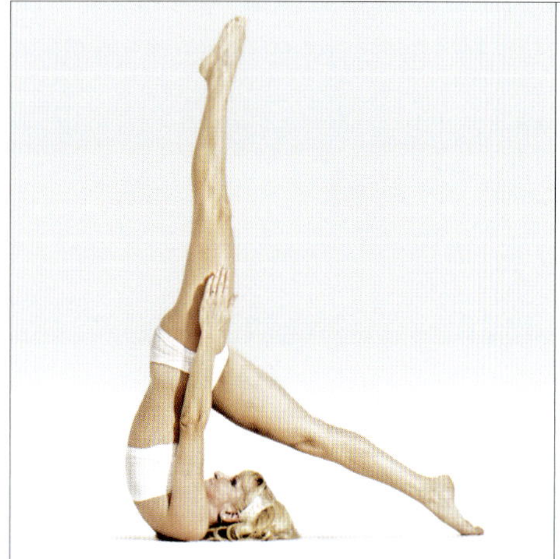

Postura de cuerpo entero con una sola pierna sin apoyo

Eka pada niralamba sarvangasana

También conocida como: postura sobre los hombros.
Modificación: ambos brazos a lo largo de los lados del torso.
Tipo de postura: invertida, inclinación hacia delante.
Punto de *drishti*: *bhrumadhye* o *ajna chakra* (tercer ojo, entre las cejas).

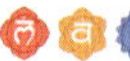 

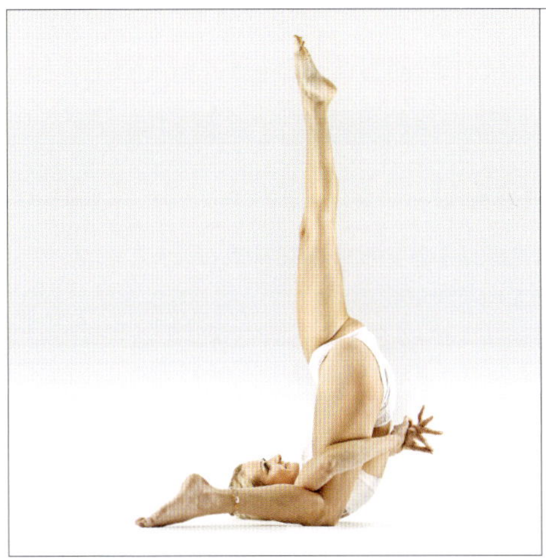

Posición de la tortuga invertida con medio agarre

Ardha baddha viparita kurmasana

Tipo de postura: invertida, inclinación hacia delante, agarre.

Punto de *drishti*: *bhrumadhye* o *ajna chakra* (tercer ojo, entre las cejas).

PIERNAS EN GARUDA: POSTURA SOBRE LOS HOMBROS

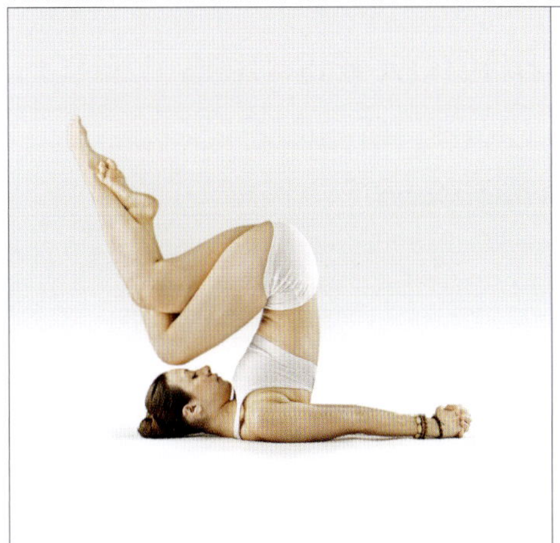

Posición de la pierna de la postura dedicada a Garuda en la postura de cuerpo entero con apoyo y manos entrelazadas

Pada garudasana en *baddha hasta salamba sarvangasana*

También conocida como: postura sobre los hombros.

Modificación: rodillas hacia delante.

Tipo de postura: invertida, inclinación hacia delante.

Punto de *drishti*: *nasagrai* o *nasagre* (nariz), *bhrumadhye* o *ajna chakra* (tercer ojo, entre las cejas).

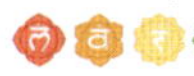

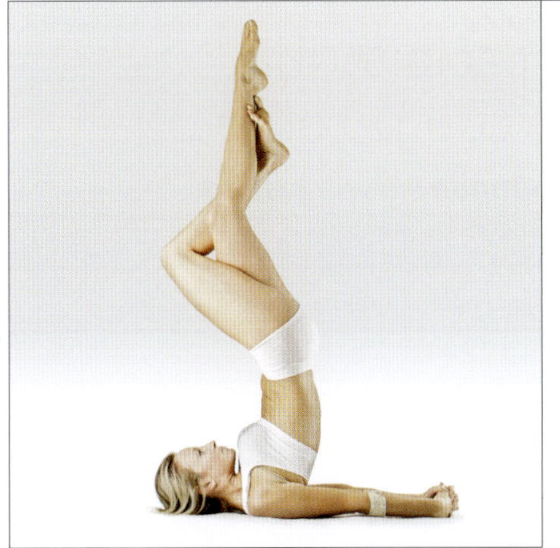

Posición de las piernas de la postura dedicada a Togaruda en la postura de cuerpo entero con las manos entrelazadas

Pada garudasana en *baddha hasta salamba sarvangasana*

También conocida como: postura sobre los hombros.

Modificación: piernas estiradas hacia el cielo.

Tipo de postura: invertida, inclinación hacia delante.

Punto de *drishti*: *nasagrai* o *nasagre* (nariz), *bhrumadhye* o *ajna chakra* (tercer ojo, entre las cejas). 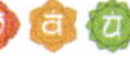

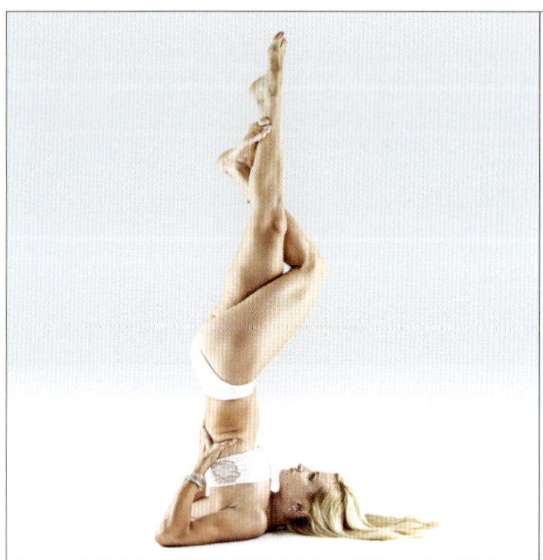

Posición de las piernas de la postura dedicada a Garuda en la postura de cuerpo entero con apoyo

Pada garudasana* en *salamba sarvangasana

También conocida como: postura sobre los hombros.

Tipo de postura: invertida.

Punto de *drishti*: *bhrumadhye* o *ajna chakra* (tercer ojo, entre las cejas).

POSTURA SOBRE LOS HOMBROS: ÁNGULO Y LOTO

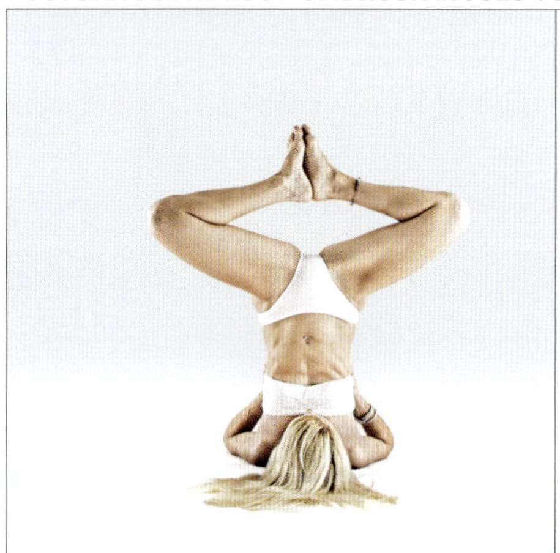

Postura del ángulo con los pies juntos en la postura de cuerpo entero

Baddha konasana* en *sarvangasana

También conocida como: postura sobre los hombros.

Tipo de postura: invertida.

Punto de *drishti*: *bhrumadhye* o *ajna chakra* (tercer ojo, entre las cejas).

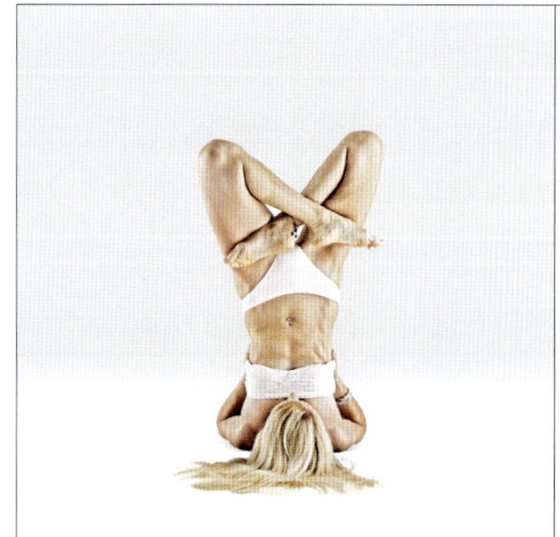

Postura de loto hacia arriba en la postura de cuerpo entero

Urdhva padmasana* en *salamba sarvangasana

También conocida como: postura sobre los hombros.

Tipo de postura: invertida.

Punto de *drishti*: *bhrumadhye* o *ajna chakra* (tercer ojo, entre las cejas).

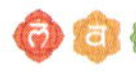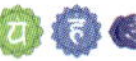

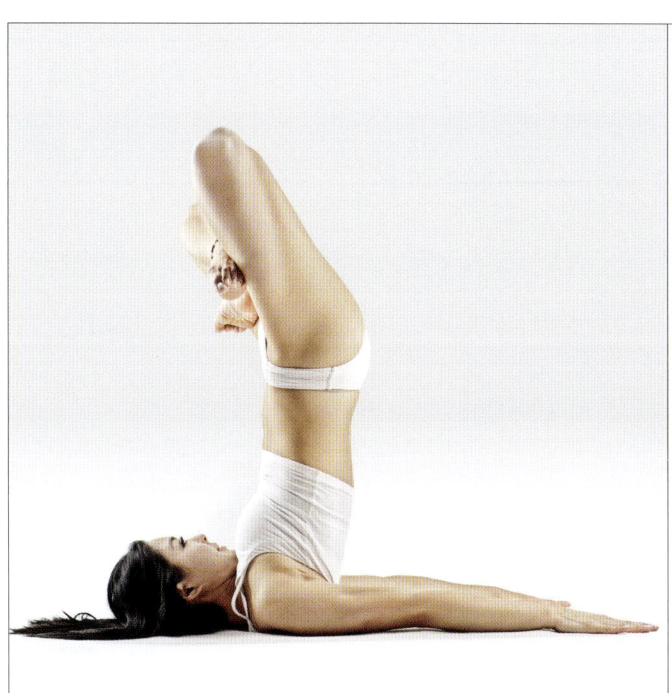

Postura del loto hacia arriba en la postura de cuerpo entero

Urdhva padmasana en *salamba sarvangasana*

También conocida como: postura sobre los hombros.
Modificación: brazos rectos a la parte posterior, con las palmas en el suelo.
Tipo de postura: invertida.
Punto de *drishti:* *bhrumadhye* o *ajna chakra* (tercer ojo, entre las cejas).

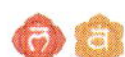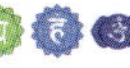

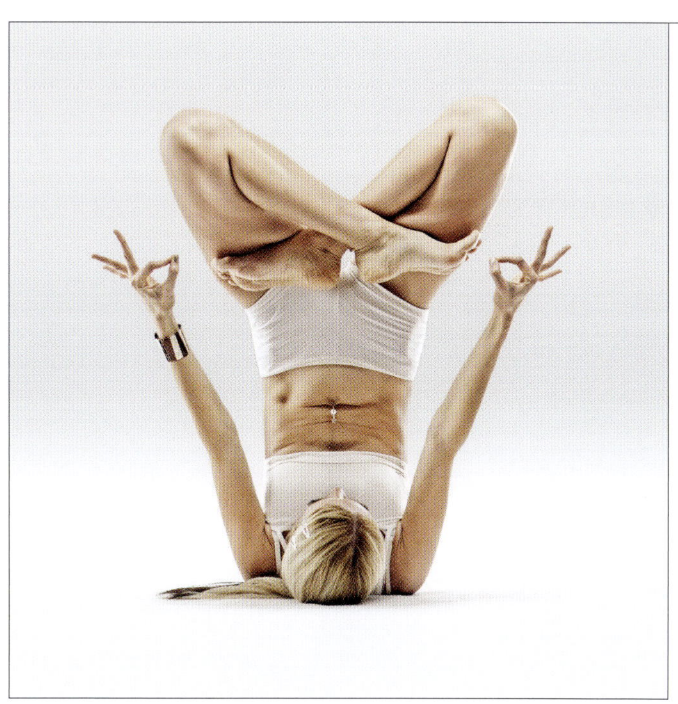

Postura del loto hacia arriba en la postura de cuerpo entero sin apoyo

Urdhva padmasana en *niralamba sarvangasana*

También conocida como: postura sobre los hombros.
Tipo de postura: invertida.
Punto de *drishti:* *bhrumadhye* o *ajna chakra* (tercer ojo, entre las cejas).

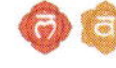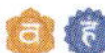

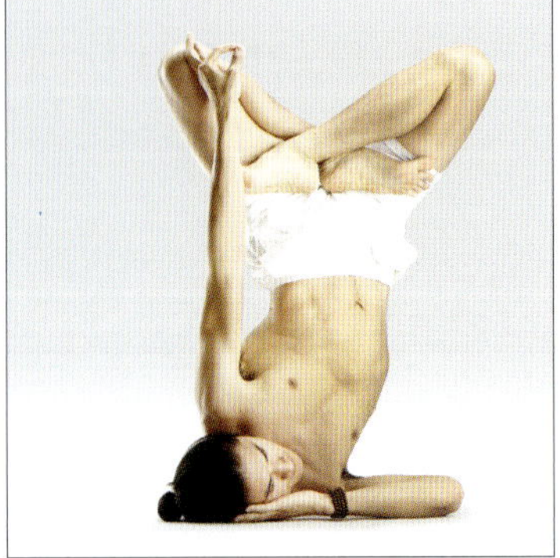

Postura del loto hacia arriba con presión de la oreja invertida

Viparita karnapida urdhva padmasana

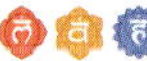

Tipo de postura: invertida.
Punto de *drishti*: *nasagrai* o *nasagre* (nariz).

POSTURA SOBRE LOS HOMBROS: LOTO, INCLINACIÓN HACIA ATRÁS, INCLINACIÓN HACIA DELANTE

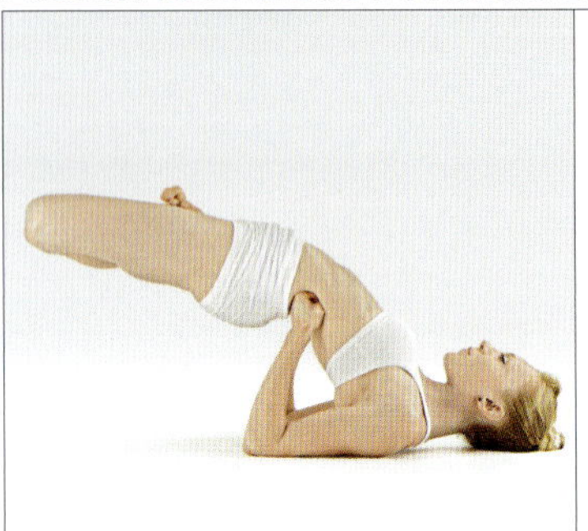

Postura preparatoria intensa del loto y pavo real

Uttana padma mayurasana **preparatoria**

También conocida como: postura rejuvenecedora del loto con estiramiento intenso del cuerpo hacia delante *(purvottana padma sarvangasana)*.
Modificación: rodillas levantadas del suelo, puños en la zona lumbar.
Tipo de postura: invertida, inclinación hacia atrás.
Punto de *drishti*: *bhrumadhye* o *ajna chakra* (tercer ojo, entre las cejas). 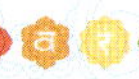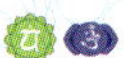

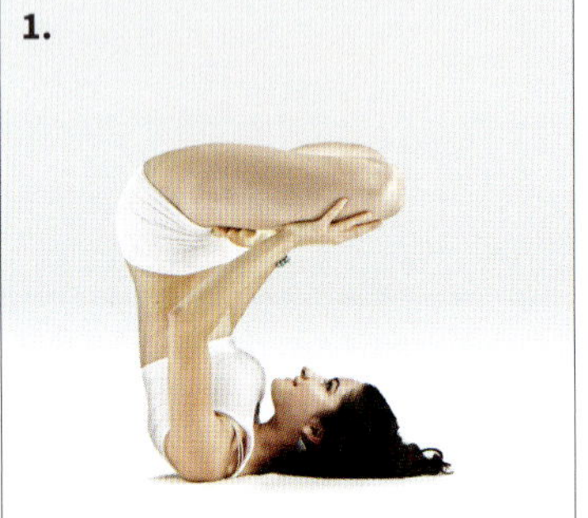

Postura del loto hacia arriba en la postura de cuerpo entero

Urdhva padmasana **en** *sarvangasana*

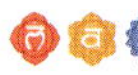

También conocida como: postura sobre los hombros.
Modificación: 1. Muslos paralelos al suelo, codos flexionados.
2. Brazos rectos.
Tipo de postura: invertida.
Punto de *drishti*: *bhrumadhye* o *ajna chakra* (tercer ojo, entre las cejas).

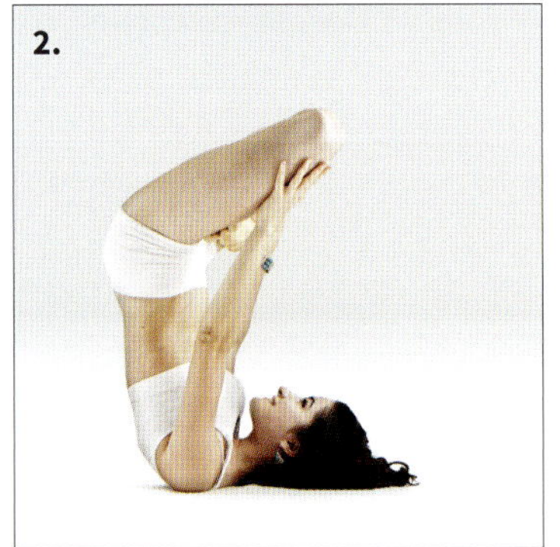

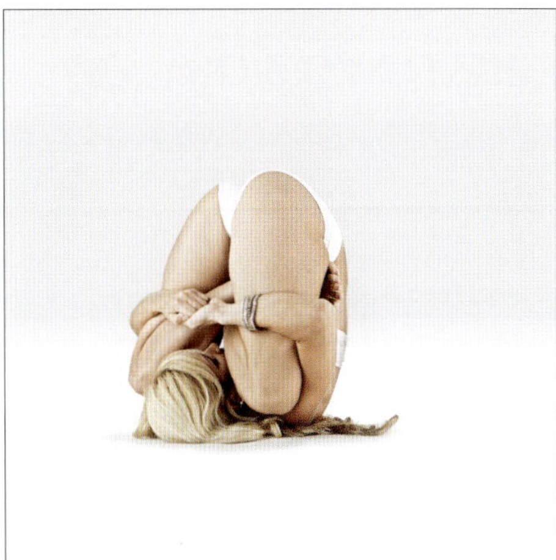

Postura del embrión en la postura de cuerpo entero

Pindasana en *sarvangasana*

También conocida como: postura del embrión invertida *(viparita pindasana)*, postura embrión en la postura de arado *(pindasana en halasana)* y postura sobre los hombros.

Tipo de postura: invertida, inclinación hacia delante.

Punto de *drishti*: *bhrumadhye* o *ajna chakra* (tercer ojo, entre las cejas).

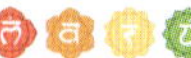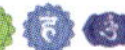

POSTURA SOBRE LOS HOMBROS: LOTO, RODILLAS EN EL SUELO

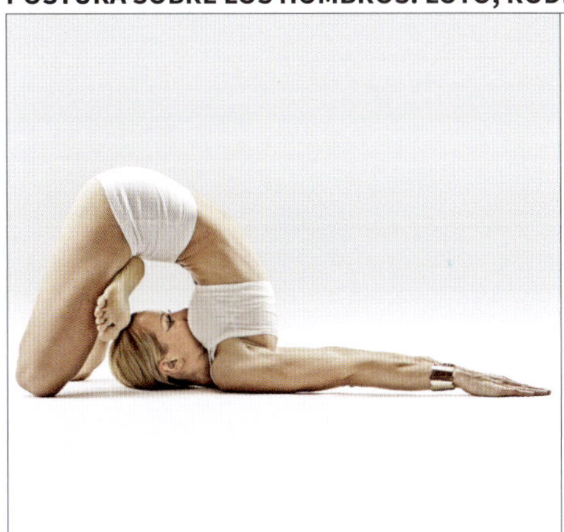

Postura del loto en la postura del arado

Padmasana en *halasana*

Tipo de postura: invertida, inclinación hacia delante.

Punto de *drishti*: *nabhi, nabhicakre* o *nabi chakra* (ombligo).

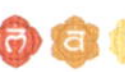

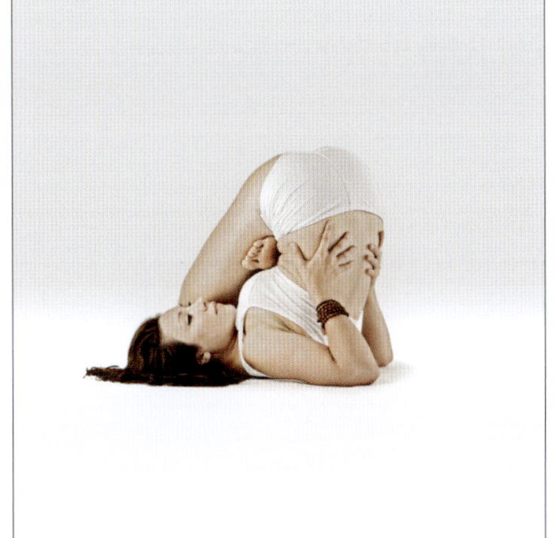

Postura del embrión lateral en la postura de cuerpo entero

Parshva pindasana en *sarvangasana*

También conocida como: postura del embrión lateral *(parshva pindasana)*, postura del embrión en la postura del arado *(pindasana en halasana)* y postura sobre los hombros.

Tipo de postura: invertida, inclinación hacia delante, torsión.

Punto de *drishti*: *nasagrai* o *nasagre* (nariz).

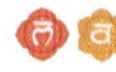

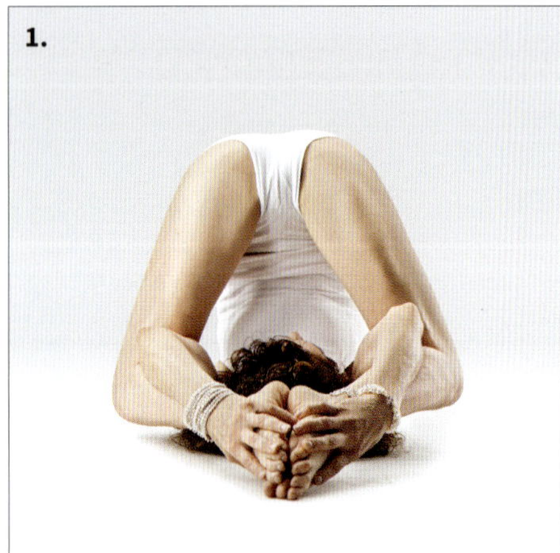

Postura de la tortuga invertida

Viparita kurmasana

Modificación: 1. Agarre de pies.

2. Palmas de las manos en el suelo, dedos hacia atrás.

Tipo de postura: invertida, inclinación hacia delante.

Punto de *drishti:* *nabhi, nabhicakre* o *nabi chakra* (ombligo).

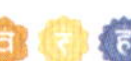

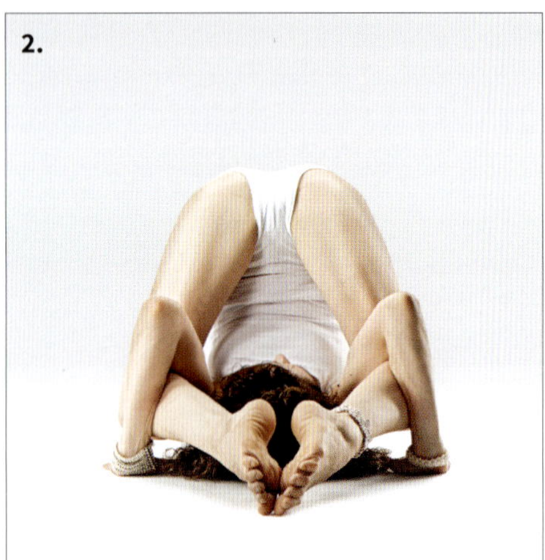

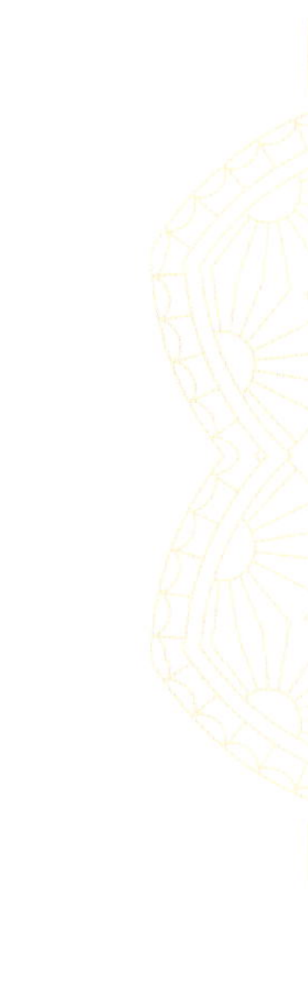

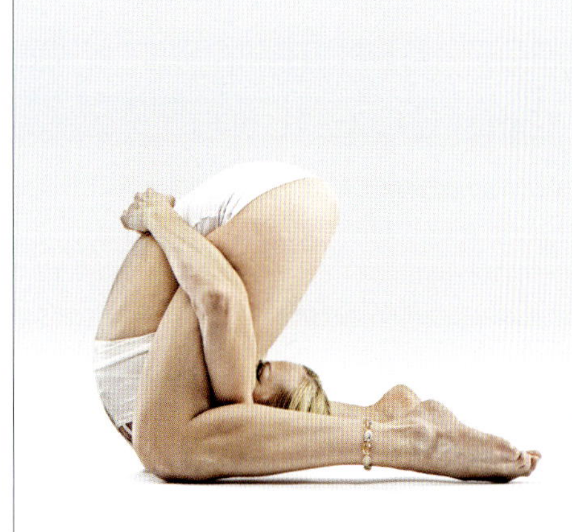

Postura de la tortuga invertida con agarre

Baddha viparita kurmasana

Tipo de postura: invertida, inclinación hacia delante, agarre.

Punto de *drishti:* *nabhi, nabhicakre* o *nabi chakra* (ombligo).

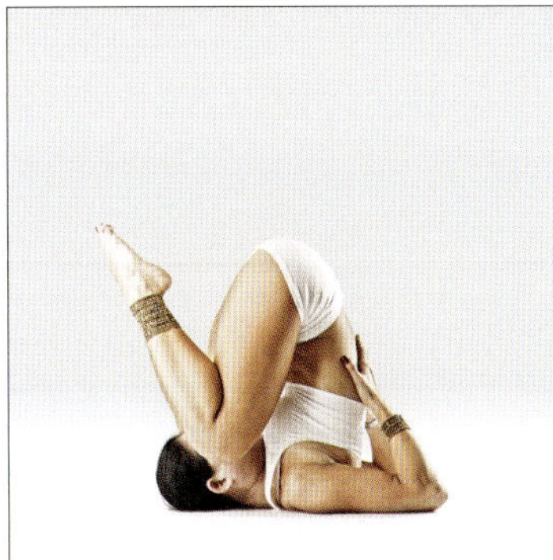

Postura preparatoria de presión de la oreja

Karnapidasana preparatoria

Modificación: rodillas en las témporas, palmas de las manos en la zona lumbar.
Tipo de postura: invertida, inclinación hacia delante.
Punto de *drishti:* *nabhi, nabhicakre* o *nabi chakra* (ombligo).

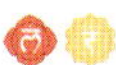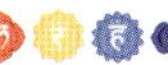

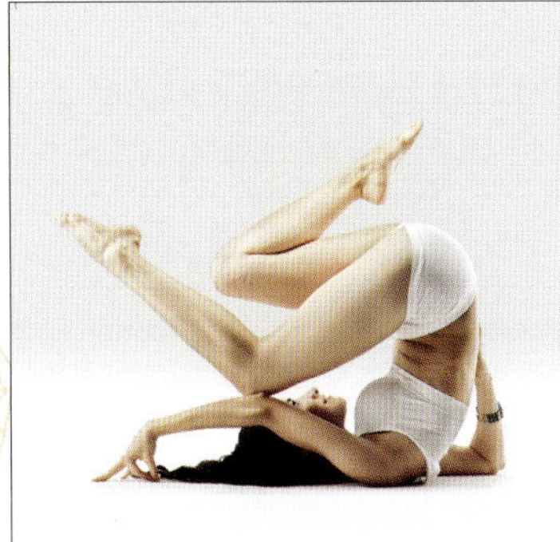

Postura preparatoria de presión de la oreja

Karnapidasana preparatoria

Modificación: una mano en la zona lumbar, el otro brazo por encima de la cabeza, codo flexionado, yemas de los dedos apoyadas en el suelo, ambas rodillas flexionadas, una rodilla apoyada en el codo del brazo delantero, el talón del otro pie hacia el glúteo.
Tipo de postura: invertida, inclinación hacia delante.
Punto de *drishti:* *nabhi, nabhicakre* o *nabi chakra* (ombligo).

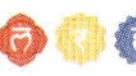

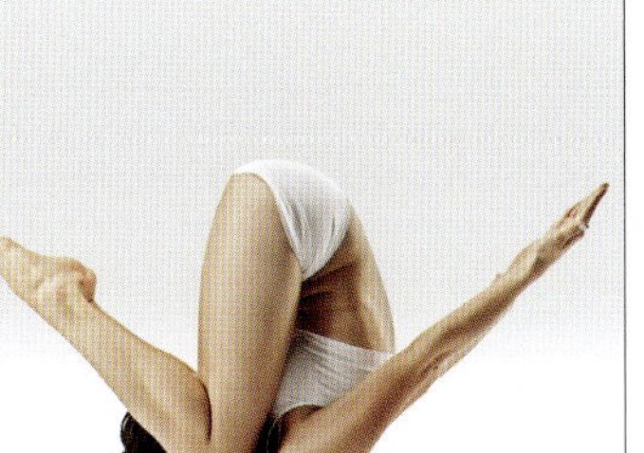

Postura de presión de la oreja

Karnapidasana

Modificación: ambas rodillas flexionadas, pies en el suelo, brazos extendidos hacia atrás y levantados del suelo, palmas de las manos hacia arriba.
Tipo de postura: invertida, inclinación hacia delante, equilibrio.
Punto de *drishti:* *nabhi, nabhicakre* o *nabi chakra* (ombligo).

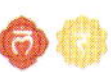

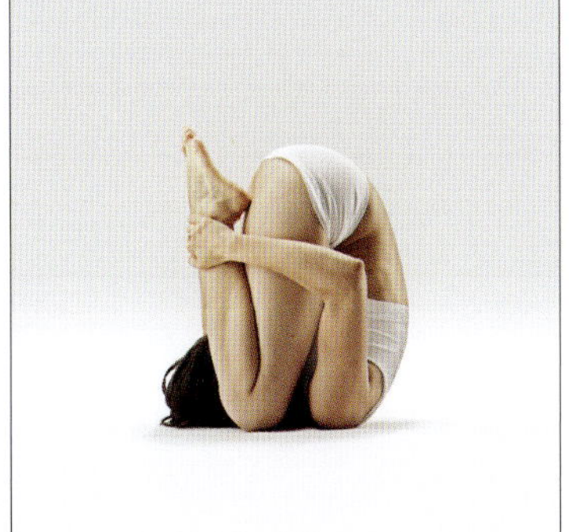

Postura de presión de la oreja

Karnapidasana

Modificación: ambos talones en los glúteos, agarre de tobillos, codos flexionados.
Tipo de postura: invertida, inclinación hacia delante.
Punto de *drishti:* *nabhi, nabhicakre* o *nabi chakra* (ombligo).

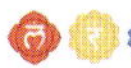

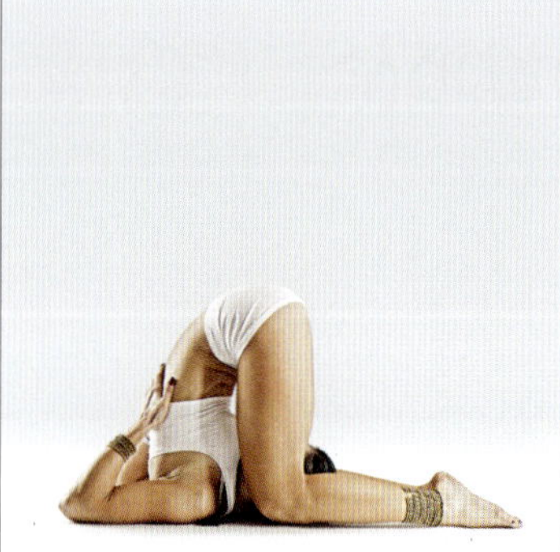

Postura de presión de la oreja

Karnapidasana

Modificación: palmas de las manos en la zona lumbar.

Tipo de postura: invertida, inclinación hacia delante.

Punto de *drishti*: *nabhi, nabhicakre* o *nabi chakra* (ombligo).

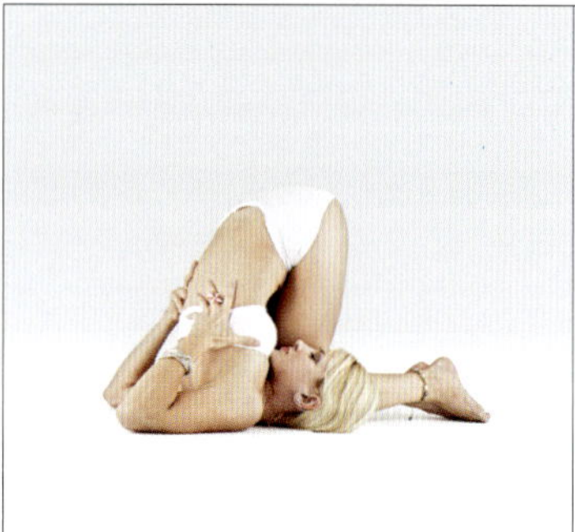

Postura de presión de la oreja lateral

Parshva karnapidasana

También conocida como: postura de contracción lateral *(parshva akunchanasana).*

Modificación: palmas de las manos en la zona lumbar.

Tipo de postura: invertida, inclinación hacia delante, torsión.

Punto de *drishti*: *nabhi, nabhicakre* o *nabi chakra* (ombligo).

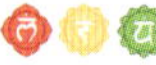

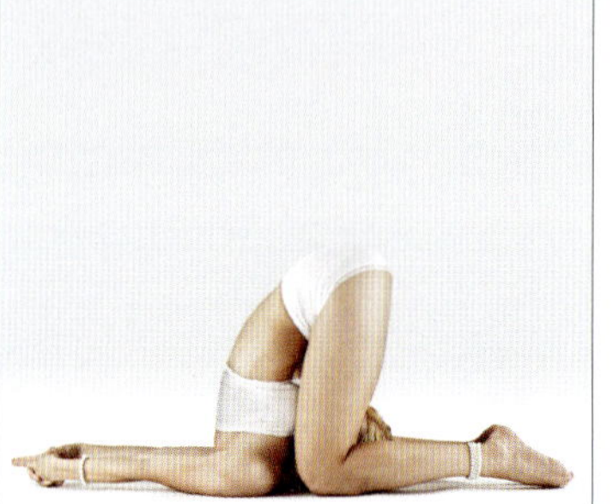

Postura de presión de la oreja
con las manos entrelazadas

Baddha hasta karnapidasana

Modificación: dedos entrelazados.

Tipo de postura: invertida, inclinación hacia delante.

Punto de *drishti*: *nabhi, nabhicakre* o *nabi chakra* (ombligo).

 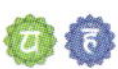

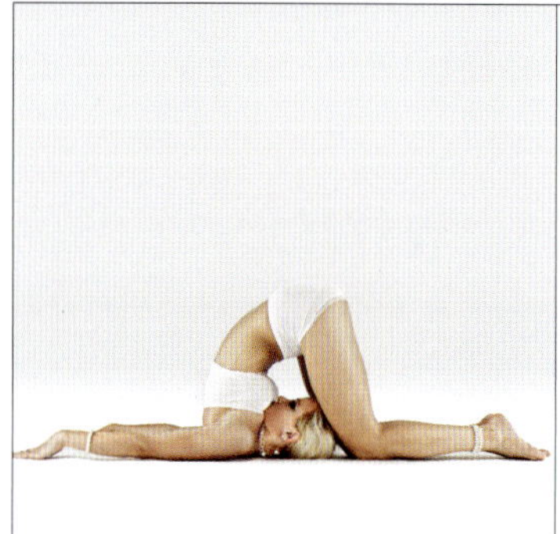

Postura de Shivalinga

Lingasana

También conocida como: postura de presión de la oreja *(karnapidasana).*

Tipo de postura: invertida, inclinación hacia delante.

Punto de *drishti*: *nabhi, nabhicakre* o *nabi chakra* (ombligo).

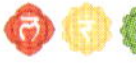  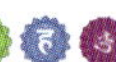

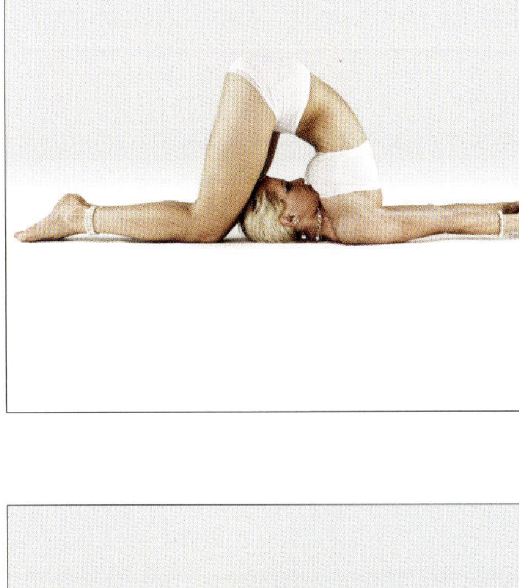

Postura de Shivalinga con las manos entrelazadas

Baddha hasta lingasana

También conocida como: postura de presión de la oreja *(karna pidasana).*
Tipo de postura: invertida, inclinación hacia delante.
Punto de *drishti:* *nabhi, nabhicakre* o *nabi chakra* (ombligo).

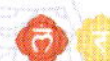

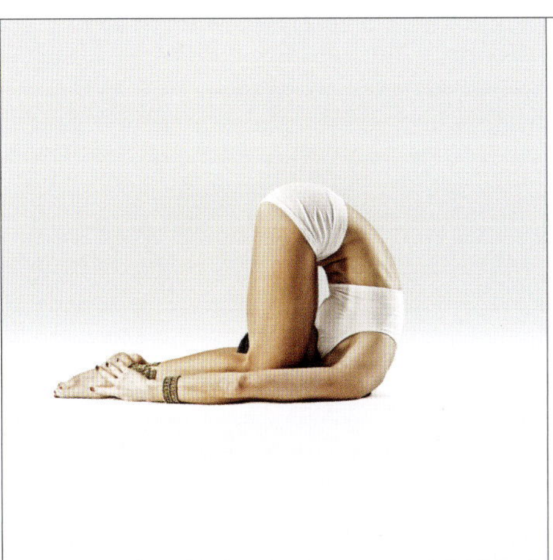

Postura de presión de la oreja

Karnapidasana

Modificación: agarre de talones.
Tipo de postura: invertida, inclinación hacia delante.
Punto de *drishti:* *nabhi, nabhicakre* o *nabi chakra* (ombligo).

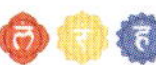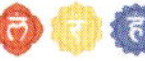

POSTURA DEL ARADO: PIERNAS EXTENDIDAS Y JUNTAS, VARIAS POSTURAS DE LOS BRAZOS

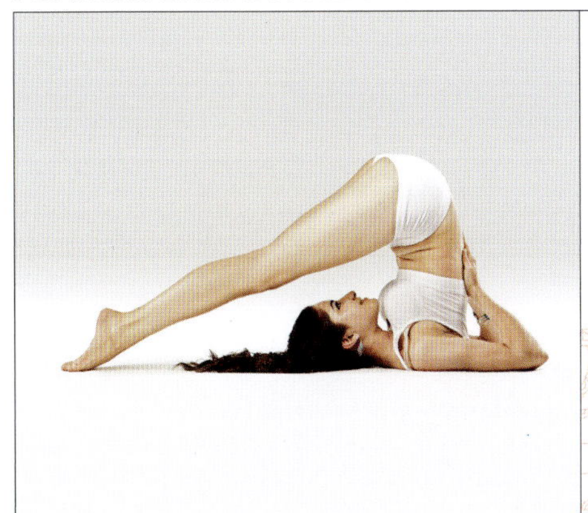

Postura del arado

Halasana

Modificación: palmas de las manos en la zona lumbar, dedos apuntando hacia delante.
Tipo de postura: invertida, inclinación hacia delante.
Punto de *drishti:* *bhrumadhye* o *ajna chakra* (tercer ojo, entre las cejas).

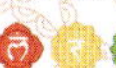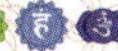

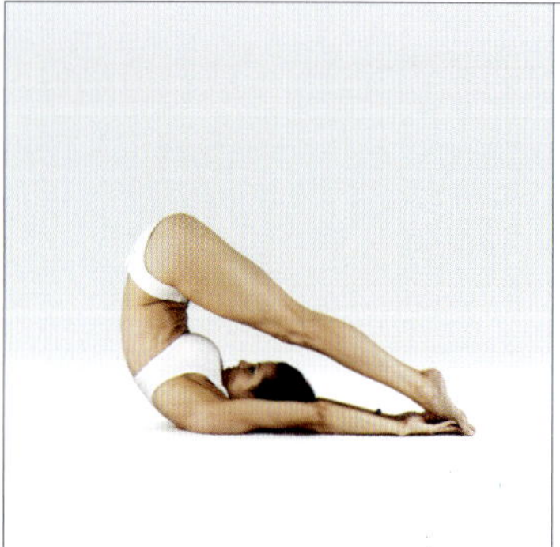

Postura del arado

Halasana

Modificación: dedos de las manos en los dedos de los pies, palmas de las manos hacia arriba.

Tipo de postura: invertida, inclinación hacia delante.

Punto de *drishti:* *nabhi, nabhicakre* o *nabi chakra* (ombligo).

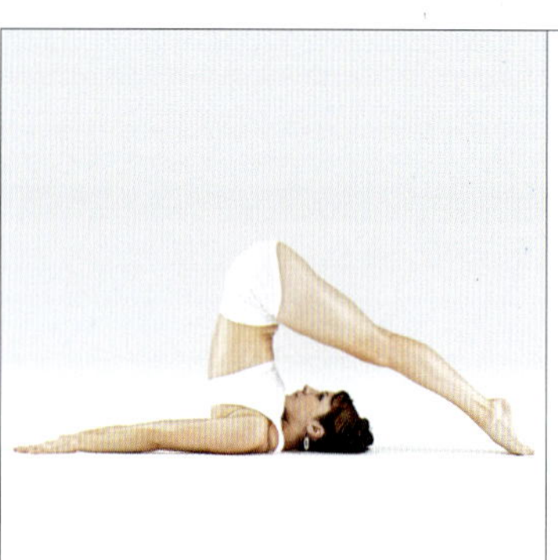

Postura del arado

Halasana

Modificación: brazos rectos hacia atrás, las palmas de las manos apoyadas en el suelo.

Tipo de postura: invertida, inclinación hacia delante.

Punto de *drishti:* *bhrumadhye* o *ajna chakra* (tercer ojo, entre las cejas).

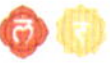

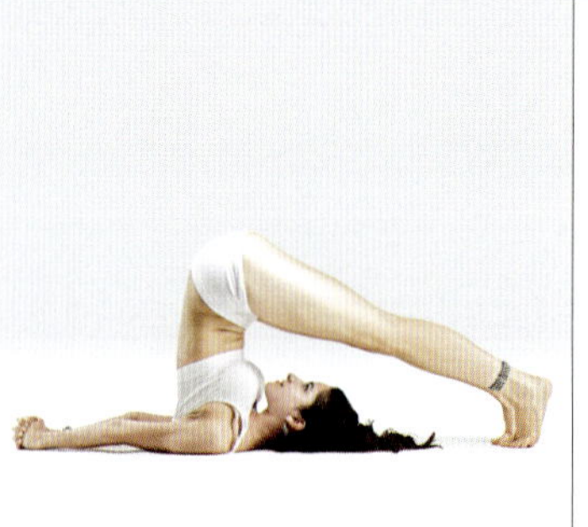

Postura del arado con las manos entrelazadas

Baddha hasta halasana

Tipo de postura: invertida, inclinación hacia delante.

Punto de *drishti:* *bhrumadhye* o *ajna chakra* (tercer ojo, entre las cejas).

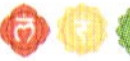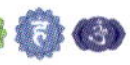

POSTURA DEL ARADO: PIERNAS A UN LADO Y PIERNAS ABIERTAS

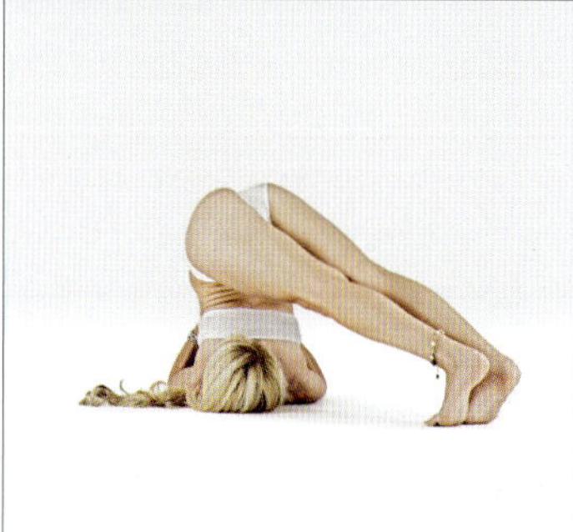

Postura del arado lateral

Parshva halasana

Modificación: palmas de las manos en la zona lumbar.

Tipo de postura: invertida, inclinación hacia delante, torsión.

Punto de *drishti:* *nabhi, nabhicakre* o *nabi chakra* (ombligo).

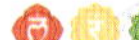

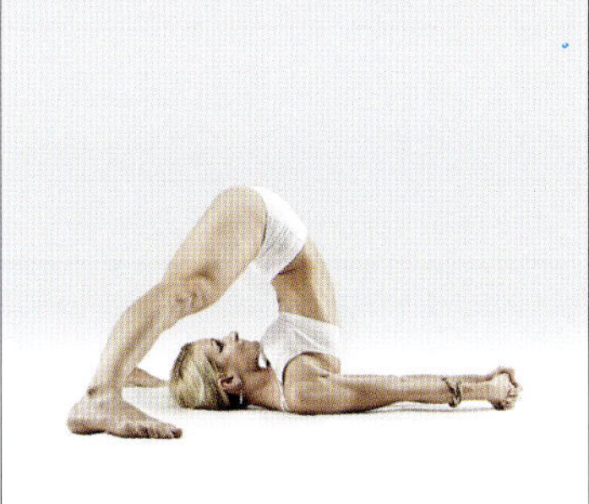

Posición de manos entrelazadas y piernas abiertas en la postura del arado

Baddha hasta prasarita padottanasana en halasana

También conocida como: posición de manos entrelazadas y pies extendidos en completa flexión hacia delante en la postura del arado.

Tipo de postura: invertida, inclinación hacia delante.

Punto de _drishti_: _bhrumadhye_ o _ajna chakra_ (tercer ojo).

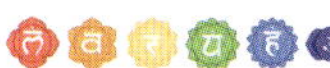

POSTURA DEL ARADO: UNA PIERNA EXTENDIDA, UNA PIERNA FLEXIONADA

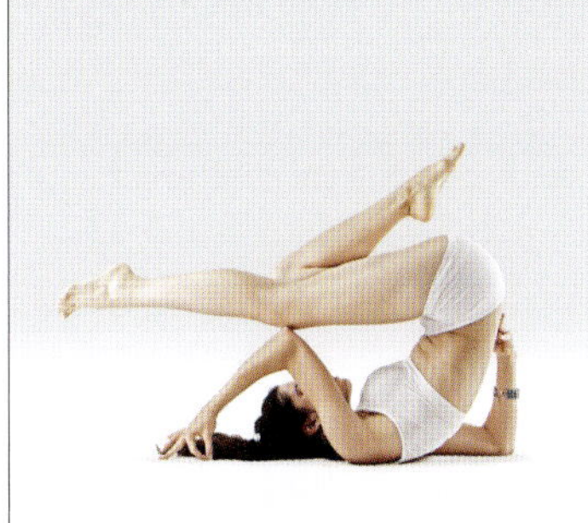

Postura del arado con una sola pierna con el codo en la rodilla

Eka pada kurpara janu halasana

Modificación: una mano en la zona lumbar, el otro brazo por encima de la cabeza, codo flexionado, yemas de los dedos en el suelo, rodillas juntas, una pierna extendida, rodilla hasta el codo, la otra rodilla flexionada, talón hasta el glúteo.

Tipo de postura: invertida, inclinación hacia delante.

Punto de _drishti_: _bhrumadhye_ o _ajna chakra_ (tercer ojo, entre las cejas).

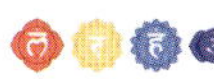

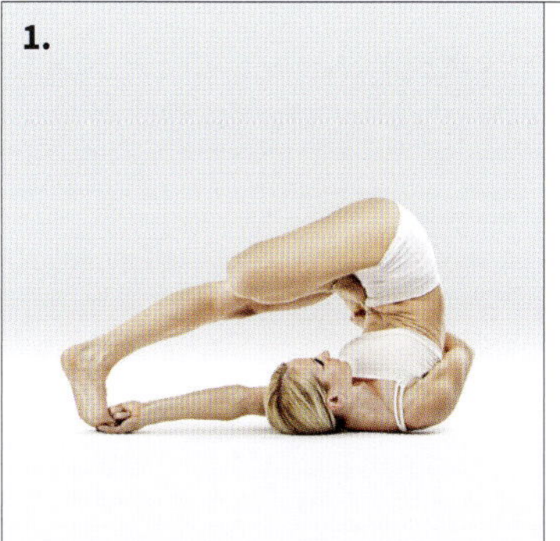

1.

Postura del rayo reclinada con el pie hacia atrás

Supta urdhva pada vajrasana

También conocida como: postura del loto con medio agarre en la postura del cuerpo entero _(ardha padmasana baddha en sarvangasana)_ y postura sobre los hombros.

Modificación: 1. Vista lateral anterior.

2. Vista lateral posterior.

Tipo de postura: invertida, inclinación hacia delante, agarre.

Punto de _drishti_: _bhrumadhye_ o _ajna chakra_ (tercer ojo, entre las cejas).

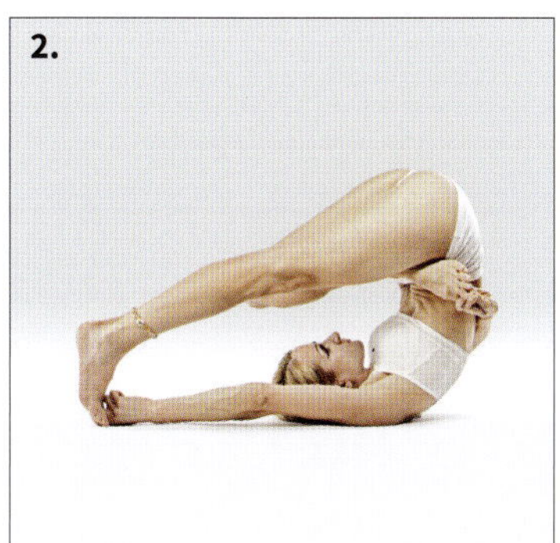

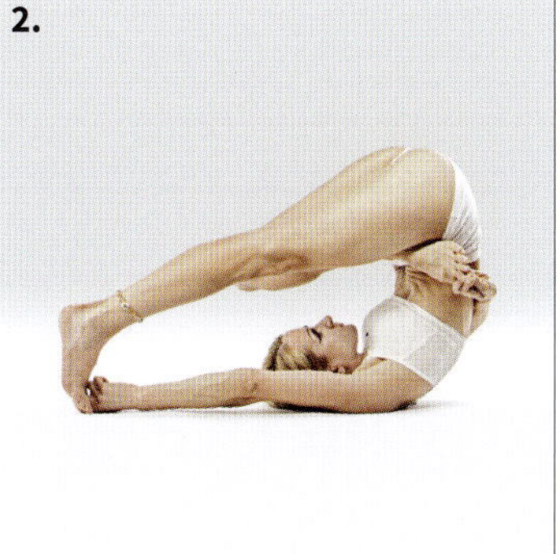

2.

Posturas en decúbito prono

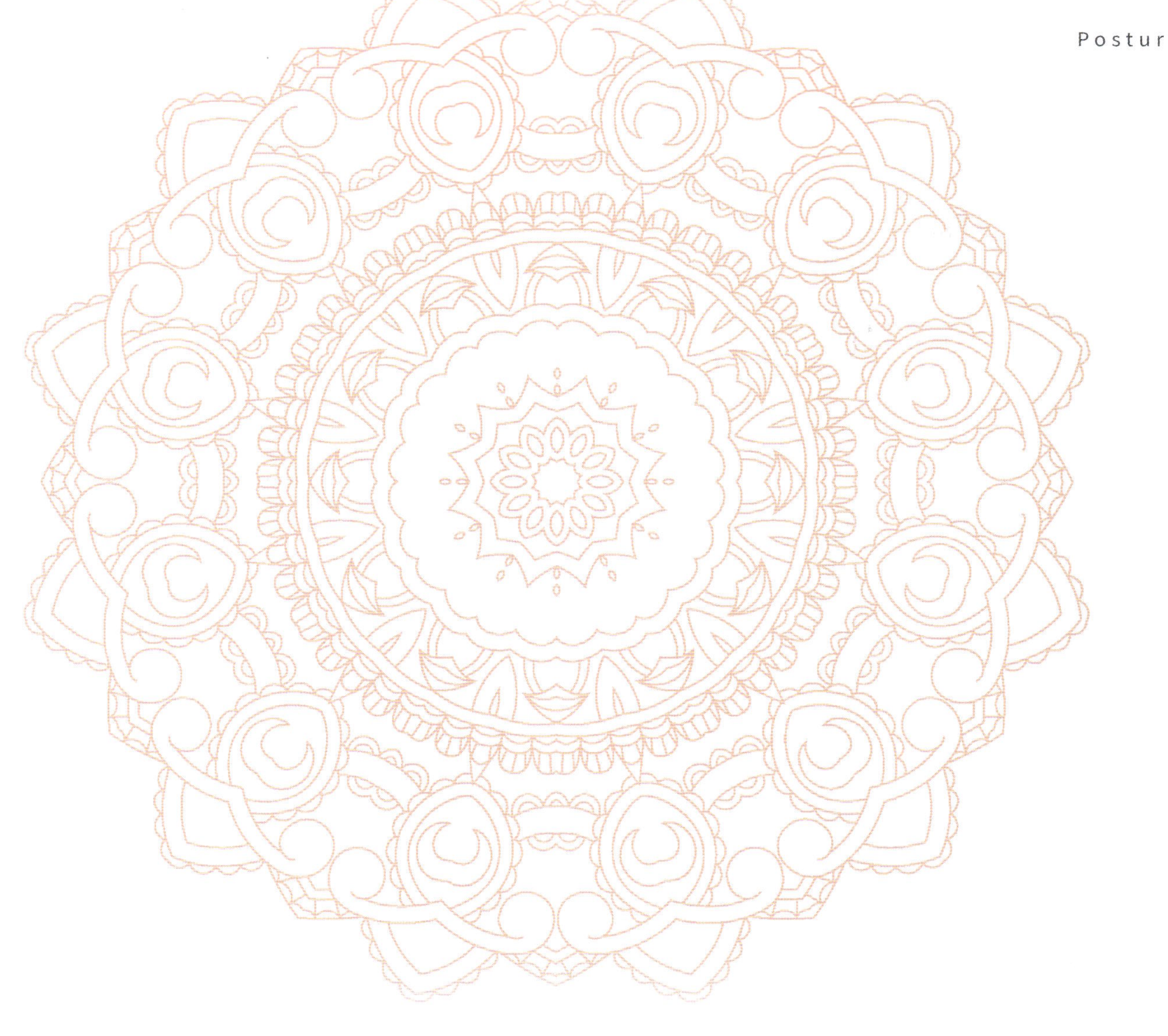

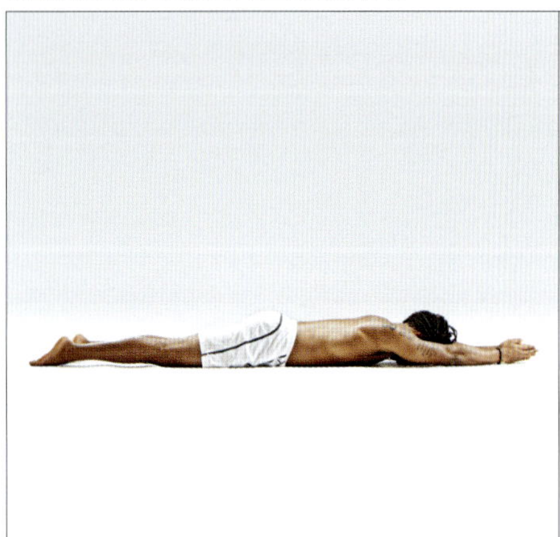

Postura dedicada a Makara modificada en decúbito prono

Makarasana

También conocida como: postura del cocodrilo.
Modificación: cuerpo entero plano en el suelo, brazos hacia delante, palmas de las manos juntas.
Tipo de postura: decúbito prono.
Punto de *drishti:* *nasagrai* o *nasagre* (nariz).

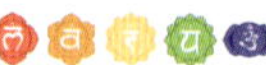

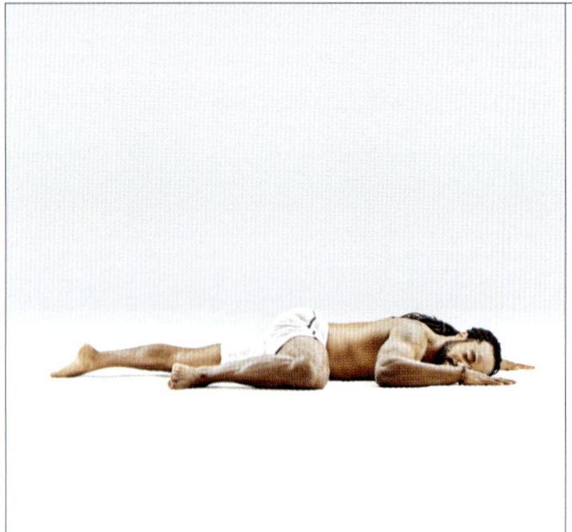

Postura del cadáver lateral

Parshva shavasana

Tipo de postura: decúbito prono.
Punto de *drishti:* *angushtamadhye* o *angushta ma dyai* (pulgares).

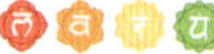

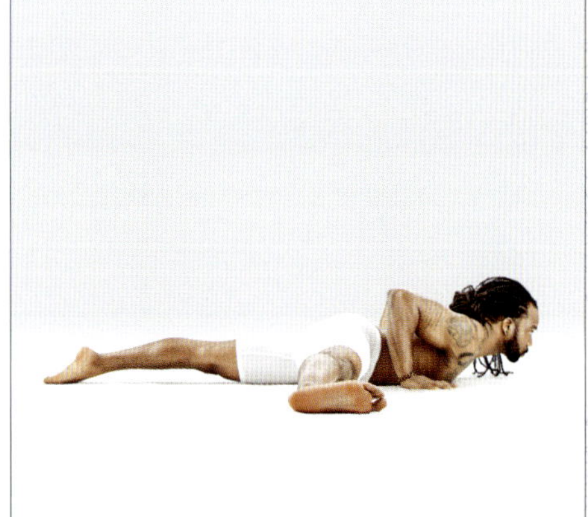

Posición de una pierna extendida a un lado mirando hacia abajo

Adho mukha parshva eka padasana

Tipo de postura: decúbito prono.
Punto de *drishti:* *nasagrai* o *nasagre* (nariz).

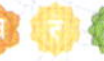
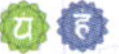

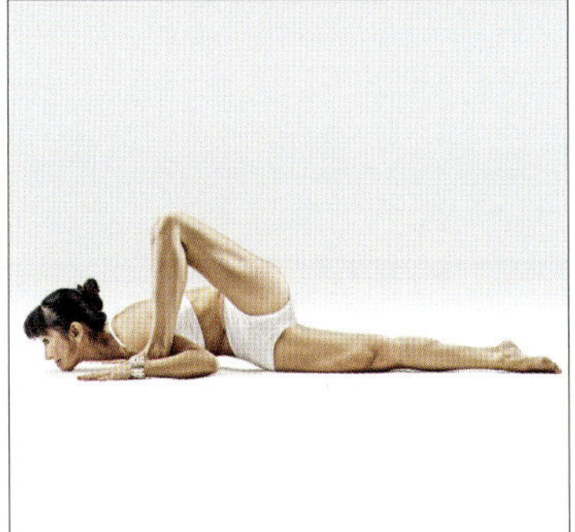

Postura del lagarto reptante en estocada con estiramiento intenso

Utthana sarpa godhasana

También conocida como: postura de la cola del lagarto en estocada extendida *(uttana pristhasana)*.

Modificación: pie en la corva del codo.

Tipo de postura: decúbito prono.

Punto de *drishti*: *bhrumadhye* o *ajna chakra* (tercer ojo, entre las cejas).

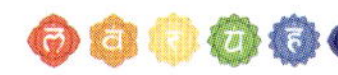

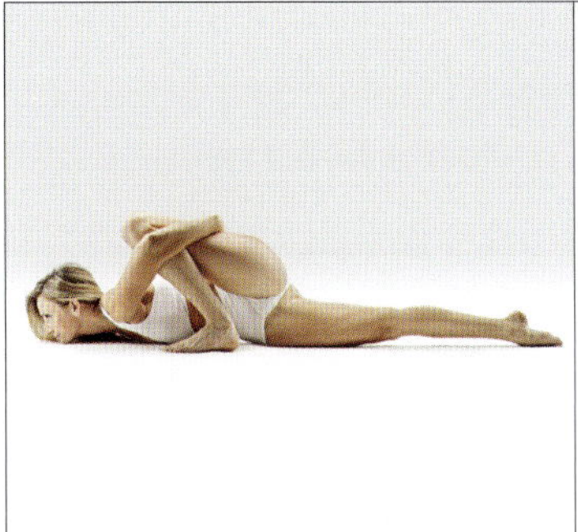

Postura del lagarto reptante en estocada con estiramiento intenso

Utthan sarpa godhasana

También conocida como: postura de la cola del lagarto en estocada *(uttana pristhasana)*.

Modificación: pie hacia el exterior, manos entrelazadas alrededor de la pierna.

Tipo de postura: decúbito prono.

Punto de *drishti*: *bhrumadhye* o *ajna chakra* (tercer ojo), *nasagrai* o *nasagre* (nariz).

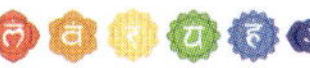

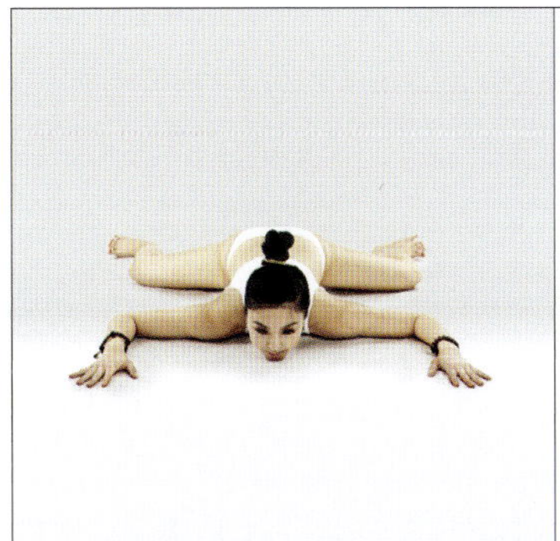

Postura de la rana

Mandukasana

También conocida como: *thavaliasana*.

Tipo de postura: decúbito prono.

Punto de *drishti*: *nasagrai* o *nasagre* (nariz).

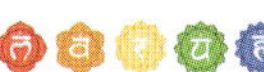

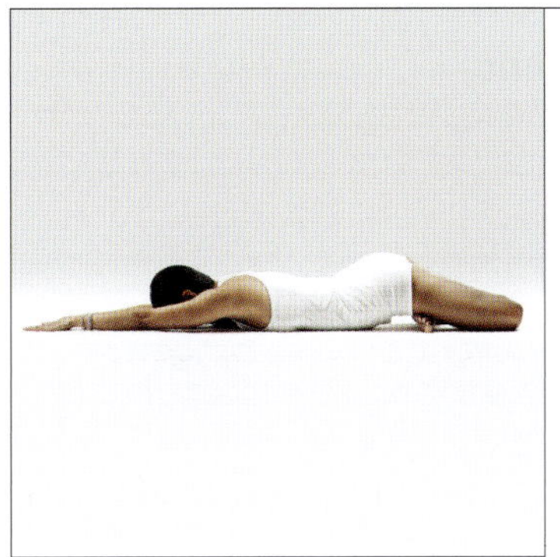

Postura del loto con saludo en la postura del báculo rendido

Padma danda namaskarasana

Modificación: brazos hacia delante, palmas apoyadas en el suelo.

Tipo de postura: decúbito prono.

Punto de *drishti*: *nasagrai* o *nasagre* (nariz).

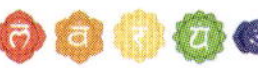

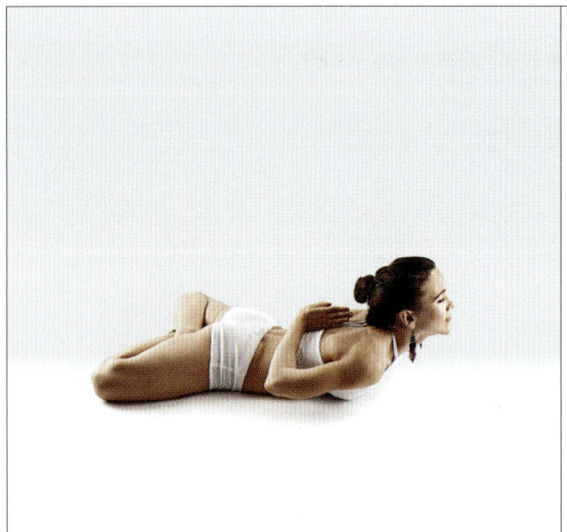

Postura del loto escondido

Gupta padmasana

Tipo de postura: decúbito prono, inclinación suave hacia atrás.
Punto de *drishti*: *bhrumadhye* o *ajna chakra* (tercer ojo, entre las cejas).

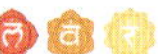

PECHO HACIA EL SUELO: TORSIÓN

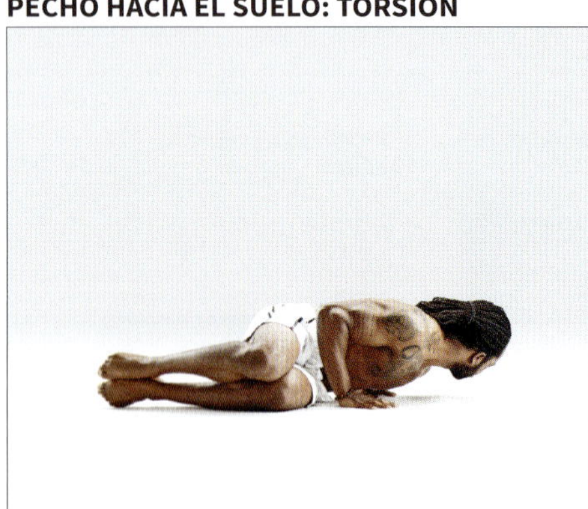

Postura sobre el vientre mirando hacia abajo con torsión

Adho mukha jatara parivartanasana

Modificación: rodillas juntas, piernas flexionadas.
Tipo de postura: decúbito prono, torsión.
Punto de *drishti*: *parshva drishti* (hacia la derecha), *parshva drishti* (hacia la izquierda).

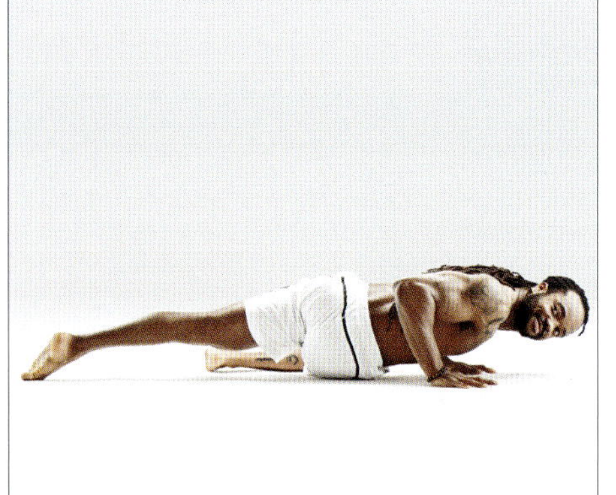

Postura sobre el vientre mirando hacia abajo con torsión

Adho mukha jatara parivartanasana

Modificación: pierna superior recta, rodilla inferior flexionada.
Tipo de postura: decúbito prono, torsión.
Punto de *drishti*: *parshva drishti* (hacia la derecha), *parshva drishti* (hacia la izquierda).

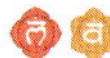

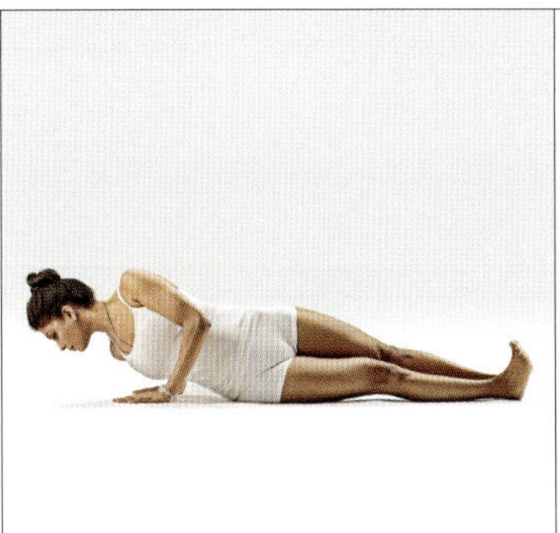

Postura sobre el vientre mirando hacia abajo con torsión

Adho mukha jatara parivartanasana

Modificación: piernas rectas.
Tipo de postura: decúbito prono, torsión.
Punto de *drishti*: *nasagrai* o *nasagre* (nariz).

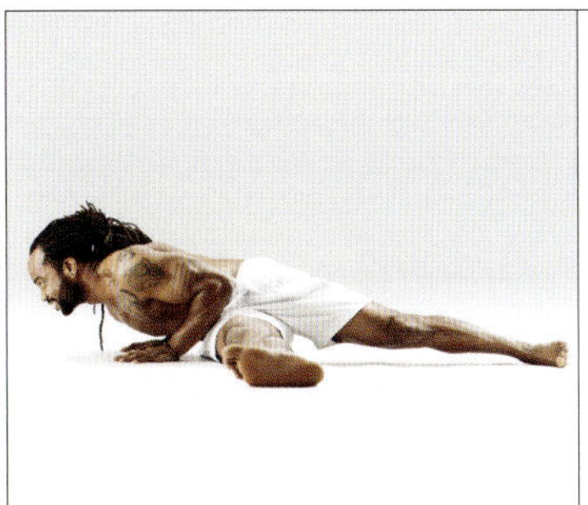

Postura dedicada a santa Brighid de Kildare

Brighidasana

Modificación: pierna inferior cruzada por debajo, mirando hacia delante.
Tipo de postura: decúbito prono, torsión.
Punto de *drishti*: *nasagrai* o *nasagre* (nariz).

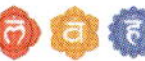

PECHO HACIA EL SUELO: TORSIÓN, PIERNAS A UN LADO

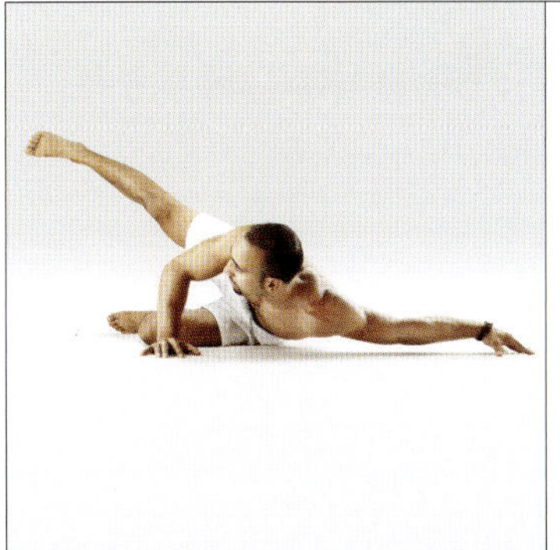

Postura dedicada al sabio Koundinya con una sola pierna versión 1 modificada en decúbito prono

Eka pada koundinyasana 1

Modificación: brazo recto a un lado, rodilla inferior flexionada.
Tipo de postura: equilibrio de brazos, inclinación hacia delante, torsión.
Punto de *drishti*: *parshva drishti* (hacia la derecha), *parshva drishti* (hacia la izquierda).

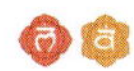

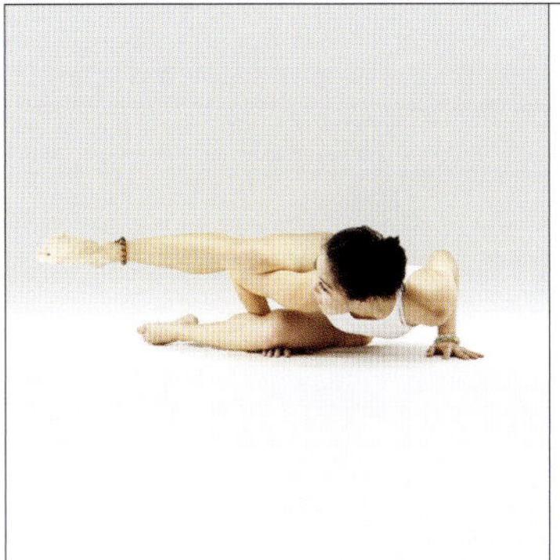

Postura dedicada a Ashtavakra modificada en decúbito prono

Ashtavakrasana

También conocida como: postura de los ocho ángulos modificada en decúbito prono.
Modificación: piernas separadas, rodilla inferior alrededor del antebrazo opuesto, pierna superior extendida.
Tipo de postura: equilibrio de brazos, inclinación hacia delante, torsión.
Punto de *drishti*: *padayoragrai* o *padayoragre* (dedos de los pies/pies).

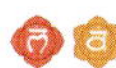

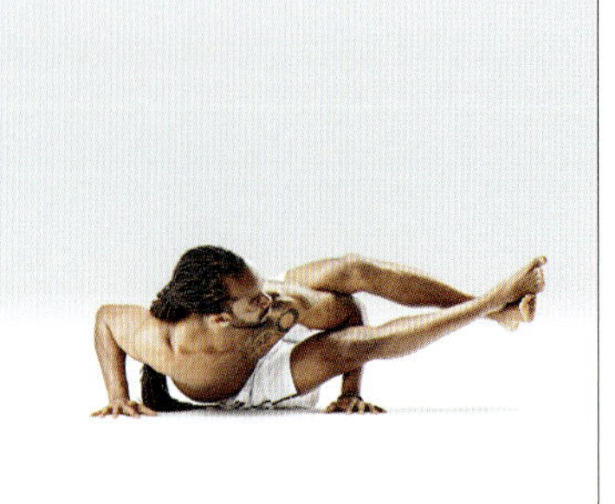

Postura dedicada a Ashtavakra modificada en decúbito prono

Ashtavakrasana

También conocida como: postura de los ocho ángulos modificada en decúbito prono.
Tipo de postura: equilibrio de brazos, inclinación hacia delante, torsión.
Punto de *drishti*: *padayoragrai* o *padayoragre* (dedos de los pies/pies).

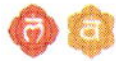

PECHO HACIA EL SUELO: TORSIÓN Y APERTURA DE PIERNAS

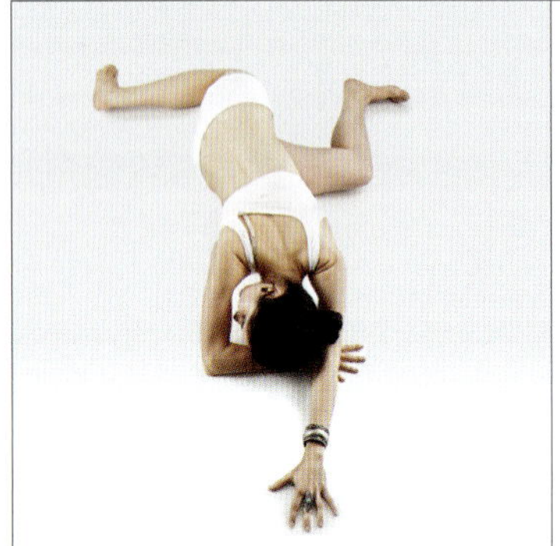

Posición de las piernas en Svastika en la postura sobre el vientre boca abajo

Pada svastikasana **en** *adho mukha jatara parivartanasana*

Modificación: un brazo hacia delante, palma de la mano apoyada en el suelo, el otro codo flexionado, témpora descansando en el antebrazo del brazo flexionado.
Tipo de postura: decúbito prono, torsión.
Punto de *drishti*: *parshva drishti* (hacia la derecha), *parshva drishti* (hacia la izquierda).

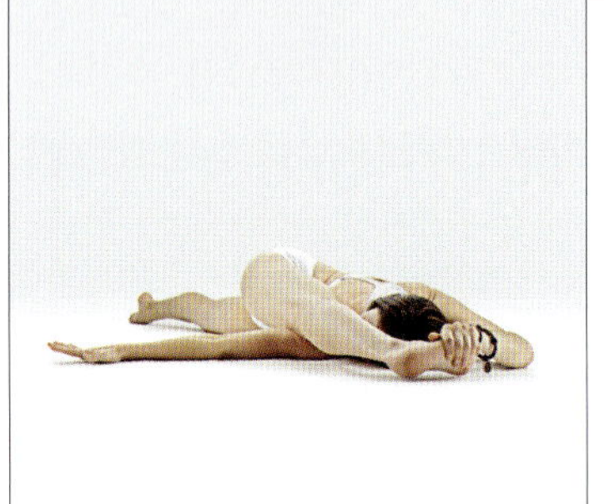

Postura boca abajo dedicada a Trivikrama modificada en decúbito prono

Adho mukha trivikramasana

Tipo de postura: decúbito prono.
Punto de *drishti*: *hastagrai* o *hastagre* (manos).

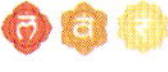

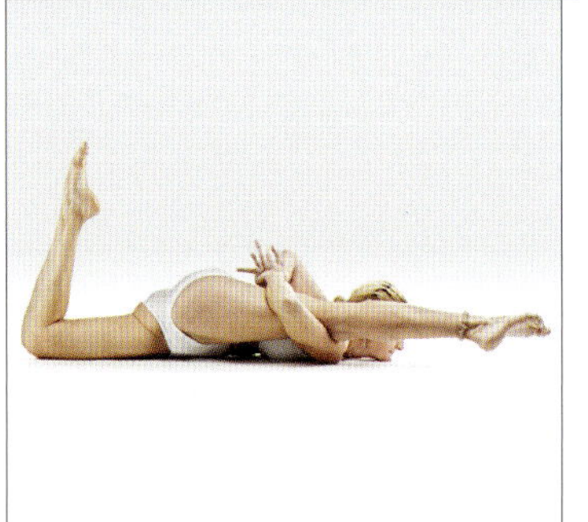

Postura boca abajo con agarre dedicada a Trivikrama modificada en decúbito prono

Baddha adho mukha trivikramasana

Modificación: pierna trasera flexionada, dedos de los pies apuntando hacia el cielo.
Tipo de postura: decúbito prono, agarre.
Punto de *drishti*: *bhrumadhye* o *ajna chakra* (tercer ojo, entre las cejas).

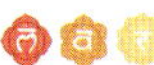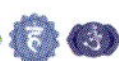

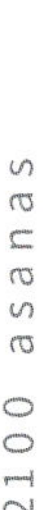

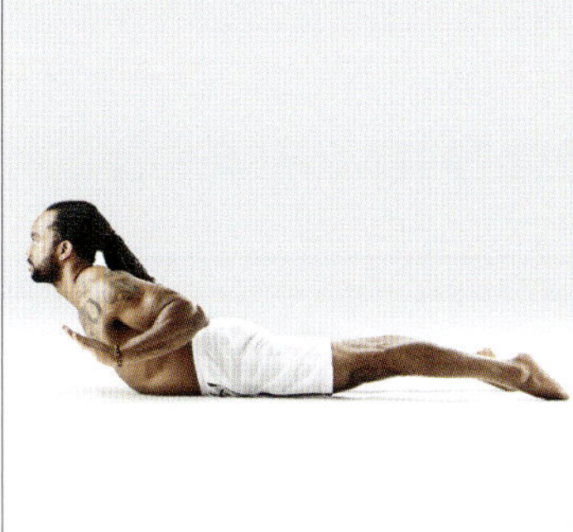

Postura de la cobra 1

Bhujangasana 1

Modificación: palmas de las manos levantadas del suelo, codos flexionados.

Tipo de postura: decúbito prono, inclinación hacia atrás.

Punto de *drishti*: *bhrumadhye* o *ajna chakra* (tercer ojo, entre las cejas).

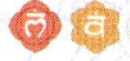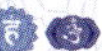

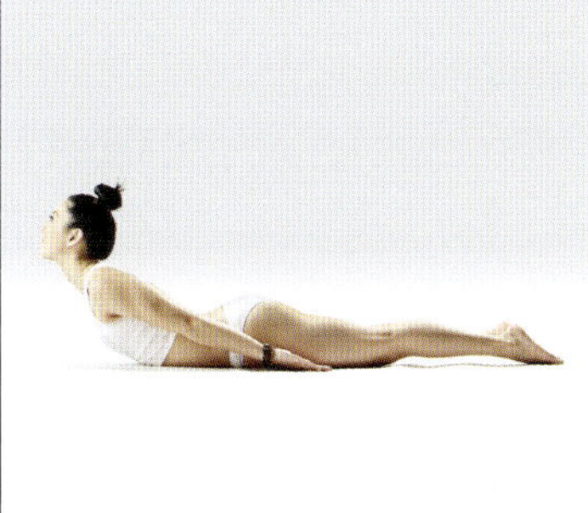

Postura de la langosta

Shalabhasana

Modificación: brazos rectos, palmas de las manos hacia arriba al lado de los muslos, pies apoyados en el suelo.

Tipo de postura: decúbito prono, inclinación hacia atrás.

Punto de *drishti*: *bhrumadhye* o *ajna chakra* (tercer ojo, entre las cejas).

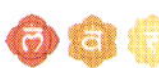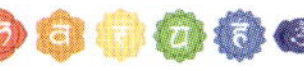

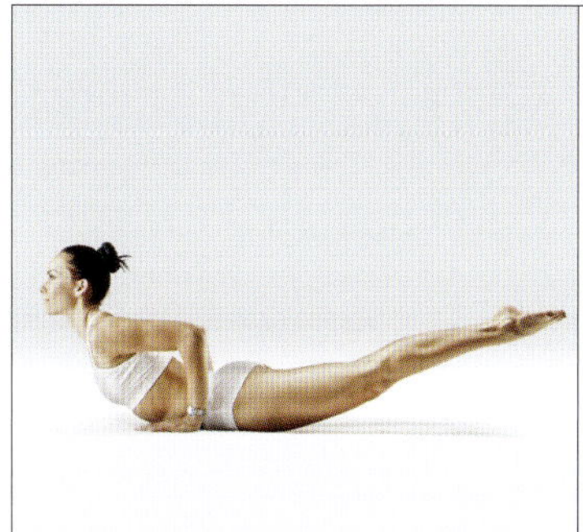

Postura de la langosta

Shalabhasana

También conocida como: postura de la langosta B (*shalabhasana* B).

Modificación: palmas de las manos apoyadas en el suelo debajo de las costillas, codos flexionados 90 grados.

Tipo de postura: decúbito prono, inclinación hacia atrás.

Punto de *drishti*: *bhrumadhye* o *ajna chakra* (tercer ojo, entre las cejas).

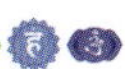

Postura de la langosta

Shalabhasana

También conocida como: postura de la langosta A (*salabhasana* A).

Modificación: palmas de las manos en el suelo a la altura de los muslos, brazos rectos, piernas y pecho levantados.

Tipo de postura: decúbito prono, inclinación hacia atrás.

Punto de *drishti*: *bhrumadhye* o *ajna chakra* (tercer ojo, entre las cejas).

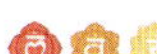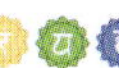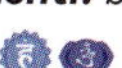

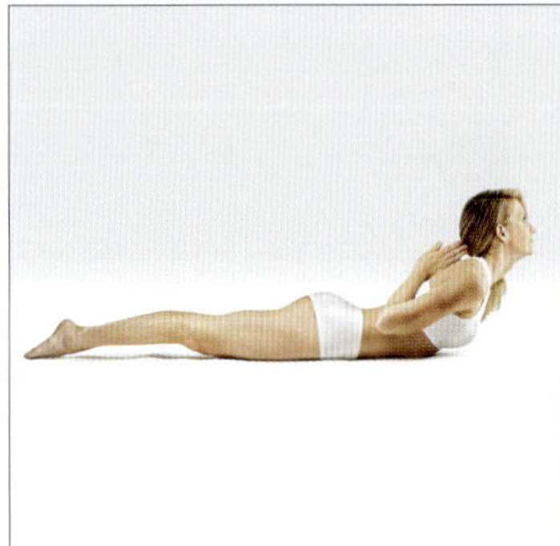

Postura de la langosta en oración invertida con los dedos hacia la cabeza

Anguli shirsha viparita namaskar shalabhasana

También conocida como: postura de la langosta en oración en la espalda con los dedos hacia la cabeza *(paschima namaskara anguli shirsha shalabhasana).*

Modificación: pies apoyados en el suelo.

Tipo de postura: decúbito prono, inclinación hacia atrás.

Punto de *drishti*: *bhrumadhye* o *ajna chakra* (tercer ojo, entre las cejas). 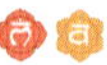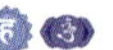

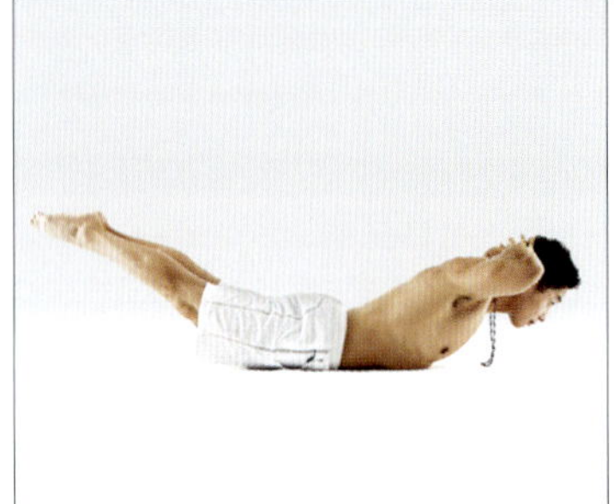

Postura dedicada a Makara

Makarasana

También conocida como: postura del cocodrilo.

Tipo de postura: decúbito prono, inclinación hacia atrás.

Punto de *drishti*: *bhrumadhye* o *ajna chakra* (tercer ojo, entre las cejas).

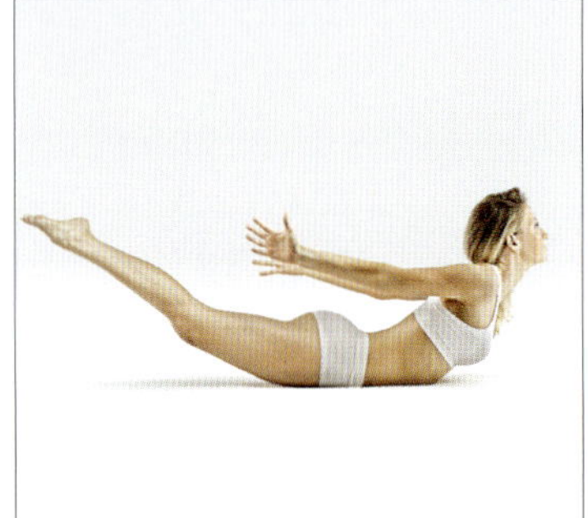

Postura de la langosta

Shalabhasana

Modificación: brazos abiertos, dedos de las manos apuntando hacia los pies.

Tipo de postura: decúbito prono, inclinación hacia atrás.

Punto de *drishti*: *bhrumadhye* o *ajna chakra* (tercer ojo, entre las cejas).

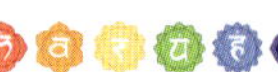

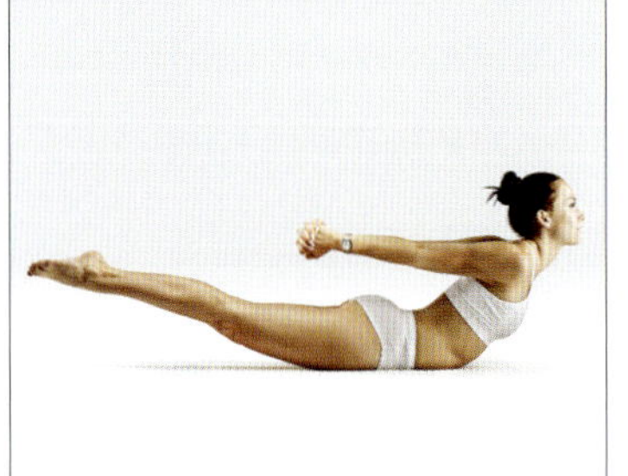

Postura de la langosta con las manos entrelazadas

Baddha hasta shalabhasana

Tipo de postura: decúbito prono, inclinación hacia atrás.

Punto de *drishti*: *bhrumadhye* o *ajna chakra* (tercer ojo, entre las cejas).

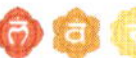

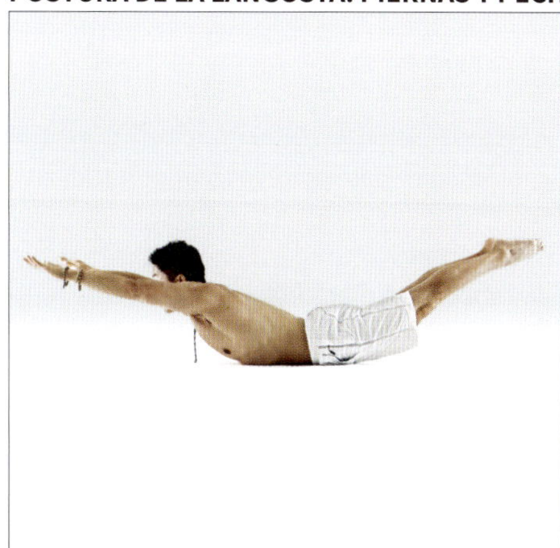

Postura de la langosta

Shalabhasana

También conocida como: postura del cocodrilo *(makarasana)* y postura del barco *(navasana)*.

Modificación: ambos brazos hacia delante, palmas de las manos hacia abajo.

Tipo de postura: decúbito prono, inclinación hacia atrás.

Punto de *drishti:* *bhrumadhye* o *ajna chakra* (tercer ojo, entre las cejas) o *angushtamadhye* o *angushta ma dyai* (pulgares).

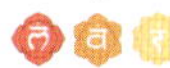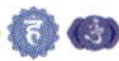

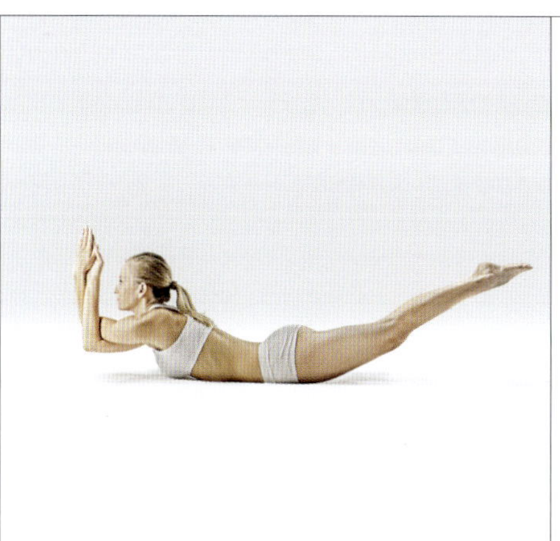

Posición de las manos de la postura dedicada a Garuda en la postura de la langosta

Hasta garudasana en *shalabhasana*

Tipo de postura: decúbito prono, inclinación hacia atrás.

Punto de *drishti:* *angushtamadhye* o *angushta ma dyai* (pulgares).

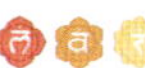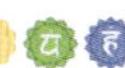

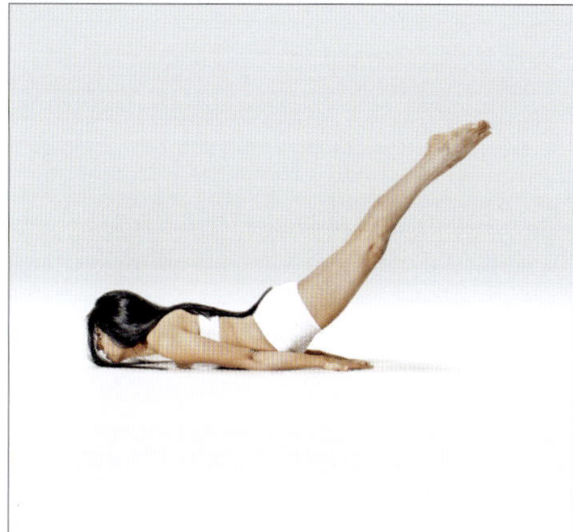

Postura de la langosta invertida

Viparita shalabhasana

Modificación: barbilla en el suelo, piernas levantadas.

Tipo de postura: decúbito prono, inclinación hacia atrás.

Punto de *drishti:* *bhrumadhye* o *ajna chakra* (tercer ojo, entre las cejas).

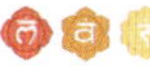

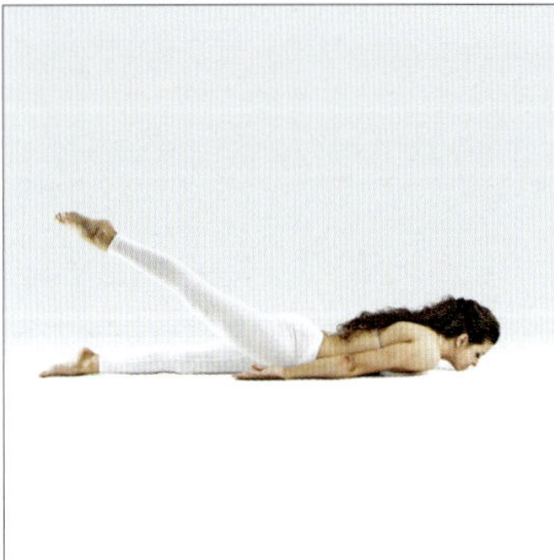

Postura de la media langosta

Ardha shalabhasana

Modificación: manos en el suelo a la altura de los muslos, palmas de las manos hacia arriba, brazos rectos.

Tipo de postura: decúbito prono, inclinación hacia atrás.

Punto de *drishti*: *nasagrai* o *nasagre* (nariz), *bhrumadhye* o *ajna chakra* (tercer ojo, entre las cejas).

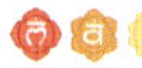 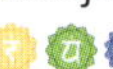 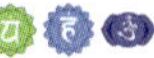

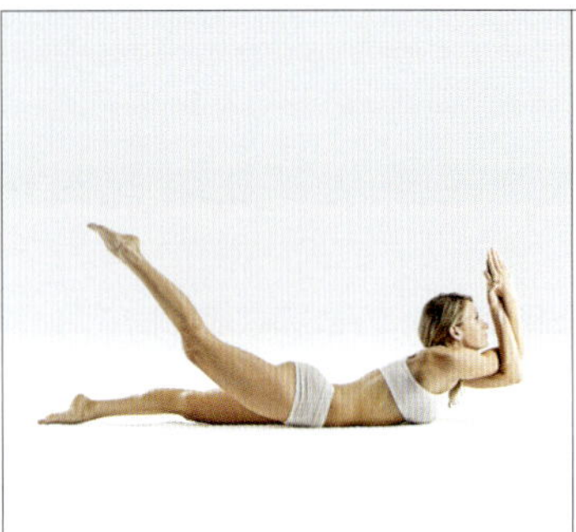

Posición de las manos de la postura dedicada a Garuda en la postura de la media langosta

Hasta garudasana en *ardha shalabhasana*

Tipo de postura: decúbito prono, inclinación hacia atrás.

Punto de *drishti*: *angushtamadhye* o *angushta ma dyai* (pulgares).

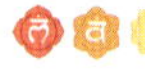 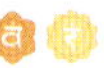 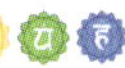

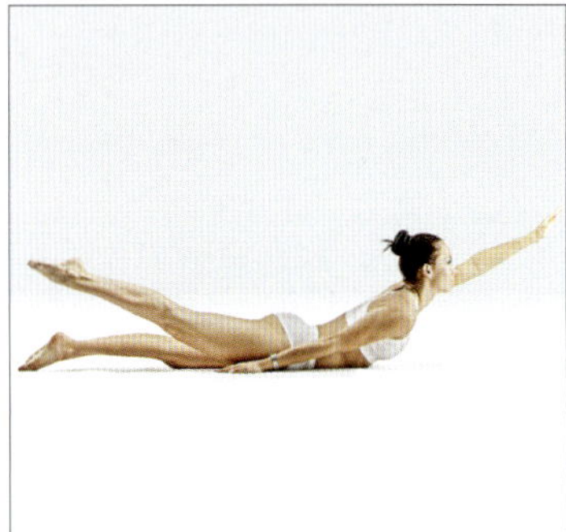

Postura de la media langosta

Ardha shalabhasana

También conocida como: postura del cocodrilo *(makarasana)*.

Modificación: un brazo extendido hacia delante, palma de la mano hacia abajo, la otra mano en el suelo a la altura del muslo.

Tipo de postura: decúbito prono, inclinación hacia atrás.

Punto de *drishti*: *angushtamadhye* o *angushta ma dyai* (pulgares).

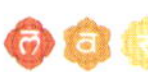  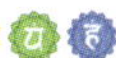

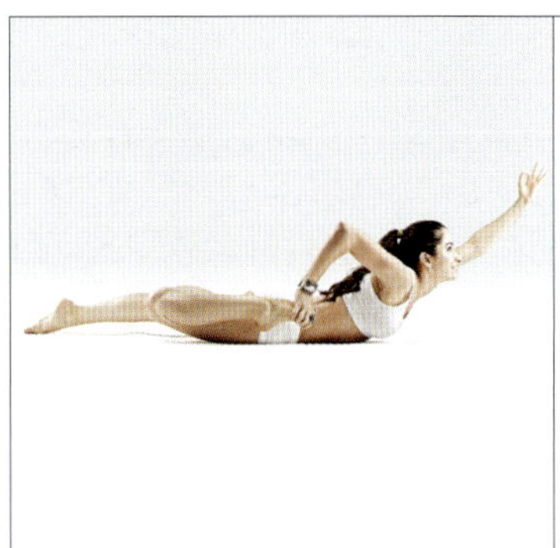

Postura de la rana con una sola pierna en la postura de la langosta

Eka pada bhekasana en *shalabhasana*

Tipo de postura: decúbito prono, inclinación hacia atrás.

Punto de *drishti*: *bhrumadhye* o *ajna chakra* (tercer ojo, entre las cejas) o *hastagrai* o *hastagre* (manos).

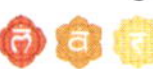 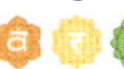  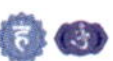

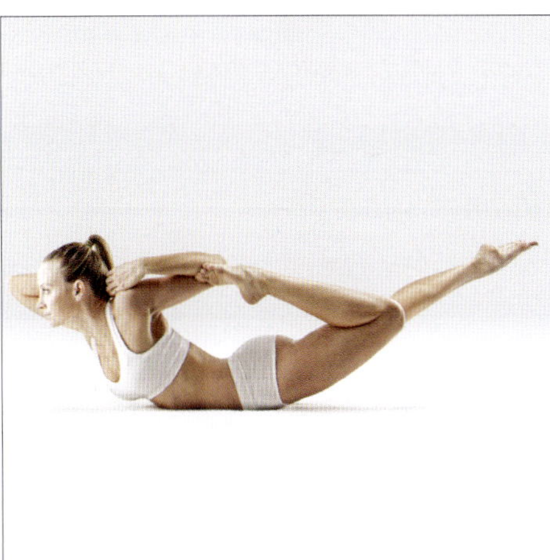

Postura de la sirena en la postura de la langosta

Naginyasana en *Shalabhasana*

Tipo de postura: decúbito prono, inclinación hacia atrás, agarre.

Punto de *drishti*: *bhrumadhye* o *ajna chakra* (tercer ojo, entre las cejas).

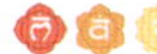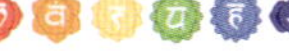

POSTURA DE LA ESFINGE: AMBAS Y UNA PIERNA EXTENDIDAS

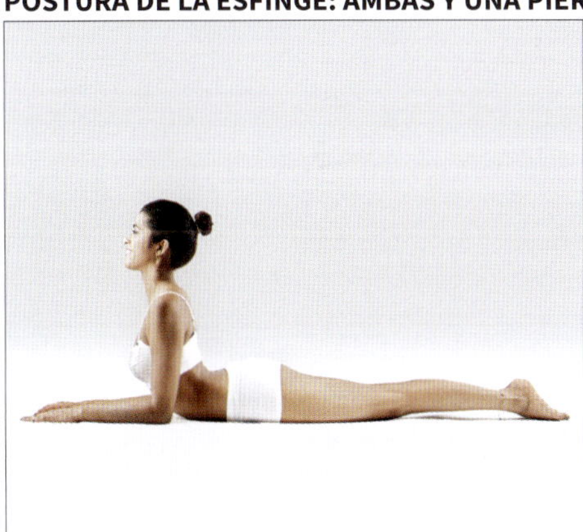

Postura de la cobra con apoyo

Salamba Bhujangasana

También conocida como: postura de las esfinge o postura del cocodrilo *(makarasana)*.

Tipo de postura: decúbito prono, inclinación hacia atrás.

Punto de *drishti*: *bhrumadhye* o *ajna chakra* (tercer ojo, entre las cejas).

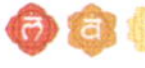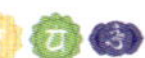

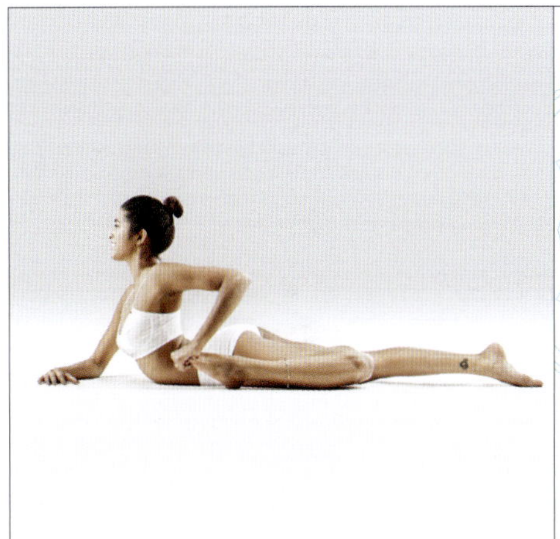

Postura de la rana con una sola pierna

Eka Pada Bhekasana

Modificación: tobillos abiertos, talón hacia el suelo a la altura de la cadera.

Tipo de postura: decúbito prono, inclinación hacia atrás.

Punto de *drishti*: *nasagrai* o *nasagre* (nariz), *bhrumadhye* o *ajna chakra* (tercer ojo, entre las cejas).

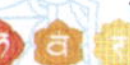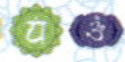

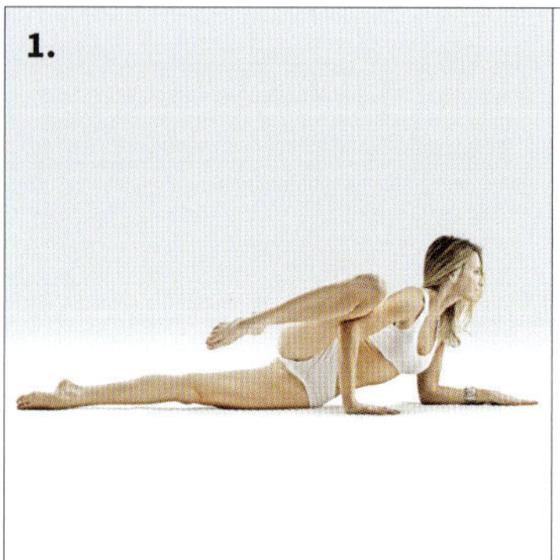

Postura de la cobra con una pierna extendida con apoyo desigual

Utthita pada vishama salamba bhujangasana

También conocida como: postura de la esfinge desigual.
Modificación: 1. Rodilla flexionada.
2. Pierna extendida.

Tipo de postura: decúbito prono.

Punto de *drishti*: *bhrumadhye* o *ajna chakra* (tercer ojo, entre las cejas).

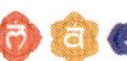

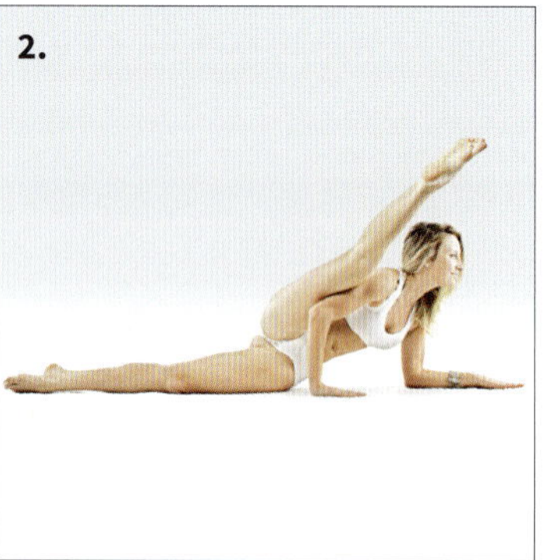

POSTURA DE LA ESFINGE: AMBAS RODILLAS FLEXIONADAS

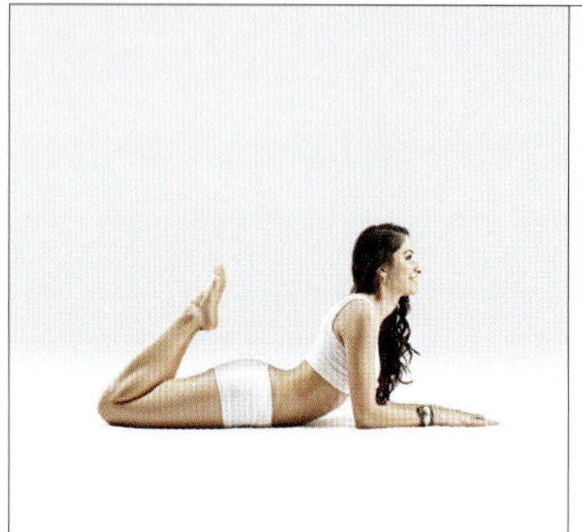

Postura de la cobra con apoyo

Salamba bhujangasana

También conocida como: postura de la esfinge o postura del cocodrilo *(makarasana)*.
Modificación: rodillas flexionadas.
Tipo de postura: decúbito prono, inclinación hacia atrás.
Punto de *drishti*: *bhrumadhye* o *ajna chakra* (tercer ojo, entre las cejas).

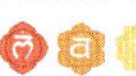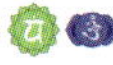

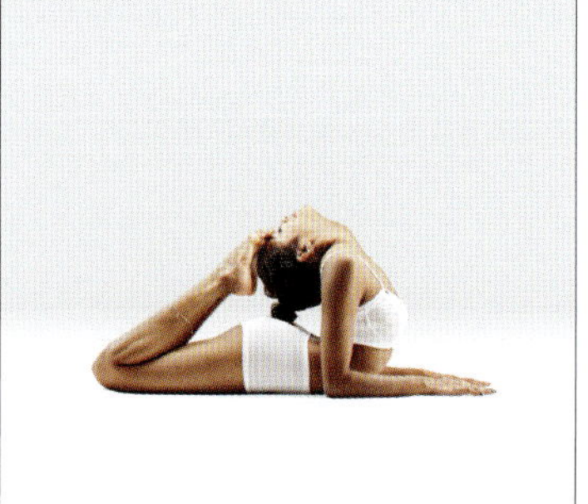

Postura de la cobra con apoyo con los pies en la cabeza

Shirsha pada salamba bhujangasana

También conocida como: postura de la esfinge con los pies en la cabeza.
Modificación: dedos de los pies en la frente.
Tipo de postura: decúbito prono, inclinación hacia atrás.
Punto de *drishti*: *bhrumadhye* o *ajna chakra* (tercer ojo, entre las cejas).

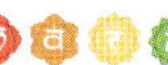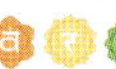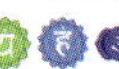

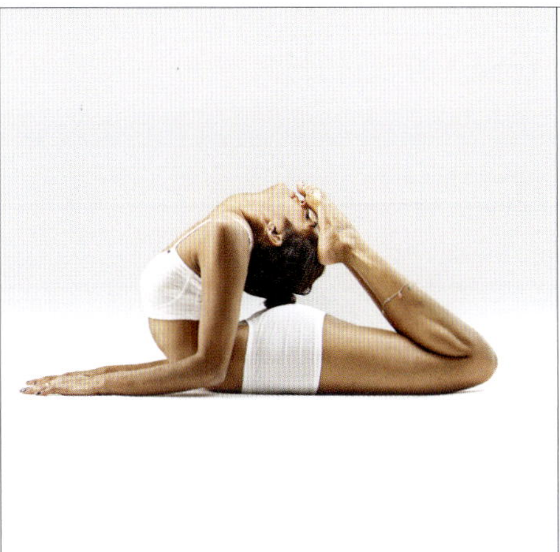

Postura de la cobra con apoyo con los pies en la cara

Mukha pada salamba bhujangasana

También conocida como: postura de la esfinge con los pies en la cara.
Modificación: talones hacia la frente.
Tipo de postura: decúbito prono, inclinación hacia atrás.
Punto de *drishti*: *bhrumadhye* o *ajna chakra* (tercer ojo, entre las cejas), *padayoragrai* o *padayoragre* (dedos de los pies/pies).

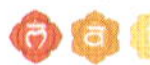  

Posición del ángulo boca abajo con los pies juntos

Adho mukha baddha konasana

Modificación: antebrazos apoyados en el suelo.
1. Vista desde arriba.
2. Vista lateral.
Tipo de postura: decúbito prono, inclinación hacia atrás.
Punto de *drishti*: *nasagrai* o *nasagre* (nariz).

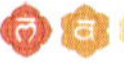  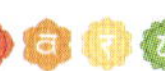

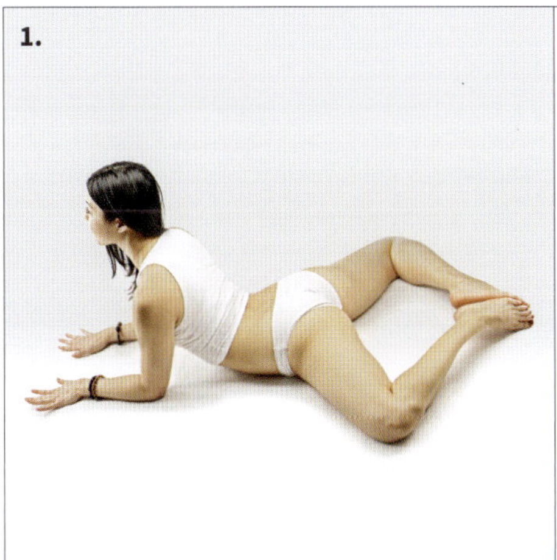

1.

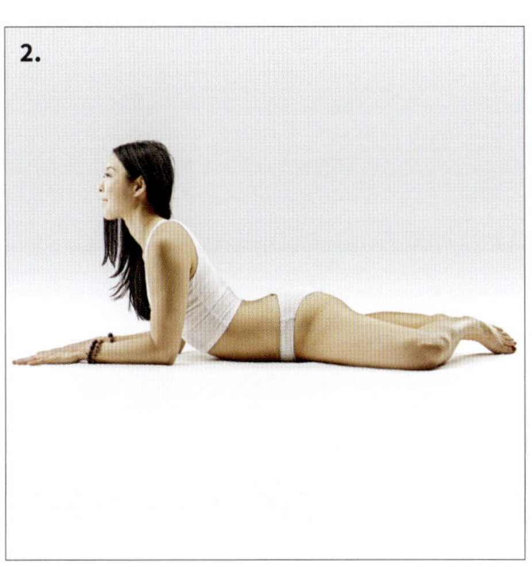

2.

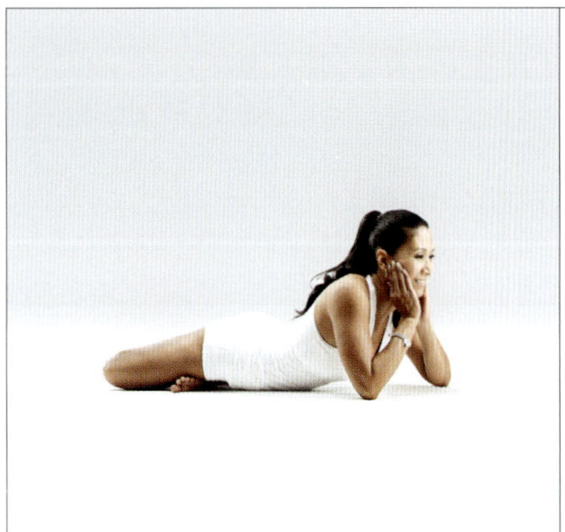

Postura del loto escondido

Gupta Padmasana

Modificación: sobre los codos, manos en la cara.
Tipo de postura: decúbito prono, inclinación hacia atrás.
Punto de *drishti:* *nasagrai* o *nasagre* (nariz).

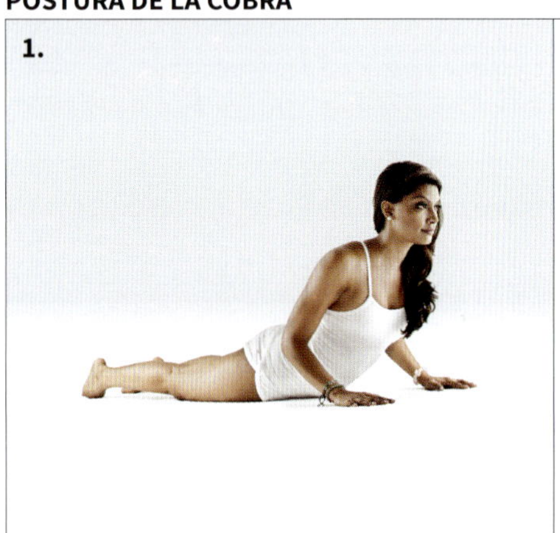
1.

Postura de la cobra

Bhujangasana

Modificación: palmas de las manos apoyadas en el suelo, codos flexionados.
1. Inclinación suave hacia atrás.
2. Inclinación intensa hacia atrás.
Tipo de postura: decúbito prono, inclinación hacia atrás.
Punto de *drishti:* *nasagrai* o *nasagre* (nariz), *bhrumadhye* o *ajna chakra* (tercer ojo, entre las cejas).

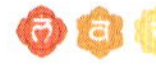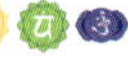

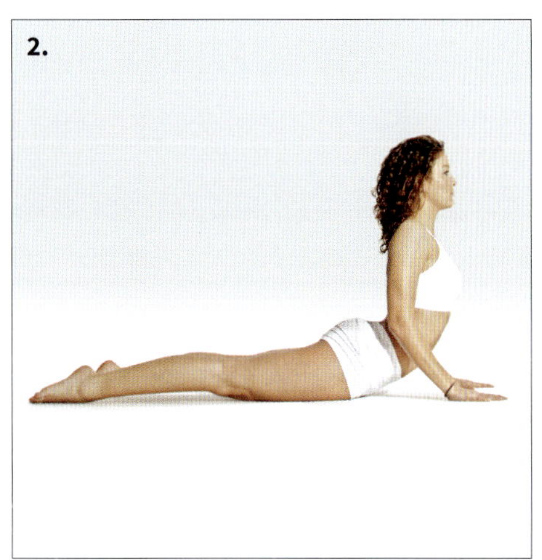
2.

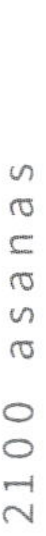

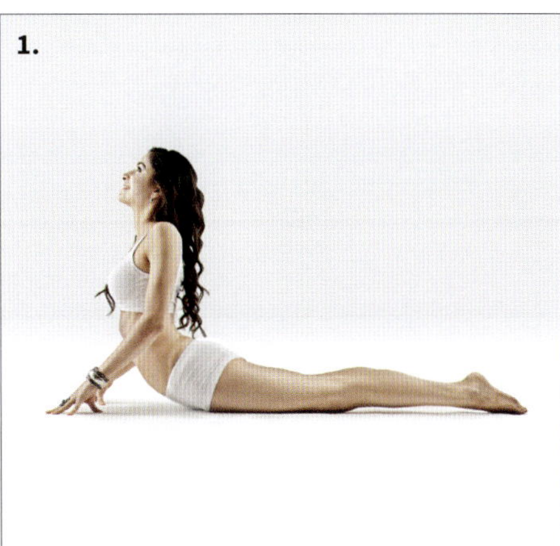

Postura de la cobra

Bhujangasana

Modificación: 1. Codos flexionados, yemas de los dedos apoyadas en el suelo.
2. Brazos rectos, palmas de las manos apoyadas en el suelo.

Tipo de postura: decúbito prono, inclinación hacia atrás.

Punto de *drishti:* *bhrumadhye* o *ajna chakra* (tercer ojo, entre las cejas), *nasagrai* o *nasagre* (nariz).

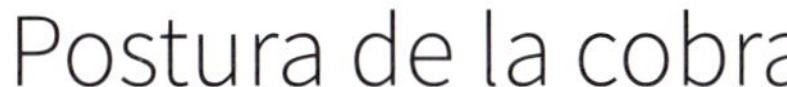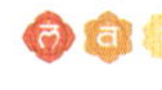

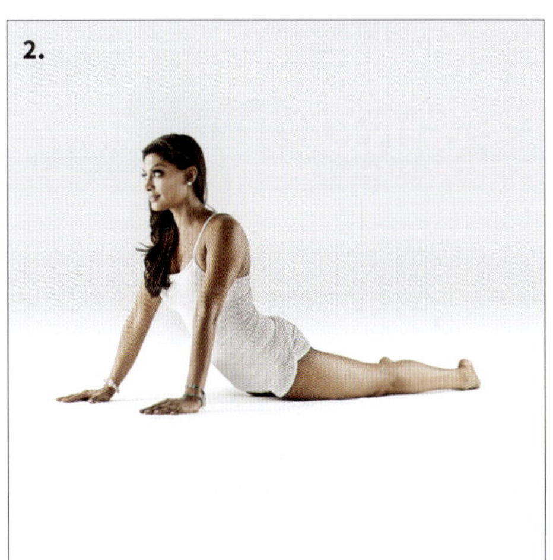

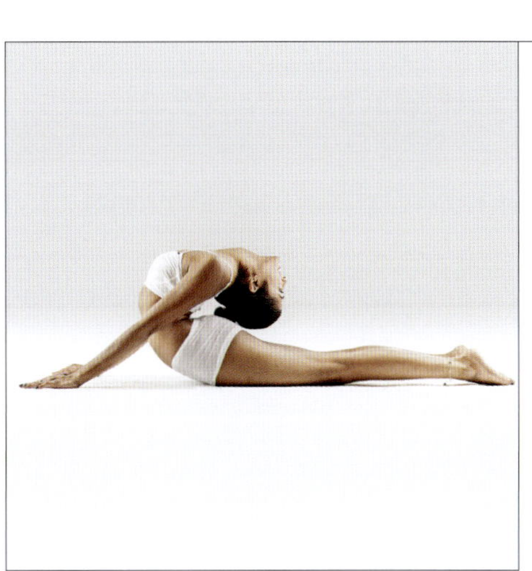

Postura de la cobra

Bhujangasana

Modificación: palmas de las manos en el suelo, brazos extendidos, cabeza hacia los glúteos.

Tipo de postura: decúbito prono, inclinación hacia atrás.

Punto de *drishti:* *bhrumadhye* o *ajna chakra* (tercer ojo, entre las cejas).

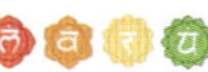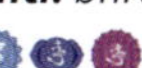

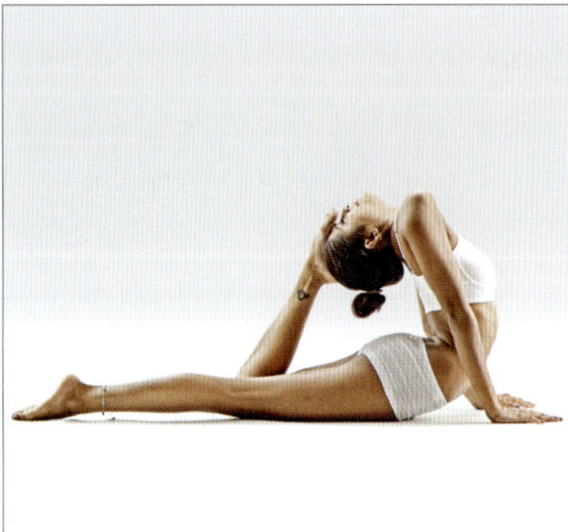

Postura del medio rey Palomo

Ardha raja kapotasana

Modificación: palmas de las manos apoyadas en el suelo, pie en la cabeza.
Tipo de postura: decúbito prono, inclinación hacia atrás.
Punto de *drishti*: *bhrumadhye* o *ajna chakra* (tercer ojo, entre las cejas).

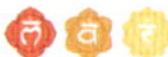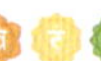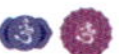

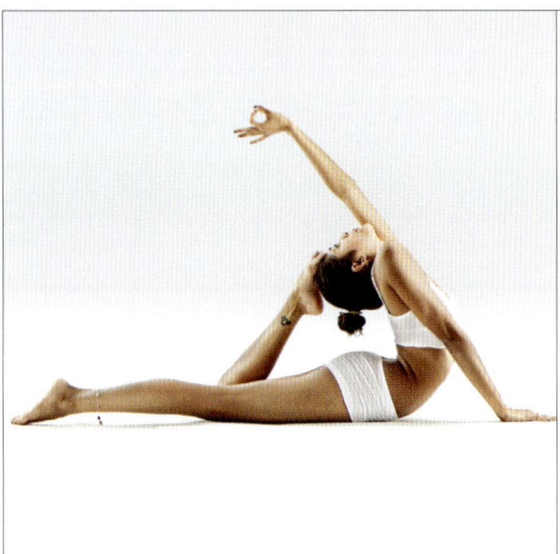

Postura del rey Palomo con una sola pierna

Eka pada eka hasta raja kapotasana

Tipo de postura: decúbito prono, inclinación hacia atrás.
Punto de *drishti*: *bhrumadhye* o *ajna chakra* (tercer ojo, entre las cejas),
hastagrai o *hastagre* (manos).

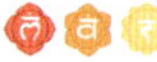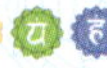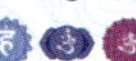

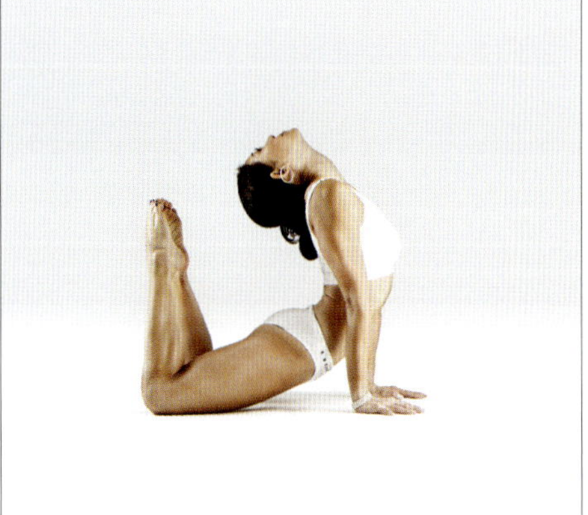

Postura del rey Palomo

Raja kapotasana

Modificación: palmas de las manos apoyadas en el suelo, pies separados
de la cabeza.
Tipo de postura: decúbito prono, inclinación hacia atrás.
Punto de *drishti*: *bhrumadhye* o *ajna chakra* (tercer ojo, entre las cejas).

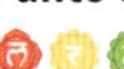

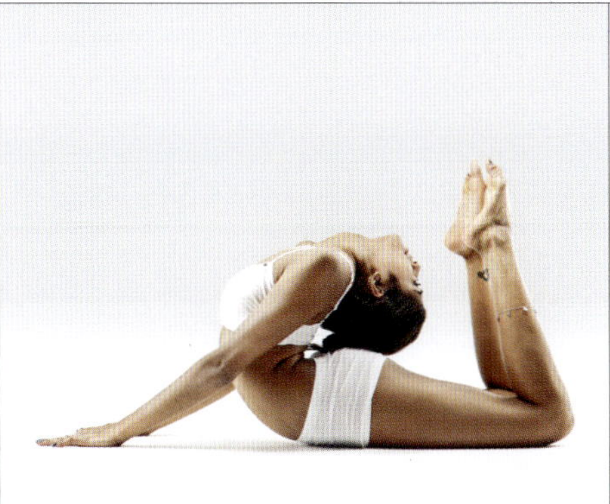

Postura del rey Palomo

Raja Kapotasana

Modificación: cabeza tocando los glúteos, rodillas dobladas, pies separados de la cabeza.

Tipo de postura: decúbito prono, inclinación hacia atrás.

Punto de *drishti*: *bhrumadhye* o *ajna chakra* (tercer ojo, entre las cejas), *padayoragrai* o *padayoragre* (dedos de los pies/pies).

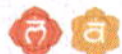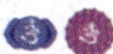

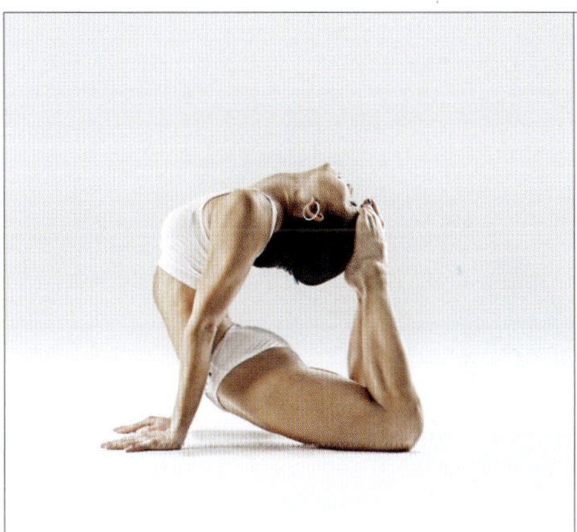

Postura del rey Palomo

Raja kapotasana

Modificación: palmas de las manos apoyadas en el suelo, pies en la cabeza.

Tipo de postura: decúbito prono, inclinación hacia atrás.

Punto de *drishti*: *bhrumadhye* o *ajna chakra* (tercer ojo, entre las cejas).

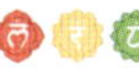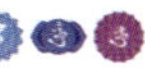

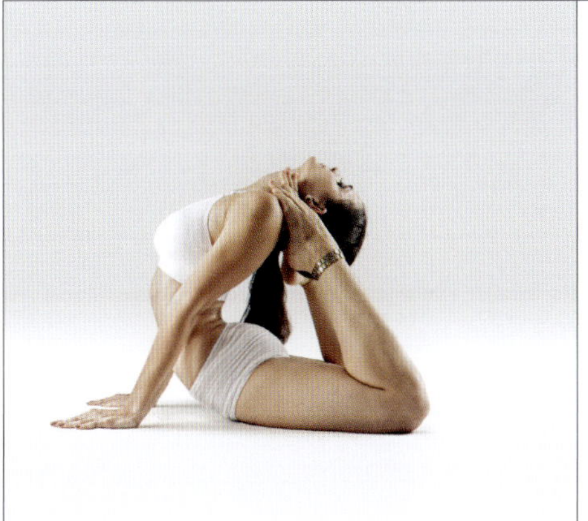

Postura del rey Palomo

Raja kapotasana

Modificación: palmas de las manos apoyadas en el suelo, pies en los hombros.

Tipo de postura: decúbito prono, inclinación hacia atrás.

Punto de *drishti*: *bhrumadhye* o *ajna chakra* (tercer ojo, entre las cejas).

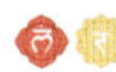

1.

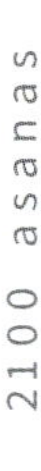

Postura del rey Palomo

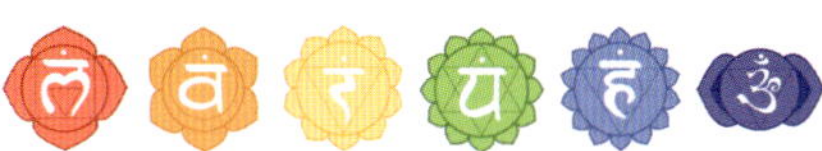

Raja Kapotasana

Tipo de postura: decúbito prono, inclinación hacia atrás.

Punto de *drishti:* *bhrumadhye* o *ajna chakra* (tercer ojo, entre las cejas).

Modificación: agarre de rodillas.
1. Pies en la cabeza.
2. Pies en los hombros.

raja = rey, real
kapota = paloma, palomo

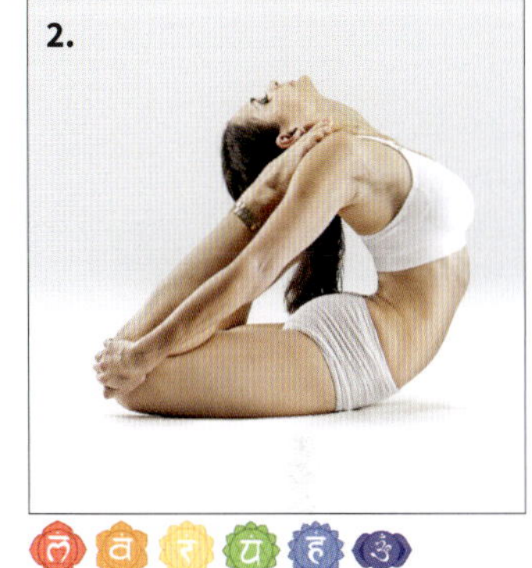

Cómo realizar la postura:

1. Comienza por acostarte boca abajo con las piernas extendidas hacia atrás. Realiza *mula bandha, uddhiyana bandha* y la respiración *ujjayi*.

2. Exhala y apoya los antebrazos apoyados en el suelo con los hombros por encima de los codos. Inhala, estira el cuello, lleva los omóplatos hacia abajo y siente la inclinación hacia atrás en la parte alta de la espalda.

3. En la siguiente exhalación, presiona firmemente con las manos y extiende los brazos. Avanza con las manos hacia ti tanto como te sea posible.

4. Exhala y dobla ambas rodillas, llevando los pies hacia la cabeza.

5. Inhala y desplaza el peso a la mano izquierda. Exhala, lleva el brazo derecho detrás de ti y agárrate la rodilla derecha. En la siguiente exhalación, lleva el brazo izquierdo detrás de ti y agárrate la rodilla izquierda.

6. Exhala a medida que empujas con el pecho, manteniendo la inclinación hacia atrás en la parte alta de la espalda y presionando los pies hasta la coronilla (postura 1).

7. Profundiza en la pose, exhala y lleva los pies a los hombros (postura 2).

8. Mantén la postura durante al menos 30 segundos y hasta 90 con el fin de recibir todos los beneficios del estiramiento.

9. Inhala mientras sales de la postura, deja ir las rodillas. Lleva las manos hacia delante y baja el pecho y los pies hasta el suelo.

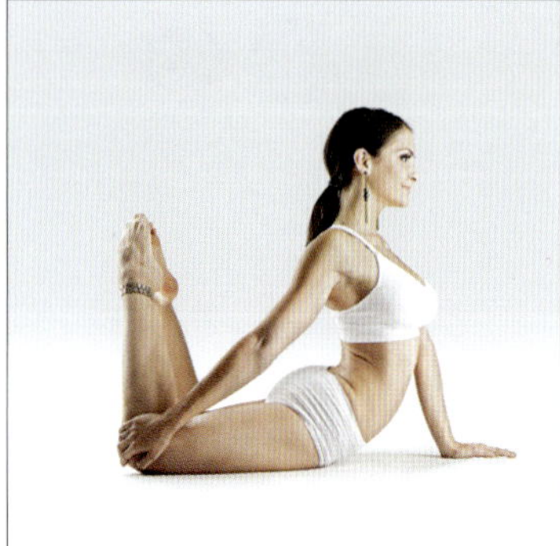

Postura preparatoria del rey Palomo

Raja kapotasana preparatoria

Modificación: una mano apoyada en el suelo, agarre de la rodilla con la otra mano.

Tipo de postura: decúbito prono, inclinación hacia atrás.

Punto de *drishti*: *nasagrai* o *nasagre* (nariz).

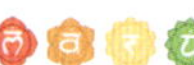

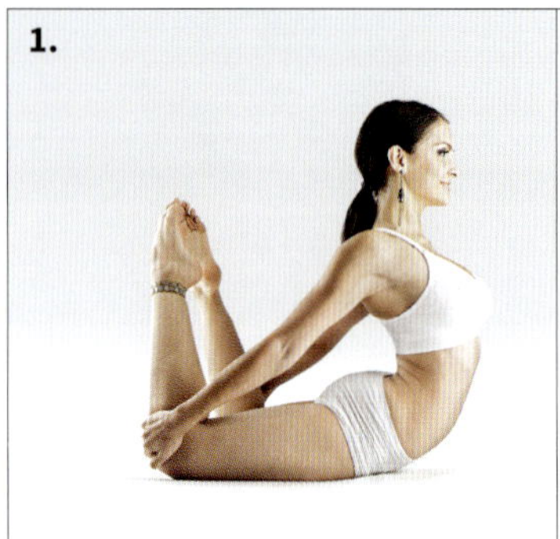

Postura preparatoria del rey Palomo

Raja Kapotasana preparatoria

Modificación: agarre de las rodillas con ambas manos.

1. Mirando hacia delante.

2. Cabeza inclinada hacia atrás.

Tipo de postura: decúbito prono, inclinación hacia atrás.

Punto de *drishti*: 1. *nasagrai* o *nasagre* (nariz).

2. *bhrumadhye* o *ajna chakra* (tercer ojo, entre las cejas).

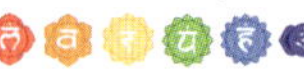

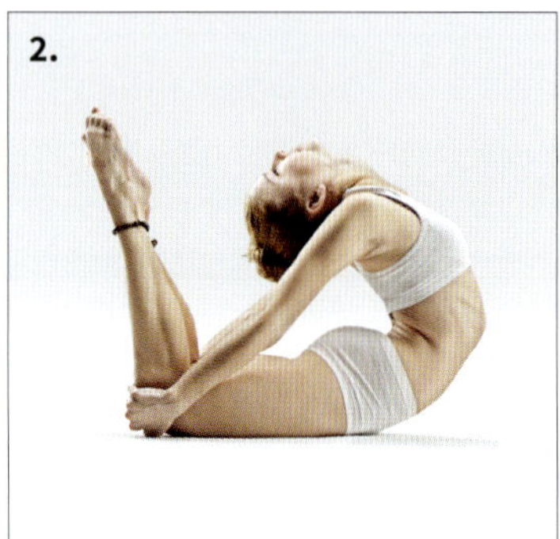

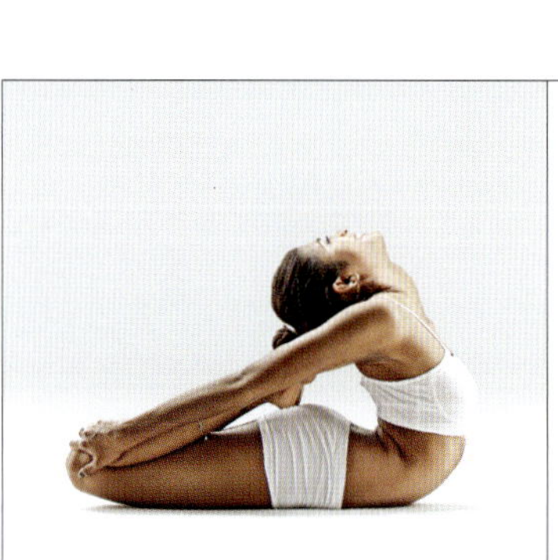

Postura del rey Palomo con los pies hacia atrás

Pada paschima raja kapotasana

Tipo de postura: decúbito prono, inclinación hacia atrás.

Punto de *drishti*: *bhrumadhye* o *ajna chakra* (tercer ojo, entre las cejas).

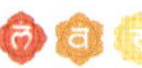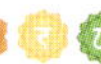

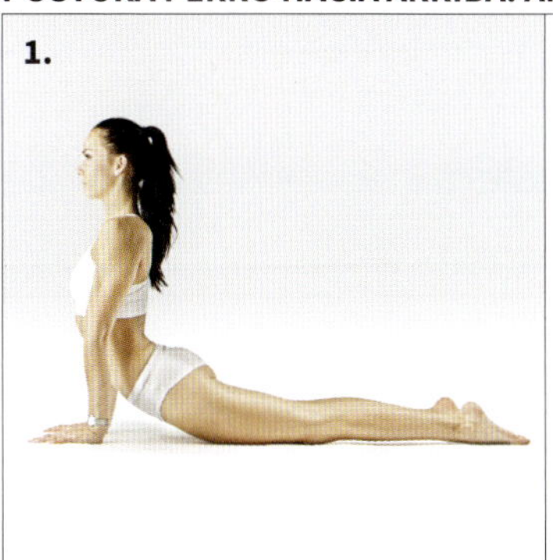

Postura del perro hacia arriba

Urdhva mukha shvanasana

Modificación: dedos de los pies apuntando hacia atrás, rodillas en el suelo.

1. Mirando hacia delante.

2. Cabeza inclinada hacia atrás.

Tipo de postura: decúbito prono, inclinación hacia atrás.

Punto de *drishti:* *bhrumadhye* o *ajna chakra* (tercer ojo, entre las cejas).

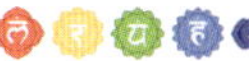

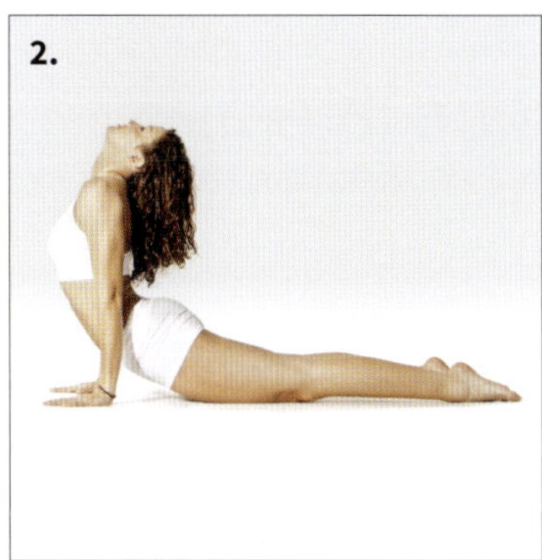

Postura del perro hacia arriba

Urdhva mukha shvanasana

Modificación: dedos de los pies apuntando hacia atrás, rodillas en el suelo.

1. Mirando hacia delante.

2. Cabeza inclinada hacia atrás.

Tipo de postura: decúbito prono, inclinación hacia atrás.

Punto de *drishti:* *nasagrai* o *nasagre* (nariz), *bhrumadhye* o *ajna chakra* (tercer ojo, entre las cejas).

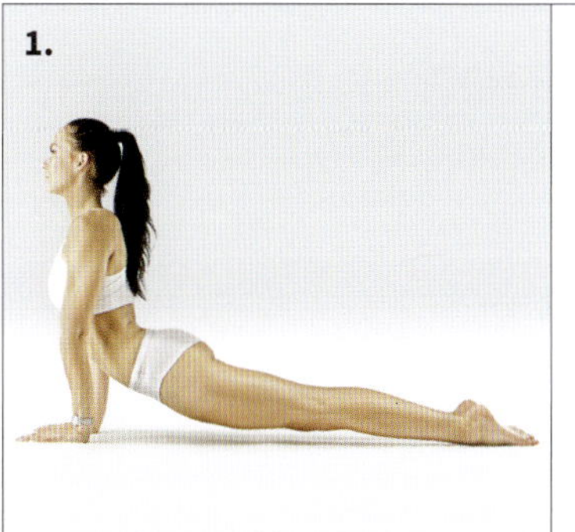
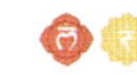
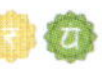
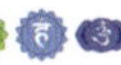

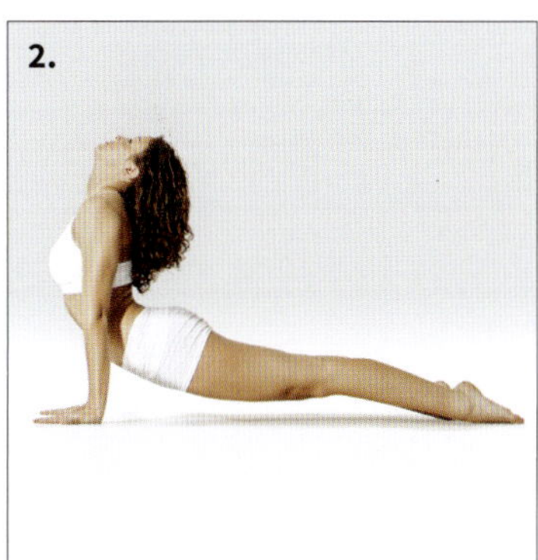

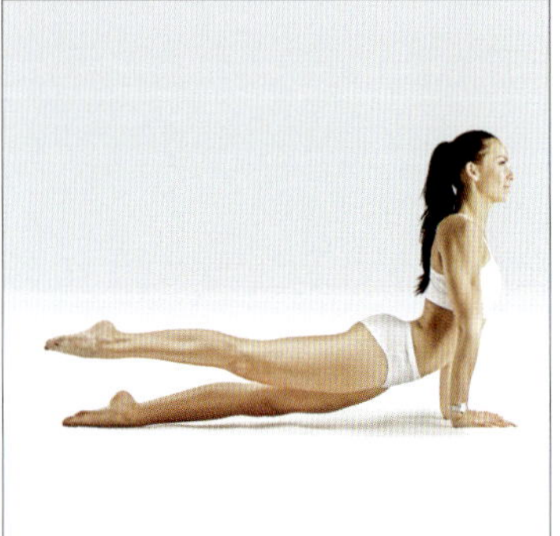

Postura del perro hacia arriba con una sola pierna desigual

Vishama eka pada urdhva mukha shvanasana

Modificación: ambos pies en punta hacia atrás.

Tipo de postura: decúbito prono, inclinación hacia atrás.

Punto de *drishti*: bhrumadhye o *ajna chakra* (tercer ojo, entre las cejas).

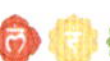

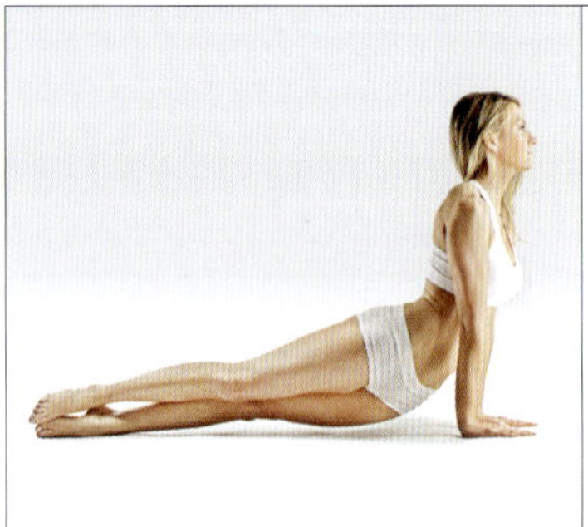

Postura del perro hacia arriba lateral

Parshva urdhva mukha shvanasana

Tipo de postura: decúbito prono, inclinación hacia atrás, inclinación lateral.

Punto de *drishti*: bhrumadhye o *ajna chakra* (tercer ojo, entre las cejas).

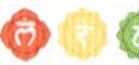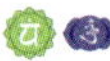

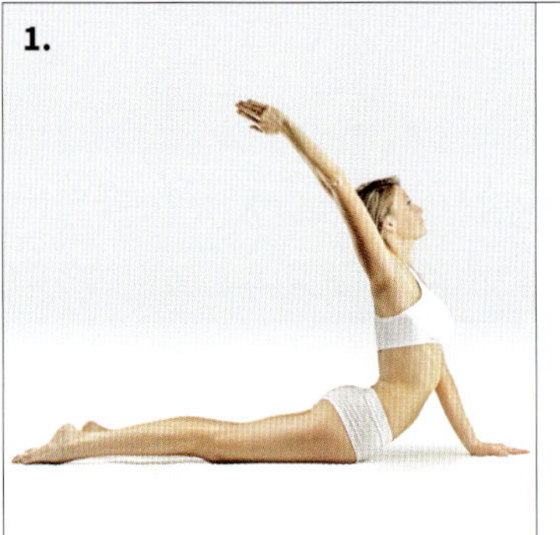

Postura del perro hacia arriba con una sola mano

Eka hasta urdhva mukha shvanasana

Modificación: los dedos apuntando hacia la parte posterior.

1. Rodillas apoyadas en el suelo.
2. Rodillas separadas del suelo.

Tipo de postura: decúbito prono, inclinación hacia atrás.

Punto de *drishti*: bhrumadhye o *ajna chakra* (tercer ojo, entre las cejas).

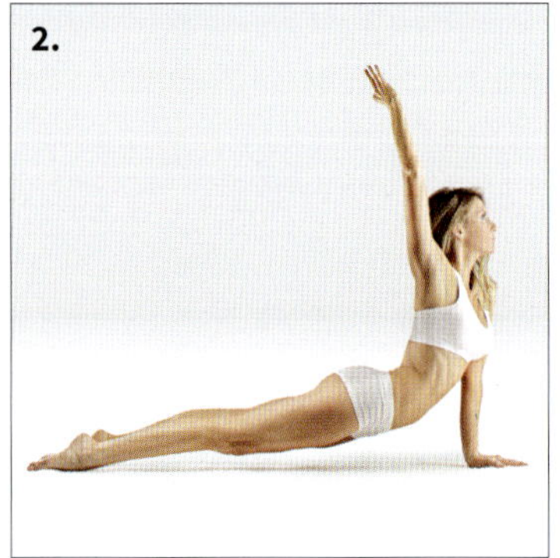

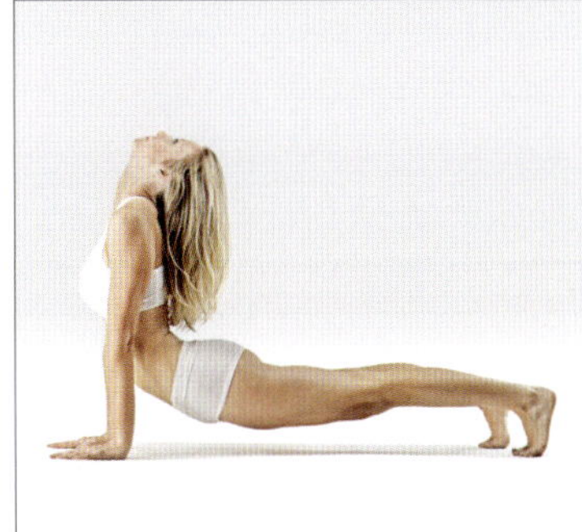

Postura del perro hacia arriba

Urdhva mukha shvanasana

Modificación: dedos de los pies flexionados hacia dentro.

Tipo de postura: decúbito prono, inclinación hacia atrás.

Punto de *drishti*: *bhrumadhye* o *ajna chakra* (tercer ojo, entre las cejas).

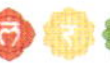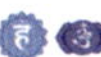

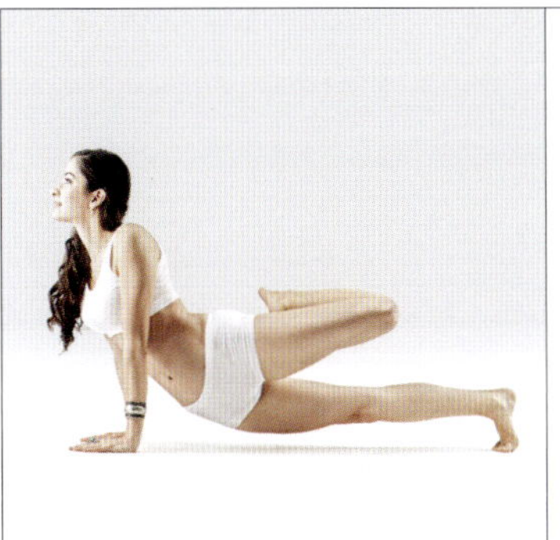

Postura del perro hacia arriba lateral con una sola pierna

Parshva eka pada urdhva mukha shvanasana

Modificación: dedos de los pies doblados hacia dentro.

Tipo de postura: decúbito prono, inclinación hacia atrás, torsión.

Punto de *drishti*: *bhrumadhye* o *ajna chakra* (tercer ojo, entre las cejas).

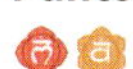

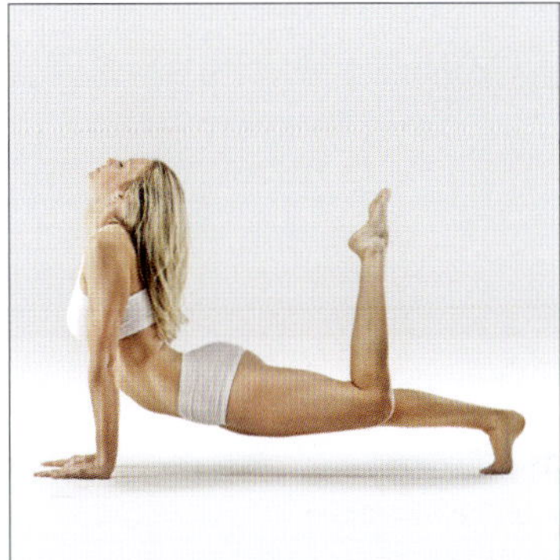

Posición del perro hacia arriba con una sola pierna

Eka pada urdhva mukha shvanasana

Modificación: dedos del pie de la pierna extendida flexionados hacia dentro, rodilla de la otra pierna flexionada con los dedos de los pies apuntando hacia el cielo.

Tipo de postura: decúbito prono, inclinación hacia atrás.

Punto de *drishti*: *bhrumadhye* o *ajna chakra* (tercer ojo, entre las cejas).

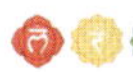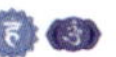

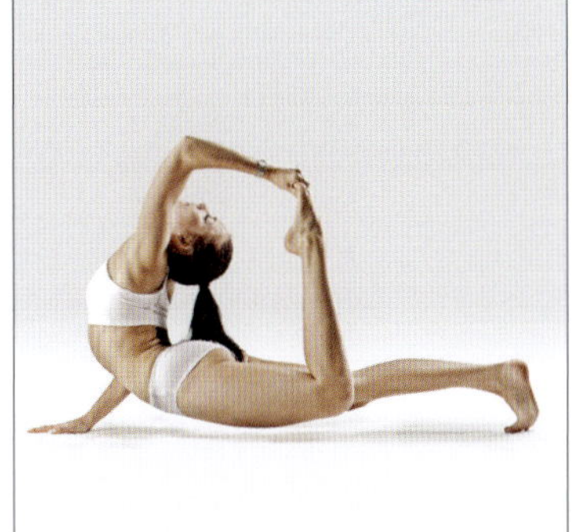

Postura del arco con medio agarre del dedo gordo en la postura del perro hacia arriba con una sola pierna

Ardha padangushta dhanurasana en *eka pada urdhva mukha shvanasana*

Modificación: agarre del pie del mismo lado por encima de la cabeza.

Tipo de postura: decúbito prono, inclinación hacia atrás.

Punto de *drishti*: *bhrumadhye* o *ajna chakra* (tercer ojo, entre las cejas). 

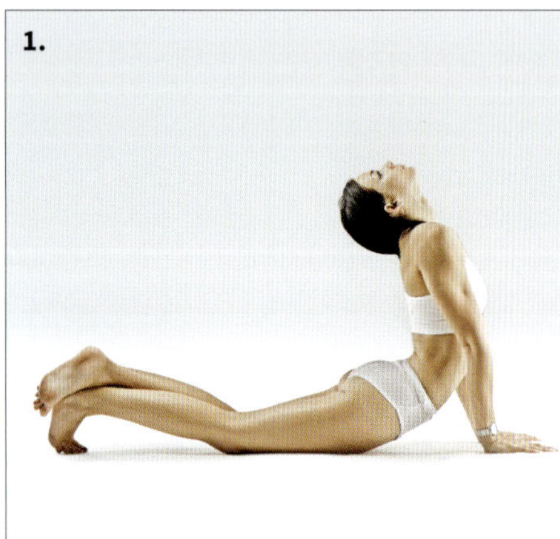

Postura del perro hacia arriba

Urdhva mukha shvanasana

Modificación: dedos de los pies flexionados hacia dentro, tobillos cruzados.

1. Rodillas en el suelo.

2. Rodillas del suelo, mirando hacia delante.

3. Rodillas del suelo, cabeza inclina hacia atrás.

Tipo de postura: decúbito prono, inclinación hacia atrás.

Punto de *drishti*: *bhrumadhye* o *ajna chakra* (tercer ojo, entre las cejas).

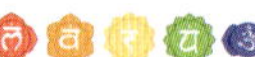

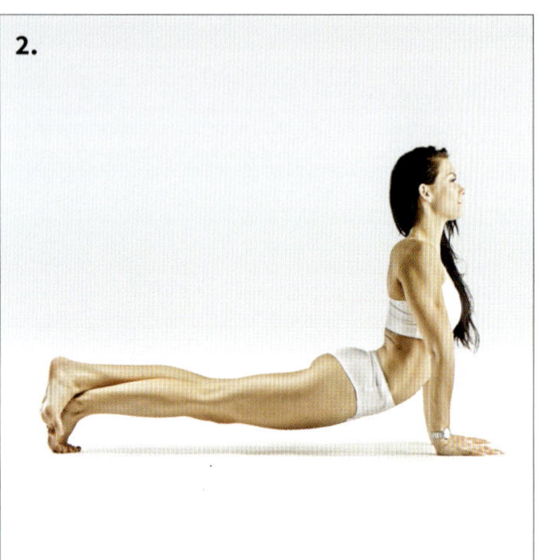

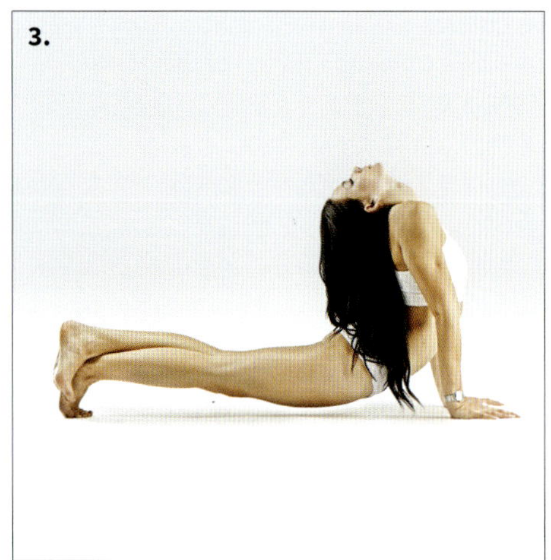

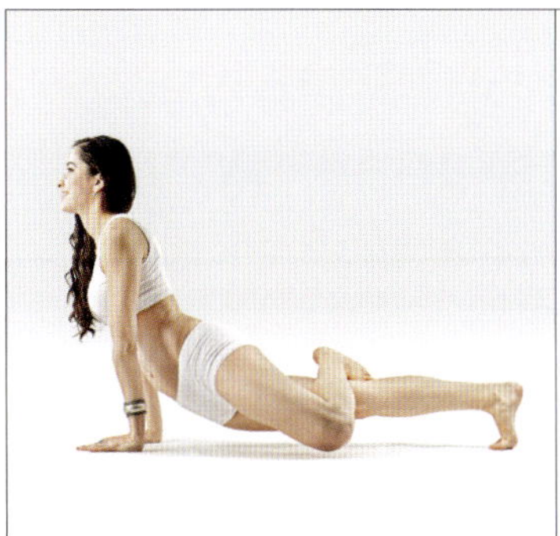

Postura del perro hacia arriba
con una sola pierna

Eka pada urdhva mukha shvanasana

Modificación: dedos de los pies flexionados hacia dentro, pie de la pierna flexionada hacia el interior de la rodilla de la pierna extendida.

Tipo de postura: decúbito prono, inclinación hacia atrás.

Punto de *drishti:* *bhrumadhye* o *ajna chakra* (tercer ojo, entre las cejas). 

POSTURA DEL PERRO HACIA ARRIBA: UNA PIERNA FLEXIONADA

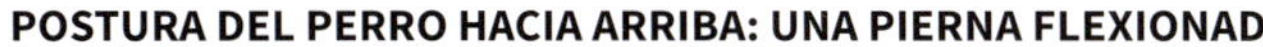

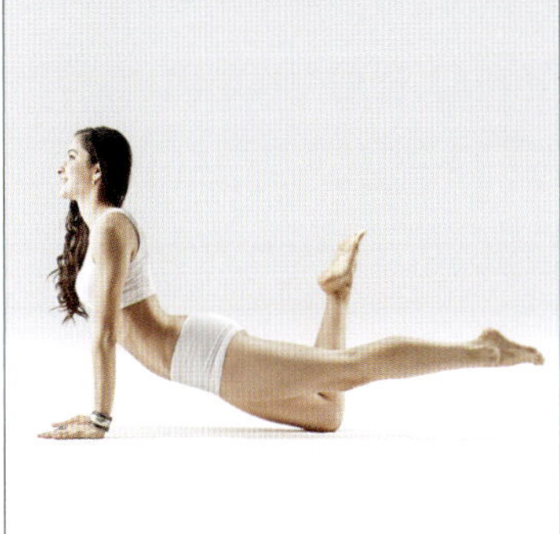

Postura del perro hacia arriba
con una sola pierna desigual

Vishama eka pada urdhva mukha shvanasana

Modificación: pierna 1: rodilla flexionada y apoyada en el suelo, dedos de los pies apuntando al cielo.

Pierna 2: extendida y separada del suelo, dedos de los pies apuntando en dirección opuesta.

Tipo de postura: decúbito prono, inclinación hacia atrás.

Punto de *drishti:* *bhrumadhye* o *ajna chakra* (tercer ojo, entre las cejas). 

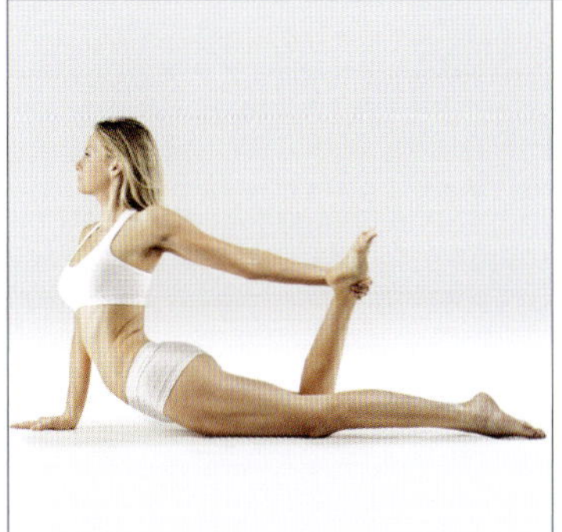

Postura del medio arco en la postura
del perro hacia arriba con una sola pierna

Ardha dhanurasana en eka pada urdhva mukha shvanasana

Modificación: agarre del pie opuesto por debajo de la cabeza.

Tipo de postura: decúbito prono, inclinación hacia atrás.

Punto de *drishti:* *bhrumadhye* o *ajna chakra* (tercer ojo, entre las cejas).

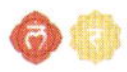

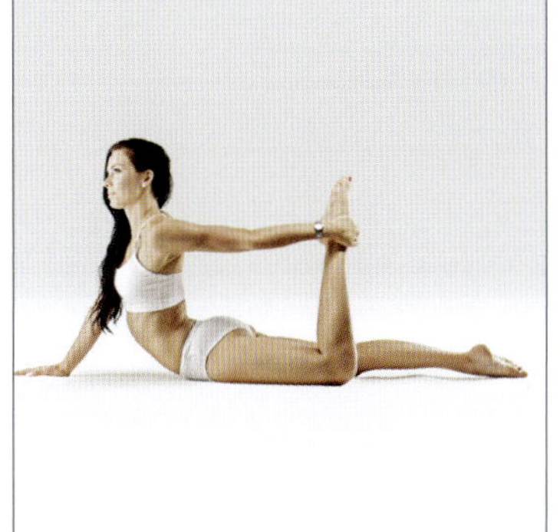

Postura del medio arco en la postura
del perro hacia arriba con una sola pierna

Ardha dhanurasana en eka pada urdhva mukha shvanasana

Modificación: agarre del pie del mismo lado por debajo de la cabeza.

Tipo de postura: decúbito prono, inclinación hacia atrás.

Punto de *drishti:* *nasagrai* o *nasagre* (nariz), *bhrumadhye* o *ajna chakra* (tercer ojo, entre las cejas).

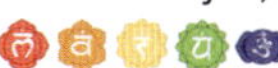

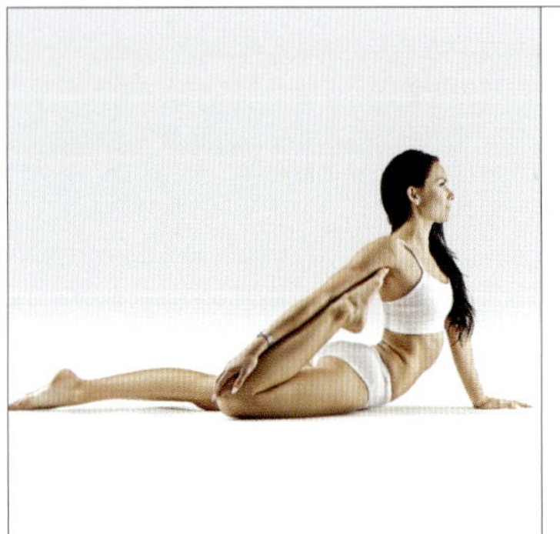
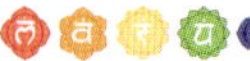

Media postura dedicada a Siddhar K. en el perro hacia arriba con una pierna

Ardha konganarasana en *eka pada urdhva mukha shvanasana*

Modificación: agarre de la rodilla por debajo de la cabeza con el pie hacia la axila.

Tipo de postura: decúbito prono, inclinación hacia atrás.

Punto de *drishti*: *nasagrai* o *nasagre* (nariz), *bhrumadhye* o *ajna chakra* (tercer ojo).

POSTURA DE LA COBRA: AGARRE POR DEBAJO DE LA CABEZA

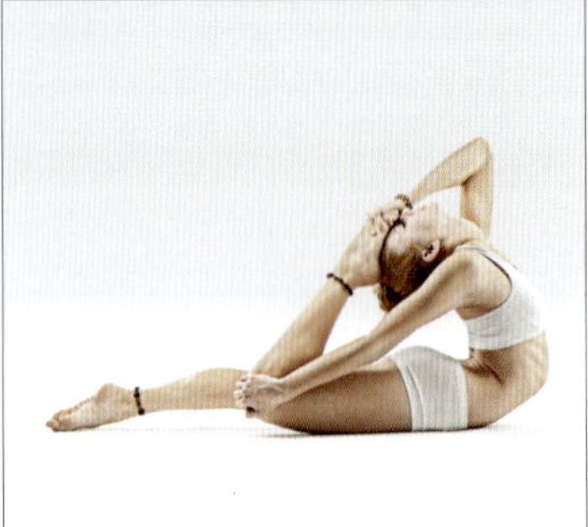

Postura de medio rey Palomo en arco con una pierna y agarre del dedo gordo

Ardha raja kapotasana en *eka pada padangushta dhanurasana*

Modificación: mano 1: agarre de la rodilla del mismo lado.

Mano 2: agarre del dedo gordo del pie contrario por encima de la cabeza.

Tipo de postura: decúbito prono, inclinación hacia atrás.

Punto de *drishti*: *bhrumadhye* o *ajna chakra* (tercer ojo, entre las cejas).

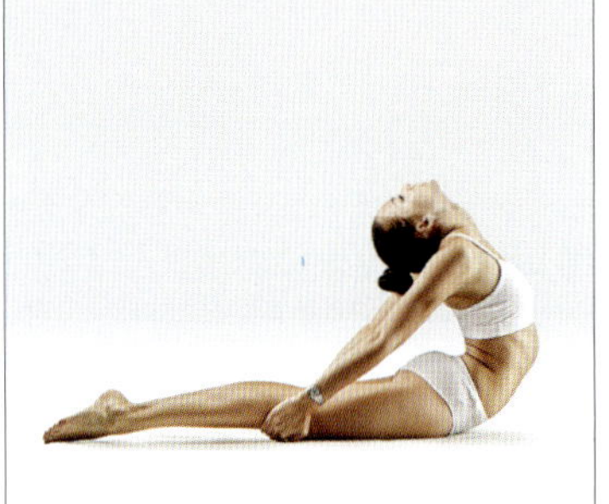

Postura de la cobra

Bhujangasana

También conocida como: postura de la cobra con apoyo *(alamba bhujangasana)*, postura preparatoria del rey palomo *(raja kapotasana preparatoria)*.

Modificación: agarre de las rodillas por debajo de la cabeza.

Tipo de postura: decúbito prono, inclinación hacia atrás.

Punto de *drishti*: *bhrumadhye* o *ajna chakra* (tercer ojo, entre las cejas).

POSTURA DE LA COBRA: AGARRE POR ENCIMA DE LA CABEZA

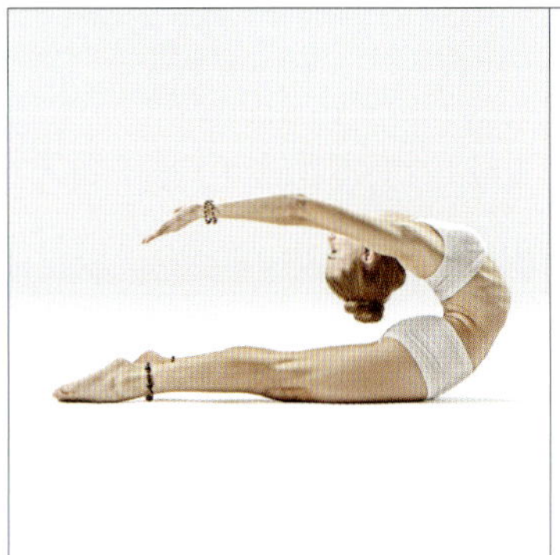

Posición de la cobra hacia arriba sin apoyo

Urdhva mukha niralamba bhujangasana

Tipo de postura: decúbito prono, inclinación hacia atrás.

Punto de *drishti*: *angushtamadhye* o *angushta ma dyai* (pulgares), *bhrumadhye* o *ajna chakra* (tercer ojo, entre las cejas).

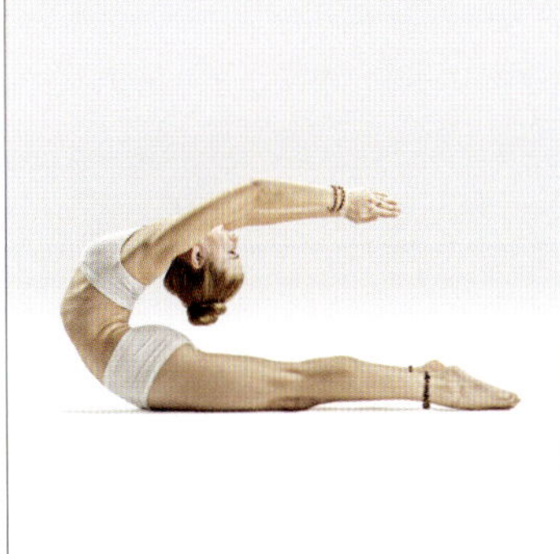

Postura de la cobra completa sin apoyo

Niralamba paripurna bhujangasana

Tipo de postura: decúbito prono, inclinación hacia atrás.

Punto de *drishti*: *angushtamadhye* o *angushta ma dyai* (pulgares), *bhrumadhye* o *ajna chakra* (tercer ojo, entre las cejas).

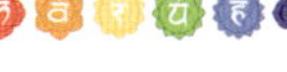

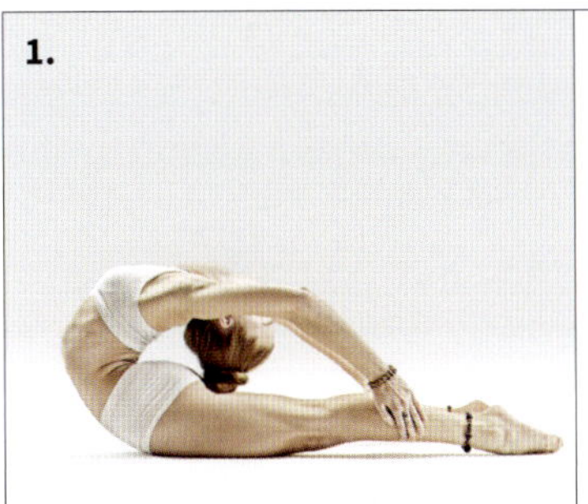

Postura de la cobra completa

Paripurna bhujangasana

Modificación: 1. Agarre de las espinillas por encima de la cabeza.

2. Agarre de las rodillas por encima de la cabeza.

3. Agarre de las espinillas por encima de la cabeza, dedos de los pies flexionados hacia dentro.

Tipo de postura: decúbito prono, inclinación hacia atrás.

Punto de *drishti*: *bhrumadhye* o *ajna chakra* (tercer ojo, entre las cejas).

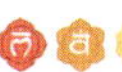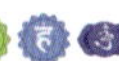

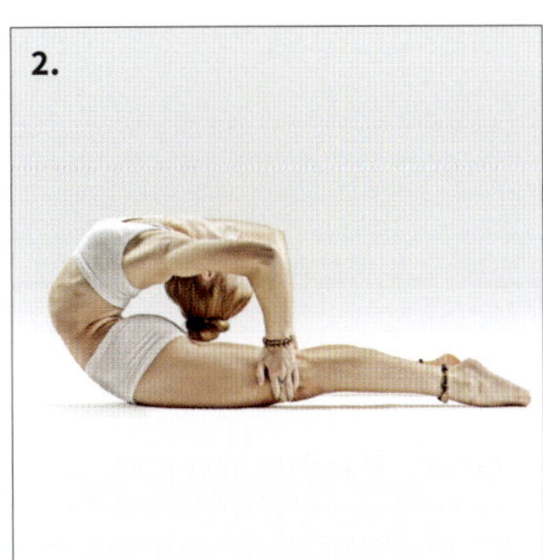

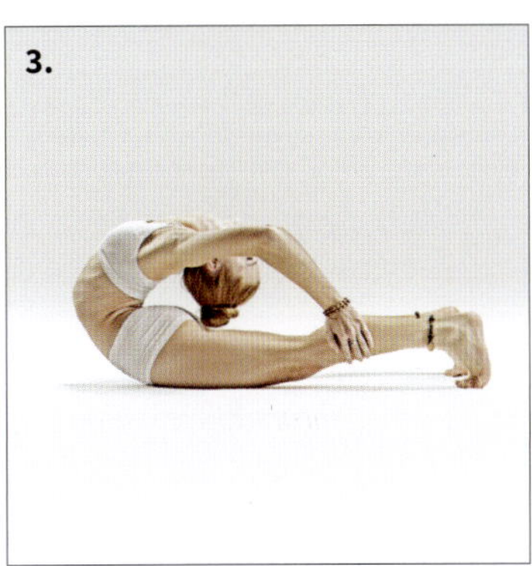

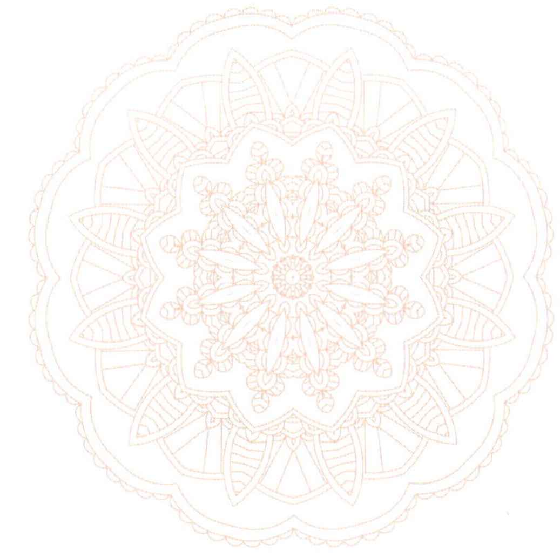

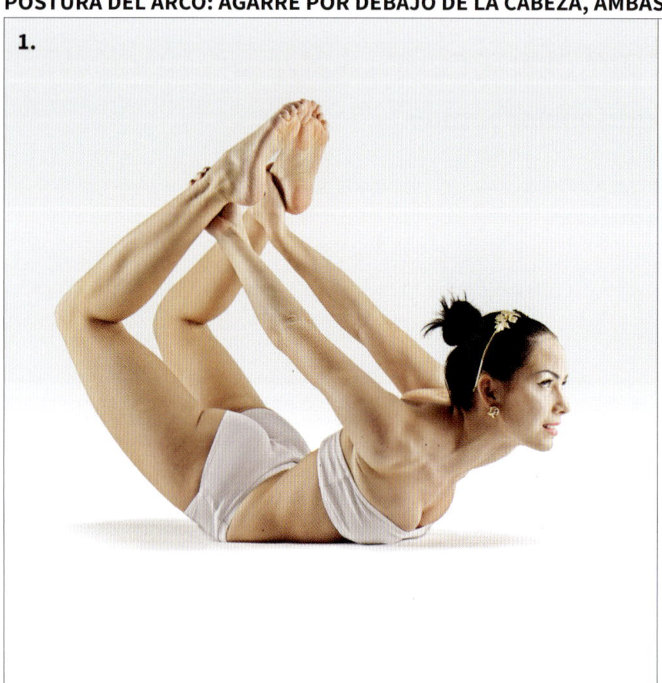

Postura del arco

Dhanurasana

Modificación: agarre de tobillos con ambas manos.

1. Por el interior de los tobillos.

2. Por el exterior de los tobillos.

Tipo de postura: decúbito prono, inclinación hacia atrás.

Punto de *drishti:* *bhrumadhye* o *ajna chakra* (tercer ojo, entre las cejas).

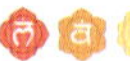 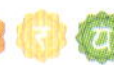 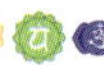

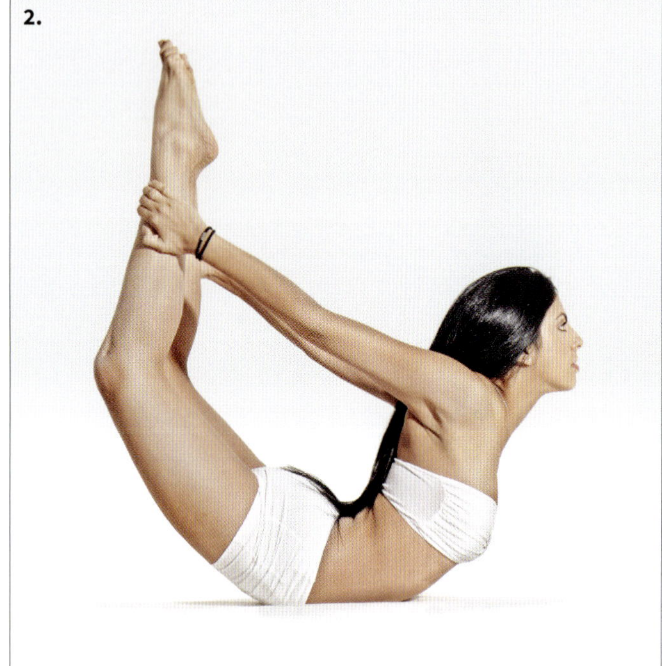

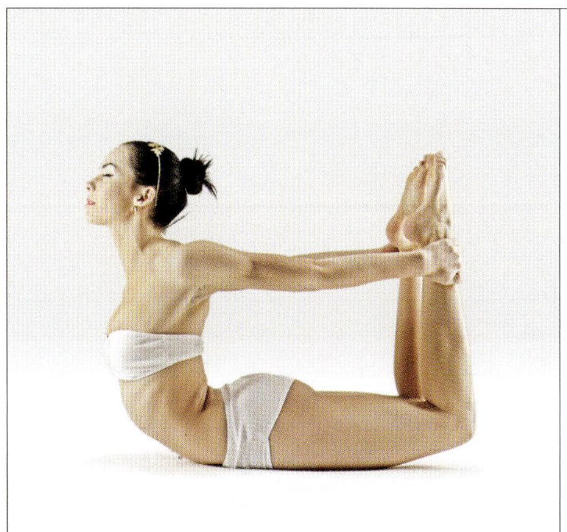

Postura del arco

Dhanurasana

Modificación: piernas flexionadas 90 grados, tobillos y rodillas juntas, dedos de los pies apuntando al cielo.

Tipo de postura: decúbito prono, inclinación hacia atrás.

Punto de *drishti*: *bhrumadhye* o *ajna chakra* (tercer ojo, entre las cejas).

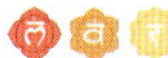

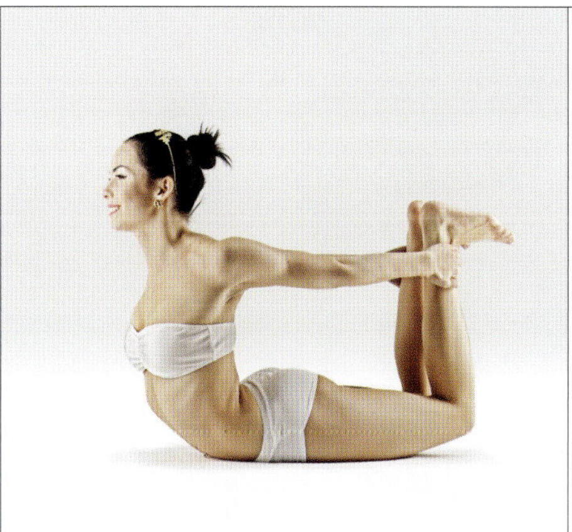

Postura del arco

Dhanurasana

Modificación: piernas flexionadas 90 grados, tobillos y rodillas juntos, pies hacia atrás paralelos al suelo.

Tipo de postura: decúbito prono, inclinación hacia atrás.

Punto de *drishti*: *bhrumadhye* o *ajna chakra* (tercer ojo, entre las cejas), *nasagrai* o *nasagre* (nariz).

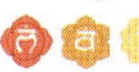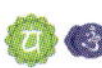

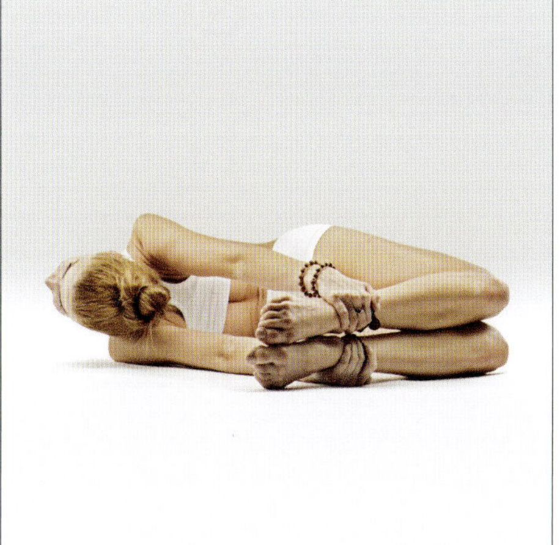

Postura del arco lateral

Parshva dhanurasana

Tipo de postura: decúbito supino, decúbito prono, inclinación hacia atrás.

Punto de *drishti*: *bhrumadhye* o *ajna chakra* (tercer ojo, entre las cejas).

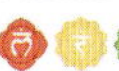

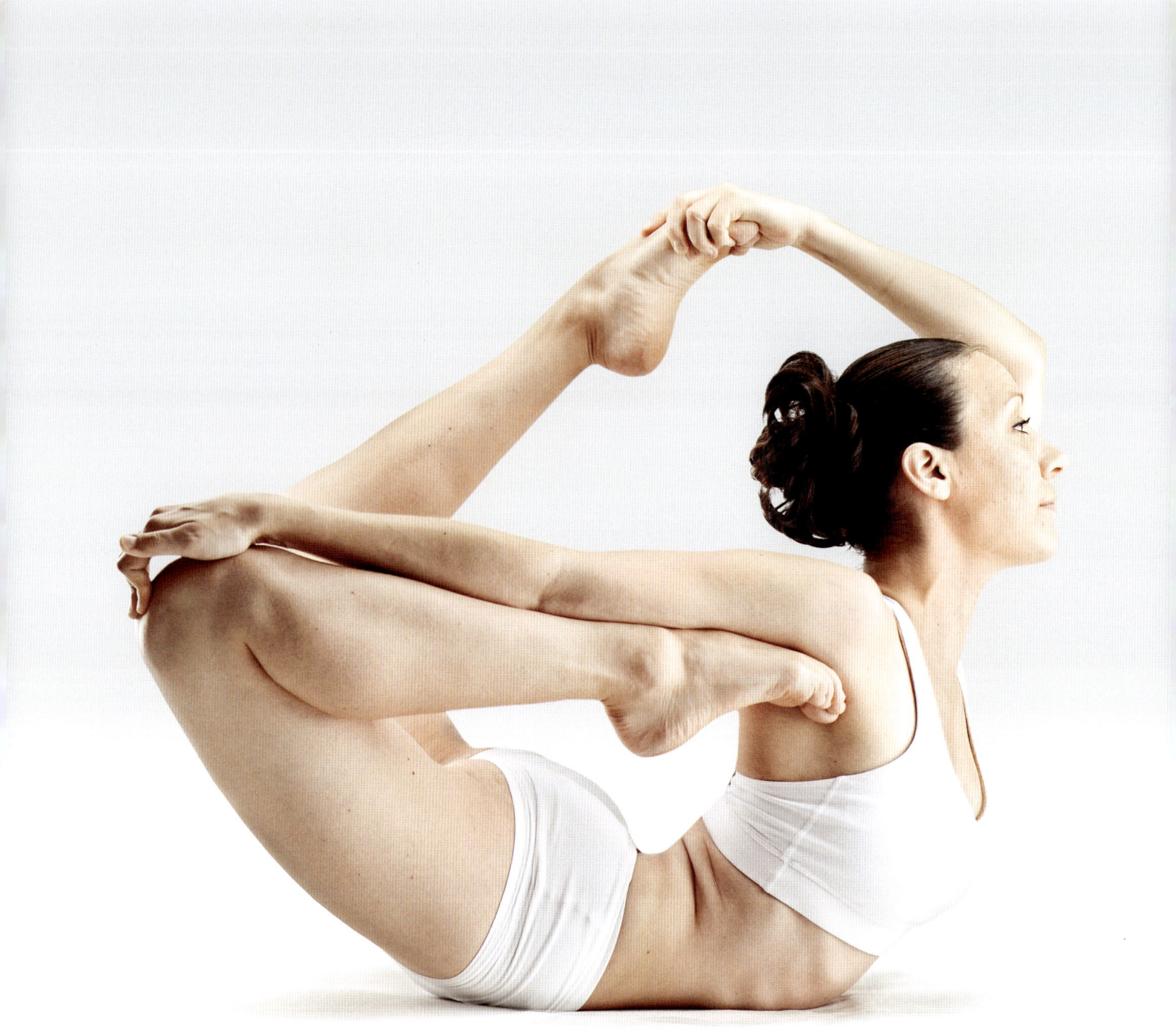

Siddhar Konganar con una sola pierna

Eka Pada Konganarasana

Tipo de postura: decúbito prono, inclinación hacia atrás.

Punto de *drishti:* *nasagrai* o *nasagre* (nariz) o *bhrumadhye* o *ajna chakra* (tercer ojo, entre las cejas).

eka = uno
pada = pie o pierna
Konganar = uno de los Siddhars

Cómo realizar la postura:

1. Comienza por tumbarte boca abajo con las piernas extendidas hacia atrás. Realiza *mula bandha, uddhiyana bandha* y la respiración *ujjayi.*

2. Exhala y apoya los antebrazos en el suelo con los hombros por encima de los codos. Inhala, extiende el cuello, lleva los omóplatos hacia abajo y siente la inclinación hacia atrás en la parte superior de la espalda.

3. En la siguiente exhalación, presiona firmemente con las manos y extiende los brazos.

4. Exhala y dobla ambas rodillas, llevando los pies hacia la cabeza.

5. En la siguiente exhalación, lleva la mano derecha por detrás de ti y agárrate la espinilla derecha. Desliza la mano derecha hasta que el pie derecho llegue a la axila derecha y la mano derecha se apoye en la rodilla derecha.

6. Inhala y lleva el brazo izquierdo hacia arriba y por encima de la cabeza. Exhala y agárrate el pie izquierdo con la mano izquierda, manteniendo el codo izquierdo cerca de la oreja.

7. Mantén la postura durante al menos 30 segundos y hasta 90 con el fin de recibir todos los beneficios del estiramiento.

8. Inhala, suelta las piernas una después de otra, y baja el pecho y los pies al suelo para volver a la postura inicial. Repite todos los movimientos por el otro lado.

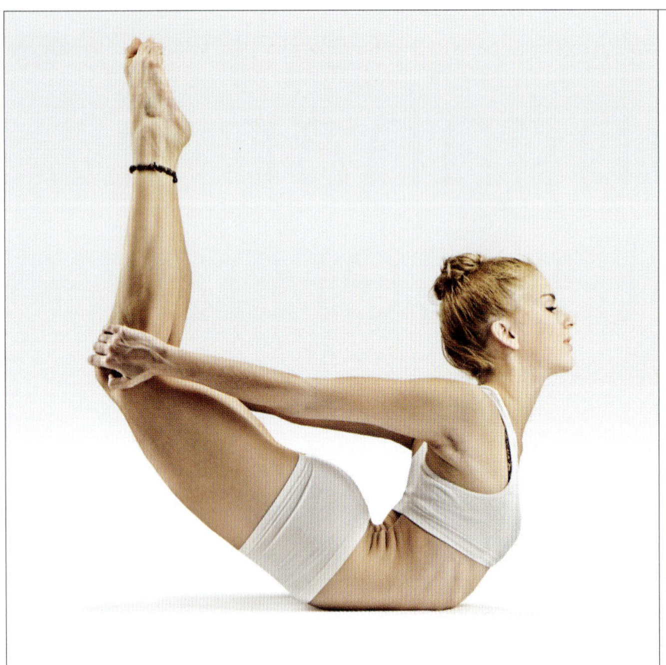

Postura del pequeño arco

Laghu Dhanurasana

Tipo de postura: decúbito prono, inclinación hacia atrás.
Punto de *drishti:* *nasagrai* o *nasagre* (nariz), *bhrumadhye* o *ajna chakra* (tercer ojo, entre las cejas).

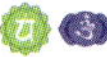

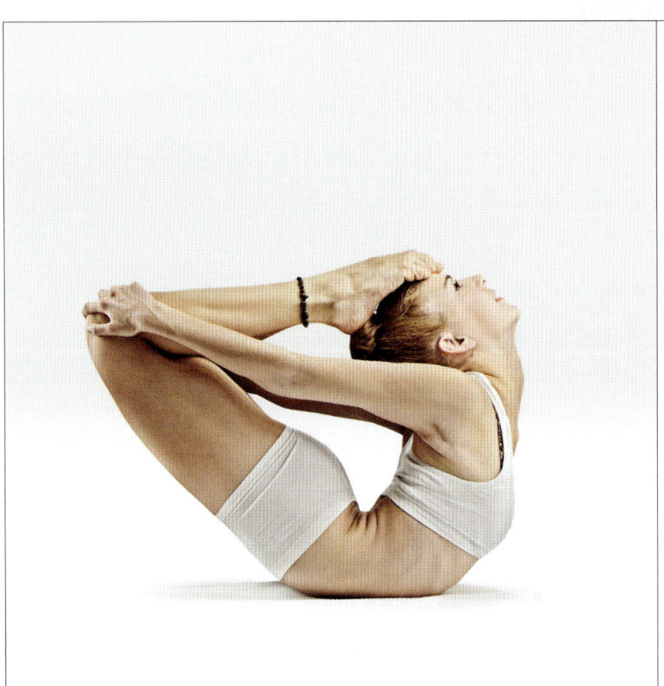

Postura del pequeño arco con los pies en la cabeza

Shirsha pada laghu dhanurasana

Tipo de postura: decúbito prono, inclinación hacia atrás.
Punto de *drishti:* *bhrumadhye* o *ajna chakra* (tercer ojo, entre las cejas).

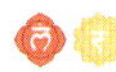

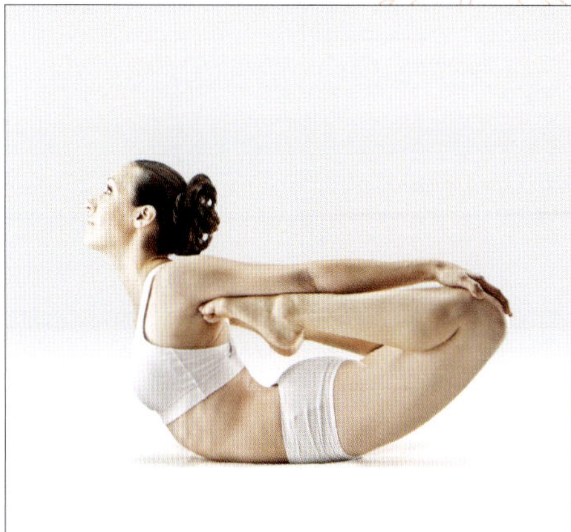

Postura dedicada a Siddhar Konganar

Konganarasana

Tipo de postura: decúbito prono, inclinación hacia atrás.
Punto de *drishti:* *bhrumadhye* o *ajna chakra* (tercer ojo, entre las cejas).

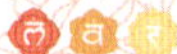

POSTURA DEL ARCO: AGARRE POR ENCIMA DE LA CABEZA, RODILLAS FLEXIONADAS

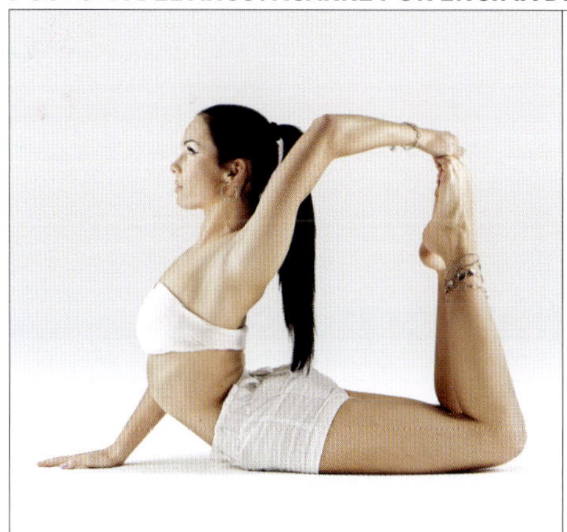

Postura del arco con agarre de ambos dedos gordos con una sola mano

Eka hasta dwi pada padangushta dhanurasana

Modificación: agarre de los dedos de ambos pies con una mano, la otra mano apoyada en el suelo.
Tipo de postura: decúbito prono, inclinación hacia atrás.
Punto de *drishti:* *bhrumadhye* o *ajna chakra* (tercer ojo, entre las cejas).

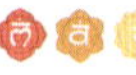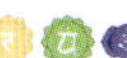

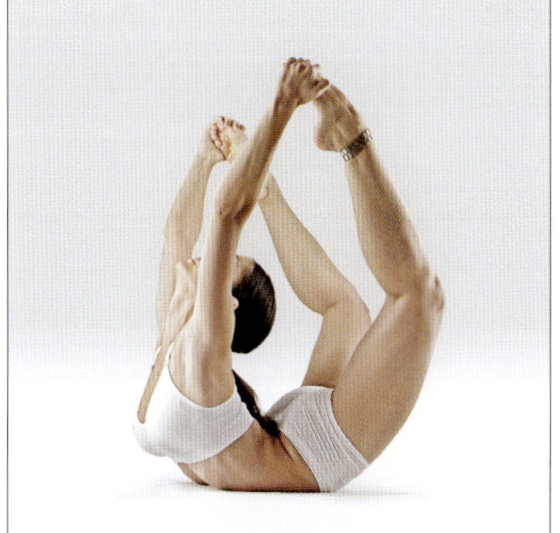

Postura del arco con agarre de los dedos gordos

Padangushta dhanurasana

Modificación: cabeza inclinada hacia atrás.
Tipo de postura: decúbito prono, inclinación hacia atrás.
Punto de *drishti:* *bhrumadhye* o *ajna chakra* (tercer ojo, entre las cejas).

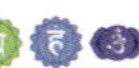

Postura del arco con agarre de los dedos gordos

Padangushta dhanurasana

Modificación: 1. Pies en la cara.

2. Talones en la frente.

Tipo de postura: decúbito prono, inclinación hacia atrás.

Punto de *drishti*: *bhrumadhye* o *ajna chakra* (tercer ojo, entre las cejas).

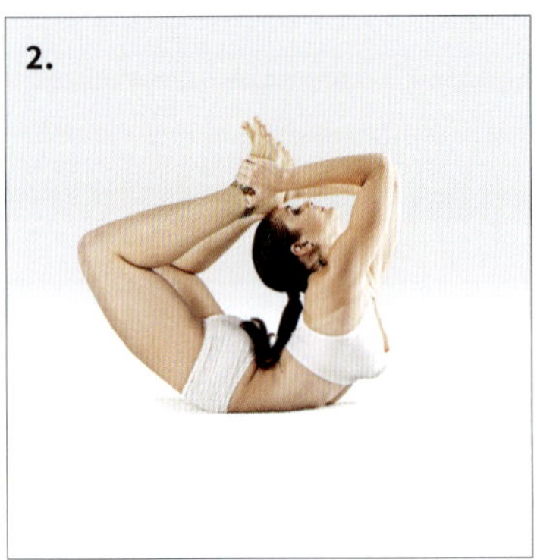

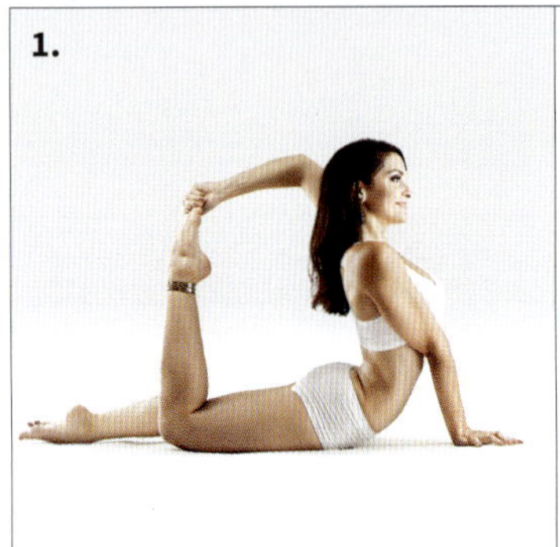

POSTURA DEL ARCO: AGARRE POR ENCIMA DE LA CABEZA, UNA RODILLA FLEXIONADA, UNA PIERNA EXTENDIDA

Postura del arco con una sola pierna con agarre del dedo gordo con una sola mano

Eka hasta eka pada padangushta dhanurasana

Modificación: 1. Agarre del pie opuesto por encima de la cabeza.

2. Inclinación hacia atrás.

Tipo de postura: decúbito prono, inclinación hacia atrás.

Punto de *drishti*: *nasagrai* o *nasagre* (nariz), *bhrumadhye* o *ajna chakra* (tercer ojo, entre las cejas).

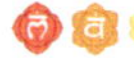

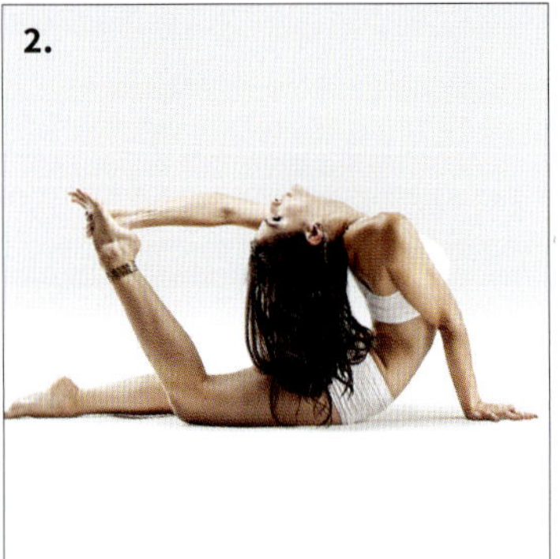

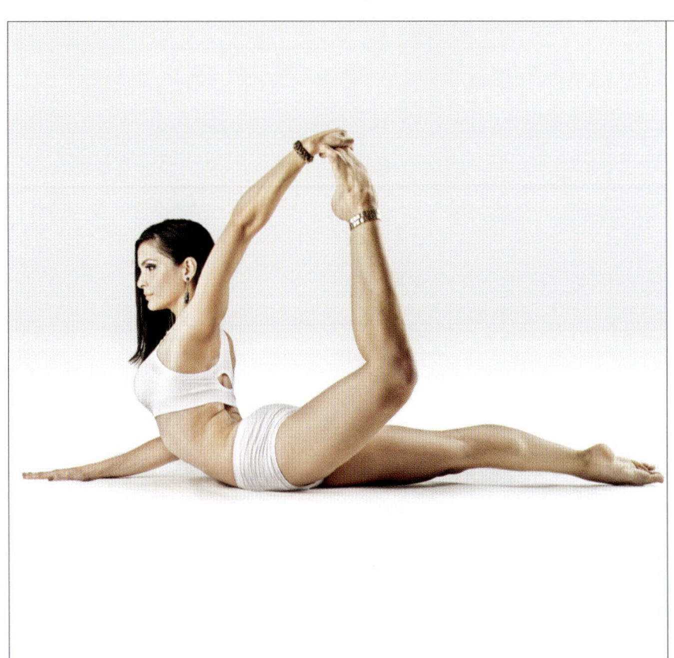

Postura del arco con una sola pierna con agarre del dedo gordo con una sola mano

Eka hasta eka pada padangushta dhanurasana

Modificación: agarre del pie con la mano del mismo lado por encima de la cabeza.

Tipo de postura: decúbito prono, inclinación hacia atrás.

Punto de *drishti*: *nasagrai* o *nasagre* (nariz), *bhrumadhye* o *ajna chakra* (tercer ojo, entre las cejas).

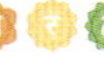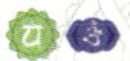

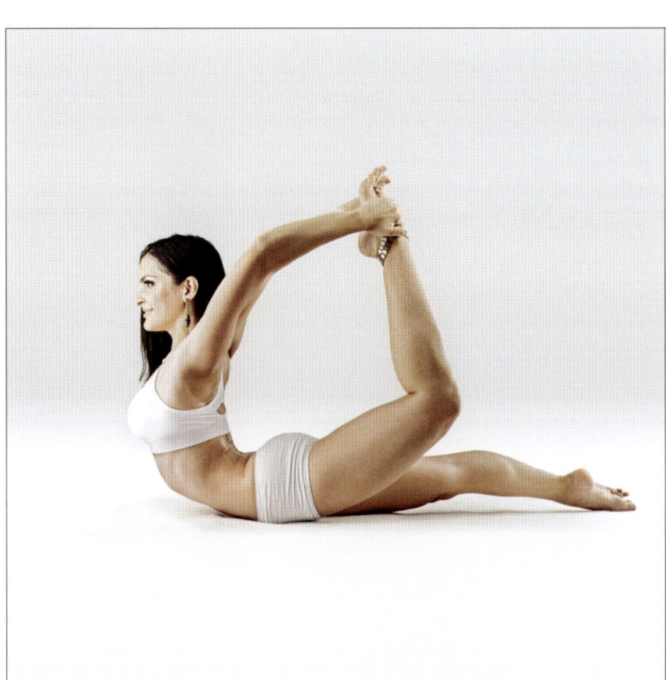

Postura del arco con una sola pierna con agarre del dedo gordo con ambas manos

Dwi hasta eka pada padangushta dhanurasana

Modificación: agarre del pie con ambas manos por encima de la cabeza.

Tipo de postura: decúbito prono, inclinación hacia atrás.

Punto de *drishti*: *nasagrai* o *nasagre* (nariz), *bhrumadhye* o *ajna chakra* (tercer ojo, entre las cejas).

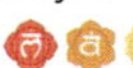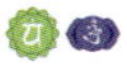

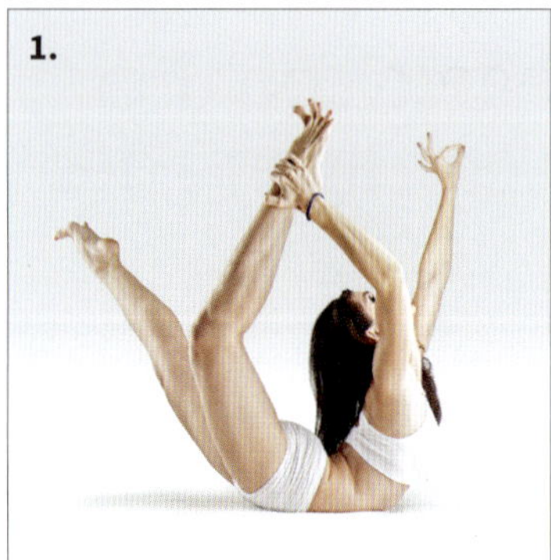

Postura dedicada a la diosa Kamala

Kamalasana

También conocida como: postura del barco hacia arriba con una mano hacia el dedo gordo del pie *(urdhva mukha eka hasta padangushta navasana).*

Modificación: 1: Agarre de tobillo.

2. Pie hacia el hombro.

Tipo de postura: decúbito prono, inclinación hacia atrás.

Punto de *drishti:* *bhrumadhye* o *ajna chakra* (tercer ojo, entre las cejas).

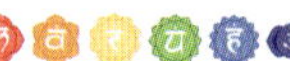

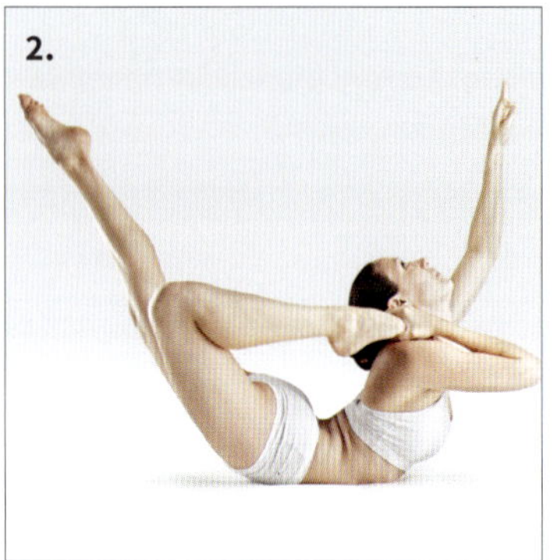

Postura del arco invertida

Parivritta dhanurasana

Tipo de postura: decúbito prono, inclinación hacia atrás, torsión.

Punto de *drishti:* *bhrumadhye* o *ajna chakra* (tercer ojo, entre las cejas), *Padhayoragrai* o *padayoragre* (dedos de los pies/pies).

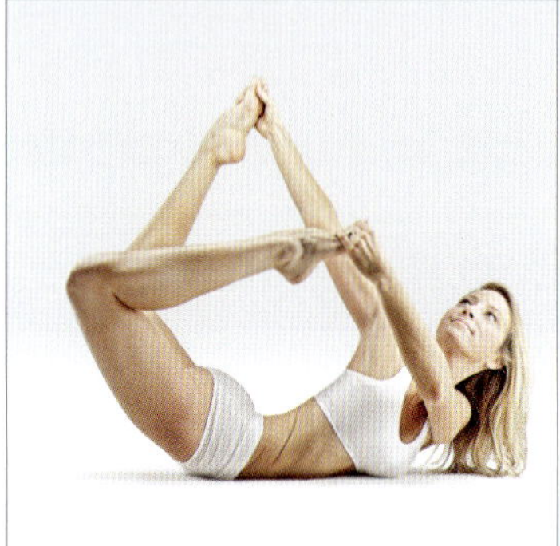
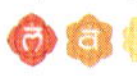

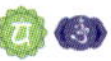

Postura del arco

Dhanurasana

Modificación: piernas cruzadas.

Tipo de postura: decúbito prono, inclinación hacia atrás.

Punto de *drishti:* *bhrumadhye* o *ajna chakra* (tercer ojo, entre las cejas).

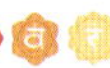
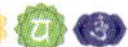

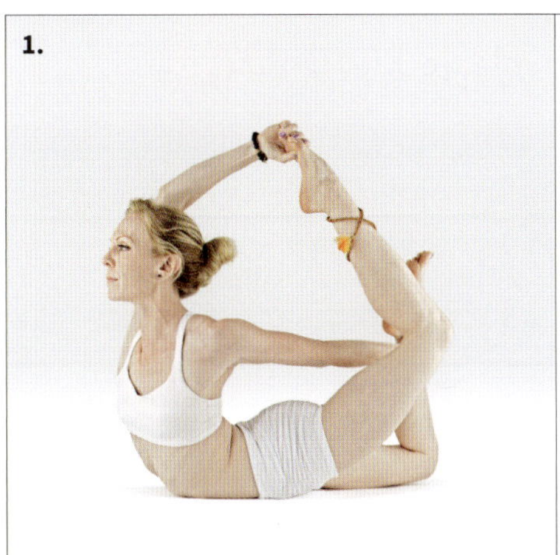

Postura del arco con agarre del dedo gordo

Padangushta dhanurasana

También conocida como: postura del arco difícil *(dur dhanurasana)*.

Modificación: agarre del tobillo opuesto por debajo de la cabeza, agarre con la otra mano del pie opuesto por encima de la cabeza.

1. Una rodilla en el suelo.

2. Ambas rodillas separadas del suelo.

Tipo de postura: decúbito prono, inclinación hacia atrás.

Punto de *drishti:* *nasagrai* o *nasagre* (nariz), *bhrumadhye* o *ajna chakra* (tercer ojo, entre las cejas).

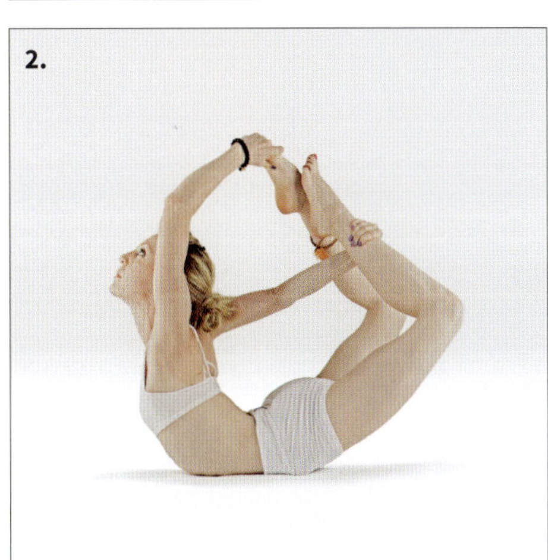

Postura del arco con agarre del dedo gordo

Padangushta dhanurasana

Modificación: un pie hacia el hombro.

Tipo de postura: decúbito prono, inclinación hacia atrás.

Punto de *drishti:* *bhrumadhye* o *ajna chakra* (tercer ojo, entre la ceja).

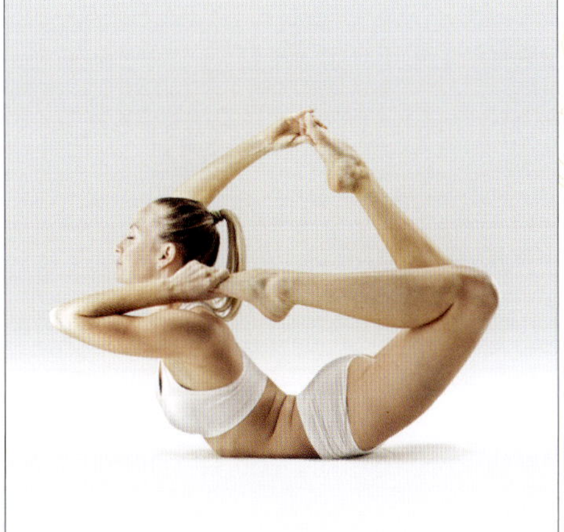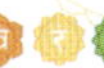

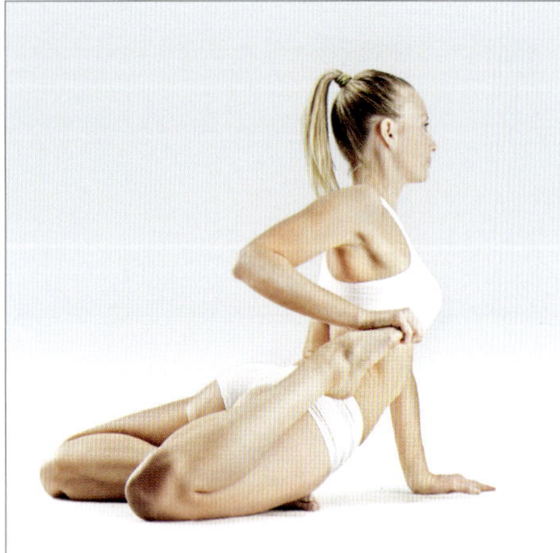

Postura de la rana en la postura del medio loto

Ardha padma bhekasana

Tipo de postura: decúbito prono, inclinación hacia atrás.
Punto de *drishti:* *bhrumadhye* o *ajna chakra* (tercer ojo, entre las cejas).

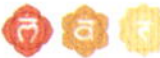  

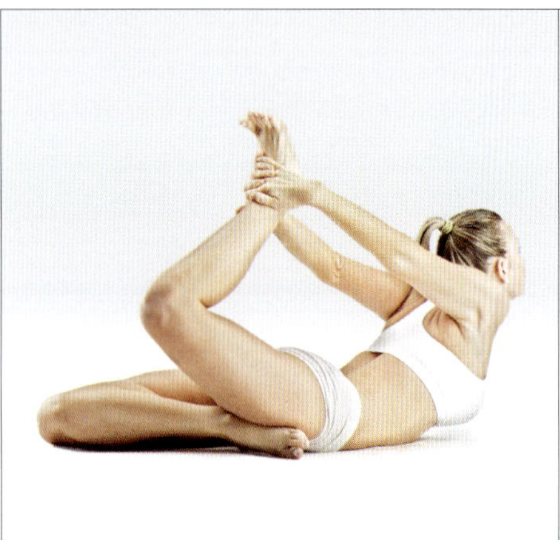

Postura del arco en la postura del medio loto

Ardha padma dhanurasana

Modificación: agarre de tobillo con ambas manos por debajo de la cabeza.
Tipo de postura: decúbito prono, inclinación hacia atrás.
Punto de *drishti:* *bhrumadhye* o *ajna chakra* (tercer ojo, entre las cejas).

   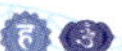

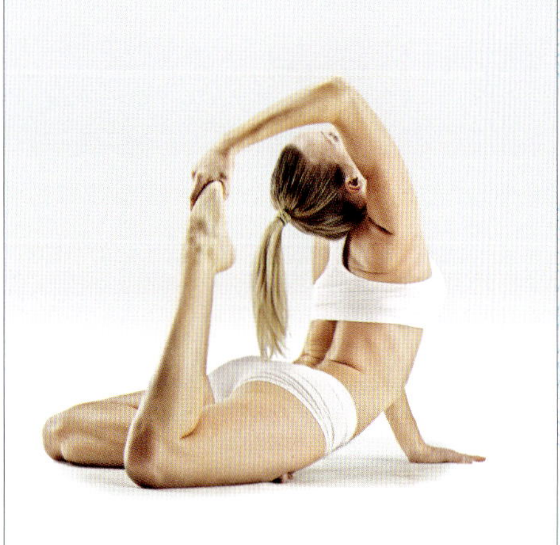

Postura del arco en la postura del medio loto con agarre del dedo gordo con una sola mano

Ardha padma eka hasta eka pada padangushta dhanurasana

Modificación: agarre del pie del mismo lado por encima de la cabeza, la otra mano apoyada en el suelo.
Tipo de postura: decúbito prono, inclinación hacia atrás.
Punto de *drishti:* *bhrumadhye* o *ajna chakra* (tercer ojo, entre las cejas).

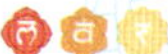 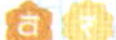 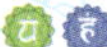 

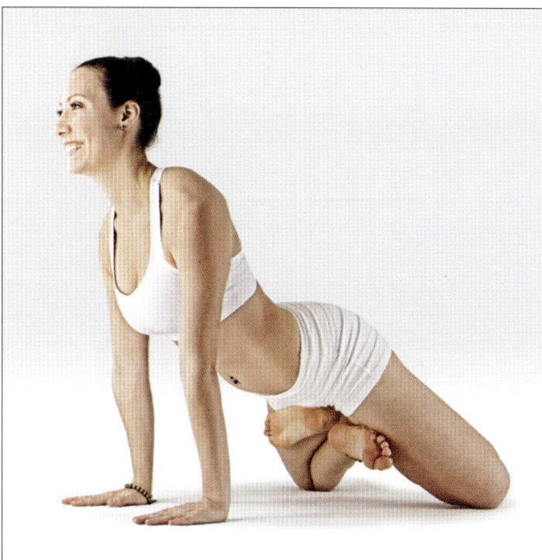

Postura de la cobra en la postura del loto

Padma bhujangasana

Modificación: ambas manos en el suelo, caderas separadas del suelo, brazos rectos.

Tipo de postura: decúbito prono, inclinación hacia atrás.

Punto de *drishti:* *bhrumadhye* o *ajna chakra* (tercer ojo, entre las cejas).

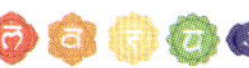

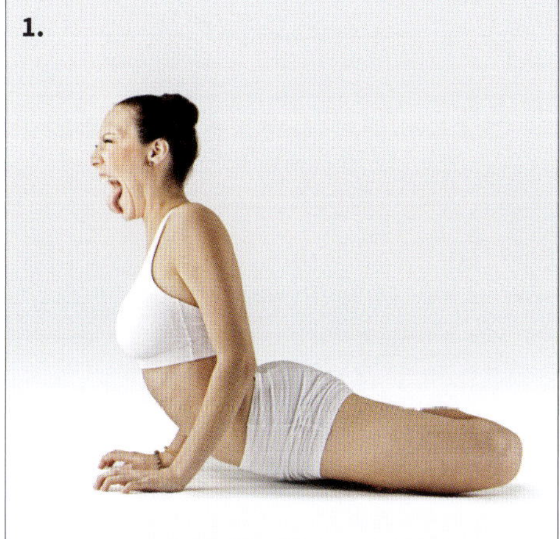

Postura del león dedicada a un avatar de Vishnu

Narasimhasana

También conocida como: postura del león *(simhasana).*

Modificación: posición de las piernas en la postura del loto completa.

1. Codos flexionados, dedos en garras de león.

2. Brazos rectos, palmas de las manos apoyadas en el suelo.

Tipo de postura: decúbito prono, inclinación hacia atrás.

Punto de *drishti:* *bhrumadhye* o *ajna chakra* (tercer ojo, entre las cejas).

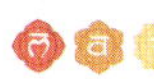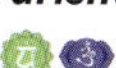

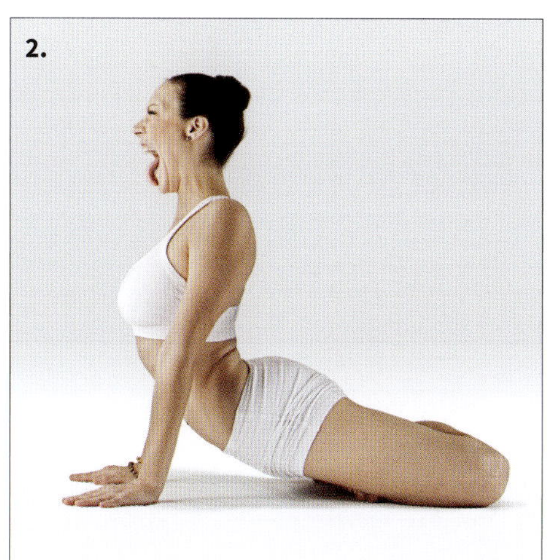

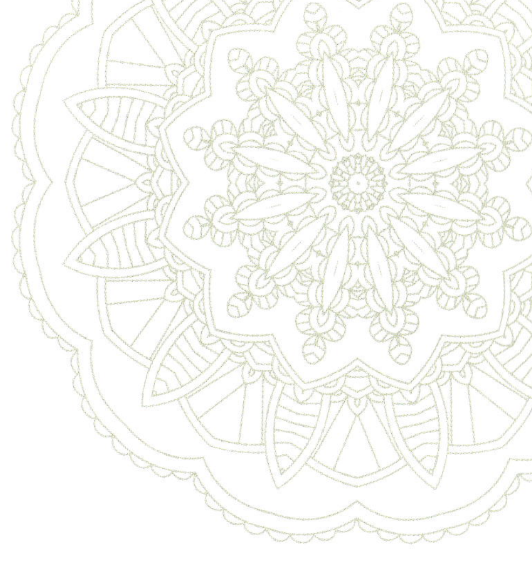

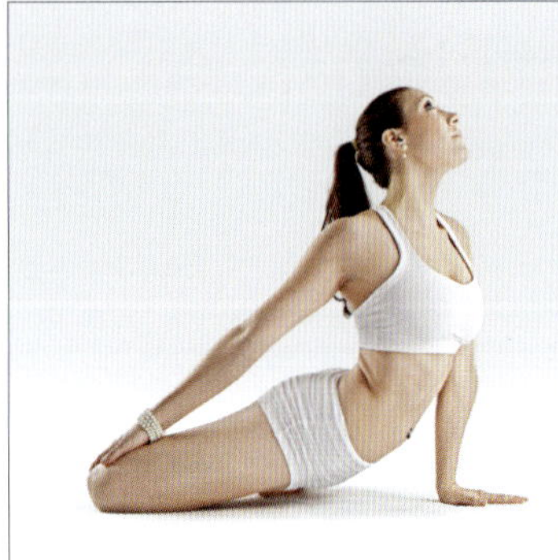

Postura de la cobra con una mano en la postura del loto

Eka hasta padma bhujangasana

Tipo de postura: decúbito prono, inclinación hacia atrás.

Punto de *drishti*: *bhrumadhye* o *ajna chakra* (tercer ojo, entre las cejas).

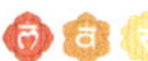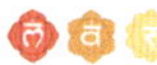

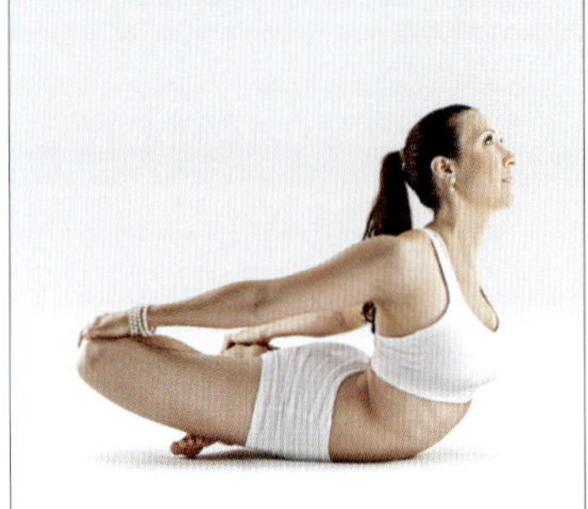

Postura de la cobra en la postura del loto

Padma bhujangasana

Tipo de postura: decúbito prono, inclinación hacia atrás.

Punto de *drishti*: *bhrumadhye* o *ajna chakra* (tercer ojo, entre las cejas).

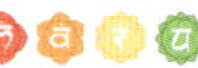

POSTURA DEL SABIO GHERANDA: AGARRE POR DEBAJO DE LA CABEZA

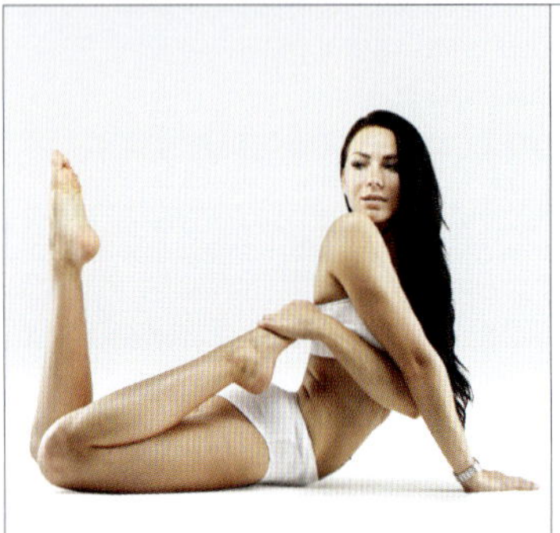

Postura dedicada al sabio Gheranda 1 con torsión

Parivritta ardha gherandasana 1

Tipo de postura: decúbito prono, inclinación hacia atrás, torsión.

Punto de *drishti*: *parshva drishti* (hacia la derecha), *parshva drishti* (hacia la izquierda).

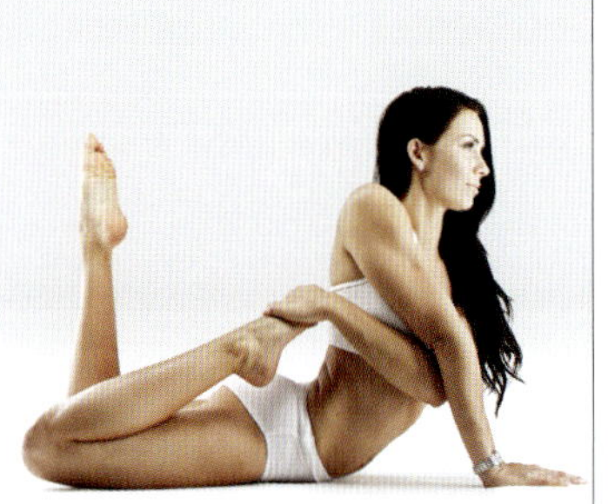

Media postura dedicada al sabio Gheranda 1

Ardha gherandasana 1

Tipo de postura: decúbito prono, inclinación hacia atrás.

Punto de *drishti*: *nasagrai* o *nasagre* (nariz).

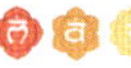

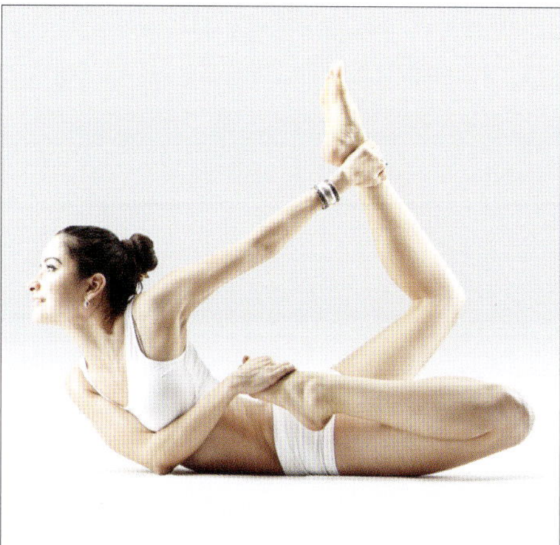

Postura dedicada al sabio Gheranda 5B

Gherandasana **5B**

Modificación: agarre por debajo de la cabeza, agarre de tobillo, codo en el suelo.

Tipo de postura: decúbito prono, inclinación hacia atrás, torsión.

Punto de *drishti*: *bhrumadhye* o *ajna chakra* (tercer ojo, entre las cejas).

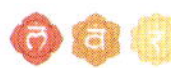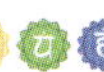

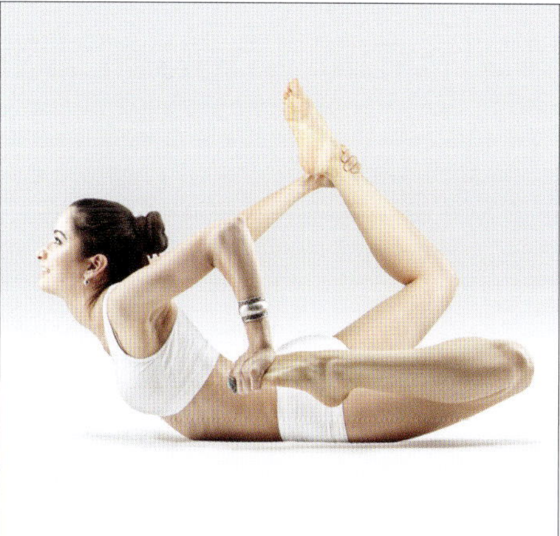

Postura dedicada al sabio Gheranda 1B

Gherandasana **1B**

Modificación: agarre por debajo de la cabeza.

Tipo de postura: decúbito prono, inclinación hacia atrás.

Punto de *drishti*: *bhrumadhye* o *ajna chakra* (tercer ojo, entre las cejas).

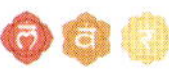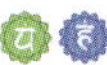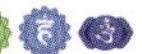

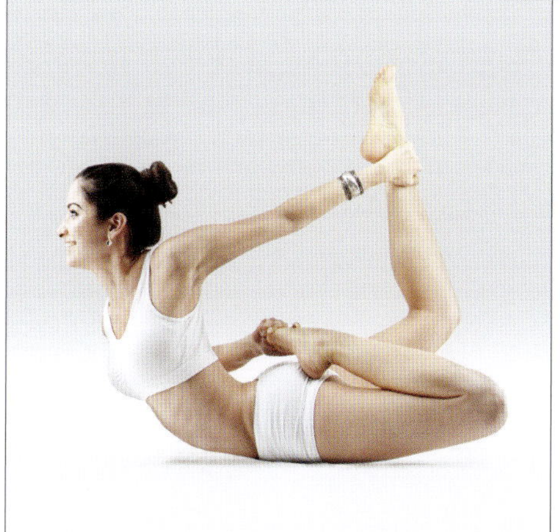

Postura dedicada al sabio Gheranda 6

Gherandasana **6**

Modificación: agarre por debajo de la cabeza.

Tipo de postura: decúbito prono, inclinación hacia atrás, agarre.

Punto de *drishti*: *bhrumadhye* o *ajna chakra* (tercer ojo, entre las cejas).

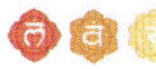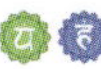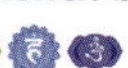

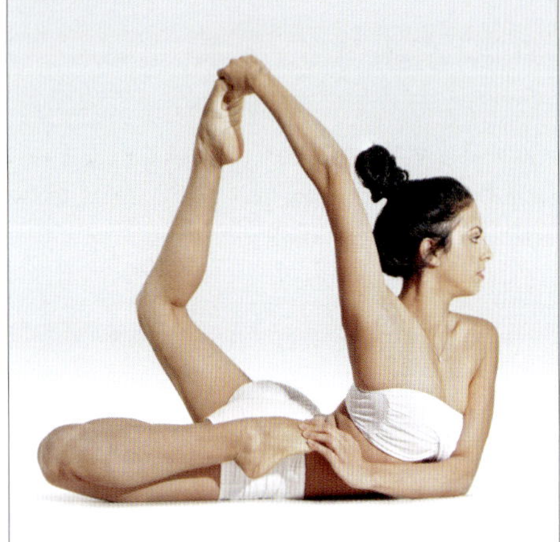

Postura dedicada al sabio Gheranda 5

Gherandasana 5

Tipo de postura: decúbito prono, inclinación hacia atrás, agarre.
Punto de *drishti*: *nasagrai* o *nasagre* (nariz), *bhrumadhye* o *ajna chakra* (tercer ojo, entre las cejas).

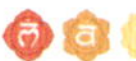

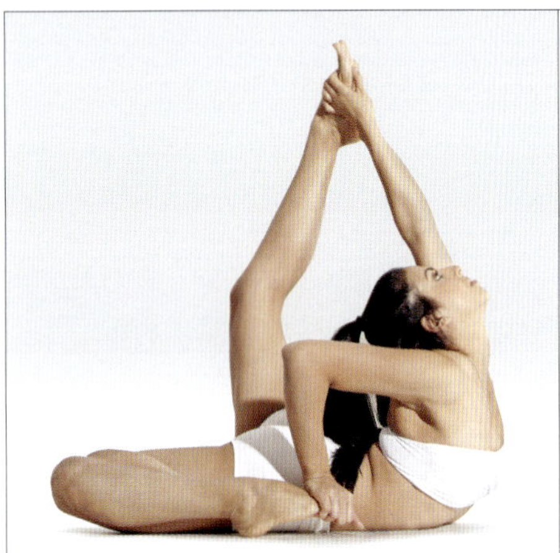

Postura dedicada al sabio Gheranda 1

Gherandasana 1

Tipo de postura: decúbito prono, inclinación hacia atrás.
Punto de *drishti*: *bhrumadhye* o *ajna chakra* (tercer ojo, entre las cejas).

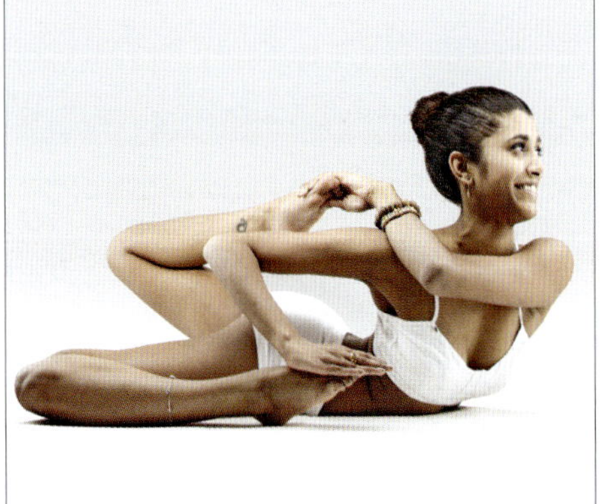

Postura dedicada al sabio Gheranda 2

Gherandasana 2

Tipo de postura: decúbito prono, inclinación hacia atrás, agarre.
Punto de *drishti*: *bhrumadhye* o *ajna chakra* (tercer ojo, entre las cejas).

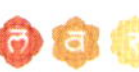

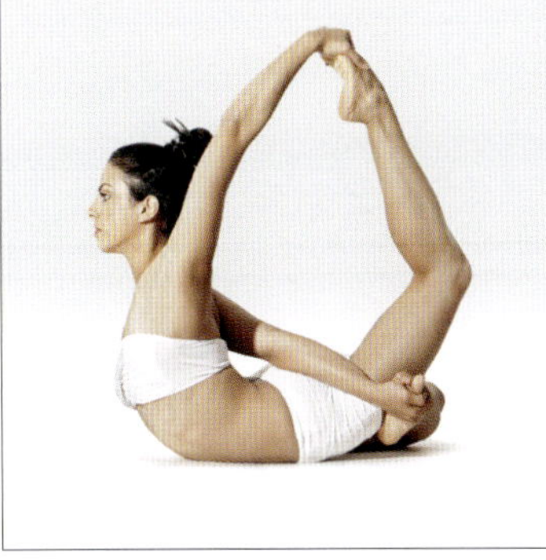

Postura dedicada al sabio Gheranda 3

Gherandasana **3**

Tipo de postura: decúbito prono, inclinación hacia atrás, agarre.
Punto de *drishti:* *nasagrai* o *nasagre* (nariz), *bhrumadhye* o *ajna chakra* (tercer ojo, entre las cejas).

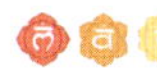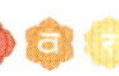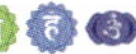

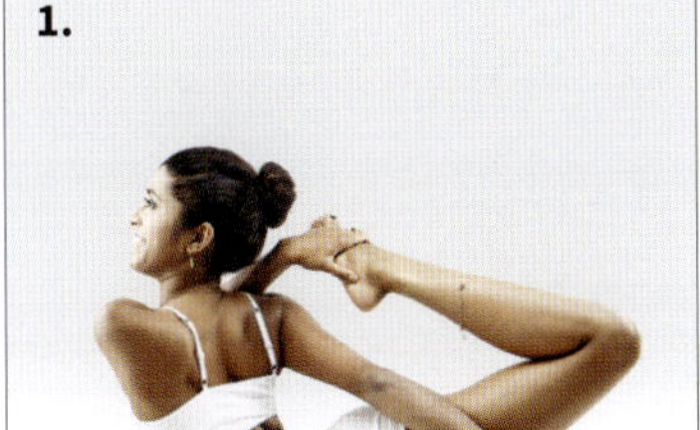

Postura dedicada al sabio Gheranda 4

Gherandasana **4**

Modificación: 1. Vista posterior.
2. Vista frontal.
Tipo de postura: decúbito prono, inclinación hacia atrás, unión, torsión.
Punto de *drishti:* *bhrumadhye* o *ajna chakra* (tercer ojo, entre las cejas).

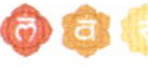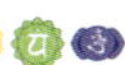

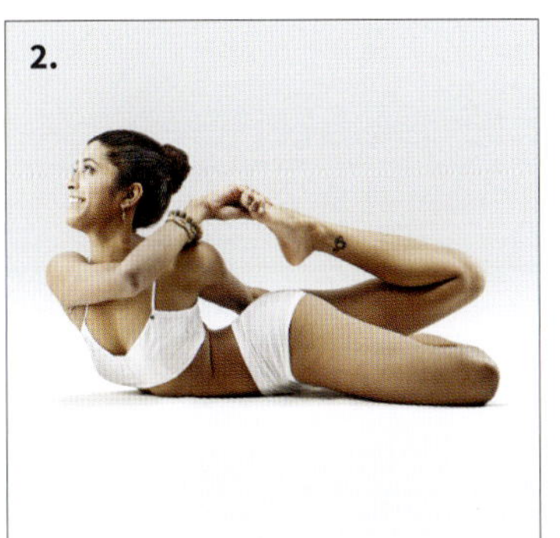

INCLINACIÓN HACIA ATRÁS: PIERNAS EN GARUDA: AGARRE POR DEBAJO DE LA CABEZA

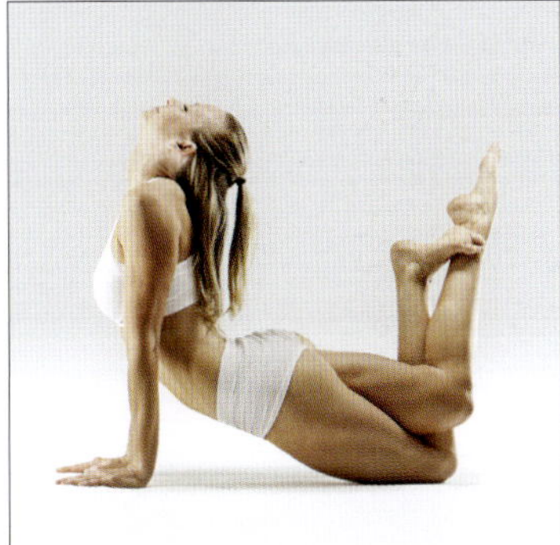

Postura de la cobra con las piernas entrelazadas

Parivitta pada bhujangasana

Tipo de postura: decúbito prono, inclinación hacia atrás.
Punto de *drishti:* *bhrumadhye* o *ajna chakra* (tercer ojo, entre las cejas).

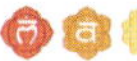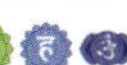

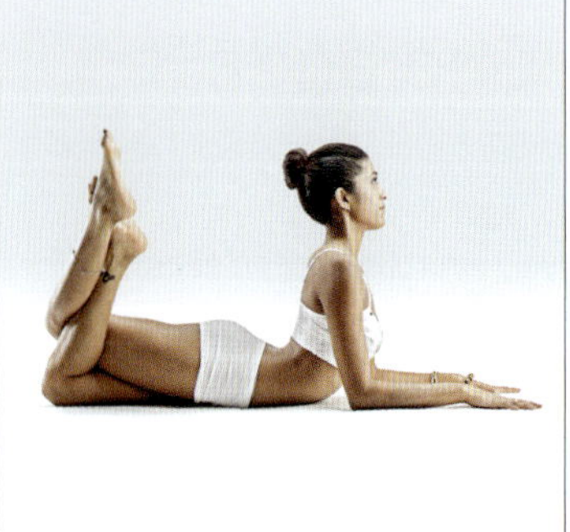

Postura de la cobra con las piernas entrelazadas con apoyo

Salamba parivid pada bhujangasana

También conocida como: postura de la esfinge con las piernas entrelazadas con apoyo.
Tipo de postura: decúbito prono, inclinación hacia atrás.
Punto de *drishti*: *bhrumadhye* o *ajna chakra* (tercer ojo, entre las cejas).

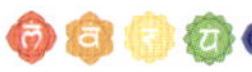

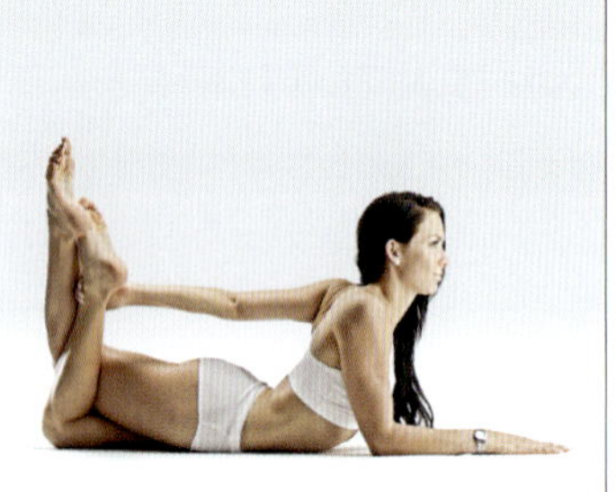

Posición de las piernas de la postura a Garuda en el arco con una mano

Pada garudasana en *eka hasta dhanurasana*

Modificación: antebrazo apoyado en el suelo, agarre del tobillo con la otra mano por debajo de la cabeza.
Tipo de postura: decúbito prono, inclinación hacia atrás.
Punto de *drishti*: *bhrumadhye* o *ajna chakra* (tercer ojo, entre las cejas). 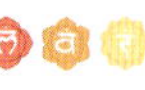

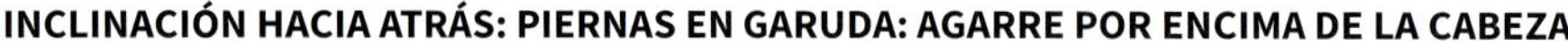

INCLINACIÓN HACIA ATRÁS: PIERNAS EN GARUDA: AGARRE POR ENCIMA DE LA CABEZA

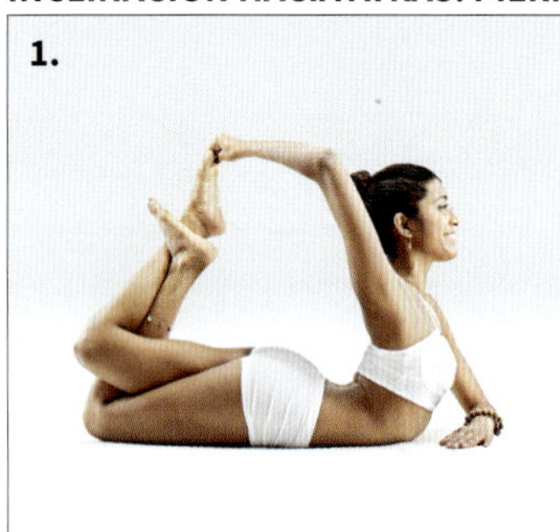

Posición de las piernas de la postura dedicada a Garuda en la postura del arco con un agarre del dedo gordo con una mano

Pada garudasana en *eka hasta padangushta dhanurasana*

Modificación: antebrazo apoyado en el suelo.
1. Agarre del pie superior.
2. Agarre del pie inferior.
Tipo de postura: decúbito prono, inclinación hacia atrás.
Punto de *drishti*: *bhrumadhye* o *ajna chakra* (tercer ojo, entre las cejas).

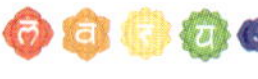

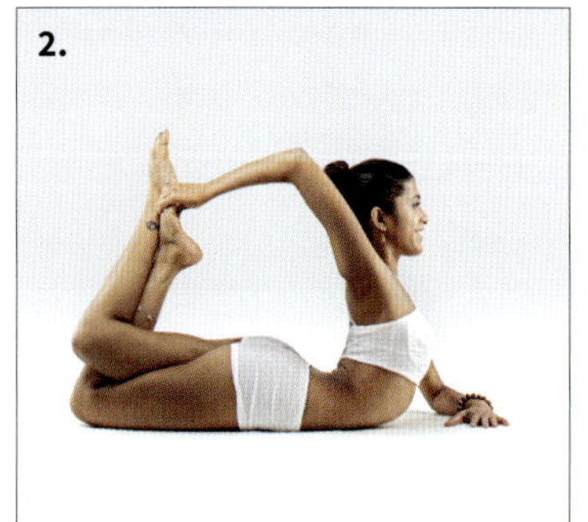

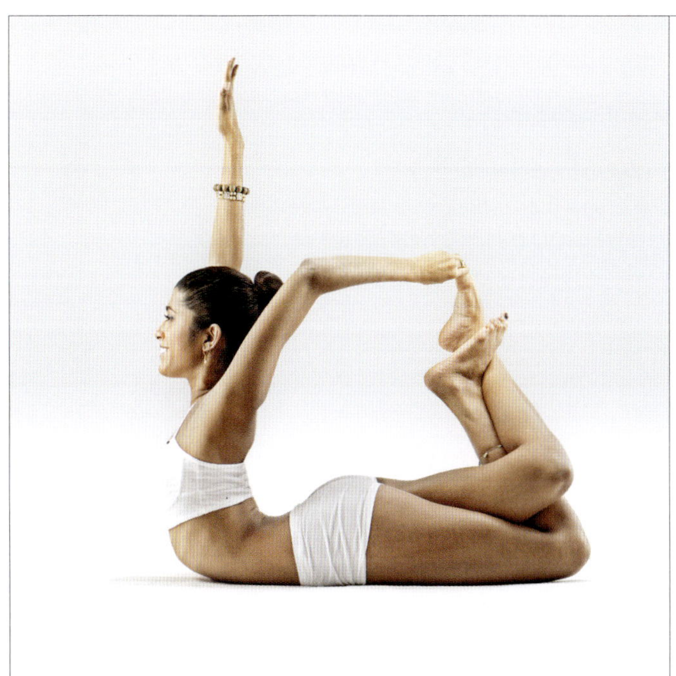

Posición de las piernas sin apoyo de la postura dedicada a Garuda en la posición de arco con agarre del dedo gordo con una mano

Niralamba pada garudasana** en **eka hasta padangushta dhanurasana

También conocida como: posición del arco con las piernas entrelazadas y agarre del dedo gordo con una sola mano *(eka hasta pada parivid dhanurasana)*.

Tipo de postura: decúbito prono, inclinación hacia atrás.

Punto de *drishti*: *bhrumadhye* o *ajna chakra* (tercer ojo, entre las cejas).

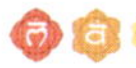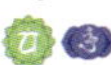

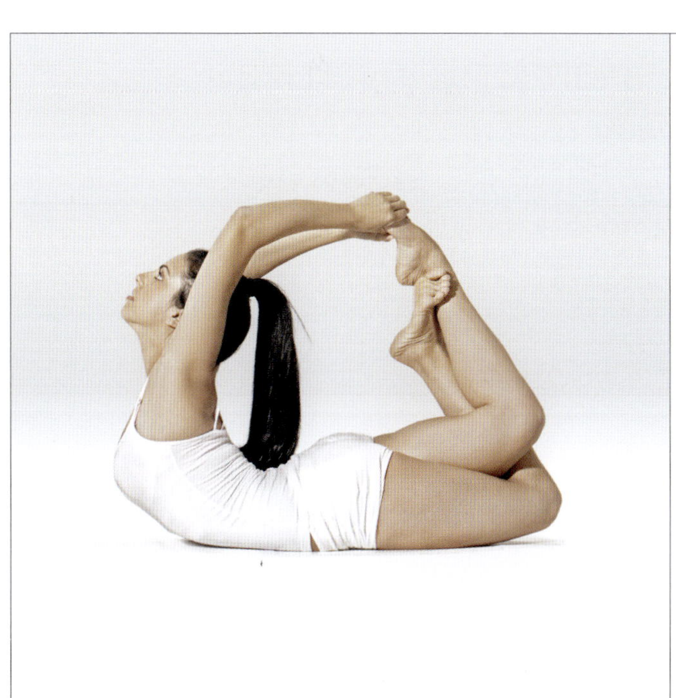

Posición de las piernas de la postura dedicada a Garuda en la postura del arco con agarre del dedo gordo con ambas manos

Pada garudasana** en **padangushta dhanurasana

También conocida como: postura del arco difícil *(dur dhanurasana)*.

Tipo de postura: decúbito prono, inclinación hacia atrás.

Punto de *drishti*: *bhrumadhye* o *ajna chakra* (tercer ojo, entre las cejas).

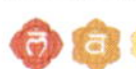

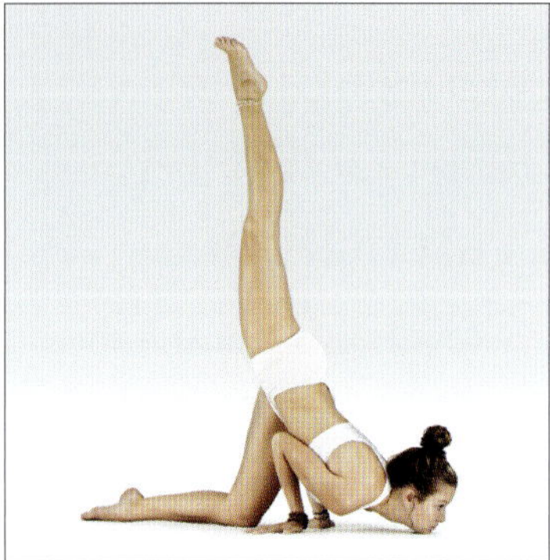

Postura de la langosta invertida con una sola pierna

Eka pada viparita shalabhasana

Tipo de postura: decúbito prono, inclinación hacia atrás, invertida.

Punto de *drishti:* *bhrumadhye* o *ajna chakra* (tercer ojo, entre las cejas).

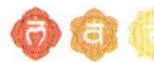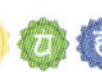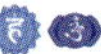

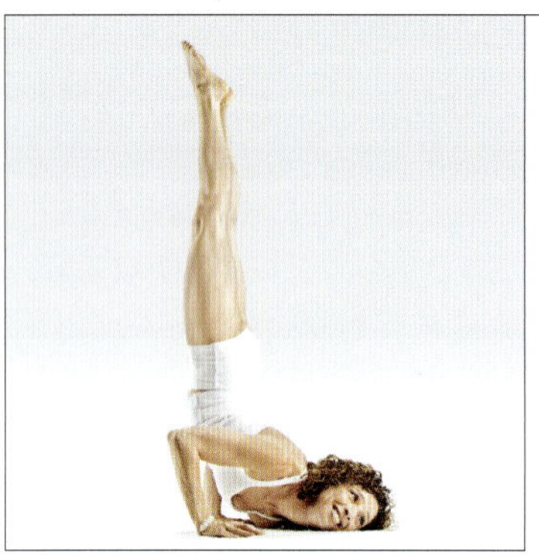

Postura de la cara formidable en la postura del báculo con presión de la oreja

Karnapida danda ganda bherundasana

Tipo de postura: decúbito prono, inclinación hacia atrás, invertida.

Punto de *drishti:* *bhrumadhye* o *ajna chakra* (tercer ojo, entre las cejas).

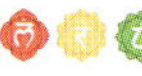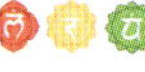

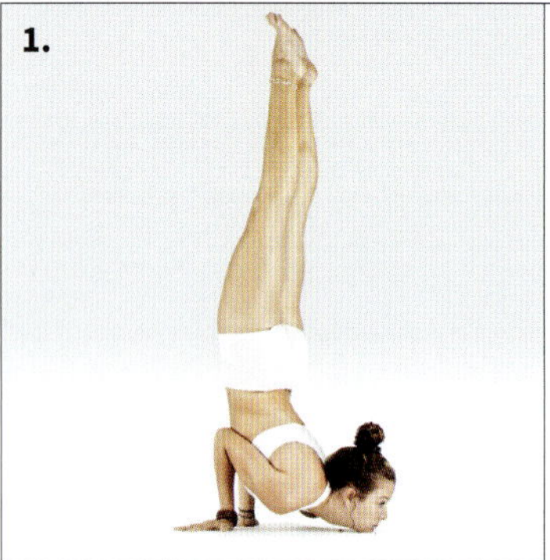

1.

Postura de la langosta invertida

Viparita shalabhasana

Modificación: 1. Barbilla apoyada en el suelo.

2. Pecho apoyado en el suelo, barbilla separada del suelo.

Tipo de postura: decúbito prono, inclinación hacia atrás, invertida.

Punto de *drishti:* *bhrumadhye* o *ajna chakra* (tercer ojo, entre las cejas).

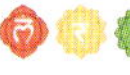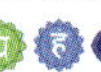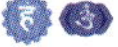

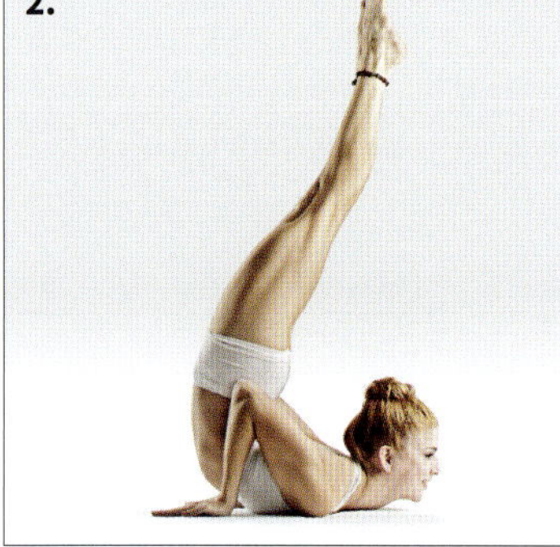

2.

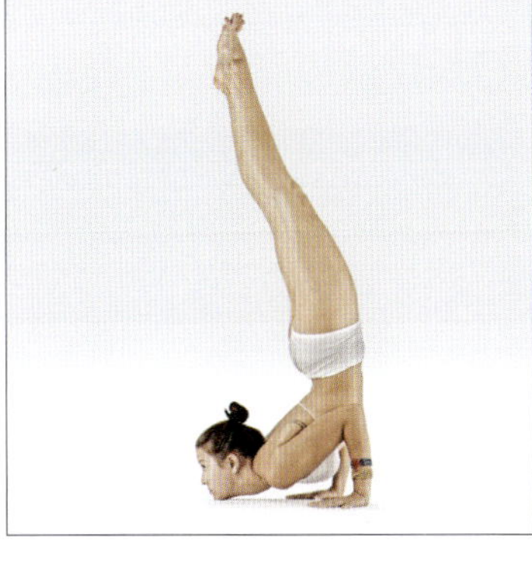

Posición de la cara formidable en la postura del báculo

Danda ganda bherundasana

También conocida como: postura de la langosta con estiramiento intenso A (*uttana shalabhasana* A).

Tipo de postura: decúbito prono, inclinación hacia atrás, invertida.

Punto de *drishti:* *bhrumadhye* o *ajna chakra* (tercer ojo, entre las cejas).

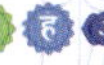

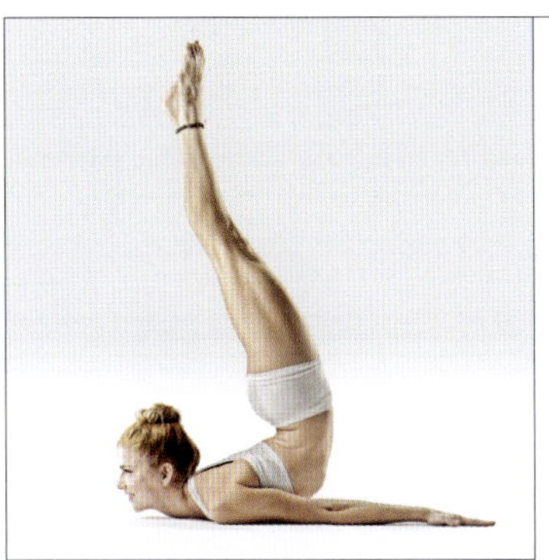

Postura de la langosta invertida

Viparita shalabhasana

También conocida como: postura de la langosta creciente *(urdhva shalabhasana).*

Modificación: brazos extendidos en el suelo, palmas de las manos hacia abajo, barbilla separada del suelo.

Tipo de postura: decúbito prono, inclinación hacia atrás, invertida.

Punto de *drishti:* *bhrumadhye* o *ajna chakra* (tercer ojo, entre las cejas).

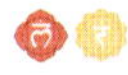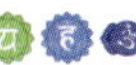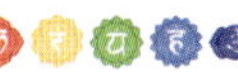

PECHO APOYADO EN EL SUELO: AMBOS EN LA CABEZA

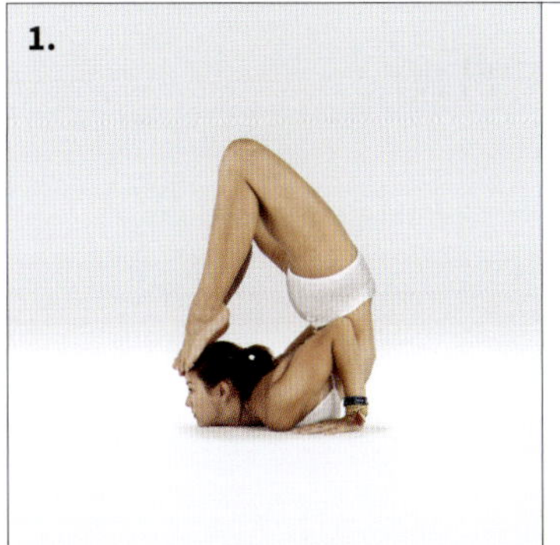

1.

Postura de la cara formidable

Ganda bherundasana

También conocida como: postura de la langosta completa *(purna shalabhasana),* y postura de la langosta con estiramiento intenso B (*uttana shalabhasana* B).

Modificación: dedos apuntando hacia delante, pies apoyados en la cabeza, pecho apoyado en el suelo.

1. Vista lateral.

2. Vista frontal.

Tipo de postura: decúbito prono, inclinación hacia atrás, invertida.

Punto de *drishti:* *bhrumadhye* o *ajna chakra* (tercer ojo, entre las cejas).

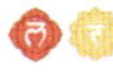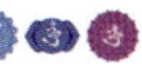

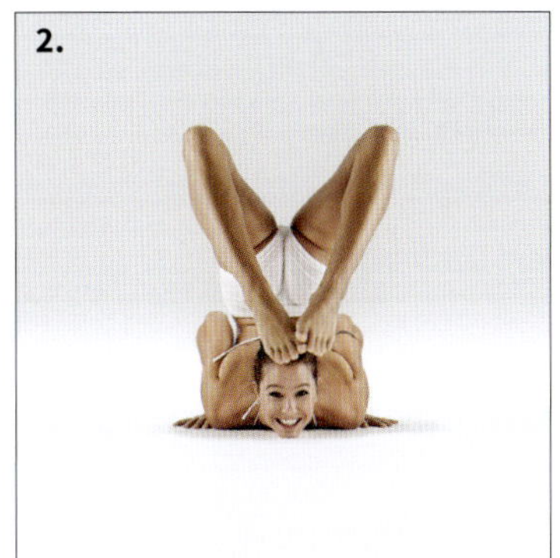

2.

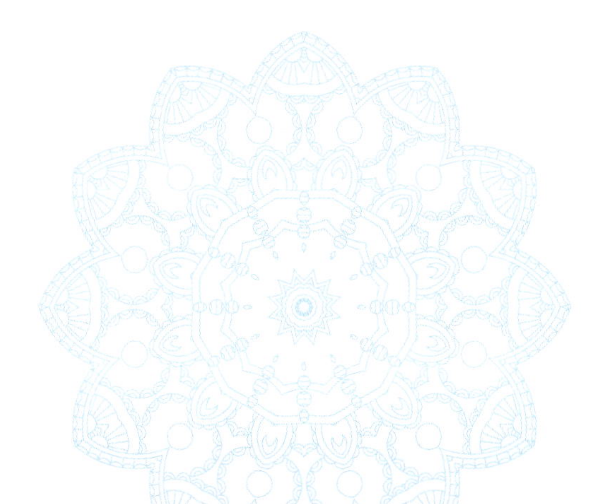

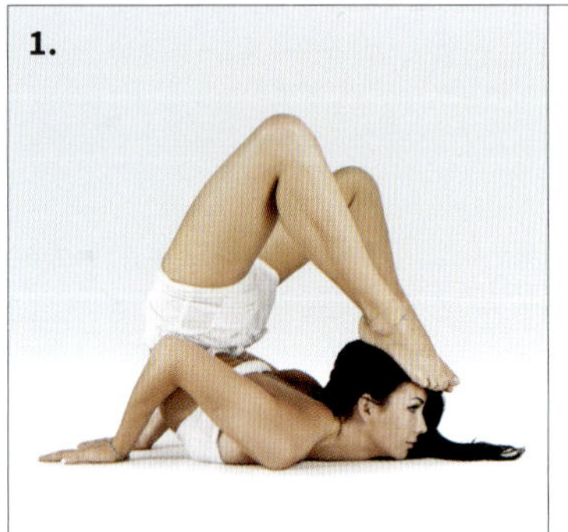

Postura de la cara formidable

Ganda Bherundasana

Modificación: dedos apuntando hacia atrás.

1. Rodillas separadas.

2. Rodillas juntas, barbilla levantada del suelo.

Tipo de postura: decúbito prono, inclinación hacia atrás, invertida.

Punto de *drishti*: *bhrumadhye* o *ajna chakra* (tercer ojo, entre las cejas).

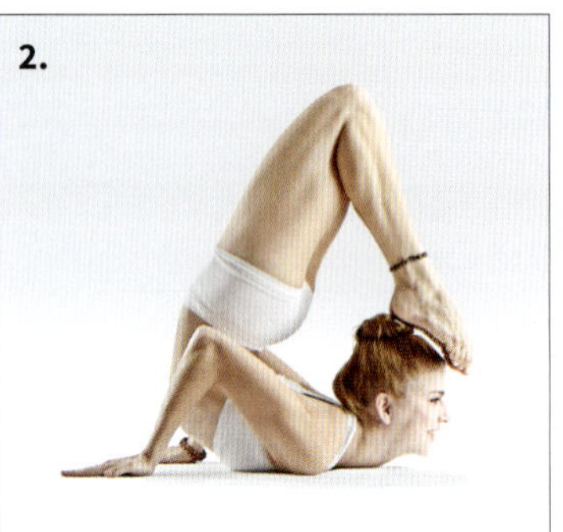

Postura de la langosta invertida

Viparita Shalabhasana

También conocida como: postura de la langosta completa *(purna shalabhasana)*.

Modificación: brazos extendidos en el suelo, palmas de las manos hacia abajo, pies apoyados en la cabeza.

Tipo de postura: decúbito prono, inclinación hacia atrás, invertida.

Punto de *drishti*: *bhrumadhye* o *ajna chakra* (tercer ojo, entre las cejas).

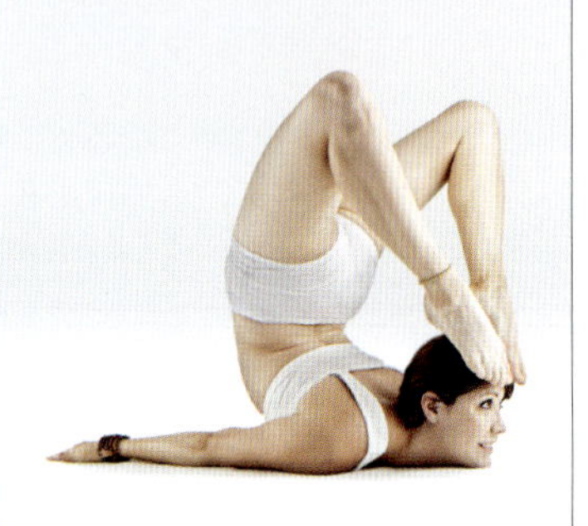  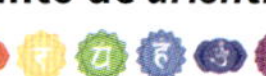

Postura de la cara formidable

Ganda Bherundasana

Modificación: pies en la cabeza, agarre de ambos pies con las dos manos, barbilla levantada del suelo.

Tipo de postura: decúbito prono, inclinación hacia atrás, invertida.

Punto de *drishti*: *bhrumadhye* o *ajna chakra* (tercer ojo, entre las cejas).

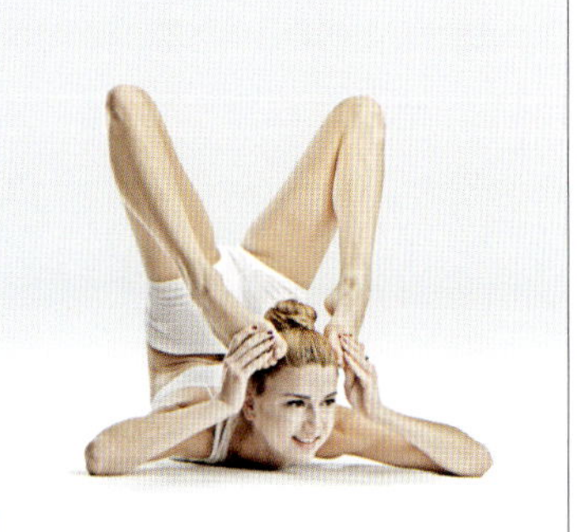 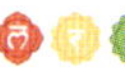  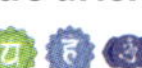

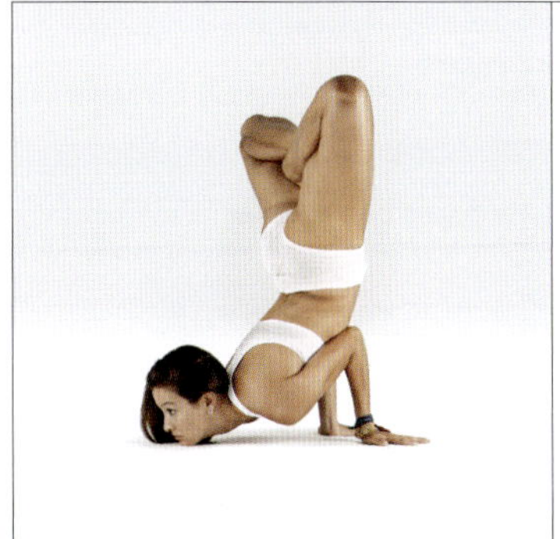

Postura del pavo real en la postura del loto invertida

Viparita Padma Mayurasana

Tipo de postura: decúbito prono, inclinación hacia atrás, invertida.
Punto de *drishti*: *bhrumadhye* o *ajna chakra* (tercer ojo, entre las cejas).

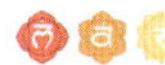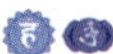

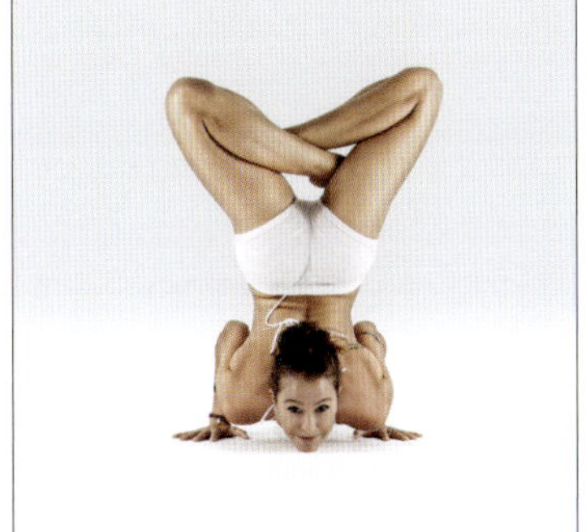

Postura de la langosta invertida con las piernas en la postura del loto

Padma Viparita Shalabhasana

Tipo de postura: decúbito prono, inclinación hacia atrás, invertida.
Punto de *drishti*: *bhrumadhye* o *ajna chakra* (tercer ojo, entre las cejas).

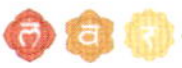

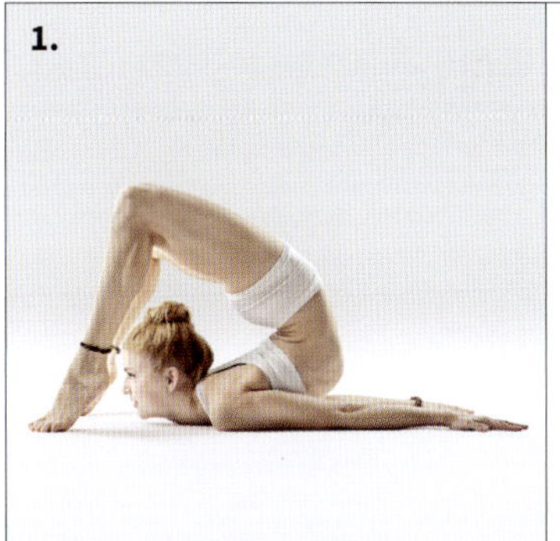

Postura de la langosta invertida

Viparita Shalabhasana

Modificación: brazos extendidos en el suelo, palmas de las manos hacia abajo, pies hacia el suelo por encima de la cabeza, piernas flexionadas.
1. Talones levantados.
2. Talones apoyados en el suelo.
Tipo de postura: decúbito prono, inclinación hacia atrás, invertida.
Punto de *drishti*: *bhrumadhye* o *ajna chakra* (tercer ojo, entre las cejas).

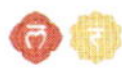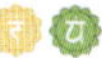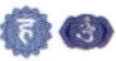

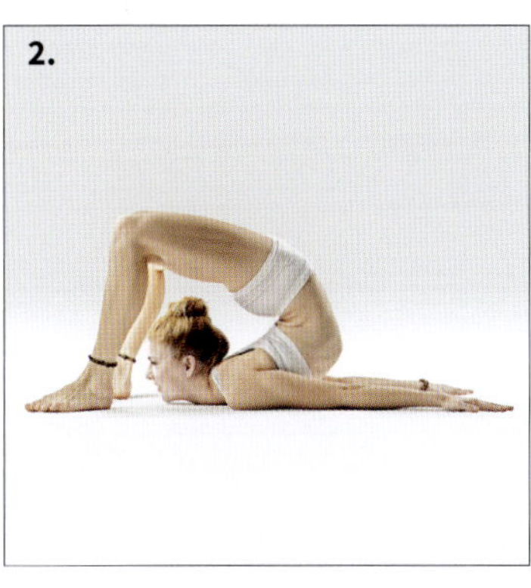

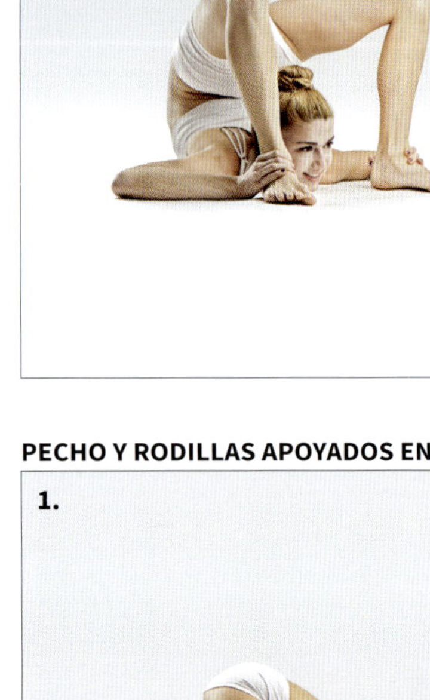

Postura de la cara formidable

Ganda bherundasana

Modificación: pies apoyados en el suelo, agarre de ambos tobillos, barbilla levantada del suelo.

Tipo de postura: decúbito prono, inclinación hacia atrás, invertida.

Punto de *drishti:* *bhrumadhye* o *ajna chakra* (tercer ojo, entre las cejas).

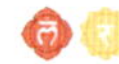  

PECHO Y RODILLAS APOYADOS EN EL SUELO: RODILLAS DEBAJO DE LAS CADERAS

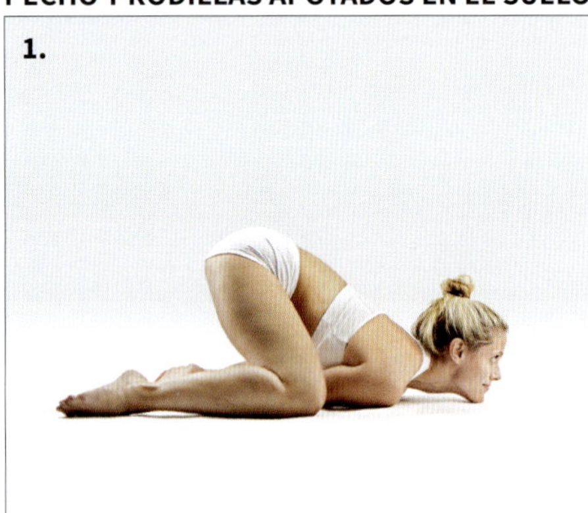

Postura del perrito extendida intensa

Uttana shvanakasana

También conocida como: postura del corazón *(anahatasana modificada)* y postura del perro extendida *(utthita shvanasana).*

Modificación: 1. Palmas de las manos apoyadas en el suelo.

2. Agarre de los talones.

Tipo de postura: decúbito prono, inclinación hacia atrás.

Punto de *drishti:* *bhrumadhye* o *ajna chakra* (tercer ojo, entre las cejas).

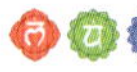 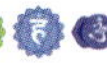

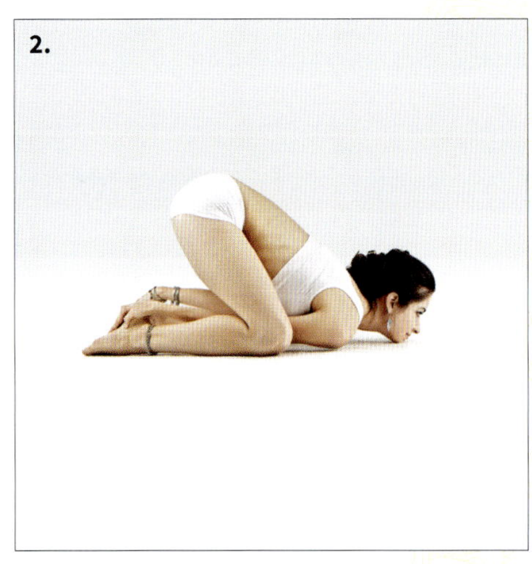

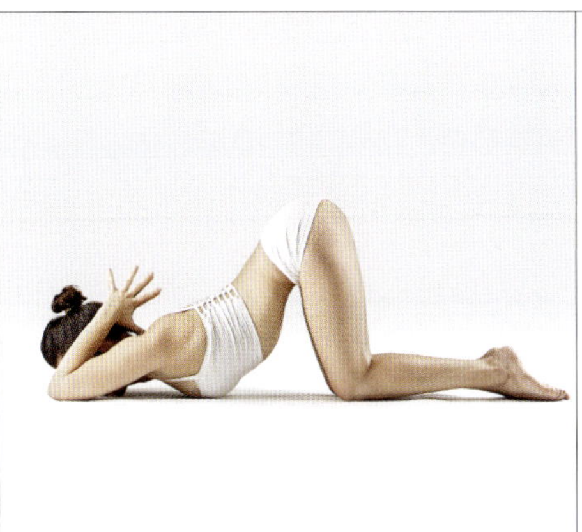

Postura del perrito extendida intensa

Uttana shvanakasana

También conocida como: postura del corazón en oración *(namaskar anahatasana)*, y postura del perro extendida *(utthita shvanasana)*.
Modificación: pulgares hacia la zona superior de la espalda.
Tipo de postura: decúbito prono, inclinación hacia atrás.
Punto de *drishti:* *bhrumadhye* o *ajna chakra* (tercer ojo, entre las cejas).

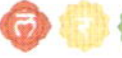

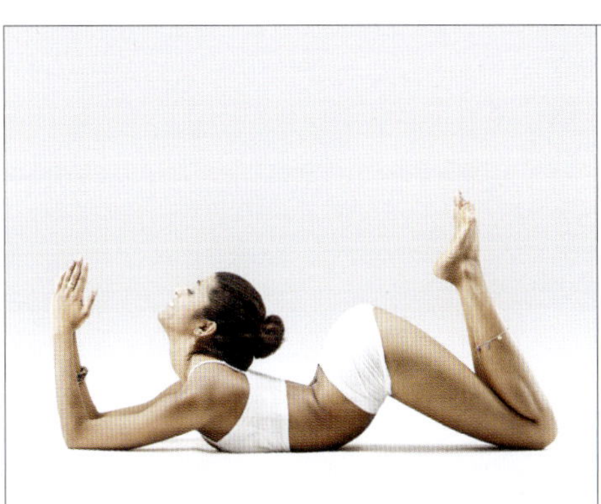

Postura del bosque de agua

Nirakunjasana

También conocida como: postura del corazón *(anahatasana* modificada).
Modificación: brazos hacia delante, codos flexionados, palmas de las manos juntas, barbilla levantada del suelo, talones hacia los glúteos.
Tipo de postura: decúbito prono, inclinación hacia atrás.
Punto de *drishti:* *bhrumadhye* o *ajna chakra* (tercer ojo, entre las cejas), *angushtamadhye* o *angushta ma dyai* (pulgares).

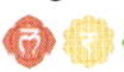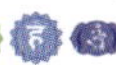

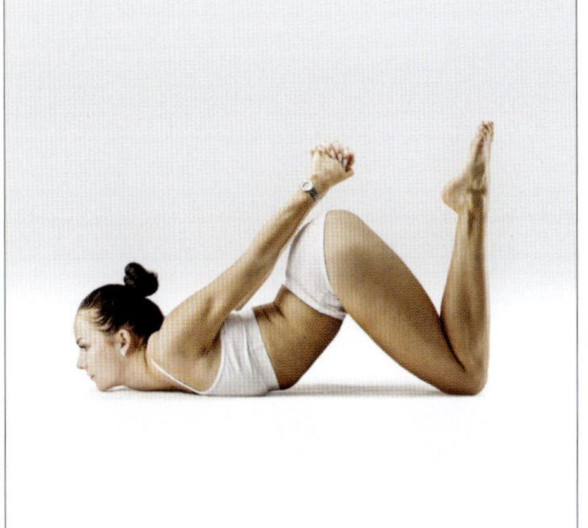

Postura del bosque de agua con agarre de manos

Baddha hasta nirakunjasana

También conocida como: postura del corazón *(anahatasana* modificada).
Modificación: talones hacia los glúteos.
Tipo de postura: decúbito prono, inclinación hacia atrás.
Punto de *drishti:* *bhrumadhye* o *ajna chakra* (tercer ojo, entre las cejas).

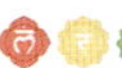

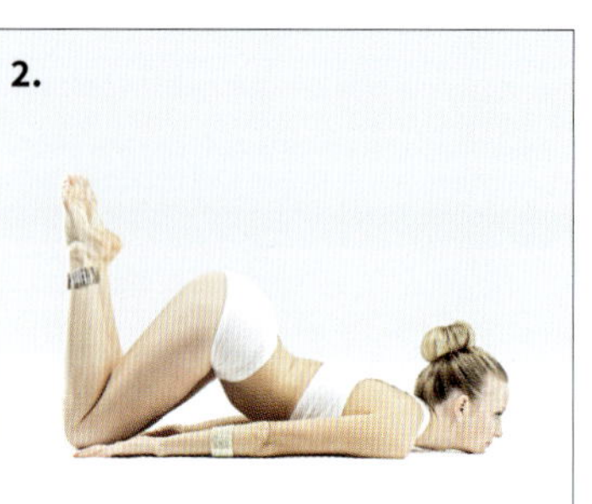

Postura preparatoria dedicada a la diosa Arani

Aranyasana preparatoria

También conocida como: postura del dragón.

Modificación: 1. Manos debajo de los hombros, codos pegados al cuerpo.

2. Brazos extendidos hacia las rodillas, palmas de las manos hacia arriba.

Tipo de postura: decúbito prono, inclinación hacia atrás.

Punto de *drishti:* *bhrumadhye* o *ajna chakra* (tercer ojo, entre las cejas).

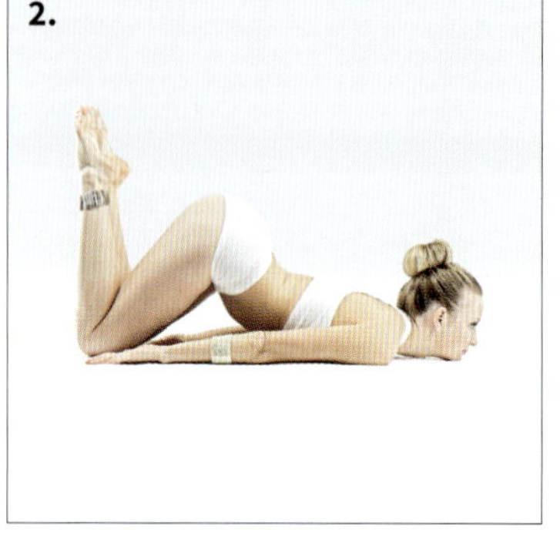

Postura dedicada a la diosa Arani

Aranyasana

También conocida como: postura del dragón.

Modificación: 1. Agarre de las espinillas.

2. Agarre de los tendones de la corva.

Tipo de postura: decúbito prono, inclinación hacia atrás.

Punto de *drishti:* *bhrumadhye* o *ajna chakra* (tercer ojo, entre las cejas).

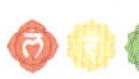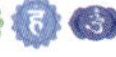

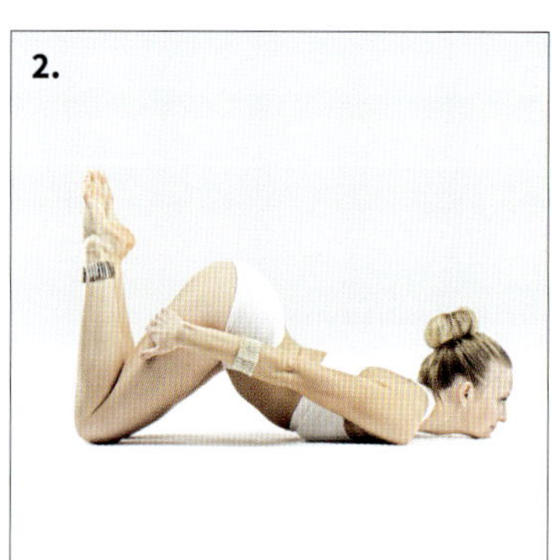

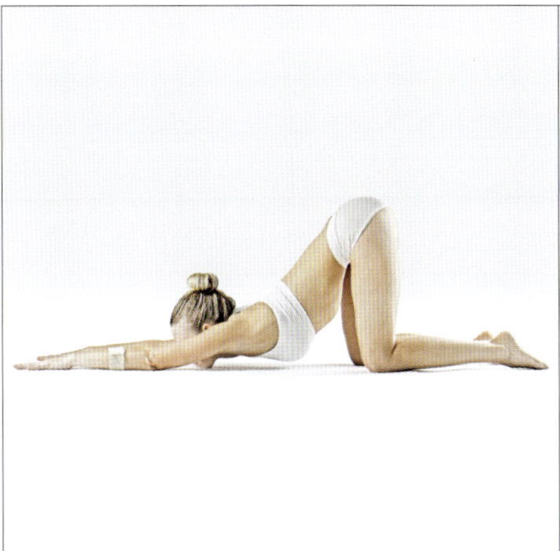

Postura del perrito extendida intensa

Uttana shvanakasana

También conocida como: postura del corazón (*anahatasana* modificada), y postura del perro extendida *(utthita shvanasana)*.
Modificación: brazos extendidos hacia delante.
Tipo de postura: decúbito prono, inclinación hacia atrás.
Punto de *drishti*: *bhrumadhye* o *ajna chakra* (tercer ojo, entre las cejas), *angushtamadhye* o *angushta ma dyai* (pulgares).

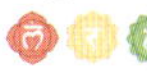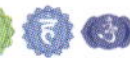

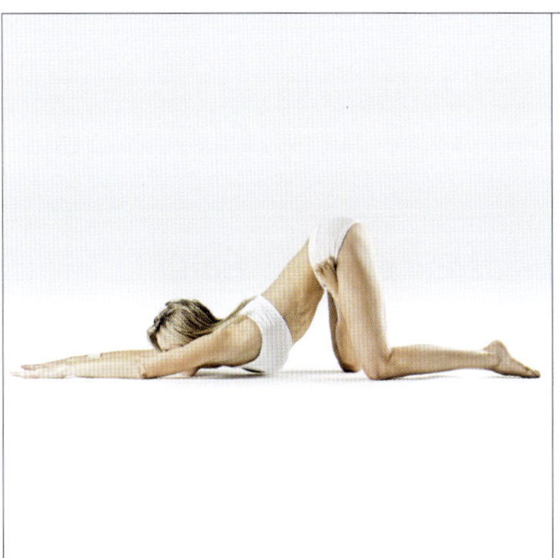

Postura del perrito extendida intensa en la postura del medio loto

Ardha padma uttana shvanakasana

También conocida como: postura del corazón en la postura del medio loto *(ardha padma anahatasana)*, y postura del perro extendida en la postura del medio loto *(ardha padma utthita shvanasana)*.
Tipo de postura: decúbito prono, inclinación hacia atrás.
Punto de *drishti*: *bhrumadhye* o *ajna chakra* (tercer ojo, entre las cejas), *angushtamadhye* o *angushta ma dyai* (pulgares).

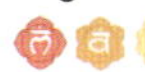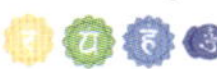

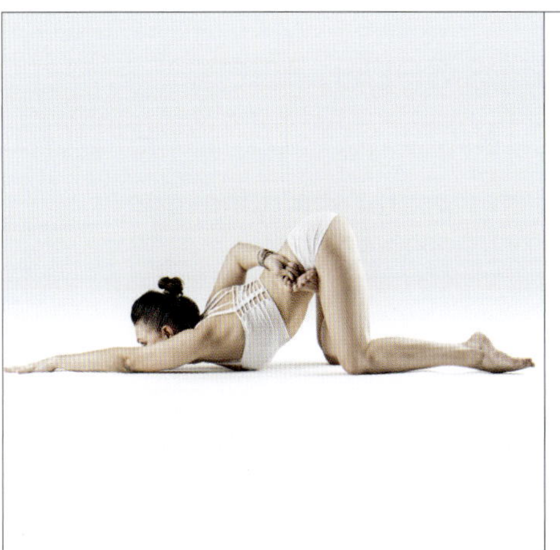

Postura del perrito extendida intensa con agarre en la postura del medio loto

Ardha baddha padma uttana shvanakasana

También conocida como: postura del corazón con medio agarre en la postura del loto *(ardha baddha padma anahatasana)*, y postura del perro extendida en la postura del medio loto *(ardha baddha padma utthita shvanasana)*.
Tipo de postura: decúbito prono, inclinación hacia atrás, agarre.
Punto de *drishti*: *bhrumadhye* o *ajna chakra* (tercer ojo, entre las cejas), *angushtamadhye* o *angushta ma dyai* (pulgares).

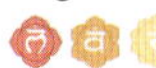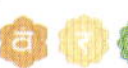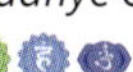

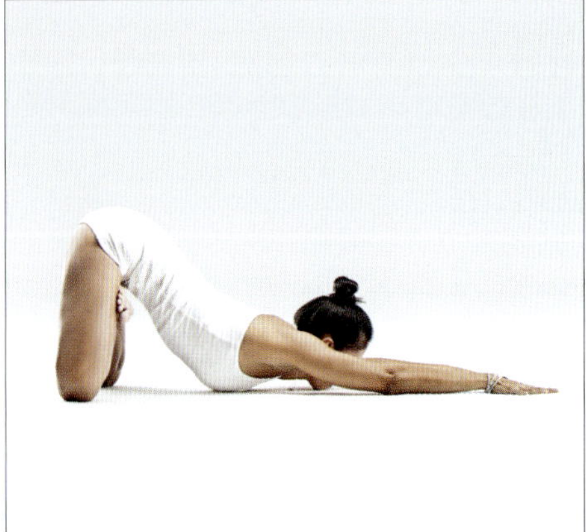

Postura del perrito intensa en la postura del loto

Padma uttana shvanakasana

También conocida como: postura del corazón en la postura del loto *(padma anahatasana)*, y postura del perro extendida *(padma utthita shvanasana).*

Tipo de postura: decúbito prono, inclinación hacia atrás.

Punto de *drishti:* *bhrumadhye* o *ajna chakra* (tercer ojo, entre las cejas), *angushtamadhye* o *angushta ma dyai* (pulgares).

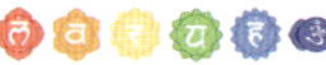

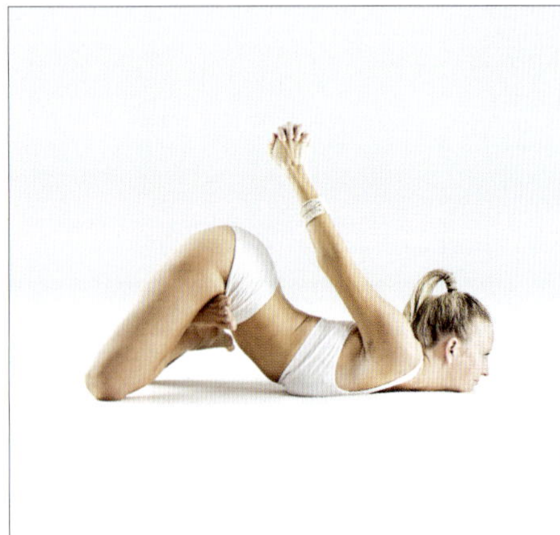

Postura del loto con agarre de manos hacia arriba en la postura dedicada a la diosa Arani

Urdhva baddha hasta padmasana en aranyasana

También conocida como: postura del dragón y postura del corazón en la postura del loto con agarre de manos hacia arriba *(urdhva baddha hasta padma anahatasana).*

Tipo de postura: decúbito prono, inclinación hacia atrás.

Punto de *drishti:* *bhrumadhye* o *ajna chakra* (tercer ojo, entre las cejas).

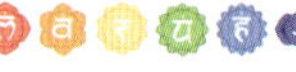

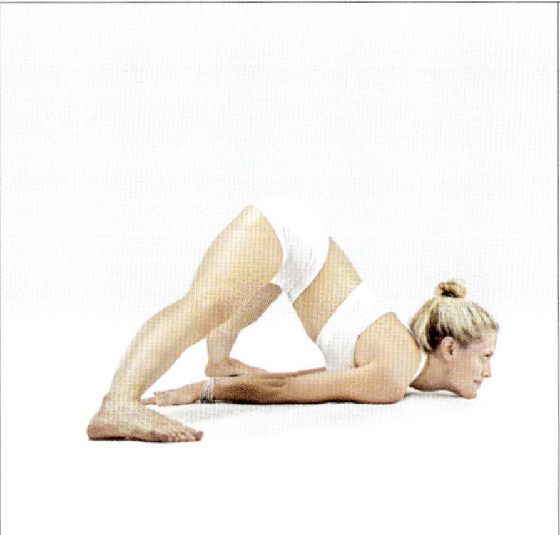

Postura de los pies separados en la postura de la langosta invertida

Prasarita padottanasana en viparita shalabhasana

Tipo de postura: decúbito prono, inclinación hacia atrás.

Punto de *drishti:* *bhrumadhye* o *ajna chakra* (tercer ojo, entre las cejas).

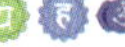

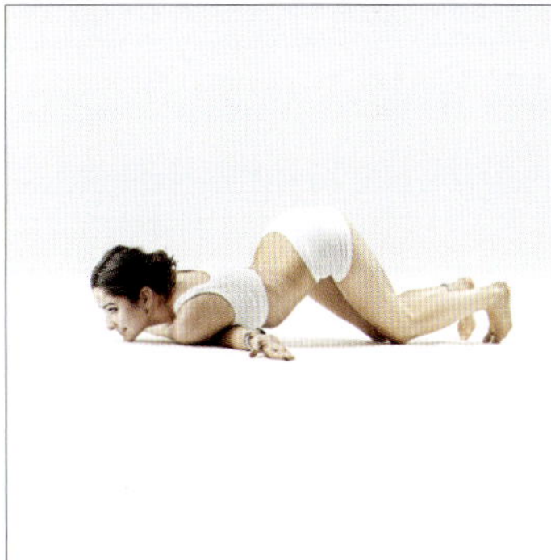

Postura del bosque de agua

Nirakunjasana

También conocida como: postura del corazón (*anahatasana* modificada).
Modificación: brazos rectos y cruzados delante.
Tipo de postura: decúbito prono, inclinación hacia atrás.
Punto de *drishti*: bhrumadhye o *ajna chakra* (tercer ojo, entre las cejas).

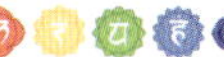

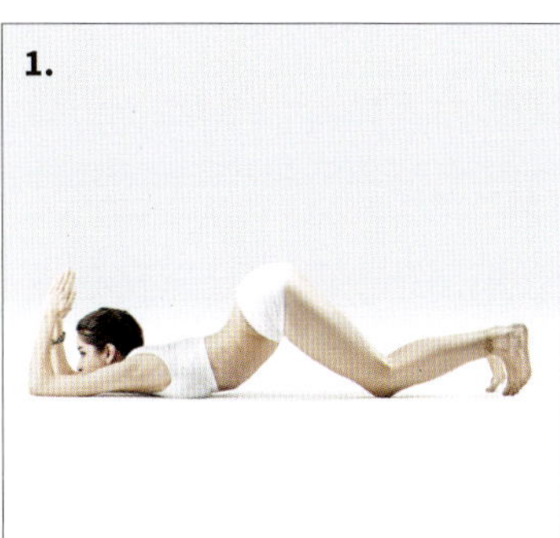

Postura del bosque de agua

Nirakunjasana

También conocida como: postura del corazón (*anahatasana* modificada).
Modificación: barbilla y pies en el suelo.
1. Rodillas apoyadas en el suelo.
2. Rodillas levantadas del suelo.
Tipo de postura: decúbito prono, inclinación hacia atrás.
Punto de *drishti*: bhrumadhye o *ajna chakra* (tercer ojo, entre las cejas).

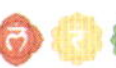

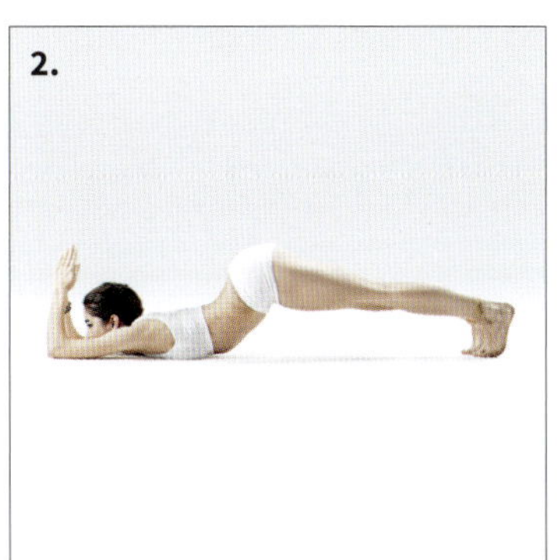
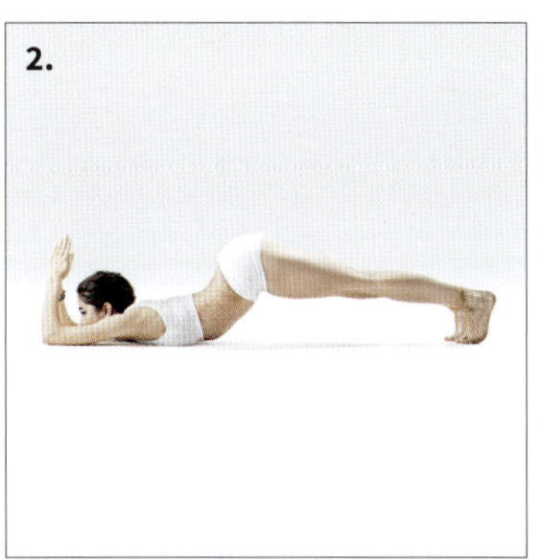

Postura de las ocho extremidades

Ashtangasana

También conocida como: posición del arco en ocho puntos *(ashtanga namaskara)*.
Tipo de postura: decúbito prono, inclinación hacia atrás.
Punto de *drishti*: bhrumadhye o *ajna chakra* (tercer ojo, entre las cejas).

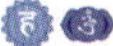

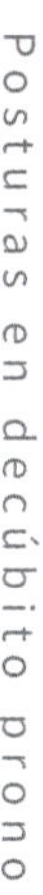

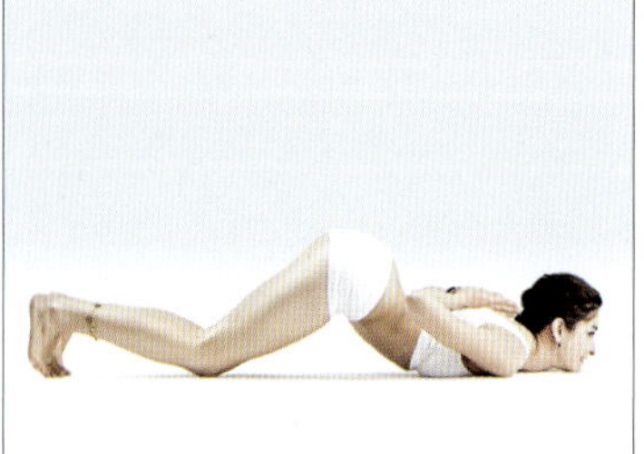

Postura del bosque de agua en oración invertida

Viparita namaskar nirakunjasana

También conocida como: postura del bosque de agua en oración por la espalda *(paschima namaskara nirakunjasana)*, y postura del corazón modificada.

Modificación: dedos de los pies curvados hacia dentro.

Tipo de postura: decúbito prono, inclinación hacia atrás.

Punto de *drishti*: *bhrumadhye* o *ajna chakra* (tercer ojo, entre las cejas). 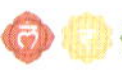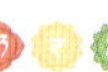

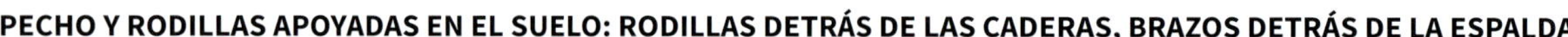

PECHO Y RODILLAS APOYADAS EN EL SUELO: RODILLAS DETRÁS DE LAS CADERAS, BRAZOS DETRÁS DE LA ESPALDA

1.

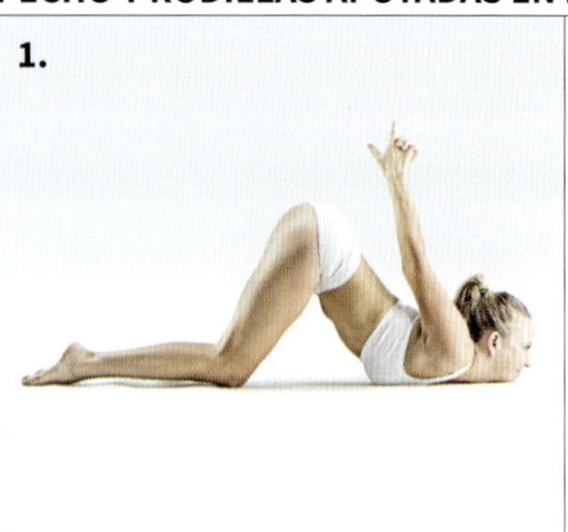

Postura del bosque de agua con las manos entrelazadas

Baddha hasta nirakunjasana

También conocida como: postura del corazón (*anahatasana* modificada).

Modificación: 1. Rodillas apoyadas en el suelo, pulgares apuntando hacia atrás.

2. Rodillas apoyadas en el suelo, dedos flexionados hacia atrás.

3. Rodillas en el suelo.

Tipo de postura: decúbito prono, inclinación hacia atrás.

Punto de *drishti*: *bhrumadhye* o *ajna chakra* (tercer ojo, entre las cejas).

2.

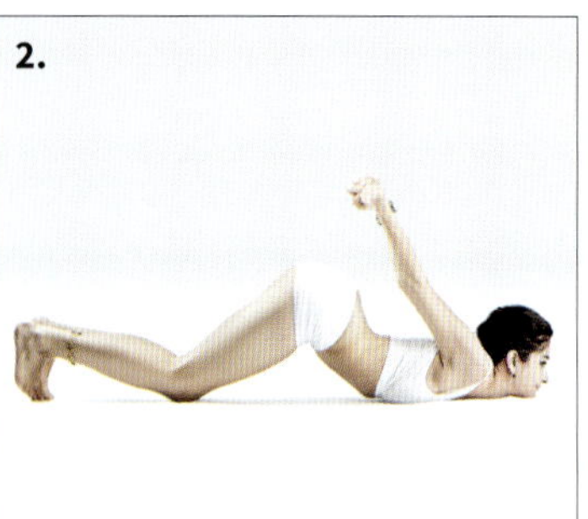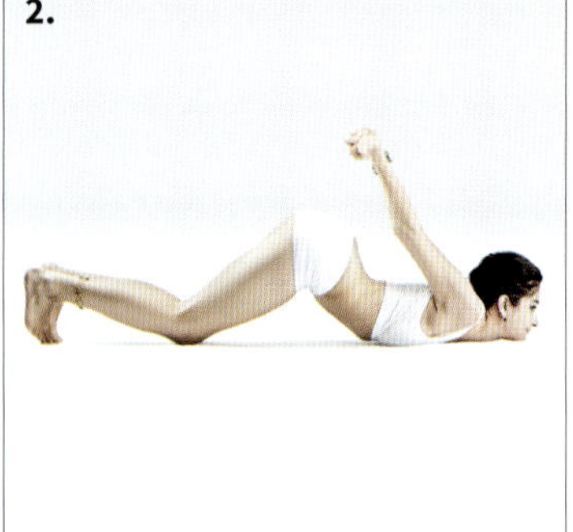

3.

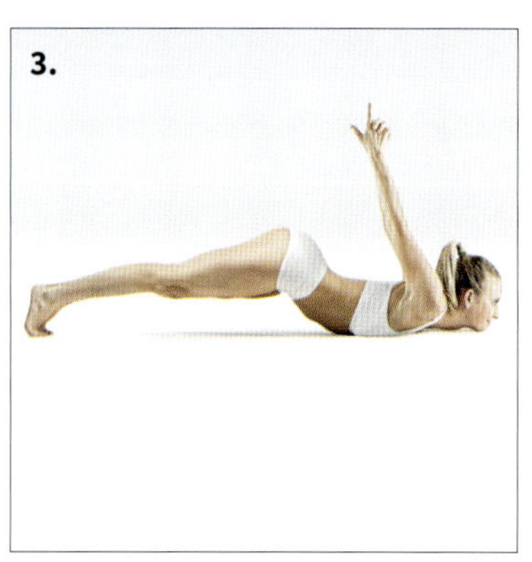

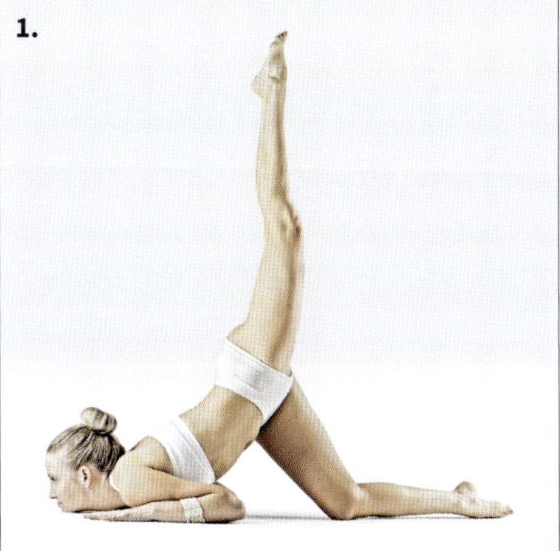

1.

Postura del bosque de agua con una sola pierna

Eka pada nirakunjasana

También conocida como: postura del corazón (*anahatasana* modificada).

Modificación: 1. Antebrazos apoyados en el suelo, pies apuntado hacia atrás.

2. Palmas de las manos apoyadas en el suelo a los lados de la caja torácica, codos flexionados, dedos de los pies flexionados hacia atrás.

Tipo de postura: decúbito prono, inclinación hacia atrás.

Punto de *drishti*: *bhrumadhye* o *ajna chakra* (tercer ojo, entre las cejas).

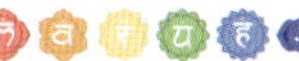

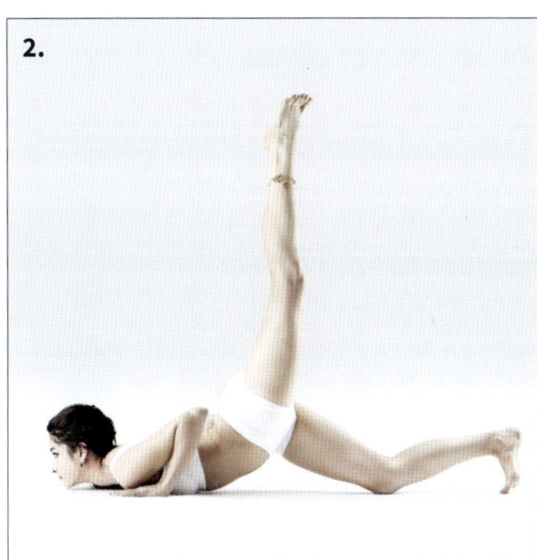

2.

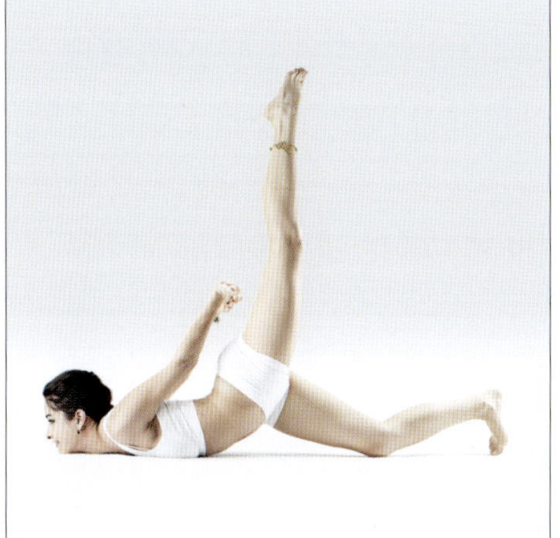

Postura del bosque de agua con una sola pierna y manos entrelazadas

Baddha hasta eka pada nirakunjasana

También conocida como: postura del corazón (*anahatasana* modificada).

Tipo de postura: decúbito prono, inclinación hacia atrás.

Punto de *drishti*: *bhrumadhye* o *ajna chakra* (tercer ojo, entre las cejas).

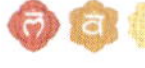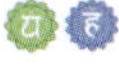

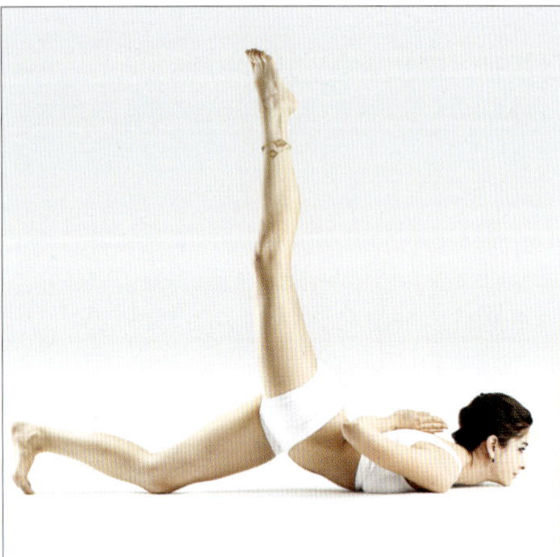

Postura del bosque de agua con una sola pierna en oración invertida

Viparita namaskar eka pada nirakunjasana

También conocida como: postura del bosque de agua con una sola pierna en oración por la espalda *(paschima namaskara eka pada nirakunjasana),* y postura del corazón.

Tipo de postura: decúbito prono, inclinación hacia atrás.

Punto de *drishti:* *bhrumadhye* o *ajna chakra* (tercer ojo, entre las cejas).

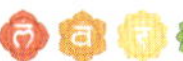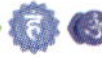

RODILLAS POR DETRÁS DE LAS CADERAS, PIERNA EXTENDIDA Y ELEVADA, RODILLA INFERIOR FLEXIONADA

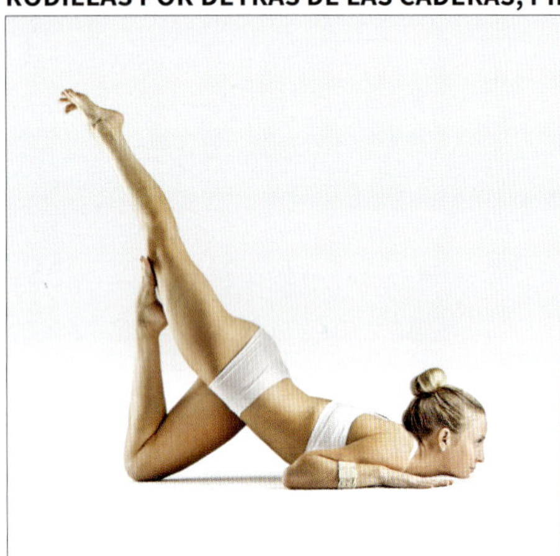

Postura preparatoria de la langosta con una sola pierna invertida

Eka pada viparita shalabhasana preparatoria

Modificación: antebrazos apoyados en el suelo, la rodilla de la pierna extendida descansa en el pie de la pierna inferior.

Tipo de postura: decúbito prono, inclinación hacia atrás.

Punto de *drishti:* *bhrumadhye* o *ajna chakra* (tercer ojo, entre las cejas).

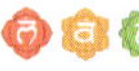

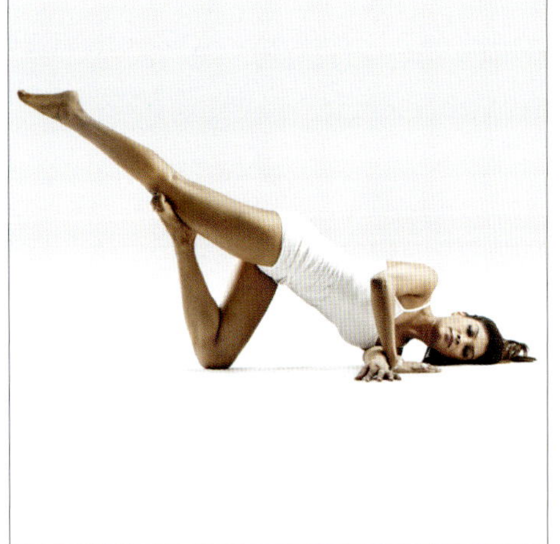

Postura preparatoria de la langosta con una sola pierna invertida con torsión

Parivritta eka pada viparita shalabhasana preparatoria

Modificación: pierna inferior flexionada, pierna superior extendida, la rodilla superior descansa sobre la planta del pie inferior.

Tipo de postura: inclinación hacia delante, torsión.

Punto de *drishti:* 1. *Urdhva* o *antara drishti* (hacia el cielo).

2. *Hastagrai* o *hastagre* (manos).

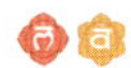

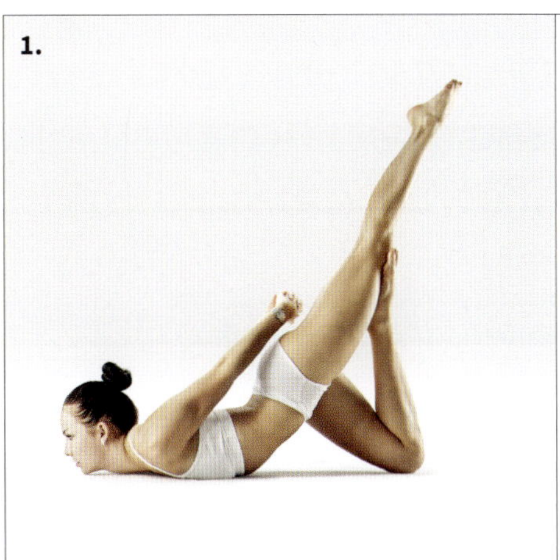

1.

Postura de la langosta invertida con una sola pierna hacia arriba

Urdhva baddha hasta eka pada viparita shalabhasana

También conocida como: postura de la langosta volando *(uddayate shalabhasana)*.

Modificación: 1. Rodilla de la pierna extendida descansando sobre el pie de la pierna inferior.

2. Pie inferior separado de la pierna superior.

Tipo de postura: decúbito prono, inclinación hacia atrás.

Punto de *drishti*: *bhrumadhye* o *ajna chakra* (tercer ojo, entre las cejas).

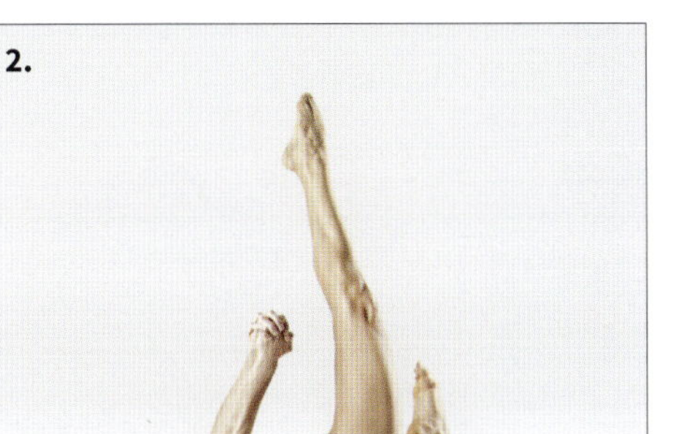

2.

PECHO Y RODILLAS EN EL SUELO: RODILLAS DETRÁS DE LAS CADERAS, PIERNAS FLEXIONADAS, BRAZOS HACIA DELANTE

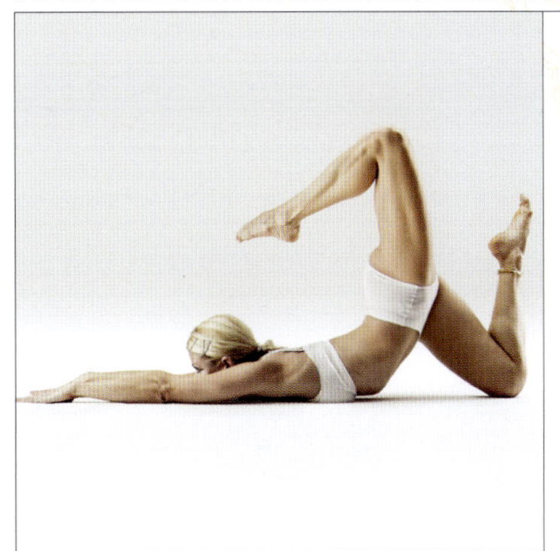

Postura del bosque de agua con una sola pierna

Eka pada nirakunjasana

También conocida como: postura del corazón (*anahatasana* modificada).

Modificación: ambas rodillas flexionadas, brazos extendidos hacia delante, palmas de las manos hacia abajo.

Tipo de postura: decúbito prono, inclinación hacia atrás.

Punto de *drishti*: *bhrumadhye* o *ajna chakra* (tercer ojo, entre las cejas), *angushtamadhye* o *angushta ma dyai* (pulgares).

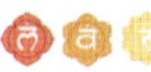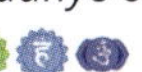

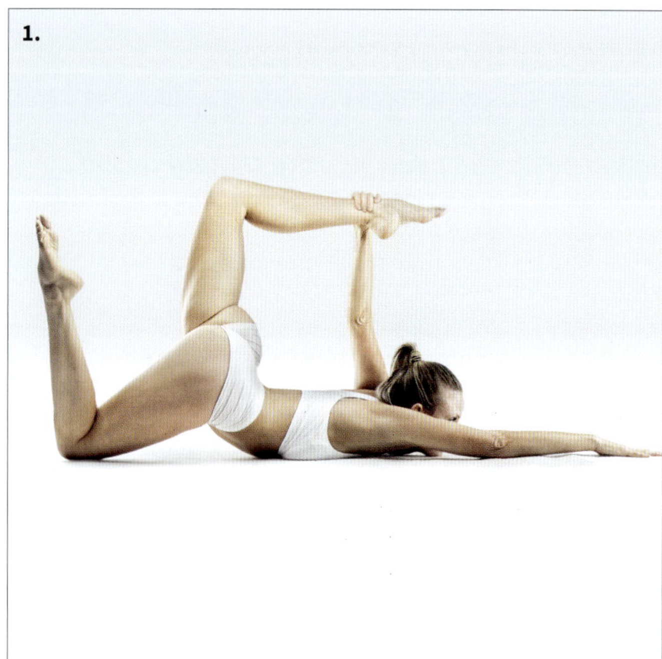

Postura del medio arco con una sola pierna en la postura del bosque de agua

Ardha dhanurasana** en **eka pada nirakunjasana

También conocida como: postura del corazón (*anahatasana* modificada).

Modificación: 1. Vista derecha lateral delantera.
2. Vista derecha lateral trasera.

Tipo de postura: inclinación hacia atrás.

Punto de *drishti:* *bhrumadhye* o *ajna chakra* (tercer ojo, entre las cejas), *angushtamadhye* o *angushta ma dyai* (pulgares).

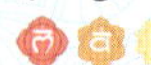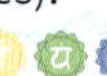

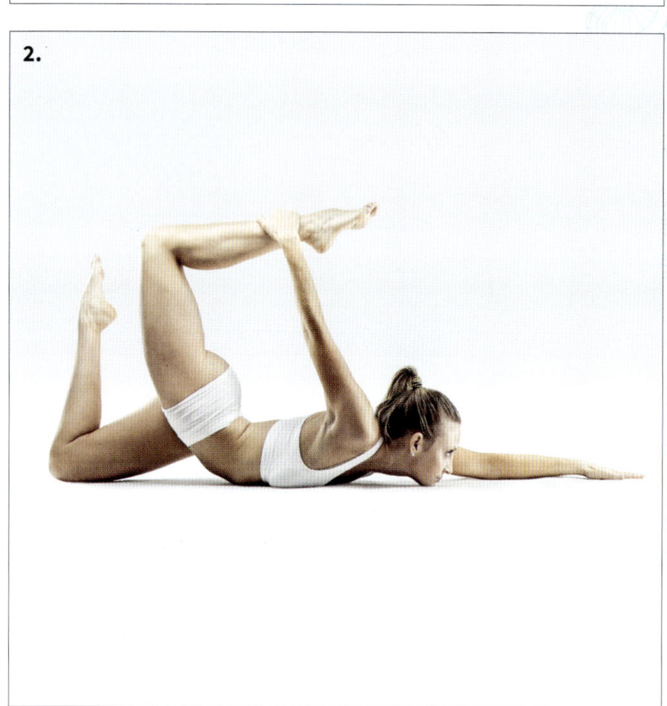

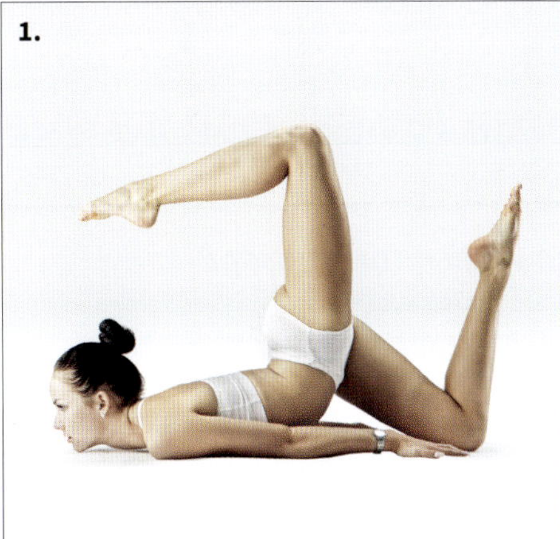

1.

Postura del bosque de agua con una sola pierna

Eka pada nirakunjasana

También conocida como: postura del corazón (*anahatasana* modificada).

Modificación: ambas rodillas flexionadas.

1. Brazos extendidos hacia atrás, palmas de las manos hacia abajo.

2. Brazos levantados del suelo.

Tipo de postura: decúbito prono, inclinación hacia atrás.

Punto de *drishti*: *bhrumadhye* o *ajna chakra* (tercer ojo, entre las cejas).

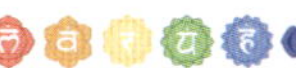

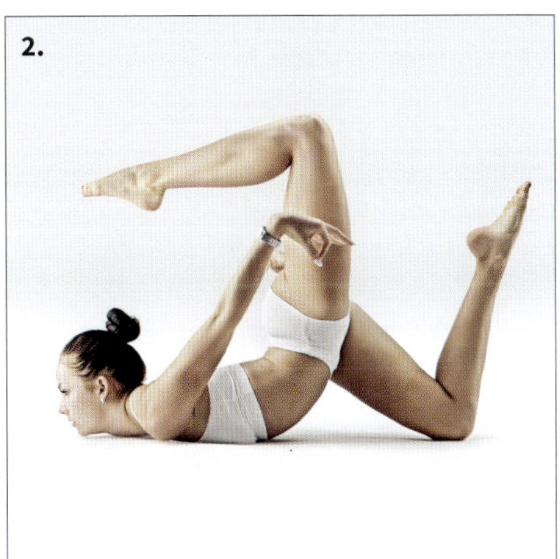

2.

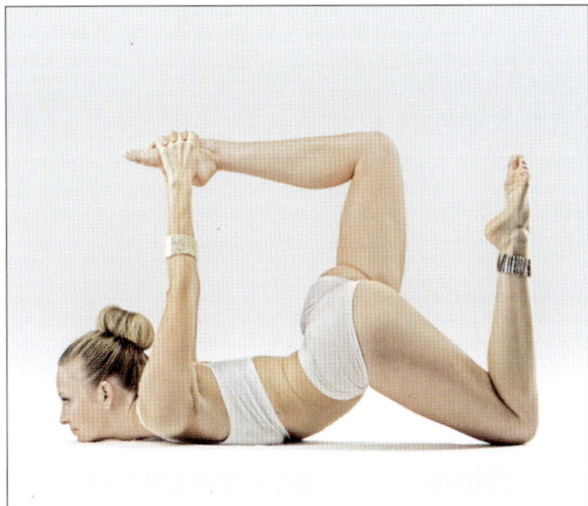

Postura arco en la postura del bosque de agua con una sola pierna

Dhanurasana en *eka pada nirakunjasana*

También conocida como: postura del corazón (*anahatasana* modificada).

Modificación: agarre del pie superior con ambas manos por detrás de la cabeza, rodilla de la pierna inferior apoyada en el suelo con los dedos de los pies apuntando hacia el cielo.

Tipo de postura: decúbito prono, inclinación hacia atrás.

Punto de *drishti*: *bhrumadhye* o *ajna chakra* (tercer ojo, entre las cejas).

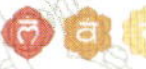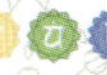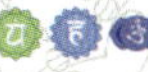

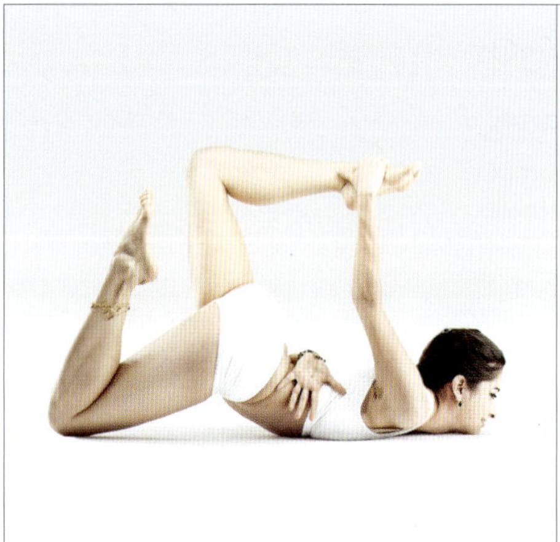

Postura del medio arco con una sola pierna en la postura del bosque de agua

Ardha dhanurasana en *eka pada nirakunjasana*

También conocida como: postura del corazón (*anahata*sana modificada).
Modificación: agarre del pie del lado opuesto, agarre por detrás de la cabeza, la otra mano en la zona lumbar con la palma hacia arriba.
Tipo de postura: decúbito prono, inclinación hacia atrás, agarre.
Punto de *drishti*: *bhrumadhye* o *ajna chakra* (tercer ojo, entre las cejas).

RODILLA POR DETRÁS DE LA CADERA, RODILLA INFERIOR FLEXIONADA, AGARRE POR ENCIMA DE LA CABEZA

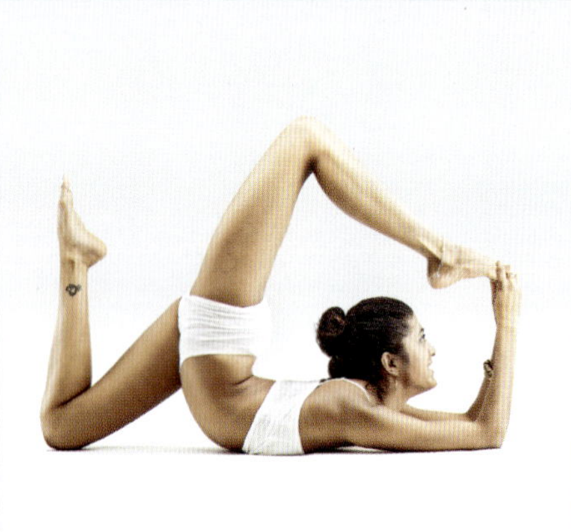

Postura del dedo gordo con una sola pierna en la postura del bosque de agua

Padangushta dhanurasana en *eka pada nirakunjasana*

También conocida como: postura del corazón (*anahata*sana modificada).
Tipo de postura: decúbito prono, inclinación hacia atrás.
Punto de *drishti*: *padayoragrai* o *padayoragre* (dedos de los pies/pies), *bhrumadhye* o *ajna chakra* (tercer ojo, entre las cejas).

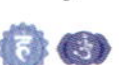

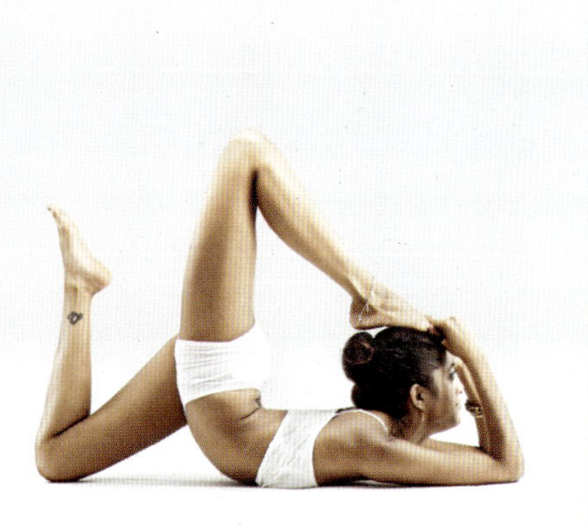

Postura del bosque de agua con una pierna en la cabeza

Eka pada shirsha nirakunjasana

También conocida como: postura del corazón (*anahata*sana modificada).
Tipo de postura: decúbito prono, inclinación hacia atrás.
Punto de *drishti*: *bhrumadhye* o *ajna chakra* (tercer ojo, entre las cejas).

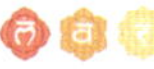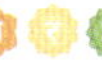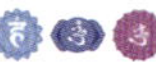

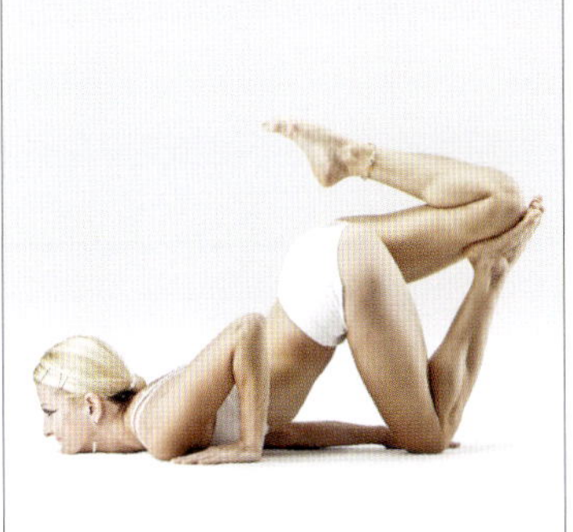

Postura de la langosta con una sola pierna invertida

Eka pada viparita shalabhasana

Modificación: una palma de la mano apoyada en el suelo debajo de las costillas, el otro brazo extendido hacia abajo, con la palma hacia abajo, ambas rodillas flexionadas, rodilla de la pierna superior apoyada en el pie de la pierna inferior.

Tipo de postura: decúbito prono, inclinación hacia atrás.

Punto de *drishti*: *bhrumadhye* o *ajna chakra* (tercer ojo, entre las cejas).

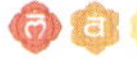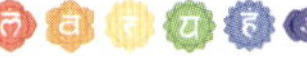

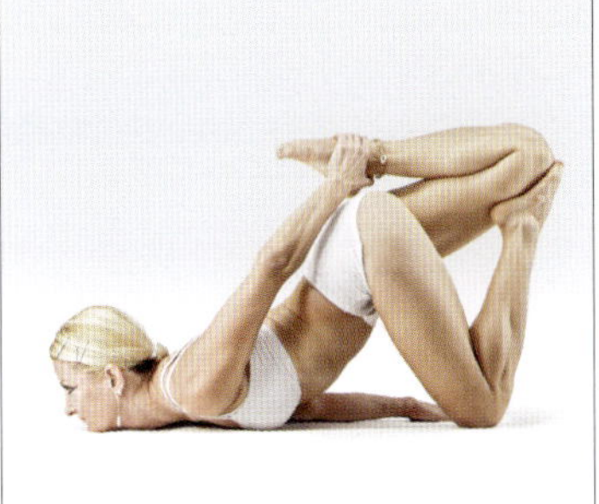

Postura de la langosta con una mano en el pie invertida

Eka hasta pada viparita shalabhasana

Modificación: agarre del pie superior con la mano opuesta, el otro brazo extendido, con la palma apoyada en el suelo, ambas rodillas flexionadas, rodilla de la pierna superior apoyada en el pie de la pierna inferior.

Tipo de postura: decúbito prono, inclinación hacia atrás.

Punto de *drishti*: *bhrumadhye* o *ajna chakra* (tercer ojo, entre las cejas). 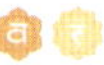

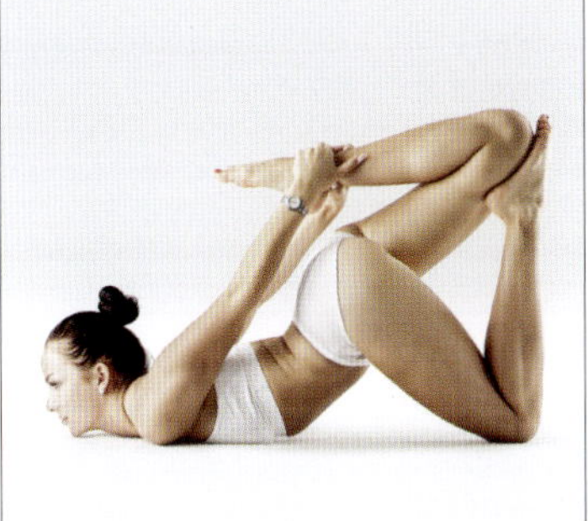

Postura de la langosta con ambas manos en un solo pie invertida

Dwi hasta eka pada viparita shalabhasana

Modificación: agarre del pie superior con ambas manos por detrás de la cabeza, rodilla superior apoyada en la planta del pie inferior.

Tipo de postura: decúbito prono, inclinación hacia atrás.

Punto de *drishti*: *bhrumadhye* o *ajna chakra* (tercer ojo, entre las cejas).

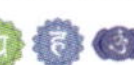

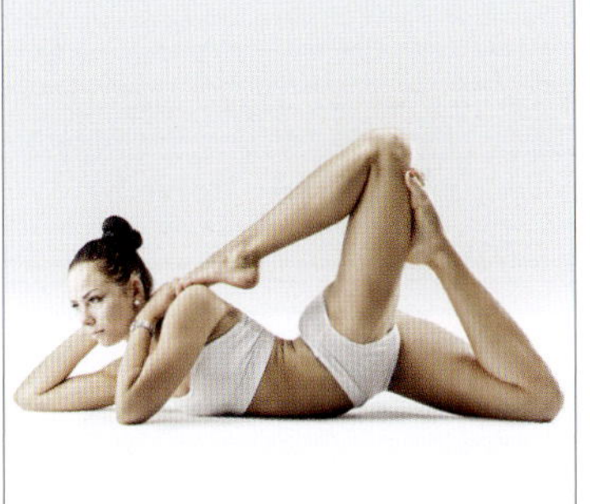

Postura de la langosta con un pie en el hombro invertida

Eka pada bhuja viparita shalabhasana

Modificación: agarre de los dedos del pie superior, el cuádriceps de la pierna superior descansando sobre la planta del pie inferior.

Tipo de postura: decúbito prono, inclinación hacia atrás.

Punto de *drishti*: *bhrumadhye* o *ajna chakra* (tercer ojo, entre las cejas).

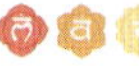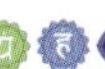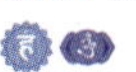

Posturas en decúbito supino

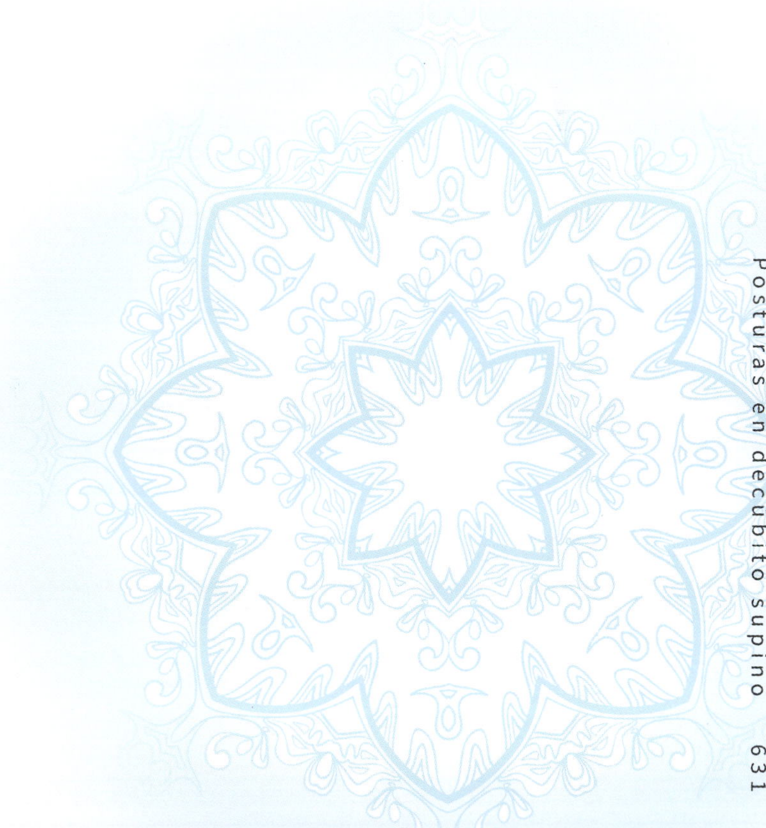

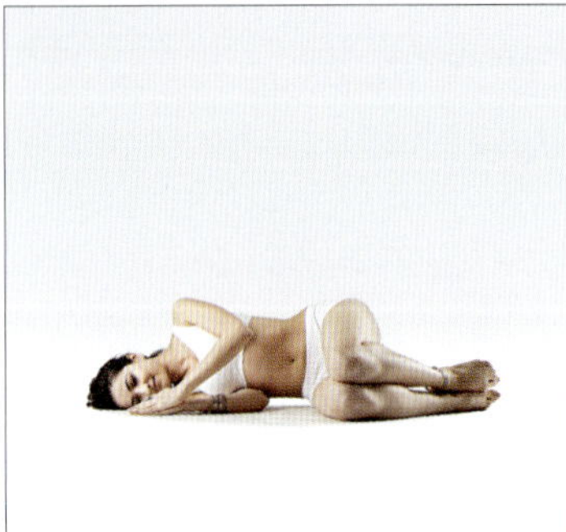

Postura de la liberación del viento lateral

Parshva vayu muktyasana

Modificación: palmas de las manos juntas delante de la cara, rodillas juntas.
Tipo de postura: decúbito supino (de lado).
Punto de *drishti*: *angushtamadhye* o *angushta ma dyai* (pulgares).

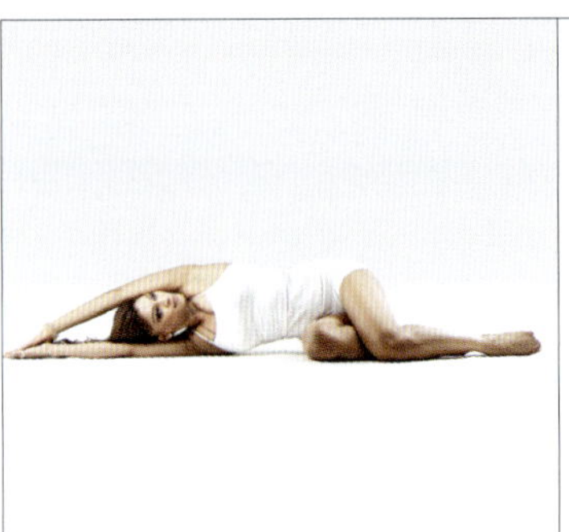

Postura de la liberación del viento lateral con los brazos extendidos

Urdhva hasta parshva vayu muktyasana

Tipo de postura: decúbito supino (de lado).
Punto de *drishti*: *urdhva* o *antara drishti* (hacia el cielo).

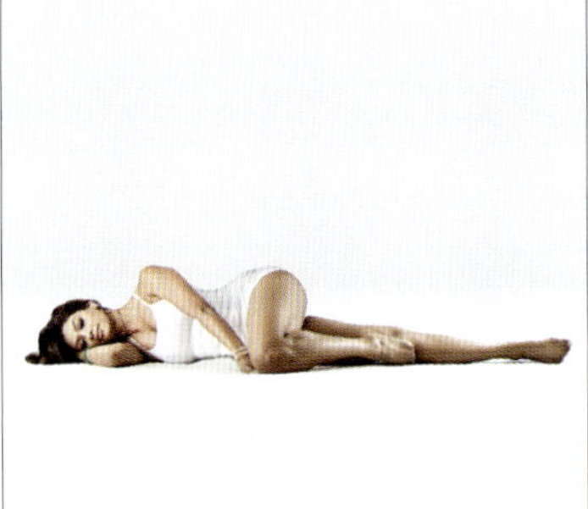

Postura de la liberación del viento lateral

Parshva vayu muktyasana

Modificación: pierna inferior recta, rodilla superior flexionada, pie en la rodilla de la pierna extendida.
Tipo de postura: decúbito supino (de lado).
Punto de *drishti*: *nasagrai* o *nasagre* (nariz).

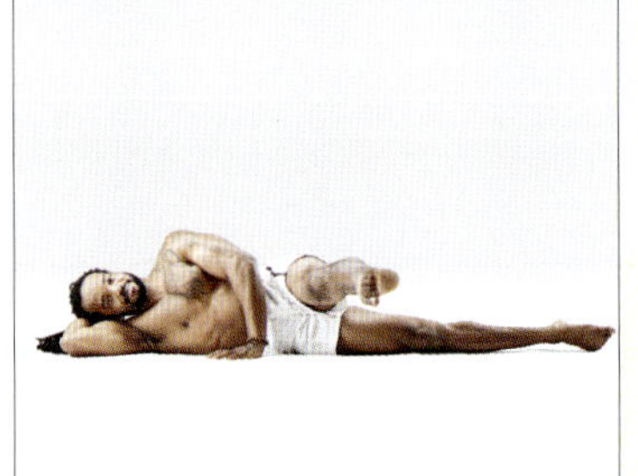

Postura del infinito

Anantasana

También conocida como: postura de Vishnu durmiendo.
Modificación: pierna superior levantada enfrente del cuerpo, pierna inferior extendida.
Tipo de postura: decúbito supino (de lado), inclinación hacia delante.
Punto de *drishti*: *nasagrai* o *nasagre* (nariz), o *padayoragrai padayoragre* (dedos de los pies/pies).

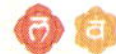

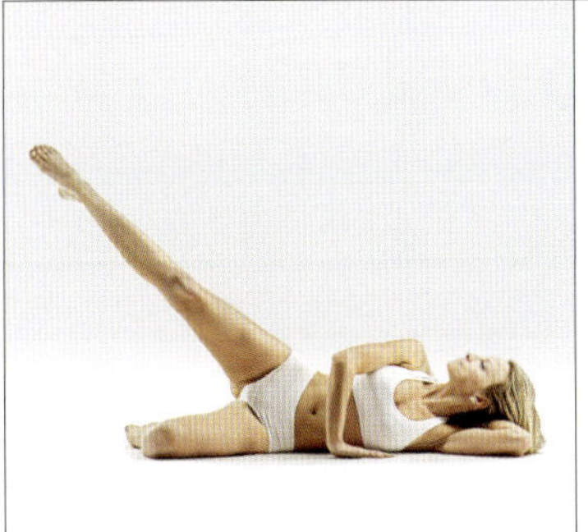

Postura del infinito

Anantasana

También conocida como: postura de Vishnu durmiendo.
Modificación: pierna superior extendida y levantada, rodilla inferior flexionada, dedos de los pies apuntando hacia atrás.
Tipo de postura: decúbito supino (de lado).
Punto de *drishti*: *padayoragrai* o *padayoragre* (dedos de los pies/pies).

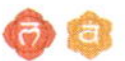

HOMBRO APOYADO EN EL SUELO: TORSIÓN, AGARRE

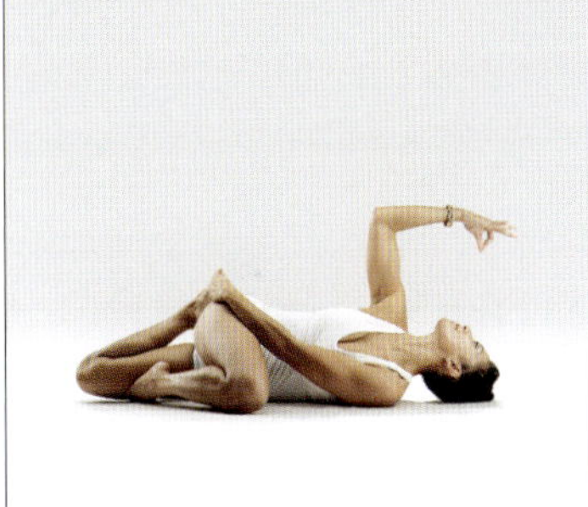

Posición de las piernas en svastika en la posición sobre el vientre con torsión

Pada svastikasana en *jatara parivartanasana*

Modificación: agarre de la parte posterior del pie, talón hacia los glúteos.
Tipo de postura: decúbito supino (de lado), torsión.
Punto de *drishti*: *hastagrai* o *hastagre* (manos).

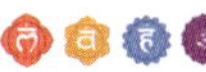

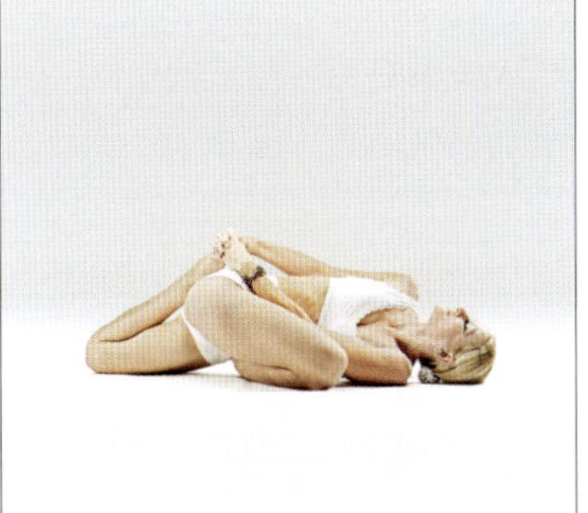

Postura del rey Palomo con una sola pierna y torsión 1

Parivritta eka pada raja kapotasana 1

Modificación: rodilla flexionada hacia atrás, agarre del pie trasero con las dos manos, pie delantero en la cavidad de la cadera.
Tipo de postura: decúbito supino (de lado), torsión.
Punto de *drishti*: *urdhva* o *antara drishti* (hacia el cielo).

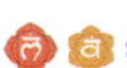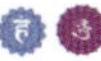

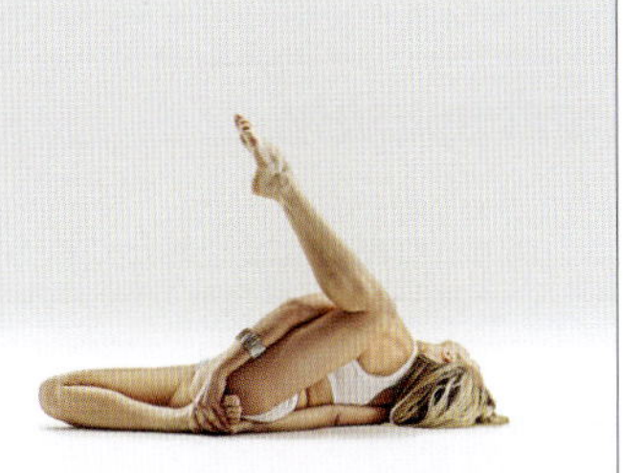

Postura del infinito con una sola pierna con agarre

Eka pada baddha anantasana

También conocida como: postura de Vishnu durmiendo con una sola pierna con agarre.
Modificación: pierna inferior flexionada, talón hacia los glúteos, pierna superior flexionada.
Tipo de postura: decúbito supino (de lado), torsión, agarre.
Punto de *drishti*: *bhrumadhye* o *ajna chakra* (tercer ojo, entre las cejas).

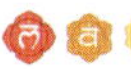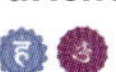

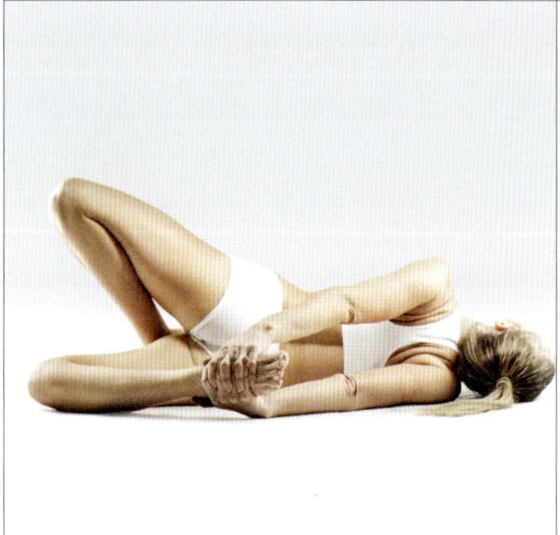

Postura del arco en la postura del medio loto lateral

Parshva ardha padma dhanurasana

Modificación: agarre del pie inferior con ambas manos por debajo de la cabeza.

Tipo de postura: decúbito supino (de lado), inclinación hacia atrás.

Punto de *drishti*: *bhrumadhye* o *ajna chakra* (tercer ojo, entre las cejas).

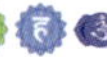

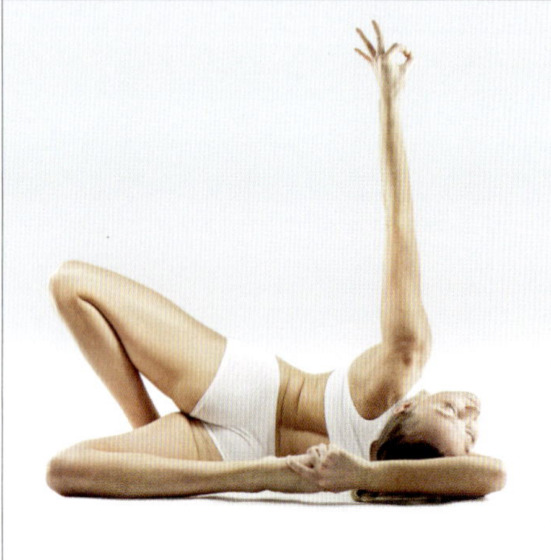

Postura del arco con una sola mano en el dedo gordo en la postura del medio loto lateral

Parshva ardha padma eka hasta padangushta dhanurasana

Modificación: agarre del pie inferior con la mano del mismo lado por encima de la cabeza, brazo superior extendido, dedos apuntando hacia el cielo.

Tipo de postura: decúbito supino (de lado), inclinación hacia atrás.

Punto de *drishti*: *bhrumadhye* o *ajna chakra* (tercer ojo, entre las cejas).

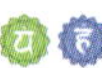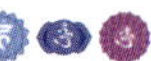

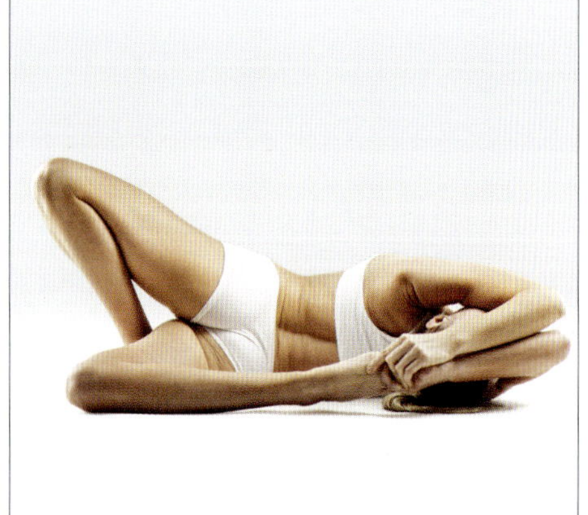

Postura del arco con ambas manos en el dedo gordo en la postura del medio loto lateral

Parshva ardha padma dwi hasta padangushta dhanurasana

Modificación: agarre del pie con ambas manos por encima de la cabeza.

Tipo de postura: decúbito supino (de lado), inclinación hacia atrás.

Punto de *drishti*: *bhrumadhye* o *ajna chakra* (tercer ojo, entre las cejas).

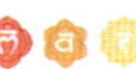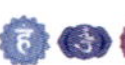

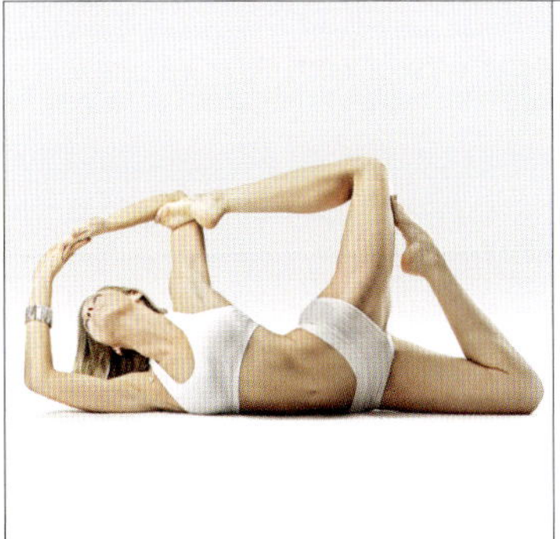

Postura de la sirena en la postura del infinito

Naginyasana en anantasana

También conocida como: postura de la sirena en la postura de Vishnu dormido.

Tipo de postura: decúbito supino (de lado), inclinación hacia atrás.

Punto de drishti: bhrumadhye o ajna chakra (tercer ojo, entre las cejas).

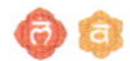

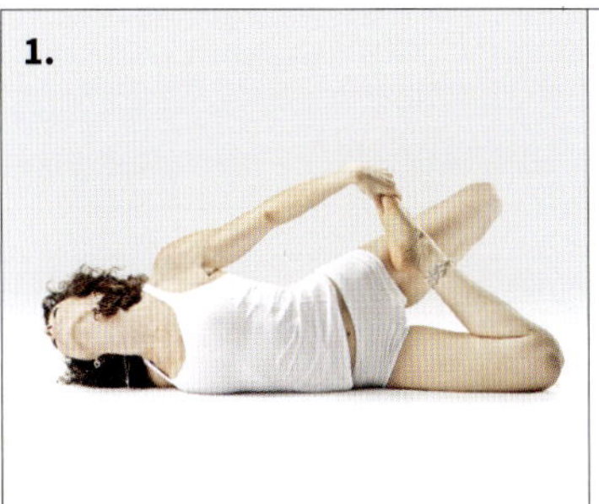

1.

Postura del arco en la postura del medio loto lateral

Parshva ardha padma dhanurasana

Modificación: agarre del pie superior con la mano inferior, agarre del pie inferior con la mano superior.

1. Vista frontal.

2. Vista posterior.

Tipo de postura: decúbito supino (de lado), inclinación hacia atrás.

Punto de drishti: bhrumadhye o ajna chakra (tercer ojo, entre las cejas).

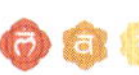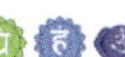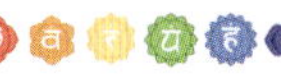

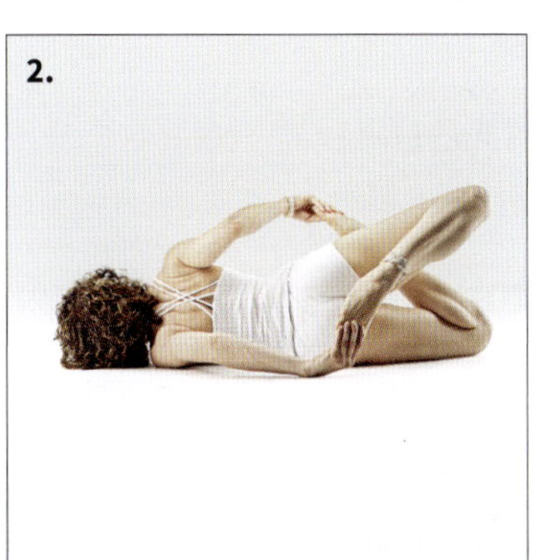

2.

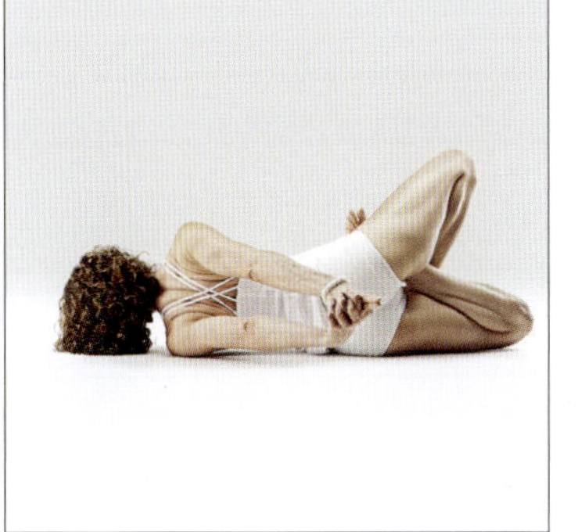

Postura del loto con agarre de manos en la postura del infinito

Baddha hasta padmasana en anantasana

También conocida como: postura del loto con agarre de manos en la postura de Vishnu durmiendo.

Tipo de postura: decúbito supino (de lado), inclinación hacia atrás suave.

Punto de drishti: bhrumadhye o ajna chakra (tercer ojo, entre las cejas).

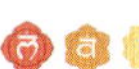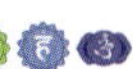

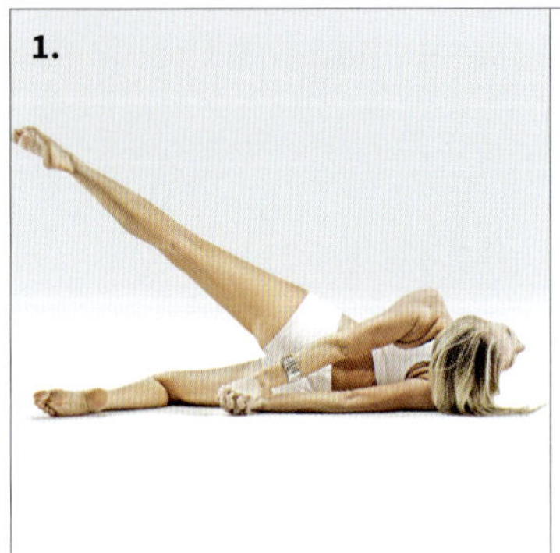

Postura del infinito con agarre de manos

Baddha hasta anantasana

También conocida como: postura de Vishnu dormido con las manos entrelazadas.

Modificación: 1. Pierna inferior flexionada, pierna superior extendida y levantada, brazos descansando en el suelo, rodilla flexionada para apoyarse.

2. Pierna inferior extendida, pierna superior extendida y levantada, brazos levantados del suelo.

Tipo de postura: decúbito supino (de lado), inclinación hacia atrás.

Punto de *drishti*: *bhrumadhye* o *ajna chakra* (tercer ojo, entre las cejas).

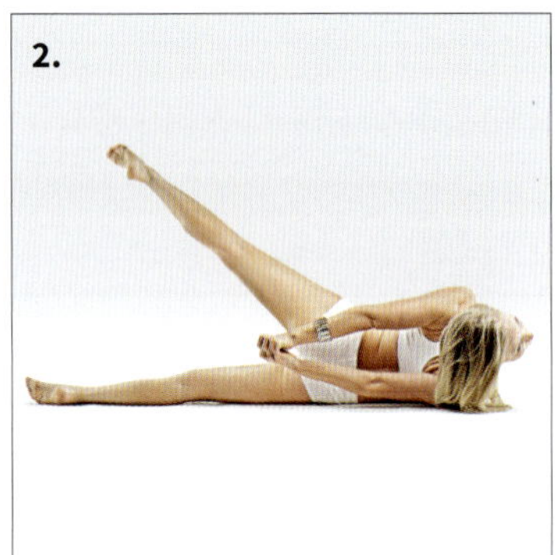

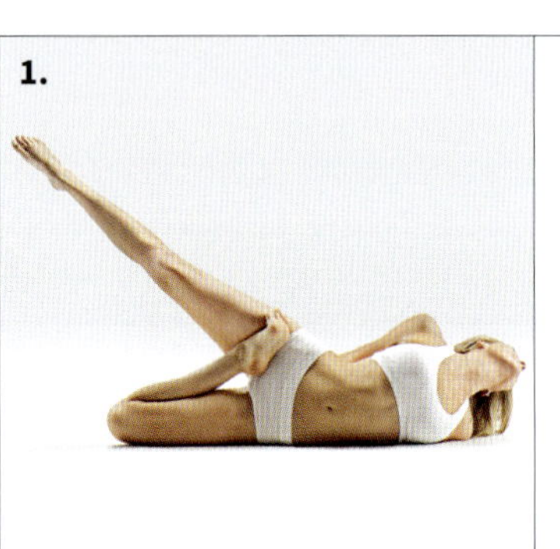

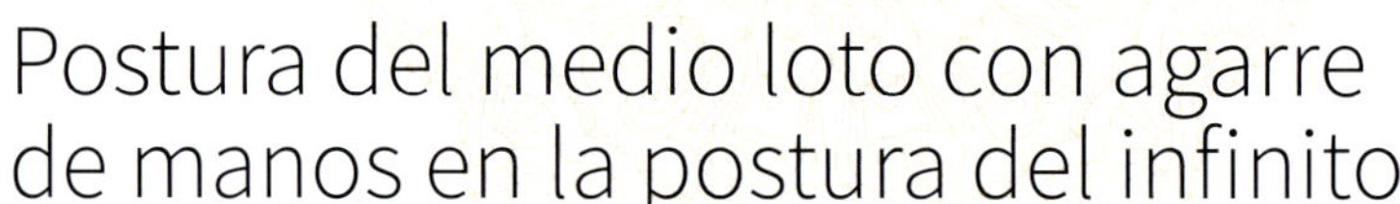

Postura del medio loto con agarre de manos en la postura del infinito

Baddha hasta ardha padmasana **en** *anantasana*

También conocida como: postura del medio loto con agarre de manos en la postura de Vishnu dormido.

Modificación: 1. Vista frontal.

2. Vista posterior.

Tipo de postura: decúbito supino (de lado), inclinación hacia atrás.

Punto de *drishti*: *bhrumadhye* o *ajna chakra* (tercer ojo, entre las cejas).

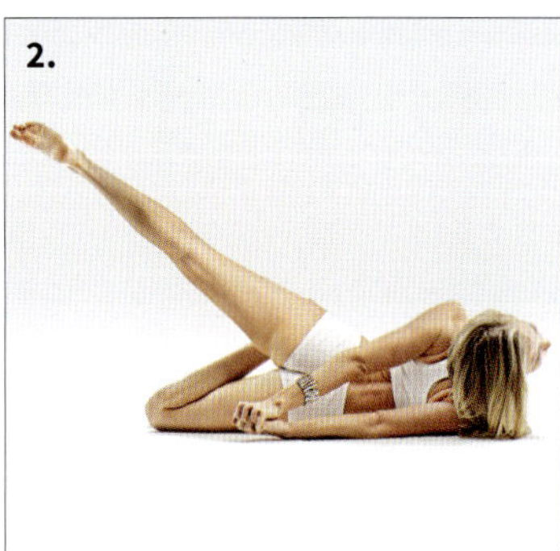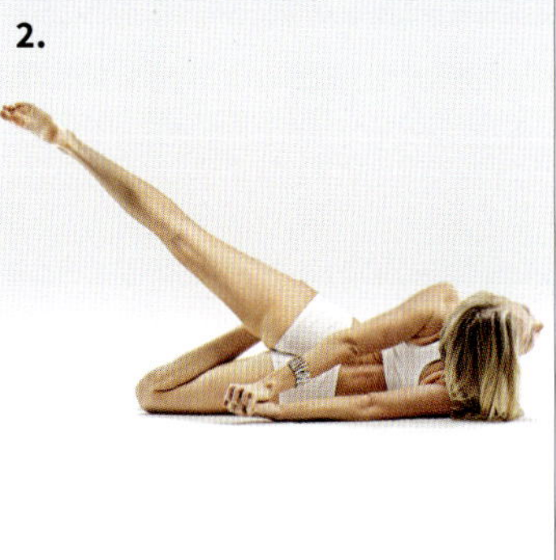

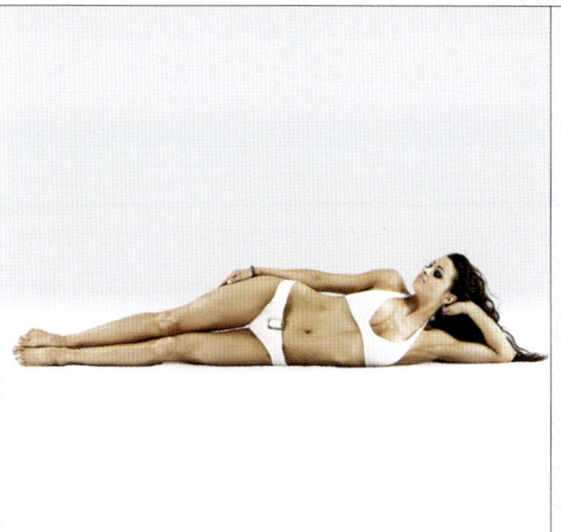

Postura del infinito

Anantasana

También conocida como: postura de vishnu durmiendo.

Modificación: ambas piernas rectas y juntas, pierna inferior apoyada en el suelo.

Tipo de postura: decúbito supino (de lado), inclinación lateral.

Punto de *drishti:* *padhayoragrai* o *padayoragre* (dedos de los pies/pies).

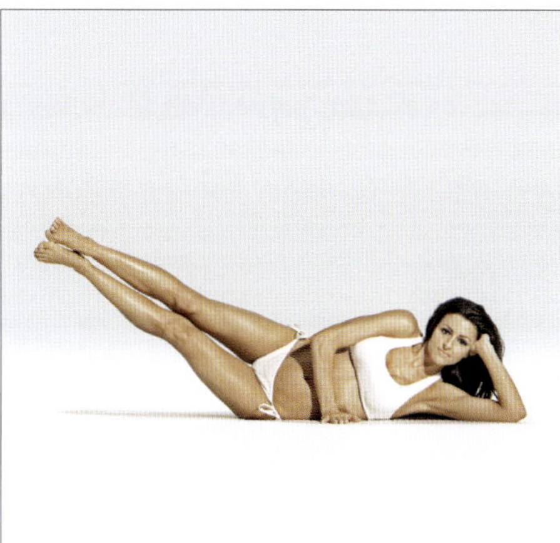

Postura del infinito

Anantasana

También conocida como: posición de Vishnu durmiendo.

Modificación: piernas rectas, juntas y levantadas del suelo.

Tipo de postura: decúbito supino (de lado), abdominal, inclinación lateral.

Punto de *drishti:* *nasagrai* o *nasagre* (nariz).

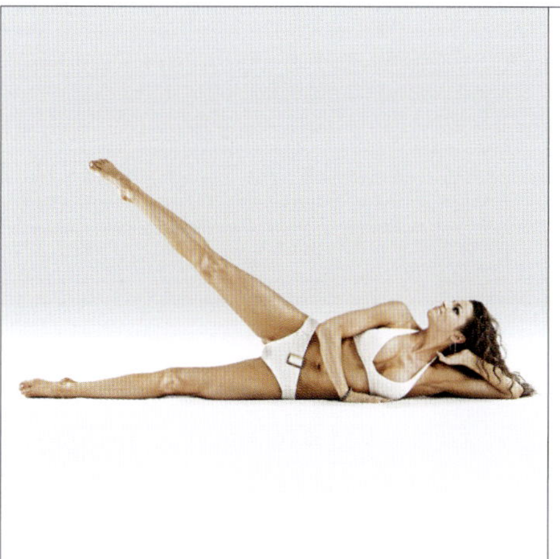

Postura del infinito

Anantasana

También conocida como: posición de Vishnu durmiendo.

Modificación: ambas piernas extendidas, pierna superior levantada, pierna inferior apoyada en el suelo.

Tipo de postura: decúbito supino (de lado), abdominal, inclinación lateral.

Punto de *drishti:* *padayoragrai* o *padayoragre* (dedos de los pies/pies), *urdhva* o *antara drishti* (hacia el cielo).

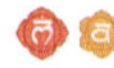

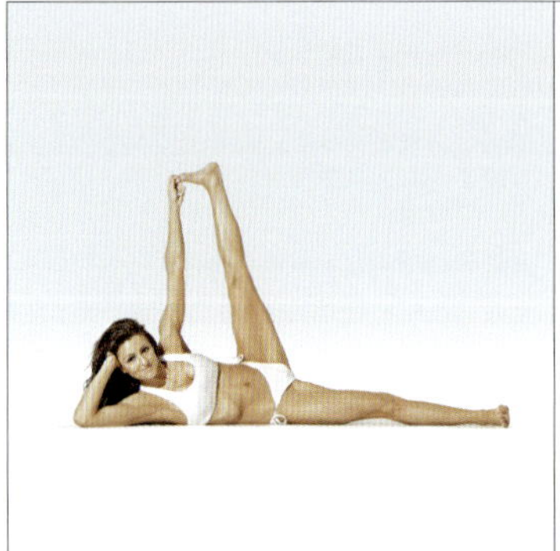

Postura de la mano extendida hasta el dedo gordo en la postura del infinito

Utthita hasta padangushtasana en *anantasana*

También conocida como: postura de la mano extendida hasta el dedo gordo en la postura de Vishnu dormido.

Tipo de postura: decúbito supino (de lado), inclinación hacia delante, inclinación lateral.

Punto de *drishti:* *nasagrai* o *nasagre* (nariz).

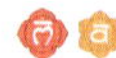

Postura del reloj de sol en la postura del infinito

Surya yantrasana en *anantasana*

También conocida como: postura del reloj de sol en la postura de Vishnu dormido.

Modificación: 1. Agarre del talón por la parte exterior de la pantorrilla.

2. Agarre del talón por el interior de la pantorrilla.

Tipo de postura: decúbito supino (de lado), inclinación hacia delante, inclinación lateral.

Punto de *drishti:* *nasagrai* o *nasagre* (nariz).

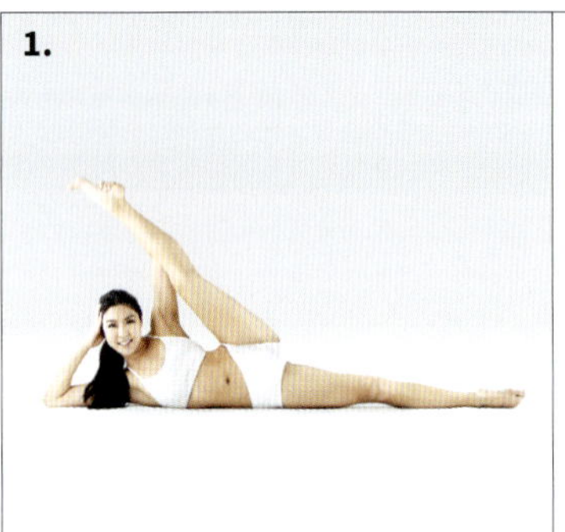

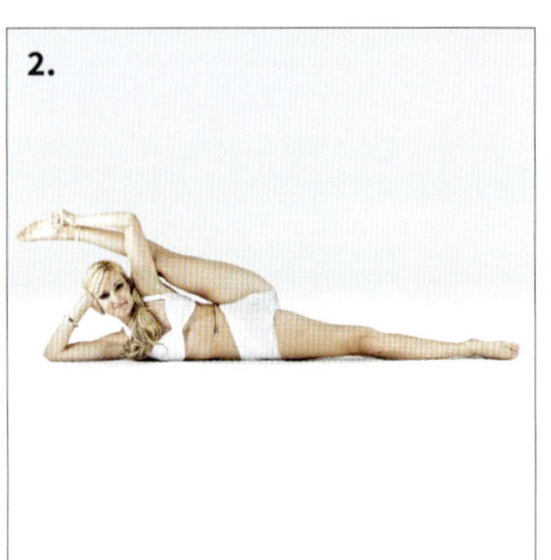

TRÍCEPS APOYADOS EN EL SUELO: AMBAS RODILLAS FLEXIONADAS

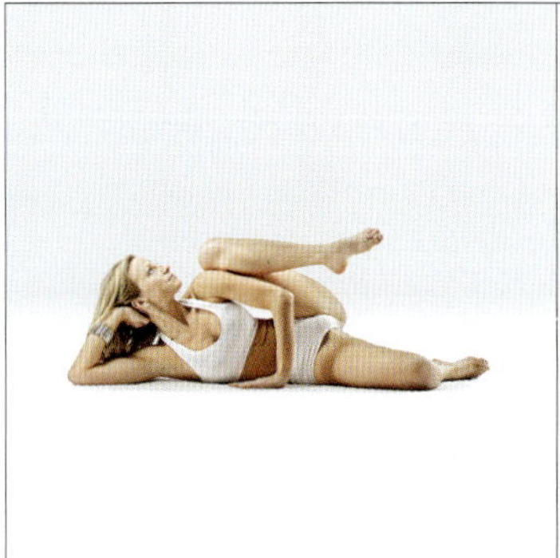

Postura del infinito

Anantasana

También conocida como: posición de Vishnu durmiendo.

Modificación: rodilla superior en el hombro superior, ambas rodillas flexionadas.

Tipo de postura: decúbito supino (de lado), inclinación hacia delante.

Punto de *drishti:* *bhrumadhye* o *ajna chakra* (tercer ojo, entre las cejas) o *padhayoragrai* o *padayoragre* (dedos de los pies/pies).

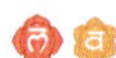

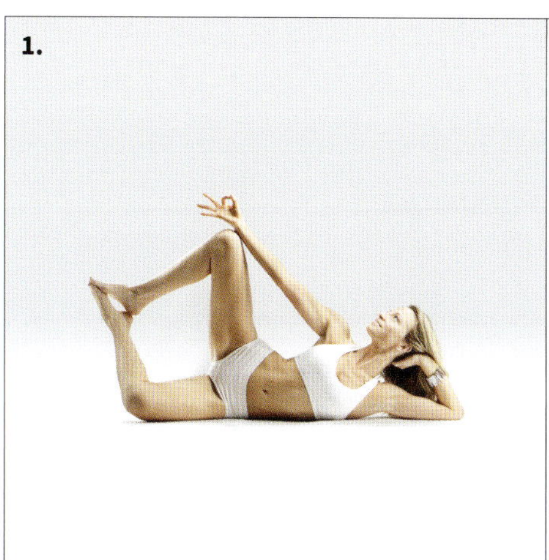

1.

Postura del ángulo con los pies juntos en la postura del infinito

Baddha konasana en *anantasana*

También conocida como: postura del ángulo con los pies juntos en la postura de Vishnu dormido.

Modificación: 1. Muñeca superior apoyada en la rodilla superior.

2. Agarre del pie superior con la mano del mismo lado.

Tipo de postura: decúbito supino (de lado), inclinación lateral.

Punto de *drishti*: *bhrumadhye* o *ajna chakra* (tercer ojo, entre las cejas) o *hastagrai* o *hastagre* (manos).

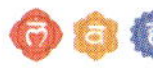

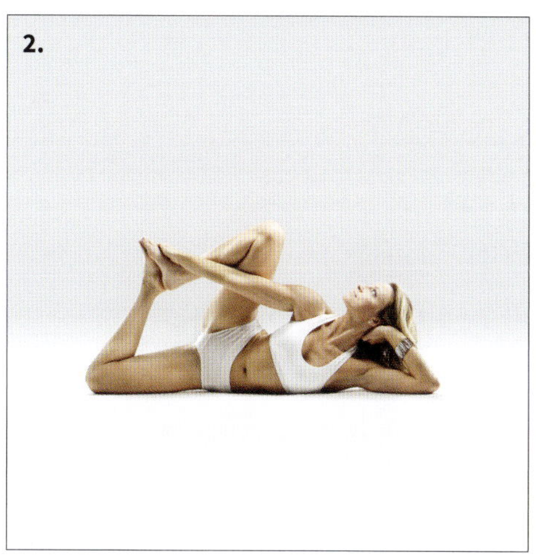

2.

TRÍCEPS APOYADO EN EL SUELO: PIERNA INFERIOR EXTENDIDA, INCLINACIÓN HACIA ATRÁS

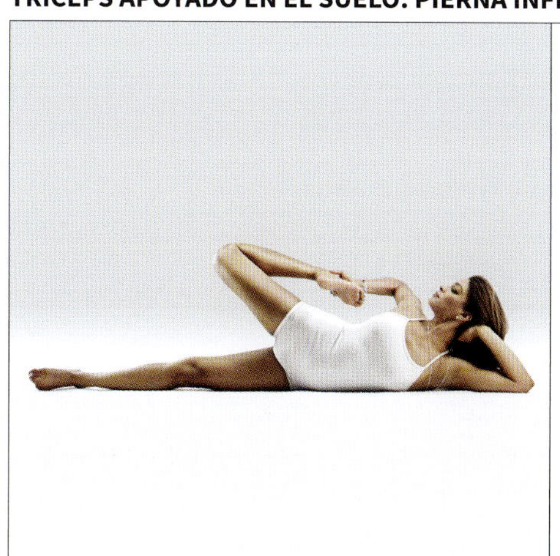

Postura preparatoria de la media rana en la postura del infinito

Ardha bhekasana en *anantasana*

También conocida como: postura preparatoria de la media rana en la postura de Vishnu dormido.

Modificación: mano en la modificación del principiante, columna vertebral neutral, pierna superior en la posición de la pierna en la postura de la media rana.

Tipo de postura: decúbito supino (de lado), inclinación hacia atrás suave.

Punto de *drishti*: *padayoragrai* o *padayoragre* (dedos de los pies/pies).

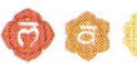

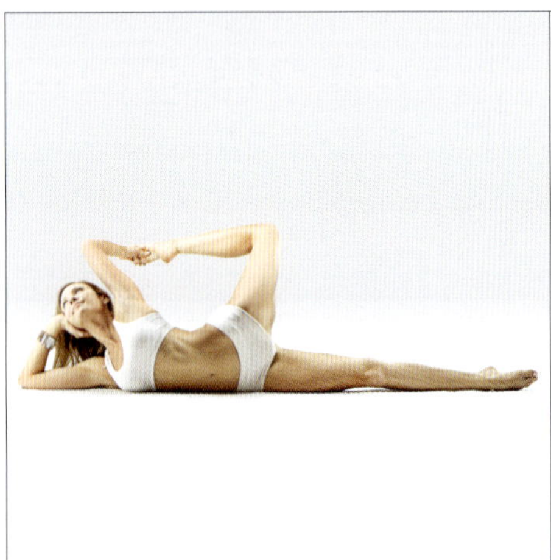

Postura del medio arco en la postura del infinito

Ardha dhanurasana en *anantasana*

También conocida como: postura del medio arco en la postura de Vishnu dormido.

Tipo de postura: decúbito supino (de lado), inclinación hacia atrás.

Punto de *drishti:* *bhrumadhye* o *ajna chakra* (tercer ojo, entre las cejas).

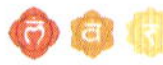  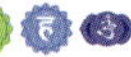

Postura del medio arco con agarre del dedo gordo en la postura del infinito

Ardha padangushta dhanurasana en *anantasana*

También conocida como: postura del medio arco con agarre del dedo gordo en la postura de Vishnu dormido.

Tipo de postura: decúbito supino (de lado), inclinación hacia atrás.

Punto de *drishti:* *bhrumadhye* o *ajna chakra* (tercer ojo, entre las cejas).

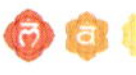  

TRÍCEPS APOYADOS EN EL SUELO: UNA PIERNA EXTENDIDA, EL OTRO PIE EN LA CAVIDAD DE LA CADERA

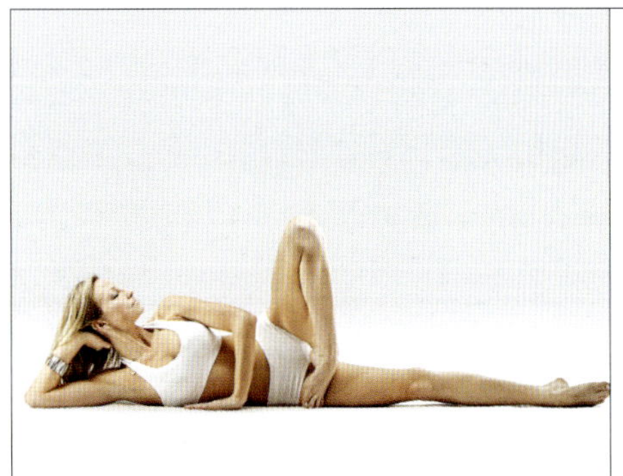

Postura del infinito

Anantasana

También conocida como: postura de Vishnu durmiendo.

Modificación: pie superior en la cavidad de la cadera, dedos de los pies tocando el suelo, pierna inferior extendida y apoyada en el suelo.

Tipo de postura: decúbito supino (de lado), inclinación lateral.

Punto de *drishti:* *padayoragrai* o *padayoragre* (dedos de los pies/pies).

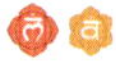

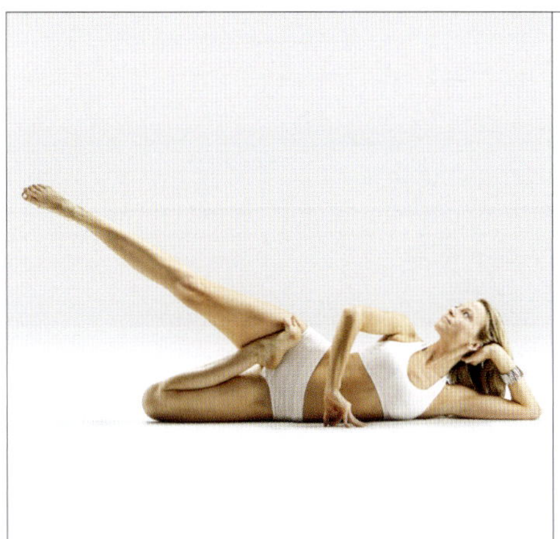

Postura del medio loto en la postura del infinito

Ardha padmasana en anantasana

También conocida como: postura del medio loto en la postura de Vishnu durmiendo.

Modificación: pie inferior en medio loto, pierna superior extendida y levantada.

Tipo de postura: decúbito supino (de lado), inclinación lateral.

Punto de *drishti*: *padayoragrai* o *padayoragre* (dedos de los pies/pies).

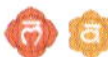

TRÍCEPS APOYADOS EN EL SUELO: MEDIO LOTO Y LOTO

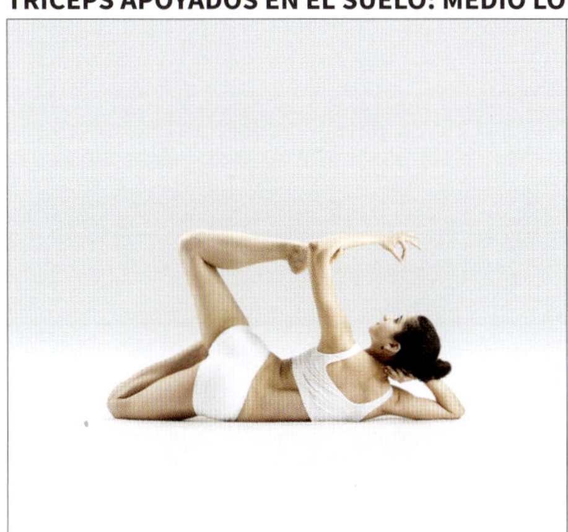

Postura de la sirena en medio loto en la postura del infinito

Ardha padma naginyasana en anantasana

También conocida como: postura de la sirena en medio loto en la postura de Vishnu durmiendo.

Tipo de postura: decúbito supino (de lado), inclinación hacia atrás, inclinación lateral.

Punto de *drishti*: *hastagrai* o *hastagre* (manos).

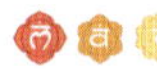 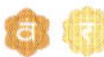 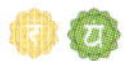

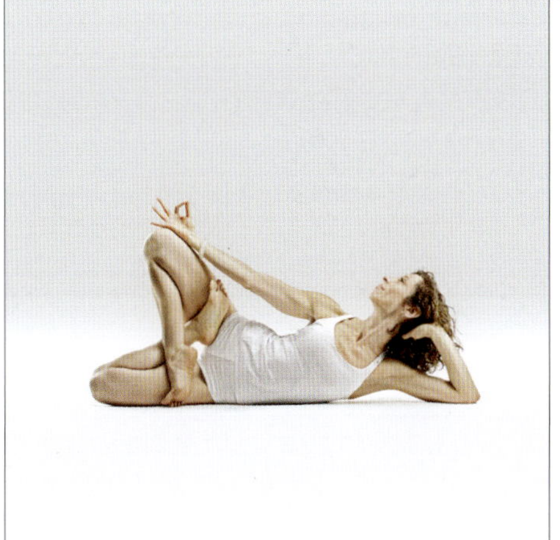

Postura del loto en la postura del infinito

Padmasana en anantasana

También conocida como: postura del loto en la postura de Vishnu durmiendo.

Tipo de postura: decúbito supino (de lado), inclinación lateral, rodilla, apertura de tobillo.

Punto de *drishti*: *hastagrai* o *hastagre* (manos).

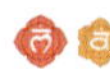

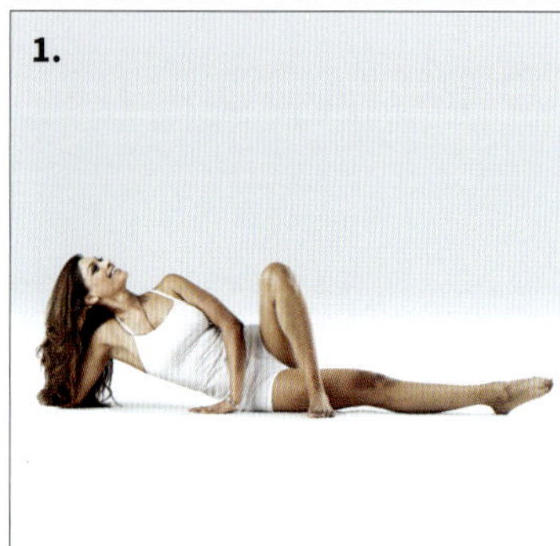

Postura del infinito

Anantasana

También conocida como: postura de Vishnu durmiendo.

Modificación: codo apoyado en el suelo, rodilla superior flexionada, pierna cruzada por encima delante del cuerpo, pierna inferior extendida.

1. Palma de la mano superior apoyada en el suelo.

2. Palma de la mano superior apoyada en la rodilla superior.

Punto de *drishti:* *urdhva* o *antara drishti* (hacia el cielo).

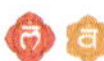

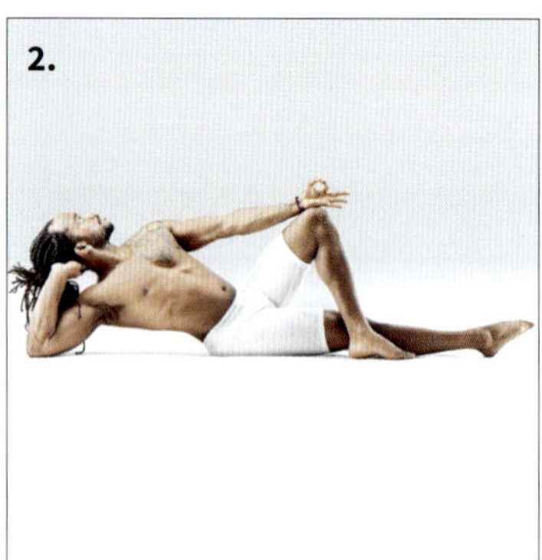

Postura del infinito

Anantasana

También conocida como: posición de Vishnu durmiendo.

Modificación: codo en el suelo, manos en *anjali mudra* (manos en oración); rodilla superior flexionada, pie en la cadera, pierna inferior extendida.

1. Pierna inferior apoyada en el suelo.

2. Pierna inferior levantada del suelo.

Tipo de postura: 1. Decúbito supino (de lado), inclinación lateral.

2. Decúbito supino (de lado), inclinación lateral, abdominal.

Punto de *drishti:* *bhrumadhye* o *ajna chakra* (tercer ojo, entre las cejas).

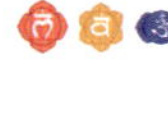

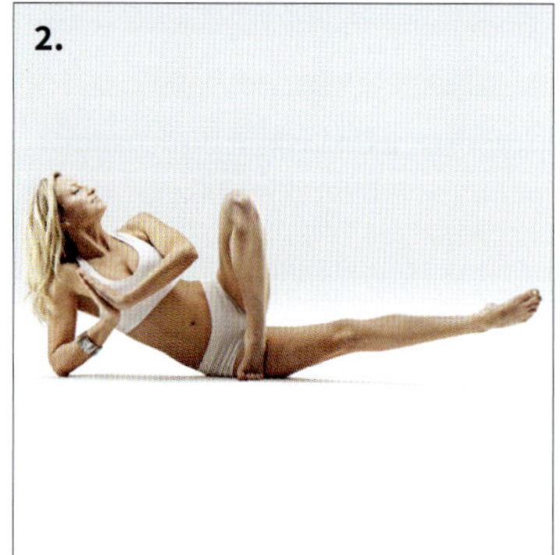

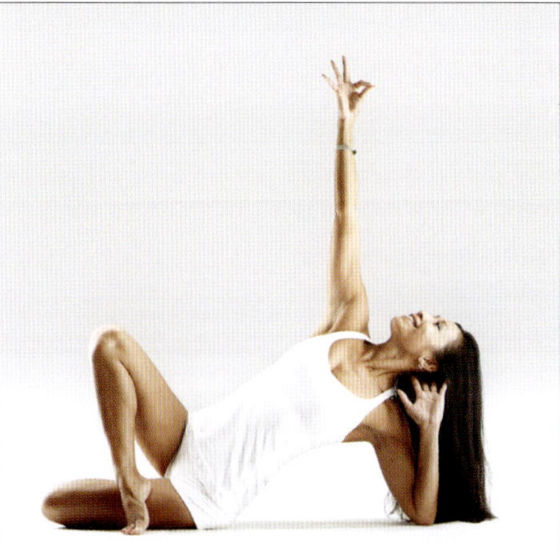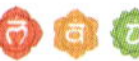

Postura del infinito

Anantasana

También conocida como: postura de Vishnu durmiendo.

Modificación: pierna superior cruzada por encima con los dedos del pie apoyados en el suelo, pierna inferior flexionada con los dedos de los pies hacia atrás, codo apoyado en el suelo, el otro brazo extendido con los dedos apuntando hacia el cielo.

Tipo de postura: decúbito supino (de lado).

Punto de *drishti*: *hastagrai* o *hastagre* (manos).

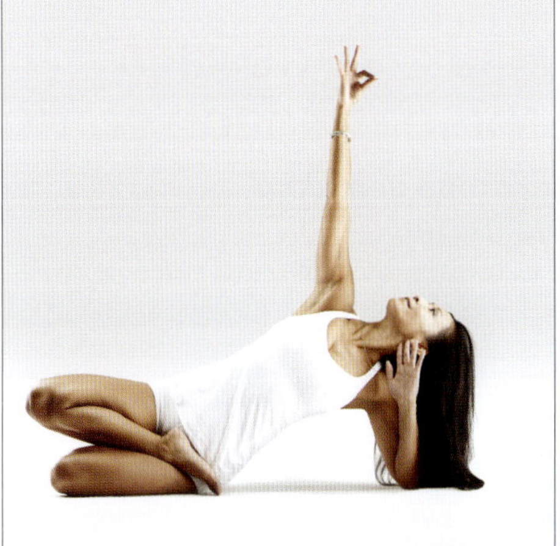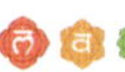

Postura del medio loto en la postura del infinito

Ardha padmasana en *anantasana*

También conocida como: postura del medio loto en la postura de Vishnu durmiendo.

Modificación: pierna superior en un medio de loto, pierna inferior flexionada con el talón en el glúteo, codo hasta el suelo, el otro brazo extendido hacia arriba con los dedos apuntando hacia el cielo.

Tipo de postura: decúbito supino (de lado).

Punto de *drishti*: *hastagrai* o *hastagre* (manos).

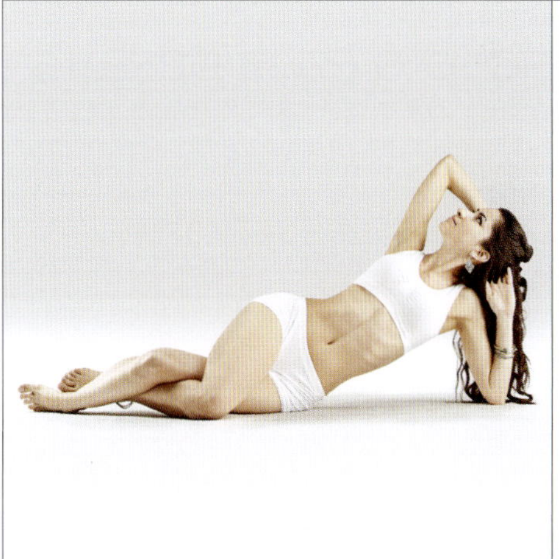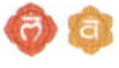

Posición de las piernas de la postura dedicada a Garuda en la postura del infinito

Pada garudasana en *anantasana*

También conocida como: posición de las piernas de la postura dedicada a Garuda en la postura de Vishnu durmiendo.

Modificación: codo hasta el suelo, manos detrás de la cabeza.

Tipo de postura: decúbito supino (de lado).

Punto de *drishti*: *bhrumadhye* o *ajna chakra* (tercer ojo, entre las cejas).

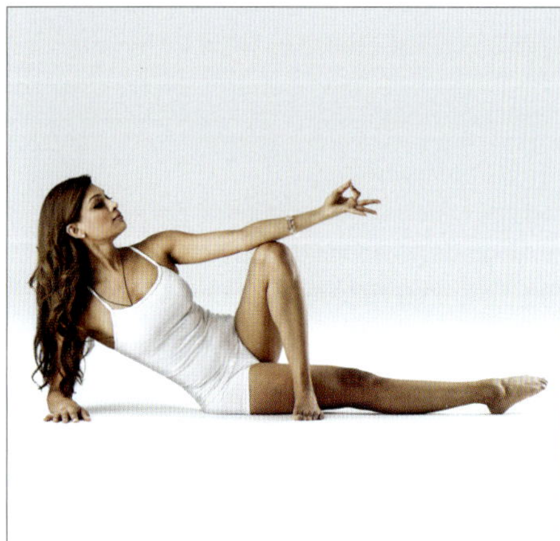

Postura del infinito

Anantasana

También conocida como: postura de Vishnu durmiendo.
Modificación: pierna superior cruzada por encima, antebrazo apoyado en el suelo, codo descansando en la rodilla superior.
Tipo de postura: decúbito supino (de lado).
Punto de *drishti*: *hastagrai* o *hastagre* (manos).

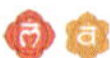

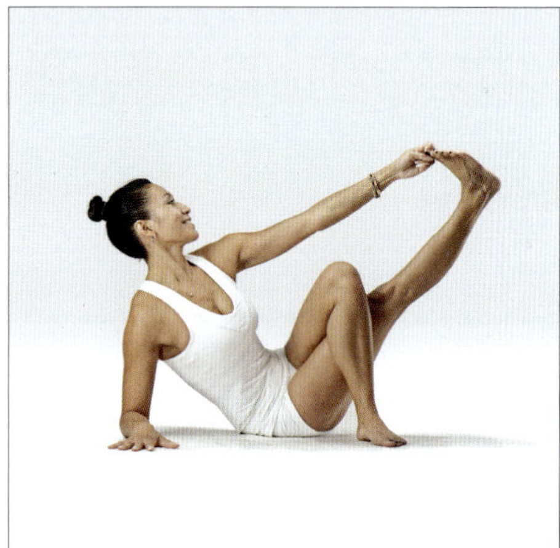

Postura de la media cara de vaca con la mano extendida al dedo gordo

Utthita hasta padangushta ardha gomukha paschimottanasana en *anantasana*

También conocida como: postura de la mano extendida hasta el dedo gordo en media cara de vaca con inclinación hacia delante en la posición del infinito, y postura de la mano extendida hasta el dedo gordo en media cara de vaca con estiramiento intenso occidental en la postura de Vishnu durmiendo.
Modificación: antebrazo apoyado en el suelo, pierna superior cruzada por encima, agarre del dedo gordo del pie inferior, pierna levantada del suelo.
Tipo de postura: decúbito supino (de lado), inclinación hacia delante.
Punto de *drishti*: *hastagrai* o *hastagre* (manos). 

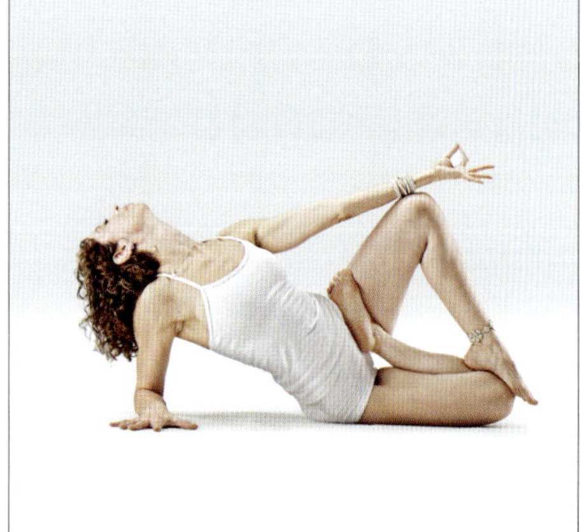

Postura del medio loto en la postura del infinito

Ardha padmasana en *anantasana*

También conocida como: postura del medio loto en la postura de Vishnu durmiendo.
Modificación: pie superior apoyado en la rodilla inferior, antebrazo apoyado en la rodilla superior.
Tipo de postura: decúbito supino (de lado), inclinación hacia atrás suave.
Punto de *drishti*: *bhrumadhye* o *ajna chakra* (tercer ojo, entre las cejas).

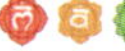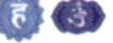

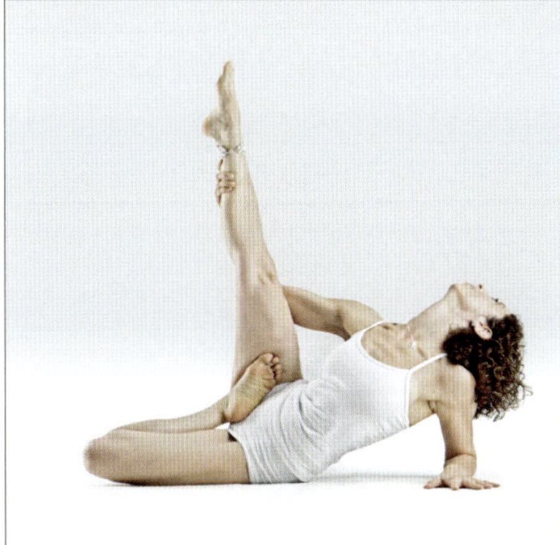

Postura del medio loto con la mano extendida a la pierna en la postura del infinito

Ardha padma utthita pada hastasana en *anantasana*

También conocida como: postura del medio loto con la mano extendida a la pierna en la postura de Vishnu durmiendo.

Tipo de postura: decúbito supino (de lado), inclinación hacia delante, inclinación hacia atrás suave.

Punto de *drishti*: *bhrumadhye* o *ajna chakra* (tercer ojo, entre las cejas).

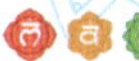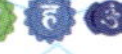

ANTEBRAZO APOYADO EN EL SUELO: PIERNA SUPERIOR EXTENDIDA, PIE INFERIOR EN EL MUSLO

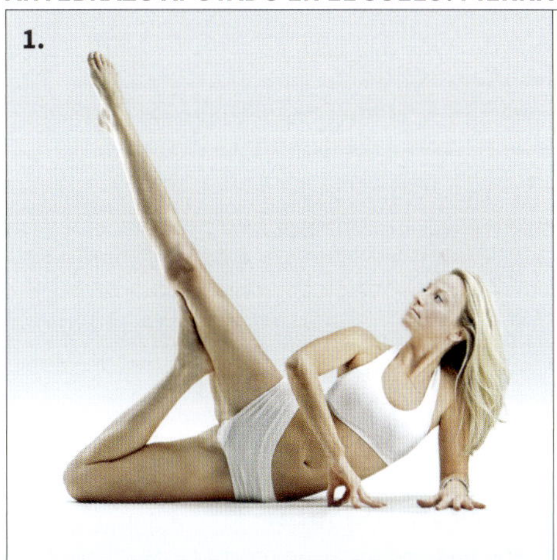

1.

Postura del medio ángulo en la postura del infinito

Ardha baddha konasana en *anantasana*

También conocida como: postura del medio ángulo en la postura de Vishnu durmiendo.

Modificación: antebrazo apoyado en el suelo.

1. Puntas de los dedos del brazo superior apoyadas en el suelo delante de los abdominales, codo flexionado.

2. Brazo superior recto y paralelo a la pierna superior.

Tipo de postura: decúbito supino (de lado), inclinación lateral.

Punto de *drishti*: *padayoragrai* o *padayoragre* (dedos de los pies/pies), o *hastagrai hastagre* (manos).

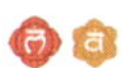

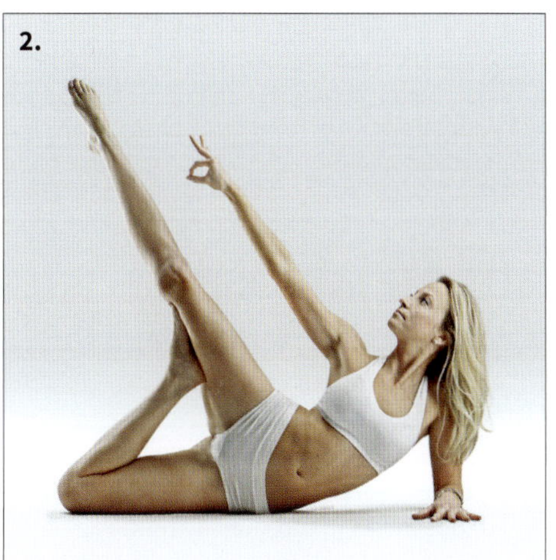

2.

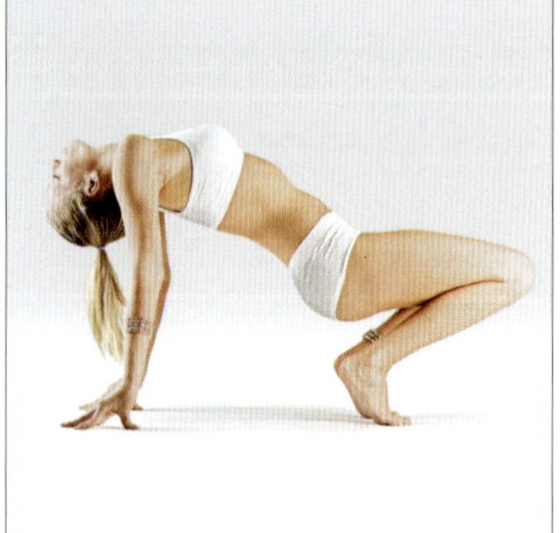

Postura de medio estiramiento intenso oriental sobre los dedos de los pies

Prapada ardha purvottanasana

También conocida como: postura de la media taba invertida sobre los dedos de los pies.

Modificación: preparación: glúteos por debajo de las rodillas, sobre puntas de los dedos.

Tipo de postura: de pie, inclinación hacia atrás.

Punto de *drishti*: *bhrumadhye* o *ajna chakra* (tercer ojo, entre las cejas).

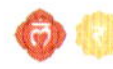  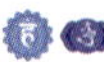

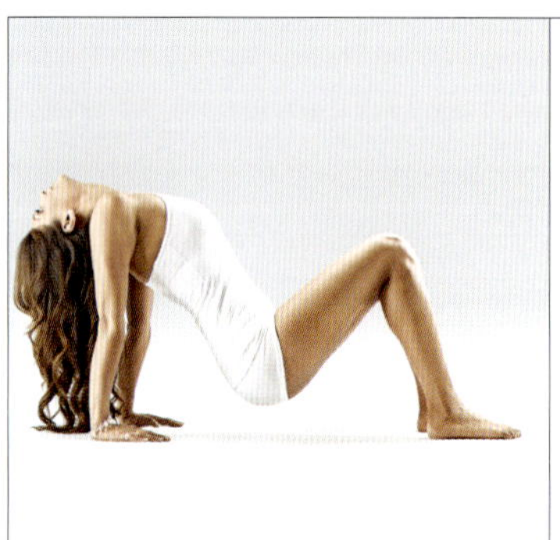

Postura de medio estiramiento intenso oriental

Ardha purvottanasana

También conocida como: postura de la media tabla invertida.

Modificación: preparación suave: glúteos levantados ligeramente del suelo, los pies apoyados en el suelo, palmas de las manos en el suelo con los dedos hacia los talones.

Tipo de postura: de pie, inclinación hacia atrás.

Punto de *drishti*: *bhrumadhye* o *ajna chakra* (tercer ojo, entre las cejas).

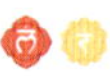  

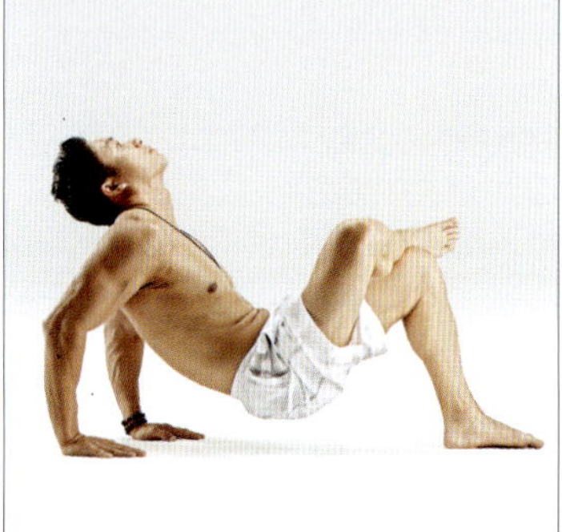

Postura del medio leño en la postura de medio estiramiento intenso oriental

Ardha agnistambhasana en ardha purvottanasana

También conocida como: postura del medio leño en la postura de la media tabla invertida.

Modificación: preparación: glúteos ligeramente levantados del suelo, codos flexionados, dedos apuntando a los talones.

Tipo de postura: de pie, inclinación hacia delante.

Punto de *drishti*: *bhrumadhye* o *ajna chakra* (tercer ojo, entre las cejas).

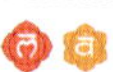 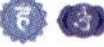

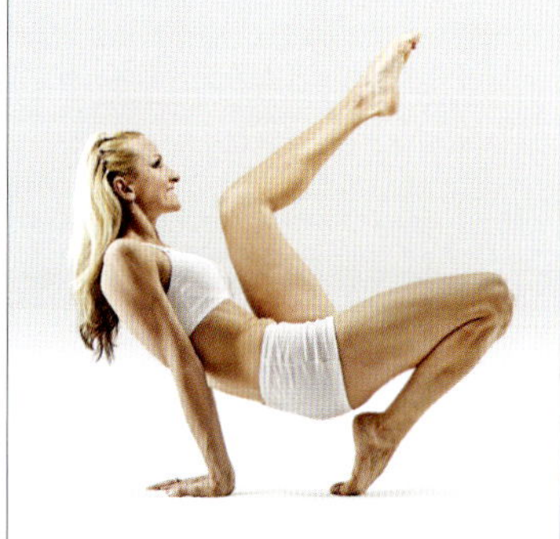

Postura de estiramiento en la postura de medio estiramiento con una pierna

Uttana kulpasana en eka pada ardha purvottanasana

También conocida como: postura de estiramiento intenso del tobillo en la postura de la media tabla invertida.

Modificación: rodilla flexionada hacia el pecho, dedos de las manos hacia atrás.

Tipo de postura: de pie, inclinación hacia delante.

Punto de *drishti*: *padayoragrai* o *padayoragre* (dedos de los pies/pies). 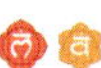

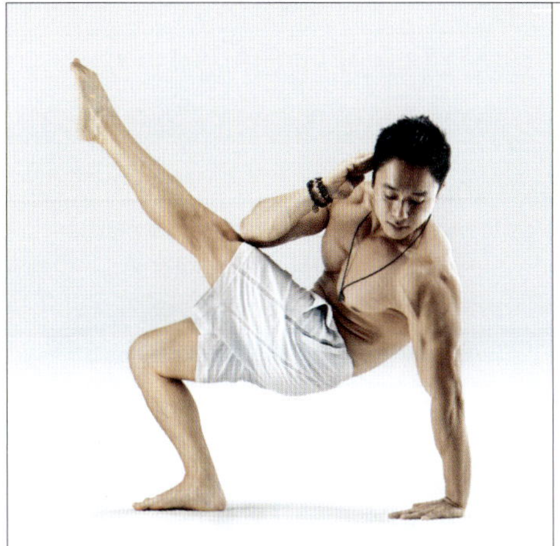

Postura de medio estiramiento intenso oriental con torsión

Parivritta ardha purvottanasana

También conocida como: postura de la media tabla invertida con torsión.
Modificación: codo opuesto apoyado en la rodilla de la pierna extendida.
Tipo de postura: equilibrio de brazos, inclinación hacia delante, torsión.
Punto de *drishti*: *hastagrai* o *hastagre* (manos).

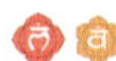

ESTIRAMIENTO INTENSO ORIENTAL: RODILLAS FLEXIONADAS

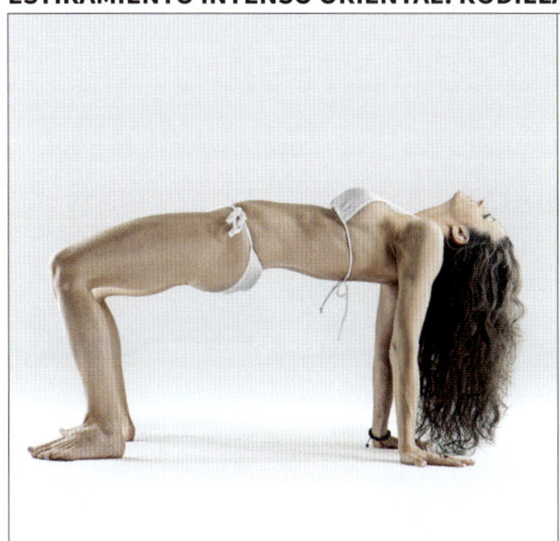

Postura de medio estiramiento intenso oriental

Ardha purvottanasana

También conocida como: postura de la mesa en la postura de la media tabla invertida.
Modificación: preparación: rodillas flexionadas y a la altura de los tobillos, dedos de las manos apuntando hacia atrás.
Tipo de postura: de pie, inclinación hacia atrás.
Punto de *drishti*: *bhrumadhye* o *ajna chakra* (tercer ojo, entre las cejas).

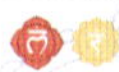

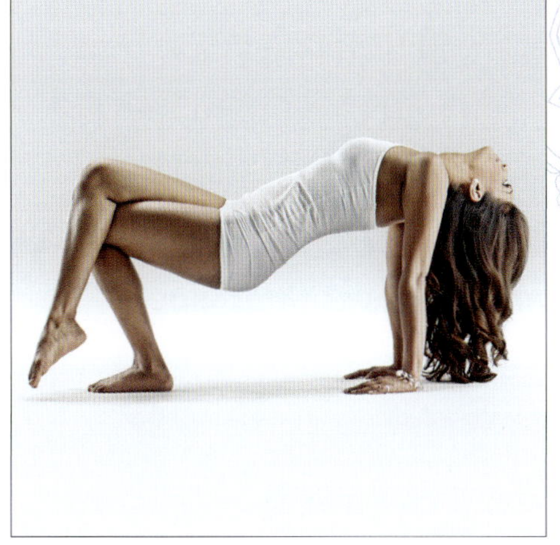

Posición de la pierna desigual de la postura de la cara de vaca en la postura de medio estiramiento intenso oriental

Vishama pada gomukhasana en *ardha purvottanasana*

También conocida como: postura de la cara de vaca con una sola pierna desigual en la postura de la mesa invertida, y postura de la cara de vaca con una sola pierna desigual en la postura de la media tabla invertida.
Modificación: rodillas flexionadas, dedos de las manos hacia los talones.
Tipo de postura: de pie, inclinación hacia atrás.
Punto de *drishti*: *bhrumadhye* o *ajna chakra* (tercer ojo, entre las cejas).

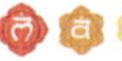

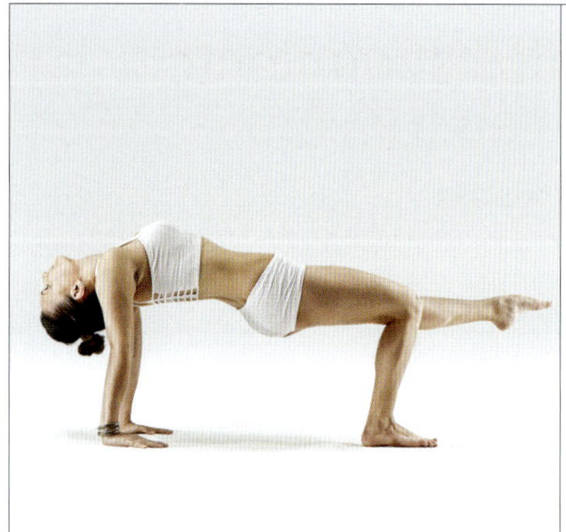

Postura de medio estiramiento intenso oriental con una sola pierna

Eka pada ardha purvottanasana

También conocida como: postura de la mesa invertida con una sola pierna y postura de la media tabla invertida con una sola pierna.

Modificación: preparación: una rodilla flexionada, pies apoyados en el suelo, la otra pierna extendida, rodillas alineadas, dedos de las manos apuntando hacia los talones.

Tipo de postura: de pie, inclinación hacia atrás.

Punto de *drishti*: *bhrumadhye* o *ajna chakra* (tercer ojo, entre las cejas).

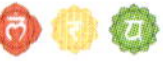

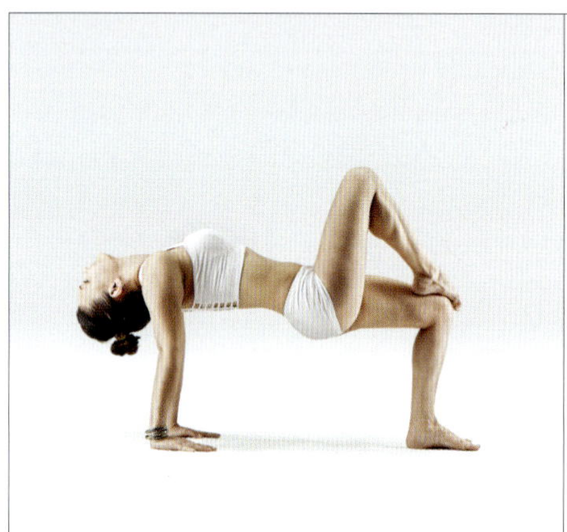

Postura de medio estiramiento intenso oriental con una sola pierna

Eka pada ardha purvottanasana

También conocida como: postura de la mesa invertida con una sola pierna y postura de la media tabla invertida con una sola pierna.

Modificación: preparación: ambas rodillas flexionadas, pie superior en la rodilla, dedos de los pies apuntando hacia los talones.

Tipo de postura: de pie, inclinación hacia atrás.

Punto de *drishti*: *bhrumadhye* o *ajna chakra* (tercer ojo, entre las cejas).

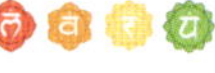

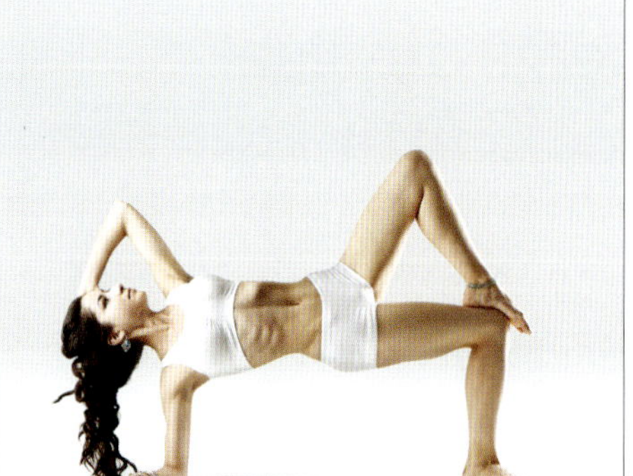

Postura de medio estiramiento intenso oriental con una sola pierna en la postura del sabio Vasishtha sobre el antebrazo

Eka pada ardha purvottanasana en vasishtasana

También conocida como: postura de la mesa invertida con una pierna en la postura dedicada al sabio Vasishtha sobre el antebrazo, y la media tabla invertida con una pierna en la postura dedicada al sabio Vasishtha sobre el antebrazo.

Modificación: ambas rodillas flexionadas, pie en la rodilla.

Tipo de postura: sobre el antebrazo y el pie.

Punto de *drishti*: *bhrumadhye* o *ajna chakra* (tercer ojo). 

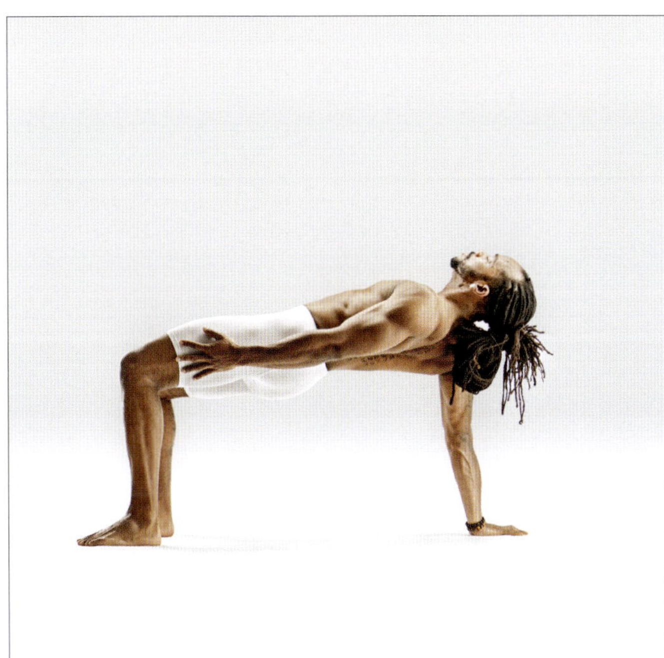

Postura de medio estiramiento intenso oriental con una sola mano

Eka hasta ardha purvottanasana

También conocida como: posición de la mesa invertida con una sola mano, y posición de la media tabla invertida con una sola mano.

Modificación: rodillas flexionadas, dedos de la mano apuntando hacia atrás.

Tipo de postura: de pie, inclinación hacia atrás.

Punto de *drishti*: *bhrumadhye* o *ajna chakra* (tercer ojo, entre las cejas).

ESTIRAMIENTO INTENSO ORIENTAL: PIERNAS EXTENDIDAS

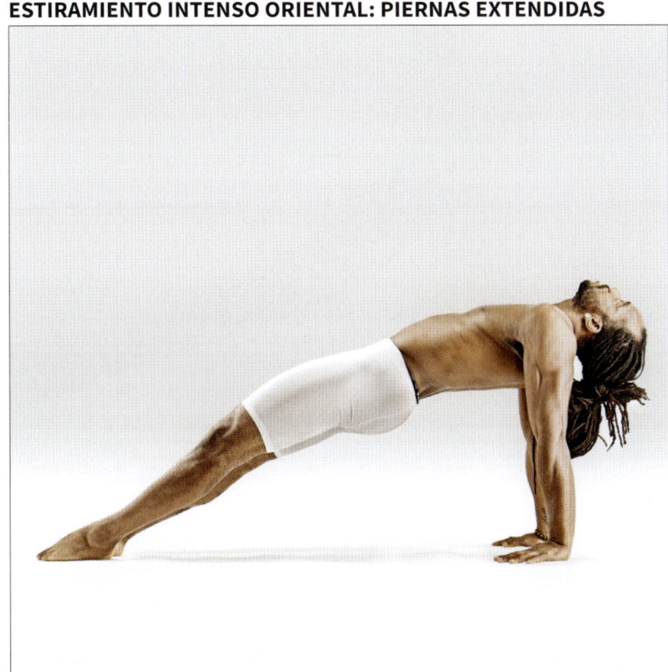

Postura de estiramiento intenso oriental

Purvottanasana

También conocida como: postura de la tabla invertida, y postura de la tabla hacia arriba.

Modificación: piernas extendidas, dedos de las manos apuntando hacia los talones.

Tipo de postura: de pie, inclinación hacia atrás.

Punto de *drishti*: *bhrumadhye* o *ajna chakra* (tercer ojo, entre las cejas).

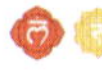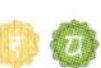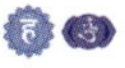

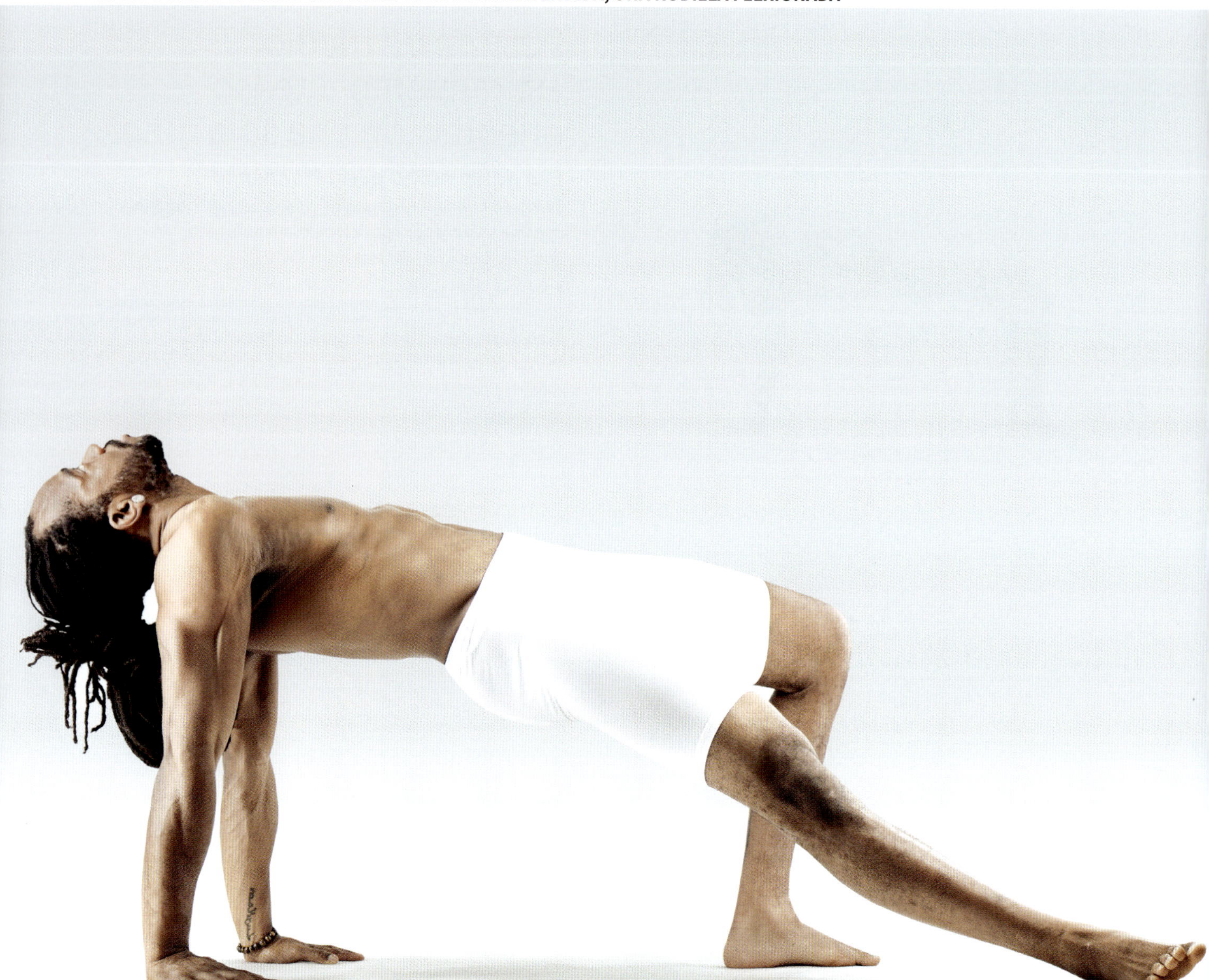

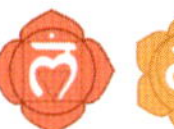 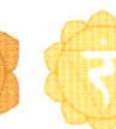 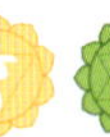   

oriental con un pie a un lado

Parshva eka pada ardha purvottanasana

También conocida como: postura de la mesa invertida con un pie a un lado, y postura de la media tabla invertida con un pie a un lado, y postura de la media tabla hacia arriba con un pie a un lado.

Tipo de postura: de pie, inclinación hacia atrás.

Punto de *drishti:* *bhrumadhye* o *ajna chakra* (tercer ojo, entre las cejas).

Cómo realizar la postura:

1. Comienza por sentarte en el suelo con ambas piernas extendidas hacia fuera delante de ti. Mantén las manos en el suelo a los lados de las caderas con los dedos apuntando hacia los pies. Realiza *mula bandha, uddhiyana bandha* y la respiración *ujjayi*.

2. Espira, dobla las rodillas y desliza los pies hacia los glúteos. Mantén los pies y las rodillas separadas el ancho de las caderas.

3. En la siguiente exhalación, presiona las manos y los pies y levanta los glúteos del suelo. Los hombros deben estar bien alineados con las muñecas por encima y las rodillas con los tobillos, el torso y los muslos deben estar paralelos al suelo.

4. Exhala, extiende la pierna derecha y llévala hacia un lado, flexionando los dedos del pie derecho. Mantén la postura durante al menos 30 segundos y hasta 90 con el fin de recibir los beneficios completos.

5. Inhala y lleva la pierna derecha de nuevo al centro en línea con la pierna izquierda. Repite por el otro lado. Mantén la postura durante al menos 30 segundos y hasta 90 con el fin de recibir todos los beneficios del estiramiento.

6. Inhala y baja las caderas al suelo, volviendo a la postura inicial.

Modificación: una rodilla flexionada, la otra pierna extendida hacia un lado, dedos de las manos apuntando a los talones.

parshva = lado
eka = uno
pada = pie o pierna
srdha = media
purva = oriente, parte delantera del cuerpo
ut = intensa
tan = estirar, extender

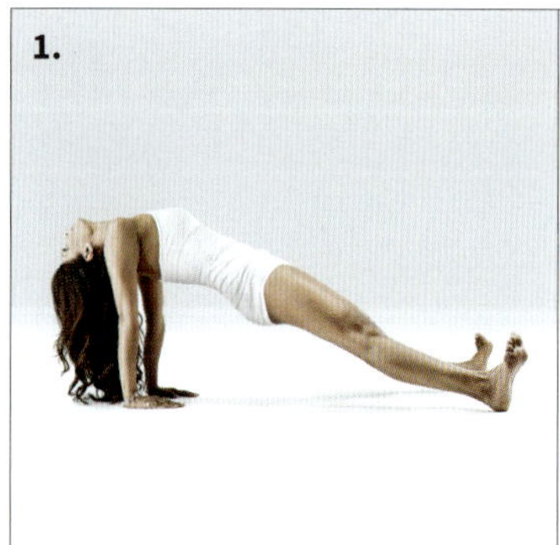

1.

Postura de estiramiento intenso oriental con los pies separados

Prasarita pada purvottanasana

También conocida como: postura de la tabla invertida con los pies separados y postura de la tabla hacia arriba con los pies separados.

Modificación: piernas extendidas, dedos de los pies flexionados hacia atrás, dedos de las manos apuntando a los talones.

1. Vista lateral.

2. Vista frontal.

Tipo de postura: de pie, inclinación hacia atrás.

Punto de *drishti:* *bhrumadhye* o *ajna chakra* (tercer ojo, entre las cejas).

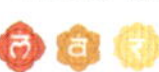

2.

ESTIRAMIENTO INTENSO ORIENTAL: ANTEBRAZOS APOYADOS EN EL SUELO

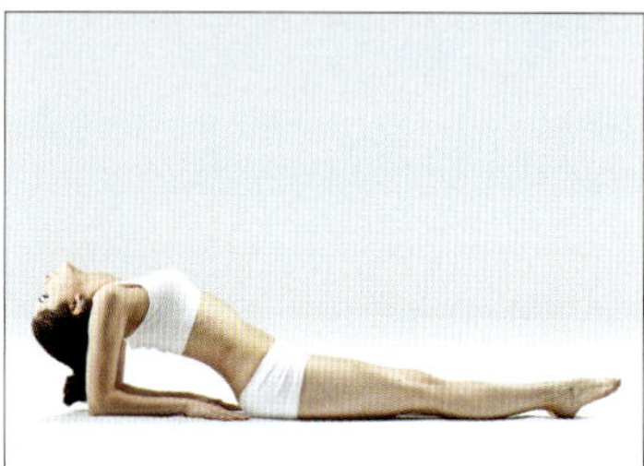

Postura del pez fácil

Sukha matsyasana

También conocida como: postura preparatoria de estiramiento intenso oriental (*purvottanasana* preparatoria) y postura preparatoria de la tabla invertida.

Modificación: cabeza separada del suelo, antebrazos apoyados en el suelo, piernas extendidas.

Tipo de postura: sentada, inclinación hacia atrás.

Punto de *drishti:* *bhrumadhye* o *ajna chakra* (tercer ojo, entre las cejas).

Postura de estiramiento intenso oriental

Purvottanasana

También conocida como: postura de la tabla invertida sobre los antebrazos y postura de la plancha hacia arriba sobre los antebrazos.

Modificación: piernas extendidas, antebrazos apoyados en el suelo.

Tipo de postura: sobre los antebrazos, inclinación hacia atrás.

Punto de *drishti:* *bhrumadhye* o *ajna chakra* (tercer ojo, entre las cejas).

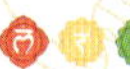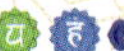

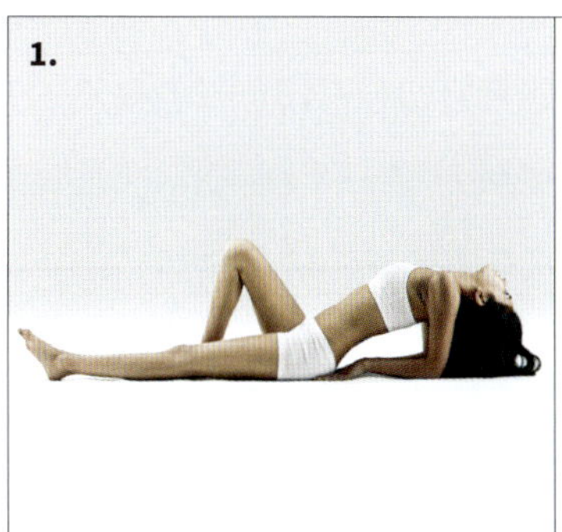

Postura del pez fácil

Sukha matsyasana

También conocida como: postura preparatoria de estiramiento intenso oriental (*purvottanasana* preparatoria) y postura preparatoria de la tabla invertida.

Modificación: cabeza separada del suelo, antebrazos apoyados en el suelo, una pierna extendida, la otra rodilla flexionada, pies apoyados en el suelo.

1. Pierna extendida en el suelo.

2. Pierna extendida separada del suelo con los dedos del pie flexionados hacia atrás.

Tipo de postura: sentada, inclinación hacia atrás.

Punto de *drishti*: bhrumadhye o *ajna chakra* (tercer ojo, entre las cejas).

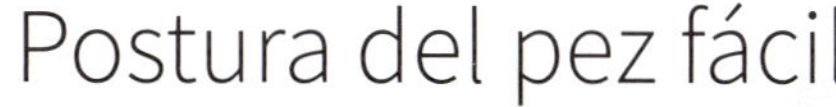

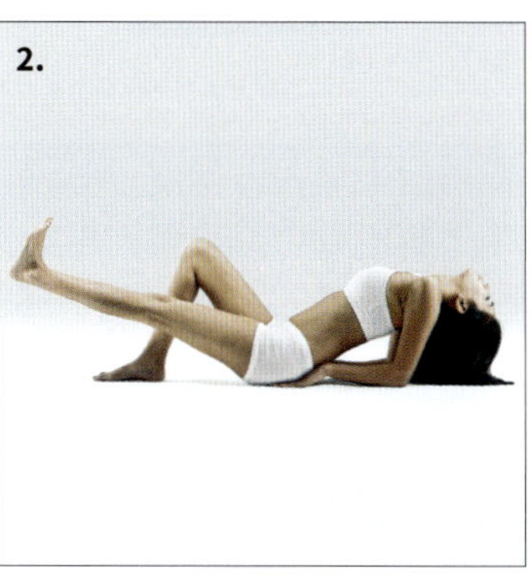

ESTIRAMIENTO INTENSO ORIENTAL: ANTEBRAZOS APOYADOS EN EL SUELO, UNA PIERNA LEVANTADA DEL SUELO

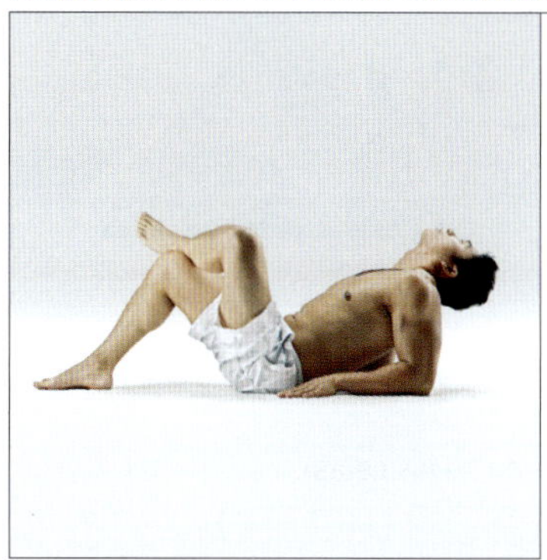

Postura del medio leño en la postura del pez fácil

Ardha agnistambhasana en *sukha matsyasana*

También conocida como: postura preparatoria de estiramiento intenso oriental (*purvottanasana* preparatoria) y postura preparatoria de la tabla.

Modificación: antebrazos apoyados en el suelo, cabeza separada del suelo.

Tipo de postura: sentada, inclinación hacia atrás.

Punto de *drishti*: bhrumadhye o *ajna chakra* (tercer ojo, entre las cejas). 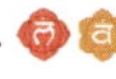

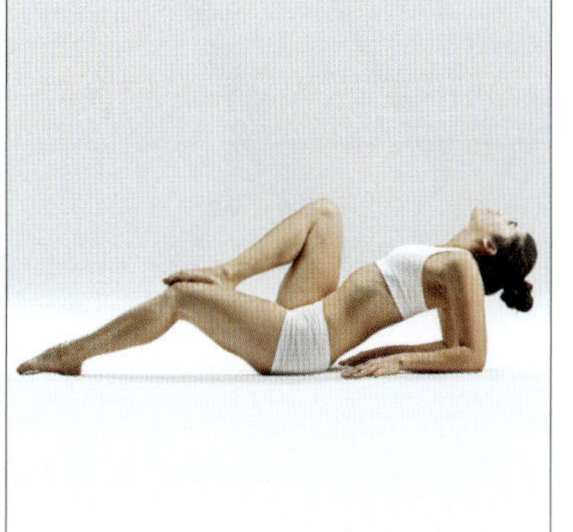

Postura del pez fácil

Sukha matsyasana

También conocida como: postura preparatoria de estiramiento intenso oriental (*purvottanasana* preparatoria) y postura preparatoria de la tabla invertida.

Modificación: antebrazos apoyados en el suelo, cabeza separada del suelo, planta del pie en la rodilla opuesta.

Tipo de postura: sentada, inclinación hacia atrás.

Punto de *drishti*: bhrumadhye o *ajna chakra* (tercer ojo, entre las cejas).

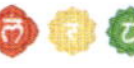

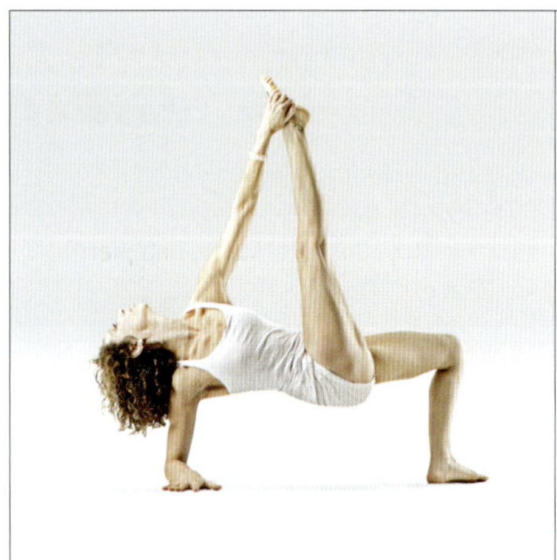

Postura del pie con torsión intenso oriental en el antebrazo

Parivritta hasta padasana en ardha purvottanasana

También conocida como: postura de la mano en el pie con torsión en la postura de la mesa y postura de la mano en el pie invertida en la postura de la media tabla invertida.

Modificación: antebrazo apoyado en el suelo, agarre del borde exterior del pie, pierna extendida.

Tipo de postura: sobre el antebrazo y el pie, torsión.

Punto de *drishti*: *bhrumadhye* o *ajna chakra* (tercer ojo, entre las cejas).

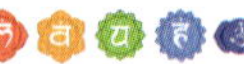

ESTIRAMIENTO INTENSO ORIENTAL: ANTEBRAZO APOYADO EN EL SUELO, AGARRE DE TRÍCEPS, RODILLAS FLEXIONADAS

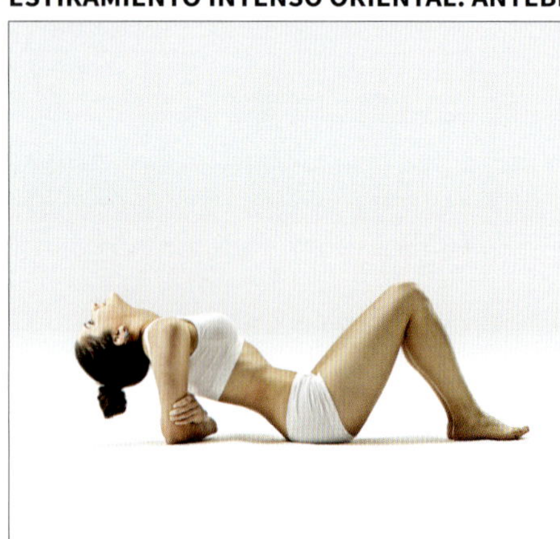

Postura del pez fácil con agarre de manos

Baddha hasta sukha matsyasana

Modificación: rodillas flexionadas, pies apoyados en el suelo.

Tipo de postura: sentada, inclinación hacia atrás.

Punto de *drishti*: *bhrumadhye* o *ajna chakra* (tercer ojo, entre las cejas).

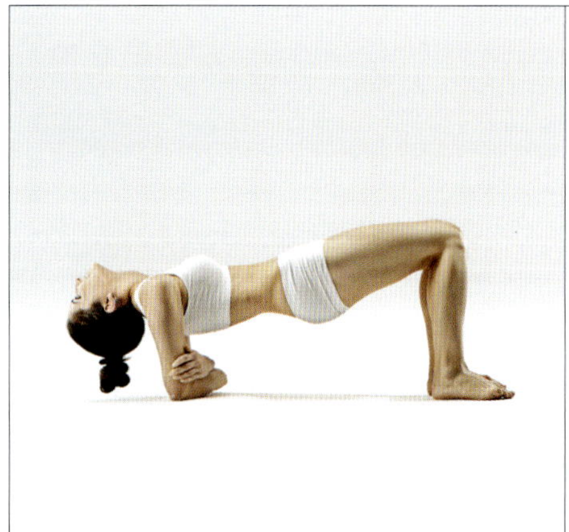

Postura de medio estiramiento intenso oriental con agarre de manos

Baddha hasta ardha purvottanasana

También conocida como: postura de la mesa invertida con agarre de manos y postura de la media tabla invertida con agarre de manos.

Tipo de postura: sobre los antebrazos, inclinación hacia atrás.

Punto de *drishti*: *bhrumadhye* o *ajna chakra* (tercer ojo, entre las cejas).

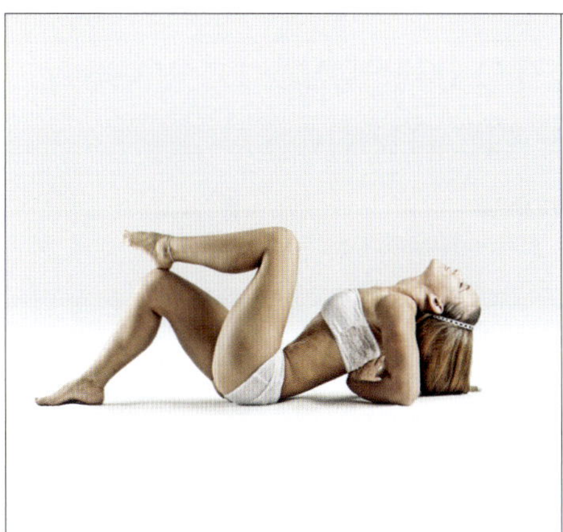

Postura del pez fácil con una sola pierna en oración invertida

Viparita namaskar eka pada sukha matsyasana

También conocida como: postura del pez fácil con una sola pierna en oración por la espalda *(paschima namaskara eka pada sukha matsyasana)*.

Modificación: ambas rodillas flexionadas, talón en la rodilla.

Tipo de postura: sentada, inclinación hacia atrás.

Punto de *drishti*: *bhrumadhye* o *ajna chakra* (tercer ojo, entre las cejas).

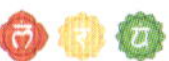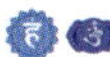

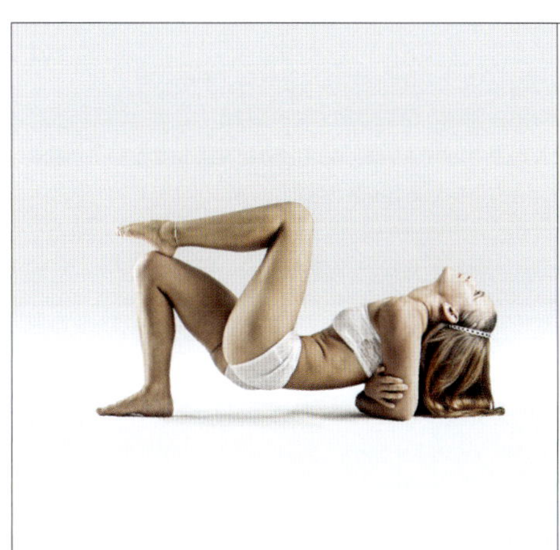

Postura de medio estiramiento intenso oriental con una sola pierna con agarre de manos

Baddha hasta eka pada ardha purvottanasana

También conocida como: postura de la mesa invertida con una pierna con agarre de manos y postura de la media tabla invertida con una pierna con agarre de manos.

Modificación: talón en la rodilla; agarre de tríceps.

Tipo de postura: sobre los antebrazos, inclinación hacia atrás.

Punto de *drishti*: *bhrumadhye* o *ajna chakra* (tercer ojo, entre las cejas).

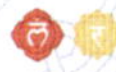

POSTURA DE ESTIRAMIENTO INTENSO: ANTEBRAZOS APOYADOS EN EL SUELO, AGARRE DE TRÍCEPS

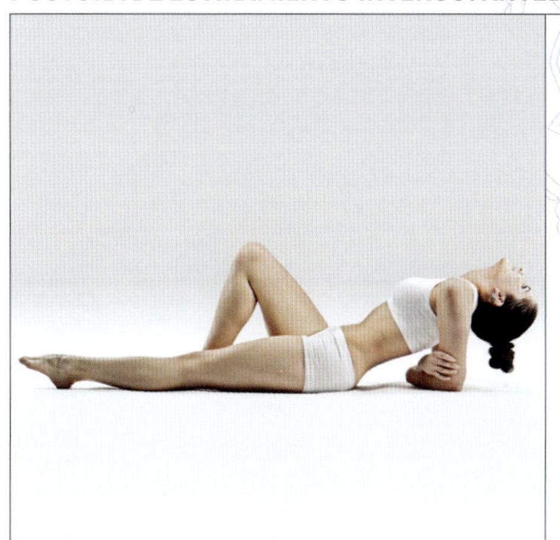

Postura del pez fácil con agarre de manos

Baddha hasta sukha matsyasana

Modificación: una pierna extendida en el suelo, la otra rodilla flexionada, pie apoyado en el suelo.

Tipo de postura: sentada, inclinación hacia atrás.

Punto de *drishti*: *bhrumadhye* o *ajna chakra* (tercer ojo, entre las cejas).

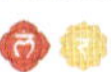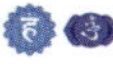

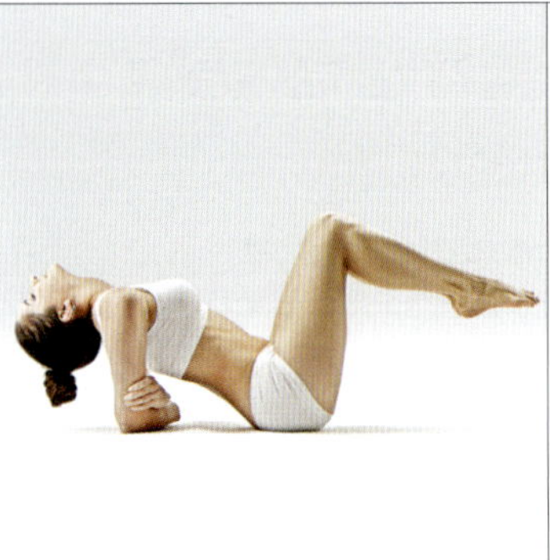

Postura de estiramiento intenso de piernas con agarre de manos

Baddha hasta sukha uttana padasana

Modificación: rodillas flexionadas 90 grados, pies separados del suelo.

Tipo de postura: sentada, inclinación hacia atrás, abdominal.

Punto de *drishti*: *bhrumadhye* o *ajna chakra* (tercer ojo, entre las cejas).

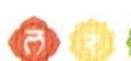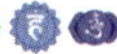

POSTURA DE ESTIRAMIENTO INTENSO: CODOS APOYADOS EN EL SUELO, MEDIO LOTO

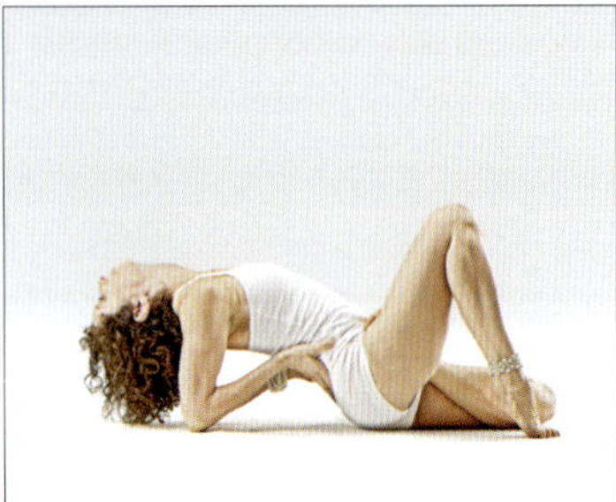

Postura del pez fácil en la postura del medio loto

Ardha padma sukha matsyasana

También conocida como: postura preparatoria de estiramiento intenso oriental (*purvottanasana* preparatoria), postura preparatoria de la tabla invertida.

Modificación: codos apoyados en el suelo, con las palmas de las manos en la zona lumbar, una pierna en medio loto, la otra rodilla flexionada, talón levantado.

Tipo de postura: sentada, inclinación hacia atrás.

Punto de *drishti*: *bhrumadhye* o *ajna chakra* (tercer ojo, entre las cejas).

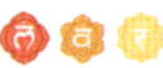

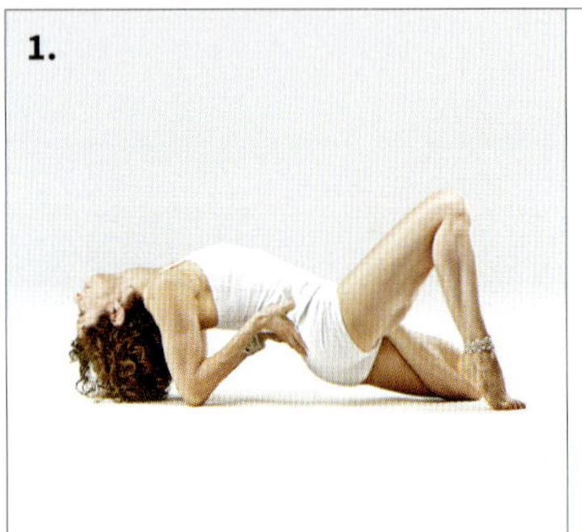

1.

Postura de estiramiento intenso oriental en la posición del medio loto

Ardha padma ardha purvottanasana

También conocida como: postura de la mesa en la postura del medio loto y postura de la media tabla invertida en la postura de la media tabla.

Modificación: codos apoyados en el suelo, con las palmas en la zona lumbar, una pierna en medio loto, la otra rodilla flexionada, talón levantado.

1. Vista lateral derecha.

2. Vista lateral izquierda.

Tipo de postura: sobre los codos, las rodillas y los pies, inclinación hacia atrás.

Punto de *drishti*: *bhrumadhye* o *ajna chakra* (tercer ojo, entre las cejas).

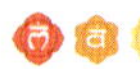

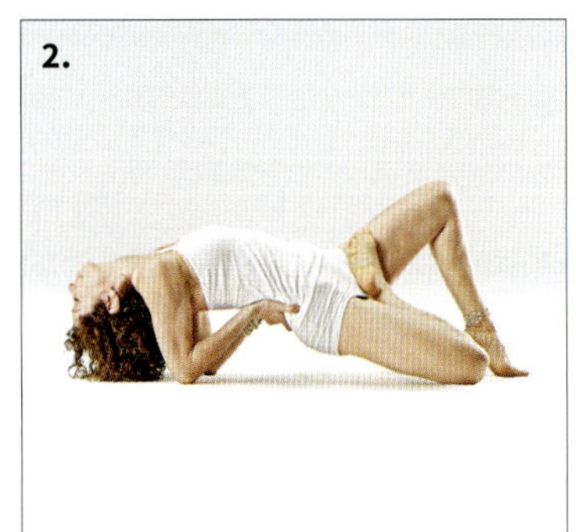

2.

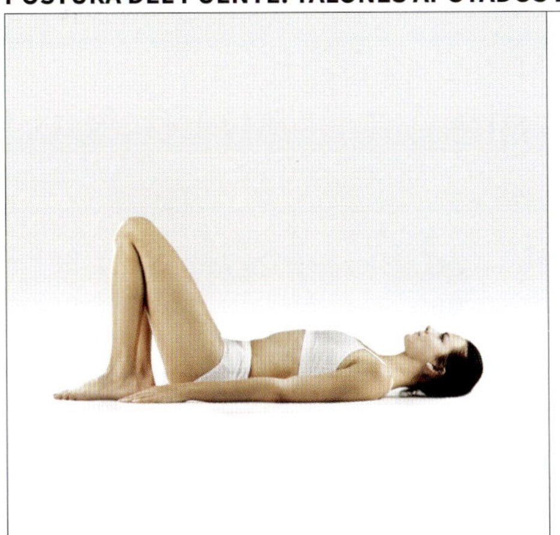

Postura preparatoria del puente con el cuerpo entero

Setu bandha sarvangasana **preparatoria**

Modificación: columna vertebral apoyada en el suelo, con las palmas hacia abajo a los lados de las caderas, talones apoyados en el suelo.

Tipo de postura: decúbito supino.

Punto de *drishti*: *bhrumadhye* o *ajna chakra* (tercer ojo, entre las cejas).

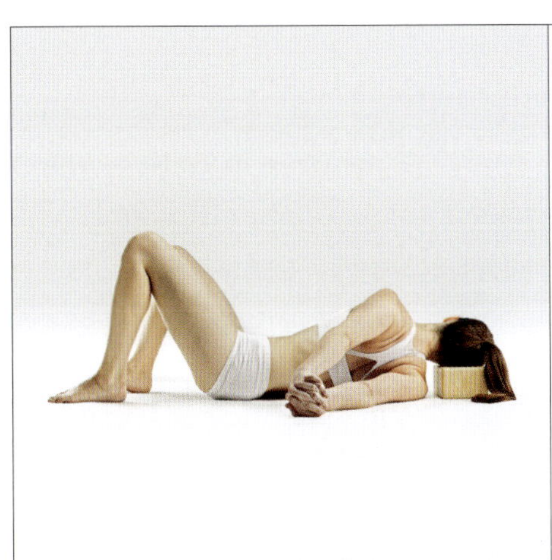

Postura reclinada con torsión de vientre y manos entrelazadas en la postura preparatoria del puente con el cuerpo entero

Supta baddha hasta jatara parivartanasana **en *setu bandha sarvangasana* preparatoria**

Modificación: oreja descansando en un bloque de yoga.

Tipo de postura: decúbito supino, torsión.

Punto de *drishti*: *parshva drishti* (hacia la derecha), *parshva drishti* (hacia la izquierda).

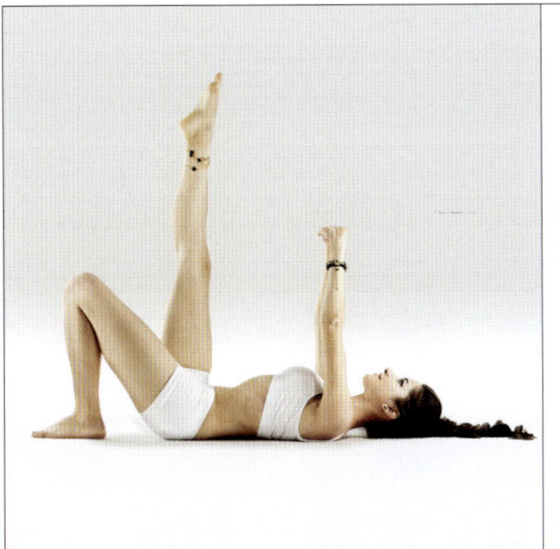

Postura reclinada con una pierna extendida y agarre de manos en la postura preparatoria del puente con el cuerpo entero

Supta baddha hasta utthita eka padasana **en *setu bandha sarvangasana* preparatoria**

Modificación: brazos hacia delante, con las palmas de las manos hacia arriba.

Tipo de postura: decúbito supino.

Punto de *drishti*: *angushtamadhye* o *angushta ma dyai* (pulgares).

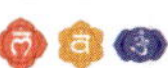

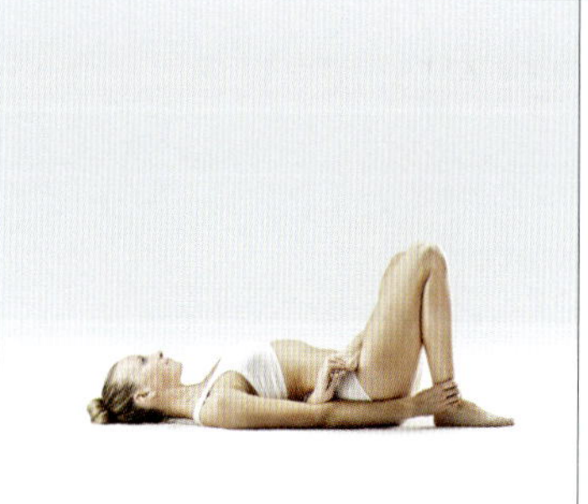

Postura del loto con medio agarre en la postura del puente

Supta ardha baddha padmasana en setu bandha sarvangasana preparatoria

Modificación: agarre de tobillo.

Tipo de postura: decúbito supino, agarre.

Punto de *drishti*: *bhrumadhye* o *ajna chakra* (tercer ojo). 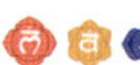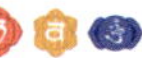

POSTURA DEL PUENTE: TALONES APOYADOS EN EL SUELO, BRAZOS DETRÁS DE LA ESPALDA

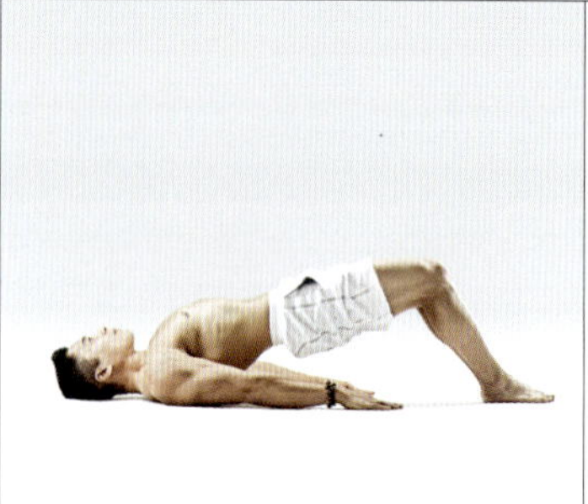

Postura del puente con el cuerpo entero

Setu bandha sarvangasana

Modificación: palmas de las manos apoyadas en el suelo, brazos extendidos, pies por delante de las rodillas.

Tipo de postura: decúbito supino, inclinación hacia atrás.

Punto de *drishti*: *bhrumadhye* o *ajna chakra* (tercer ojo, entre las cejas).

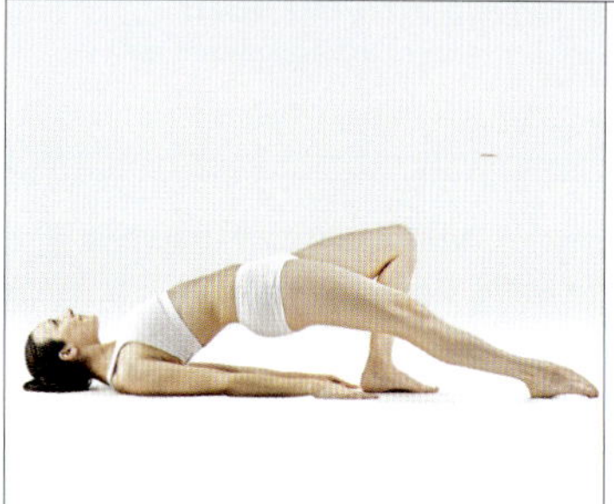

Postura del puente con el cuerpo entero desigual

Vishama setu bandha sarvangasana

También conocida como: postura del banco modificada *(dwipadapitam)*.

Modificación: ambas palmas de las manos en el talón de la pierna flexionada, la otra pierna extendida.

Tipo de postura: decúbito supino, inclinación hacia atrás.

Punto de *drishti*: *bhrumadhye* o *ajna chakra* (tercer ojo, entre las cejas).

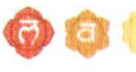

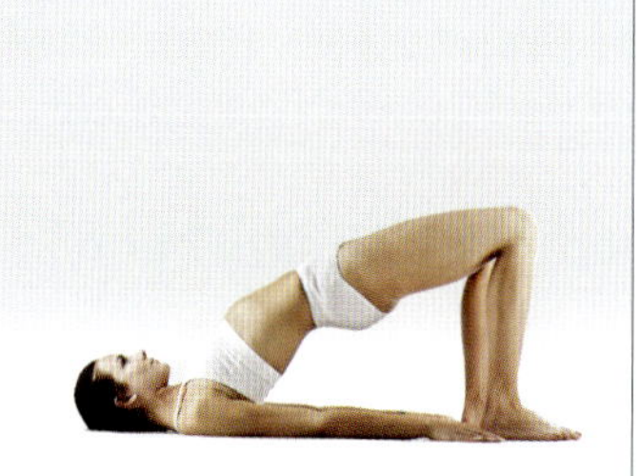

Postura del puente con el cuerpo entero

Setu bandha sarvangasana

También conocida como: postura del hombro *(kandharasana)*.

Modificación: palmas de las manos en los talones.

Tipo de postura: decúbito supino, inclinación hacia atrás.

Punto de *drishti*: *bhrumadhye* o *ajna chakra* (tercer ojo, entre las cejas).

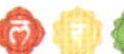

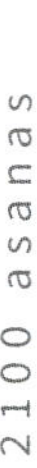

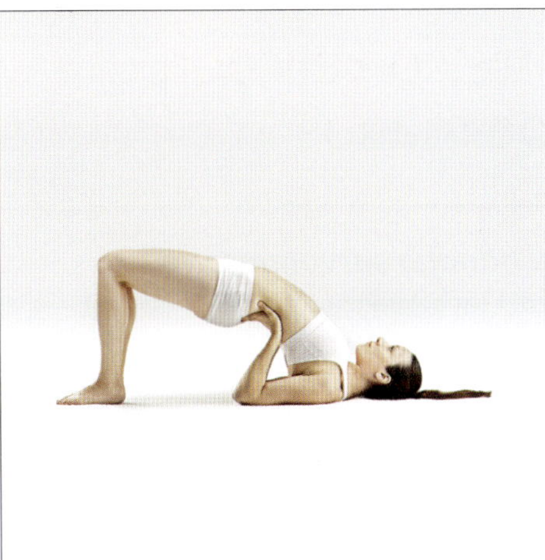

Postura del puente con el cuerpo entero

Setu bandha sarvangasana

Modificación: palmas de las manos en la zona lumbar.

Tipo de postura: decúbito supino, inclinación hacia atrás.

Punto de *drishti*: bhrumadhye o *ajna chakra* (tercer ojo, entre las cejas).

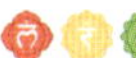

POSTURA DEL PUENTE: TALONES APOYADOS EN EL SUELO, BRAZOS POR ENCIMA Y POR DETRÁS DE LA ESPALDA

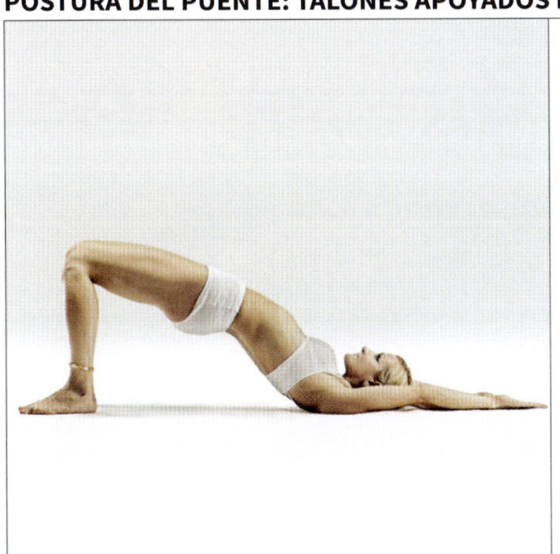

Postura del puente con el cuerpo entero

Setu bandha sarvangasana

También conocida como: postura del banco modificada *(dwipadapitam)*.

Modificación: brazos extendidos en el suelo por detrás de la cabeza, con las palmas de las manos hacia arriba.

Tipo de postura: decúbito supino, inclinación hacia atrás.

Punto de *drishti*: bhrumadhye o *ajna chakra* (tercer ojo, entre las cejas).

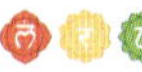

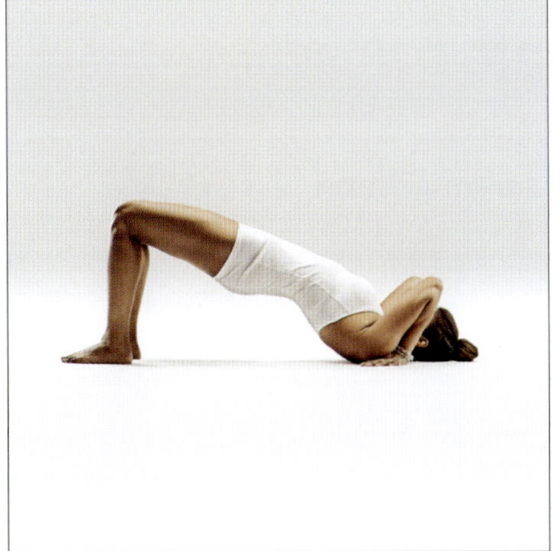

Postura del puente con el cuerpo entero

Setu bandha sarvangasana

También conocida como: postura preparatoria del arco hacia arriba (*urdhva dhanurasana* preparatoria).

Modificación: palmas de las manos debajo de los hombros, dedos de las manos apuntando hacia los talones.

Tipo de postura: decúbito supino, inclinación hacia atrás.

Punto de *drishti*: bhrumadhye o *ajna chakra* (tercer ojo, entre las cejas).

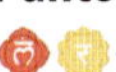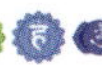

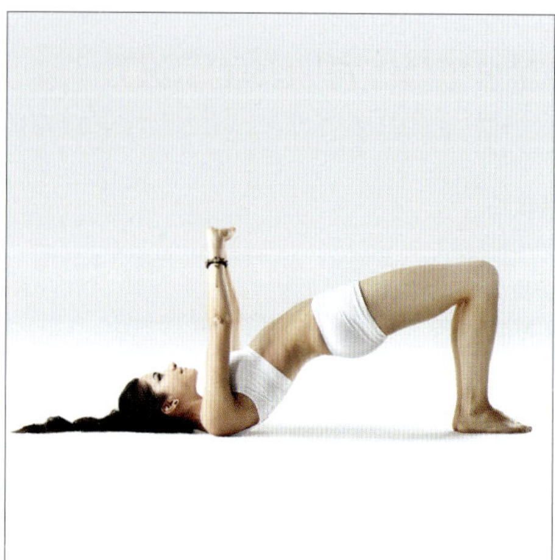

Postura del puente con el cuerpo entero y agarre de manos hacia arriba

Urdhva baddha hasta setu bandha sarvangasana

También conocida como: postura del banco modificada *(dwipadapitam).*
Tipo de postura: decúbito supino, inclinación hacia atrás.
Punto de *drishti:* *angushtamadhye* o *angushta ma dyai* (pulgares).

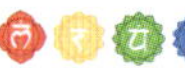

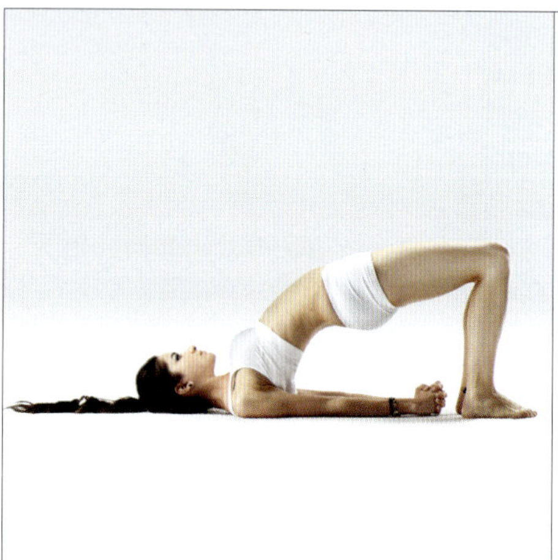

Postura del puente con el cuerpo entero y manos entrelazadas

Baddha hasta setu bandha sarvangasana

Tipo de postura: decúbito supino, inclinación hacia atrás.
Punto de *drishti:* *bhrumadhye* o *ajna chakra* (tercer ojo, entre las cejas).

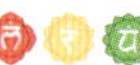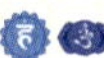

POSTURA DEL PUENTE: TALONES APOYADOS EN EL SUELO, AGARRE DE TOBILLOS

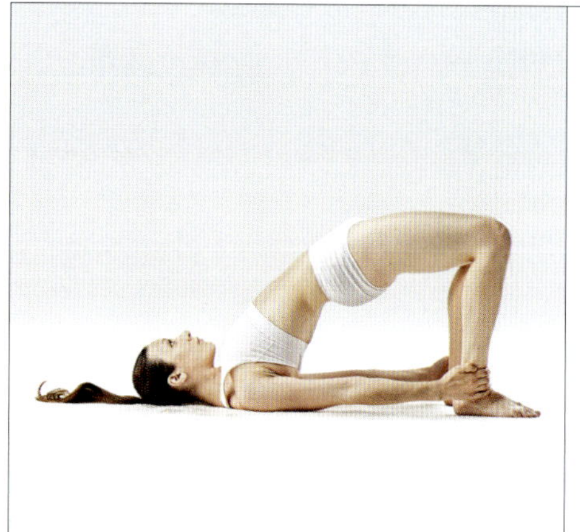

Postura del puente con agarre de manos

Hasta kulpa setu bandha sarvangasana

También conocida como: postura del banco modificada *(dwipadapitam).*
Tipo de postura: decúbito supino, inclinación hacia atrás.
Punto de *drishti:* *bhrumadhye* o *ajna chakra* (tercer ojo, entre las cejas).

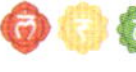

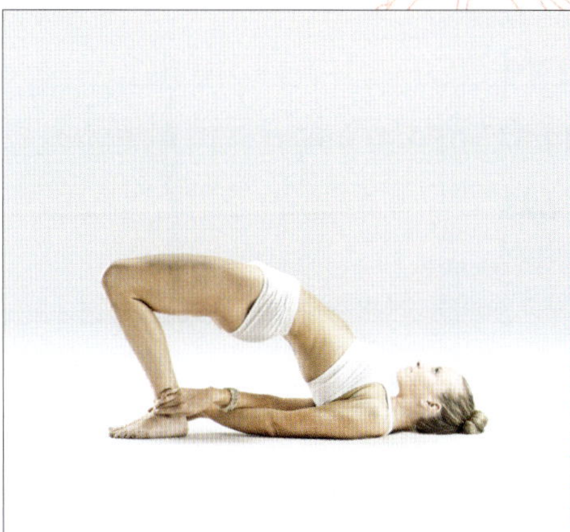

Postura del puente con el cuerpo entero y manos en los tobillos

Hasta kulpa setu bandha sarvangasana
También conocida como: postura del banco modificada *(dwipadapitam)*.
Modificación: brazos cruzados.

Tipo de postura: decúbito supino, inclinación hacia atrás.

Punto de *drishti:* *bhrumadhye* o *ajna chakra* (tercer ojo, entre las cejas).

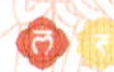  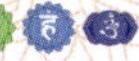

POSTURA DEL PUENTE: TALONES APOYADOS EN EL SUELO, UN PIE SEPARADO DEL SUELO

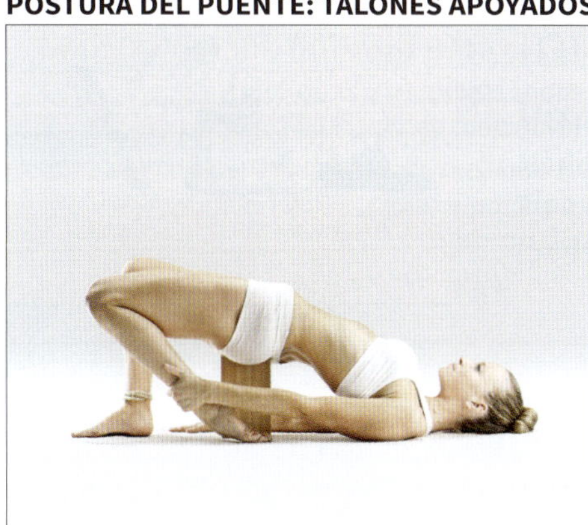

Postura del puente con el cuerpo entero con una mano en el tobillo

Eka hasta kulpa setu bandha sarvangasana
Modificación: bloque de yoga bajo los glúteos, agarre del tobillo del mismo lado, parte superior del pie en el suelo.

Tipo de postura: decúbito supino, inclinación hacia atrás.

Punto de *drishti:* *bhrumadhye* o *ajna chakra* (tercer ojo, entre las cejas).

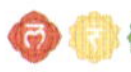 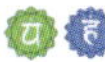

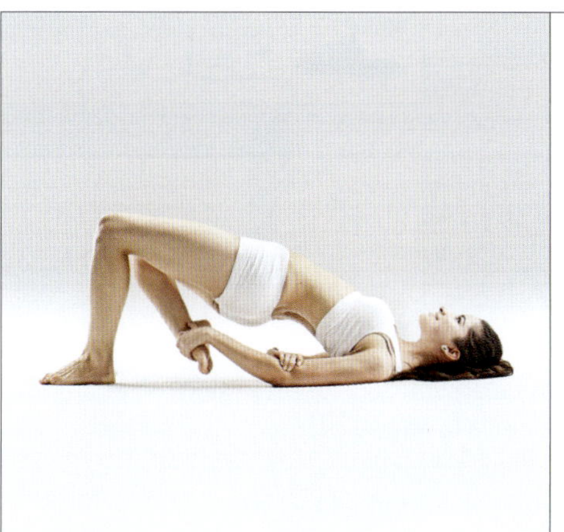

Postura del puente con el cuerpo entero con una mano en el tobillo

Eka hasta kulpa setu bandha sarvangasana
Modificación: brazo 1: agarre del tobillo de la pierna opuesta.

Brazo 2: agarre del brazo opuesto.

Tipo de postura: decúbito supino, inclinación hacia atrás, agarre.

Punto de *drishti:* *bhrumadhye* o *ajna chakra* (tercer ojo, entre las cejas.

  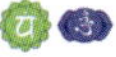

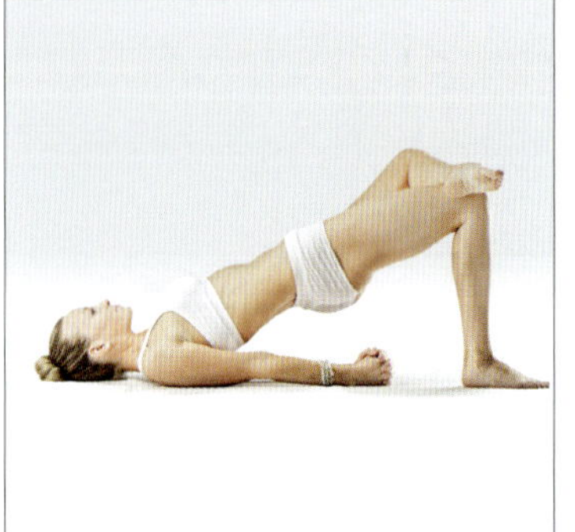

Postura del medio leño con una pierna

Ardha agnistambhasana en eka pada baddha hasta setu bandha sarvangasana

Modificación: tobillo en la parte superior del talón, dedos del pie superior en punta.

Tipo de postura: decúbito supino, inclinación hacia atrás.

Punto de *drishti*: *bhrumadhye* o *ajna chakra* (tercer ojo, entre las cejas).

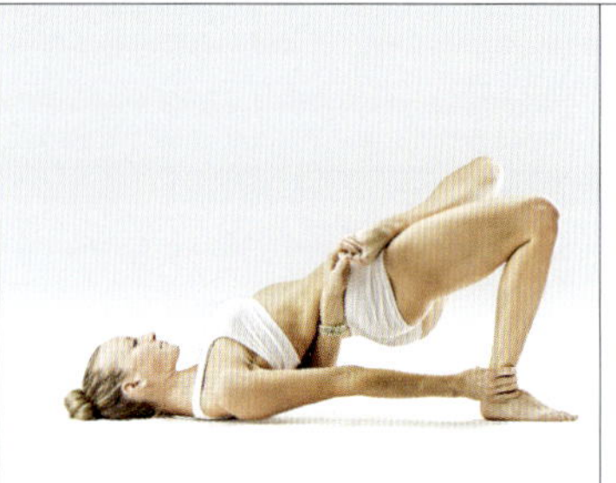

Postura del loto con medio agarre con el cuerpo entero

Ardha baddha padma eka hasta kulpa setu bandha sarvangasana

También conocida como: postura del banco modificada (*dwi*padapitam).

Modificación: talón apoyado en el suelo.

Tipo de postura: decúbito supino, inclinación hacia atrás, agarre.

Punto de *drishti*: *bhrumadhye* o *ajna chakra* (tercer ojo).

POSTURA DEL PUENTE: TALÓN APOYADO EN EL SUELO, PIERNA HACIA EL CIELO

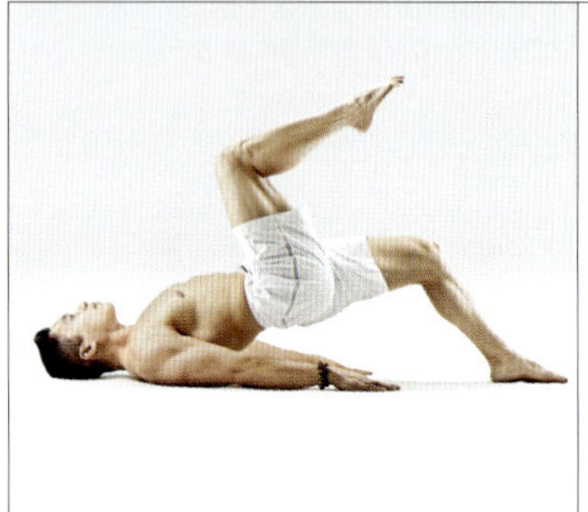

Postura del puente con el cuerpo entero y con una sola pierna

Eka pada setu bandha sarvangasana

Modificación: palmas de las manos apoyadas en el suelo, brazos extendidos en el suelo, ambas rodillas flexionadas.

Tipo de postura: decúbito supino, inclinación hacia atrás.

Punto de *drishti*: *bhrumadhye* o *ajna chakra* (tercer ojo, entre las cejas).

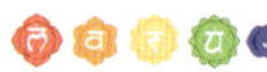

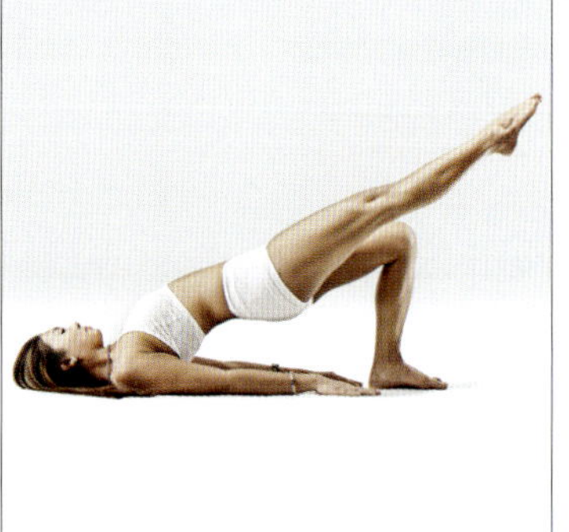

Postura del puente con el cuerpo entero y con una sola pierna

Eka pada setu bandha sarvangasana

Modificación: palmas de las manos apoyadas en el suelo, brazos extendidos en el suelo, una pierna extendida y levantada, una rodilla hacia la otra.

Tipo de postura: decúbito supino, inclinación hacia atrás.

Punto de *drishti*: *bhrumadhye* o *ajna chakra* (tercer ojo, entre las cejas).

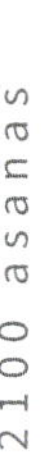

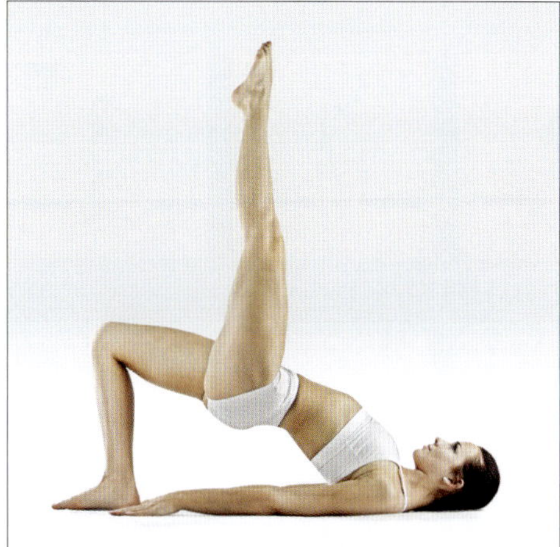

Postura del puente con el cuerpo entero y con una sola pierna

Eka pada setu bandha sarvangasana

También conocida como: postura del banco modificada *(dwipadapitam)*.
Modificación: palmas de las manos tocando el talón.

Tipo de postura: decúbito supino, inclinación hacia atrás.

Punto de *drishti*: *bhrumadhye* o *ajna chakra* (tercer ojo, entre las cejas).

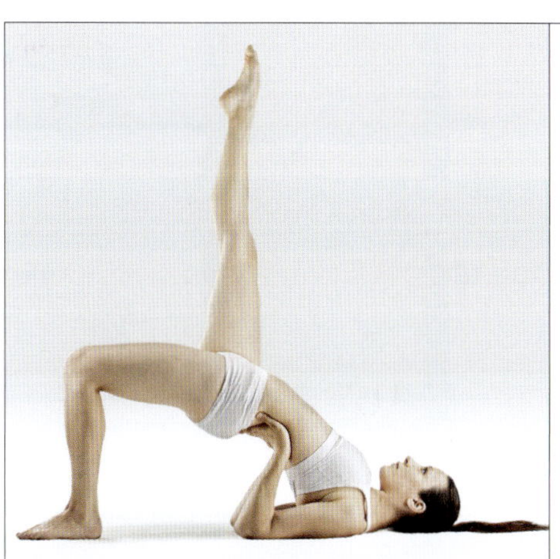

Postura del puente con el cuerpo entero y con una sola pierna

Eka pada setu bandha sarvangasana

También conocida como: postura del pavo real con estiramiento *(uttana mayurasana)*.
Modificación: palmas de las manos a la zona lumbar.
Tipo de postura: decúbito supino, inclinación hacia atrás.
Punto de *drishti*: *bhrumadhye* o *ajna chakra* (tercer ojo, entre las cejas).

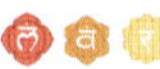

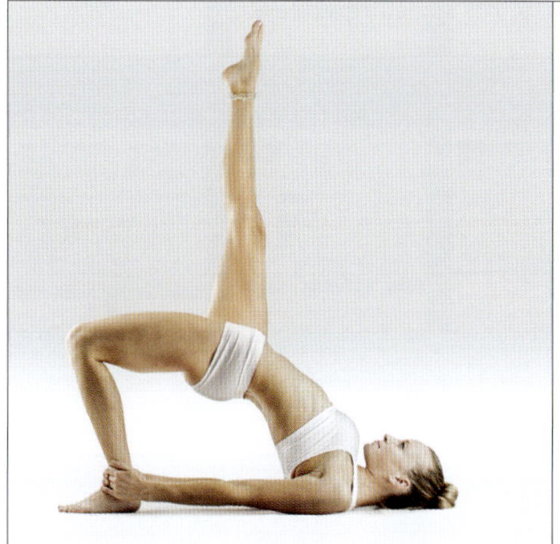

Postura del puente con el cuerpo entero con una sola pierna y ambas manos en el tobillo

Dwi hasta kulpa eka pada setu bandha sarvangasana

Modificación: agarre del tobillo con ambas manos.
Tipo de postura: decúbito supino, inclinación hacia atrás.
Punto de *drishti*: *bhrumadhye* o *ajna chakra* (tercer ojo, entre las cejas).

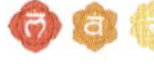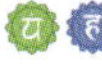

1.

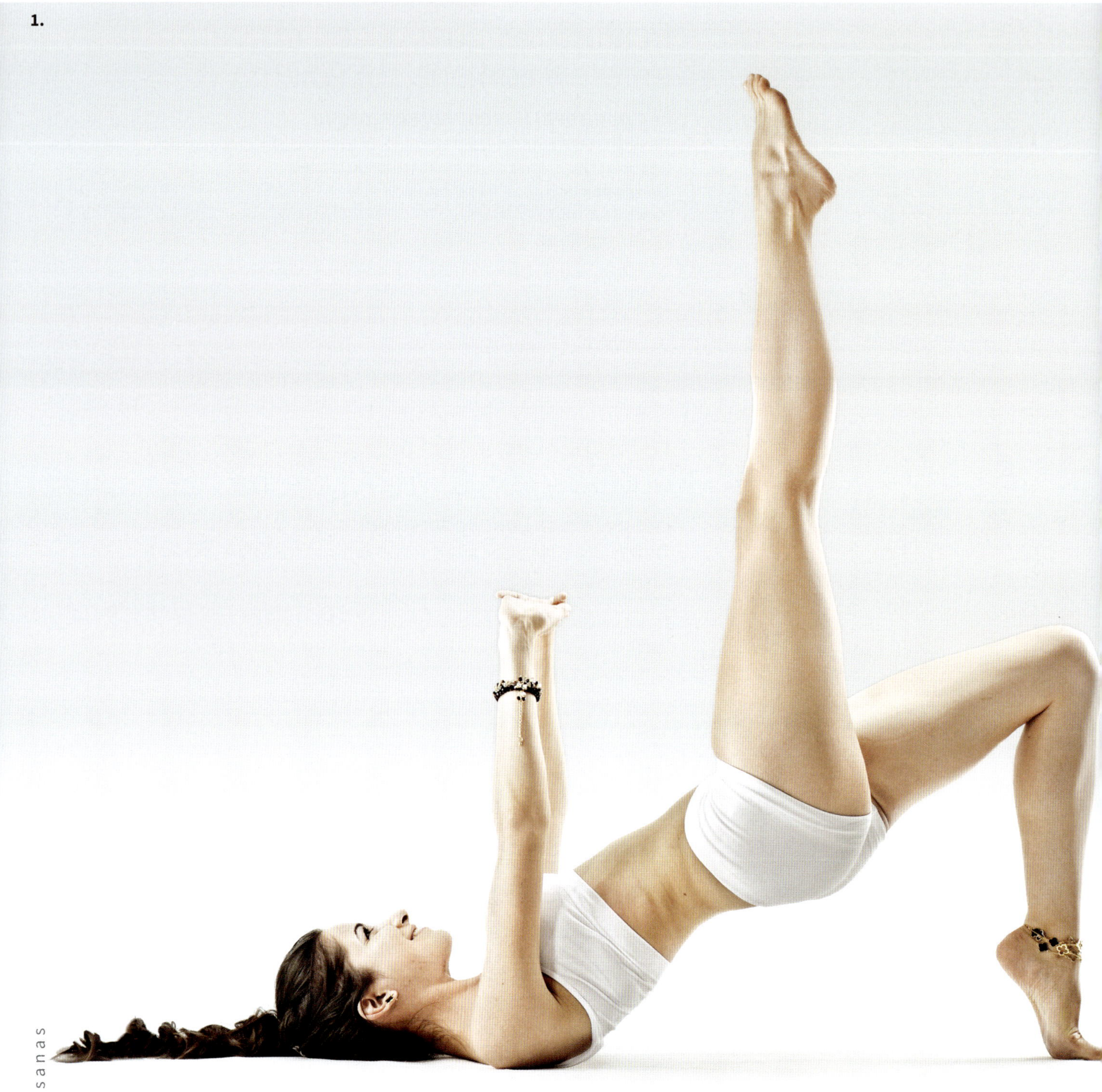

Postura del puente con el cuerpo entero con una pierna hacia arriba y

manos entrelazadas

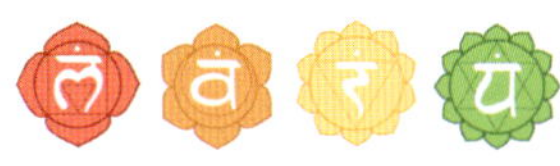

Eka pada urdhva baddha hasta prapada setu bandha sarvangasana
Tipo de postura: decúbito supino, inclinación hacia atrás.
Punto de *drishti*: *angusthamadhye* o *angustha ma dyai* (pulgares).

Modificación: brazos extendidos hacia el cielo, con los dedos entrelazados, palmas de las manos hacia arriba, talón levantado.

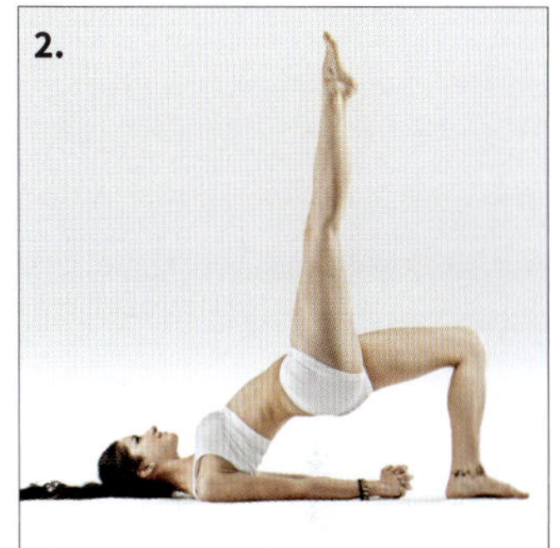

eka = uno
pada = pie o pierna
urdhva = hacia arriba
baddha = agarre
hasta = mano
prapada = dedos de los pies
setu = puente, presa o dique
bandha = cerradura
sarvanga = todo el cuerpo

Cómo realizar la postura:

1. Comienza tendido con la espalda plana en el suelo. Mantén los brazos a los lados del torso, manos a los lados de las caderas, palmas hacia abajo. Realiza *mula bandha, uddhiyana bandha* y la respiración *ujjayi*.

2. Espira, flexiona las rodillas y desliza los pies hacia los glúteos. Mantén los pies apoyados en el suelo, paralelos entre sí y en línea con los glúteos.

3. En la siguiente exhalación, presiona sobre brazos y pies, y levanta las caderas del suelo hasta que los muslos estén paralelos al suelo.

4. Inhala, entrelaza los dedos detrás de la espalda y presiona las palmas juntas. Exhala a medida que levantas el pecho y enderezas los brazos.

5. Exhala, junta los pies y los tobillos. En la siguiente exhalación, levanta la pierna derecha, apuntando los dedos del pie derecho hacia el cielo (postura 2).

6. Exhala, lleva el talón izquierdo hacia arriba. Inhala, libera los brazos y llévalos delante del pecho. Exhala mientras entrelazas los dedos, vuelve las palmas hacia el cielo y enderezas los brazos (postura 1).

7. Mantén la postura durante al menos 30 segundos y hasta 90 con el fin de recibir todos los beneficios del estiramiento. Inhala, baja la pierna derecha y repite por el lado opuesto.

8. En la siguiente inhalación, baja la columna vertebral al suelo y estira las piernas hacia delante de ti, vuelve a la postura inicial.

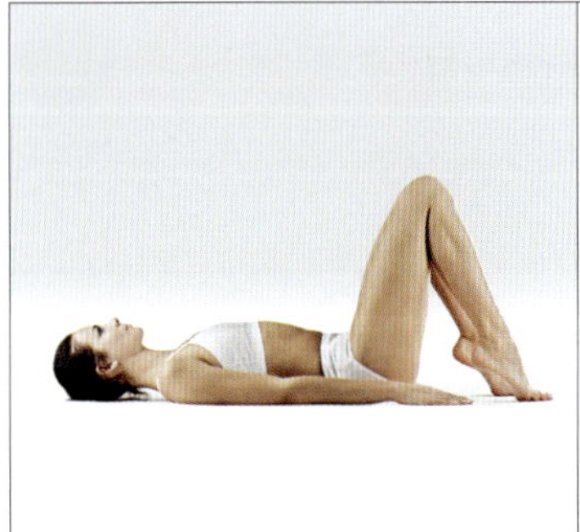

Postura preparatoria del puente con el cuerpo entero sobre los dedos de los pies

Prapada setu bandha sarvangasana **preparatoria**

Modificación: columna vertebral plana en el suelo, palmas de las manos apoyadas en el suelo, talones levantados.

Tipo de postura: supino.

Punto de *drishti*: *bhrumadhye* o *ajna chakra* (tercer ojo, entre las cejas).

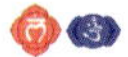

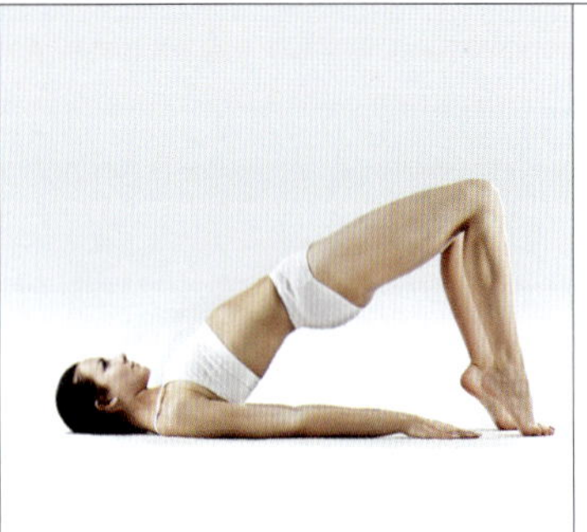

Postura del puente con el cuerpo entero sobre los dedos de los pies

Prapada setu bandha sarvangasana

Modificación: palmas de las manos apoyadas en el suelo.

Tipo de postura: decúbito supino, inclinación hacia atrás.

Punto de *drishti*: *bhrumadhye* o *ajna chakra* (tercer ojo, entre las cejas).

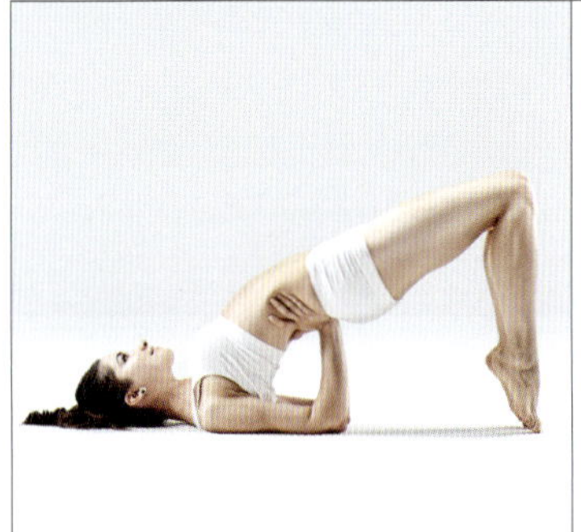

Postura del puente con el cuerpo entero sobre los dedos de los pies

Prapada setu bandha sarvangasana

Modificación: palmas de las manos en la zona lumbar.

Tipo de postura: decúbito supino, inclinación hacia atrás.

Punto de *drishti*: *bhrumadhye* o *ajna chakra* (tercer ojo, entre las cejas).

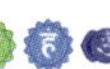

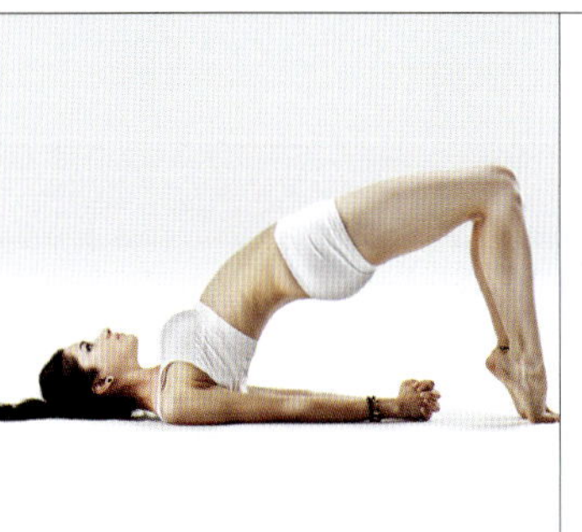

Postura del puente con el cuerpo entero y manos entrelazadas

Baddha hasta prapada setu bandha sarvangasana

Tipo de postura: decúbito supino, inclinación hacia atrás.

Punto de *drishti*: *bhrumadhye* o *ajna chakra* (tercer ojo, entre las cejas).

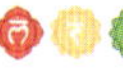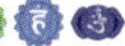

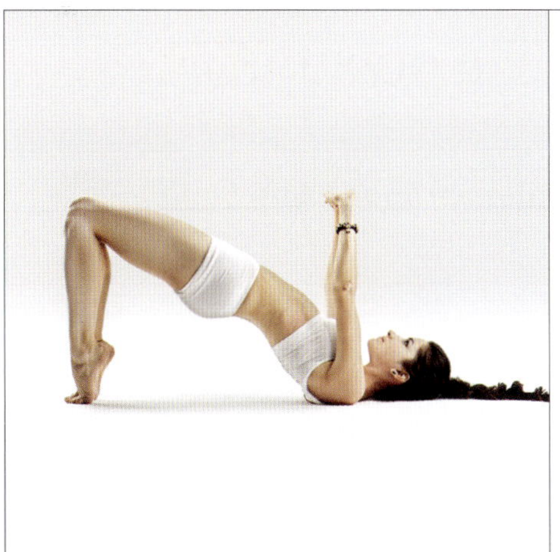

Postura del puente con el cuerpo entero y manos entrelazadas hacia arriba

Urdhva baddha hasta prapada setu bandha sarvangasana

Tipo de postura: decúbito supino, inclinación hacia atrás.

Punto de *drishti*: *angushtamadhye* o *angushta ma dyai* (pulgares).

POSTURA DEL PUENTE: TALONES LEVANTADOS, UNA PIERNA CRUZADA POR ENCIMA

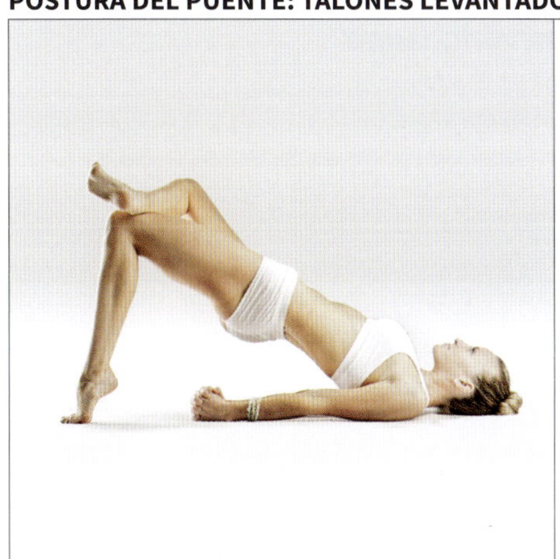

Postura del medio leño en la postura del puente con el cuerpo entero con una sola pierna y manos entrelazadas

Ardha agnistambhasana **en** *eka pada baddha hasta prapada setu bandha sarvangasana*

Modificación: talón levantado, tobillo encima de la rodilla, dedos de los pies flexionados hacia atrás.

Tipo de postura: decúbito supino, inclinación hacia atrás.

Punto de *drishti*: *bhrumadhye* o *ajna chakra* (tercer ojo, entre las cejas).

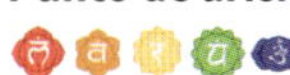

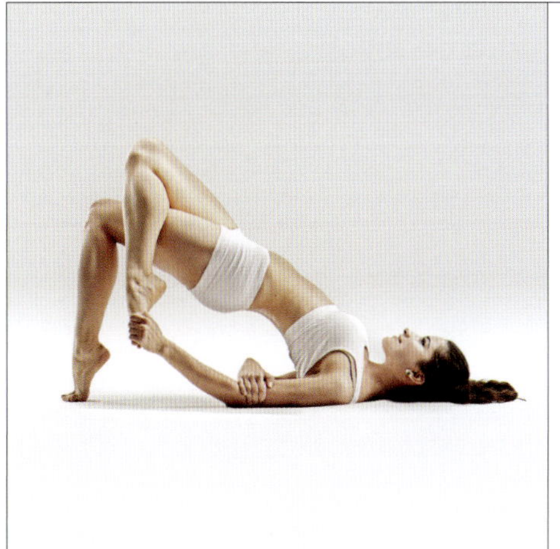

Posición de la pierna desigual de la cara de vaca en la postura del puente con el cuerpo entero y una pierna

Vishama pada gomukhasana **en** *eka pada prapada setu bandha sarvangasana*

Modificación: brazo 1: agarre del pie de la pierna opuesta.

Brazo 2: agarre del brazo opuesto.

Tipo de postura: decúbito supino, inclinación hacia atrás, agarre.

Punto de *drishti*: *bhrumadhye* o *ajna chakra* (tercer ojo, entre las cejas).

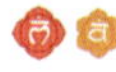

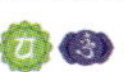

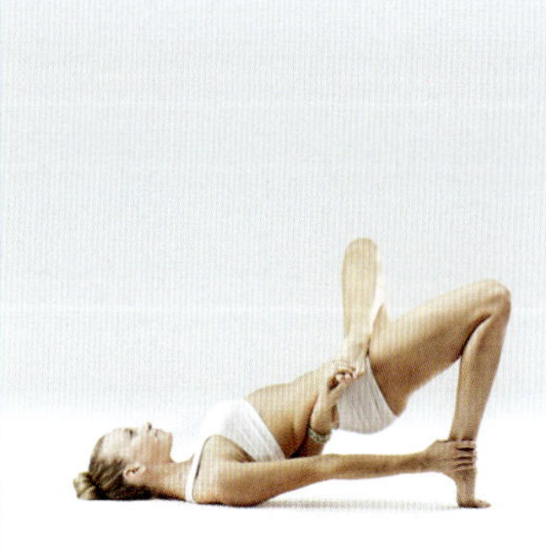

Postura del puente en la postura del medio loto

Ardha baddha padma eka hasta kulpa prapada setu bandha sarvangasana

Modificación: talón levantado.

Tipo de postura: decúbito supino, inclinación hacia atrás, agarre.

Punto de *drishti*: *bhrumadhye* o *ajna chakra* (tercer ojo). 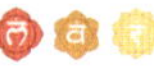

POSTURA DEL PUENTE: TALÓN LEVANTADO, UNA PIERNA EXTENDIDA AL CIELO

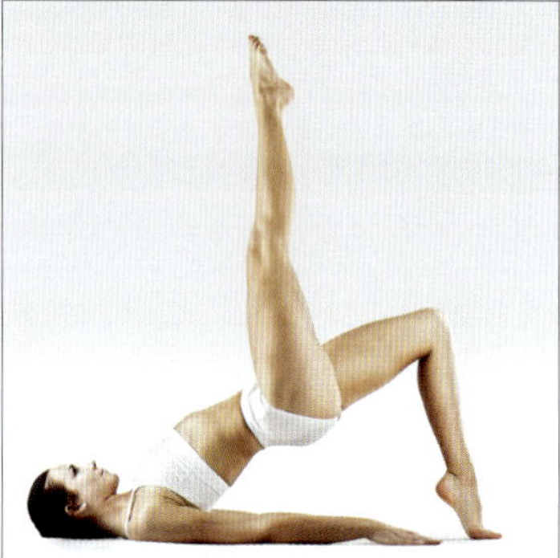

Postura del puente con el cuerpo entero y una sola pierna sobre los dedos del pie

Eka pada prapada setu bandha sarvangasana

Modificación: palmas de las manos apoyadas en el suelo.

Tipo de postura: decúbito supino, inclinación hacia atrás.

Punto de *drishti*: *bhrumadhye* o *ajna chakra* (tercer ojo, entre las cejas).

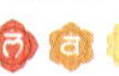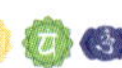

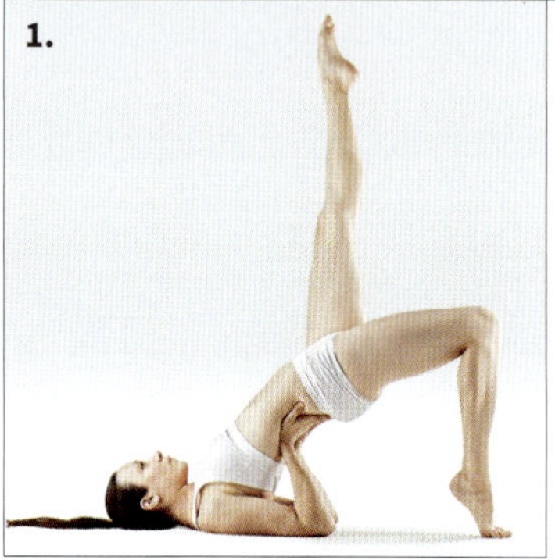

Postura del puente con el cuerpo entero y una sola pierna sobre los dedos del pie

Eka pada prapada setu bandha sarvangasana

Modificación: palmas de las manos en la zona lumbar.

1. Dedos de las manos apuntando hacia los talones.

2. Dedos de las manos apuntando a la cabeza.

Tipo de postura: decúbito supino, inclinación hacia atrás.

Punto de *drishti*: *bhrumadhye* o *ajna chakra* (tercer ojo, entre las cejas).

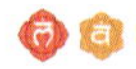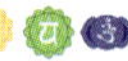

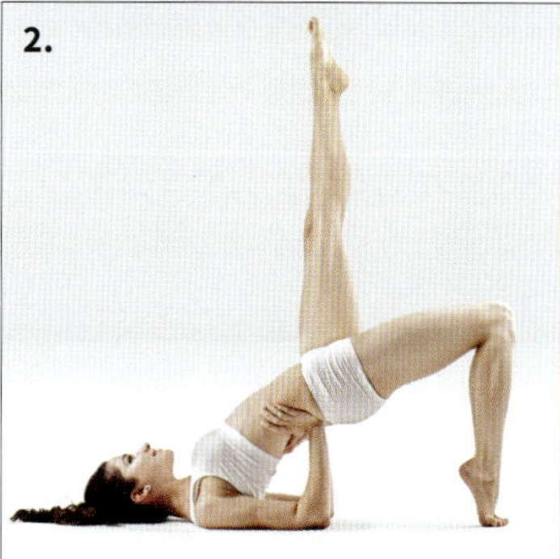

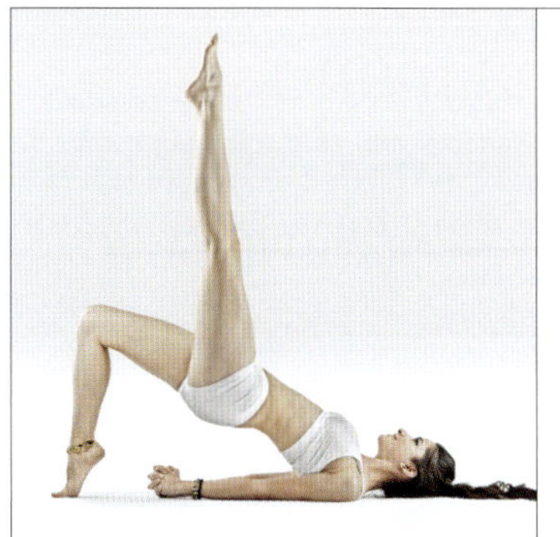

Postura del puente con el cuerpo entero y una sola pierna sobre los dedos del pie

Eka pada baddha hasta prapada setu bandha sarvangasana
Modificación: pierna extendida y levantada hacia el cielo, talón levantado.
Tipo de postura: decúbito supino, inclinación hacia atrás.
Punto de *drishti*: *bhrumadhye* o *ajna chakra* (tercer ojo, entre las cejas).

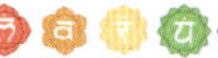

POSTURA DEL PUENTE: TALÓN LEVANTADO, UNA PIERNA EXTENDIDA HACIA EL CIELO, «PUNTAS DE BALLET»

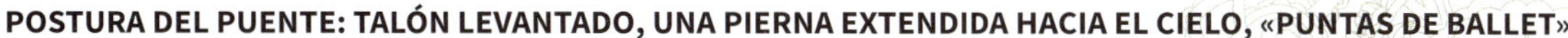

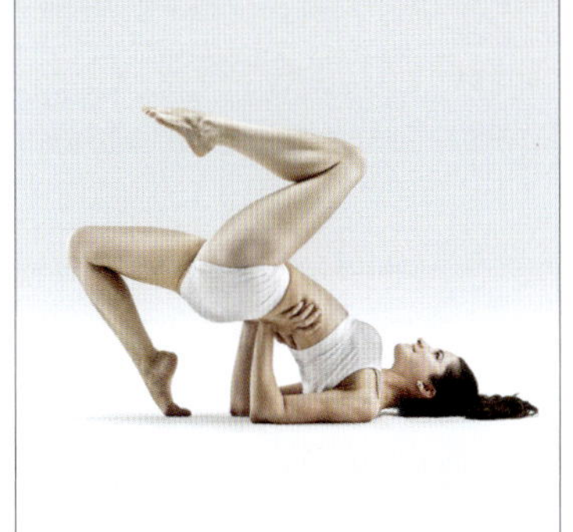

Postura del puente con el cuerpo entero con una sola pierna y estiramiento intenso del tobillo

Uttana kulpa eka pada setu bandha sarvangasana
Modificación: palmas de las manos en la zona lumbar, ambas rodillas flexionadas.
Tipo de postura: decúbito supino, inclinación hacia atrás.
Punto de *drishti*: *bhrumadhye* o *ajna chakra* (tercer ojo, entre las cejas).

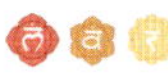

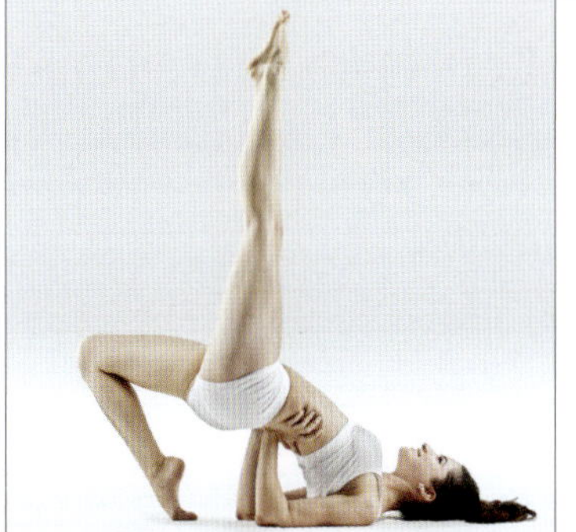

Postura del puente con el cuerpo entero con una sola pierna y estiramiento intenso del tobillo

Uttana kulpa eka pada setu bandha sarvangasana
Modificación: palmas de las manos en la zona lumbar, pierna superior extendida hacia el cielo.
Tipo de postura: decúbito supino, inclinación hacia atrás.
Punto de *drishti*: *bhrumadhye* o *ajna chakra* (tercer ojo, entre las cejas).

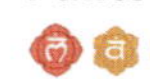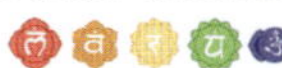

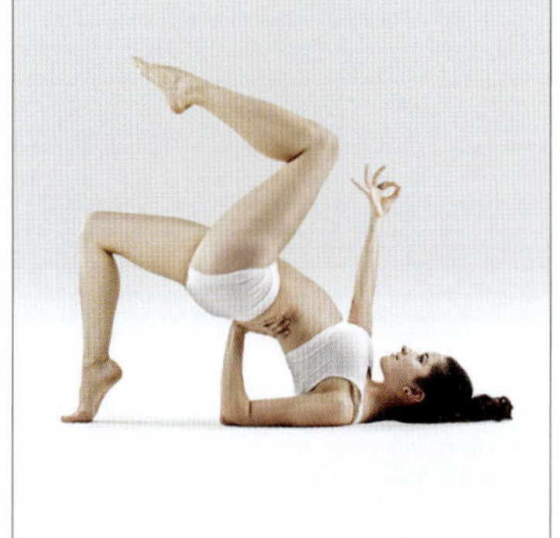

Postura del puente con el cuerpo entero con una sola pierna y una sola mano sobre los dedos de los pies

Eka hasta eka pada prapada setu bandha sarvangasana
Modificación: pierna levantada flexionada, palma de la mano en la zona lumbar, talón levantado.
Tipo de postura: decúbito supino, inclinación hacia atrás.
Punto de *drishti*: *bhrumadhye* o *ajna chakra* (tercer ojo). 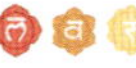

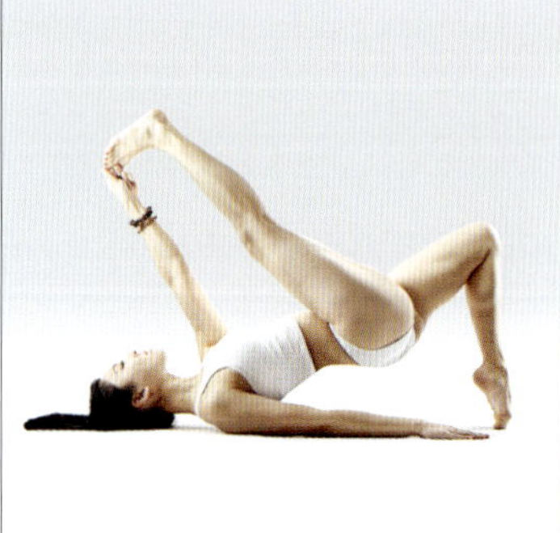

Postura del puente con una mano extendida hasta el tobillo

Utthita hasta padangushtasana en uttana kulpa eka pada setu bandha sarvangasana

Tipo de postura: decúbito supino, inclinación hacia atrás, inclinación hacia delante.

Punto de *drishti*: *padayoragrai* o *padayoragre* (dedos de los pies/pies).

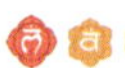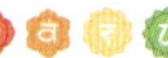

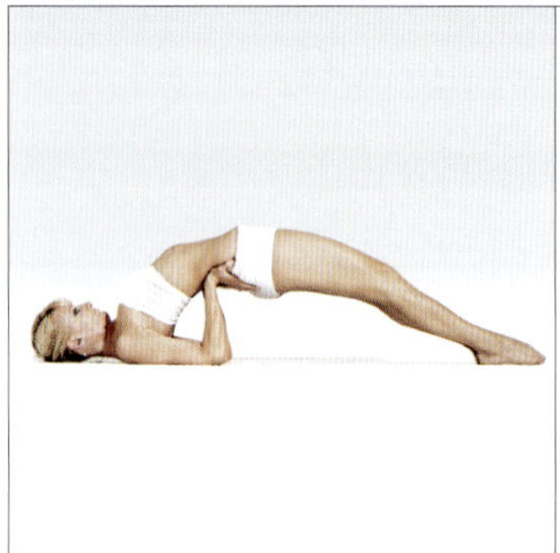

Postura del puente con el cuerpo entero completa

Paripurna setu bandha sarvangasana

Modificación: palmas de las manos en la zona lumbar.

Tipo de postura: decúbito supino, inclinación hacia atrás.

Punto de *drishti*: *bhrumadhye* o *ajna chakra* (tercer ojo, entre las cejas).

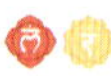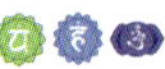

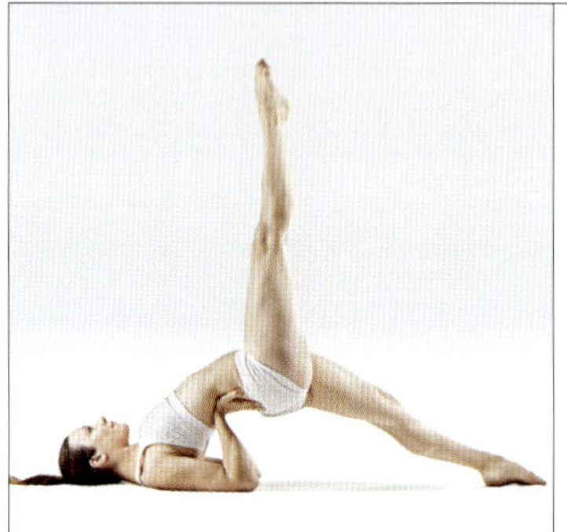

Postura del puente con el cuerpo entero completa con una sola pierna

Eka pada paripurna setu bandha sarvangasana

Modificación: palmas de las manos en la zona lumbar.

Tipo de postura: decúbito supino, inclinación hacia atrás.

Punto de *drishti*: *bhrumadhye* o *ajna chakra* (tercer ojo, entre las cejas).

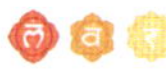

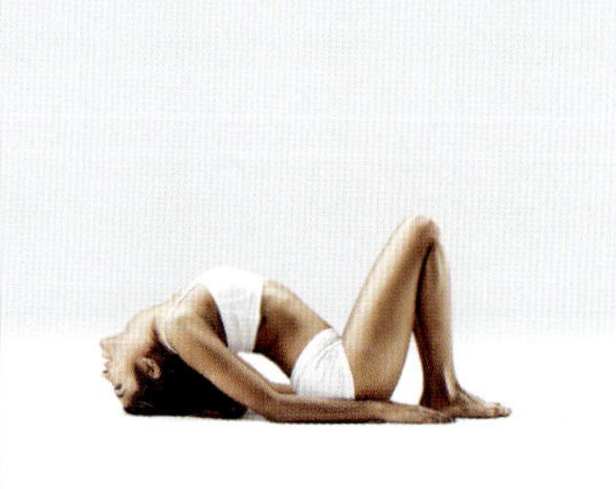

Postura del medio pez

Ardha matsyasana

Modificación: rodillas flexionadas, pies apoyados en el suelo, los talones hacia los glúteos, palmas de las manos apoyadas en el suelo a los lados de los pies, codos apoyados en el suelo.

Tipo de postura: sentada, inclinación hacia atrás.

Punto de *drishti*: *bhrumadhye* o *ajna chakra* (tercer ojo, entre las cejas).

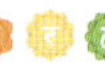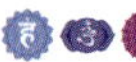

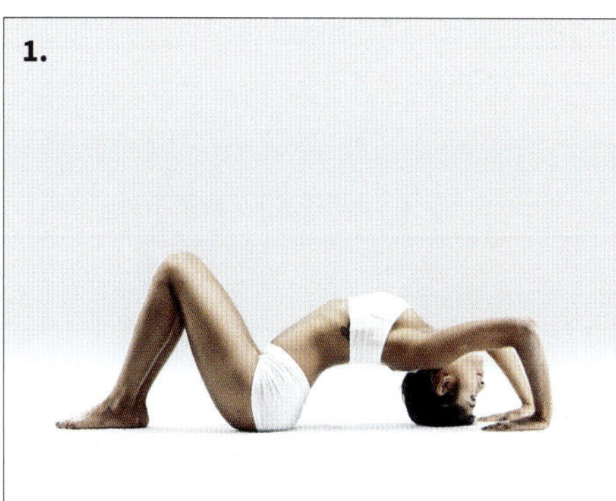

Postura del medio pez

Ardha matsyasana

Modificación: rodillas flexionadas.

1. Brazos por detrás de la cabeza, pies apoyados en el suelo.

2. Manos en el ombligo, palmas de las manos juntas, dedos apuntando hacia el cielo, ambos pies de puntillas.

3. Manos por el ombligo, palmas de las manos juntas, dedos apuntando hacia el cielo, un pie de puntillas, la otra pierna levantada y paralela al suelo.

Tipo de postura: sentada, inclinación hacia atrás.

Punto de *drishti*: *bhrumadhye* o *ajna chakra* (tercer ojo, entre las cejas).

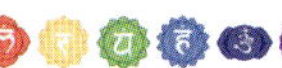

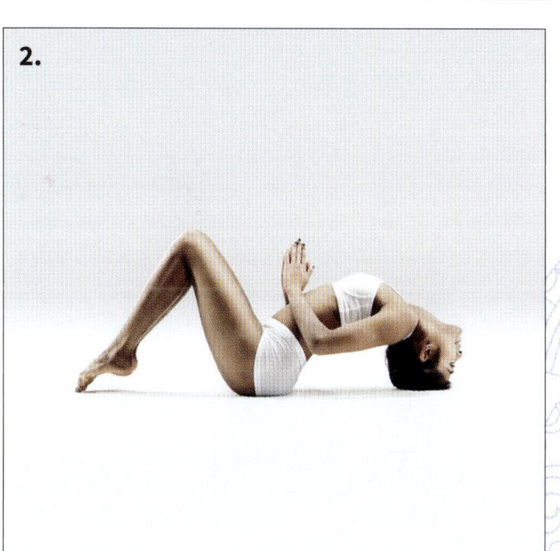

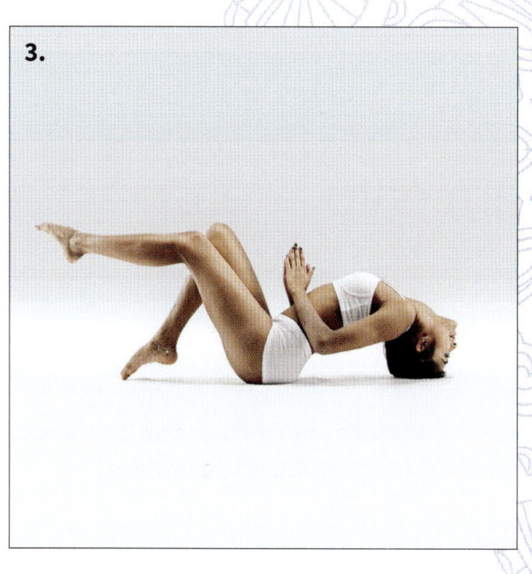

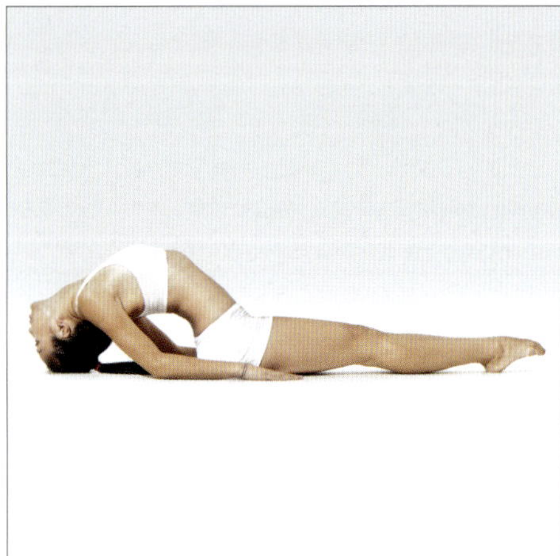

Postura del pez

Matsyasana

Modificación: piernas extendidas en el suelo, codos apoyados en el suelo, palmas de las manos apoyadas en el suelo a los lados de las caderas.

Tipo de postura: sentada, inclinación hacia atrás.

Punto de *drishti:* *bhrumadhye* o *ajna chakra* (tercer ojo, entre las cejas).

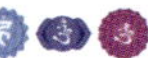

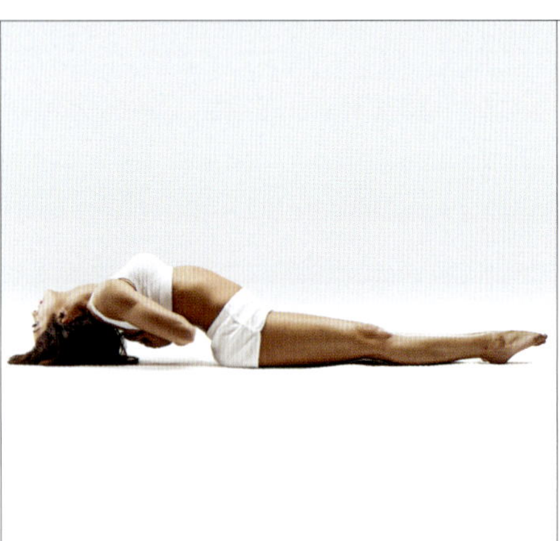

Postura del pez en oración invertida

Viparita namaskar matsyasana

También conocida como: postura del pez en oración por la espalda *(paschima namaskara matsyasana).*

Modificación: piernas extendidas en el suelo.

Tipo de postura: sentada, inclinación hacia atrás.

Punto de *drishti:* *bhrumadhye* o *ajna chakra* (tercer ojo, entre las cejas).

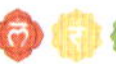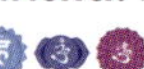

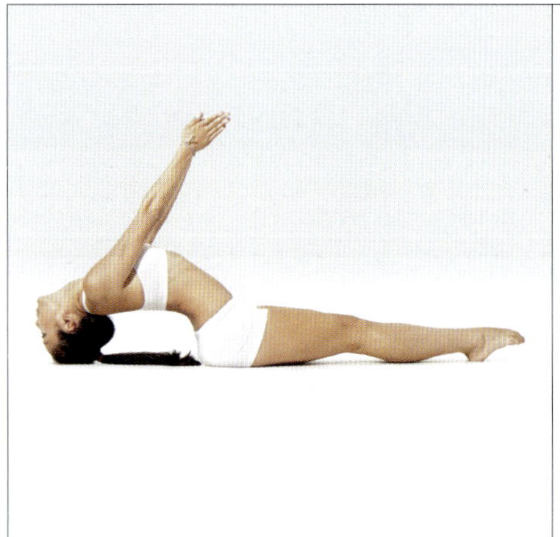

Postura de estiramiento intenso de la pierna

Uttana padasana

Modificación: piernas extendidas en el suelo, brazos rectos enfrente del pecho, palmas de las manos juntas.

Tipo de postura: sentada, inclinación hacia atrás.

Punto de *drishti:* *bhrumadhye* o *ajna chakra* (tercer ojo, entre las cejas).

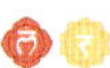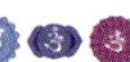

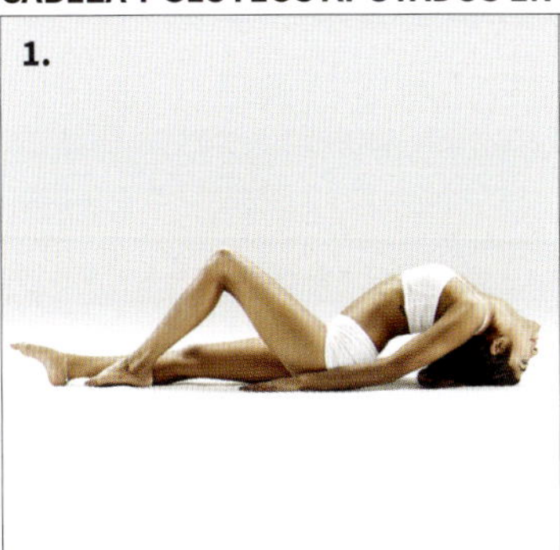

1.

Postura del pez

Matsyasana

Modificación: 1. Una pierna extendida, la otra rodilla flexionada.

2. Una pierna extendida, la otra rodilla flexionada, pierna flexionada cruzada por encima.

Tipo de postura: sentada, inclinación hacia atrás.

Punto de *drishti:* *bhrumadhye* o *ajna chakra* (tercer ojo, entre las cejas).

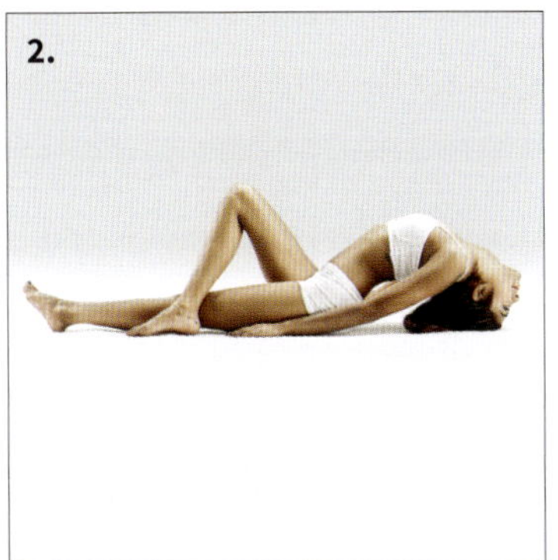

2.

Postura del pez en la postura del medio loto con agarre

Ardha baddha padma matsyasana

Modificación: glúteos en el suelo, palma de la mano apoyada en el suelo al lado de la cadera.

Tipo de postura: sentada, inclinación hacia atrás, agarre.

Punto de *drishti:* *bhrumadhye* o *ajna chakra* (tercer ojo, entre las cejas).

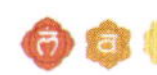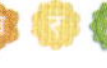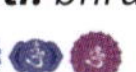

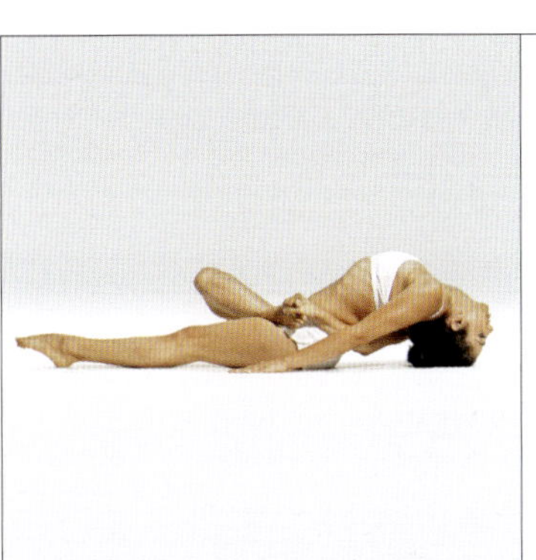

Postura del pez en la postura del medio loto con agarre

Ardha baddha padma matsyasana

Modificación: un brazo extendido hacia el cielo, agarre con el brazo de la parte interior del muslo por detrás de la espalda, pierna extendida.

Tipo de postura: sentada, inclinación hacia atrás, agarre.

Punto de *drishti:* *bhrumadhye* o *ajna chakra* (tercer ojo, entre las cejas).

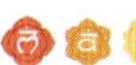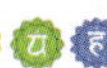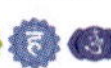

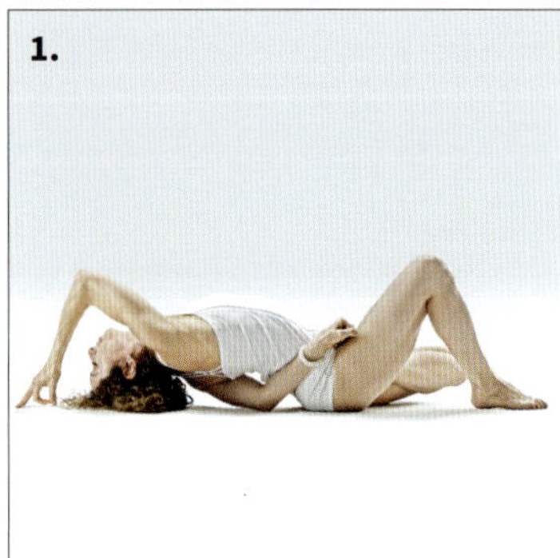

Postura del medio pez en la postura del medio loto con agarre

Ardha baddha padma ardha matsyasana

Modificación: agarre del pie con la mano pasando el brazo por detrás de la espalda, dedos de la otra mano tocando el suelo más allá de la cabeza, codo flexionado, rodilla de la pierna flexionada libre.

1. Talón apoyado en el suelo.
2. Talón separado del suelo.

Tipo de postura: sentada, inclinación hacia atrás, agarre.

Punto de *drishti*: bhrumadhye o *ajna chakra* (tercer ojo, entre las cejas), *hastagrai* o *hastagre* (manos).

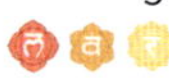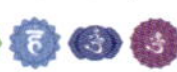

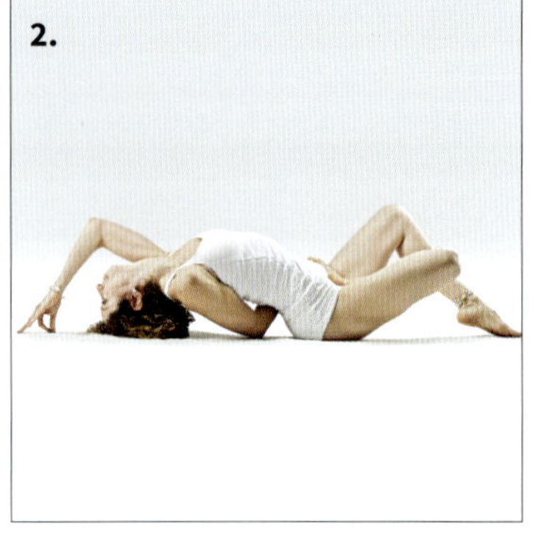

Postura de estiramiento intenso de la pierna en la postura dedicada a Garuda

Uttana pada garudasana

Modificación: dedos de las manos y pie inferior apoyados en el suelo.

Tipo de postura: sentada, inclinación hacia atrás.

Punto de *drishti*: angushtamadhye o *angushta ma dyai* (pulgares).

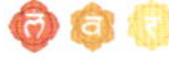

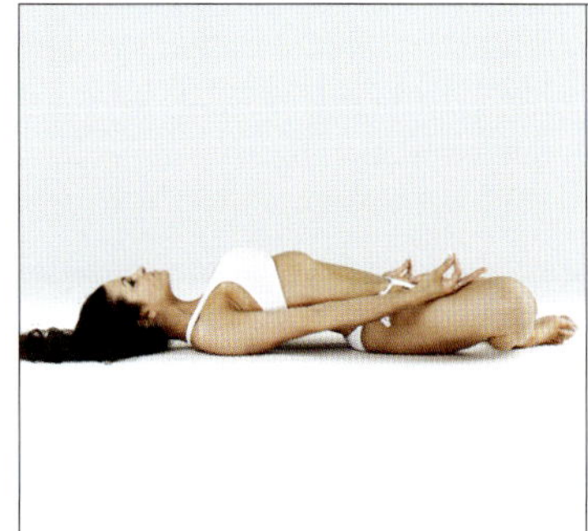

Postura del ángulo reclinada con las plantas de los pies juntas

Supta baddha konasana

Modificación: manos en los muslos con las palmas hacia arriba.

Tipo de postura: decúbito supino.

Punto de *drishti*: bhrumadhye o *ajna chakra* (tercer ojo, entre las cejas).

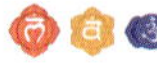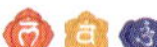

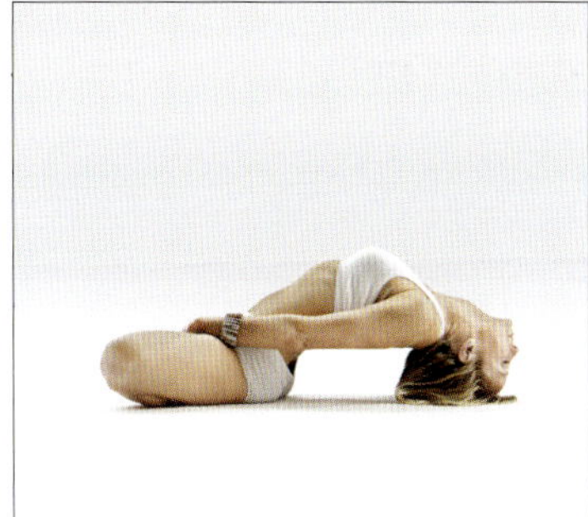

Postura del ángulo reclinada con las plantas de los pies juntas

Supta baddha konasana

También conocida como: postura del pez con las piernas unidas *(baddha pada matsyasana)*.
Modificación: parte superior de la cabeza apoyada en el suelo, agarre de las espinillas, brazos en la parte superior de las piernas.
Tipo de postura: sentada, inclinación hacia atrás.
Punto de *drishti*: *bhrumadhye* o *ajna chakra* (tercer ojo, entre las cejas).

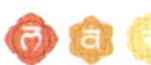 

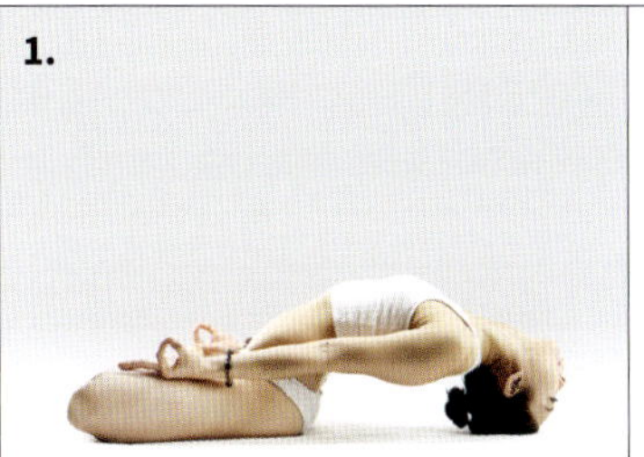

Postura del pez

Matsyasana

Modificación: 1. Palmas de las manos hacia arriba en la parte interior de los muslos.
2. Agarre de los dedos gordos del pie, con los codos en el suelo.
3. Agarre de los antebrazos, brazos por detrás de la cabeza.
Tipo de postura: sentada, inclinación hacia atrás.
Punto de *drishti*: *bhrumadhye* o *ajna chakra* (tercer ojo, entre las cejas).

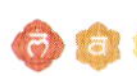   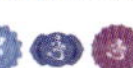

2.

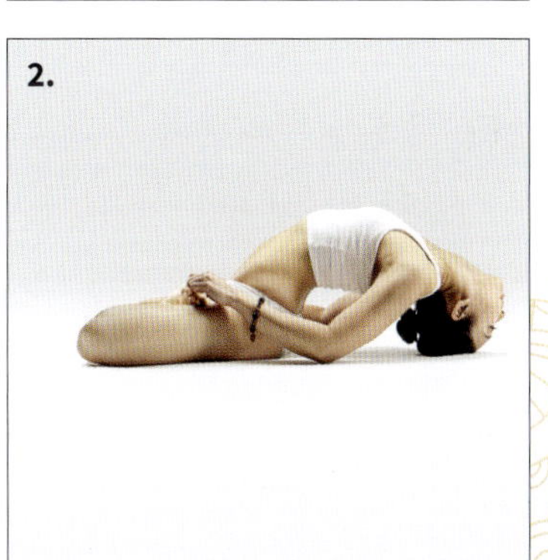

3.

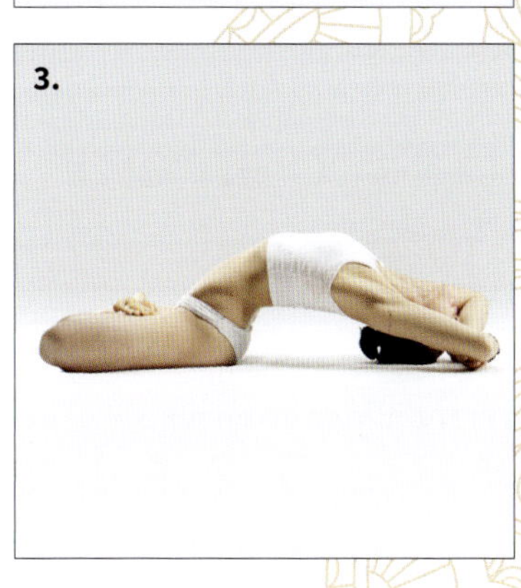

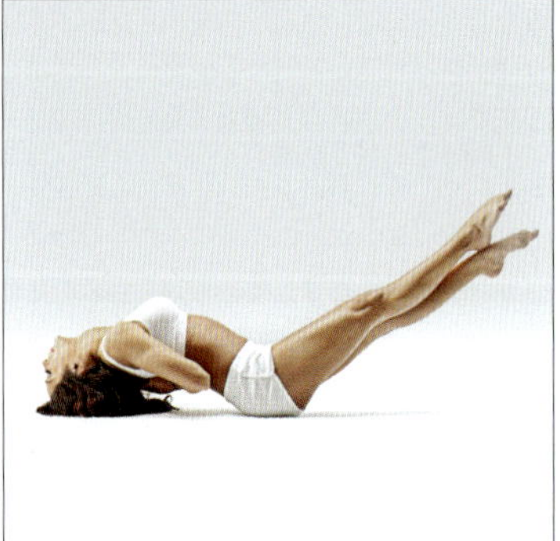

Postura de estiramiento intenso en oración invertida

Viparita namaskar uttana padasana

También conocida como: postura de estiramiento intenso de las piernas en oración por la espalda *(paschima namaskara uttana padasana)*.

Modificación: piernas extendidas y separadas del suelo, tobillos cruzados.

Tipo de postura: sentada, inclinación hacia atrás, abdominal.

Punto de *drishti*: *bhrumadhye* o *ajna chakra* (tercer ojo).    

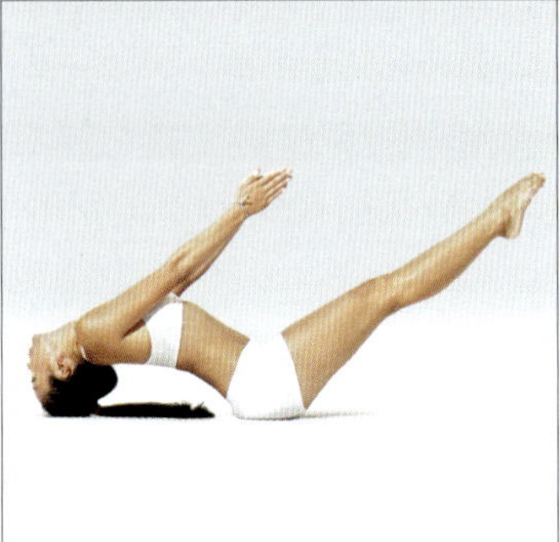

Postura de estiramiento intenso

Uttana padasana

Modificación: piernas extendidas y separadas del suelo, brazos rectos delante del pecho, palmas de las manos juntas.

Tipo de postura: sentada, inclinación hacia atrás, abdominal.

Punto de *drishti*: *bhrumadhye* o *ajna chakra* (tercer ojo, entre las cejas).

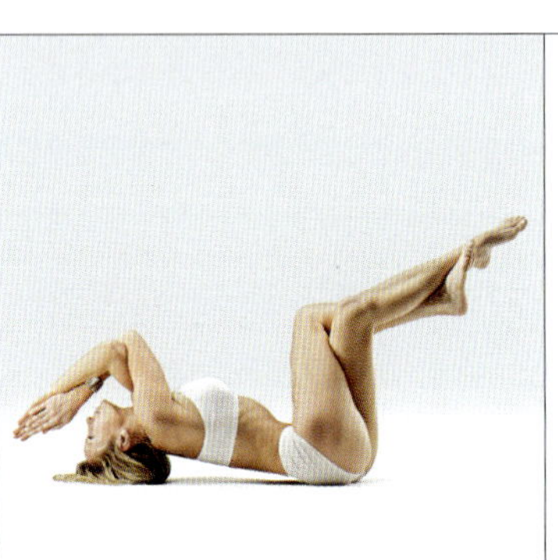

Postura de estiramiento intenso de la pierna en la postura dedicada a Garuda

Uttana pada garudasana

Modificación: piernas y brazos levantados del suelo.

Tipo de postura: sentada, inclinación hacia atrás, abdominal.

Punto de *drishti*: *angushtamadhye* o *angushta ma dyai* (pulgares).

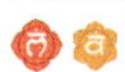  

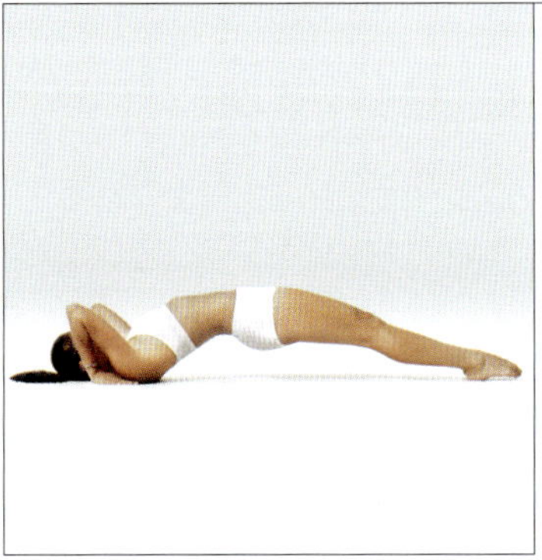

Postura del puente con el cuerpo entero completa

Paripurna setu bandha sarvangasana

Modificación: palmas de las manos apoyadas en el suelo debajo de los hombros, dedos de las manos apuntando a los talones, codos separados la anchura de los hombros.

Tipo de postura: decúbito supino, inclinación hacia atrás.

Punto de *drishti*: *bhrumadhye* o *ajna chakra* (tercer ojo, entre las cejas).

  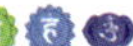

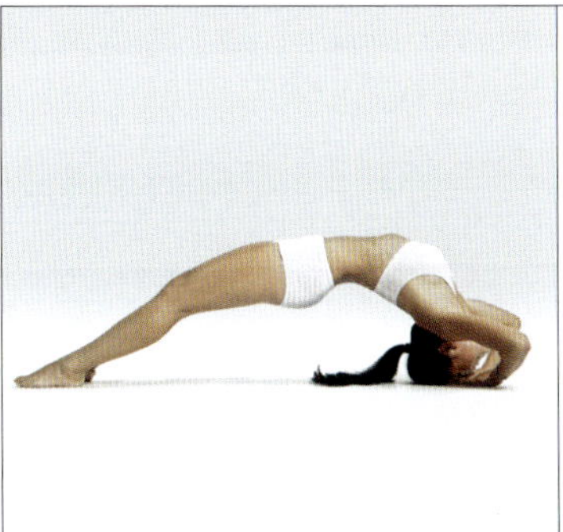

Postura del puente en sutra vajra

Vajracchedika prajnaparamita sutra setu bandhasana

Modificación: frente apoyada en el suelo, codos abiertos a los lados en forma de diamante.
Tipo de postura: sobre la cabeza y los pies, inclinación hacia atrás.
Punto de *drishti*: *bhrumadhye* o *ajna chakra* (tercer ojo, entre las cejas).

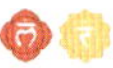

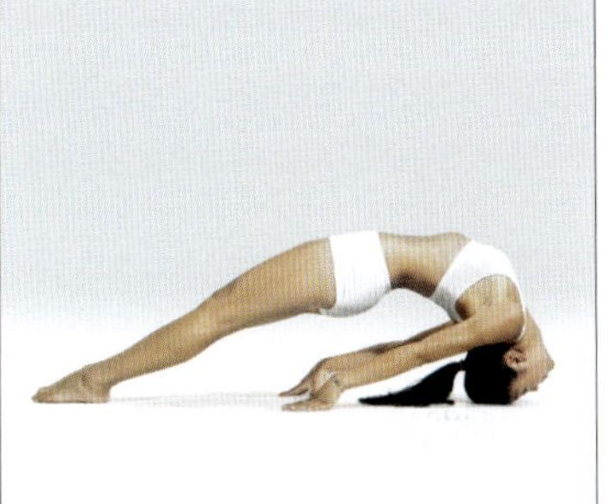

Postura del puente

Setu bandhasana

Modificación: puntas de los dedos de las manos en el suelo y apuntando hacia los talones.
Tipo de postura: sobre la cabeza y los pies, inclinación hacia atrás.
Punto de *drishti*: *bhrumadhye* o *ajna chakra* (tercer ojo, entre las cejas).

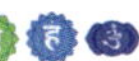

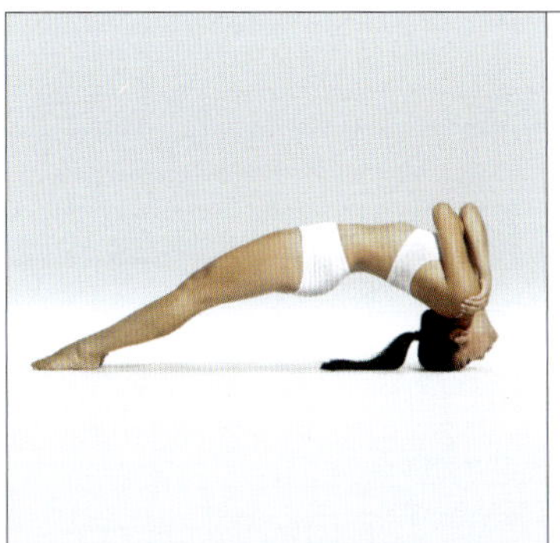

Postura del puente

Setu bandhasana

Modificación: brazos cruzados delante del pecho, manos en los hombros.
Tipo de postura: sobre la cabeza y los pies, inclinación hacia atrás.
Punto de *drishti*: *bhrumadhye* o *ajna chakra* (tercer ojo, entre las cejas).

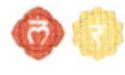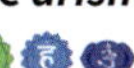

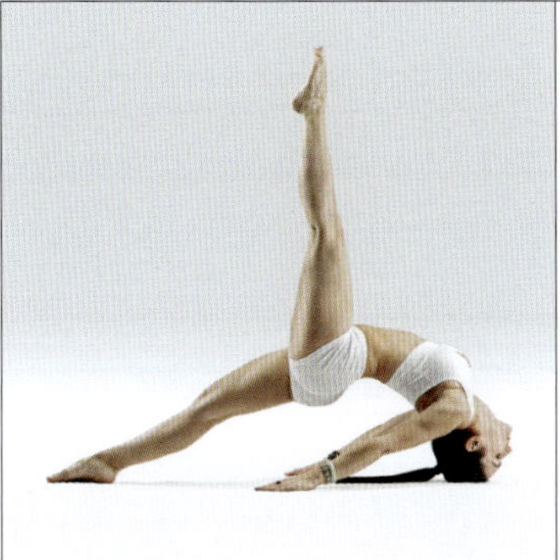

Postura del puente con una sola pierna

Eka pada setu bandhasana

Modificación: yemas de los dedos apuntando hacia los talones, palmas de las manos apoyadas en el suelo.
Tipo de postura: de pie (en la cabeza y los pies), inclinación hacia atrás.
Punto de *drishti*: *bhrumadhye* o *ajna chakra* (tercer ojo, entre las cejas).

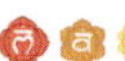

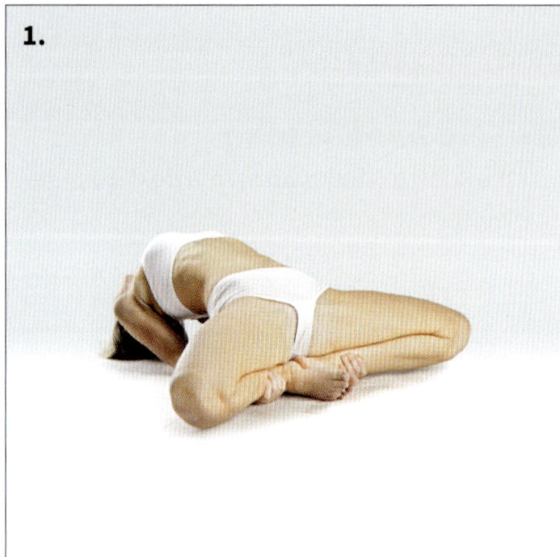

Postura del ángulo reclinada con los pies unidos

Supta baddha konasana

También conocida como: postura del pez con los pies unidos *(baddha pada matsyasana).*

Modificación: parte superior de la cabeza apoyada en el suelo, agarre de las espinillas por debajo de las piernas.

1. Codos apoyados en el suelo.

2. Brazos extendidos, codos separados del suelo.

Tipo de postura: inclinación hacia atrás, de rodillas.

Punto de *drishti:* *bhrumadhye* o *ajna chakra* (tercer ojo, entre las cejas).

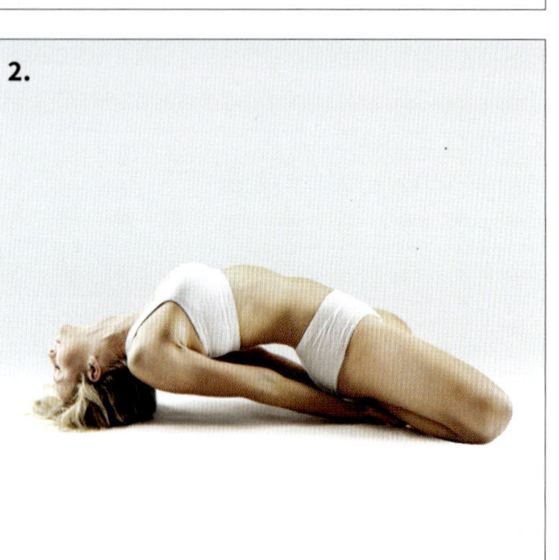

Postura del pavo real en la postura del loto intensa

Uttana padma mayurasana

También conocida como: postura de estiramiento de la parte frontal del cuerpo y postura del loto rejuvenecedor *(purvottana padma sarvangasana)*, y postura del loto con todas las partes del cuerpo *(sarvangasana padmasana).*

Modificación: rodillas en el suelo.

Tipo de postura: decúbito supino, inclinación hacia atrás.

Punto de *drishti:* *bhrumadhye* o *ajna chakra* (tercer ojo, entre las cejas).

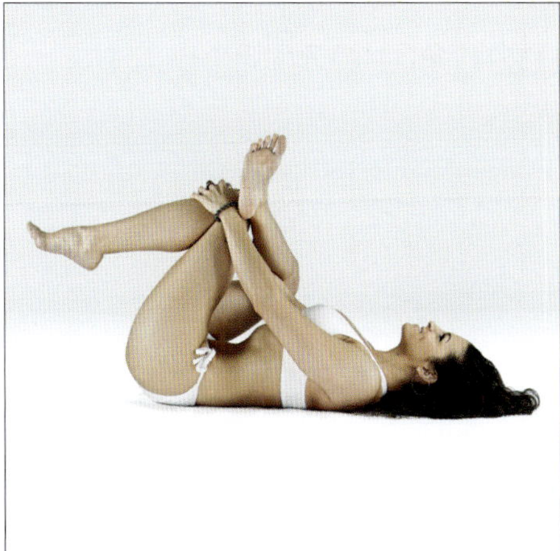

Postura del ojo de la aguja

Sucirandrasana

Tipo de postura: decúbito supino, inclinación hacia delante.
Punto de *drishti*: *bhrumadhye* o *ajna chakra* (tercer ojo, entre las cejas).

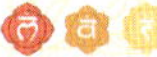 

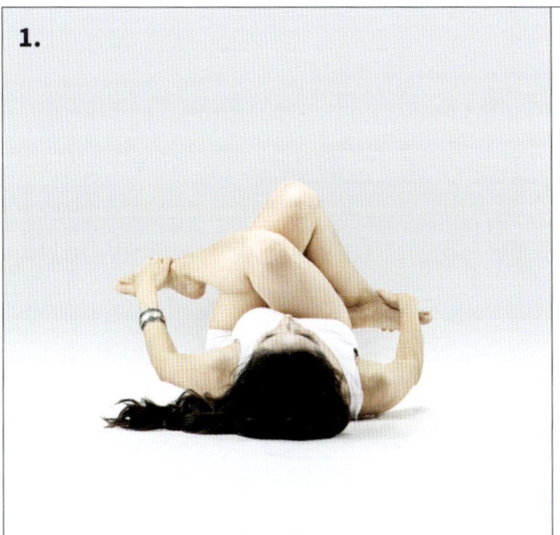

1.

Postura de las piernas reclinada en la postura de la cara de vaca

Supta pada gomukhasana

Modificación: rodillas en el pecho, agarre de ambos pies.
1. Vista frontal.
2. Vista lateral.
Tipo de postura: decúbito supino, inclinación hacia delante.
Punto de *drishti*: *bhrumadhye* o *ajna chakra* (tercer ojo, entre las cejas).

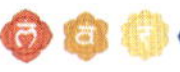

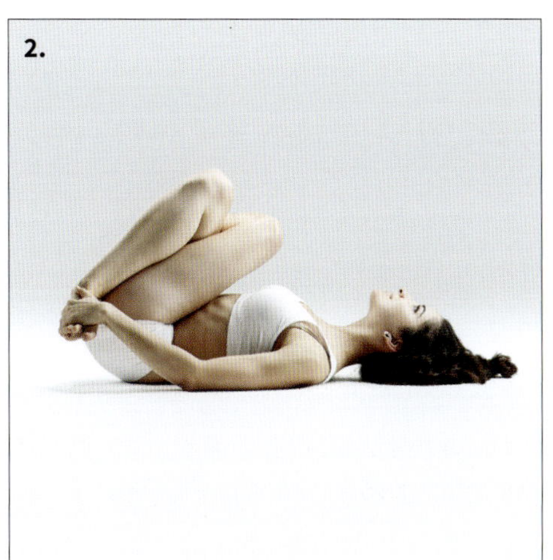

2.

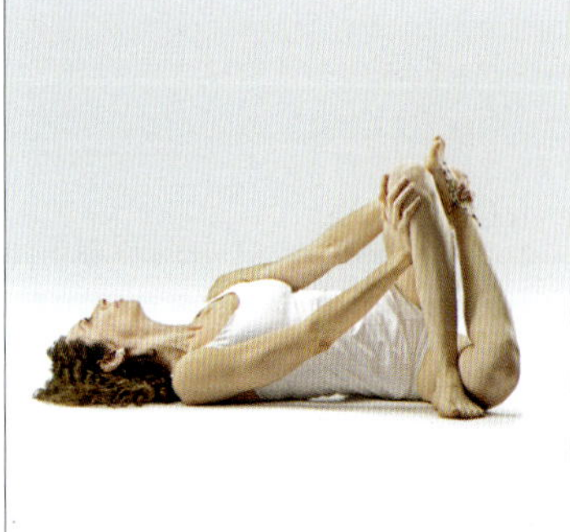

Postura del leño reclinada y con torsión

Supta parshva agnistambhasana

Tipo de postura: decúbito supino, inclinación hacia delante, torsión.
Punto de *drishti*: *bhrumadhye* o *ajna chakra* (tercer ojo, entre las cejas).

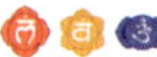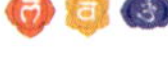

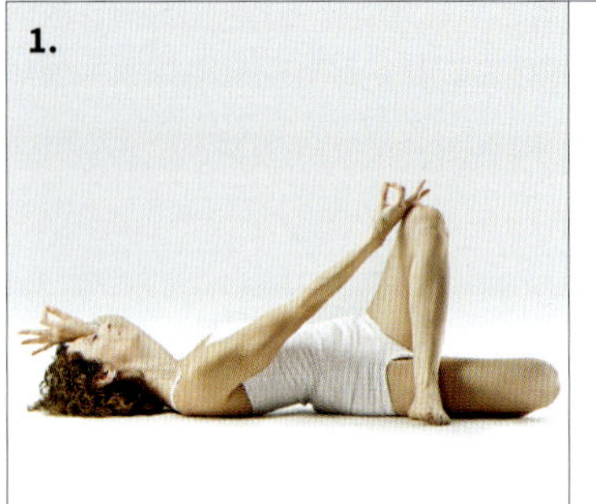

Postura de la pierna reclinada en la postura de la media cara de vaca

Supta pada ardha gomukhasana

Modificación: rodillas separadas, pie superior apoyado en el suelo.

1. Una mano en la frente, la otra mano en la rodilla superior.

2. Agarre de ambos hombros, brazos cruzados delante del cuello.

3. Una mano en el tobillo superior, la otra mano en la punta del pie.

Tipo de postura: decúbito supino, inclinación hacia delante, torsión.
Punto de *drishti*: *bhrumadhye* o *ajna chakra* (tercer ojo, entre las cejas).

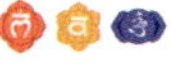

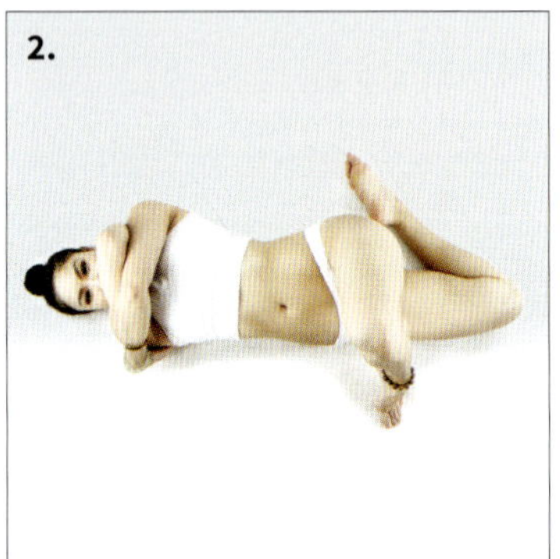

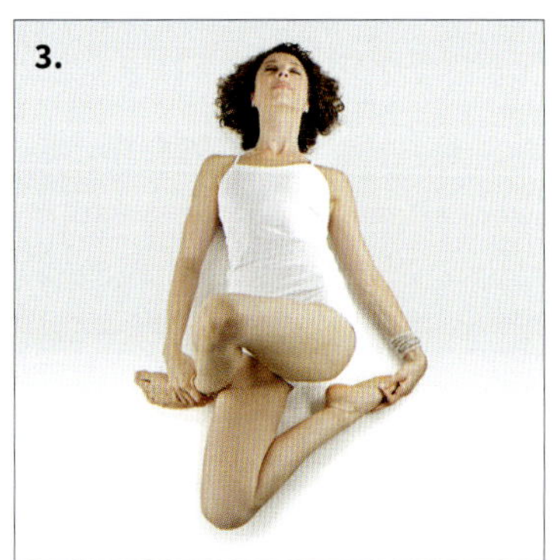

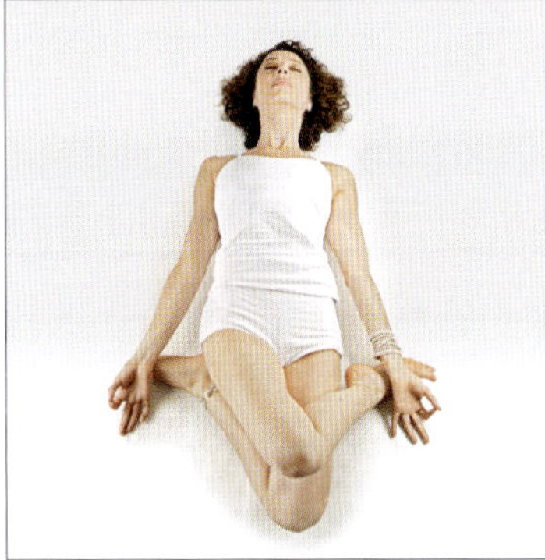

Postura de las piernas reclinada en la postura de la cara de vaca

Supta Pada Gomukhasana

Modificación: rodillas en el suelo.

Tipo de postura: supino.

Punto de *drishti:* *bhrumadhye* o *ajna chakra* (tercer ojo, entre las cejas).

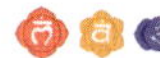

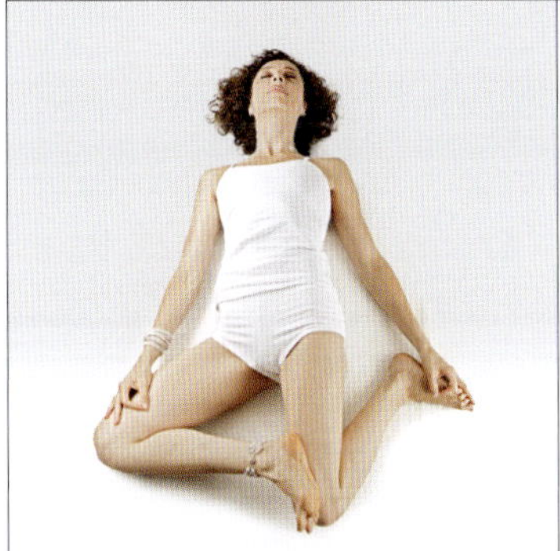

Postura del diamante universal que todo lo abarca

Vishvavajrasana

También conocida como: postura del diamante doble.

Modificación: pie encima de la rodilla, mano en la planta del pie trasero, la otra mano descansando en el muslo de la pierna delantera, mirando hacia delante.

Tipo de postura: decúbito supino, torsión.

Punto de *drishti:* *bhrumadhye* o *ajna chakra* (tercer ojo, entre las cejas).

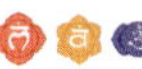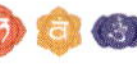

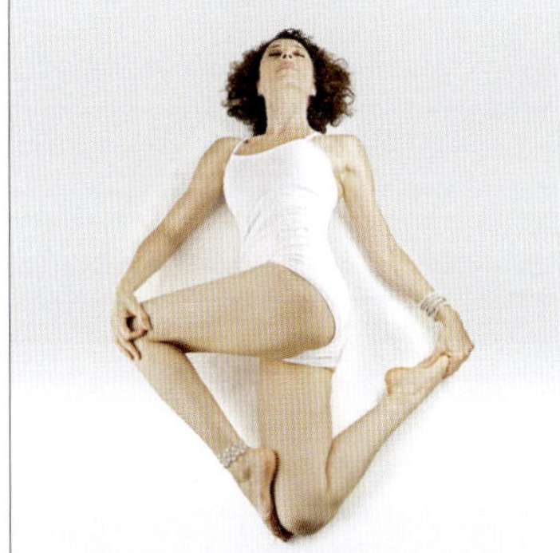

Postura del diamante universal que todo lo abarca con torsión

Parivritta Vishvavajrasana

También conocida como: postura del diamante doble con torsión.

Modificación: agarre del pie con la mano, agarre con otra mano de la rodilla opuesta, mirando hacia el cielo.

Tipo de postura: decúbito supino, inclinación hacia delante, torsión.

Punto de *drishti:* *bhrumadhye* o *ajna chakra* (tercer ojo, entre las cejas).

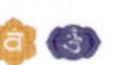

Postura del diamante universal que todo lo abarca con torsión

Parivritta Vishvavajrasana

También conocida como: postura del diamante doble con torsión.

Modificación: agarre del tobillo con la mano, brazo por debajo del muslo, agarre con la otra mano del tobillo de la pierna inferior, mirando hacia delante.

Tipo de postura: decúbito supino, inclinación hacia delante, torsión.

Punto de *drishti:* *bhrumadhye* o *ajna chakra* (tercer ojo, entre las cejas).

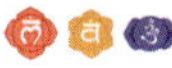

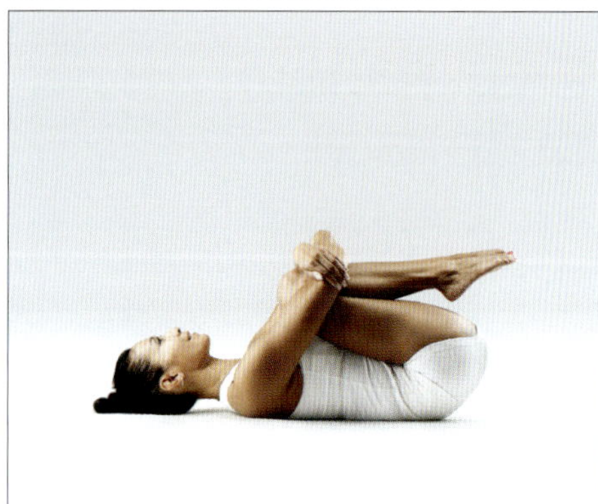

Postura del niño reclinada

Supta balasana

También conocida como: postura pélvica *(apanasana).*
Modificación: brazos agarrados por los tríceps.
Tipo de postura: decúbito supino, inclinación hacia delante.
Punto de *drishti:* *bhrumadhye* o *ajna chakra* (tercer ojo, entre las cejas).

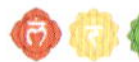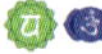

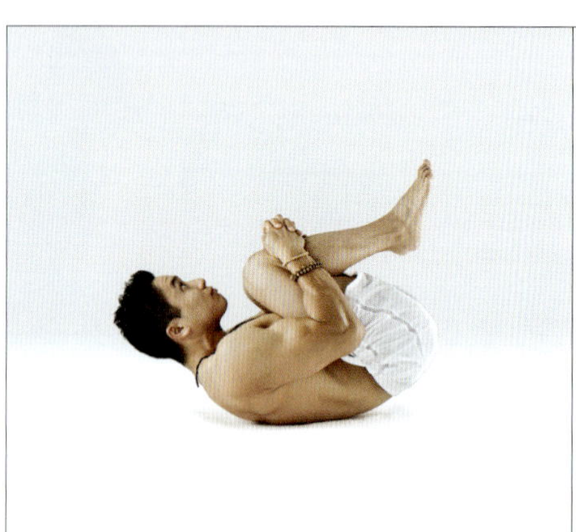

Postura de la liberación del viento

Vayu muktyasana

También conocida como: postura liberadora del viento *(pavana muktasana).*
Modificación: dedos entrelazados en la parte superior de la espinilla.
Tipo de postura: decúbito supino, inclinación hacia delante, abdominal.
Punto de *drishti:* *bhrumadhye* o *ajna chakra* (tercer ojo, entre las cejas).

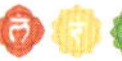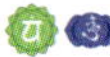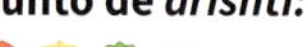

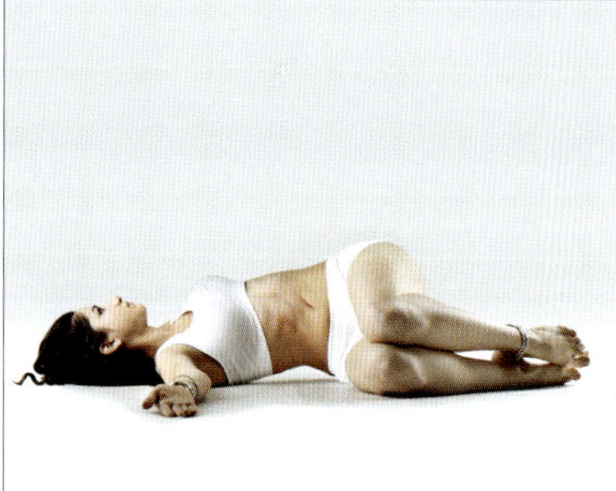

Postura del vientre con torsión

Jatara parivartanasana

También conocida como: postura preparatoria de la cintura con torsión *(supta madhyasana)* y postura de la liberación del viento lateral *(pavana muktasana).*
Modificación: ambas rodillas flexionadas, brazos extendidos hacia los lados.
Tipo de postura: decúbito supino, inclinación hacia delante, torsión.
Punto de *drishti:* *bhrumadhye* o *ajna chakra* (tercer ojo, entre las cejas).

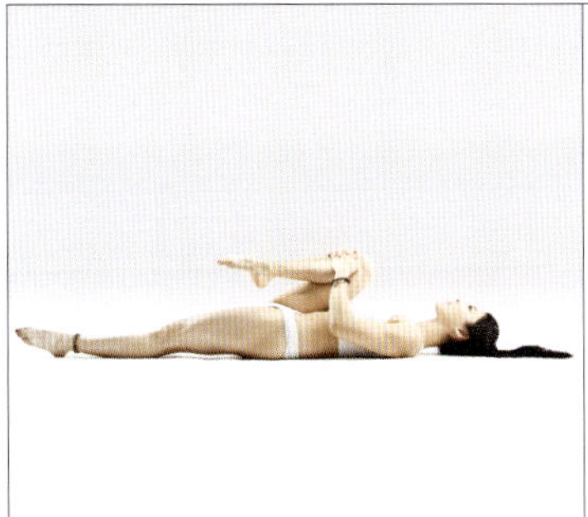

Postura de la liberación del viento con una sola pierna

Eka pada pavana muktasana

También conocida como: postura preparatoria reclinada del dedo gordo (*supta padangushtasana* A preparatoria).

Modificación: cabeza en el suelo, dedos entrelazados en la parte superior de la espinilla.

Tipo de postura: decúbito supino, inclinación hacia delante.

Punto de *drishti*: bhrumadhye o *ajna chakra* (tercer ojo, entre las cejas).

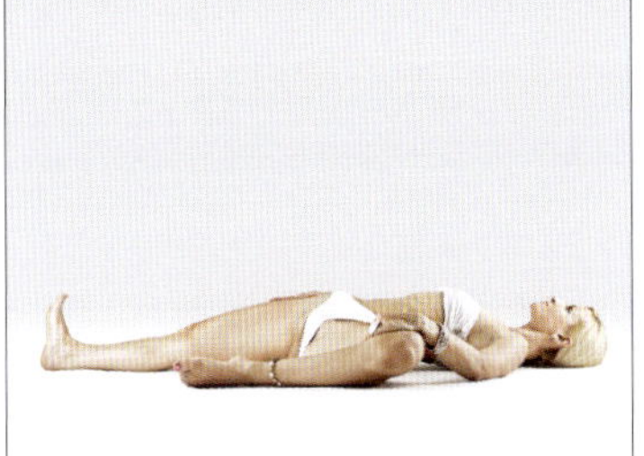

Postura del árbol reclinada

Supta vrikshasana

También conocida como: postura preparatoria reclinada del dedo gordo (*supta padangushtasana* B preparatoria).

Modificación: mano en la rodilla flexionada, la otra mano a lo largo del torso, dedos del pie flexionado hacia atrás.

Tipo de postura: decúbito supino.

Punto de *drishti*: bhrumadhye o *ajna chakra* (tercer ojo, entre las cejas). 

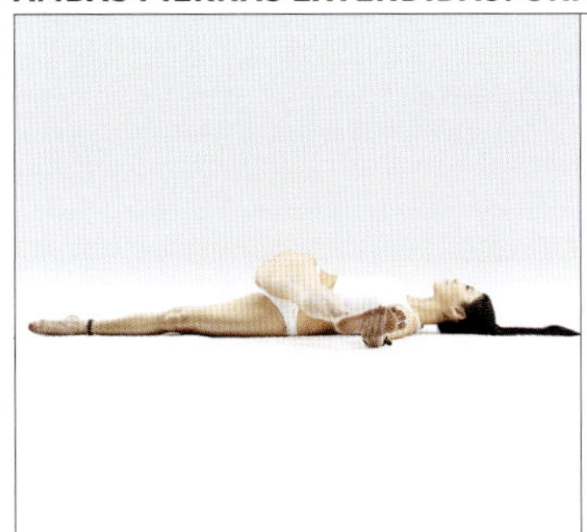

Postura de la mano en el pie con torsión

Parivritta supta hasta padasana

Modificación: piernas rectas, agarrando sobre el arco interior del pie.

Tipo de postura: decúbito supino, inclinación hacia delante, torsión.

Punto de *drishti*: bhrumadhye o *ajna chakra* (tercer ojo, entre las cejas).

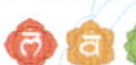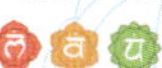

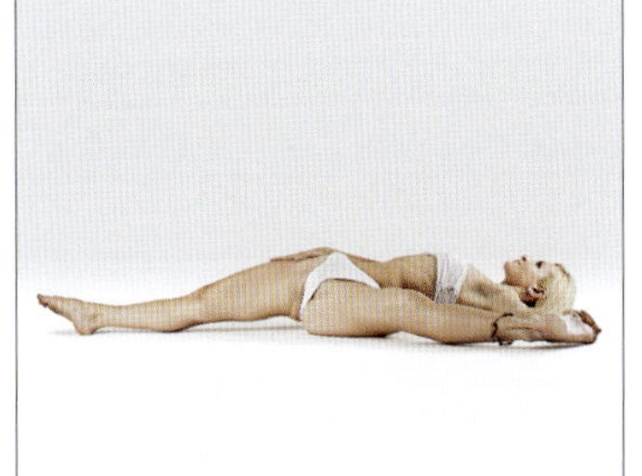

Postura del dedo gordo reclinada 2

Supta padangushtasana 2

Tipo de postura: decúbito supino, inclinación hacia delante.

Punto de *drishti*: bhrumadhye o *ajna chàkra* (tercer ojo, entre las cejas).

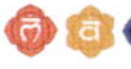

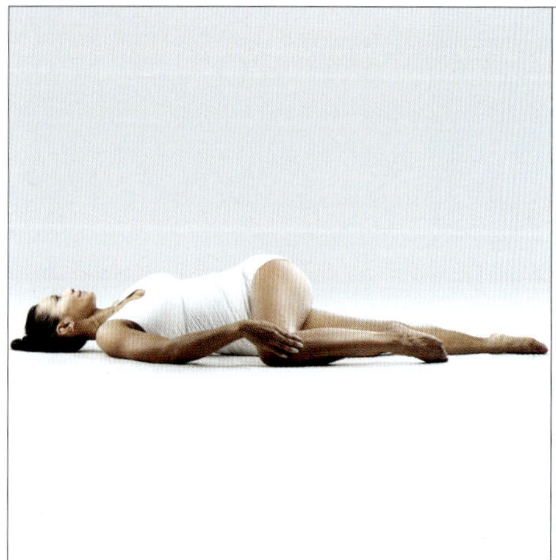

Postura del señor de los peces reclinada

Supta matsyendrasana

También conocida como: posición preparatoria del dedo gordo reclinada con torsión (*parivritta supta padangushtasana* preparatoria) y postura del árbol reclinada con torsión (*parivritta supta vrikshasana*).

Modificación: rodilla flexionada 90 grados.

Tipo de postura: decúbito supino, inclinación hacia delante, torsión.

Punto de *drishti*: *bhrumadhye* o *ajna chakra* (tercer ojo, entre las cejas).

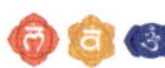

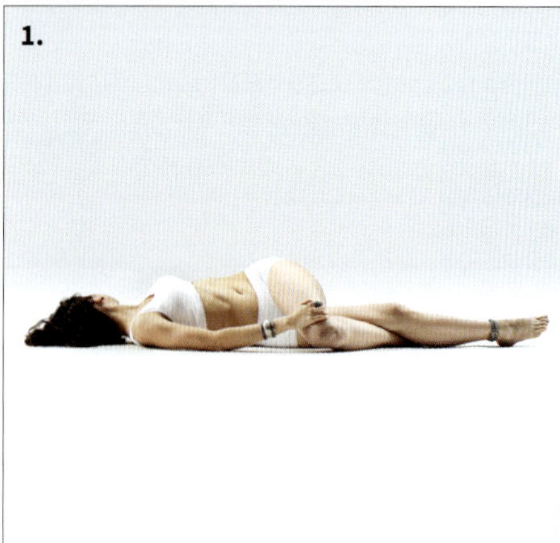

1.

Posición de las piernas lateral reclinada en la postura dedicada a Garuda

Parshva supta pada garudasana

Modificación: 1. Mano apoyada en la rodilla superior, el otro brazo apoyado en el suelo al lado del torso, mirando a un lado.

2. Brazos rectos hacia los lados, mirando hacia delante.

Tipo de postura: decúbito supino, torsión.

Punto de *drishti*: *bhrumadhye* o *ajna chakra* (tercer ojo, entre las cejas), *hastagrai* o *hastagre* (manos).

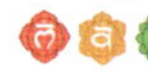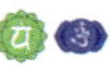

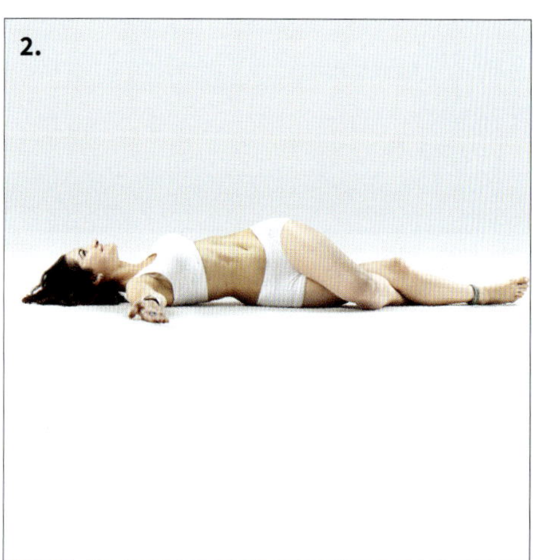

2.

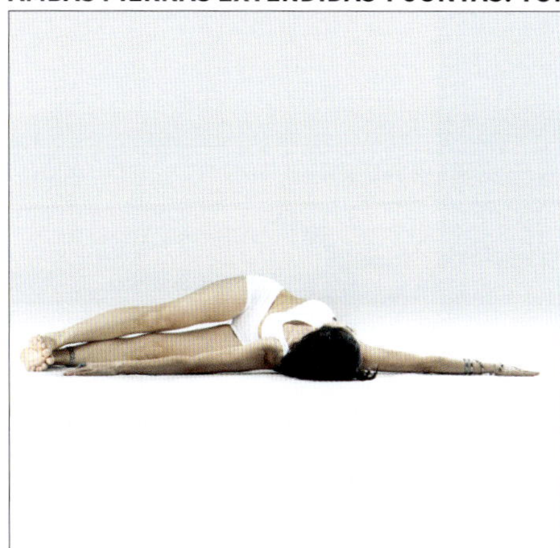

Postura del vientre con torsión

Jathara parivartanasana
También conocida como: postura de la cintura reclinada *(supta madhyasana)*.
Modificación: piernas y brazos extendidos.
Tipo de postura: decúbito supino, inclinación hacia delante, torsión.
Punto de *drishti*: *hastagrai* o *hastagre* (manos).

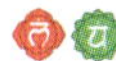

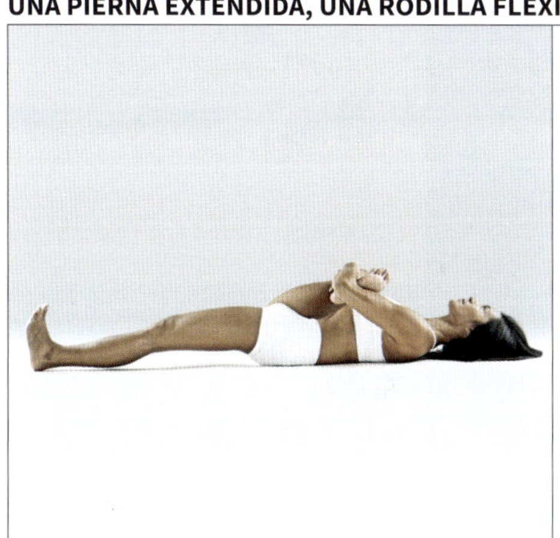

Postura de la cuna reclinada

Supta hindolasana
Modificación: pierna trasera extendida.
Tipo de postura: decúbito supino, inclinación hacia delante.
Punto de *drishti*: *bhrumadhye* o *ajna chakra* (tercer ojo, entre las cejas).

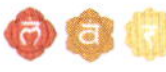

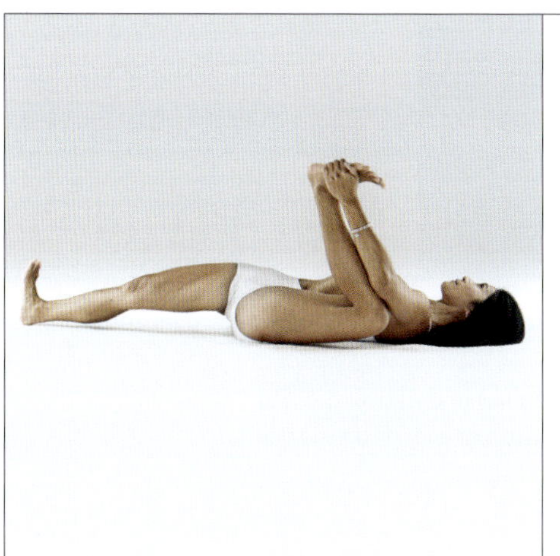

Postura de una mano en el pie reclinada

Supta eka hasta padasana
Tipo de postura: decúbito supino, inclinación hacia delante.
Punto de *drishti*: *bhrumadhye* o *ajna chakra* (tercer ojo, entre las cejas).

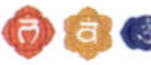
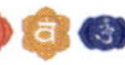

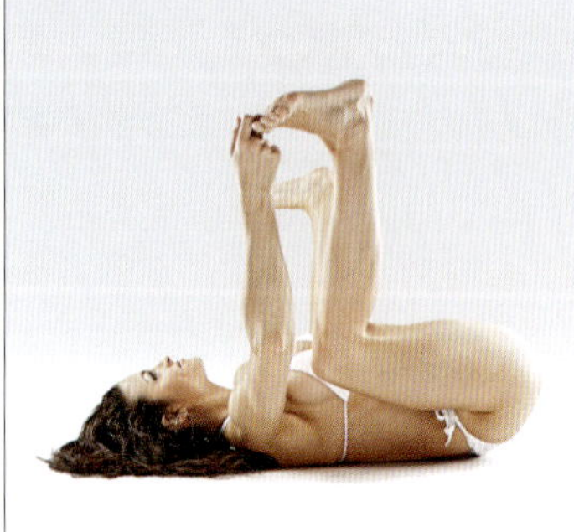

Postura del bebé feliz

Sukha balasana

También conocida como: postura del bebé feliz *(ananda balasana).*
Modificación: agarre de los dedos gordos de los pies.
Tipo de postura: decúbito supino, inclinación hacia delante.
Punto de *drishti*: *bhrumadhye* o *ajna chakra* (tercer ojo, entre las cejas).

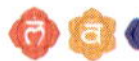

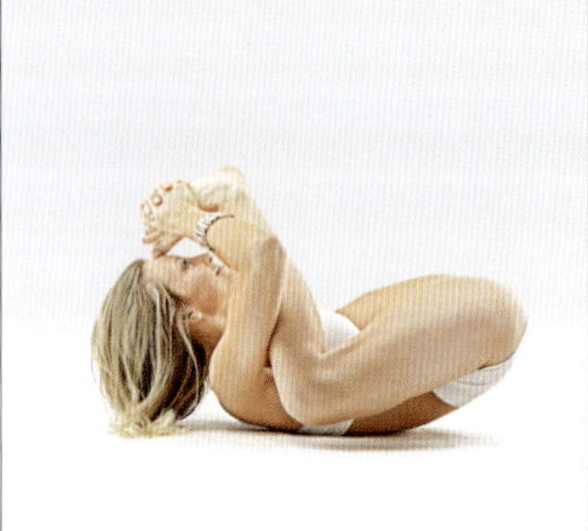

Postura de la estrella reclinada

Supta tarasana

Tipo de postura: decúbito supino, inclinación hacia delante.
Punto de *drishti*: *bhrumadhye* o *ajna chakra* (tercer ojo, entre las cejas), *padayoragrai* o *padayoragre* (dedos de los pies/pies).

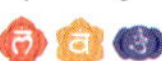

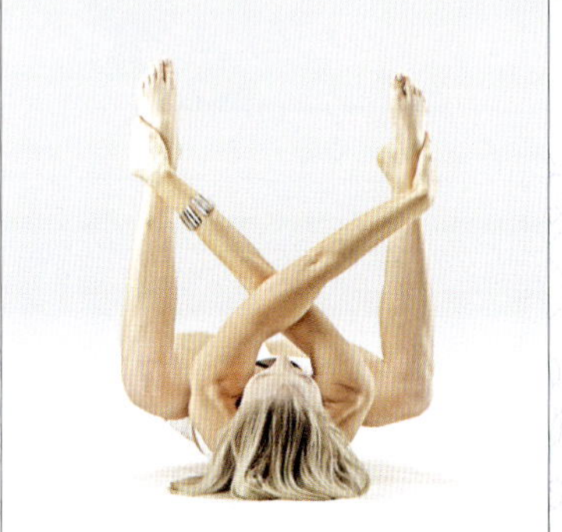

Postura del bebé feliz

Sukha balasana

También conocida como: postura del bebé feliz *(ananda balasana).*
Modificación: brazos cruzados, agarre de los bordes exteriores de los pies.
Tipo de postura: decúbito supino, inclinación hacia delante.
Punto de *drishti*: *bhrumadhye* o *ajna chakra* (tercer ojo, entre las cejas).

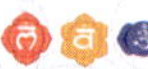
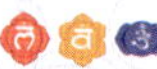

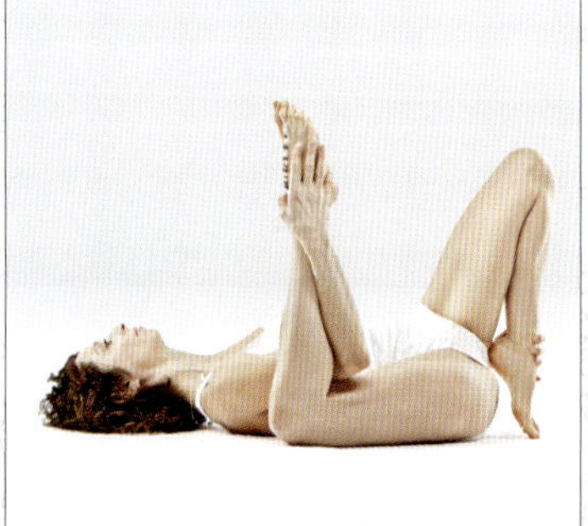

Posición de una mano en el pie reclinada

Supta eka hasta padasana

Modificación: agarre del pie posterior, talón hasta el glúteo, dedos de los pies apuntando al suelo.
Tipo de postura: decúbito supino, inclinación hacia delante.
Punto de *drishti*: *bhrumadhye* o *ajna chakra* (tercer ojo, entre las cejas).

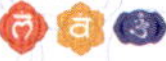

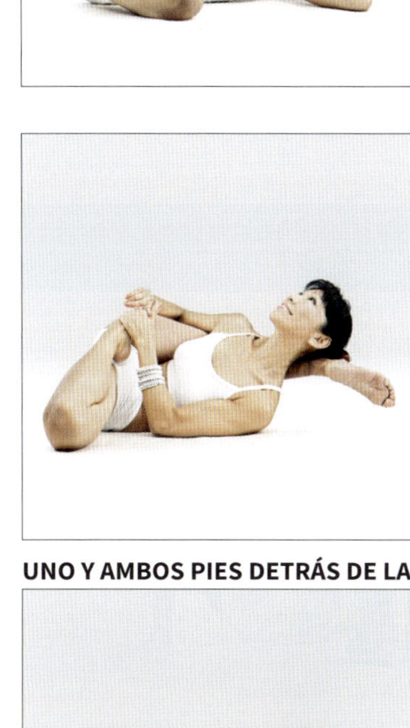

Postura de una mano en el pie y una pierna detrás de la cabeza en la postura del infinito

Supta eka hasta pada eka pada shirshasana** en **anantasana

Modificación: rodilla inferior hacia el suelo, dedos de los pies apuntando hacia el cielo.

Tipo de postura: decúbito supino, inclinación hacia delante.

Punto de *drishti*: *bhrumadhye* o *ajna chakra* (tercer ojo, entre las cejas).

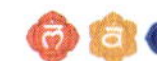

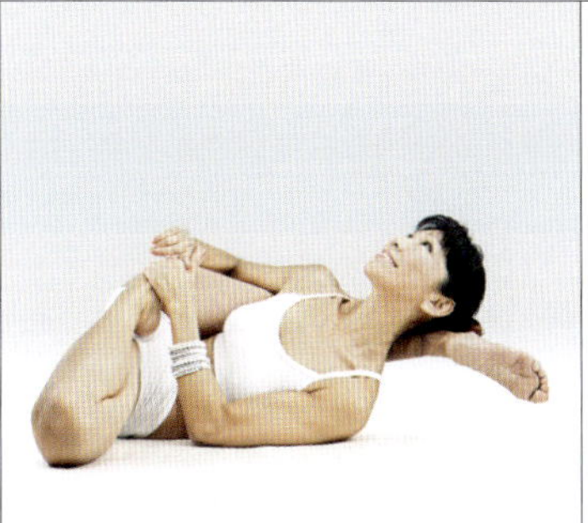

Postura de la pierna detrás de la cabeza en la postura del infinito

Eka pada shirshasana** en **anantasana

Modificación: talón inferior hacia la cadera.

Tipo de postura: decúbito supino, inclinación hacia delante.

Punto de *drishti*: *bhrumadhye* o *ajna chakra* (tercer ojo, entre las cejas).

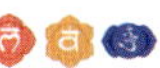

UNO Y AMBOS PIES DETRÁS DE LA CABEZA

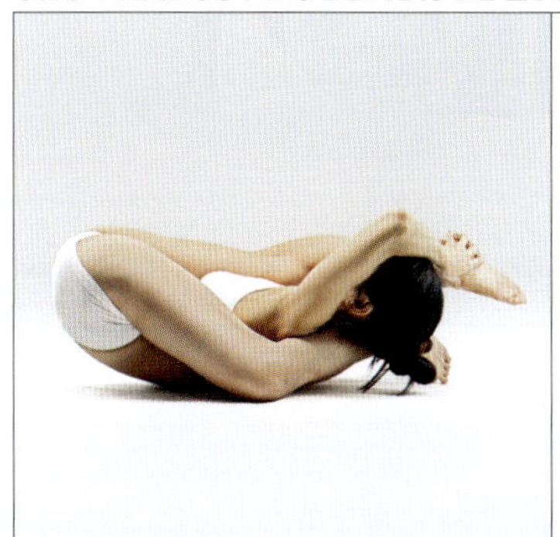

Postura dedicada a Bhairav en la postura del medio estiramiento intenso occidental hacia arriba

***Bhairavasana** en **ardha urdhva mukha paschimottanasana** 2*

También conocida como: postura dedicada a Bhairav en la postura de media inclinación hacia delante boca arriba 2.

Modificación: 1. Vista frontal.

2. Vista posterior.

Tipo de postura: decúbito supino, inclinación hacia delante.

Punto de *drishti*: *bhrumadhye* o *ajna chakra* (tercer ojo, entre las cejas).

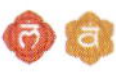

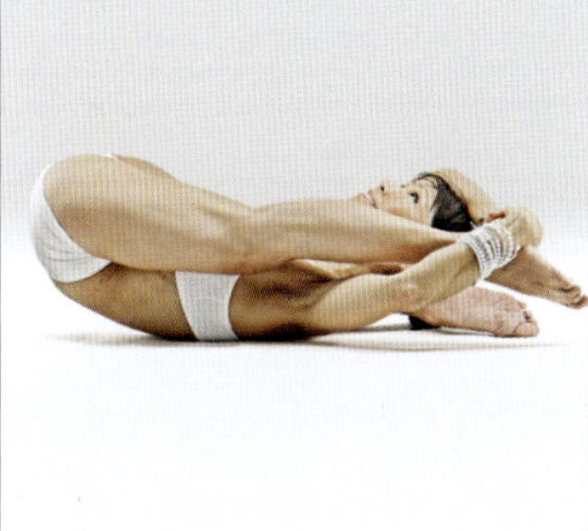

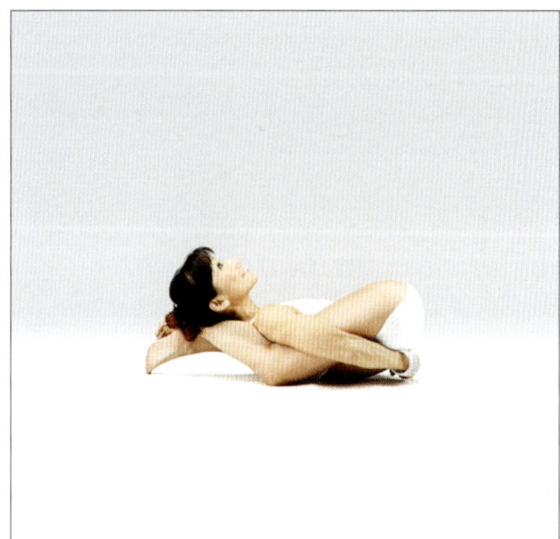

Postura del sueño yóguico con las manos entrelazadas

Baddha hasta yoganidrasana

Modificación: manos entrelazadas.

Tipo de postura: decúbito supino, inclinación hacia delante.

Punto de *drishti*: *bhrumadhye* o *ajna chakra* (tercer ojo, entre las cejas).

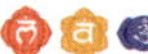

APERTURA DE PIERNAS HORIZONTAL

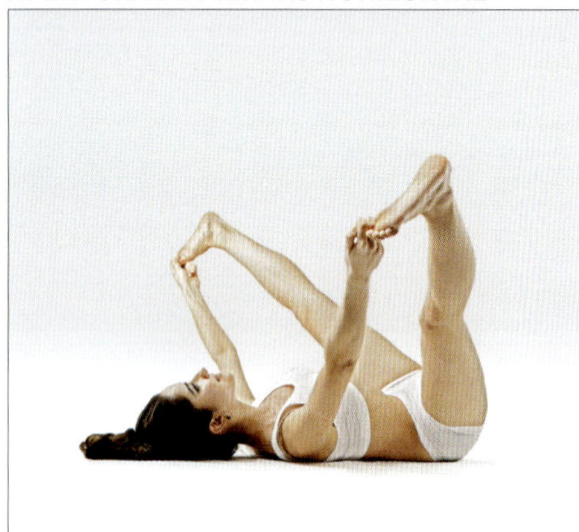

Postura del ángulo reclinada

Supta konasana

Modificación: espalda plana en el suelo, pies levantados del suelo, agarre de los dedos gordos de los pies con ambas manos.

Tipo de postura: decúbito supino, inclinación hacia delante.

Punto de *drishti*: *bhrumadhye* o *ajna chakra* (tercer ojo, entre las cejas).

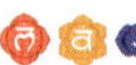

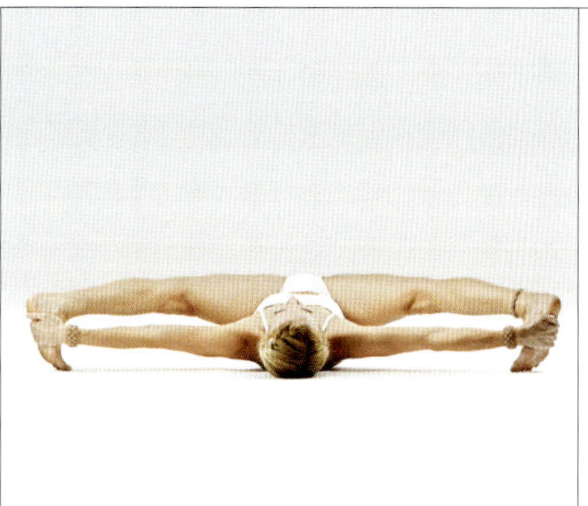

Postura del ángulo reclinada

Supta konasana

Modificación: espalda plana en el suelo, pies en el suelo, agarre del borde exterior de los pies con ambas manos.

Tipo de postura: decúbito supino, inclinación hacia delante.

Punto de *drishti*: *bhrumadhye* o *ajna chakra* (tercer ojo, entre las cejas).

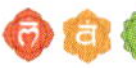

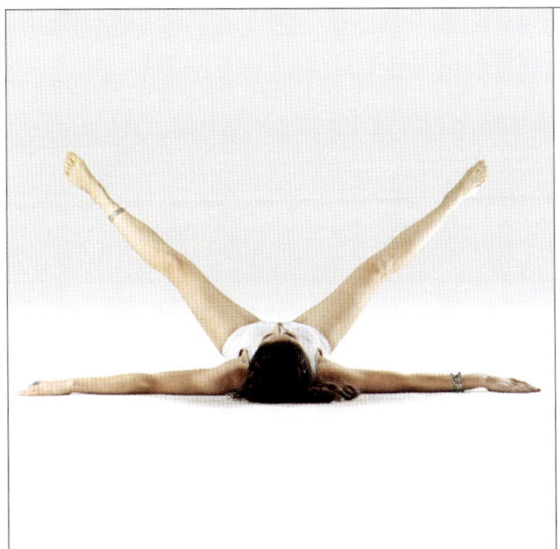

Postura del ángulo reclinada

Supta konasana

Modificación: espalda plana en el suelo, pies levantados del suelo, brazos extendidos hacia los lados, palmas de las manos apoyadas en el suelo.
Tipo de postura: decúbito supino.
Punto de *drishti:* *bhrumadhye* o *ajna chakra* (tercer ojo, entre las cejas).

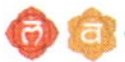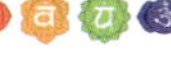

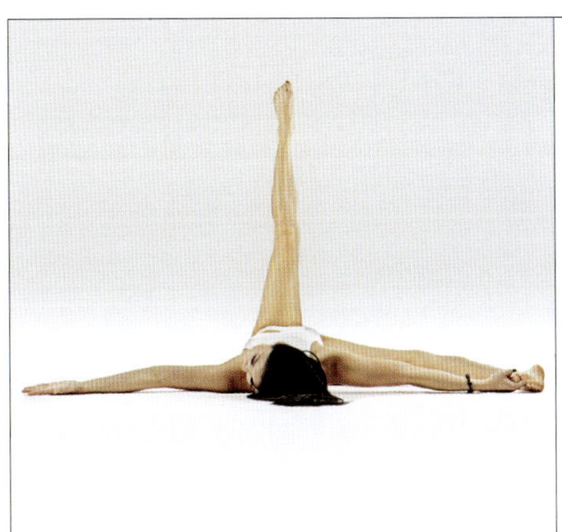

Postura del ángulo reclinada lateral

Parshva supta konasana

Modificación: espalda plana en el suelo, cabeza vuelta a un lado.
Lado 1: pierna en el aire, brazo extendido en el suelo, palma de la mano hacia arriba.
Lado 2: pierna en el suelo, agarre del dedo gordo del pie.
Tipo de postura: decúbito supino, torsión.
Punto de *drishti:* *hastagrai* o *hastagre* (manos).

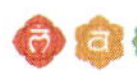

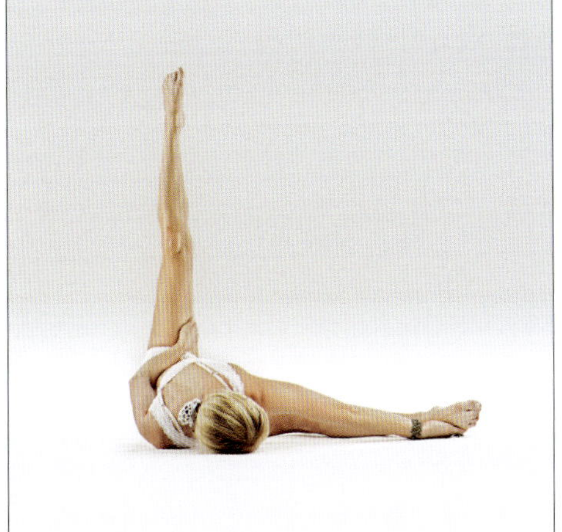

Postura del ángulo reclinada con medio agarre y torsión

Parivritta ardha baddha supta konasana

Modificación: ambas piernas extendidas.
Lado 1: pierna apuntando hacia el cielo, mano en el interior del muslo por la espalda.
Lado 2: pierna extendida en el suelo a un lado, agarre del pie con la mano opuesta.
Tipo de postura: decúbito supino, torsión, agarre.
Punto de *drishti:* *hastagrai* o *hastagre* (manos), *padayoragrai* o *padayoragre* (dedos de los pies/pies).

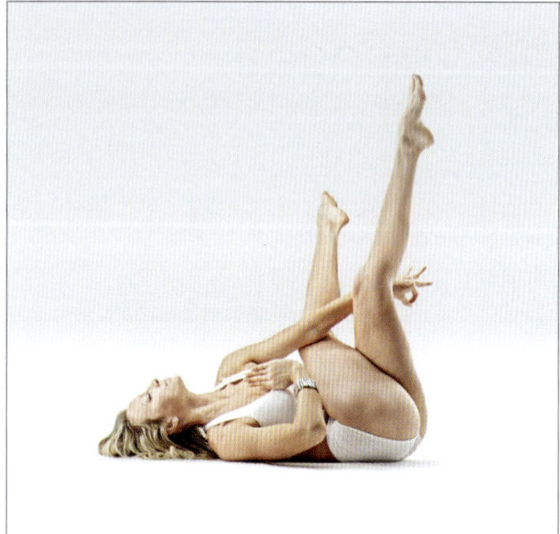

Postura de estiramiento intenso occidental hacia arriba

Urdhva mukha paschimottanasana

También conocida como: postura de inclinación hacia arriba mirando hacia delante.

Modificación: piernas cruzadas, un brazo extendido entre las dos piernas cruzadas, la otra mano en el centro del pecho.

Tipo de postura: decúbito supino, inclinación hacia delante, torsión.

Punto de *drishti*: *bhrumadhye* o *ajna chakra* (tercer ojo, entre las cejas), *padayoragrai* o *padayoragre* (dedos de los pies/pies).

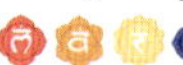

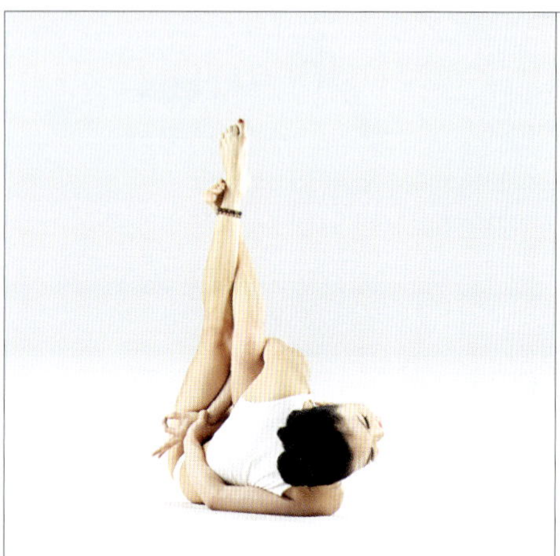

Postura reclinada con las manos entrelazadas en la postura dedicada a Astavakra

Supta baddha hasta ashtavakrasana

También conocida como: postura de los ocho ángulos reclinada con las manos entrelazadas.

Modificación: tobillos cruzados.

Tipo de postura: decúbito supino, inclinación hacia delante, torsión, agarre.

Punto de *drishti*: *bhrumadhye* o *ajna chakra* (tercer ojo, entre las cejas).

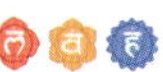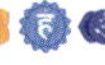

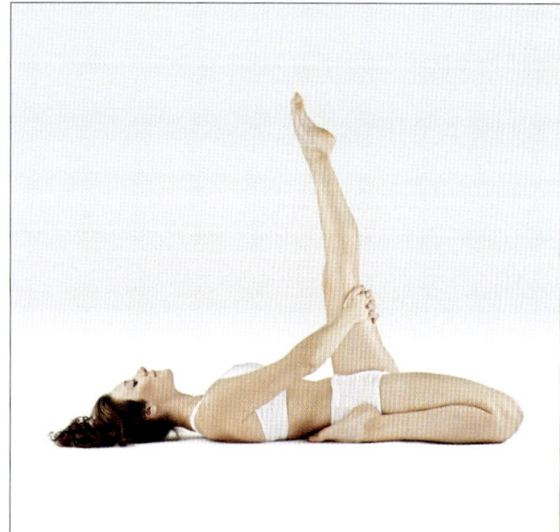

Postura del héroe reclinada con una sola pierna

Eka pada supta virasana

Modificación: pierna extendida hacia el cielo, dedos entrelazados en la parte posterior del muslo.

Tipo de postura: decúbito supino, inclinación hacia delante.

Punto de *drishti*: *bhrumadhye* o *ajna chakra* (tercer ojo, entre las cejas).

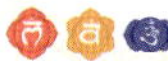

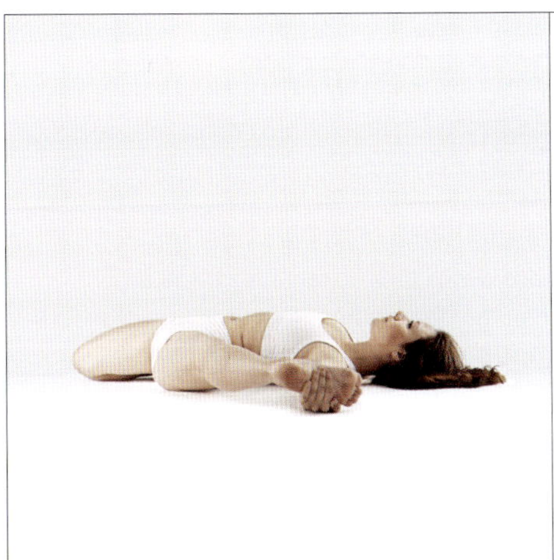

Postura del héroe reclinada con una sola pierna

Eka pada supta virasana

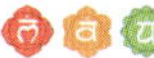

Modificación: pierna extendida hacia el lado, agarre del borde exterior del pie.
Tipo de postura: decúbito supino, inclinación hacia delante.
Punto de *drishti*: *bhrumadhye* o *ajna chakra* (tercer ojo, entre las cejas).

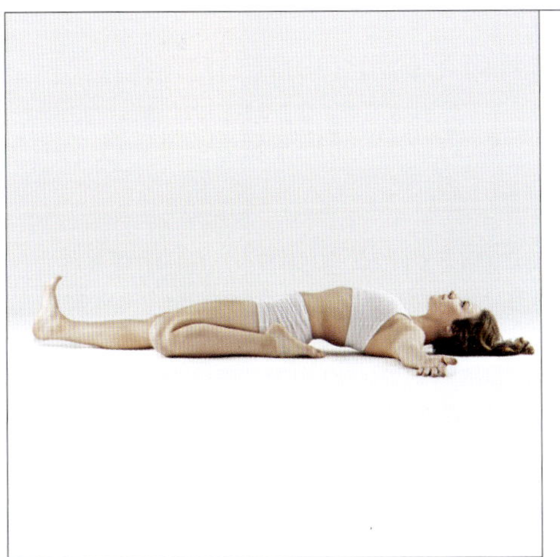

Postura del héroe reclinada con una sola pierna

Eka pada supta virasana

Modificación: pierna extendida en el suelo, dedos del pie flexionados hacia atrás, brazos extendidos hacia los lados, palmas de las manos hacia arriba.
Tipo de postura: decúbito supino.
Punto de *drishti*: *bhrumadhye* o *ajna chakra* (tercer ojo, entre las cejas).

UNA RODILLA EN LA ESPALDA, LA OTRA PIERNA FLEXIONADA

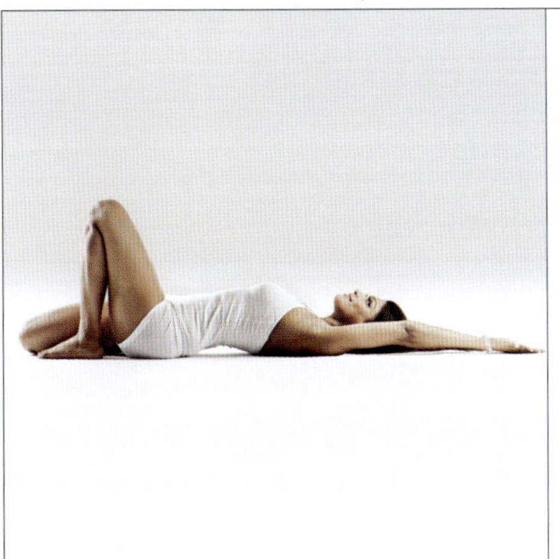

Postura del héroe reclinada con una sola pierna

Eka pada supta virasana

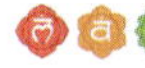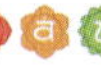

Modificación: pierna 1: en la postura del héroe *(virasana)*.
Pierna 2: rodilla hacia el cielo, talón hasta el glúteo, brazos extendidos por encima de la cabeza, palmas de las manos hacia arriba.
Tipo de postura: decúbito supino.
Punto de *drishti*: *bhrumadhye* o *ajna chakra* (tercer ojo, entre las cejas).

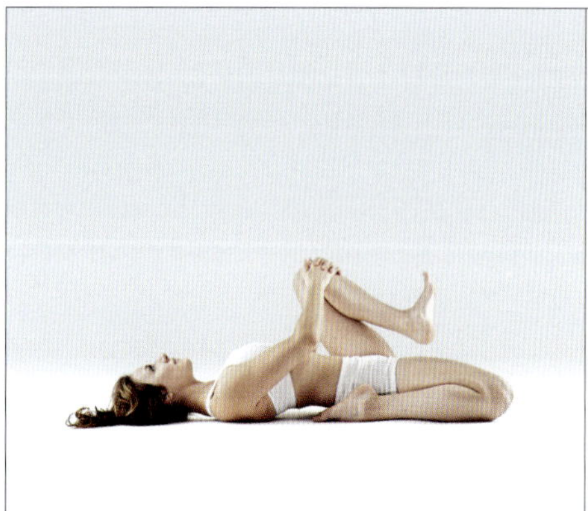

Postura del héroe reclinada con una sola pierna

Eka pada supta virasana

Modificación: pierna 1: en la postura del héroe *(virasana).*
Pierna 2: rodilla hacia el pecho, dedos de los pies flexionados hacia atrás, dedos de las manos entrelazados encima de la rodilla.
Tipo de postura: decúbito supino, inclinación hacia delante.
Punto de *drishti:* *bhrumadhye* o *ajna chakra* (tercer ojo, entre las cejas).

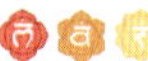

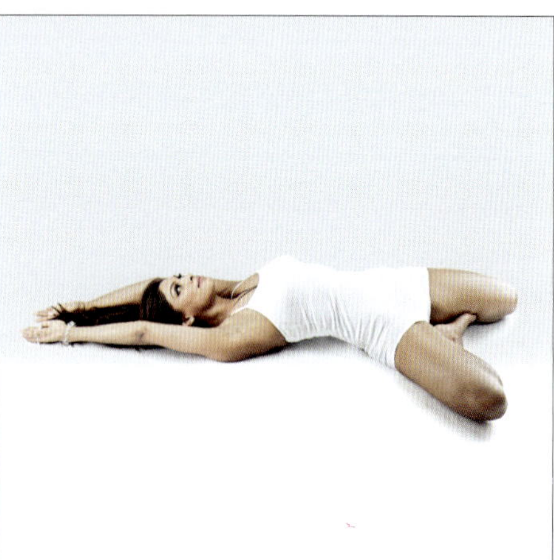

Postura del ángulo con media unión en la postura del héroe reclinada con una sola pierna

Ardha baddha konasana **en** *eka pada supta virasana*

Modificación: brazos por encima de la cabeza, palmas de las manos hacia arriba.
Tipo de postura: decúbito supino.
Punto de *drishti:* *bhrumadhye* o *ajna chakra* (tercer ojo, entre las cejas).

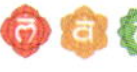

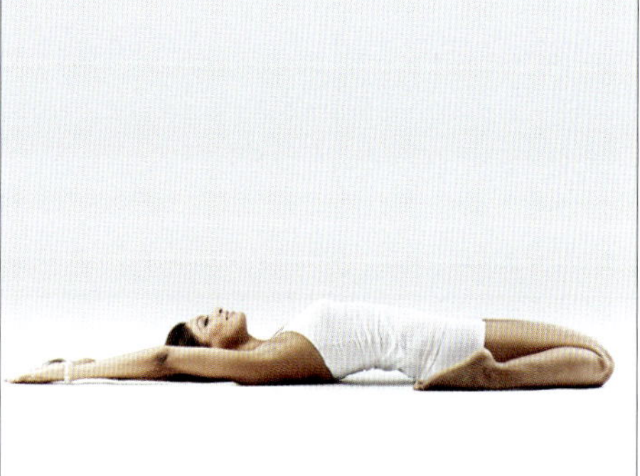

Postura del héroe reclinada

Supta virasana

También conocida como: postura de la cama B (*paryankasana* B).
Modificación: brazos por encima de la cabeza, palmas de las manos hacia arriba.
Tipo de postura: decúbito supino.
Punto de *drishti:* *bhrumadhye* o *ajna chakra* (tercer ojo, entre las cejas).

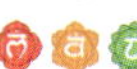

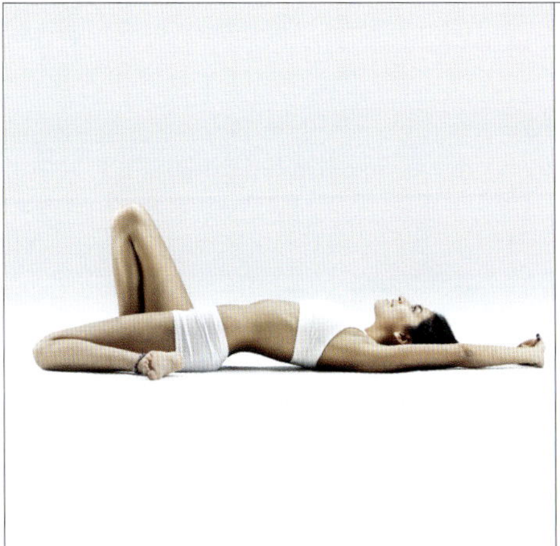

Postura del rayo con una sola pierna reclinada

Supta eka pada vajrasana

Modificación: pierna 1: en la postura del rayo *(vajrasana)*.

Pierna 2: rodilla hacia el cielo, talón hasta el glúteo, brazos por encima de la cabeza, dedos entrelazados, palmas hacia fuera.

Tipo de postura: decúbito supino.

Punto de *drishti:* *bhrumadhye* o *ajna chakra* (tercer ojo, entre las cejas).

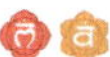

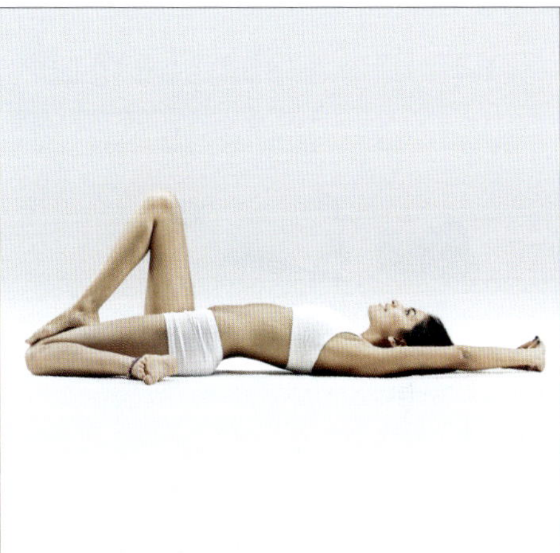

Postura del rayo con una sola pierna reclinada

Supta eka pada vajrasana

Modificación: pierna 1: en la postura del rayo *(vajrasana)*.

Pierna 2: rodilla hacia el cielo, planta del pie en el muslo, brazos por encima de la cabeza, dedos entrelazados, palmas hacia fuera.

Tipo de postura: decúbito supino.

Punto de *drishti:* *bhrumadhye* o *ajna chakra* (tercer ojo, entre las cejas).

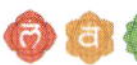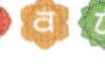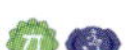

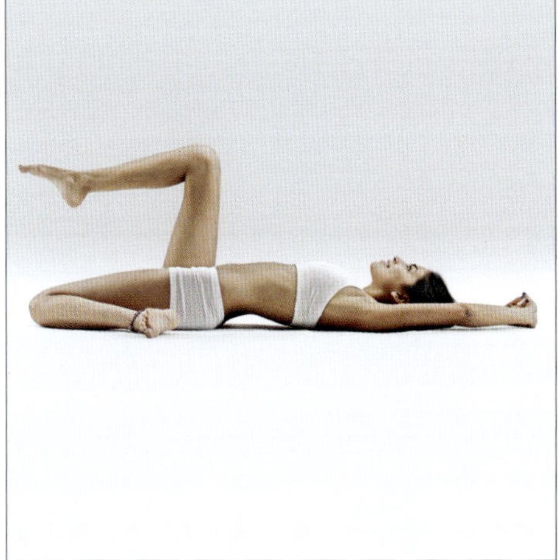

Postura del rayo con una sola pierna reclinada

Supta eka pada vajrasana

Modificación: pierna 1: en la postura del rayo *(vajrasana)*.

Pierna 2: rodilla flexionada 90 grados, talón en el suelo, brazos por encima de la cabeza, dedos entrelazados, palmas hacia fuera.

Tipo de postura: decúbito supino.

Punto de *drishti:* *bhrumadhye* o *ajna chakra* (tercer ojo, entre las cejas).

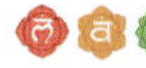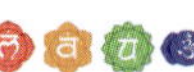

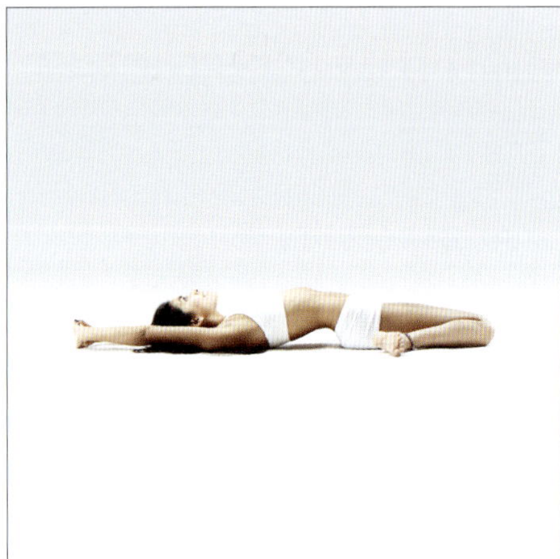

Postura del rayo completa reclinada

Supta paripurna vajrasana

Modificación: brazos por encima de la cabeza, dedos entrelazados, palmas de las manos hacia fuera.

Tipo de postura: decúbito supino.

Punto de *drishti:* *bhrumadhye* o *ajna chakra* (tercer ojo, entre las cejas).

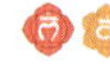

DEDOS DE LOS PIES AL LADO: UNA RODILLA FLEXIONADA HACIA ATRÁS, POSTURAS DE PIERNAS EXTENDIDAS Y ANTEBRAZOS

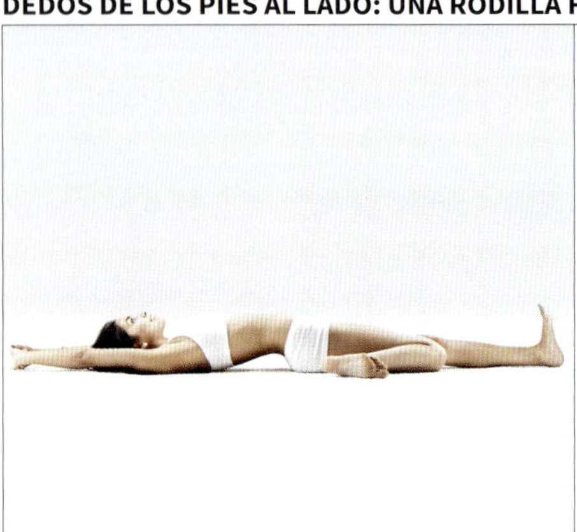

Postura de rayo con una sola pierna reclinada

Supta eka pada vajrasana

Modificación: pierna extendida en el suelo, dedos de los pies flexionados hacia atrás, brazos por encima de la cabeza, dedos de las manos entrelazados, palmas hacia fuera.

Tipo de postura: decúbito supino.

Punto de *drishti:* *bhrumadhye* o *ajna chakra* (tercer ojo, entre las cejas).

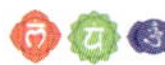

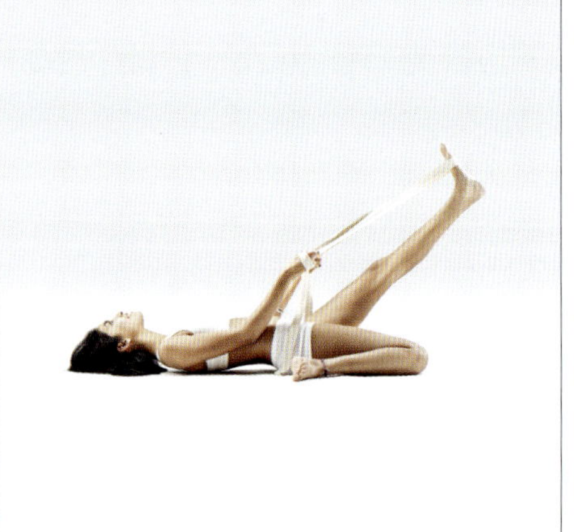

Postura de rayo con una sola pierna reclinada

Supta eka pada vajrasana

Modificación: pierna extendida y levantada del suelo mediante el uso de una cinta de yoga.

Tipo de postura: decúbito supino.

Punto de *drishti:* *bhrumadhye* o *ajna chakra* (tercer ojo, entre las cejas).

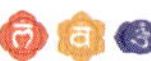

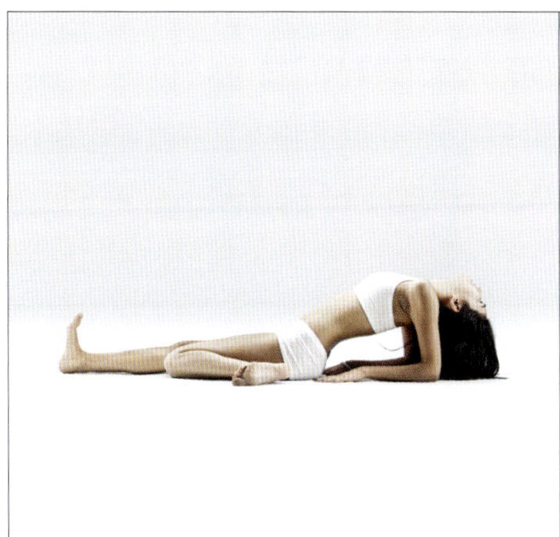

Postura de rayo con una sola pierna reclinada

Supta eka pada vajrasana

Modificación: antebrazos apoyados en el suelo con inclinación hacia atrás, una pierna extendida en el suelo, dedos de los pies flexionados hacia atrás, la otra pierna en la postura del rayo *(vajrasana)*.

Tipo de postura: sentada, inclinación hacia atrás.

Punto de *drishti*: *bhrumadhye* o *ajna chakra* (tercer ojo, entre las cejas).

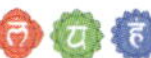

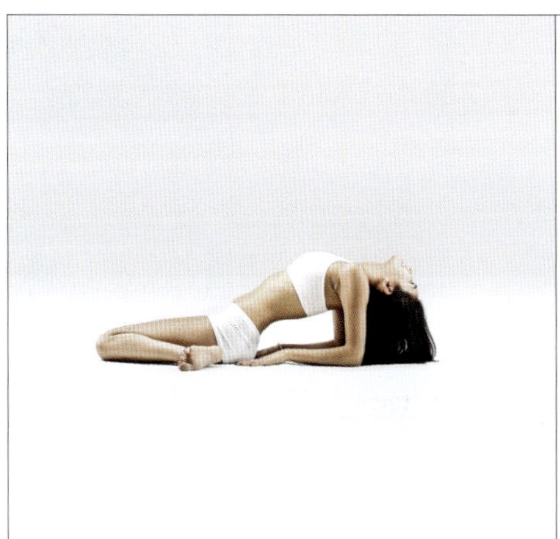

Postura del rayo completa reclinada

Supta paripurna vajrasana

Modificación: antebrazos apoyados en el suelo con inclinación hacia atrás.

Tipo de postura: sentada, inclinación hacia atrás.

Punto de *drishti*: *bhrumadhye* o *ajna chakra* (tercer ojo, entre las cejas).

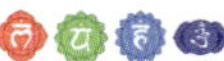

APERTURA DE PIERNAS: PIERNAS EN TIJERA, RODILLAS FLEXIONADAS Y UNA PIERNA EXTENDIDA

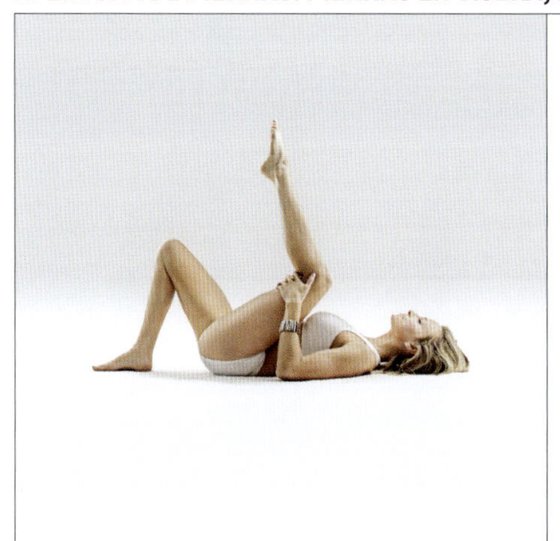

Postura reclinada con ambas manos en la pierna

Supta dwi hasta padasana

Modificación: codos flexionados, tríceps en el suelo, dedos entrelazados detrás de la parte posterior del muslo.

Pierna 1: flexión leve de la rodilla, pies apoyados en el suelo.

Pierna 2: rodilla flexionada 90 grados, rodilla hacia el pecho.

Tipo de postura: decúbito supino, inclinación hacia delante.

Punto de *drishti*: *bhrumadhye* o *ajna chakra* (tercer ojo, entre las cejas) o *padayoragrai* o *padayoragre* (dedos de los pies/pies).

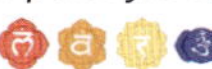

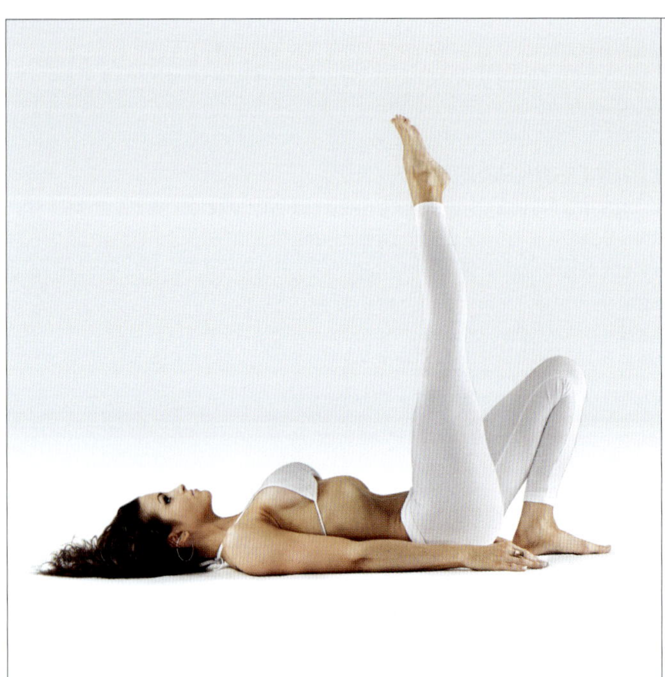

Postura reclinada con una sola pierna extendida

Supta ardha utthita eka padasana

Modificación: palmas de las manos apoyadas en el suelo a los lados.

Pierna 1: extendida hacia el cielo.

Pierna 2: rodilla flexionada, pie apoyado en el suelo, talón en el glúteo.

Tipo de postura: decúbito supino, inclinación hacia delante.

Punto de *drishti*: *bhrumadhye* o *ajna chakra* (tercer ojo, entre las cejas), *padayoragrai* o *padayoragre* (dedos de los pies/pies).

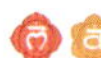

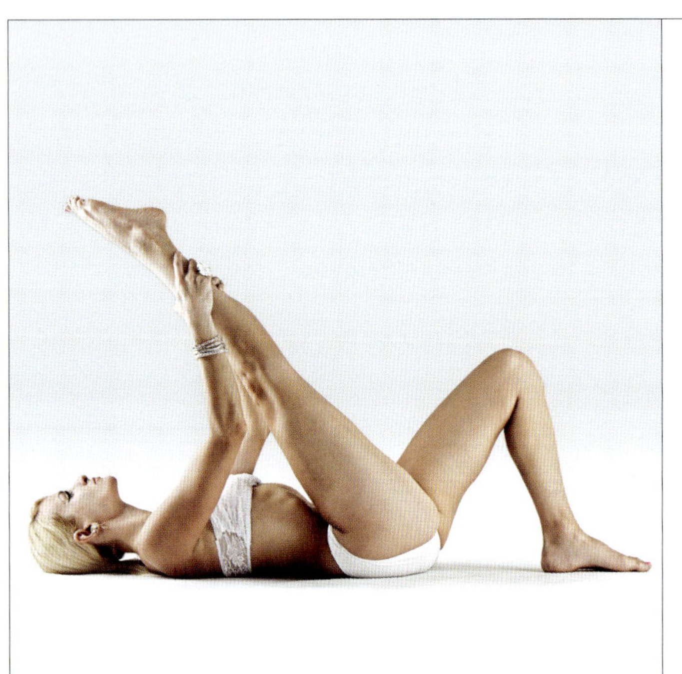

Postura reclinada con ambas manos en la pierna

Supta dwi hasta padasana

Modificación: agarre del músculo de la pantorrilla, codos flexionados.

Pierna 1: extendida y hacia el pecho.

Pierna 2: rodilla flexionada, planta del pie apoyada en el suelo.

Tipo de postura: decúbito supino, inclinación hacia delante.

Punto de *drishti*: *bhrumadhye* o *ajna chakra* (tercer ojo, entre las cejas), *padayoragrai* o *padayoragre* (dedos de los pies/pies).

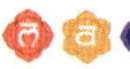

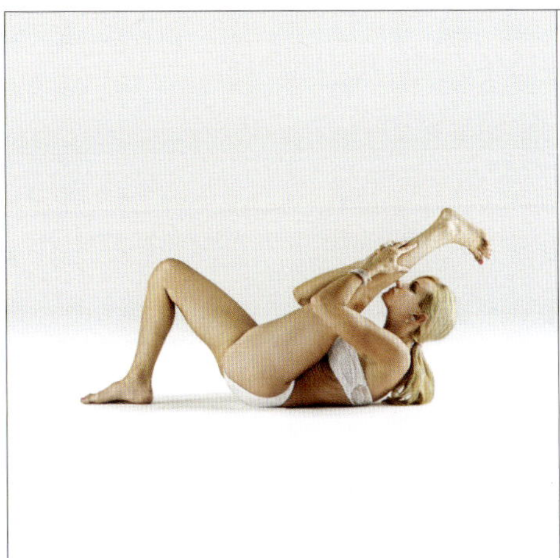

Postura reclinada con ambas manos en la pierna

Supta dwi hasta padasana

Modificación: agarre del músculo de la pantorrilla, codos flexionados 90 grados, nariz en la espinilla.

Pierna 1: extendida y hacia el pecho.

Pierna 2: rodilla flexionada, planta del pie apoyada en el suelo.

Tipo de postura: decúbito supino, inclinación hacia delante, abdominal.

Punto de *drishti*: *padayoragrai* o *padayoragre* (dedos de los pies/pies), o *nasagrai nasagre* (nariz).

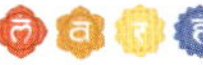

APERTURA DE LAS PIERNAS VERTICAL: PIERNAS EN TIJERAS, AMBAS PIERNAS EXTENDIDAS

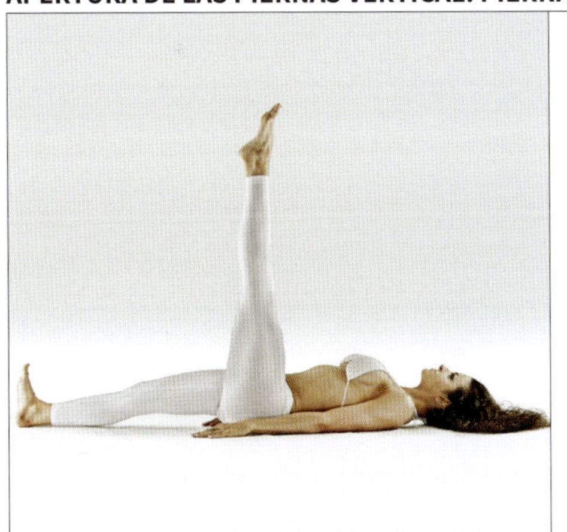

Postura reclinada con una sola pierna extendida

Supta utthita eka padasana

Modificación: palmas de las manos apoyadas en el suelo a los lados.

Pierna 1: extendida hacia el cielo.

Pierna 2: extendida en el suelo, dedos del pie flexionados hacia atrás.

Tipo de postura: decúbito supino, inclinación hacia delante.

Punto de *drishti*: *bhrumadhye* o *ajna chakra* (tercer ojo, entre las cejas), *padayoragrai* o *padayoragre* (dedos de los pies/pies).

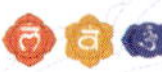

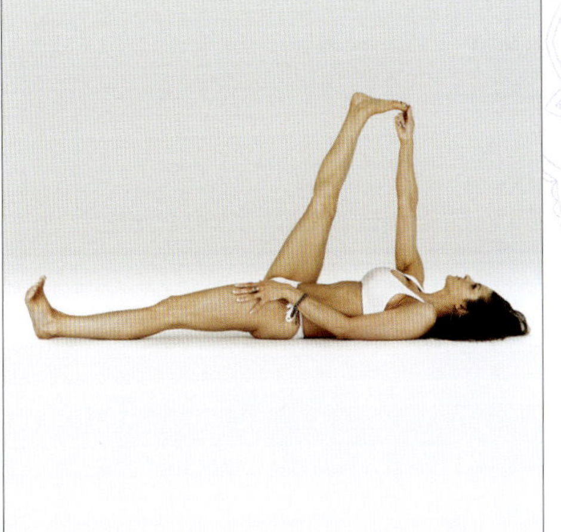

Postura reclinada con agarre del dedo gordo 1

Supta padangushtasana 1

Modificación: espalda plana en el suelo.

Tipo de postura: decúbito supino, inclinación hacia delante.

Punto de *drishti*: *bhrumadhye* o *ajna chakra* (tercer ojo, entre las cejas), *padayoragrai* o *padayoragre* (dedos de los pies/pies).

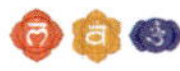

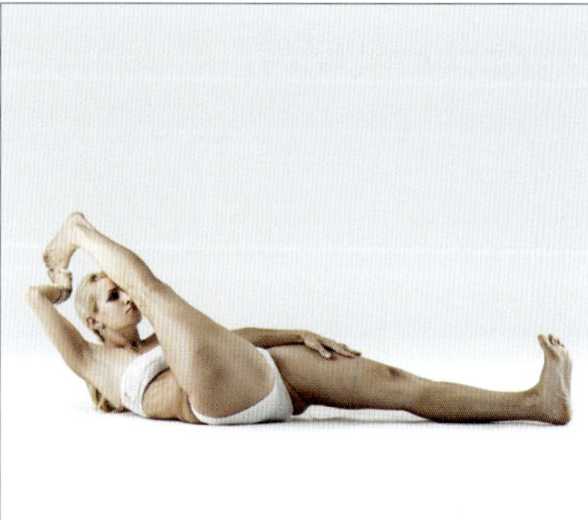

Postura reclinada con agarre del dedo gordo 1

Supta Padangushtasana 1

Modificación: cabeza y hombros separados del suelo, nariz en la espinilla.

Tipo de postura: decúbito supino, inclinación hacia delante.

Punto de *drishti*: *bhrumadhye* o *ajna chakra* (tercer ojo, entre las cejas), *nasagrai* o *nasagre* (nariz).

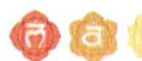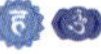

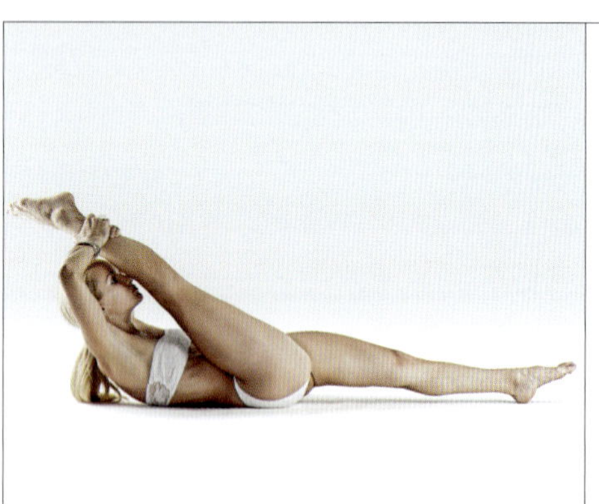

Postura de ambas manos en una pierna

Supta dwi hasta padasana

Modificación: cabeza y hombros separados del suelo, nariz en la espinilla, dedos de los pies en punta.

Tipo de postura: decúbito supino, inclinación hacia delante, abdominal.

Punto de *drishti*: *nasagrai* o *nasagre* (nariz), *bhrumadhye* o *ajna chakra* (tercer ojo, entre las cejas).

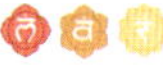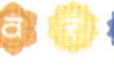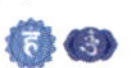

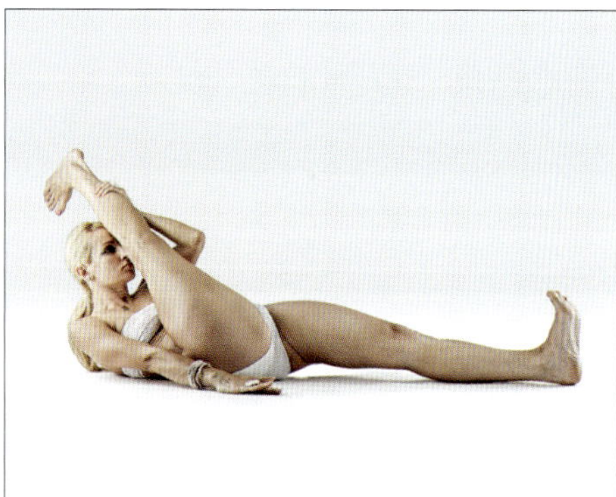

Postura de una sola mano en una pierna

Supta eka hasta padasana

Modificación: mano en la pierna opuesta, cabeza y hombros separados del suelo, nariz en la espinilla, dedos de los pies flexionados hacia atrás.

Tipo de postura: decúbito supino, inclinación hacia delante, abdominal.

Punto de *drishti*: *nasagrai* o *nasagre* (nariz), *bhrumadhye* o *ajna chakra* (tercer ojo, entre las cejas).

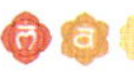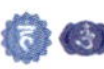

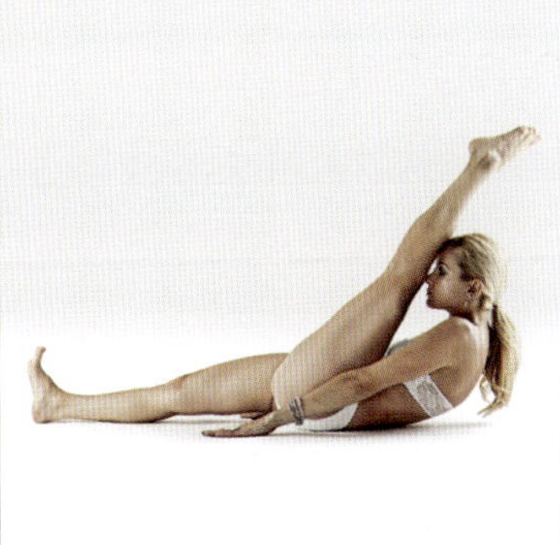

Postura reclinada con una sola pierna extendida

Supta utthita eka padasana

Modificación: palmas de las manos apoyadas en el suelo a los lados, cabeza y hombros separados del suelo, nariz en la rodilla, dedos del pie inferior flexionados hacia atrás.

Tipo de postura: decúbito supino, inclinación hacia delante.

Punto de *drishti*: *nasagrai* o *nasagre* (nariz).

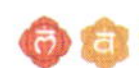  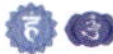

AMBAS PIERNAS EXTENDIDAS Y JUNTAS

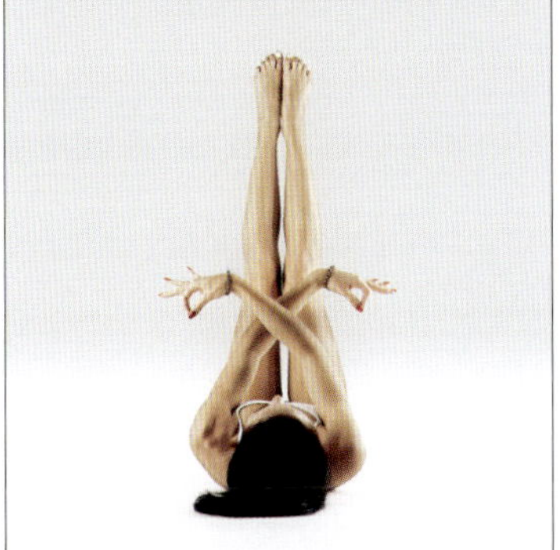

Postura reclinada con ambas piernas extendidas

Supta utthita padasana

Modificación: brazos cruzados delante del pecho.

Tipo de postura: decúbito supino.

Punto de *drishti*: *bhrumadhye* o *ajna chakra* (tercer ojo, entre las cejas), *padayoragrai* o *padayoragre* (dedos de los pies/pies).

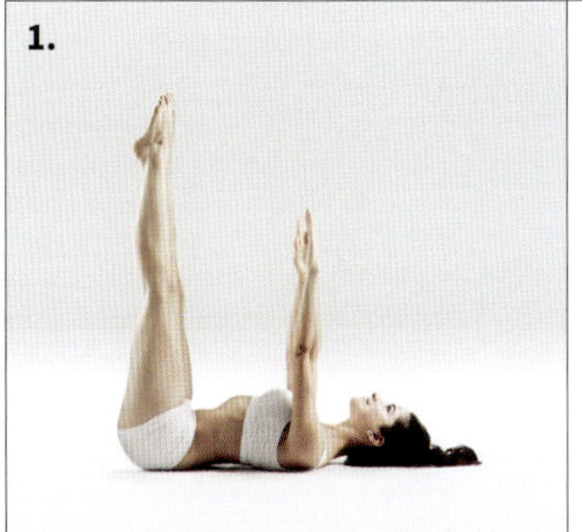

1.

Postura reclinada con ambas piernas extendidas

Supta utthita padasana

Modificación: brazos extendidos hacia el cielo.

1. Brazos y piernas perpendiculares al suelo.

2. Brazos y piernas ligeramente inclinados hacia el suelo.

Tipo de postura: decúbito supino.

Punto de *drishti*: *bhrumadhye* o *ajna chakra* (tercer ojo, entre las cejas), *padayoragrai* o *padayoragre* (dedos de los pies/pies), o *hastagrai hastagre* (manos).

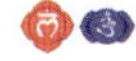

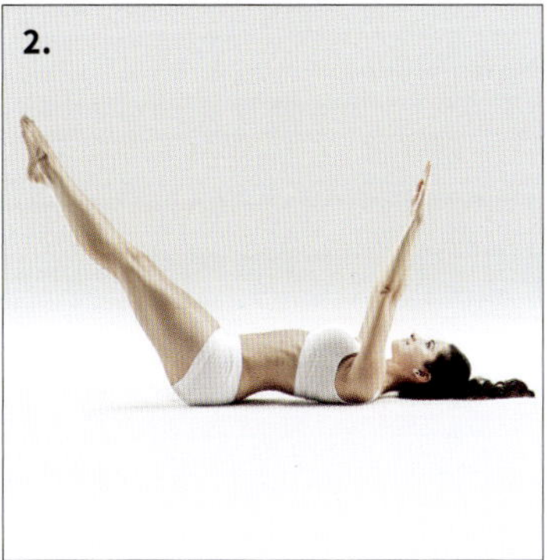

2.

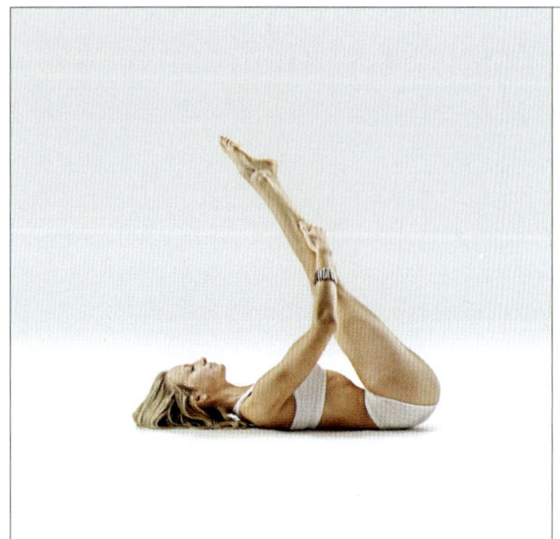

Posición de medio estiramiento intenso occidental mirando hacia arriba 2

Ardha urdhva mukha paschimottanasana **2**

También conocida como: postura de media flexión hacia delante mirando hacia arriba y postura preparatoria de estiramiento intenso occidental mirando hacia arriba 2 (*urdhva mukha paschimottanasana* 2 preparatoria).

Modificación: agarre de los músculos de la pantorrilla.

Tipo de postura: decúbito supino, inclinación hacia delante.

Punto de *drishti*: *bhrumadhye* o *ajna chakra* (tercer ojo, entre las cejas), *padayoragrai* o *padayoragre* (dedos de los pies/pies).

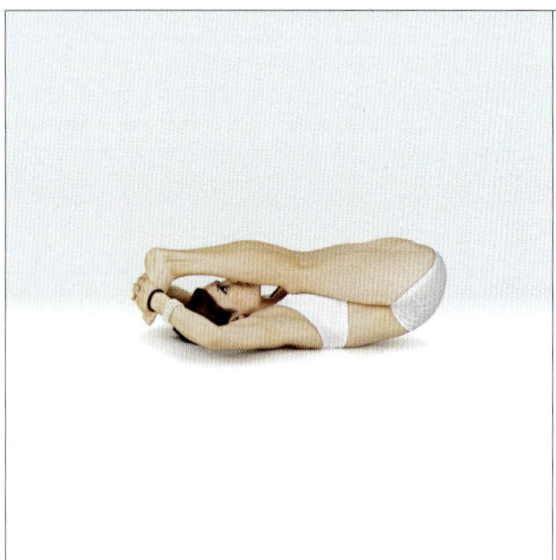

Postura de estiramiento intenso occidental mirando hacia arriba 2

Urdhva mukha paschimottanasana **2**

También conocida como: postura de inclinación hacia arriba mirando hacia delante 2.

Tipo de postura: decúbito supino, inclinación hacia delante.

Punto de *drishti*: *bhrumadhye* o *ajna chakra* (tercer ojo, entre las cejas), *padayoragrai* o *padayoragre* (dedos de los pies/pies).

DECÚBITO SUPINO, POSTURAS DEL LOTO Y DEL CADÁVER

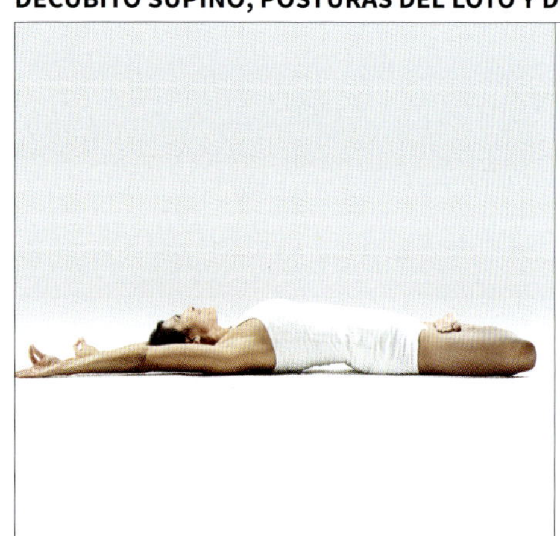

Postura del loto reclinada

Supta padmasana

También conocida como: postura del pez *(matsyasana)*.

Modificación: espalda plana en el suelo, brazos por encima de la cabeza, palmas de las manos hacia arriba.

Tipo de postura: decúbito supino.

Punto de *drishti*: *bhrumadhye* o *ajna chakra* (tercer ojo, entre las cejas).

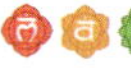

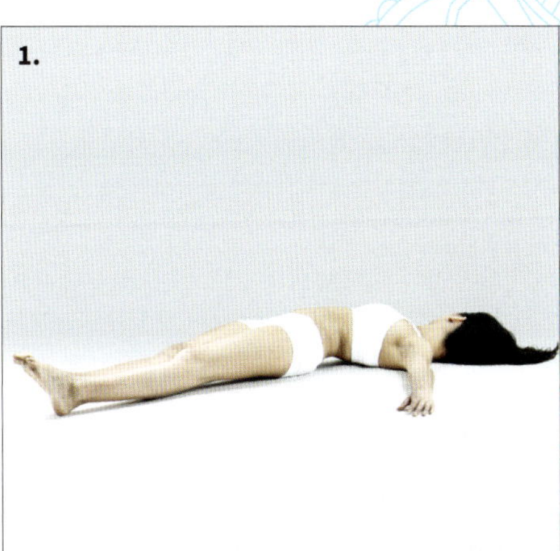

Postura del cadáver lateral

Parshva shavasana

También conocida como: torsión del vientre *(jataraparivritti).*
Modificación: 1. Cabeza vuelta hacia el lado opuesto de los pies.
2. Mirando hacia delante.
Tipo de postura: decúbito supino, inclinación lateral.
Punto de *drishti:* *bhrumadhye* o *ajna chakra* (tercer ojo, entre las cejas),
hastagrai o *hastagre* (manos).

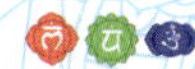

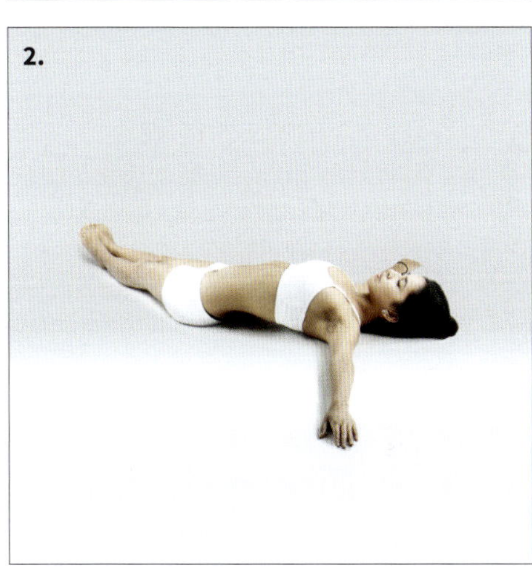

Postura del cadáver

Shavasana

También conocida como: postura del muerto *(mrtasana).*
Tipo de postura: decúbito supino.
Punto de *drishti:* *bhrumadhye* o *ajna chakra* (tercer ojo, entre las cejas).

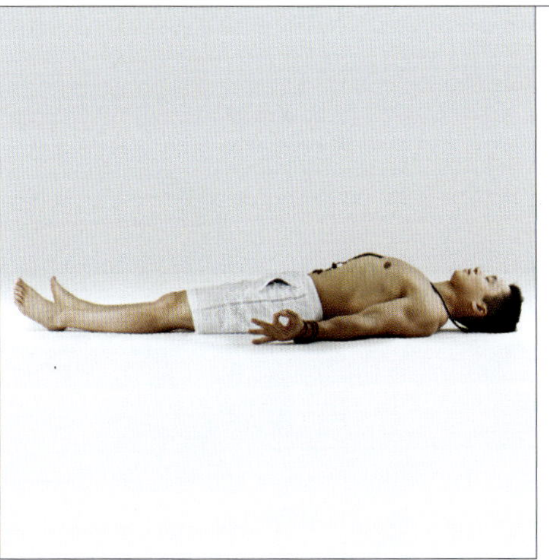

AGRADECIMIENTOS

Conoce a las personas con talento de Mr. Yoga, Inc. que han aportado su energía, pasión y habilidades a este proyecto.

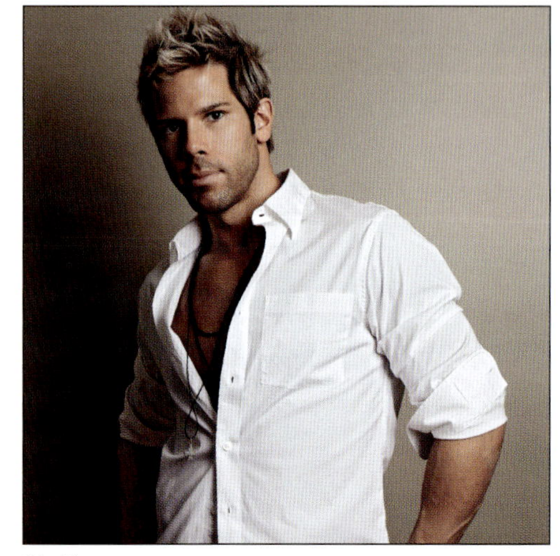

Mr. Yoga

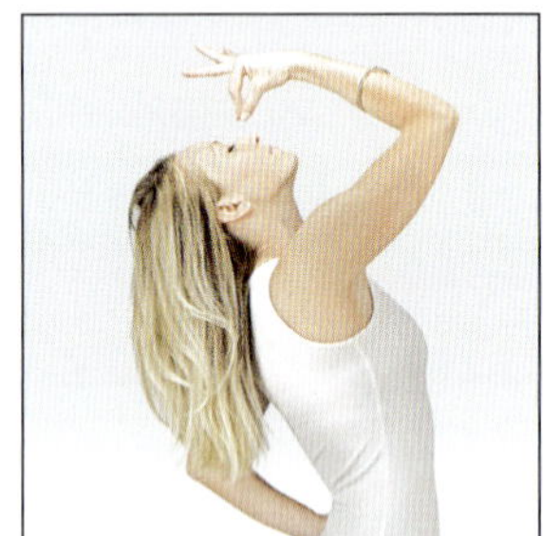

Victoria B.

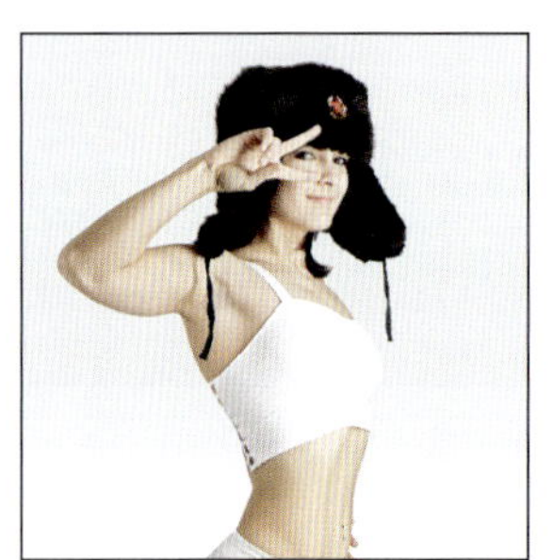

Tatiana U.

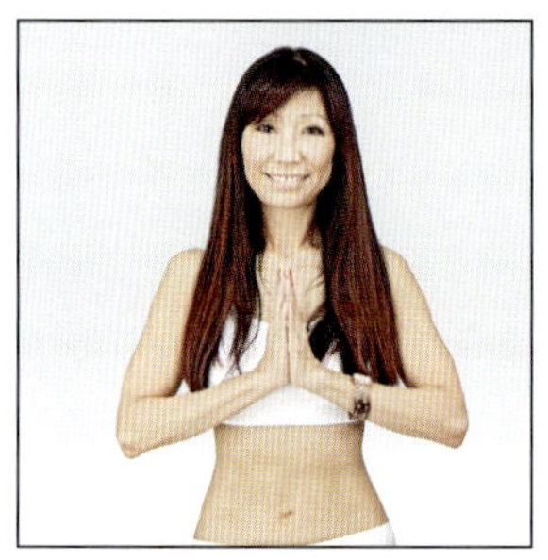

Aggie M.

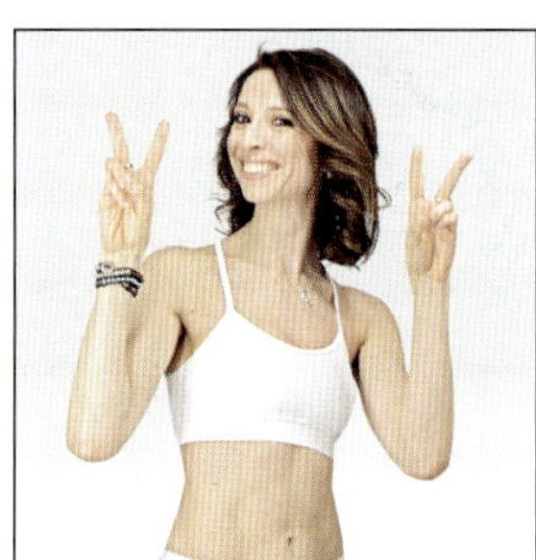

Susan M.

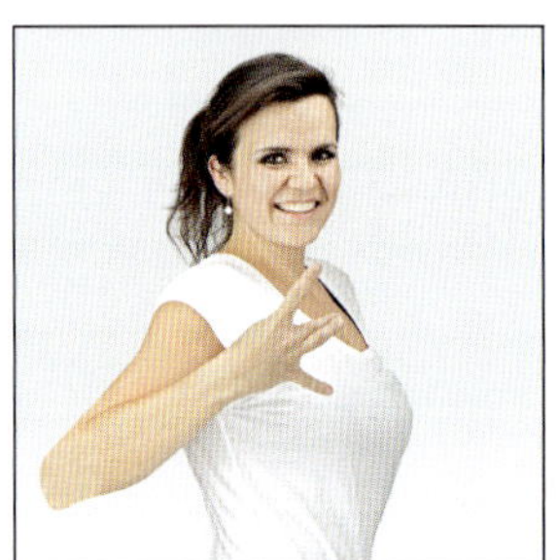

Olga Q. B.

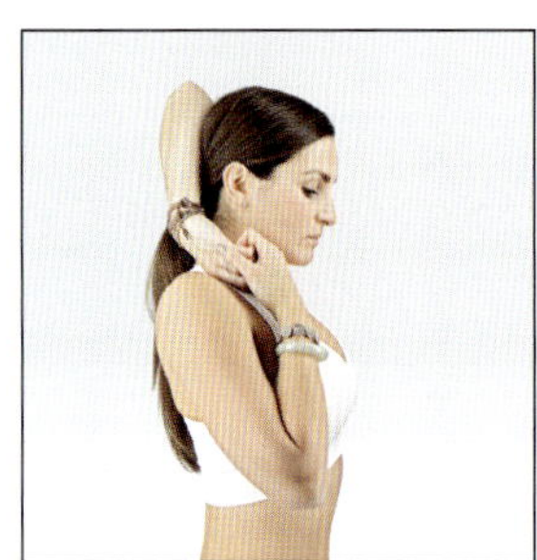

Laura Lisa

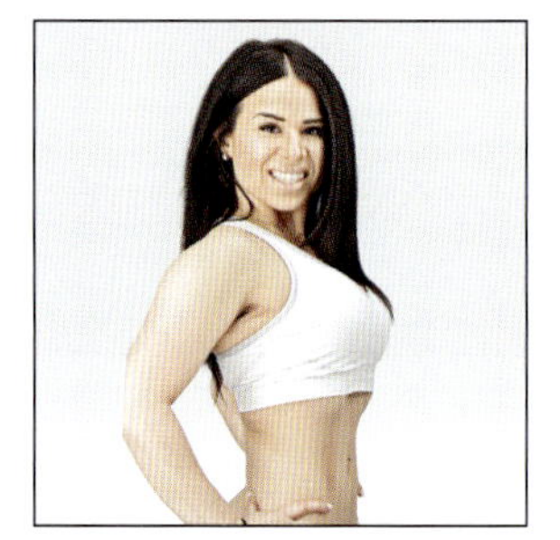

Vanessa D. S.

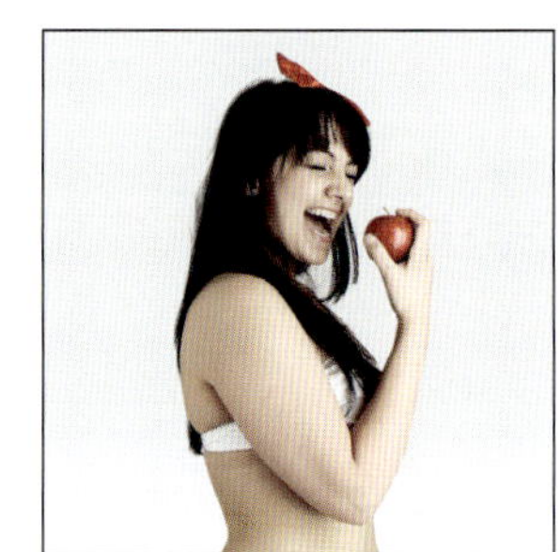

Snow W.

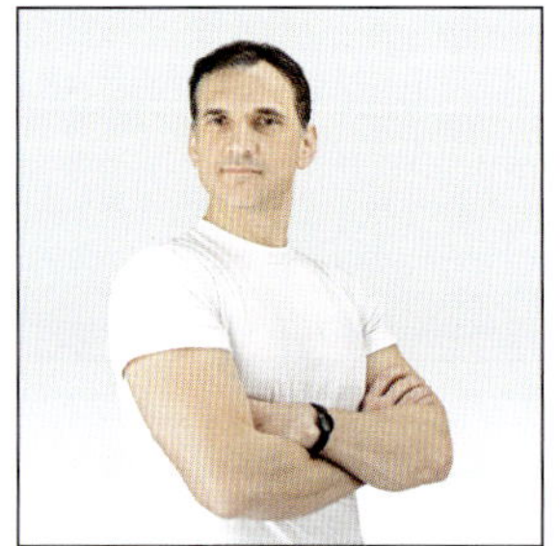

Paul M.

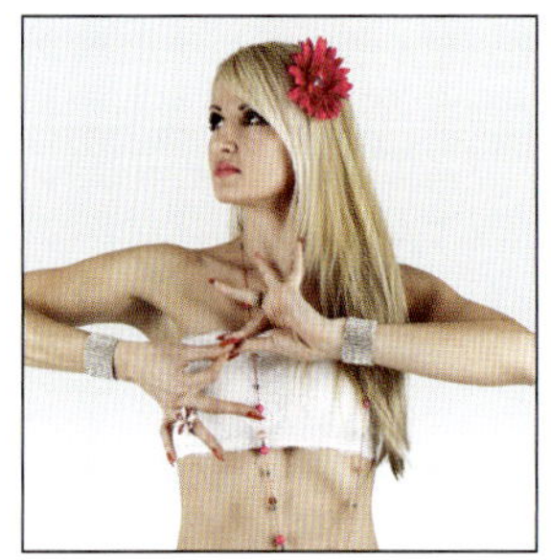

Kat D.

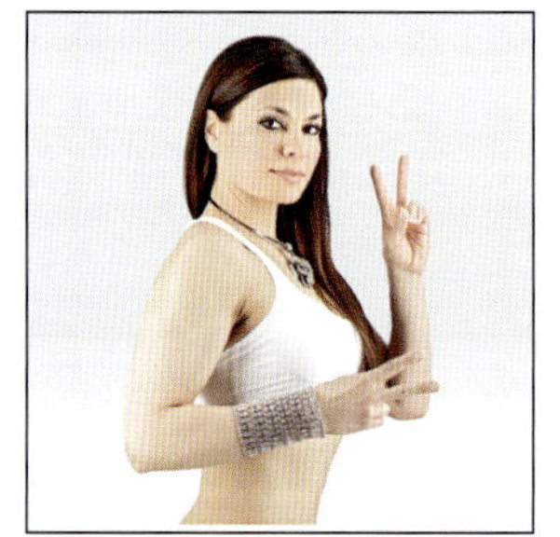

Paula O.

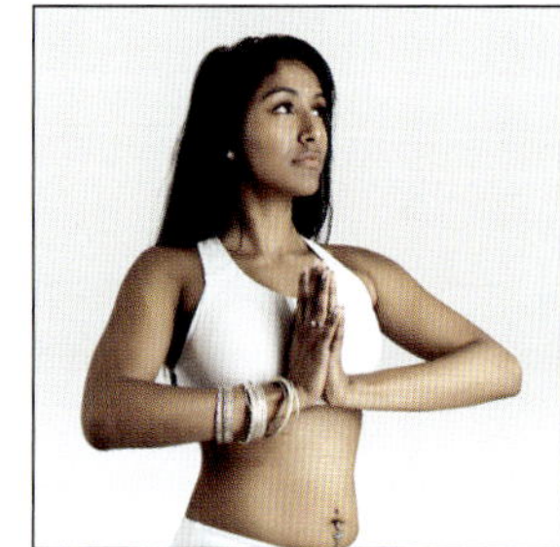

Venessa S.

Además, un agradecimiento especial a: Adrienne Yau, Silvia Bogers, Antoine Bogers, Evelyn Lacerda, Chris Morino, Scott Mendel, Black Dog & Leventhal Publishers, Hachette Book Group.

Bienvenido a la familia global de Mr. Yoga. Los modelos que aparecen en este libro son estudiantes de Daniel Lacerda, conocido como Mr. Yoga.

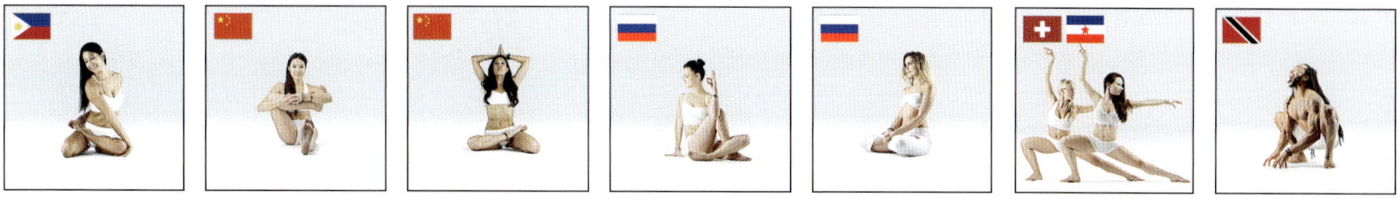

Frances L.

Cristine C.

Carolyn L.

Tatiana U.

Elena B.

Stephanie M. e Iva M.

Matthew B.

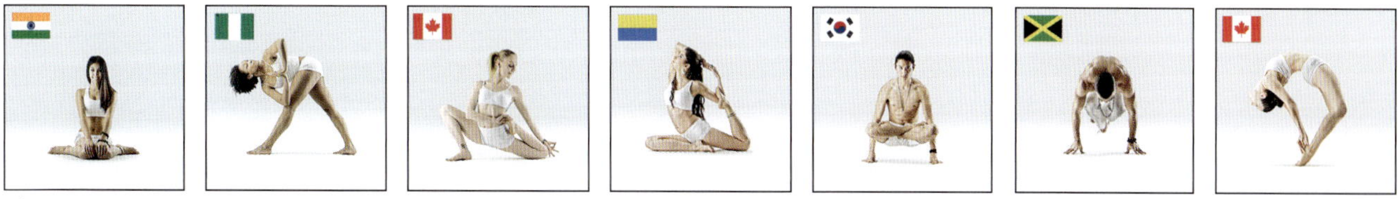

Shriya M. D.

Mariah A.

Erin B.

Valeryia G.

Michael C.

Brent J.

Kristen S.

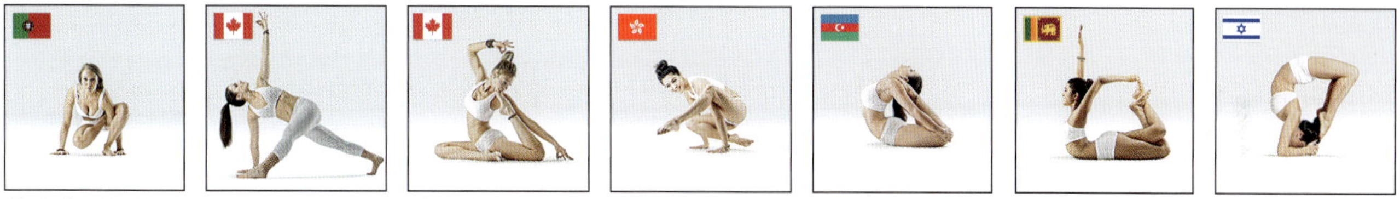

Christina D. F.

Laura M.

Victoria B.

Eva M.

Jemma B.

Menaka I.

Hagar E.

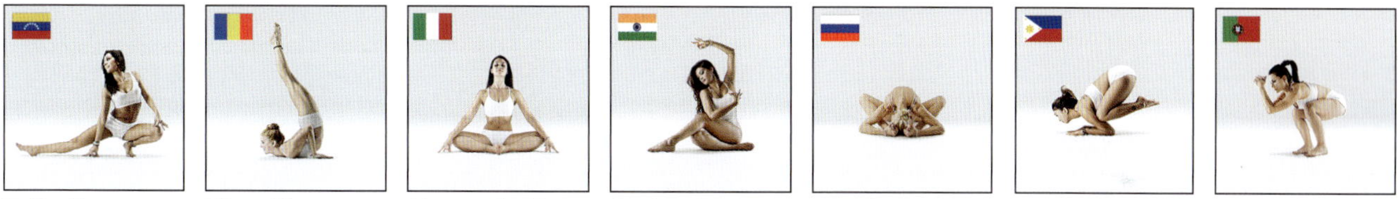

Kellys E.

Diana M.

Alessandra F.

Neelam P.

Katerina D.

Crio C.

Paula O.

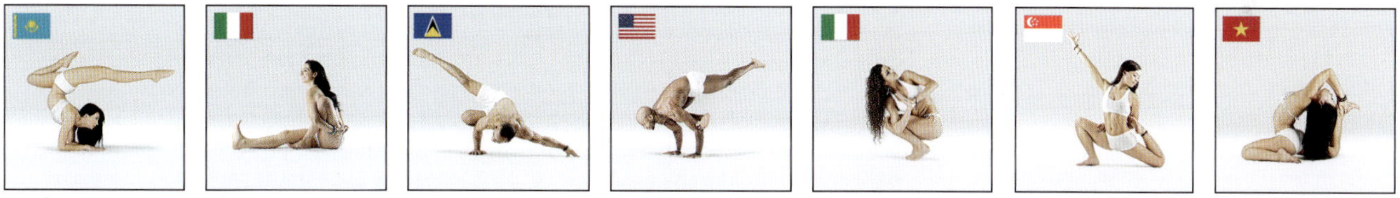

Dasha C.

Elissa R.

Eli M.

Josiah B.

Nicki B.

Rachel M.

Hue N.

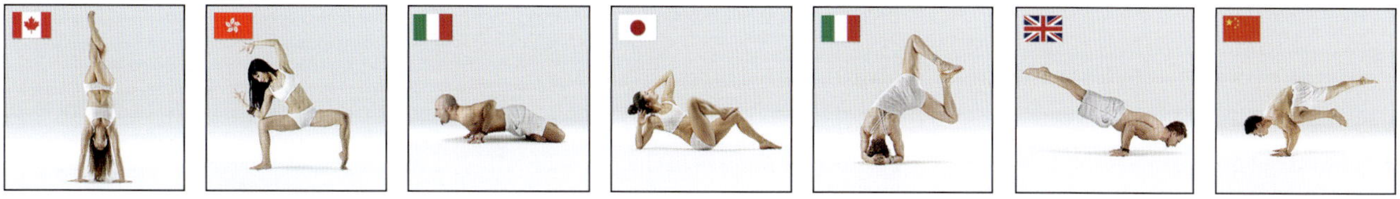

Deanna D.

Aggie M.

Corrado R. M.

Taylor K.

Susan M.

Neil F.

Justin L.

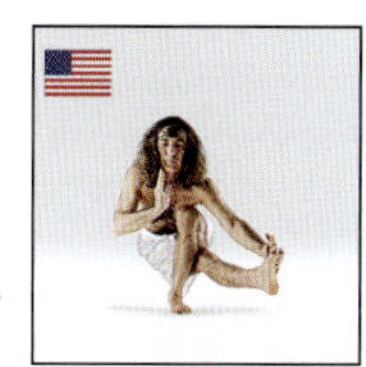

Gracias a nuestro invitado especial, Danny Paradise.

GLOSARIO

A

adho mukha = tener la cara hacia abajo

agni = fuego

ahimsa = no violencia; la palabra no sólo tiene el significado negativo y restrictivo de «no matar» o «no violencia», sino el significado más amplio y positivo de «amor que abarca toda la creación»; uno de los *yamas*.

ajna = comandar.

ajna chakra = chakra del comando o de la energía, centro de energía/plexo nervioso situado entre las cejas, tercer ojo, sede del control, sexto chakra.

akarna = cerca de la oreja.

akuncha = contracción o curvatura.

alamba = apoyo o soporte.

anahata = no afectado.

anahata chakra = chakra del corazón espiritual, centro de energía situado cerca del corazón, el plexo nervioso situado en la región cardiaca, el cuarto chakra.

ananda = alegría, felicidad, dicha, éxtasis.

ananta = infinito, sin fin; un nombre de Vishnu y también de un avatar de Vishnu, la serpiente Sesa.

anga = extremidad, puntos, paso, cuerpo; una extremidad o una parte del cuerpo; una parte constituyente.

angushta (angula) = dedo o dígito, pulgar

anjali = manos unidas como en la oración

anjali-mudra = gesto de *anjali*.

Anjaneya = hijo de Anjani (el nombre de soltera de la madre de Hanuman es Anjani).

antara = dentro, interior.

apanasana = postura de yoga del suelo pélvico.

aparigraha = no codicia, liberarse de la avidez, del deseo, de la acumulación; uno de los *yamas*.

Arani = diosa hindú del fuego.

aranya = animal salvaje.

asana = postura física, la tercera rama o etapa del yoga, originalmente significaba «postura de meditación» o «asiento».

ashta (asta, astau) = ocho.

ashtavakra = que tiene ocho curvas (curvado en ocho lugares), en referencia a un sabio hindú que nació con ocho deformidades físicas en su cuerpo y se convirtió en un preceptor espiritual del rey Janaka de Mitila.

ashva (asva) = caballo.

ashva sanchala = caballo, postura de equitación.

asteya = no robar, liberarse de la avaricia; uno de los *yamas*.

B

atman = alma individual, verdadero ser, conciencia; el término que en el *Vedanta* se utiliza en lugar de *purusha*.

avabhinna = roto.

avatar = manifestación divina, ascendencia, advenimiento o encarnación de Dios. Hay diez avatares de Vishnu: Matsya (el Pez), Kurma (la Tortuga), Varaha (el Jabalí), Narasimha (el Hombre-León), Vamana (el Enano), Parashurama, Rama (héroe de la épica *Ramayana*), Krishna (héroe de la épica *Mahabharata*, que relata el *Bhagavad Gita*), Balarama y Kalki.

B

baddha = agarre.

baka = grulla, garza, una bandada de aves zancudas.

bala = joven, infantil, no completamente desarrollado.

bandha = enlace, lazo, bloqueo energético, contracción, cautiverio, grillete; una postura en la que ciertos órganos o partes del cuerpo se contraen y están controlados.

Benu = ave mitológica del antiguo Egipto que simboliza el renacimiento y la creación, también asociado con el sol.

bhaga = resistencia.

Bhagavad gita = uno de los textos más queridos y sagrados de la India, la canción divina del Señor, el más influyente de todos los *sastra*; la historia épica de Arjuna, un príncipe guerrero que se enfrenta a dilemas morales a través de diálogos sagrados con Krishna (uno de los avatares de Vishnu) y se llevó a una mejor comprensión de la realidad aprendiendo las enseñanzas de la Samkhya, el yoga y el Vedanta.

Bhagavata purana = o también *Shrimad Bhagavatam*, un *Purana* que se ocupa de la devoción al Ser Supremo en la forma de Vishnu y describe algunos de los avatares de Vishnu, incluido Krishna.

Bhairava = terrible, horrible, formidable; una de las manifestaciones feroces de Shiva.

bhakti = devoción, culto o amor; de *bhaj* (dividir), la creencia de que existe una brecha eterna entre el Ser Supremo y el mundo que no puede ser superada a través del conocimiento; por lo tanto, se debe llegar al Ser Supremo con una postura de devoción.

bhangi = postura.

Bharadvaja (Bharadwaja) = *rishi* védico, gran guerrero descrito en el *Mahabharata*; Pindola Bharadvaja fue uno de los cuatro *arjats* a los que Buda pidió que permanecieran en la tierra para propagar la ley budista, o *dharma*.

bharman = carga, alimentación, cuidado, mantenimiento.

bheka = rana.

bherunda = horrible, espantoso; también significa una especie de pájaro o el nombre de un yogui.

bhuja = brazo u hombro.

bhujanga (bhujagga) = serpiente, culebra.

bhuja-pida = presión en el brazo o en el hombro.

bidala = gato.

bija-mantra = sílaba mística en oración sagrada repetida mentalmente durante el *pranayama*, y así la semilla plantada en la mente germina de manera única.

bindu (Bindhu) = semilla, punto, potencia creativa de la nada donde se concentran todas las energías, tercer ojo.

bitila = vaca.

Brahma = la primera deidad de cinco cabezas de la Trinidad hindú; el Ser Supremo, el creador; responsable de la creación del mundo, que es el primer ser en aparecer en el amanecer de cada universo para crearlo basándose en su condicionamiento subconsciente: el Brahma del universo actual se llama Prajapati (progenitor), el predecesor de la humanidad.

bramachari = un estudiante religioso dedicado al celibato y la abstinencia; el que está en constante movimiento *(charin)* en *Brahman* (el Espíritu Supremo); que ve la divinidad en todo.

bramacharya = castidad o el maestro del alma, abstinencia, vida de celibato, estudio religioso y autocontrol, reconocimiento de *Brahma* en todo; uno de los *yamas*.

Brahman = el absoluto o la divinidad misma, la conciencia infinita, el alma universal, la realidad profunda, la realidad que no puede ser reducida a una capa más profunda; el Ser Supremo, la causa del universo, el espíritu omnipresente del universo.

Brighid, santa = conocida por el establecimiento de numerosos monasterios.

Buda = el iluminado.

C

chakora = un tipo de ave parecida a la perdiz (perdiz griega), pájaro rayo de luna, el que se alimenta de rayos de luna.

chakra = literalmente, una rueda o un círculo, la rueda de un carro; metafóricamente, centros psico-energéticos sutiles del cuerpo sutil en el que los flujos de energía, situados a lo largo de la columna vertebral transforman la energía cósmica en energía espiritual cuando se activan. Energía *(prana)*, el flujo en el cuerpo humano que discurre a través de tres canales principales *(nadis)*, a saber, *sushumna, pingala,* e *ida; sushumna* está situado dentro de la columna vertebral. *Ida* y *pingala* comienzan, respectivamente, desde los orificios de la nariz derecho e izquierdo, en la coronilla, y en la base de la columna vertebral. Estos dos *nadis* se cruzan entre sí y también con *sushumna.* Estas uniones de *nadis* son conocidas como los chakras que regulan el mecanismo de cuerpo. Los chakras importantes son: (a) *muladhara* (*mula* = raíz, fuente; *adhara* = apoyo, parte vital) situado en la pelvis, por encima del ano; (B) *svadhishtana* (*sva* = fuerza vital, alma; *adhishtana* = morada) situado por encima de los órganos de gestación; (C) *manipuraka* (*manipura* = ombligo) situado en el ombligo; (D) *manas* (mente) y (E) *surya* (sol), que se encuentra entre el ombligo y el corazón; (F) *anahata* (= invicto) situado en la zona cardiaca; (G) *vishuddha* (= puro) situado en la región faríngea; (H) *ajna* (= comando) situado entre las cejas; (I) *sahasrara* (= mil) como se llama al loto de mil pétalos de la cavidad cerebral; y (j) *lalata* (= frente) que está en la parte superior de la frente.

chalana = batir.

chamatkara = deleitarse o saborear; el placer refinado que le produce a un conocedor un bello poema, una pintura o un buen vino. *Chamatkarasana* se traduce como «postura salvaje», probablemente debido a que la postura se parece a alguien que acaba de ver algo tan increíble y hermoso que está «abrumado» o ha «perdido la cabeza».

chandra (candra) = luna.

chapa = arco, arcoíris.

chatur (chatuari, chatura) = cuatro.

chatush = cuatro veces

chatushpada = cuadrúpedo.

chikitsa = terapia.

chitta = conciencia que comprende la mente, el intelecto, la restricción de la conciencia; una mente en su sentido total o colectivo, que se compone de tres categorías: (A) la mente, que tiene las facultades de la atención, de la selección y del rechazo; (B) la razón, el estado decisivo que determina la distinción entre las cosas; y (C) el ego, el yo hacedor, el agregado del intelecto *(buddhi)*, la personalidad *(ahamkara)* y el agente pensante *(manas).*

chittavritti (chittavritti, vritti chitta) = desequilibrio del estado mental, fluctuaciones de la mente, movimiento de la conciencia; curso de la conducta, modo de ser, condición o estado mental.

cibi = barbilla.

D

dakshina = el lado derecho.

danda = palo, báculo, bastón (referido a la columna vertebral).

dasha = diez.

dhanu (dhanura) = arco.

dharana = concentración, sexta rama del *ashtanga yoga,* orientar la mente hacia un único punto.

dhyana = se traduce generalmente como meditación, libertad de las ataduras, flujo continuo de la conciencia del meditador hacia el objeto de la meditación y de la información desde el objeto hacia el meditador; la séptima rama del *ashtanga yoga.*

dhyana-yoga = yoga de la meditación.

Diti = la madre de los demonios, también llamada Daityas.

dristhi = punto focal, percepción o búsqueda del lugar, «vista» o «visión»: mirada del yoga, como en la punta de la nariz o el punto entre las cejas.

dur = difícil.

Durvasa = un sabio siempre muy enfadado y notoriamente irascible.

dvija = nacido por segunda vez.

dwi (dve) = dos.

dwihasta = dos manos.

dwipada = dos pies o dos piernas.

E

eka (ekam) = una.

eka-pada (ekapada) = una pierna, con una sola pierna, de una sola pierna.

G

gaja = elefante.

Galava = el alumno o el hijo de Vishvamitra.

ganda = la mejilla o el lado de la cara incluyendo la témpora.

gandha = elemento sutil tierra; el quántum de la tierra *(tanmatra);* oler.

gandha-bherunda = una especie de ave, también es un ave mitológica de dos cabezas que posee inmensos poderes y fuerzas destructivas.

garbha = bebé, útero, feto.

garbha kosha = útero.

garbha pinda (garbha-pinda) = feto, embrión en el útero.

Garuda = deidad hindú, mitad hombre y mitad águila, ave de presa feroz, vehículo *(vahana)* de Vishnu, rey de las aves; Garuda se representa como un vehículo de Vishnu y con cara blanca, pico aguileño, alas rojas y cuerpo de oro.

gava = vaca.

Gheranda = autor del *Gheranda samhita,* un texto importante en el *hatha yoga* que enseñó a Chanda Kapali.

Gheranda samhita = tratado tántrico que describe el *hatha yoga* escrito por el sabio Gheranda en el siglo XV.

Gitananda = yogui muy conocido, que vivió en el siglo XX.

go = vaca.

godha = iguana.

gomukha = cara de vaca, cara que se parece a una vaca, cabeza de vaca; también es un tipo de instrumento musical, estrecho por un extremo y ancho por el otro, como la cara de una vaca.

Goraksha (Goraksha, Gorakshanath) = yogui *nath* hindú de los siglos XI y XII, uno de los dos discípulos más importantes de Matsyendranath; tener o criar ganado, vacas.

graiva = cadena alrededor del cuello de un elefante; collar.

guru = «el que es intenso, importante», maestro espiritual o preceptor, que ilumina la oscuridad de la duda espiritual, que dicta un sistema de conocimiento a un discípulo; el que disipa la oscuridad, el que ayuda a adquirir conocimientos.

guru-shishya parampara = tradición de enseñanzas que se remonta siglos, en la que un gurú imparte sus conocimientos a sus estudiantes.

H

ha = primera sílaba de la palabra *hatha,* que se compone de las silabas *ha* (= sol) y tha (= luna); el objeto del *hatha yoga* es equilibrar el flujo de energía solar y lunar en el sistema humano.

hala = arado.

hamsa (hansa) = cisne; metáfora del alma; vehículo de Brahma; nombre del mantra por el cual *prakriti* impregna el universo; también se refiere a la respiración en movimiento por dentro del cuerpo.

Hanuman = poderoso jefe mono, entidad mitológica, de fuerza y destreza extraordinarias, cuyas hazañas se celebran en el texto épico *Ramayana;* él era el hijo de Anjana y de Vayu, el dios del viento, el dios-mono, el héroe del *Ramayana,* sin ego de superhéroe y perfecto devoto, que se asemeja a un mono saltando.

hasta = mano.

hastasana = estiramiento de los brazos hacia delante.

hatha = fuerza; la palabra *hatha* se utiliza con el sentido de «fuerza» o «en contra de la voluntad de uno»; el *hatha yoga* se llama así porque prescribe una disciplina rigurosa con el fin de encontrar la unión con el Supremo.

hatha-vidya = la ciencia del *hatha yoga*.

hatha yoga = «Yoga enérgico», una rama importante del yoga, desarrollada por Goraksha y otros adeptos de 1000 d. C. a 1100 d. C, que hace hincapié en los aspectos físicos de la ruta de transformación, en particular en las posturas (*asanas*), en las técnicas (*shodhana*) y en la respiración (*pranayama*) de limpieza; literalmente, el yoga sol / luna (*ha* = sol, *tha* = luna) hace hincapié en el equilibrio de los canales de energía solar y lunar en el cuerpo. El *hatha* yoga cambió el foco en la mística y en la filosofía de los tipos más antiguos de yoga (*upanishads*) hacia el uso del cuerpo como una herramienta; combina fuerzas opuestas para lograr el equilibrio; al observar el alma a través de la restricción de la energía, el yoga se ocupaba de dominar el control sobre el cuerpo físico como un camino hacia la iluminación (autorrealización).

Hatha yoga pradipika = célebre tratado de yoga compilado en el siglo XII por el sabio Svatmarama.

himsa = violencia, matar.

hindola = cuna o columpio; también es una fiesta religiosa hindú asociada al bebé Krishna balanceándose en un columpio decorado.

I

ida = es un *nadi*, un canal a través del cual se mueve el *prana*, partiendo de la fosa nasal izquierda, pasando por la coronilla y luego descendiendo a la base de la columna en el lado izquierdo; en su curso transmite energía lunar y por eso se llama también *nadi chandra*, «canal de la energía lunar»; asociado con la palidez o el color azul (izquierda/femenino).

Indra = legislador, señor de trueno, rey de los cielos.

indudala = luna creciente.

Ishvara = Dios, el Ser Supremo, el Brahman.

ishvara pranidhana = uno de los *niyamas*; centrado en lo divino, en la devoción o en la entrega a Dios; la dedicación al Señor de las propias acciones y de la propia voluntad.

J

jalandhara bandha (*jalandharabandha*) = *bandha* que bloquea la garganta, bloqueo de la barbilla; enderezar la parte posterior del cuello, manteniendo la cabeza recta, mientras se retrocede ligeramente la barbilla; postura de yoga donde el cuello y la garganta se contraen, y el mentón descansa en la ranura entre las clavículas en la parte superior del esternón.

janu = rodilla.

jatara = estómago, vientre, o el interior de la nada.

jatara-parivartana = acción de una *asana* (postura de yoga) en la que se mueve la zona abdominal.

jnana yoga = el énfasis está en el cuestionamiento, la contemplación y la meditación como un camino hacia la iluminación, el yoga, que busca enseñar la identidad del yo individual (*atman*) y la conciencia infinita (*Brahman*).

K

kaka = cuervo.

Kala Kamalaa = Shiva en su terrible o espantosa forma de destructor del universo.

Kali = diosa hindú del tiempo y del cambio.

Kamala = diosa hindú de la riqueza, «Una del Loto».

Kamalamuni = uno de los 18 *Siddhars* que se cree que tienen de más de 4.000 años de antigüedad.

kanda = raíz bulbosa, nudo, huevo, tallo, tronco; la *kanda* es una forma redonda de aproximadamente 10 centímetros situada a 30 centímetros por encima del ano y cerca del ombligo, donde los tres *nadis* principales (*sushumna*, *ida* y *pingala*) se unen y se separan; está cubierta con una especie de trozo de tela blanca y suave.

kapala = cráneo.

kapalabhati = técnica de respiración de fuelle, con inhalaciones y exhalaciones rápidas; ritual de limpieza de las vías respiratorias, los pulmones y los senos; cráneo brillante.

Kapila = sabio o *rishi*, el fundador del sistema *Samkhya*, uno de los seis sistemas ortodoxos de la filosofía hindú, se nombra en el *Bhagavad gita* y en el *Bhagavata purana* como una manifestación del Ser Supremo.

kapinjala = una especie de perdiz, el pájaro *chataka*, que se supone que solo bebe gotas de lluvia.

kapota = paloma, palomo.

kapya = mono.

karanda = pato.

karani = hacer.

karma (la ley del *karma*) = acción, actividad de cualquier tipo, incluidos los actos rituales; estar vinculado solo mientras se participa de una manera centrada en uno mismo; la ley de la causa y el efecto, o el movimiento hacia la conciencia equilibrada: todo lo que se hace, por ejemplo, o se piensa tiene un efecto inmediato en el universo que repercutirá en ti de nuevo de alguna manera.

karma yoga (*karma-yoga*) = yoga de la acción, camino hacia la iluminación a través de actos desinteresados y servicio a los demás, la realización de la unión con el Alma Universal Suprema través de la acción; en su sentido original, védico, el *karma yoga* es el yoga que emplea cualquier acción ritual, tales como las *asanas*, la meditación, o los mantras, para producir beneficio espiritual. El término excluye al *jnana yoga* y al *bhakti yoga*, que se cree que operan más allá de la ganancia espiritual.

karna = oreja; también uno de los héroes del *Mahabharata*.

karna-pida = presión sobre la oreja, oídos bloqueados.

Kashyapa = antiguo sabio hindú, marido de Aditi y de Diti; uno de los señores o progenitores de los seres vivos.

khaga = pájaro.

khanjana = motacilla (tipo de pájaro).

Khimi Karani = estanque mitológico de leche en el que Garuda ahogó a una serpiente para dar a luz al árbol Shami.

kona = ángulo.

Konganar = uno de los Siddhars, estudiante de Siddhar Bogar.

Koormamuni = sabio hindú.

Korakar = uno de los 18 Siddhars, un sabio muy conocido, autor de obras sobre filosofía, medicina y alquimia.

Koundinya (Kaundinya) = sabio hindú, erudito védico y descendiente de Vasishtha.

kriya = acto, acción, limpieza.

kriya yoga = el yoga de la acción y de la participación en la vida, el yoga preliminar que consiste en la simplicidad (*tapas*), la lectura de textos sagrados (*svadhyaya*), y la aceptación de la existencia del Ser Supremo (*ishvarapranidhana*); también es un modo tántrico del yoga que incluye la respiración, los mantras y la visualización.

krakacha = sierra.

krounch (*krouncha*, *krauncha*) = garza.

kukkuta = gallo, pollo.

kulpa = tobillo.

kundalini = serpiente hembra en espiral; la energía cósmica divina, el obstáculo que cierra la boca de *sushumna*; el levantamiento de Shakti en el *sushumna*; esta fuerza o energía es simbolizada como una serpiente enroscada y dormida que había permanecido inactiva en el centro neurálgico más bajo, en la base de la columna vertebral, el *muladhara chakra*. Esta energía latente tiene que ser despertada y debe ascender por el canal espinal principal; el *sushumna* atraviesa todos los chakras hasta el *sahasrata*, el loto de mil pétalos en la cabeza, entonces el yogui está en unión con el Alma Universal Suprema.

kundalini yoga = una forma de yoga que se centra en el aumento de la fuerza de la vida.

kunja = bosque, alcoba.

kunta = lanza, jabalina.

kurma (koorma) = tortuga; también es el nombre de uno de los aires vitales subsidiarios cuya función es controlar los movimientos de los párpados para evitar que la materia extraña o la luz demasiado brillante penetre en los ojos.

L

Laghu = poco, pequeño, simple; también significa «guapo».

lasya = belleza, felicidad, gracia; también es un tipo de baile realizado por la diosa Parvati en respuesta a su marido Shiva.

linga (lingam, Shivalinga) = símbolo de la unión y del origen de toda la vida, asociado a Shiva y a la diosa Shakti.

lola = temblorosa, colgando, colgante; encanto, columpio; balancearse como un péndulo, moverse adelante y atrás.

M

madhya (madya) = media del cuerpo, el centro.

maha = grande, fuerte, potente, noble, elevado.

maha bandha = el gran bloqueo.

maha mudra = el gran sello.

Mahabharata = célebre libro épico, el mayor volumen de literatura creado por la humanidad, cuyo autor es Rishi Vyasa y que contiene el *Bhagavad gita*, que data del siglo I a. C.; *dharma sastra* (escritura que trata de la acción correcta), que llega a la conclusión de que por mucho que lo intentes, nunca puedes ser completamente correcto.

Makara = criatura marina mitológica, que es el vehículo de la Diosa del río Ganges; cocodrilo.

makshika = mosca.

mala = guirnalda o corona, a menudo de cuentas o de flores.

manas-chakra = plexo nervioso situado entre el ombligo y el corazón.

mandala = deambulación circular, dibujo o diseño circular que ejemplifica la geometría sagrada que tiene el ojo en el centro y se utiliza como un punto focal durante la meditación; también significa «colección», una división del *Rig veda*.

manduka = rana.

manipuraka = plexo nervioso situado en la región del ombligo; el tercer chakra, el chakra del ombligo, el centro de energía

del fuego, lugar de la sensación de miedo y de aprensión.

mantra = sílaba mística diseñada para crear y alterar la realidad, que influye en los patrones vibratorios que componen la creación; sonido sagrado o frase que tiene un efecto transformador.

Marichi = sabio, hijo de Brahma, bisabuelo de Manu, el Adán védico y el padre de la humanidad, el creador del universo y el padre de Kasyapa.

marjarai = gato.

matsya = pez.

Matsyendra = sabio hindú y uno de los primeros maestros de *hatha yoga*; una leyenda, rey o señor de los peces.

mayura = pavo real.

moksha = liberación del cautiverio, emancipación final del alma de los nacimientos recurrentes.

mrita (mrta, mritra) = muerto, cadáver.

mudra = sello; agradable gesto de la mano o postura del sello; dirige la corriente de la vida (energía vital) a través del cuerpo humano, por lo general en una combinación de *asanas*, *pranayama* y *bandhas*.

mukha = cara.

mukta = libre, no atado, liberado.

mukti = liberación, absolución final del alma de la cadena de nacimiento y muerte.

mula = raíz, fundación, parte inferior; postura de yoga donde el cuerpo se contrae desde el ano hasta el ombligo y se eleva la columna vertebral.

mula bandha (mula-bandha) = bloqueo rectal, bloqueo de la raíz; contracción del pubococcígeo, postura de yoga donde el cuerpo se contrae desde el ano hasta el ombligo y se eleva la columna vertebral.

muladhara = fundación de la raíz, nombre del primer chakra.

muladhara chakra = primer chakra, chakra de la base, centro de energía de la tierra situada en la base de la columna vertebral, plexo nervioso situado en la pelvis por encima del ano y en la base o raíz de la columna vertebral, principal soporte del cuerpo que controla la energía sexual.

mushti = puño.

mutra kosa = vejiga.

N

nabi = ombligo.

nadi = río; nervio o conducto, los canales que distribuyen la energía de los chakras por todo el cuerpo, un órgano tubular del cuerpo sutil a través del cual fluye la energía; pasajes vibratorios sutiles de energía psicoespiritual; se compone

de tres capas, una dentro de la otra, como el aislamiento de un cable eléctrico: la capa más interna se llama *sira* y la capa media, *damani*, y el órgano entero, así como la capa exterior se llaman *nadi*; se conectan en puntos especiales de intensidad (*chakras*).

Naga = gran serpiente mitológica; uno de los aires vitales subsidiarios que alivia la presión abdominal, causando eructos.

Nahusha = rey hindú de la dinastía Aila.

nakra = cocodrilo.

namaskar = saludo, culto, saludo con las manos en oración.

namaste mudra = un mudra en el que las manos se colocan juntas como en oración, en honor a la luz interior.

nantum = inclinarse con respecto.

nara = un hombre.

Narasimha = un avatar del dios hindú Vishnu en su cuarta encarnación, a menudo representado como mitad hombre, mitad león.

nasika = nariz.

nata = actor, bailarín, mimo.

Nataraj = nombre de Shiva como bailarín cósmico, el Señor de los bailarines.

natya = bailar.

nauka = barco.

nava = barco.

nava = nueve.

nidra = profundo, sueño sin sueños; el tercer estado que aparece en la *Mandukya upanishad*. Los otros son el estado de vigilia (*jagrat*), de sueño (*susupt*), y de conciencia (*turiya*); también es la cuarta fluctuación de la mente enumerada por Patanjali en *Yoga sutra* I.6 (las otras son la cognición correcta, la cognición incorrecta, la perceptualización, y la memoria).

nindra (nantra) = sabio, elogio, maravilla.

nindra (nitara) = estar de pie, estar firmes.

nir = sin.

nira = agua.

niralamba = independiente, autónomo, sin apoyo.

niyama = autorrestricción, observancias personales, autopurificación por la disciplina, sistema védico de la lógica; la segunda etapa o la integridad física de *ashtanga yoga* mencionada por Patanjali; las cinco disciplinas personales, según lo definido por Patanjali en sus *Yoga sutras*: *shaucha*, *santosha*, *tapas*, *svadhyaya* e *ishvarapranidhana*.

O

om (aum) = el mantra original que simboliza la realidad última, la sílaba sagrada emitida por el Supremo, el sonido que produce los demás sonidos y al que vuelven todos los demás sonidos. Al igual que la palabra latina *omne*, el *aum* sánscrito significa «todo» y transmite sensaciones de omnipotencia, omnipresencia y omnisciencia.

P

pada = pie o pierna; también una parte de un libro o de un texto.

pada-hasta = mano(s) en los pies.

padangushta = dedo gordo del pie.

padma = loto.

pakshaka = ala

pakshi = pájaro

pakshya = tener alas o perteneciente a las alas.

pancha = cinco.

parampara = tradición, serie ininterrumpida, convenciones, sucesión.

parigha = barra de hierro utilizada como cerrojo, atornillar, cierre de una puerta.

parigraha = acaparamiento.

paripurna = completo, entero.

parivartana = girar alrededor, que gira.

parivartana-pada = con una pierna vuelta.

parivid = torsión, torsión alrededor.

parivritta = girado, dado la vuelta.

parivritti = cruzado o en torsión, torsión, balanceo.

parshva = lado, flanco, lateral.

parshvaika = *parsva* (lateral) + *eka* (uno).

parshvaika-pada = con una pierna girada a un lado.

parvata = montaña.

paryanka = cama, sofá.

pasa (pasha) = trampa, cepo, soga, grillete.

paschima = la parte de atrás del cuerpo desde la cabeza hasta los talones, lado oeste.

*paschima*tana = estiramiento intenso de la cara posterior del cuerpo desde la nuca hasta los talones.

patan = colapsar.

Patanjali = sabio, autor de los *Yoga sutras*, unos tratados en sánscrito sobre *ayurveda*; fundador del yoga, lo más probable es que viviera entre 200 a. C. y 300 d. C; manifestación de la serpiente del infinito.

pavanamuktasana = postura de la veleta.

perineo = el área entre los muslos, detrás de los genitales y enfrente del ano.

pichamayura = pavo real con la cola extendida.

pid = apretar.

pida = dolor, malestar, presión.

pincha = pluma de cola, barbilla.

pinda = feto, embrión en una etapa temprana de la gestación, bola, cuerpo.

pingala = canal en el lado derecho de la columna vertebral a través del cual se mueve el *prana*, asociado al color rojizo; *nadi* o canal de energía masculina que parte desde la fosa nasal derecha, a continuación, pasa por la coronilla y luego hacia abajo a hasta la base de la columna vertebral; como la energía solar fluye a través de él, también es llamado *surya-nadi*.

pitam = heces, silla.

plavana = saltar a través de.

pliha = bazo.

poorna = completo.

prana = respiración, vida, vitalidad, viento, energía, fuerza; connota el alma, la fuerza vital o el aliento interior; a veces se refiere a la respiración anatómica o exterior; importante corriente de energía vital.

pranayama = control de la respiración, control de la energía a través de la respiración, que consiste en la inhalación consciente (*puraka*), la retención (*kumbhaka*), y la exhalación (*rechaka*); extensión de la respiración; ejercicios de respiración para armonizar el flujo de la fuerza de la vida; la cuarta etapa o rama del *ashtanga yoga*.

prapada = punta de los pies.

prasarita = propagación, estiramiento.

pratyahara = internalización de los sentidos, independencia de los estímulos sensoriales; la quinta etapa o la integridad física del *ashtanga yoga*, la retirada y la emancipación de la mente de la dominación de los sentidos y los objetos sensuales; retiro de la mente, separación mental del mundo externo.

prishta = espalda.

Punakeesar (Punnakeesar) = uno de los Siddhars, gurú de Machamuni (también conocido como Matsyendra).

pungu = palabra télugi para «herido».

purna = completa.

purva = oriental.

purvottana = estiramiento intenso de la parte frontal del cuerpo.

R

raja = rey, real.

raja yoga (raja-yoga) = yoga real; término general aplicado a las tres ramas superiores del *ashtanga yoga*, que son *dharana*, *dhyana* y *samadhi*; el camino real hacia la autorrealización a través del control de la mente. La realización de la unión con el Espíritu Supremo Universal al convertirse en el gobernante de la propia mente al derrotar a sus enemigos, observando el alma a través de un sistema de retención de la conciencia.

rajakapota = rey Palomo.

ramayana = literalmente, el camino de Rama; un famoso libro épico antiguo (*itihasa*) escrito por el sabio Valmiki que describe la vida de Rama, un avatar de Vishnu.

rig veda = literalmente «El conocimiento de la alabanza», que consta de 1.028 himnos y es la referencia más antigua conocida de yoga y posiblemente el texto más antiguo conocido del mundo.

rishi = vidente védico, sabio liberado o santo, que a través de la suspensión de la mente puede ver hasta el fondo de su corazón.

Ruchika (Richika, Ruschika) = nombre de un sabio hindú, dedicado al abuelo de una encarnación de Vishnu.

S

sa = con.

sahaja = fácil, natural.

sahasrara chakra = centro de energía situado en la coronilla, el loto de mil pétalos en la cavidad cerebral, el séptimo chakra más importante que, cuando se desarrolla, trae al buscador de la libertad.

sakti = potencia.

salamba = con apoyo.

sama = mismo, igual, incluso en posición vertical.

samadhi = armar: el éxtasis o estado en el que el meditador se convierte en uno con el objeto de su meditación, el completo de uno mismo (el Espíritu Supremo que llena el universo), donde hay una sensación de alegría inefable y de paz, de absorción, de éxtasis, de iluminación, de autorrealización; estado de meditación en el que el ego desaparece y todo se convierte en uno; estado de dicha absoluta; octava etapa de la integridad física o *ashtanga yoga*.

samadhi yoga = el yoga de la absorción.

samastiti = un estado de equilibrio.

Sankarar = yogui del siglo VIII a. C.

sánscrito = el lenguaje de programación utilizado para escribir el sistema operativo del cuerpo sutil; el lenguaje de los dioses.

santosha (santosa) = satisfacción; uno de los *niyamas*

sapta = siete.

sarpa = serpiente, culebra.

sarva- = todo, entero.

sarvanga = todas las partes, todo el cuerpo.

sasanga = conejo.

satya = verdad; uno de los *yamas*.

setu = puente, presa, dique.

setu-bandha = construcción de un puente; nombre de una *asana* en la que el cuerpo está arqueado.

shalabha = saltamontes, langosta.

Shankara, Adi = maestro del mundo, maestro de yoga, proponente del *jnana yoga* y

Advaita vedanta; autor de comentarios sobre el *Brahma sutra*, los *Upanishads*, el *Bhagavad gita* y otros treinta textos; fundador de diez órdenes de monjes y cuatro grandes monasterios cuyos abades hoy en día todavía llevan el título de *Shankaracharya*. Sus fechas están en disputa: académicos occidentales a menudo lo sitúan en 800 d. C. La tradición lo sitúa en 1800 a. C. También es conocido como Shankaracharya o Shankara Bhagavatpada.

shanti = paz.

shat = seis.

shaucha = pureza o limpieza interior y exterior; uno de los *niyamas*.

shava (sava) = cadáver.

shayana = cama, sofá, dormir.

Shesha = una serpiente célebre, se dice que tiene mil cabezas; Shesha se representa como asiento de Vishnu, flotando en el océano cósmico, o como apoyo del mundo sobre su manto; otros nombres de Shesha son Ananta y Vasuki.

shirsha = cabeza.

Shiva *(Siva)* = el dios más poderoso en el hinduismo, el Destructor, un nombre del Ser Supremo, la conciencia pura, Brahman.

shvana (swana) = perro, inspiración.

shvnaka = cachorro de perro.

siddha = logrado, cumplido, perfeccionado; sabio, vidente o profeta; también es un ser semidivino de gran pureza y santidad, un ser perfeccionado, un maestro de yoga que se ha convertido en un ser inmortal, etéreo.

siddhi = atributo divino, perfección, poder sobrenatural, prueba.

simha = león.

Skanda = uno de los nombres de Kartikeya, dios de la guerra, general del ejército celeste, Señor de la Guerra, segundo hijo de Shiva y cuya madrina es Uma Parvat.

stamba = transición.

steya = robo, hurto.

sucirandra = enhebrar la aguja.

sukha = facilidad, ligereza, confort, felicidad, alegría, placer; literalmente, espacio mental agradable.

Sundaranandar = uno de los dieciocho Siddhars, autor de numerosas obras sobre la medicina.

supta = acostado o durmiendo, descansando, en postura decúbito supino.

surya = sol.

surya yantra = reloj de sol.

surya-chakra = plexo nervioso situado entre el ombligo y el corazón.

surya-nadi = el *nadi* del sol; otro nombre para *pingala-nadi*.

sushumna = el principal canal *nadi* situado dentro de la columna vertebral, un paso hueco entre el *nadi pingala* y el *nadi ida* que discurre a través de la columna vertebral, y a través del cual el *kundalini* puede viajar una vez que se ha despertado.

sutra = hilo: obra que consiste en aforismos tales como *Yoga sutra* de Patanjali.

sva = propia, innata, fuerza vital de uno; alma.

svadhyaya = educación de uno mismo mediante el estudio de la literatura divina, autoestudio, para estudiar el cuerpo, la mente, el intelecto y el ego; uno de los *niyamas*.

svarga = cielo.

svastika = buena suerte.

Svatmarama = el autor de *Hatha-yoga pradipika*, un libro de texto clásico sobre el *hatha yoga*.

Swadhishtana chakra = sede de los deseos mundanos, centro de energía situado por encima del órgano de generación.

Swami Sivananda = un yogui bien conocido del siglo XX, fundador de Sivananda Yoga Swami Vishnu Devananda = un discípulo cercano de Swami Sivananda.

T

taal-vrksa = palmera.

tada = montaña, árbol recto.

tadasana-samasthiti = estado de equilibrio; distribución uniforme del peso mientras se está de pie.

tan = estiramiento, alargar o extender.

tana = estirar hacia fuera, extender.

tandava (thandava) = danza sagrada frenética que representa los ciclos cósmicos de creación y destrucción realizada por la deidad hindú Shiva.

tantra = hilo en el telar.

tantra yoga (tántrico) = este yoga se caracteriza por ciertos rituales diseñados para despertar el *kundalini*.

tap = quemar, incendio, brillar, sufrir dolor, ser consumido por el calor.

tapa = austeridad.

tapas = esfuerzo, resplandor, calor; austeridad adquirida a través de la práctica del yoga comprometido, de la autodisciplina; practicar con disciplina, devoción y religiosidad; uno de los *niyamas*.

tara = estrella.

Taraka = un demonio muerto por Kartikeya, el dios de la guerra.

tha = la segunda sílaba de la palabra *hatha*; la primera silaba, *ha*, representa al sol, mientras que la segunda sílaba, *tha*, representa a la luna; La unión de ambos está representada en el *hatha yoga*.

thavali = rana en *tamil*.

tirieng = horizontal, oblicuo, transversal, invertido, al revés.

tiryak = horizontalmente, de lado, oblicuamente, a través.

tiryang-mukha = mirando hacia atrás.

tittibha = pequeño pájaro que vive a lo largo de la costa; luciérnaga; insecto.

tola = equilibrio, escala

tolana = pesaje

tri (tri, tra) = tres.

trikona = tres ángulos o triángulo.

Trivikrama = Vishnu en su quinta encarnación, el avatar Enano de Vishnu, que con sus tres pasos *(krama)* llenó la tierra, el cielo y el infierno, el vencedor de los tres mundos.

tryanga = tres extremidades.

tulya = equilibrio, balance.

U

ubhaya = ambos.

uddayate = volar, elevarse, volar hacia arriba.

uddiyana = grillete, servidumbre, bloqueo abdominal yóguico; aquí el diafragma se eleva a lo alto del tórax y los órganos abdominales se elevan del suelo de la pelvis hacia arriba y tiran del ombligo hacia la columna vertebral; la *uddiyana-bandha*, el gran pájaro *prana* (vida), se ve obligado a volar hacia arriba a través de la *shushumna-nadi*; volar hacia arriba.

ujjayi = un *pranayama* que produce sonido en la garganta cuando se inhala, que significa literalmente «victoria extendida»; los pulmones se expanden y el pecho se ensancha hacia fuera; respiración lenta por la garganta.

upanishad = la palabra deriva del prefijo *upa* (cerca) y *ni* (abajo), añadido a la raíz *shad* (sentarse); consiste en sentarse cerca de un gurú para recibir instrucción espiritual. Las escrituras *Upanishad* de la filosofía antigua hindú son la parte filosófica de los *Vedas*, la más antigua literatura sagrada de los hindúes, que trata de la naturaleza del hombre, el universo y la unión del individuo o de uno mismo con el Alma Universal.

upavishta (upavistha) = sentado, sentado con las piernas abiertas.

urdhva (urdhwa) = hacia arriba, levantado, elevado, invertido.

urdhva-mukha = cara hacia arriba.

ushtra (ustra) = camello.

ut = intenso, partícula que denota intensidad.

utkata = feroz, potente, superior a la medida habitual, excesivo, en cuclillas.

utpluti = elevación o bombeo.

utripada = trípode vertical.

uttana = estiramiento intenso, en postura vertical.

utthita = extendido, aumentado o en aumento, levantado, alargado.

V

Vaasamuni Siddhar = discípulo de Shiva.

vadivu = forma antigua; *gaja vadivu* es una postura animal de *kalari yoga*, una forma tántrica y mística de yoga, que deriva de *kalarippayat*.

vajra = rayo, el arma de Indra.

vajracchedika prajnaparamita sutra = sutra del diamante cortador, uno de los sutras del budismo Mahayana centrados en el desapego.

vakra = flexionado, curvado, torsión.

valakhilya = compañeros voladores sabios y virtuosos, seres celestes; una clase de personajes divinos del tamaño de un pulgar, producidos desde el cuerpo del Creador, y que precede al carro del sol.

Valmiki = conocido como el padre de la poesía sánscrita clásica.

vama = lado izquierdo.

Vamadeva = el nombre del aspecto conservador del dios Shiva.

Vamana = Vishnu en su quinta encarnación, cuando nació como un enano para humillar al rey demonio Bali.

Vasishtha = célebre sabio, autor de *Vasishtha yoga*; varios himnos védicos, excelente, mejor, más rico.

vatayana = caballo.

vayu = aire, fuerza vital, viento, aire vital.

Vedas = las escrituras sagradas de los hindúes, reveladas por el Ser Supremo.

vibhuti = fuerza, el poder, la grandeza.

vimshati = veinte.

vini = movimiento único.

vinyasa = un flujo constante de *asanas* conectadas y vinculadas con la respiración, trabajo en continuo movimiento, avanzar progresivamente, variación.

viparita = invertida, inversa, vuelta.

vira = un hombre valiente o eminente, heroico, jefe, héroe.

Virabhadra = guerrero legendario, poderoso héroe creado a partir del cabello enmarañado de Shiva.

Virancha (Viranchi) = uno de los nombres de Brahma.

Vishama = desigual, disímil.

Vishnu (Narayana, Hari) = la segunda deidad de la Trinidad hindú, esencia que penetra en todos los seres, el que apoya, Dios salvador.

vishuddhi chakra = sede de la conciencia intelectual, centro de energía situado detrás de la garganta, plexo nervioso en la región faríngea.

vishva = todo, entero.

Vishvamitra = célebre sabio hindú, tan impresionado por el conocimiento y la satisfacción de Vasishtha que se convirtió en su discípulo.

vriksha = árbol.

vrischika = escorpión.

vrishta = caído o que cae en forma de lluvia.

vyaghra = tigre.

Y

yajna = ceremonia hindú de sacrificio.

yama = códigos éticos para la vida diaria, autolimitación.

Yama = Dios de la Muerte; *yama* es también la primera de las ocho ramas o medios para alcanzar el yoga. *Yamas* son los códigos éticos universales para la vida diaria, la moderación, y los mandamientos morales o éticos que trascienden disciplinas, credos, países, la edad y el tiempo. Los cinco mencionados por Patanjali son: la no violencia, la verdad, no robar, la continencia y no codiciar.

yantra = para sostener.

yoga = unión, comunión, el camino que integra el cuerpo, los sentidos, la mente y la inteligencia con el yo, derivado de *yuj*, que significa «unir» o «yugo», concentrar la atención en algo. Es la unión de nuestra voluntad con la voluntad de Dios, un equilibrio del alma que le permite a uno mirar de manera uniforme todos los aspectos de la vida. El principal objetivo del yoga es enseñar los medios por los cuales el alma humana puede estar completamente unida al Espíritu Supremo que impregna el universo, y por lo tanto asegurarse la absolución.

yoga-mudra = postura, sello.

yoga-nidra = el sueño del yoga, donde el cuerpo está en reposo como si durmiera mientras la mente permanece totalmente consciente, y todos los miembros permanecen quietos; *yoga-nidra* es también el nombre de una *asana*.

Yogananda = un gran yogui del siglo xx.

yogasana = postura yóguica.

sutra yoga (*sutra-yoga*) = colección clásica de aforismos sobre la práctica del yoga, atribuida al sabio Patanjli. Se compone de 185 aforismos escuetos sobre el yoga y se divide en cuatro partes que tratan, respectivamente, del *samadhi*, del medio por el cual se alcanza el yoga, de los poderes que el buscador se encuentra en su búsqueda y del estado de absolución.

yogui/yoguini = quien sigue el camino del yoga, estudiante, quien va en busca de la verdad.

yóguico = adjetivo que describe las cosas que están asociadas al yoga.

yoni = vientre.

yoni-mudra = útero o sello femenino o *kundalini* despertado; el lugar de cría, y *mudra* es un sello; *yoni-mudra* es una postura de sellado, donde se cierran las aberturas de la cabeza, y los sentidos del aspirante se dirigen hacia adentro para que pueda encontrar la fuente de su ser.

yudha = de Yudhisthira, un guerrero legendario mencionado en la antigua epopeya hindú *Mahabharata*.

yuj = unir, eyugar, usar, concentrar la atención en algo.

yukti = unión.

ÍNDICE

ÍNDICE DE *ASANAS* EN SÁNSCRITO

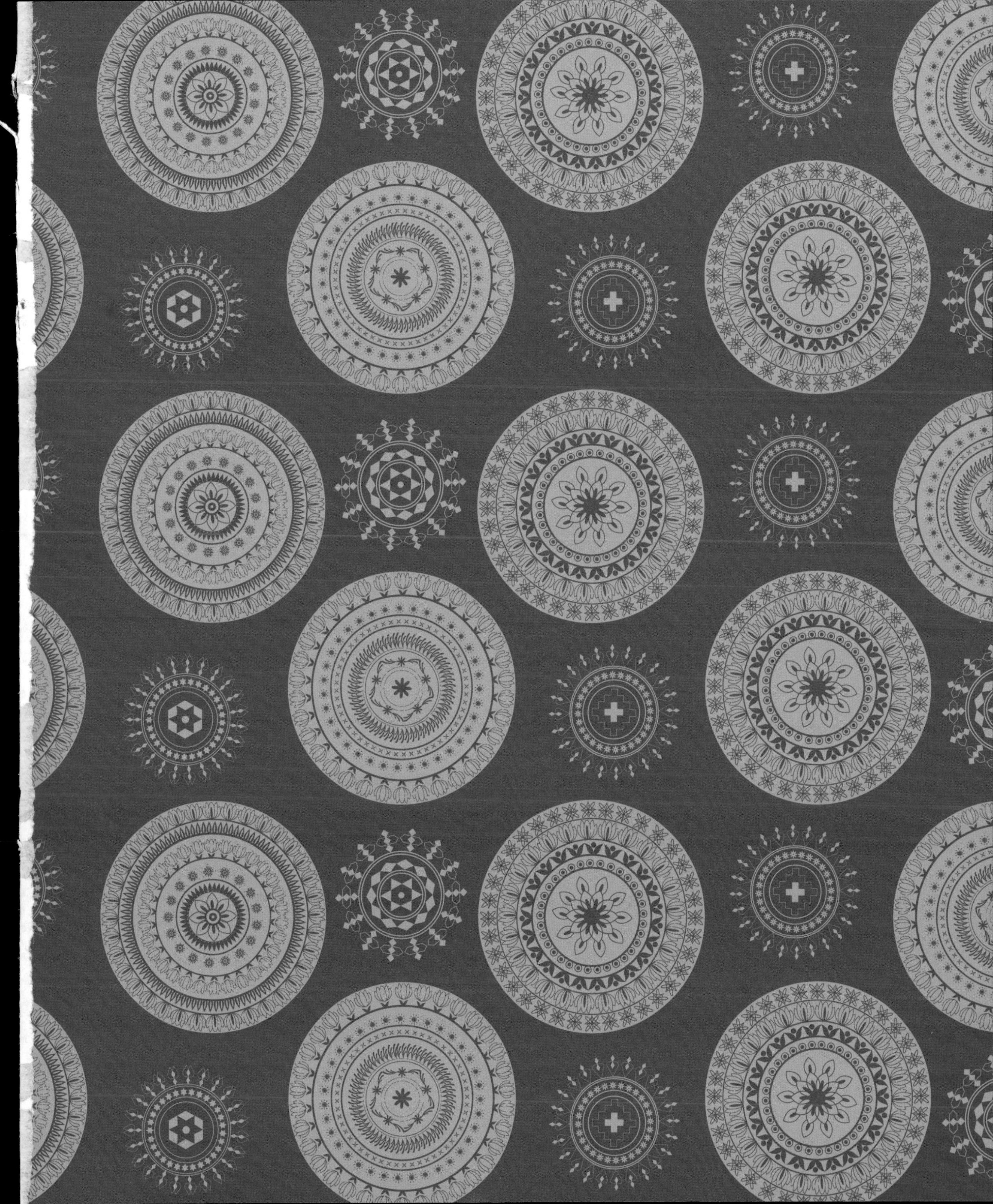

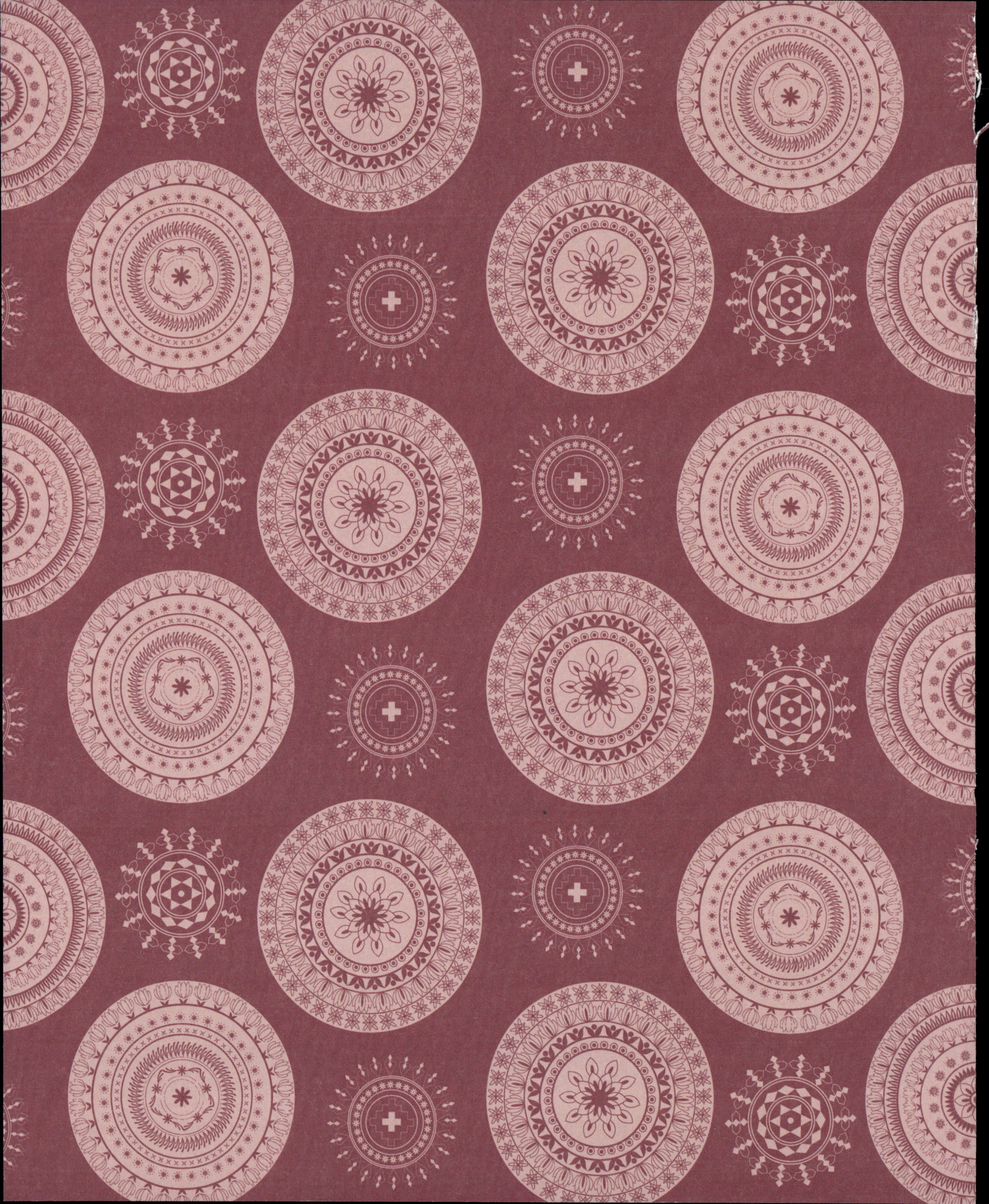